Thieme

... und noch mehr Tipps für die Prüfungsvorbereitung

Das Repetitorium MEDI-LEARN hat fast alle seit 1981 gestellten Prüfungsfragen analysiert. Im 2. Staatsexamen sind das mehr als 15000 Fragen.
Dabei wurde festgestellt, dass sich im Fach Chirurgie 74% aller bisher gestellten Fragen durch wenige Themen abdecken lassen. Die „Top-Themen" enthalten diejenigen Stichworte, die in diesem Zeitraum mit mindestens 10 Fragen vertreten waren.

Die Top-Themen der Prüfung

Thema	Anteil
Ulkuskrankheit	2,5%
Ileus	2,3%
Hernien	2,2%
Verletzungen von Knie und Unterschenkel	2,1%
Chirurgische Aspekte bakterieller Infektionen	1,6%
Mammakarzinom	1,6%
Verletzungen von Handgelenk und Hand	1,6%
Tumoren des Kolons	1,5%
Verletzungen von Sprunggelenken und Fuß	1,5%
Verletzungen des Oberarms	1,5%
Verletzungen des Schultergürtels	1,4%
Verletzungen des Urogenitalsystems	1,3%
Verletzungen des Oberschenkels	1,3%
raumfordernde intrakranielle Prozesse	1,3%
Ösophagusdivertikel	1,3%
Divertikulose und Divertikulitis	1,3%
Gallensteinleiden	1,3%
Verletzungen von Ellenbogen und Unterarm	1,3%
Verletzungen peripherer Nerven	1,2%
Phlebothrombose und Lungenembolie	1,2%
Frakturheilung	1,2%
Infektiöser Hospitalismus	1,1%
Entzündungen des Pankreas	1,1%
chronisch-arterielle Verschlusskrankheit (AVK)	1,0%
Verletzungen des Beckens	1,0%
Tumoren von Magen und Duodenum	1,0%
Tumoren von Bronchien und Lunge	0,9%
Enteritis regionalis Crohn	0,9%
Verletzungen der Milz	0,9%
Topographische Anatomie des Halses	0,9%
Appendizitis	0,9%
Ischämie-Schäden nach Frakturen	0,9%
Rechtliche Grundlagen d. operativen Eingriffs	0,8%
Schädel-Hirn-Traumata (SHT)	0,8%
Verletzungen im Bereich von Kopf und Gehirn	0,8%
variköser Symptomenkomplex	0,8%
Tumoren der Leber	0,8%
Verletzungen des Abdomens	0,8%
Asepsis, Antisepsis, Hospitalismus	0,7%
Chirurgie im Bereich von Kopf und Gehirn	0,7%
Pneumothorax	0,7%
akuter Arterienverschluss	0,7%
Schilddrüsenkarzinom	0,7%
Tumoren von Rektum und Anus	0,7%
Tumoren des Pankreas	0,7%
Gasbrand und Tetanus	0,7%
Tumoren des Mediastinums	0,7%
Zwerchfellruptur	0,7%
Durchblutungsstörungen des Dünndarms	0,7%
Phäochromozytom	0,7%
Chirurgische Aspekte von Verbrennungen	0,7%
Frakturen	0,7%
Postoperativer und posttraumatischer Energiestoffwechsel	0,6%
Grundlagen der Wundheilung	0,6%
Wundbehandlung	0,6%
Chirurgie zerebrovaskulärer Erkrankungen	0,6%
Traumatologie von Gesicht und Mundhöhle	0,6%
hyperthyreote Struma	0,6%
Magen und Duodenum	0,6%
Fehlbildungen des Magens und Duodenums	0,6%
Hämorrhoidalleiden	0,6%
Tumoren von Gallenblase und Gallenwegen	0,6%
Traumatologie der Wirbelsäule	0,6%
Schock	0,5%
Aneurysmen	0,5%
Hiatushernien	0,5%
familiäre Adenomatosis coli	0,5%
Peritonitis	0,5%
Erkrankungen der Nebennierenrinde	0,5%
Topographische Anatomie des Schädels	0,5%
Vorbehandlung vor operativen Eingriffen	0,5%
Postoperative Therapie	0,5%
Hyperparathyreoidismus	0,5%
Achalasie	0,5%
Ösophagustumoren	0,5%
Summe	**74,1%**

Fragenanteil pro Kapitel Chirurgie

Die Darstellung des prozentualen Fragenanteils pro Kapitel empfehlen wir als Grundlage Ihrer Lernplanung.

	Kapitel	Anteil
1	Topographische Anatomie	4,8%
2	Indikationen und Kontraindikationen des operativen Eingriffs	1,1%
3	Asepsis, Antisepsis, Hospitalismus	1,1%
4	Grundprinzipien der Operationstechnik	1,8%
5	Pathophysiologische Folgen, Vorbehandlung und Nachbehandlung bei operativen Eingriffen und Traumen	3,8%
6	Wundheilung und Wundbehandlung	1,5%
7	Chirurgische Infektionslehre	4,5%
8	Schock	1,5%
9	Chirurgische Diagnostik, Klassifikation und Behandlung von Tumoren	1,3%
10	Chirurgische Begutachtung	0,4%
11	Kopf, Gehirn, Rückenmark und periphere Nerven	7,4%
12	Thorax	4,6%
13	Herz	2,6%
14	Gefäße	4,7%
15	Gesicht und Mundhöhle	0,7%
16	Hals	3,2%
17	Brustdrüse	2,4%
18	Speiseröhre	3,1%
19	Zwerchfell	1,1%
20	Magen und Duodenum	5,6%
21	Dünndarm	2,6%
22	Kolon	5,2%
23	Rektum und Anus	2,5%
24	Akutes Abdomen, Peritonitis und Ileus	3,8%
25	Leber	1,8%
26	Gallenblase und Gallenwege	2,4%
27	Pankreas	2,4%
28	Nebenniere	1,2%
29	Milz	1,3%
30	Hernien, Hydrozelen	1,9%
31	Unfallheilkunde	18,3%

Für die Hinweise danken wir: MEDI-LEARN

Bahnhofstr. 26b, 35037 Marburg, Tel. 06421/681668
Fax 06421/961910 http://www.medi-learn.de

Original-Prüfungsfragen
mit Kommentar

GK 3

Chirurgie

16. Auflage

Bearbeitet von N. Augustin

Georg Thieme Verlag
Stuttgart · New York

Dr. med. Norbert Augustin
Pienzenauerstr. 25
81679 München

Bibliografische Information Der Deutschen Bibliothek
Die Deutsche Bibliothek verzeichnet diese Publikation in der Deutschen Nationalbibliografie; detaillierte bibliografische Daten sind im Internet über http://dnb.ddb.de abrufbar.

1. Auflage 1983
2. Auflage 1984
3. Auflage 1986
4. Auflage 1986
5. Auflage 1988
6. Auflage 1989
7. Auflage 1990
8. Auflage 1992
9. Auflage 1993
10. Auflage 1994
11. Auflage 1996
12. Auflage 1997
13. Auflage 1998
14. Auflage 2000
15. Auflage 2001
16. Auflage 2003

Unsere Homepage: http://www.thieme.de

Umschlaggestaltung: Thieme Verlagsgruppe
Umschlagfoto: Mauritius Die Bildagentur, Nr. 5B 144 071769
Satz: Hagedorn Kommunikation, Viernheim
Druck und Bindung: Universitätsdruckerei H. Stürtz AG, Würzburg
Printed in Germany

ISBN 3-13-112826-7

Vorwort

Der vorliegende Kommentarband zu GK3 enthält alle Original-Prüfungsfragen zum Fachgebiet Chirurgie, die in den Examina vom Frühjahr 1990 an gestellt wurden. Um den kaum noch zu bewältigenden Fragenpool zu reduzieren, sind Fragen älteren Datums nur dann belassen worden, wenn diese einen bisher nicht abgehandelten Lernstoff betreffen. Des Weiteren wurden ähnlich formulierte Fragen zu einem Thema teilweise herausgenommen.

Die Fragen sind mit den Original-Lösungen versehen, und bei den Abbildungen handelt es sich ausnahmslos um vorlagengetreue Kopien der Originalbilder.

Zur besseren Orientierung wurden die Fragen markiert (z. B. F96), sodass ein effektives Lernen gewährleistet ist.

Den Kommentaren sind **Lerntexte** beigefügt worden, die dem Studenten wesentliche Wissensinhalte über die spezielle Fragestellung hinaus vermitteln sollen. Das Buch kann somit auch als Kurzrepetitorium genutzt werden. Ein Lehrbuch kann es selbstverständlich nicht ersetzen. Wer jedoch die Fragen des Bandes beantworten kann, ist bestens auch für die mündliche Prüfung vorbereitet.

Für die aktive Mithilfe bei der Neufassung bedanke ich mich herzlich bei Herrn Stefan Eisoldt.

München, im Juni 2003 Norbert Augustin

Anmerkung der Redaktion

Zur besseren Übersicht über die Schwerpunkte des umfangreichen Prüfungswissens wurden Fragen und Kommentare mit Ausrufezeichen gekennzeichnet. Diese gehören Stoffgebieten an, zu denen wiederholt in verschiedener Form Fragen gestellt werden.

! = wiederholt geprüfter Stoff

!! = sehr wichtiger, häufig geprüfter Stoff

Inhalt

Die **halbfett** gedruckten Seitenzahlen beziehen sich auf den Kommentarteil.

Lerntextverzeichnis

Bearbeitungshinweise

In den Original-Aufgabenheften, die die Grundlage der Prüfung bilden, sind die Fragen nicht nach Fächern, sondern seit Examen Frühjahr 2000 nach inhaltlichen Gesichtspunkten sortiert.

Zur Prüfungsvorbereitung erscheint eine fachbezogene Fragenordnung, wie sie in diesem Band praktiziert wird, geeigneter.

Die Lösung zu jeder Frage ist am Unterrand derselben Seite vermerkt.

Es ist zweckmäßig, beim ersten Durchgang die falsch beantworteten Fragen zu markieren, um sie kurz vor dem Prüfungstermin zu wiederholen.

Aber Vorsicht! Manche Fragen werden im Examen wortgetreu wiederholt, doch kann die Reihenfolge der möglichen Antworten geändert sein.

Aufgabentypen:

Aufgabentyp A: Einfachauswahl

Erläuterung: Bei diesem Aufgabentyp ist von den fünf mit (A) bis (E) gekennzeichneten Antwortmöglichkeiten eine einzige auszuwählen, und zwar entweder die allein bzw. am ehesten zutreffende Aussage oder die einzig falsche bzw. am wenigsten zutreffende Aussage.
Wenn die Falschaussage zu markieren ist, enthält der Vorsatz ein fettes (im Originalheft noch unterstrichenes) **nicht** oder einen ähnlichen deutlichen Hinweis.

Lesen Sie immer alle Antwortmöglichkeiten durch, bevor Sie sich für eine Lösung entscheiden!

Aufgabentyp B: Aufgabengruppe mit gemeinsamem Antwortangebot – Zuordnungsaufgaben

Erläuterung: Jede dieser Aufgabengruppen besteht aus:

a) einer Liste mit nummerierten Begriffen, Fragen oder Aussagen (Liste 1 = Aufgabengruppe)
b) einer Liste von 5 durch die Buchstaben (A)–(E) gekennzeichneten Antwortmöglichkeiten (Liste 2).

Sie sollen zu jeder nummerierten Aufgabe der Liste 1 aus der Liste 2 *eine* Antwort (A) bis (E) auswählen, die Sie für zutreffend halten oder von der Sie meinen, dass sie im engsten Zusammenhang mit dieser Aufgabe steht. Bitte beachten Sie, dass jede Antwortmöglichkeit (A) bis (E) für mehrere Aufgaben der Liste 1 die Lösung darstellen kann.

Aufgabentyp C: Kausale Verknüpfung
(Dieser Aufgabentyp wird zurzeit vom IMPP nicht gestellt.)

Erläuterung: Bei diesem Typ besteht die Aufgabe aus zwei Aussagen, die mit „weil" verknüpft sind. Jede der beiden Aussagen kann unabhängig von der anderen richtig oder falsch sein. Wenn beide Aussagen richtig sind, so kann die Verknüpfung durch „weil" richtig oder falsch sein. Dabei muss Aussage 2 nicht die alleinige Begründung von Aussage 1 sein! Ein gegebenenfalls vorangestellter Sachverhalt ist bei der Beurteilung zu berücksichtigen. Nach Prüfung entnehmen Sie den richtigen Lösungsbuchstaben dem Lösungsschema:

Antwort	Aussage 1	Aussage 2	Verknüpfung
A	richtig	richtig	richtig
B	richtig	richtig	falsch
C	richtig	falsch	–
D	falsch	richtig	–
E	falsch	falsch	–

Aufgabentyp D: Aussagenkombination

Erläuterung: Bei diesem Aufgabentyp ist die Richtigkeit mehrerer nummerierter Aussagen zu beurteilen. Es können je nach den vorgegebenen Aussagenkombinationen A bis E eine einzige, mehrere, alle oder keine der Aussagen richtig sein. Eine Aufgabe wird als **richtig gelöst** gewertet, wenn der Lösungsbuchstabe markiert wurde, der für die **zutreffende Beurteilung aller Aussagen** als richtig oder falsch steht.

Allen Aufgabentypen gemeinsam ist, dass am Ende eine und nur eine der fünf möglichen Lösungen (A) bis (E) zu markieren ist. Die beste Antwort ist diejenige, die im Vergleich der fünf Antwortmöglichkeiten die Aufgabe **am umfassendsten beantwortet**. Eine Mehrfachmarkierung wird als falsch gewertet. Das Fehlen einer Markierung wird in gleicher Weise falsch gewertet wie eine Markierung an falscher Stelle. Man sollte also, auch wenn man eine Aufgabe nicht lösen kann, in jedem Falle eine Lösung raten, weil man so eine 20%-Chance hat, die richtige Lösung zu treffen.

Fragen

1 Topographische Anatomie

F99

1.1 In der Abbildung sind Sinus durae matris im Bereich der Schädelbasis markiert (A–E).

Welcher Sinus liegt an der Oberkante des kleinen Keilbeinflügels?

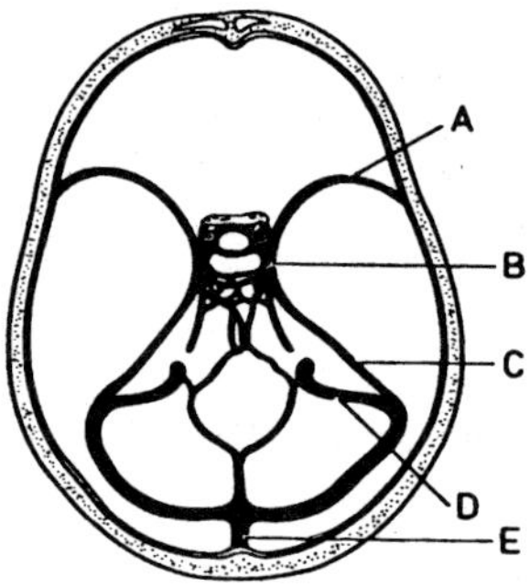

F00 **!**

Ordnen Sie den in Liste 1 genannten Schädelöffnungen die durch sie verlaufenden Leitungsbahnen (Liste 2) zu!

Liste 1

1.2 Foramen ovale

1.3 Foramen spinosum

1.4 Foramen rotundum

Liste 2

(A) N. hypoglossus
(B) Aa. vertebrales
(C) N. maxillaris (Nervus V/2)
(D) N. mandibularis (Nervus V/3)
(E) A. meningea media

Ordnen Sie bitte jedem der in der Abbildung (Ausguß des Hirnventrikelsystems) mit Pfeilen markierten Gebilde die zutreffende Aussage (A–E) der Liste 2 zu:

Liste 1

1.5 Markierung mit 1

1.6 Markierung mit 2

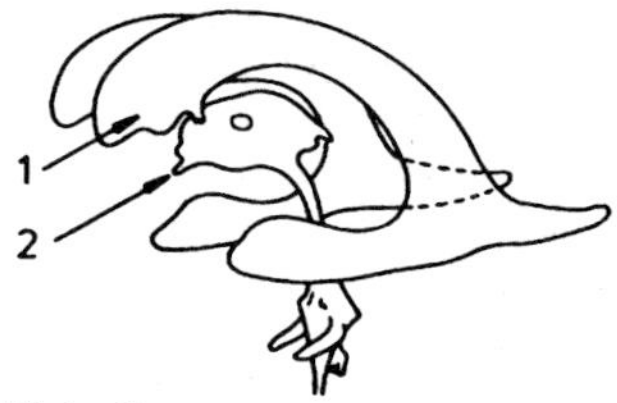

Liste 2

(A) liegt im Bereich des Mittelhirns
(B) wird lateral vom Caput nuclei caudati begrenzt
(C) wird vom Plexus chorioideus ausgefüllt
(D) liegt im Bereich neuroendokriner Kerngebiete
(E) Öffnung, durch die der Ventrikelliquor in den Subarachnoidalraum gelangen kann

H01 F94

1.7 Das Trigonum caroticum

(A) wird begrenzt vom Corpus mandibulae sowie Venter anterior et posterior des M. digastricus
(B) enthält den R. marginalis mandibulae des N. facialis
(C) liegt innerhalb des Trigonum colli laterale
(D) enthält die Aufzweigungsstelle der A. carotis communis in die A. carotis externa und A. carotis interna
(E) wird von dem vorderen Bauch des rechten und linken M. digastricus und dem Os hyoideum begrenzt

H95

1.8 Welche Aussage trifft **nicht** zu?

Die Vena subclavia

(A) liegt hinter der Klavikula
(B) liegt hinter der 1. Rippe
(C) verläuft durch die vordere Skalenuslücke
(D) liegt vor dem M. scalenus anterior
(E) liegt vor der A. subclavia

1.1 (A) 1.2 (D) 1.3 (E) 1.4 (C) 1.5 (B) 1.6 (D) 1.7 (D) 1.8 (B)

F97

1.9 Welche der nachfolgenden Aussagen über Blut- und Lymphgefäße im Hals- und Brustbereich trifft zu?

(A) In den rechten Venenwinkel münden keine Lymphgefäße.
(B) Der lymphatische Truncus jugularis liegt außen auf dem Platysma und begleitet die V. jugularis externa.
(C) Die Nodi lymphatici cervicales superficiales sind in der Umgebung entlang der V. jugularis externa et anterior angeordnet.
(D) Der Ductus thoracicus läuft auf der rechten Seite vor der V. subclavia.
(E) Truncus subclavius und Truncus bronchomediastinalis münden immer direkt und immer getrennt voneinander in die V. cava superior.

F01

1.10 Der in Abbildung Nr. 1 des Bildanhangs markierte Muskel wird innerviert durch die (den)

(A) Ansa cervicalis superficialis
(B) N. accessorius
(C) N. phrenicus
(D) N. vagus
(E) N. facialis

F93

1.11 Welche Angaben zur topographisch-anatomischen Situation der Schilddrüse treffen zu?

(1) Die Schilddrüse wird über die A. thyreoidea superior aus der A. carotis externa arteriell versorgt.
(2) Die oberen Epithelkörperchen liegen im Regelfall der Hinterfläche der Schilddrüse an.
(3) Die Schilddrüsenkapsel schließt dorsal die Nn. laryngei inferiores (recurrentes) ein.

(A) nur 2 ist richtig
(B) nur 1 und 2 sind richtig
(C) nur 1 und 3 sind richtig
(D) nur 2 und 3 sind richtig
(E) 1 – 3 = alle sind richtig

H98

1.12 An der Begrenzung der Achselhöhle, die bei abduziertem Arm einer Pyramide gleicht, sind beteiligt:

(1) dorsal die Mm. subscapularis, teres major und latissimus dorsi
(2) medial der M. serratus anterior
(3) lateral der M. coracobrachialis

(A) nur 1 ist richtig
(B) nur 1 und 2 sind richtig
(C) nur 1 und 3 sind richtig
(D) nur 2 und 3 sind richtig
(E) 1 – 3 = alle sind richtig

F02

1.13 Im hinteren Mediastinum verläuft **nicht:**

(A) die V. azygos
(B) der Ductus thoracicus
(C) der Truncus vagalis anterior
(D) der Truncus vagalis posterior
(E) die Aorta ascendens

H94

1.14 Welche Aussage zur topographischen Anatomie der Lungen trifft zu?

(A) Die regionären Nodi lymphatici pulmonales liegen in den Gabelungen der Segmentbronchien.
(B) Die Rr. bronchiales für die linke Lunge stammen meist aus den 3. und 4. Interkostalarterien.
(C) Die Vv. bronchiales haben Zuflüsse aus der V. hemiazygos.
(D) Aa. und Vv. pulmonales sind Vasa privata der Lungen.
(E) Die Lappenbronchien teilen sich direkt in Bronchioli auf.

H97 H85

1.15 Welche Aussage trifft **nicht** zu?

Der N. phrenicus

(A) entspringt aus C3 –C5
(B) verläuft vor dem M. scalenus anterior
(C) innerviert das Zwerchfell motorisch
(D) liegt zwischen Pleura mediastinalis und Perikard
(E) folgt überwiegend dem Verlauf des N. vagus

1.9 (C) 1.10 (B) 1.11 (B) 1.12 (E) 1.13 (E) 1.14 (A) 1.15 (E)

1.16 Prüfen Sie die folgenden Aussagen:

(1) Die rechte und die linke V. brachiocephalica vereinigen sich in Höhe des 1. rechten Interkostalraumes zur V. cava superior.
(2) Der rechte N. vagus zieht dorsal von der A. subclavia in das Mediastinum.
(3) Der Ductus thoracicus begleitet die Aorta nach dem Zwerchfelldurchtritt bis in Höhe des 3.–4. Brustwirbels.

(A) Keine der Aussagen trifft zu.
(B) nur 1 ist richtig
(C) nur 2 ist richtig
(D) nur 1 und 3 sind richtig
(E) 1–3 = alle sind richtig

F98

1.17 Welche Aussage trifft zu?

(A) Die Obergrenze der Regio pubica reicht an die Regio umbilicalis.
(B) Die Regio umbilicalis grenzt kranial an die Regio hypochondriaca.
(C) Die Regio abdominalis lateralis wird nach oben begrenzt von der Regio epigastrica.
(D) Zwischen der Regio hypochondriaca dextra und der Regio hypochondriaca sinistra liegt die Regio umbilicalis.
(E) Unterhalb der Regio abdominalis lateralis liegt die Regio hypochondriaca.

F95

1.18 Zum Diaphragma pelvis gehört der Musculus

(A) transversus perinei profundus
(B) obturatorius externus
(C) bulbocavernosus
(D) ischiocavernosus
(E) levator ani

F01

1.19 Die Venae hepaticae verlaufen im/in

(A) Ligamentum hepatoduodenale
(B) Ligamentum falciforme hepatis
(C) der Appendix fibrosa hepatis
(D) Omentum minus
(E) keiner der in (A)–(D) genannten Strukturen

H94

1.20 Bei der Durchtrennung des Mesocolon transversum links der Wirbelsäule gelangt man von unten in

(A) den retrorenalen Raum
(B) die Bursa omentalis
(C) den Raum hinter dem Pankreas
(D) das Vestibulum bursae omentalis
(E) den Magen

F95

1.21 Bei der mit einem Sternchen markierten Struktur (siehe Abbildung Nr. 2 des Bildanhangs) handelt es sich von dorsal gesehen um die/den

(A) V. cava inferior
(B) Ösophagus
(C) Aorta abdominalis
(D) Ductus thoracicus
(E) Pars descendens duodeni

H01

Ordnen Sie den in Liste 1 genannten Organen die entsprechenden Lageverhältnisse (Liste 2) zu!

Liste 1

1.22 Magen

1.23 Jejunum

Liste 2

(A) intraperitoneal gelegen, mit ausschließlich dorsalem Meso
(B) extraperitoneal gelegen
(C) teils intraperitoneal, teils sekundär retroperitoneal gelegen
(D) intraperitoneal gelegen, mit dorsalem und ventralem Meso
(E) primär retroperitoneal gelegen

F94

1.24 Welche Aussage trifft **nicht** zu?

Die in Abbildung Nr. 3 des Bildanhangs mit * bezeichnete Arterie versorgt

(A) die Appendix vermiformis
(B) die Vorderwand des Caecum
(C) das Colon ascendens
(D) die Hinterwand des Caecum
(E) das proximale Ileum

1.16 (D) 1.17 (A) 1.18 (E) 1.19 (E) 1.20 (B) 1.21 (B) 1.22 (D) 1.23 (A) 1.24 (E)

H93 H84

1.25 Welche Aussage trifft **nicht** zu?

Der Pankreaskopf liegt in der Regel in unmittelbarer Nachbarschaft der/des

(A) Wurzel des Mesocolon transversum
(B) Ductus choledochus
(C) V. portae und den Mündungsabschnitten der V. mesenterica superior und der V. lienalis
(D) A. mesenterica superior
(E) rechten Nebenniere

H91

1.26 Welche der genannten Venen gehören zum Pfortadersystem?

(1) Vena rectalis superior
(2) Vena mesenterica inferior
(3) Vena rectalis media
(4) Vena lienalis

(A) nur 4 ist richtig
(B) nur 2 und 3 sind richtig
(C) nur 2 und 4 sind richtig
(D) nur 1, 2 und 3 sind richtig
(E) nur 1, 2 und 4 sind richtig

F94

1.27 Die Rückenmarkssegmente für den in der Abbildung Nr. 4 des Bildanhangs mit * gekennzeichneten Nerven liegen in Höhe des Wirbels

(A) BWK_6–BWK_8
(B) BWK_9–BWK_{11}
(C) BWK_{10}–BWK_{12}
(D) BWK_{11}–LWK_1
(E) LWK_1–LWK_3

F99

1.28 Welche Aussage trifft **nicht** zu?

Die Nodi lymphatici inguinales superficiales erhalten Zufluß von:

(A) Haut unterhalb des Nabels
(B) Penis
(C) Damm
(D) Skrotum
(E) Caecum

F99

1.29 Die A. femoralis tastet oder punktiert man

(A) im Hiatus adductorius
(B) im Anulus inguinalis superficialis
(C) in der Lacuna musculorum
(D) am Foramen obturatum
(E) unterhalb des Leistenbandes

F91

1.30 In der Lacuna vasorum liegt

(A) die A. femoralis am weitesten medial
(B) die A. femoralis lateral von der V. femoralis
(C) der Ramus femoralis des N. genitofemoralis zwischen den Oberschenkelgefäßen
(D) der N. femoralis lateral
(E) der Rosenmüller-Lymphknoten am weitesten lateral

H97

1.31 Welche Aussage zu den anatomischen Strukturen des Leistenkanals ist **nicht** richtig?

(A) Die Sehnenplatte des M. obliquus externus abdominis bildet die Vorderwand
(B) Die Hinterwand wird durch die Fascia transversalis gebildet
(C) Die untere Begrenzung des Leistenkanals wird vom Ligamentum pubicum gebildet
(D) Der innere Leistenring (Anulus inguinalis profundus) wird medial vom Ligamentum interfoveolare begrenzt
(E) Der Unterrand des M. obliquus internus abdominis bildet die obere Begrenzung

F98

1.32 Welche Aussage trifft **nicht** zu?

Die Membrana obturatoria

(A) verschließt das Foramen ischiadicum minus
(B) dient dem Musculus obturatorius internus als Ursprungsort
(C) dient dem Musculus obturatorius externus als Ursprungsort
(D) ist unterhalb des Sulcus obturatorius offen (Canalis obturatorius)
(E) besteht aus straffem Bindegewebe

1.25 (E) 1.26 (E) 1.27 (D) 1.28 (E) 1.29 (E) 1.30 (B) 1.31 (C) 1.32 (A)

F95

1.33 Lähmung des mit einem Sternchen markierten Muskels (siehe Abbildung Nr. 5 des Bildanhangs) führt zum

(A) Kippen des Beckens auf die Spielbeinseite
(B) Kippen des Beckens auf die Standbeinseite
(C) Verlust der Außenroation
(D) Verlust der Adduktion
(E) Steppergang

F98

1.34 Welcher der folgenden Muskeln begrenzt die Fossa poplitea **nicht**?

(A) Musculus gracilis
(B) Musculus semitendinosus
(C) Musculus semimembranosus
(D) Musculus gastrocnemius
(E) Musculus biceps femoris

F02 !

1.35 Welche Aussage zur Fossa poplitea trifft **nicht** zu?

Sie

(A) wird lateral durch die Sehne des M. biceps femoris begrenzt
(B) wird medial durch die Sehne des M. sartorius begrenzt
(C) enthält in der Tiefe die A. poplitea
(D) enthält in der Mitte die V. poplitea
(E) wird von N. tibialis und N. fibularis communis durchzogen

H99

1.36 Welche Zuordnung von Arterie und ihrem Tastpunkt trifft **nicht** zu?

(A) Arteria dorsalis pedis : lateral vom Musculus extensor hallucis longus, zwischen 1. und 2. Mittelfußknochen
(B) Arteria tibialis posterior : dorsokaudal am Malleolus medialis
(C) Arteria tibialis anterior : medial der Tibia, 3 cm unterhalb der Tuberositas tibiae
(D) Arteria poplitea : Fossa poplitea
(E) Arteria femoralis : Lacuna vasorum

H00

1.37 In der Abbildung Nr. 6 des Bildanhangs sind Sehnen bzw. Sehnenscheiden mit 1–3 gekennzeichnet.

Die typische Verlaufsstrecke der A. tibialis anterior liegt

(A) zwischen den mit 1 und 3 markierten Sehnen
(B) oberflächlich direkt über der mit 1 markierten Sehne
(C) oberflächlich direkt über der mit 2 markierten Sehnenscheide
(D) medial der mit 3 markierten Sehne
(E) lateral der mit 1 markierten Sehne

2 Indikationen und Kontraindikationen des operativen Eingriffs

F00 !

2.1 Welche Aussage zur präoperativen Patientenaufklärung trifft zu?

(A) Sie ist für einen bestimmten Eingriff bei allen Patienten gleichartig und gleich umfangreich vorzunehmen.
(B) Es müssen nur die häufigen Risiken genannt werden.
(C) Dazu gehört auch die Darstellung des normalen Behandlungsablaufs.
(D) Die Aushändigung vorgedruckter standardisierter Aufklärungsbögen kann die persönliche Aufklärung durch den Arzt ersetzen.
(E) Bei elektiven Eingriffen kann die Aufklärung direkt vor Operationsbeginn erfolgen.

1.33 (A) 1.34 (A) 1.35 (B) 1.36 (C) 1.37 (A) 2.1 (C)

H97 !

2.2 Das präoperative Aufklärungsgespräch des Chirurgen mit dem Patienten dient der Information des Patienten über die vorgesehene Maßnahme, dem rechtlichen Schutz des behandelnden Arztes und der

(1) Darstellung therapeutischer Alternativen
(2) Information über postoperative Maßnahmen
(3) Entscheidungshilfe bei relativen Operationsindikationen

(A) nur 2 ist richtig
(B) nur 3 ist richtig
(C) nur 1 und 2 sind richtig
(D) nur 2 und 3 sind richtig
(E) 1–3 = alle sind richtig

H99 H93

2.3 Welche Aussage trifft **nicht** zu?

Das präoperative Aufklärungsgespräch des behandelnden Arztes mit dem Patienten dient

(A) der Information des Patienten über Diagnose, Krankheitsverlauf und Prognose
(B) der Information des Patienten über Gefahren der Operation (allgemein)
(C) der Information des Patienten über spezifische Risiken des vorgesehenen Eingriffs
(D) vor allem der Erkennung möglicher Risikofaktoren und Vorbeugung von Komplikationen
(E) auch dem rechtlichen Schutz des behandelnden Arztes

F93

2.4 Welche Aussage zur rechtlichen Verantwortung des Chirurgen bei Operationen trifft **nicht** zu?

(A) Die Rechtsprechung geht davon aus, daß ein operativer Eingriff den äußeren Tatbestand der Körperverletzung erfüllt.
(B) Die Einwilligung eines Patienten zur Operation ist nur wirksam, wenn der Patient ausreichend über den geplanten Eingriff aufgeklärt wurde (informed consent).
(C) Ein vital indizierter operativer Eingriff darf auch gegen den Willen eines geschäftsfähigen Patienten durchgeführt werden.
(D) Ist ein Patient selbst nicht willensfähig, so bedarf es der Einwilligung seines gesetzlichen Vertreters zur Operation.
(E) Bei einem bewußtlosen Patienten, dessen Personalien unbekannt sind, kann der Arzt bei einem unaufschiebbaren operativen Eingriff nach dem mutmaßlichen Willen des Patienten entscheiden.

F94

2.5 Welche beiden der genannten Umstände schützen den Operateur am ehesten vor dem Vorwurf der strafbaren Körperverletzung im Rahmen eines chirurgischen Eingriffs?

(1) die lückenlose Dokumentation
(2) die Präsenz eines zweiten Kollegen
(3) die vollständige Aufklärung des Patienten über Risiken
(4) das schriftliche Einverständnis des Patienten

(A) nur 1 und 2 sind richtig
(B) nur 1 und 3 sind richtig
(C) nur 2 und 3 sind richtig
(D) nur 2 und 4 sind richtig
(E) nur 3 und 4 sind richtig

2.2 (E) 2.3 (D) 2.4 (C) 2.5 (E)

F99

2.6 Welche Aussage trifft **am wenigsten** zu?

Eine absolute Indikation zur Operation liegt vor, wenn

(A) die Operation dringend notwendig ist und kein anderer Behandlungsweg die gleiche Heilungschance gewährleistet (z. B. rupturiertes Aortenaneurysma)
(B) nach einem stumpfen Bauchtrauma Verletzungen innerer Organe vorliegen (z. B. einzeitige Milzruptur) mit Hb-Abfall und Schocksymptomatik
(C) der Patient ohne Operation in kurzer Zeit an seinen Verletzungsfolgen sterben würde (z. B. Perforationsperitonitis)
(D) ein klinischer und röntgenologischer Karzinomverdacht histologisch bestätigt wurde (z. B. hochsitzendes Ösophaguskarzinom mit Fernmetastasen)
(E) bei einem vitalen Neugeborenen eine Ösophagusatresie besteht

F97 **!**

Ordnen Sie dem in Liste 1 angegebenen Begriff bzw. Vorgang die zugehörige Form der chirurgischen Indikation (Liste 2) zu!

Liste 1

2.7 Lobuläres Karzinom der Mamma

2.8 Mastoptose

2.9 Milzbrand

Liste 2

(A) absolute Indikation
(B) relative Indikation
(C) prophylaktische Indikation
(D) Kontraindikation
(E) kosmetische Indikation

F98 **!**

2.10 Welche der nachfolgenden pathologischen Veränderungen können unter prophylaktischer Indikationsstellung operiert werden?

(1) Leistenhernie
(2) akute Appendizitis
(3) adenomatöse Kolonpolypen
(4) rupturiertes Aortenaneurysma

(A) nur 1 und 3 sind richtig
(B) nur 2 und 4 sind richtig
(C) nur 3 und 4 sind richtig
(D) nur 1, 2 und 3 sind richtig
(E) 1–4 = alle sind richtig

H99

2.11 Bei gegebener allgemeiner und lokaler Operabilität gilt als absolute Indikation zur Replantation abgetrennter Gliedmaßen **nicht**:

(A) ein abgetrennter Daumen
(B) der Verlust mehrerer Langfinger
(C) ein abgetrennter Zeigefinger
(D) die Amputation der Mittelhand
(E) die Amputation der Hand im Handgelenk

3 Asepsis, Antisepsis, Hospitalismus

F94

3.1 Welches der genannten Verfahren kommt zur Sterilisation von Pinzetten und Scheren am ehesten in Betracht?

(A) Gassterilisation mit Formaldehyd-Wasserdampf bei 60 °C für 30 Minuten
(B) Heißluftsterilisation bei 100 °C
(C) Dampfsterilisation mit Wasserdampf bei 134 °C
(D) Gassterilisation mit einem Äthylenoxid-Kohlensäure-Gemisch bei 55 °C und 60 Minuten Einwirkungszeit
(E) Tyndallisieren mit strömendem Dampf von 100 °C und 15 Minuten Einwirkungszeit

H99 !

3.2 Welche der folgenden Aussagen zur Desinfektion trifft **nicht** zu?

(A) Sie wird mittels chemischer und physikalischer Verfahren durchgeführt.
(B) Es werden potentiell pathogene Keime eliminiert.
(C) Sie führt zur Keimfreiheit.
(D) Hände werden mit einem alkoholischen Mittel gereinigt.
(E) Die Flächendesinfektion soll so sparsam wie möglich eingesetzt werden.

F01

3.3 Welche Aussage zu hygienischen Maßnahmen in der Chirurgie trifft **nicht** zu?

(A) Bei der Sterilisation werden lebensfähige Mikroorganismen abgetötet.
(B) Die Dampfsterilisation erfolgt im Autoklaven mit gesättigtem Wasserdampf.
(C) Die Gassterilisation mit Ethylenoxid ist für thermolabile Gegenstände geeignet.
(D) Bei thermolabilen Gegenständen kann eine Plasmasterilisation vorgenommen werden.
(E) Zur hygienischen Händedesinfektion ist 10-minütiges Waschen mit alkoholischen Lösungen erforderlich.

H00

3.4 Was bezeichnet man als nosokomiale Infektionen?

(A) häuslich erworbene Infektionen
(B) Infektionen mit atypischen Erregern
(C) Infektionen, die ein Patient infolge eines Krankenhausaufenthaltes erwirbt
(D) im Ausland erworbene Infektionen
(E) Infektionen, die von Tieren übertragen werden können

H96

Ordnen Sie den in Liste 1 genannten, häufig vorkommenden Erregern nosokomialer Infektionen die in Liste 2 genannte Lokalisation oder das Sekret zu, wo sie am häufigsten nachgewiesen werden!

Liste 1

3.5 Staphylococcus aureus

3.6 Klebsiellen

Liste 2

(A) Trachealsekret von Intensivpatienten
(B) infizierte Wunde nach aseptischer Operation (z.B. Herniotomie)
(C) T-Drain-Galle nach Ductus choledochus-Revision
(D) Inhalt einer Lungenkaverne in der Lungenspitze
(E) Wundsekret eines Gasödems

F02

3.7 Welcher der folgenden Keime ist am häufigsten die Ursache einer nosokomialen Infektion und zeichnet sich durch zunehmende Resistenzentwicklung aus?

(A) Staphylococcus aureus
(B) Streptococcus pneumoniae
(C) Toxoplasma gondii
(D) Pneumocystis carinii
(E) Listeria monocytogenes

4 Grundprinzipien der Operationstechnik

H95

4.1 Welche Schnittführung ist als Zugangsweg für die angegebene Operation **nicht** geeignet?

(A) Kocher-Kragenschnitt – Struma
(B) Wechselschnitt – Appendektomie
(C) inguinaler Längsschnitt – femorale Embolektomie
(D) Pfannenstielschnitt – Magenresektion
(E) Oberbauchquerschnitt – Pankreasresektion

F93 F90

4.2 Eine operative Entfernung des linken Schilddrüsenlappens bezeichnet man als:

(A) Exzision
(B) Enukleation
(C) Exstirpation
(D) Exkochleation
(E) Resektion

H97

4.3 Bei einem stenosierenden Antrumkarzinom des Magens mit Peritonealkarzinose wurde nach subtotaler Magenresektion unter Mitnahme des großen Netzes eine Gastroenterostomie durchgeführt.

Welche ist die treffendste Bezeichnung für diesen Eingriff?

(A) Resektion en bloc
(B) Kontinuitätsresektion
(C) Palliativoperation
(D) Radikaloperation
(E) Tumorexstirpation

H97 H90 !

4.4 Welche Aussage trifft **nicht** zu?

Resorbierbare Nahtmaterialien sind:

(A) Catgut
(B) Chromcatgut
(C) Seide
(D) Polydioxanon (PDS)
(E) Polyglykolsäure (PGS)

H93

4.5 Welche der folgenden Techniken ist für die Hautnaht **nicht** geeignet?

(A) Einzelknopfnaht
(B) Allgöwer-Naht (subkutane Rückstichnaht)
(C) evertierende Naht
(D) Klammernaht
(E) Donati-Naht (Rückstichnaht)

H98 !

4.6 Welche der folgenden Nahttechniken eignet sich **nicht** zum primären Hautverschluß?

(A) Rückstichnaht (nach Donati)
(B) fortlaufende intrakutane Naht (nach Halsted)
(C) maschinelle Klammernaht (nach Michel)
(D) Einzelknopfnaht
(E) Schnürsenkelnaht (nach Bunell)

H01 !

4.7 Welche Aussage zu Punktionstechniken trifft **am wenigsten** zu?

(A) Bei einer Pleurapunktion sollte die Punktionsnadel über den Oberrand der Rippe gleiten.
(B) Bei der Aszitespunktion kann es zu Blutdruckabfällen kommen.
(C) Bei Lumbalpunktionen ist ein erhöhter Hirndruck eine Kontraindikation.
(D) Bei Kniegelenkspunktionen wird in der Regel in den oberen Rezessus von lateral eingegangen.
(E) Leberpunktionen sollten bevorzugt in Narkose erfolgen.

H97

4.8 Die Subokzipitalpunktion

(1) dient der Punktion des Confluens sinuum
(2) erfordert das Durchstechen des Ligamentum longitudinale posterius
(3) erfordert das Durchstechen der Membrana atlantooccipitalis posterior

(A) nur 1 ist richtig
(B) nur 2 ist richtig
(C) nur 3 ist richtig
(D) nur 2 und 3 sind richtig
(E) 1–3 = alle sind richtig

4.2 (E) 4.3 (C) 4.4 (C) 4.5 (C) 4.6 (E) 4.7 (E) 4.8 (C)

F97

4.9 Eine Lumbalpunktion beim Erwachsenen wird ausgeführt

(1) in Lordose der Lendenwirbelsäule
(2) in Kyphose der Lendenwirbelsäule
(3) in Beckenkammhöhe
(4) in Höhe der Spinae iliacae posteriores

(A) nur 4 ist richtig
(B) nur 1 und 3 sind richtig
(C) nur 1 und 4 sind richtig
(D) nur 2 und 3 sind richtig
(E) nur 2 und 4 sind richtig

H96

Geben Sie zu den in Liste 1 genannten Punktionen die am ehesten zutreffende anatomische Lokalisation (Liste 2) an!

Liste 1

4.10 Punktion bei einem Pleuraerguß

4.11 Punktion bei einer Herzbeuteltamponade

Liste 2

(A) hintere Axillarlinie im 7. ICR
(B) vom epigastrischen Winkel aus
(C) Medioklavikularlinie im 5. ICR
(D) Skapularlinie im 9. ICT
(E) Parasternallinie links im 3. ICR

F98

4.12 Bei intrakardialer Punktion als ultima ratio zur Medikamentengabe beim Herzkreislaufstillstand wird am ehesten eingestochen:

(A) rechts parasternal im 2. ICR
(B) links parasternal im 4. ICR
(C) rechts parasternal im 5. ICR
(D) links parasternal im 6. ICR
(E) linke Medioklavikularlinie im 5. ICR

F97

4.13 Zur Harnblasenpunktion wird eingegangen

(A) 2 Querfinger rechts der Medianlinie, in der Höhe des Halbierungspunktes der Linie Nabel-Symphyse
(B) 2 Querfinger links der Medianlinie, 2 Querfinger oberhalb des Leistenbandes
(C) in der Medianlinie, 3 Querfinger unterhalb des Nabels
(D) in der Medianlinie, 2 Querfinger oberhalb der Symphyse
(E) überhaupt nicht, da die Harnblasenpunktion streng kontraindiziert ist

H00

4.14 Bei Punktion der linken Vena jugularis interna mit Einführen eines Katheters zur Messung des zentralvenösen Drucks ist mit welcher der folgenden Komplikationen **nicht** zu rechnen?

(A) Punktion der Arteria carotis
(B) Perforation von Venenklappen
(C) Vorhofperforation
(D) Luftembolie
(E) Verletzung des Plexus brachialis

H98

4.15 Welche Aussage zur Redon-Drainage trifft zu?

Sie

(A) ist eine Saugdrainage
(B) weist am einzulegenden Ende eine trichterförmige Öffnung auf
(C) ist besonders zur Pleuradrainage geeignet
(D) wird transnasal eingeführt
(E) wird in der Regel nach dem 7. postoperativen Tag entfernt

H97

4.16 Die Bildung eines Rolllappens in der plastischen Chirurgie ist vorbereitend für eine

(A) freie Gewebetransplantation
(B) Z-Plastik
(C) gestielte Plastik
(D) Verschiebeplastik
(E) Spalthautlappenplastik

4.9 (D) 4.10 (A) 4.11 (B) 4.12 (B) 4.13 (D) 4.14 (B) 4.15 (A) 4.16 (C)

H96

4.17 Bei welcher plastischen Oberflächendeckung bleibt die Blutversorgung **nicht** erhalten?

(A) Verschiebelappen
(B) Myokutanlappen
(C) Kreuzlappen
(D) Vollhaut
(E) Rundstiellappen

F95

4.18 Zur Rekonstruktion der Nasenweichteile eignet sich besonders gut

(A) eine Kreuzlappenplastik
(B) ein Spalthautlappen
(C) eine Muffplastik
(D) ein Vollhauttransplantat
(E) eine Z-Plastik

F01

4.19 Welche der folgenden Begriffe aus der Transplantationschirurgie ist **nicht** richtig erklärt?

(A) Xenogene Transplantation – Organübertragung von engen Verwandten
(B) Allogene Transplantation – Übertragung zwischen genetisch differenten Individuen der gleichen Spezies
(C) Isogene (syngene) Transplantation – Verpflanzung zwischen genetisch identischen Individuen
(D) Autogene (autologe) Transplantation – Verpflanzung im gleichen Individuum
(E) Heterotope Transplantation – Einpflanzung eines Organs an eine von der normalen anatomischen Position abweichende Region

H97

4.20 Was kommt als Zeichen einer Abstoßungsreaktion nach Nierentransplantation vor?

(1) Diureserückgang
(2) Vergrößerung des Transplantats
(3) Bluthochdruck

(A) nur 2 ist richtig
(B) nur 1 und 2 sind richtig
(C) nur 1 und 3 sind richtig
(D) nur 2 und 3 sind richtig
(E) 1 – 3 = alle sind richtig

5 Pathophysiologische Folgen, Vorbehandlung und Nachbehandlung bei operativen Eingriffen und Traumen

H93

5.1 Bei länger liegender gutdrainierender Magensonde besteht das Risiko der

(A) metabolischen Azidose
(B) metabolischen Alkalose
(C) respiratorischen Alkalose
(D) Hyperchlorämie
(E) Keine der Aussagen (A)–(D) trifft zu

H92

5.2 Bei der arteriellen Blutgasanalyse ist für eine dekompensierte metabolische Azidose typisch:

(A) pH 7,25; $PaCO_2$: 29 mmHg (3,9 kPa)
(B) pH 7,29; $PaCO_2$: 59 mmHg (7,9 kPa)
(C) pH 7,35; $PaCO_2$: 42 mmHg (5,6 kPa)
(D) pH 7,49; $PaCO_2$: 58 mmHg (7,7 kPa)
(E) pH 7,51; $PaCO_2$: 29 mmHg (3,9 kPa)

F98

5.3 Der tägliche Flüssigkeitsbedarf bei totaler parenteraler Ernährung beträgt bei einem Erwachsenen am ehesten:

(A) 40 ml/kg KG
(B) 80 ml/kg KG
(C) 120 ml/kg KG
(D) 140 ml/kg KG
(E) 160 ml/kg KG

H96

5.4 Eine hypertone Dehydratation ist gekennzeichnet durch

(1) erhöhten Hämatokritwert
(2) erhöhte Serumnatriumkonzentration
(3) erniedrigte Osmolarität des Urins

(A) nur 2 ist richtig
(B) nur 1 und 2 sind richtig
(C) nur 1 und 3 sind richtig
(D) nur 2 und 3 sind richtig
(E) 1 – 3 = alle sind richtig

4.17 (D) 4.18 (D) 4.19 (A) 4.20 (E) 5.1 (B) 5.2 (A) 5.3 (A) 5.4 (B)

H96

5.5 Zur Substitution einer schweren Hypokaliämie sollten wieviel mmol Kalium pro Stunde peripher-venös am ehesten infundiert werden?

(A) 20
(B) 60
(C) 100
(D) 140
(E) 200

F92

5.6 Mit einer Hyperkaliämie muß gerechnet werden bei:

(1) postoperativer Niereninsuffizienz
(2) Reperfusion ischämischer Extremitäten
(3) Furosemid-Therapie

(A) nur 1 ist richtig
(B) nur 2 ist richtig
(C) nur 3 ist richtig
(D) nur 1 und 2 sind richtig
(E) nur 2 und 3 sind richtig

F02 !

5.7 Zu den typischen Reaktionen beim Postaggressionsstoffwechsel (Postaggressionssyndrom) gehört **nicht:**

(A) Glucoseverwertungsstörung
(B) gesteigerte Proteolyse
(C) Hyperkaliämie
(D) Wasserretention
(E) Retention von Natrium

F96 H94 !

5.8 Eine postoperative katabole Stoffwechsellage ist charakterisiert durch

(1) erhöhte Kaliumverluste im Urin
(2) Glykogenolyse und Glukoneogenese
(3) negative Stickstoffbilanz

(A) nur 2 ist richtig
(B) nur 3 ist richtig
(C) nur 1 und 2 sind richtig
(D) nur 1 und 3 sind richtig
(E) 1–3 = alle sind richtig

F97 !

5.9 Das Postaggressionssyndrom nach chirurgischen Eingriffen ist in den ersten 24 Stunden unter anderem gekennzeichnet durch:

(1) Hypoglykämie
(2) Polyurie
(3) Steigerung des Sympathotonus

(A) nur 2 ist richtig
(B) nur 3 ist richtig
(C) nur 1 und 2 sind richtig
(D) nur 1 und 3 sind richtig
(E) nur 2 und 3 sind richtig

5.10 Welche der nachstehenden Substanzen ist gebräuchlich bei Heparin-Überdosierung?

(A) Vitamin B 12
(B) Vitamin C
(C) Vitamin D
(D) Vitamin K
(E) Protaminsulfat

5.11 Welche Aussage über die Blutgerinnungsfaktoren im Zusammenhang mit chirurgischen Erkrankungen trifft zu?

(1) Bei Verschlußikterus mit erniedrigtem Prothrombinspiegel ist präoperativ eine Vitamin-K-Dosierung von 5.0 bis 10.0 mg/die i.v. ausreichend.
(2) Bei Neugeborenen ist eine Hypoprothrombinämie physiologisch.
(3) Bei Leberstoffwechselstörungen sind hohe parenterale Vitamin-K-Dosen zur Verbesserung der Prothrombinbildung angezeigt.
(4) Vitamin-K-Mangel mit Hypoprothrombinämie wird bei Verschlußikterus beobachtet.

(A) nur 4 ist richtig
(B) nur 2 und 4 sind richtig
(C) nur 1, 2 und 3 sind richtig
(D) nur 1, 2 und 4 sind richtig
(E) 1–4 = alle sind richtig

5.5 (A) 5.6 (D) 5.7 (C) 5.8 (E) 5.9 (B) 5.10 (E) 5.11 (D)

H95 H89

5.12 Die orthograde Darmspülung mit größeren Mengen von Leitungswasser ist am ehesten gefährlich wegen einer/eines sich entwickelnden

(A) hypertonen Hydratation
(B) bakteriellen Besiedlung
(C) Hypovolämie
(D) Hypernatriämie
(E) Lungenödems

F95

5.13 Welche Aussage trifft **nicht** zu?

Typische Symptome eines hämolytischen Zwischenfalls bei einer Bluttransfusion sind:

(A) Lenden- und Kreuzschmerzen
(B) Übelkeit
(C) Myotonien
(D) Fieber
(E) Schüttelfrost

F88

5.14 Als mögliche Zugangswege für einen zentralen Venenkatheter kommen beim Erwachsenen in Betracht:

(1) Vena subclavia
(2) Vena basilica
(3) Vena jugularis externa
(4) Vena jugularis interna

(A) nur 1 und 2 sind richtig
(B) nur 1 und 3 sind richtig
(C) nur 2 und 3 sind richtig
(D) nur 1, 2 und 3 sind richtig
(E) 1–4 = alle sind richtig

F94

5.15 Zur Messung des zentralen Venendruckes bestimmen Sie den äußeren Nullpunkt bei Rückenlage des erwachsenen Patienten folgendermaßen:

(A) Rückenfläche des Patienten + 2 cm
(B) Sternumebene – 2 cm
(C) $^{1}/_{5}$ des Thoraxdurchmessers über der Unterlage
(D) $^{3}/_{5}$ des Thoraxdurchmessers über der Unterlage
(E) Keine der Aussagen (A)–(D) trifft zu.

F98 H95 F94

5.16 Welche der folgenden Maßnahmen sind zur postoperativen Thromboseprophylaxe nach Choledochusrevision bei einem 78jährigen Patienten mit Hypertonie sinnvoll?

(1) Gabe von Cumarin
(2) Atemübungen
(3) Bettfahrrad
(4) achtstündlich subkutane Gabe von 15 000 E Heparin (MG 1400 Dalton)
(5) Frühmobilisation

(A) nur 1 und 3 sind richtig
(B) nur 2 und 4 sind richtig
(C) nur 1, 4 und 5 sind richtig
(D) nur 2, 3 und 5 sind richtig
(E) nur 1, 3, 4 und 5 sind richtig

F00 **!!**

5.17 Eine adäquate perioperative Thromboembolieprophylaxe erfolgt am besten mit:

(A) präoperativ begonnener Gabe von Acetylsalicylsäure (ASS)
(B) postoperativ begonnener Gabe von Acetylsalicylsäure (ASS)
(C) präoperativ begonnener low dose-Heparin-Medikation
(D) Kombination von präoperativer Gabe von Acetylsalicylsäure (ASS) und postoperativer Heparingabe
(E) low dose-Heparin-Medikation am 1. postoperativen Tag beginnend

H94

5.18 In der postoperativen Phase sollten Lungenatelektasen wegen der Gefahr einer Pneumonie möglichst vermieden werden.

Welche der folgenden therapeutischen Maßnahmen sind dazu neben intensiven krankengymnastischen Übungen notwendig?

(1) ausreichende Schmerzmittelgabe
(2) Inhalationen
(3) häufiger Lagewechsel

(A) nur 2 ist richtig
(B) nur 1 und 2 sind richtig
(C) nur 1 und 3 sind richtig
(D) nur 2 und 3 sind richtig
(E) 1–3 = alle sind richtig

5.12 (E) 5.13 (C) 5.14 (E) 5.15 (D) 5.16 (D) 5.17 (C) 5.18 (E)

F98

5.19 Bei postoperativer Magenatonie ist die vordringlichste Maßnahme:

(A) i.v. Infusion mit Prostigmin
(B) Oberbauchsonographie
(C) Gastroskopie
(D) Legen einer Magensonde
(E) Relaparotomie

F98

5.20 Nach einer Cholezystektomie wegen eines Gallenblasenempyems tritt ein hartnäckiger Singultus auf.

Als mögliche Ursachen ziehen Sie in Betracht:

(1) Stenose des Ductus choledochus
(2) Magenatonie
(3) subphrenischer Abszeß
(4) Peritonitis

(A) nur 1 und 3 sind richtig
(B) nur 2 und 4 sind richtig
(C) nur 1, 2 und 3 sind richtig
(D) nur 1, 3 und 4 sind richtig
(E) nur 2, 3 und 4 sind richtig

F98

5.21 Bei einer 53jährigen Patientin ist es nach Uterusexstirpation zu Koliken im linken Unterbauch gekommen.

Welche beiden der angegebenen Maßnahmen sind zur Bestätigung der hier wahrscheinlichsten Verdachtsdiagnose am besten geeignet?

(1) Sonographie des oberen Harntrakts
(2) Röntgenuntersuchung des oberen Harntrakts mit Kontrastmittel
(3) Kolon-Kontrasteinlauf mit Bariumsulfat
(4) Gaszystometrie

(A) nur 1 und 2 sind richtig
(B) nur 1 und 3 sind richtig
(C) nur 1 und 4 sind richtig
(D) nur 2 und 3 sind richtig
(E) nur 3 und 4 sind richtig

F99

5.22 Welche der nachfolgenden Aussagen zur postoperativen Parotitis (nach einer Intubationsnarkose) trifft **nicht** zu?

(A) Sie ist eine aszendierende Infektion.
(B) Kachektische Patienten bzw. Patienten in schlechtem Allgemeinzustand sind bevorzugt betroffen.
(C) Häufigste Komplikation ist die Fazialislähmung.
(D) Prophylaktisch ist es wichtig, den Speichelfluß aufrecht zu erhalten, z.B. mit Hilfe von Kaugummikauen.
(E) Bei Abszedierung ist eine Inzision angezeigt.

H01 **!**

5.23 Was trifft für eine posttraumatische Fettembolie **am wenigsten** zu?

(A) Eine Maßnahme zur Prophylaxe ist die sofortige und adäquate Schockbehandlung gefährdeter Unfallpatienten.
(B) Besonders häufig tritt sie bei einem Schädelhirntrauma auf.
(C) Es werden petechiale Blutungen an der Haut und an den Konjunktiven beobachtet.
(D) Symptome sind Dyspnoe und Verwirrtheitszustände.
(E) Das Röntgenbild der Lunge zeigt fleckige Verschattungen.

H97 H91

5.24 Einen Tag nach Polytrauma mit Distorsion der HWS, Beckentrümmer- und Oberschenkelfraktur treten bei einem bis dahin unauffälligen 25jährigen Patienten Dyspnö, motorische Unruhe und zunehmende Bewußtseinsstörung auf.

Die wahrscheinlichste Ursache ist:

(A) zerebrale Fettembolie
(B) subchronisches Subduralhämatom
(C) Karotisthrombose
(D) Hirnödem bei Elektrolytstörungen nach hämorrhagischem Schock
(E) larvierte intrazerebrale Kontusionsblutung

5.19 (D) 5.20 (E) 5.21 (A) 5.22 (C) 5.23 (B) 5.24 (A)

!

5.25 Ein Bauarbeiter wird wegen einer Oberschenkelschaftfraktur mit Schürfwunden der Haut durch eine Extensionsbehandlung versorgt. Drei Tage nach Beginn der Behandlung treten folgende Symptome auf:

Diffuse Schweißausbrüche, nestelnde Bewegungen der Finger und Hände, Tremor von Fingern und Händen, optische und akustische Sinnestäuschungen.

Welche Diagnose ist am wahrscheinlichsten?

(A) Schüttelfrost bei Sekundärinfektion
(B) Fettembolie
(C) Endotoxinschock
(D) Alkoholentzugsdelir
(E) beginnender Wundstarrkrampf

6 Wundheilung und Wundbehandlung

F00 !

6.1 Welche der folgenden Aussagen zur Wundheilung trifft **nicht** zu?

(A) Die Regeneration der Hautanhangsgebilde erfolgt in der Granulationsphase.
(B) Die Epithelisierung beginnt an den Wundrändern.
(C) Die Angiogenese erfolgt in Form endothelialer Kapillarknospen.
(D) Keloide entstehen durch gesteigerte Bindegewebsreaktion.
(E) Bei Muskelverletzungen geht kontraktile Substanz zu Grunde.

F01 F96 !

6.2 Welche Aussage zur primären Wundheilung trifft **nicht** zu?

(A) Fibrin wird ausgefällt.
(B) Die Blutgerinnung wird aktiviert.
(C) Histiozyten bilden Kollagen.
(D) Monozyten wandeln sich in Gewebemakrophagen um.
(E) Eine Migration der die Wunde umgebenden Epithelzellen findet statt.

H99 !

6.3 Die exsudative Phase (Substratphase) der Wundheilung läuft nach Wundentstehung ab:

(A) bis zum 4. Tag
(B) vom 5.–7. Tag
(C) vom 8. bis 12. Tag
(D) vom 14. bis 21. Tag
(E) in der 5. bis 8. Woche

H01 !!

6.4 Welche der nachfolgenden Aussagen charakterisiert die primäre Wundheilung am besten?

(A) Naht der Wunde innerhalb von 8 Stunden
(B) Heilung der Wunde mit minimaler Bindegewebsbildung
(C) Heilung der Wunde mit vermehrter Bildung von Granulationsgewebe
(D) offene Wundheilung ohne Nacht und Exzision
(E) Heilung der Wunde ohne chirurgische Maßnahmen

F91 F86

6.5 Welche der nachfolgenden Aussagen zur Wundheilung charakterisiert am ehesten die „sekundäre Wundheilung“ (per secundam intentionem)?

(A) verzögerte Heilung von infizierten Wunden mit geringer Narbenbildung
(B) Heilung von größeren Gewebsdefekten oder von klaffenen Wunden mit starker bindegewebiger Vernarbung
(C) Heilung von infizierten oder nichtinfizierten Wunden mit Ablösen des Wundschorfs am 7.–8. Tag
(D) Heilung von Wunden mit geschlossenem Wundspalt oder von Wunden mit geringem Gewebsdefekt unter starker Keloidbildung mit Ablösen des Wundschorfs am 6.–7. Tag
(E) Wundheilung im Bereich einer vorbestehenden Narbe

F98 H93

6.6 Für die Reparationsphase der Wundheilung ist charakteristisch:

(A) Einwanderung von Granulozyten
(B) Einsprossung von Kapillaren
(C) Bildung von Kollagenfaserbündeln
(D) Einwanderung von Fibroblasten
(E) Zellwachstumsförderung durch Chalone

5.25 (D) 6.1 (A) 6.2 (C) 6.3 (A) 6.4 (B) 6.5 (B) 6.6 (C)

H89

6.7 Welche der Aussagen trifft **nicht** zu?

Störend auf die Wundheilung können wirken:

(A) Fremdkörper
(B) Antikoagulantien
(C) Hyperämie
(D) Hypoproteinämie
(E) Vitamin C-Mangel

F99 **!**

6.8 Welche Aussage zur Wundheilung trifft zu?

(A) Die Kollagensynthese ist Vitamin-D-abhängig.
(B) Eiweißmangel stört die Wundheilung.
(C) In der Exsudationsphase findet die Wundkontraktion statt.
(D) Durch die prophylaktische Verordnung von staphylokokken-wirksamen Antibiotika wird die Wundheilung verkürzt.
(E) Die sekundäre Wundheilung dauert zwar länger als die primäre Wundheilung, es entstehen jedoch besser belastbare Narben.

F90

6.9 Ein 45jähriger Patient wurde mit einem Messer am Unterarm verletzt. Bei Klinikaufnahme 4 Stunden nach der Verletzung stellt man eine klaffende 6 cm lange Wunde fest. Keine Knochenverletzung, keine neurologischen Ausfälle, Durchblutung ungestört.

Welche der nachfolgend genannten Maßnahmen ist am ehesten angezeigt?

(A) steriler Verband nach vorausgegangener Waschung mit antiseptischer Lösung
(B) primäre Naht nach Wundexzision
(C) Verband mit enzymatischer Lösung
(D) Verband mit Antibiotikapuder
(E) Verband mit jodhaltiger Lösung

F95

6.10 Welche der folgenden Wunden darf in der Regel primär durch Naht verschlossen werden?

(A) Bißverletzung
(B) Schußverletzung
(C) Stichverletzung
(D) Pfählungsverletzung
(E) Schnittverletzung

H91

6.11 Narbenkeloide sind Folgen einer

(A) lokalen Durchblutungsstörung der Wundränder
(B) überschießenden posttraumatischen Bindegewebsproliferation
(C) blanden Infektion der Wundränder
(D) lokalen Unverträglichkeit von Nahtmaterial
(E) Hyperkeratose

H97

Folgende Angaben beziehen sich auf die Aufgaben Nr. 6.12 und Nr. 6.13.

Bei einem 45jährigen Patienten wurde wegen eines Morbus Crohn des aboralen Ileums eine Ileozökalresektion über einen Unterbauchmedianschnitt durchgeführt. Postoperativ entwickelt der Patient bei chronischer Bronchitis einen hartnäckigen Husten. Bei reizlosen Wundverhältnissen erkennt man am 7. postoperativen Tag eine komplette Wunddehiszens über den gesamten Medianschnitt. Weder laborchemisch noch lokal bestehen Entzündungszeichen. Die Darmschlingen sind am Wundgrund erkennbar.

6.12 Was liegt vor?

(A) Platzbauch
(B) Gastroschisis
(C) subkutane Wundheilungsstörung
(D) Weichteilemphysem
(E) Fournier-Gangrän

6.13 Welche der Vorgehensweise ist am besten geeignet?

(A) sofortiger Bauchwandverschluß
(B) abdominales CT zur Abschätzung der Ausdehnung der Wundruptur
(C) steriler Verband, Behandlung mit Faktor VIII zur Unterstützung der Wundheilung
(D) fester Miederkompressionsverband und Abwarten der sekundären Wundheilung
(E) Keine der in (A)–(D) genannten Maßnahmen trifft zu.

6.7 (C) 6.8 (B) 6.9 (B) 6.10 (E) 6.11 (B) 6.12 (A) 6.13 (A)

7 Chirurgische Infektionslehre

H96

7.1 Eine Wundinfektion mit Pseudomonas aeruginosa (Bacterium pyocyaneum) ist zu erkennen an

(A) gelbbraunem, stinkendem Eiter
(B) scharf begrenzter Hautrötung
(C) Pusteln in der Wundumgebung
(D) Hautemphysem in der Wundumgebung
(E) keinem der unter (A)–(D) beschriebenen Befunde

H00 !!

7.2 Als abszedierende Weichteilinfektion bezeichnet man

(A) ein Erysipel
(B) eine Phlegmone
(C) einen Karbunkel
(D) eine Gasgangrän
(E) eine Lymphangitis

H99 !

7.3 Welche zwei der folgenden Erkrankungen werden durch obligat anaerobe Erreger hervorgerufen?

(1) Tetanus
(2) Erysipel
(3) Gasbrand
(4) Milzbrand

(A) nur 1 und 3 sind richtig
(B) nur 1 und 4 sind richtig
(C) nur 2 und 3 sind richtig
(D) nur 2 und 4 sind richtig
(E) nur 3 und 4 sind richtig

F02 H96 F91 !!

7.4 Die adäquate Therapie eines Weichteilabszesses (z.B. Spritzenabszess) ist am ehesten die

(A) Ruhigstellung und systemische Penicillin-Therapie
(B) Inzision und Drainage
(C) Punktion
(D) Exzision
(E) Lokalexzision und systemische Antibiotika-Therapie

F99 F94 !!

7.5 Welche Aussagen über eine Gasbrandinfektion sind richtig?

(1) Bacillus anthracis ist der häufigste Erreger.
(2) Eine erhöhte Muskelrigidität und eine Bradykardie sind im akuten Stadium pathognomonisch.
(3) Sie führt unbehandelt in wenigen Tagen zum Tode.
(4) Die hyperbare Oxygenation kann einen chirurgischen Eingriff nicht ersetzen.

(A) nur 1 und 2 sind richtig
(B) nur 3 und 4 sind richtig
(C) nur 1, 2 und 3 sind richtig
(D) nur 1, 3 und 4 sind richtig
(E) 1 – 4 = alle sind richtig

H01 !!

7.6 Welche Aussage über die Gasbrandinfektion trifft **nicht** zu?

(A) Muskelnekrosen kennzeichnen die Erkrankung.
(B) Exotoxine sind für die rasche Gewebszerstörung verantwortlich.
(C) Clostridium perfringens ist der häufigste Erreger.
(D) Die hyperbare Oxygenation kann die primäre chirurgische Therapie unterstützen.
(E) Eine aktive Immunisierung hat die Gabe von Antitoxin ersetzt.

H97 !!

7.7 Zur Symptomatik einer Gasbrandinfektion gehört **nicht**:

(A) schmerzhafte Weichteilschwellung
(B) farb- und geruchloses Wundsekret
(C) röntgenologisch sichtbare Muskelfiederung
(D) Tachykardie
(E) rascher körperlicher Verfall

7.1 (E) 7.2 (C) 7.3 (A) 7.4 (B) 7.5 (B) 7.6 (E) 7.7 (B)

H95

7.8 Welche der nachfolgenden Zuordnungen von Symptom und Diagnose treffen zu?

(1) Trismus – Tetanus
(2) Schlingkrämpfe – Gasbrand
(3) Hydrophobie – Lyssa

(A) nur 1 ist richtig
(B) nur 1 und 2 sind richtig
(C) nur 1 und 3 sind richtig
(D) nur 2 und 3 sind richtig
(E) 1 – 3 = alle sind richtig

F95

7.9 Was haben Tetanus und Gasbrand gemeinsam?

(1) Die Erreger sind obligate Anaerobier.
(2) Die Infektionen gehen zumeist von Bagatellverletzungen aus.
(3) Die Erreger produzieren Ektotoxine.
(4) Die Patienten sterben an Nierenversagen und Atemlähmung.

(A) nur 2 ist richtig
(B) nur 1 und 3 sind richtig
(C) nur 2 und 3 sind richtig
(D) nur 1, 2 und 4 sind richtig
(E) nur 1, 3 und 4 sind richtig

F98 !!

7.10 Welche der nachfolgenden Aussagen zum Tetanus trifft **nicht** zu?

(A) Prodromi sind Kopfschmerzen, Schweißausbrüche und Lichtscheu.
(B) Eine Wundrevision ist auch nach Ausbruch der Erkrankung noch indiziert.
(C) Es werden überwiegend dorsale Muskelgruppen befallen.
(D) Leichte Formen zeigen Muskelstarre ohne Krämpfe.
(E) Die Gesamtletalität bei klinisch manifesten Erkrankungen beträgt etwa 5%.

H99

7.11 Eine 52jährige Frau ist im Geräteschuppen ihres Gartens gegen einen scharfkantigen Metallgegenstand gestoßen. Es findet sich eine 4 cm lange, 1 cm tiefe Wunde an der Vorderseite des distalen Drittels des rechten Oberschenkels. Die Patientin hat bisher kein Tetanustoxoid oder -antitoxin erhalten.

Welche der nachfolgenden Maßnahmen ist bei der eine Stunde nach dem Unfall erfolgenden Erstversorgung **nicht** indiziert?

(A) Wundausschneidung
(B) i. m. Verabreichung von Tetanustoxoid
(C) i. m. Verabreichung von Tetanusimmunglobulin
(D) i. v. Injektion von Gentamycin
(E) primärer Wundverschluß

H00 !

7.12 Ein polytraumatisierter Patient erlitt unter anderem eine offene Unterschenkelfraktur. Der Patient gibt an, aufgrund verschiedener Erkrankungen im Kindesalter noch nie eine Tetanus-Impfung erhalten zu haben.

Welche Form der aktiven und/oder passiven Tetanusprophylaxe ist angezeigt?

(A) nur Hyperimmunglobulin
(B) nur Toxoid
(C) Toxoid und Hyperimmunglobulin
(D) Toxoid und Ciprofloxazin
(E) kein Toxoid und kein Hyperimmunglobulin

F94 !

7.13 Eine Kontraindikation zur Verabfolgung von humanem Tetanus-Immunglobulin besteht bei Patienten mit

(1) akuter Serumhepatitis
(2) chronischer Niereninsuffizienz
(3) akuter Pankreatitis
(4) frischem Herzinfarkt

(A) Keine der Aussagen 1 – 4 trifft zu.
(B) nur 2 ist richtig
(C) nur 1 und 3 sind richtig
(D) nur 1 und 4 sind richtig
(E) 1 – 4 = alle sind richtig

7.8 (C) 7.9 (B) 7.10 (E) 7.11 (D) 7.12 (C) 7.13 (A)

H00 H97 !

7.14 Ein Patient wird nach einer Hundebissverletzung in die chirurgische Ambulanz gebracht.

Welche Erkrankung des Tieres muss unbedingt ausgeschlossen werden?

(A) Tetanus
(B) Wurmerkrankung
(C) Echinokokkose
(D) Tollwut
(E) Milzbrand

H99

7.15 Symptom der Rabies-Infektion ist **nicht**:

(A) Hydrophobie
(B) vermehrter Speichelfluß
(C) Risus sardonicus
(D) Atemlähmung
(E) Schlingkrämpfe

F00

7.16 Welche Aussage zum Erreger Actinomyces israelii trifft zu?

(A) aerobes Bakterium
(B) grampositives Bakterium
(C) typischer Hospitalismuskeim
(D) resistent gegen Penicillin
(E) Exotoxinbildner

7.17 Welche Aussage trifft zu?

Die Aktinomykose beim Menschen ist am häufigsten lokalisiert in

(A) den Halsweichteilen
(B) dem Zentralnervensystem
(C) dem Darm
(D) der Lunge
(E) der Leber

F01 H98 F98

7.18 Welche Aussage zur Aktinomykose trifft **nicht** zu?

(A) Es handelt sich um eine bretttharte, schwielige Entzündung mit Fistelbildung.
(B) Bevorzugte Lokalisation sind der Gesichts- und Halsbereich.
(C) Der Erreger Actinomyces israelii ist ein fakultativ pathogener Anaerobier (mikroaerophil).
(D) Mikroskopisch finden sich sog. Drusen.
(E) Aminoglykoside sind Antibiotika der Wahl.

H98

Ordnen Sie jeder Infektion aus Liste 1 das typische Symptom bzw. eine typische Komplikation aus Liste 2 zu!

Liste 1

7.19 Aktinomykose

7.20 Rabies

7.21 Tetanus

Liste 2

(A) Hydrophobie
(B) Trismus
(C) thorakales Aortenaneurysma
(D) „Schwefelkörner" nach Inzision betroffener Herde
(E) Senkungsabszeß in der Leiste

F91

7.22 Welche Aussage zur Spondylitis tuberculosa trifft **nicht** zu?

(A) Sie entsteht durch eine hämatogene Aussaat des Erregers.
(B) Hauptlokalisation ist die untere Halswirbelsäule.
(C) Bei fortgeschrittener Erkrankung treten starke Rückenschmerzen auf.
(D) In der Ausheilungsphase kann es zu einer Blockwirbelbildung kommen.
(E) Bei Abszeßbildungen oder neurologischen Ausfällen ist die operative Therapie indiziert.

7.14 (D) 7.15 (C) 7.16 (B) 7.17 (A) 7.18 (E) 7.19 (D) 7.20 (A) 7.21 (B) 7.22 (B)

H93

7.23 Bei dem dargestellten infizierten Hämatom des Unterschenkels (siehe Abbildung Nr. 7 des Bildanhangs) ist welche der genannten Maßnahmen vordringlich?

(A) orale Therapie mit Sulfonamiden
(B) Inzision
(C) hochdosierte parenterale Behandlung mit Immunoglobulinen
(D) lokale desinfizierte Verbände
(E) Kühlung und Hochlagerung

H01 **!!**

7.24 Eine phlegmonöse Streptokokkeninfektion der Haut ist am ehesten charakteristisch für

(A) einen Abszess
(B) eine Phlegmone
(C) ein Furunkel
(D) ein Erysipel
(E) ein Empyem

F98 F96 **!**

7.25 Welche Aussage zum Erysipel trifft zu?

(A) Die häufigsten Erreger sind Staphylokokken.
(B) Eine chirurgische Sanierung ist immer anzuraten.
(C) Eintrittspforten sind in der Regel Bagatellverletzungen der Haut.
(D) Antibiotika sind nur bei septischen Verläufen indiziert.
(E) Die Erkrankung hinterläßt eine lebenslange Immunität.

H90 **!**

7.26 Eine 55jährige Patientin stellt sich mit den gezeigten Veränderungen (siehe Abbildung Nr. 8 des Bildanhangs) am rechten Arm vor. Die entzündete Haut juckt stark, die Patientin hat Fieber und kann sich nicht an eine Verletzung im Bereich der betroffenen Extremität erinnern.

Welche der folgenden Aussagen zu diesem Krankheitsbild trifft zu?

(A) Eine sofortige operative Entlastung ist nötig.
(B) Die Erkrankung ist durch gramnegative Bakterien verursacht.
(C) Die Erkrankung tritt vor allem bei Metzgern auf.
(D) Eine Immobilisation der betroffenen Extremität ist nicht erforderlich.
(E) Eine systemische Antibiotikatherapie ist angezeigt.

H01 **!!**

7.27 Ein 14-jähriges Mädchen wird mit einer phlegmonösen Entzündung der rechten Gesichtshälfte, die vom rechten Mundwinkel bis zur Orbita reicht (siehe Abbildung Nr. 9 des Bildanhangs), in die chirurgische Klinik gebracht.

Welche Primärmaßnahmen sind am ehesten indiziert?

(A) Gesichtsruhigstellung (Kau- und Sprechverbot) und hochdosierte Antibiotikatherapie
(B) sofortige Inzision im Zentrum des Infiltrates am rechten Mundwinkel
(C) sofortige zerebrale Angiographie zum Ausschluss einer Sinusvenenthrombose
(D) Empfehlung kühler Umschläge, Rezeptur von lokalen Antiseptika und Wiedervorstellung am nächsten Tag
(E) Eröffnung der Gesichtsphlegmone aus kosmetischen Gründen vom Vestibulum oris aus

7.23 (B) 7.24 (D) 7.25 (C) 7.26 (E) 7.27 (A)

H90 !

7.28 Die in Abbildung Nr. 10 des Bildanhangs gezeigte 19jährige Patientin kommt wegen einer seit 3 Tagen bestehenden „Entzündung" im linken Oberlippenbereich, die bei Mundbewegungen stark schmerzt, in die chirurgische Ambulanz.

Welche der folgenden Aussagen zu diesem Krankheitsbild trifft zu?

(A) Sie behandeln die Patientin wegen der harmlosen Veränderungen ambulant konservativ weiter.
(B) Sie führen in Lokalanästhesie eine Inzision durch mit Spreizung der Wundränder und Drainage.
(C) Die Prognose bei dieser Erkrankung ist um so günstiger, je näher die Veränderung an der Längsmittellinie des Gesichtes liegt und je schwächer die örtliche Reaktion ist.
(D) Es handelt sich um eine dentogene Infektion, die in der kieferchirurgischen Klinik behandelt werden muß.
(E) Keine der Aussagen (A)–(D) trifft zu.

F02 H94 !!

7.29 Welche Aussage zum Nackenkarbunkel trifft **nicht** zu?

(A) Eine spätere plastische Deckung kann notwendig sein.
(B) Ein Diabetes mellitus muss ausgeschlossen werden.
(C) Typische Erreger sind Streptokokken.
(D) Das gesamte nekrotische Areal muss exzidiert werden.
(E) Es können sich Fisteln ausbilden.

H01 F95 !!

7.30 Beim Kragenknopfpanaritium handelt es sich um

(A) eine entzündliche Schwellung im Bereich des Sternoklavikulargelenkes
(B) einen Abszess im Halsbereich
(C) eine intrakutane Entzündung des Nagelwalles
(D) eine eitrige Entzündung eines Fingergelenkes
(E) eine intra- und subkutane Eiterbildung am Finger

F00 !!

7.31 Ein Panaritium im Fingerendgliedbereich mit Lymphangitis bis zum Oberarm

(A) erfordert die umgehende Revision in Oberst-Leitungsanästhesie
(B) erfordert die Nagelverkleinerung nach Kocher-Emmert
(C) ist immer auf die Subkutis beschränkt
(D) ist in der Regel eine Infektion mit Streptokokken
(E) erfordert die operative Eröffnung des infektiösen Ausgangsherdes

F96 H89 !

7.32 Beim Vorliegen einer Sehnenscheidenphlegmone der Hand entschließen Sie sich

(A) konservativ vorzugehen und stellen die Hand auf einer Schiene ruhig
(B) zur alleinigen Verordnung eines Antibiotikums ohne Operation
(C) zur Verordnung von Cortison in Verbindung mit einem Antibiotikum
(D) zur operativen Versorgung
(E) zu keiner der in (A)–(D) genannten Therapien

H99 !!

7.33 Der Patient wird wegen Panaritiums zu Ihnen überwiesen.

Welche der genannten Therapien ist bei dem in Abbildung Nr. 11 des Bildanhangs dargestellten Befund am ehesten indiziert?

(A) Zugsalbenverband und Fingerschiene
(B) systemische (i.v.) Antibiotikagabe und Ruhigstellung
(C) orale Antibiotikagabe und lokaler Verband mit Antiseptika
(D) subunguale Inzision und lokaler Antibiotika-Salbenverband
(E) chirurgische Revision, antiseptischer Verband und Ruhigstellung

7.28 (E) 7.29 (C) 7.30 (E) 7.31 (E) 7.32 (D) 7.33 (E)

F94

7.34 Bei einem 27jährigen drogenabhängigen Patienten mit einem Panaritium articulare des linken Daumenendgelenkes sind in der linken Achselhöhle vergrößerte und druckschmerzhafte Lymphknoten tastbar. Die Körpertemperatur beträgt rektal 38,9 °C.

Welche der folgenden Maßnahmen ist **nicht** angezeigt?

(A) operative Behandlung des Panaritiums
(B) diagnostische Biopsie aus den vergrößerten Achsellymphknoten und Sabin-Feldman-Test
(C) Ruhigstellung der betroffenen Extremität
(D) Gabe von Antibiotika
(E) HIV-Test

F01

7.35 Bei einer 31-jährigen Patientin findet sich ein infizierter eingewachsener Großzehennagel, der mittels Fußbädern und lokaler Applikation von Gentamicin erfolglos behandelt wurde. Es bestehen jetzt im Bereich der Entzündungsstelle starke klopfende Schmerzen.

Welche der nachfolgend genannten Maßnahmen ist therapeutisch am ehesten angezeigt?

(A) Weiterbehandlung wie bisher
(B) zusätzlich zu den bereits eingeleiteten Maßnahmen Hochlagerung des Beines und systemische Antibiotikabehandlung
(C) Entfernung des Zehennagels
(D) Emmert-Plastik
(E) operative Maßnahmen erst nach mehrtägiger Antibiotikatherapie

F98

7.36 Mit welcher der genannnten Komplikationen muß bei Infektion mit dem Epstein-Barr-Virus am ehesten gerechnet werden?

(A) Pankreaspseudozyste
(B) akute gelbe Leberdystrophie
(C) Kolitis
(D) sog. spontane Milzruptur
(E) hämorrhagisch nekrotisierende Tonsillitis agranulocytotica

F99

7.37 Bei einem HIV-Kranken hat sich eine Krankenschwester bei der Blutentnahme verletzt.

Was gehört **nicht** zu den postexpositionellen Maßnahmen bei HIV-Inokulation?

(A) Wunde zum Bluten bringen und ausgiebige Desinfektion
(B) möglichst rasch 250 mg Azidothymidin (AZT) oral
(C) Antikörperbestimmung in regelmäßigen Abständen
(D) Einleitung eines D-Arztverfahrens
(E) sofortige Gabe von Immunglobulin i. v.

F00

7.38 Welche Angabe trifft größenordnungsmäßig zur Zeit für das Risiko der Übertragung einer HIV-Infektion durch Blutkonserven am ehesten zu?

(A) etwa 1:100
(B) etwa 1:1000
(C) etwa 1:1 Million
(D) etwa 1:5 Millionen
(E) etwa 1:10 Millionen

H01 !!

7.39 Für den Echinococcus granulosus (cysticus) ist folgende Angabe **am wenigsten** zutreffend:

(A) Fuchs-Bandwurm als Ursache
(B) Mensch als Zwischenwirt
(C) Kalkeinlagerungen in der Wirtskapsel
(D) Operation als Therapie der Wahl
(E) ein anaphylaktischer Schock als mögliche Komplikation

F99 F94 H90 !

7.40 Bei einem jungen Patienten aus Griechenland besteht seit Monaten ein Druckgefühl im rechten Oberbauch und ein leichter Sklerenikterus. Klinisch besteht der Verdacht auf einen Lebertumor, der sonographisch das Bild einer hilusnahen Zyste zeigt.

Welche der diagnostischen Maßnahmen ist **am wenigsten** indiziert?

(A) Computertomographie des Oberbauches
(B) Blindpunktion der Zyste
(C) Immunfluoreszenztest
(D) Hämagglutinationshemmtest
(E) Komplementbindungsreaktion

7.34 (B) 7.35 (D) 7.36 (D) 7.37 (E) 7.38 (C) 7.39 (A) 7.40 (B)

F96 H86 !

7.41 Eine isolierte Echinokokkuszyste der Leber von 8 – 10 cm Durchmesser wird in der Regel behandelt durch

(A) Aspiration des Zysteninhaltes
(B) Gabe von Metronidazol
(C) Punktion und Ableitung des Zysteninhalts
(D) Perizystektomie
(E) Lebersegmentresektion

F02 !

7.42 In der computertomographischen Aufnahme der Abbildung Nr. 12 des Bildanhangs erkennen Sie im rechten Leberlappen eine große, runde Formation, die einem typischen Krankheitsbild zugeordnet werden kann.

Was ist die wahrscheinlichste Ursache?

(A) fokale noduläre Hyperplasie (FNH)
(B) Echinococcus granulosus
(C) kongenitale Leberzyste
(D) Gallengangszyste
(E) Hämangiokavernom

H97 F91 !

7.43 Eine 57jährige Patientin in gutem Allgemeinzustand klagt seit 2 Monaten über Schmerzen im rechten Oberbauch.

Welche der nachfolgenden Diagnosen trifft unter Berücksichtigung des beigefügten Computertomogramms (siehe Abbildung Nr. 13 des Bildanhangs) am ehesten zu?

(A) Amöbenabszeß
(B) Echinokokkose
(C) Lebermetastasen
(D) primäres Leberkarzinom
(E) in die Leber eingebrochenes Nierenzellkarzinom

8 Schock

F89 !!

8.1 Ein Schockindex von 1 (Quotient aus Pulsfrequenz und systolischem Blutdruck) beim Erwachsenen spricht für einen Verlust an zirkulierendem Blutvolumen von etwa

(A) 5 – 10%
(B) 10 – 15%
(C) 20 – 30%
(D) 50%
(E) 60%

F93

8.2 Welche Aussage trifft **nicht** zu?

Typische Symptome bzw. Befunde beim Schock (Beispiel: hämorrhagischer Schock) sind:

(A) arterielle Hypotension
(B) Cheyne-Stokes-Atmung
(C) Oligurie
(D) kalte, blasse Haut
(E) kalter Schweiß

H93 H91 H90 !

8.3 Bei einem unfallverletzten Patienten weisen auf einen Schockzustand hin:

(1) Tachykardie
(2) Bradykardie
(3) kleine Blutdruckamplitude
(4) große Blutdruckamplitude
(5) kalter Schweiß
(6) trockene Haut

(A) nur 1, 3 und 5 sind richtig
(B) nur 1, 3 und 6 sind richtig
(C) nur 1, 4 und 5 sind richtig
(D) nur 2, 3 und 5 sind richtig
(E) nur 2, 4 und 6 sind richtig

7.41 (D) 7.42 (B) 7.43 (B) 8.1 (C) 8.2 (B) 8.3 (A)

H00 !

8.4 Zu den pathophysiologischen Veränderungen eines Polytraumatisierten mit Blutungsschock gehört **nicht**:

(A) disseminierte intravasale Gerinnung (DIC)
(B) unzureichende Gewebeperfusion
(C) Störung der peripheren Sauerstoffextraktion
(D) verminderte Freisetzung von Interleukin-1 aus Makrophagen
(E) vermindertes Herzminutenvolumen

H98

8.5 Bei einem polytraumatisierten Patienten im hypodynamen Volumenmangelschock wird zur Überwachung der ventrikulären Pumpfunktion ein Swan-Ganz-Katheter gelegt. Initial gelingt es durch Volumengabe bei ansteigendem „Wedge-Druck" den Blutdruck anzuheben, der mit steigendem Wedge-Druck wieder abnimmt; der Cardiac-Index sinkt in dieser Situation ebenfalls ab.

Welcher weitere therapeutische Schritt ist als nächste Maßnahme indiziert?

Gabe von

(A) Cortisol
(B) Plasmaexpandern
(C) Dobutamin
(D) Arterenol
(E) Nitropräparaten

H91

8.6 Ein 78jähriger Patient wurde wegen eines gedeckt-perforierten, infrarenalen Aortenaneurysmas im Blutungsschock aufgenommen; er konnte erfolgreich operiert werden bei gleichzeitiger Schockbekämpfung und Gabe von Fremd- und Eigenblutkonserven (cell saver).

Welches der aufgeführten Symptome oder Krankheitszustände ist **am wenigsten** wahrscheinlich Folge des Volumenmangelschocks?

(A) diffuse Verschattung über beiden Lungen im Röntgenbild
(B) Sero-Pneumothorax rechts
(C) Ikterus
(D) Oligurie bzw. Anurie
(E) protrahierte Darmatonie

F91

8.7 Ab welchem akuten Volumendefizit innerhalb von zwei Stunden (Beispiel: Hämorrhagie) muß bei fehlender Substitution beim Erwachsenen in der Regel mit einer Schocksymptomatik gerechnet werden?

(A) ab 10% Volumendefizit
(B) ab 20% Volumendefizit
(C) ab 35% Volumendefizit
(D) ab 50% Volumendefizit
(E) ab 60% Volumendefizit

F92

8.8 Zu den Maßnahmen bei einem Volumenmangelschock im Stadium II gehören:

(1) Überwachung des Kreislaufs
(2) Volumenersatz durch kolloidale Plasmaersatzmittel
(3) Azidosekorrektur

(A) nur 1 ist richtig
(B) nur 2 ist richtig
(C) nur 1 und 2 sind richtig
(D) nur 2 und 3 sind richtig
(E) 1 – 3 = alle sind richtig

F98 F97 !

8.9 Welche Aussagen treffen für die hyperdyname Frühphase des septischen Schocks zu?

(1) Es besteht eine Störung der Mikrozirkulation.
(2) Eine Hyperzirkulation durch arterio-venöse Kurzschlüsse ist möglich.
(3) Die Haut ist blaß und marmoriert.
(4) In der Mehrzahl der Fälle besteht eine Tachyarrhythmie.

(A) nur 1 und 2 sind richtig
(B) nur 1 und 3 sind richtig
(C) nur 2 und 3 sind richtig
(D) nur 2 und 4 sind richtig
(E) 1 – 4 = alle sind richtig

8.4 (D) 8.5 (C) 8.6 (B) 8.7 (B) 8.8 (E) 8.9 (A)

F99 !

8.10 Bei einer 19jährigen Frau wurden am 5. postoperativen Tag nach Resektion des rechten Leberlappens wegen Leberruptur eine eitrige Sekretion aus der Wunde und Fieber bis 38,5 °C festgestellt; Puls 136/min, RR 95/50 mmHg, erhöhter ZVD (zentralvenöser Druck); warme Haut.

Welche Schockform liegt vor?

(A) septischer Schock
(B) kardiogener Schock
(C) anaphylaktischer Schock
(D) hämorrhagischer Schock
(E) neurogener Schock

H94

8.11 Welche Aussage trifft **nicht** zu?

Die Besonderheiten des anaphylaktischen Schocks werden durch folgende Erscheinungen charakterisiert:

(A) Entwicklung lebensgefährlicher Symptome innerhalb von Minuten
(B) Vasodilatation präkapillarer Arteriolen
(C) schon im Frühstadium auftretendes Leber- und Nierenversagen
(D) Freisetzung hämodynamisch wirksamer Mediatorsubstanzen durch immunologische Vorgänge
(E) mögliche Reversibilität des Zustandes ohne Folgen

8.12 Welches ist die Hauptindikation für die externe Defibrillation bei der Reanimation?

(A) Vorhofflimmern
(B) Asystolie
(C) Ineffektive Kammerkontraktionen
(D) Kammerflimmern
(E) A. V.-Knotenrhythmus

9 Chirurgische Diagnostik, Klassifikation und Behandlung von Tumoren

H01 F85

9.1 Für die Klassifikation der lokalen und regionären Tumorausbreitung sowie der Fernmetastasierung werden verschiedene Systeme verwendet.

Das am häufigsten verwendete System zur Klassifikation der malignen Tumoren gemäß der UICC (Unio internationalis contra cancrum) ist:

(A) FIGO
(B) AJOC
(C) SIOP
(D) TNM
(E) Dukes

F01

9.2 Eine R2-Klassifikation in der Tumortherapie bedeutet:

(A) Die Tumorgröße beträgt 2 cm.
(B) Der Tumor wurde makroskopisch sichtbar nicht vollständig entfernt.
(C) Die Operationsradikalität hat das Stadium 2.
(D) Es liegt ein Lymphknotenbefall vor.
(E) Es liegt ein gut differenzierter Tumor vor.

F97

9.3 Durch welche der folgenden Eigenschaften ist ein Basaliom charakterisiert?

(1) langsam infiltrierendes Wachstum
(2) lokale Destruktionen
(3) frühzeitige Metastasierung
(4) häufige Rezidive trotz radikaler Exzision

(A) nur 1 und 2 sind richtig
(B) nur 1 und 3 sind richtig
(C) nur 2 und 4 sind richtig
(D) nur 1, 2 und 3 sind richtig
(E) nur 1, 3 und 4 sind richtig

8.10 (A) 8.11 (C) 8.12 (D) 9.1 (D) 9.2 (B) 9.3 (A)

F02

9.4 Welche Aussage zu Fibromatosen trifft **am wenigsten** zu?

(A) Sie wachsen lokal infiltrierend.
(B) Sie können als Dupuytren-Kontraktur auftreten.
(C) Sie metastasieren hämatogen.
(D) Sie können in der Bauchwand als sog. Desmoidtumor auftreten.
(E) Sie neigen im Allgemeinen zu Rezidiven.

F02

9.5 Eine 32jährige Frau hat erstmalig vor 6 Monaten eine dunkelbraune Verfärbung unter ihrem rechten Daumennagel bemerkt. Vor 6 Tagen löste sich der Nagel. Das Nagelbett ist jetzt höckerig und nässt. In der rechten Achselhöhle tasten Sie derbe, verschiebbare Knoten.

Es handelt sich am wahrscheinlichsten um:

(A) subunguale Mykose
(B) malignes Melanom
(C) Panaritium ossale
(D) Tuberculosis verrucosa cutis
(E) Glomustumor

F97

9.6 Welche Maßnahmen zählen je nach Tumorart zum multimodalen Konzept in der Behandlung von malignen Tumoren?

(1) Radiotherapie
(2) operative Therapie
(3) Hormontherapie
(4) Immuntherapie
(5) Chemotherapie

(A) nur 1 und 5 sind richtig
(B) nur 2 und 4 sind richtig
(C) nur 1, 3 und 4 sind richtig
(D) nur 1, 3, 4 und 5 sind richtig
(E) 1–5 = alle sind richtig

F01

Ordnen Sie jedem der in Liste 1 genannten Karzinome den typischen Tumormarker (Liste 2) zu!

Liste 1

9.7 kleinzelliges Bronchialkarzinom

9.8 Prostatakarzinom

9.9 C-Zellkarzinom

Liste 2

(A) CA 19–9
(B) Calcitonin
(C) PSA
(D) NSE
(E) AFP

F01

9.10 Die Bestimmung des karzinoembryonalen Antigens (CEA) beim Kolonkarzinom eignet sich

(A) zur Erkennung des Frühstadiums
(B) als Parameter zur Festlegung der Operabilität
(C) zur Stadieneinteilung
(D) zur postoperativen Tumornachsorge
(E) als Screening-Methode

H89

9.11 Welcher der genannten Tumoren kommt vorwiegend im Kindes- und Jugendalter vor?

(A) Chondrosarkom
(B) Osteosarkom
(C) Fibrosarkom
(D) Reticulumzellsarkom
(E) Plasmozytom

9.4 (C) 9.5 (B) 9.6 (E) 9.7 (D) 9.8 (C) 9.9 (B) 9.10 (D) 9.11 (B)

H98 !

9.12 Ein 72jähriger Mann hat die in der Abbildung Nr. 14 des Bildanhangs dargestellte pathologische Fraktur des proximalen Femur erlitten.

Welche der im folgenden aufgeführten Tumordiagnosen ist die **am wenigsten** wahrscheinliche Grunderkrankung?

(A) Prostatakarzinom
(B) Nierenzellkarzinom (Hypernephrom)
(C) Bronchialkarzinom
(D) Pankreaskarzinom
(E) Schilddrüsenkarzinom

F99 !

9.13 Welche der nachfolgenden Aussagen zur chirurgischen Diagnostik, Klassifikation und Behandlung von Kolon- und Rektumtumoren treffen zu?

(1) Aus villösen Adenomen können sich kolorektale Karzinome entwickeln.
(2) Bei tubulären Adenomen ist die Gefahr einer malignen Entartung größer als bei villösen Adenomen.
(3) Breitbasige Polypen mit einem Basisdurchmesser von > 3 cm müssen operativ entfernt werden.

(A) nur 1 richtig
(B) nur 2 ist richtig
(C) nur 3 ist richtig
(D) nur 1 und 3 sind richtig
(E) 1 – 3 = alle sind richtig

H86

9.14 Bei welchem der genannten kurativ operierten Tumoren besteht nach sofortiger chirurgischer Entfernung einer 6 Monate nach der Operation festgestellten solitären Fernmetastase in der Leber die relativ günstigste Prognose?

(A) Magenkarzinom
(B) Mammakarzinom
(C) Pankreaskarzinom
(D) Gallenblasenkarzinom
(E) Rektumkarzinom

H99 !!

9.15 Bei welcher der folgenden Erkrankungen besteht am ehesten ein Krebsrisiko?

(A) Morbus Crohn
(B) familiäre Adenomatosis coli
(C) Cholezystolithiasis
(D) Ulcus ventriculi
(E) Dickdarmdivertikulose

10 Chirurgische Begutachtung

F01 !

10.1 Welche Aussage zur gesetzlichen Unfallversicherung trifft **nicht** zu?

(A) Zum versicherten Personenkreis gehören u. a. auch Studenten.
(B) Sie ist ungültig für Dienstunfälle von Beamten.
(C) Ihr Prinzip ist die Wiederherstellung der Arbeitsfähigkeit des Verletzten.
(D) Bei Verletzungen von Schülern in der Schule und bei Wegeunfällen ist ein Durchgangsarzt-Bericht erforderlich.
(E) Als Versicherungsfall gelten bei den gewerblichen Berufsgenossenschaften nur Arbeitsunfälle und keine Berufskrankheiten.

F98 F95 F90

10.2 Bei der gesetzlichen Unfallversicherung erfolgen Rentenzahlungen

(A) ab 10% Minderung der Erwerbsfähigkeit
(B) ab 20% Minderung der Erwerbsfähigkeit
(C) ab 50% Minderung der Erwerbsfähigkeit
(D) ab 70% Minderung der Erwerbsfähigkeit
(E) rückwirkend vom Unfalldatum

H97 H94

10.3 Die Auszahlung einer Dauerrente nach einem Arbeitsunfall beginnt frühestens

(A) 6 Wochen nach dem Unfall
(B) 6 Monate nach dem Unfall
(C) 2 Jahre nach dem Unfall
(D) 5 Jahre nach dem Unfall
(E) 10 Jahre nach dem Unfall

9.12 (D) 9.13 (D) 9.14 (E) 9.15 (B) 10.1 (E) 10.2 (B) 10.3 (C)

F99 !

10.4 Die Behandlungskosten für die Folgen eines Arbeitsunfalls übernimmt die

(A) gesetzliche bzw. private Krankenversicherung des Arbeitnehmers
(B) private Unfallversicherung des Arbeitgebers
(C) Haftpflichtversicherung des Arbeitgebers
(D) gesetzliche Unfallversicherung (Berufsgenossenschaft)
(E) private Unfallversicherung des Arbeitnehmers

H98

10.5 Ein Patient erhält von seiner privaten Unfallversicherung im Regelfall eine Geldleistung,

wenn

(A) zum Untersuchungszeitpunkt ein Dauerschaden besteht
(B) die Behandlung mehr als 6 Monate gedauert hat
(C) in Zukunft eine weitere Verschlimmerung droht
(D) er durch den Schaden in seinem Beruf besonders betroffen ist
(E) während der Behandlung starke Schmerzen auftreten

H00

10.6 Nach einem berufsgenossenschaftlich versicherten Arbeitsunfall gilt für den Versicherten:

(A) Für die Festsetzung der Rente wird die Minderung der Erwerbsfähigkeit auf dem allgemeinen Arbeitsmarkt nicht berücksichtigt.
(B) Die Höhe der Rente richtet sich allein nach dem Grad der Behinderung im erlernten Beruf.
(C) Die Rente wird von der Krankenkasse gezahlt.
(D) Die Rente wird von der Berufsgenossenschaft gezahlt.
(E) Zur Rentenzahlung kommt es im Regelfall ab einem Grad der Minderung der Erwerbsfähigkeit von 50%.

H99 H96

10.7 Der Durchgangsarzt

(A) entscheidet über Art und Ort der Behandlung von Arbeitsunfällen
(B) ist ein beratender Arzt der gesetzlichen Krankenversicherung
(C) entscheidet für die Rentenversicherung über eine Berufs- oder Erwerbsunfähigkeit
(D) entscheidet über die Einsetzbarkeit von Langzeitarbeitslosen
(E) ist nicht für die Behandlung von Kindergartenunfällen zuständig

11 Kopf, Gehirn, Rückenmark und periphere Nerven

F97

11.1 Die Abbildung zeigt ein typisches chirurgisches Gerät beim Einsatz an einem Modell.

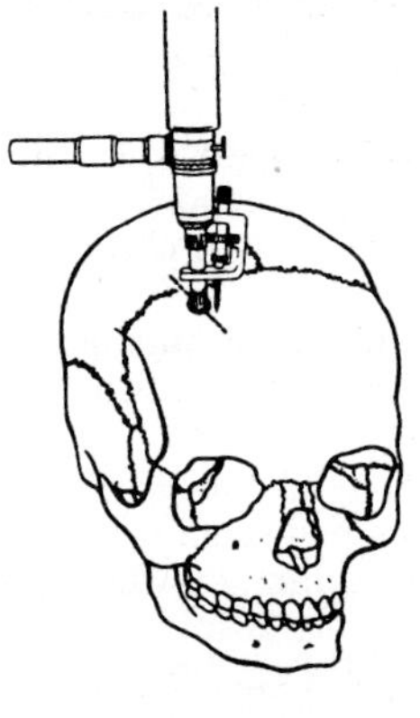

Es handelt sich um

(A) ein Stereotaxiegerät zur intrakraniellen Zielpunktbestimmung und Hirnbiopsieentnahme
(B) eine Gigli-Säge zur osteoplastischen Trepanation
(C) ein flexibles Endoskop zur minimal-invasiven intrakraniellen Operation
(D) ein starres Endoskop mit seitlichem Einblick zur intraventrikulären Hirnbiopsie
(E) ein Trepan zum Anlegen eines Schädelbohrloches

H01

11.2 Metastatische Hirnabszesse stammen überwiegend aus

(A) eitrigen Lungenprozessen
(B) perityphlitischen Abszessen
(C) osteomyelitischen Herden
(D) Tonsillitiden
(E) Wundinfektionen

F99

11.3 Bei einem Patienten mit Kopfschmerzen, Leistungsminderung und Gangstörungen zeigt das Magnetresonanztomogramm nach Kontrastmittelgabe in einer Aufsicht auf die kraniale Schnittfläche den Befund in Abbildung Nr. 15 der Bildbeilage.

Sie erkennen als Ursache der Erkrankung

(A) eine große Zyste im Ventriculus quartus, die zu einem Hydrozephalus mit umgebendem Ödem geführt hat
(B) einen erweiterten 3. und erweiterte Seitenventrikel durch einen umschriebenen signalintensiven Prozeß im Bereich des Aquaeductus mesencephali
(C) einen Hydrocephalus communicans mit periventrikulären Resorptionszonen durch einen signalintensiven Kleinhirnbrückenwinkeltumor
(D) einen soliden kugeligen Großhirntumor mit umgebendem Hirnödem, der den 3. Ventrikel verlegt hat
(E) einen ausgedehnten bitemporalen Hirninfarkt mit einem chronischen subduralen Hygrom im Temporalgebiet und randständigen Einblutungen

F01

11.4 Welche der folgenden Aussagen zur zerebrospinalen Flüssigkeit (Liquor) trifft unter physiologischen Bedingungen **am wenigsten** zu?

(A) Der Liquor fließt durch die Foramina interventricularia (Monroi) aus den Seitenventrikeln direkt in den IV. Ventrikel.
(B) Bei Erwachsenen zirkulieren ständig etwa 150 mL Liquor.
(C) Die Bildung des Liquors erfolgt durch die Plexus choroidei.
(D) Die tägliche produzierte Menge beträgt etwa 500 mL.
(E) Aus der Apertura mediana ventriculi quarti (Magendii) strömt der Liquor in den Subarachnoidalraum.

F98

11.5 Bei einem Patienten mit nachgewiesenem Hydrocephalus communicans ergibt sich die Indikation zu folgendem operativen Eingriff:

(A) Ventrikulozisternostomie
(B) Exstirpation des Plexus choroideus
(C) Ventrikulo-peritonealer Shunt
(D) Liquorableitung in die Pleurahöhle
(E) Liquorableitung in das Lymphsystem

H01

11.6 Meningeome nehmen ihren Ausgang von

(A) den Schädelknochen
(B) der Arachnoidea
(C) der Dura mater
(D) dem Bindegewebe der A. meningea media
(E) Gliazellen

H93 **!**

11.7 Eine 56jährige Patientin zeigt im Verlaufe der letzten drei Jahre eine zunehmende Wesensänderung. Sie klagt häufig über Kopfschmerzen und entwickelt eine sensomotorische Hemisymptomatik. Sie vermuten einen raumfordernden Prozeß.

Das Ergebnis der kernspintomographischen Untersuchung (siehe Abbildung Nr. 16 des Bildanhangs) spricht am ehesten für

(A) eine große Hirnmetastase
(B) ein Meningeom
(C) ein Glioblastom
(D) ein Medulloblastom
(E) ein Akustikusneurinom

H96

11.8 Ein 45jähriger Patient leidet seit 15 Jahren an Kopfschmerzen. Seit 8 Jahren kam es zu gelegentlichen fokalen Krampfanfällen. Die Angiographie (siehe Abbildung Nr. 17 des Bildanhangs) ergibt den Verdacht auf ein(en)

(A) Glioblastoma multiforma
(B) Hirnabszeß
(C) Meningeom
(D) arteriovenöses Angiom
(E) chronisch subdurales Hämatom

11.2 (A) 11.3 (B) 11.4 (A) 11.5 (C) 11.6 (B) 11.7 (B) 11.8 (C)

H00 F99

11.9 Eine 35jährige Patientin mit zunehmendem bitemporalem Gesichtsfeldausfall und Kopfschmerzen im Verlaufe der letzten drei Monate zeigt im Magnetresonanztomogramm (siehe Abbildung Nr. 18 des Bildanhangs) einen raumfordernden intrakraniellen Prozeß.

Es handelt sich am ehesten um

(A) eine Kleinhirnmetastase
(B) ein Optikusneurinom
(C) ein Glioblastom
(D) ein Medulloblastom
(E) ein Hypophysenadenom

F01

11.10 Ein 20-jähriger Patient bemerkt seit 4 Monaten einen zunehmenden bitemporalen Gesichtsfeldausfall. Der bildgebende diagnostische Befund findet sich in den Abbildungen Nr. 19, Nr. 20 und Nr. 21 des Bildanhangs.

Welche der folgenden Überlegungen ist **am wenigsten** wahrscheinlich?

(A) Dargestellt ist eine magnetresonanztomographische Untersuchung, die eine bis in den Bereich des 3. Ventrikels reichende Raumforderung zeigt.
(B) Der dargestellte Tumor komprimiert die Großhirnrinde im Bereich des Sulcus calcarinus, was die Sehstörungen erklärt.
(C) Dargestellt ist eine magnetresonanztomographische Untersuchung, die einen suprasellären raumfordernden Prozess zeigt.
(D) Der dargestellte Tumor komprimiert das Chiasma opticum, was die Sehstörungen erklärt.
(E) Bei dem nachgewiesenen raumfordernden Prozess ist unter Berücksichtigung der klinischen Symptome die Diagnose eines Kraniopharyngeoms in erster Linie in Betracht zu ziehen.

F00 **!**

11.11 Zu den klinischen Zeichen eines prolactinproduzierenden Hypophysenadenoms gehören:

(1) Libidostörung
(2) Amenorrhö
(3) Galaktorrhö
(4) bitemporale Hemianopsie

(A) nur 1 und 2 sind richtig
(B) nur 2 und 3 sind richtig
(C) nur 3 und 4 sind richtig
(D) nur 1, 2 und 4 sind richtig
(E) 1 – 4 = alle sind richtig

H99 **!**

11.12 Bei einer 35jährigen Frau besteht eine Amenorrhö mit Milchabsonderung aus den Mamillen.

Welche Aussage zu dem in Abbildung Nr. 22 des Bildanhangs dargestellten Befund trifft **nicht** zu?

(A) Bei der Ausdehnung des dargestellten Tumors ist eine augenärztliche Messung des Gesichtsfeldes indiziert.
(B) Gezeigt ist ein Hypophysentumor, der sich nach supraselläar ausgedehnt hat.
(C) Unter Würdigung der Anamnese handelt es sich bei dem gezeigten Tumor am ehesten um ein Prolaktin sezernierendes Hypophysenadenom.
(D) Das kontrastmittelangereicherte Magnetresonanztomogramm zeigt einen signalintensiven basalen Tumor, der nach kaudal gewachsen ist und den 4. Ventrikel komprimiert.
(E) Unter Würdigung der Anamnese und des Befundes ist bei fehlenden schweren Visusstörungen zunächst eine Therapie mit einem Dopaminagonisten indiziert.

11.9 (E) 11.10 (B) 11.11 (E) 11.12 (D)

F00

Ordnen Sie den in Liste 1 genannten Tumorlokalisationen die in Liste 2 gezeigten typischen Gesichtsfeldausfälle, die dunkel markiert sind, zu!

Liste 1

11.13 Patient mit Sehstörung infolge supraselIär wachsendem Tumor

11.14 Patient mit Sehstörung infolge ausgedehntem Tumor im linken Okzipitalpol

Liste 2

(A) 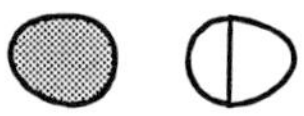

(B) 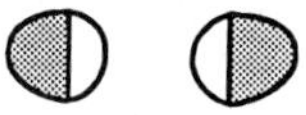

(C) 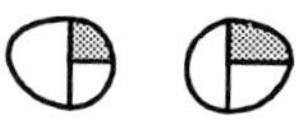

(D) 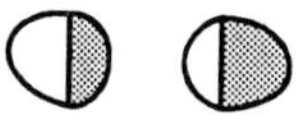

(E) 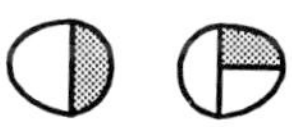

H94

11.15 Welche Aussagen zu Hirntumoren treffen zu?

(1) Bei Erwachsenen treten Glioblastome im Vergleich zu Kindern seltener auf.
(2) Glioblastome sind in der Regel gutartig.
(3) Bei Glioblastom-Patienten finden sich häufig Veränderungen der Persönlichkeit.
(4) Beim Erwachsenen ist das Oligodendrogliom die am raschesten zum Tode führende Hirngeschwulst.

(A) nur 1 ist richtig
(B) nur 3 ist richtig
(C) nur 2 und 3 sind richtig
(D) nur 1, 3 und 4 sind richtig
(E) nur 2, 3 und 4 sind richtig

F93

11.16 Ein 43jähriger Patient, der bisher gesund war, kein Fieber hat, bemerkt seit 2 Wochen eine zunehmende Hemiparese links und klagt über Kopfschmerzen.

Die Computertomographie des Gehirns mit Kontrastmittel zeigt eine Kontrastmittel speichernde unregelmäßige raumfordernde Ringstruktur (siehe Abbildung Nr. 23 des Bildanhangs).

Welche der angegebenen Diagnosen trifft am ehesten zu?

(A) raumfordernder Hirnabszeß rechts
(B) Infarkt im Versorgungsgebiet bei der rechten Arteria cerebri media
(C) raumforderndes Glioblastom rechts
(D) raumforderndes Meningeom rechts temporal
(E) raumfordernde intrazerebrale Butung rechts

H91

11.17 Bei einer 50jährigen Patientin mit Kopfschmerzen und linksseitig progedienter Hörminderung zeigt Ihnen die Computertomographie des Kopfes nach Kontrastmittelgabe einen rundlichen, sich anfärbenden hyperdensen Bezirk (siehe Abbildung Nr. 24 des Bildanhangs).

Als Verdachtsdiagnose nehmen Sie den in dieser Region häufigsten Tumor an:

(A) Gliom
(B) Neurinom
(C) Meningeom
(D) Angioblastom
(E) Epidermoid

F99

11.18 Welche Aussage trifft **am wenigsten** zu?

Typische Zeichen bei Kleinhirnbrückenwinkeltumoren (z. B. Neurinom) sind:

(A) Hypoglossusparese
(B) Fazialisparese
(C) Hypakusis
(D) Gleichgewichtsstörungen
(E) Eiweißerhöhung im Liquor

11.13 (B) 11.14 (D) 11.15 (B) 11.16 (C) 11.17 (B) 11.18 (A)

H00 !

11.19 Ein 6jähriger Knabe, der seit einem Monat unter zunehmender Leistungsschwäche und Kopfschmerzen leidet, kommt in Ihre Ambulanz. Die Bild gebende Diagnostik findet sich in Abbildung Nr. 25 des Bildanhangs.

Sie stellen folgende Überlegungen an, von denen eine Aussage **unzutreffend** ist:

(A) Dargestellt ist eine magnetresonanztomographische Untersuchung, die einen Tumor in der hinteren Schädelgrube zeigt.
(B) Unter Berücksichtigung der speziellen Lokalisation im Kleinhirnbrückenwinkel handelt es sich am ehesten um ein Akustikusneurinom, welches den 3. Ventrikel komprimiert hat.
(C) Dargestellt ist eine magnetresonanztomographische Untersuchung, die einen raumfordernden Prozess im Bereich des 4. Ventrikels zeigt.
(D) Der dargestellte Tumor komprimiert den 4. Ventrikel und die Liquorwege und führt zu einem Hydrozephalus.
(E) Bei dem nachgewiesenen raumfordernden Prozess ist unter Berücksichtigung der Klinik und des Alters die Diagnose eines Medulloblastoms am wahrscheinlichsten.

H00

11.20 Eine 60jährige Patientin, die schon seit Monaten unter zunehmender Hypakusis rechts leidet, kommt in Ihre Ambulanz (siehe Abbildung Nr. 26 des Bildanhangs).

Welche Aussage trifft zu?

(A) Die multiplen Lipome der Haut lenken den Verdacht auf ein raumforderndes Lipom im Kleinhirnbrückenwinkel mit Kompression des Hörnerven.
(B) Bei den Hautveränderungen handelt es sich am ehesten um Neurofibrome, die auch am Hörnerven im Kleinhirnbrückenwinkelbereich vorkommen.
(C) Es handelt sich um eine Acne conglobata.
(D) Es handelt sich wahrscheinlich um die amelanotische Form eines metastasierenden Melanoms mit Beteiligung des 3. Hirnnerven im Hirnstammbereich.
(E) Aufgrund der Hautveränderungen scheidet ein benigner Hirntumor als Ursache der Hypakusis aus.

F94

11.21 Welcher intrakranielle Tumor ist für das Kindesalter typisch?

(A) Akustikusneurinom
(B) Meningeom
(C) Medulloblastom
(D) Hypophysenadenom
(E) Glioblastom des Großhirns

F96

Folgende Angaben beziehen sich auf die Aufgaben Nr. 11.22 und Nr. 11.23.

11.22 Bei dem im CT und MRT (siehe Abbildung Nr. 27 des Bildanhangs) dargestellten Prozeß, der sich mit Kontrastmittel nicht anfärbt und im Angiogramm keine pathologische Vaskularisation zeigt, handelt es sich gemäß der WHO-Klassifizierung am ehesten um

(A) ein Falxmenigeom
(B) ein Glioblastom
(C) ein Astrozytom Grad II
(D) ein Neurinom
(E) ein Kraniopharyngeom

11.23 Welche der folgenden Symptome lassen sich auf diesen Befund beziehen?

(1) fokale Krampfanfälle
(2) homonyme Hemianopsie
(3) allmähliche Entwicklung einer Halbseitenschwäche links

(A) nur 2 ist richtig
(B) nur 3 ist richtig
(C) nur 1 und 2 sind richtig
(D) nur 1 und 3 sind richtig
(E) 1 – 3 = alle sind richtig

11.19 (B) 11.20 (B) 11.21 (C) 11.22 (C) 11.23 (D)

F95

11.24 Ein 28jähriger neurologisch bisher unauffälliger Patient kommt nach einem generalisierten Krampfanfall in die Klinik. Die cerebrale Serienangiographie ist in Abbildung Nr. 28 des Bildanhangs zu sehen.

Es handelt sich am ehesten um ein

(A) Angioblastom
(B) arteriovenöses Angiom
(C) arterielles Angiom
(D) Angioepitheliom
(E) angioblastisches Meningeom

H97

Die nachfolgende Skizze zeigt den Circulus Willisii mit Hirngefäßaneurysmen an typischen Lokalisationen.

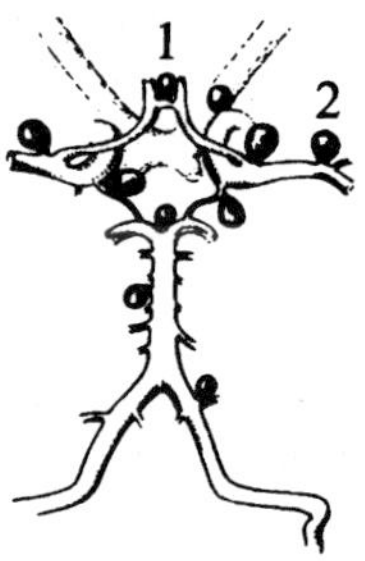

Ordnen Sie die mit Zahlen gekennzeichneten Aneurysmen der Liste 1 der anatomischen Lokalisation in Liste 2 zu!

Liste 1

11.25 Aneurysma 1

11.26 Aneurysma 2

Liste 2

(A) Arteria carotis interna
(B) Arteria cerebri media
(C) Arteria communicans anterior
(D) Arteria basilaris
(E) Arteria communicans posterior

F01

11.27 Ein Patient wird wegen zunehmender Hirnleistungsminderung und Krampfanfällen bei pathologischem Befund in der bildgebenden Diagnostik operiert. Nach Kraniotomie und Eröffnung der harten Hirnhaut erkennen Sie den in Abbildung Nr. 29 des Bildanhangs dargestellten Befund.

Sie deuten ihn als ein

(A) Meningeom der Dura mater über der Großhirnkonvexität
(B) Astrozytom Grad II mit pathologischen Gefäßen
(C) arteriovenöses Angiom mit „arterialisierten Venen"
(D) Medulloblastom mit erweiterten pathologischen Gefäßen
(E) girlandenförmiges gefäßreiches Neurinom der Konvexität

H95

11.28 Bei einem 25jährigen Patienten wurde die in Abbildung Nr. 30 des Bildanhangs dargestellte linksseitige Karotisangiographie durchgeführt.

Welche der nachfolgend genannten Diagnosen trifft am ehesten zu?

(A) retroorbitales Kontrastmittelextravasat
(B) intrakranielles Aneurysma der A. carotis interna
(C) Ophthalmica-Aneurysma
(D) nierenförmige arterio-venöse Mißbildung der terminalen Karotis
(E) thrombosiertes intrakranielles Aneurysma der A. carotis interna

H93

11.29 Bei einer 44jährigen Patientin mit spastischer Paraparese der Beine und Schwindelerscheinungen zeigt die kernspintomographische Untersuchung des Kopfes und des kraniozervikalen Übergangs (siehe Abbildung Nr. 31 des Bildanhangs) als primäre Ursache:

(A) eine Großhirnatrophie, betont im Mantelkantenbereich
(B) einen raumfordernden Prozeß im Kleinhirnbereich
(C) eine Kleinhirnhernie in das Foramen magnum
(D) eine deutliche Atrophie des Kleinhirns
(E) einen kaudalen Hirnstammtumor

11.24 (B) 11.25 (C) 11.26 (B) 11.27 (C) 11.28 (B) 11.29 (C)

H90 **!**

11.30 Als Warnsymptom eines drohenden Schlaganfalles wird die transitorisch ischämische Attacke (TIA) verstanden.

Hierbei handelt es sich um

(A) einen passageren Sehverlust
(B) neurologische Ausfälle, die Sekunden bis zu 24 Stunden dauern
(C) länger als 24 Stunden dauernde, rezidivierende neurologische Ausfälle
(D) ein prolongiertes reversibles ischämisches neurologisches Defizit (PRIND)
(E) Keine der Aussagen (A)–(D) trifft zu.

F94

11.31 Ein 55jähriger Patient bemerkt aus völligem Wohlbefinden heraus akut eine Hemiplegie rechts und trübt zunehmend in seiner Bewußtseinslage ein.

Die Computertomographie des Gehirns ohne Kontrastmittel zeigt den Befund in Abbildung Nr. 32 des Bildanhangs.

Welche der folgenden Diagnosen ist am wahrscheinlichsten?

(A) raumforderndes Glioblastom links temporal
(B) Infarkt im Versorgungsgebiet der linken Arteria cerebri media
(C) hypodenses raumforderndes chronisches subdurales Hämatom links temporal
(D) raumforderndes Meningeom links temporal
(E) raumfordernde intrazerebrale Blutung links temporal

H01 F94

11.32 Die dargestellte Körper- und Bewegungshaltung ist charakteristisch für

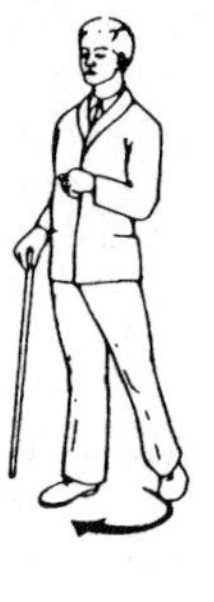

(A) eine Lähmung Typ Wernicke-Mann
(B) eine zerebellare Ataxie
(C) eine Syringomyelie
(D) ein Reye-Syndrom
(E) ein Wermer-Syndrom

H01 **!**

11.33 Eine 60jährige Patientin erleidet akut ohne äußeren Anlass Nackenhinterhauptkopfschmerzen und wird bewusstlos. Die bildgebende Diagnostik ohne Kontrastmittel zeigt Ihnen in Abbildung Nr. 33 des Bildanhangs die Ursache.

Welche Aussage trifft **am wenigsten** zu?

(A) Die basalen Liquorzisternen sind mit Blut ausgefüllt und stellen sich hyperdens dar.
(B) Die computertomographische Untersuchung zeigt eine massive Subarachnoidalblutung mit einer frontalen Einblutung.
(C) Bei diesem Krankheitsbild muss nach einer Hirngefäßmissbildung durch Angiographie gesucht werden.
(D) Die nachgewiesene Subarachnoidalblutung spricht in Kombination mit einer frontalen Einblutung für das Vorliegen eines Aneurysmas der A. communicans anterior.
(E) Dargestellt ist eine magnetresonanztomographische Untersuchung, die einen suprasellären raumfordernden Prozess zeigt, der sich nach frontal hin ausgedehnt hat.

F96 H89 **!**

11.34 Welcher der genannten Befunde bzw. welches Symptom ist für eine Subarachnoidalblutung **nicht** typisch?

(A) plötzlich einsetzende heftige Kopfschmerzen
(B) blutiger Liquor
(C) Meningismus
(D) Stauungspapille, die sich innerhalb von 1–2 Stunden ausbildet
(E) Übelkeit und Erbrechen

11.30 (B) 11.31 (B) 11.32 (A) 11.33 (E) 11.34 (D)

F95 !!

11.35 Die nachfolgende Abbildung stellt schematisch eine Fraktur des Os temporale dar. Die Arteria meningea wurde dabei verletzt.

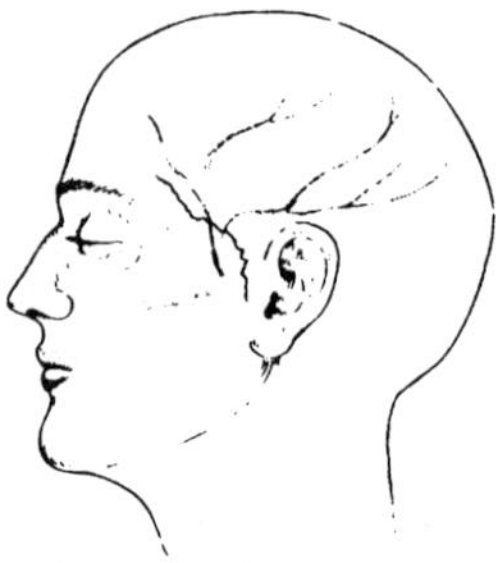

Welche der genannten Diagnosen kommt als Verdachtsdiagnose am ehesten in Betracht?

(A) epidurales Hämatom
(B) subdurales Hämatom
(C) Kephalhämatom
(D) intrazerebrales Hämatom
(E) subarachnoidale Blutung

F96 !

11.36 Das kurz nach einem Sturz auf den Kopf angefertigte Röntgenbild eines 28jährigen Patienten ist in Abbildung Nr. 34 des Bildanhangs wiedergegeben.

Zu befürchten ist dabei am ehesten ein(e)

(A) Liquorfistel
(B) epidurales Hämatom
(C) otogene Meningitis
(D) wachsende Fraktur
(E) Verschluß der Arteria meningea media

H98 F97 !!

11.37 Ein 55jähriger Patient stürzt vom Fahrrad und ist kurz bewußtlos, danach jedoch wieder ansprechbar. Nach einer Stunde trübt er erneut ein, es wird ein kraniales Computertomogramm angefertigt (siehe Abbildung Nr. 35 und Nr. 36 des Bildanhangs).

Es handelt sich um eine

(1) charakteristischerweise venöse Blutung
(2) Blutung zwischen Dura und Schädelkalotte
(3) typischerweise arterielle Blutung
(4) Subarachnoidalblutung

(A) nur 1 und 2 sind richtig
(B) nur 1 und 4 sind richtig
(C) nur 2 und 3 sind richtig
(D) nur 2 und 4 sind richtig
(E) nur 3 und 4 sind richtig

F97 F86 !!

11.38 Sie werden zu einem bewußtlosen Kind mit unklarer Anamnese in den Computertomographieraum gerufen und finden den in Abbildung Nr. 37 des Bildanhangs dargestellten Befund vor.

Welches Konzept zu Diagnose und Therapie ist angemessen?

(A) chronisch subdurales Hämatom – für Folgetag zur Operation vorbereiten
(B) akutes subdurales Hämatom – nach Nüchternfrist operieren
(C) akutes intrazerebrales Hämatom mit infauster Prognose – Aufnahme auf Intensivstation und abwarten
(D) akutes epidurales Hämatom – unverzüglich operieren
(E) Echinokokkose mit Zystenbildung – unter den dafür üblichen parasitologischen Kautelen elektiv operieren.

11.35 (A) 11.36 (B) 11.37 (C) 11.38 (D)

H91 !

11.39 Bei einer 78jährigen Patientin treten 3 Wochen nach einem leichten Schädelhirntrauma Kopfschmerzen, Hemiparese und Sprachstörungen auf. Die Computertomographie des Kopfes nach Kontrastmittelgabe zeigt Ihnen die Abbildung Nr. 38 des Bildanhangs.

Sie diagnostizieren ein posttraumatisches

(A) chronisch epidurales Hämatom
(B) akutes subdurales Hämatom
(C) chronisch subdurales Hämatom
(D) chronisch intrazerebrales Hämatom
(E) akutes epidurales Hämatom

F94

11.40 Welche Aussagen zum röntgenologisch nachweisbaren Pneumatozephalus treffen zu?

(1) Es liegt eine offene Schädelhirnverletzung vor.
(2) Kennzeichnend ist die Nasoliquorrhö.
(3) Es handelt sich um eine frontobasale Schädelhirnverletzung.
(4) Eine posttraumatische Meningitis kann die Ursache sein.

(A) nur 3 und 4 sind richtig
(B) nur 1, 2 und 3 sind richtig
(C) nur 1, 2 und 4 sind richtig
(D) nur 2, 3 und 4 sind richtig
(E) 1 – 4 = alle sind richtig

F92

11.41 Bei frontobasalen Schädelbrüchen mit Rhinoliquorrhö ist die Liquorfistel am häufigsten lokalisiert im Bereich der/des

(A) Keilbeinhöhlenbasis
(B) Keilbeinhöhlendaches
(C) Siebbeinzellen und der Lamina cribrosa
(D) Stirnhöhlenhinterwand
(E) Keine der Aussagen (A)–(D) trifft zu.

F00

11.42 Ein Waldarbeiter wird bewusstlos aufgefunden und zu Ihnen in die Notfallaufnahme gebracht. Er zeigt multiple Blutungen im Schädelbereich.

Die mitgebrachte bildgebende Diagnostik (siehe Abbildung Nr. 39 des Bildanhangs) wird von Ihnen beurteilt als

(A) eine Röntgenaufnahme des Schädels nach Schüller mit multiplen kleinen Einblutungen
(B) eine Röntgenaufnahme des Schädels nach Stenvers mit multiplen kleinen Einblutungen und Luftansammlungen
(C) eine Röntgen-Schädelaufnahme mit multiplen metalldichten Fremdkörpern und Nachweis von intrakranieller Luftansammlung
(D) eine Röntgen-Schädelaufnahme mit multiplen Artefakten ohne sicher pathologischen Befund
(E) eine Röntgen-Schädelaufnahme mit multiplen kleinen Durchschüssen ohne Hinweis auf intrakranielle Verletzung oder Luftansammlung

F88

11.43 Bei Verdacht auf erhöhten Hirndruck nach einem Schädelhirntrauma darf unter keinen Umständen

(A) der Patient transportiert werden
(B) temporal trepaniert werden
(C) eine Bluttransfusion durchgeführt werden
(D) eine diagnostische Lumbalpunktion durchgeführt werden
(E) ein Diuretikum intravenös appliziert werden

F01 H95

11.44 Für ein Mittelhirnsyndrom infolge steigenden intrakraniellen Druckes mit Kompression des Mittelhirns spricht **am wenigsten:**

(A) Verschlechterung der Bewusstseinslage
(B) Fehlen aller Hirnstammreflexe
(C) zunehmende Atemstörung
(D) Strecksynergismen
(E) Störungen der Pupillenweite

11.39 (C) 11.40 (B) 11.41 (C) 11.42 (C) 11.43 (D) 11.44 (B)

H96

11.45 Eine 50jährige Patientin erlitt 4 Wochen vor der Krankenhauseinweisung bei einem Verkehrsunfall ein leichtes Schädel-Hirn-Trauma. 8 Tage später bemerkte sie ein pulssynchrones kontinuierliches Geräusch im rechten Ohr. Seit dem Unfallereignis tritt das rechte Auge etwas vor (siehe Abbildung Nr. 40 des Bildanhangs). Bei der Auskultation hört man ein pulssynchrones Lokomotivgeräusch über der rechten Schädelhälfte.

Welche der folgenden Diagnosen ist am wahrscheinlichsten?

(A) Verletzung der A. ophthalmica
(B) Subarachnoidalblutung
(C) Aneurysmablutung
(D) Karotis-Sinus-cavernosus-Fistel
(E) Mukozele

H94

Auf der Abbildung Nr. 41 des Bildanhangs (Liste 1) sind Pathomechanismen von spinalen Querschnittssyndromen und von Wurzelkompressionssyndromen schematisch dargestellt und mit Zahlen (1 – 4) gekennzeichnet.

Ordnen Sie den Pathomechanismen der Liste 1 die zugehörige Diagnose (Liste 2) zu!

Liste 1

11.46 Pathomechanismus 1

11.47 Pathomechanismus 2

11.48 Pathomechanismus 3

11.49 Pathomechanismus 4

Liste 2

(A) intramedullärer Tumor
(B) intraduraler extramedullärer Tumor
(C) spinaler extraduraler Tumor
(D) Cauda-Tumor
(E) lateraler dorsaler Bandscheibenvorfall

H01

11.50 Eine 54jährige Patientin berichtet, dass sie seit einem Jahr zunehmende sensomotorische Störungen in Armen und Beinen bemerkt, so dass sie sich seit 2 Monaten nur noch mit dem Rollstuhl fortbewegt. Der Radiologe hat ein T1-gewichtetes Magnetresonanztomogramm (siehe Abbildung Nr. 42 des Bildbanhangs) der Wirbelsäule mitgegeben.

Sie erkennen als Ursache der Beschwerden und erheben als hierzu passenden klinischen Befund:

(A) einen zervikalen Bandscheibenvorfall mit radikulären Störungen C6 beidseits
(B) eine Syringomyelie mit schlaffer Tetraparese
(C) einen Tumor, der vom 2. – 4. Halswirbelkörper ausgeht mit sensibler Querschnittslähmung ab Dermatom L1
(D) einen extraspinalen Tumor mit schlaffer Paraparese der Beine
(E) einen intraspinalen extramedullären Tumor im oberen Halswirbelsäulenbereich mit spastischer Tetraparese

F01

11.51 Die zervikale Myelopathie ist

(A) eine zervikal lokalisierte Syringomyelie
(B) eine zervikal lokalisierte Myelitis disseminata
(C) eine kompressionsbedingte Schädigung des Rückenmarks durch Einengung des Spinalkanals
(D) ein Klippel-Feil-Syndrom
(E) eine Degeneration des Halsmarks bei neurologischer Systemerkrankung

F99 **!**

Ordnen Sie den in der Liste 1 genannten Erkrankungen die zugehörigen in Liste 2 angeführten Symptome bzw. unmittelbaren Komplikationen zu!

Liste 1

11.52 Ependymom des Filum terminale

11.53 Basilarisaneurysma

Liste 2

(A) Horner-Syndrom
(B) Subarachnoidalblutung
(C) Anosmie
(D) Parese des N. vestibulocochlearis
(E) Miktionsstörungen

11.45 (D) 11.46 (B) 11.47 (C) 11.48 (A) 11.49 (E) 11.50 (E) 11.51 (C) 11.52 (E) 11.53 (B)

F97 !

11.54 Zu einem durch einen lumbalen Bandscheibenvorfall verursachten Wurzelkompressionssyndrom können gehören:

(1) radikulärer Schmerz
(2) pathologische Reflexsteigerung
(3) Parese
(4) Reflexverlust

(A) nur 1 und 2 sind richtig
(B) nur 3 und 4 sind richtig
(C) nur 1, 2 und 3 sind richtig
(D) nur 1, 3 und 4 sind richtig
(E) 1 – 4 = alle sind richtig

H00

11.55 Welches Symptom passt **nicht** zu einem Bandscheibenvorfall L5/S1?

(A) Hypästhesie am Fußaußenrand
(B) positives Lasègue-Zeichen
(C) Ausfall des Achillessehnenreflexes
(D) strumpfförmige Hypästhesie
(E) Abschwächung der Fußaußenrandhebung

H00

11.56 Aufgrund welches magnetresonanztomographischen Bandscheibenbefundes der Lendenwirbelsäule ist eine absolute Indikation zur operativen Dekompression gegeben?

(A) mediale Protrusion L1/L2
(B) lateraler Prolaps L3/L4
(C) medio-lateraler, nach kranial reichender Prolaps L4/L5
(D) etwa zwetschgenkerngroßer, auf drei Schichtbildern sichtbarer Sequester bei L5/S1 mit Kompression der Wurzel S1
(E) bei keinem der Befunde (A)–(D)

H99 !

Folgende Angaben beziehen sich auf die Aufgaben Nr. 11.57, Nr. 11.58 und Nr. 11.59.

11.57 Beim Heben eines schweren Koffers verspürt ein 43jähriger Urlaubsreisender einen plötzlichen heftigen Schmerz im Bereich der unteren Lendenwirbelsäule mit Ausstrahlung in den rechten Fußrücken und die rechte Großzehe. Der Schmerz verstärkt sich beim Husten.

Es handelt sich am ehesten um:

(A) laterale Bandscheibenprotrusion zwischen LWK 3 und 4 rechts
(B) lumbosakrale Spondylolisthesis
(C) Wurzelirritation oder -kompression von L5 rechts
(D) sog. Anstrengungs-Lumboischialgie
(E) sequestrierten Bandscheibenvorfall zwischen LWK 3 und 4 rechts

11.58 Bei der neurologischen Untersuchung ist am ehesten zu erwarten:

(A) positives Babinski-Zeichen rechts
(B) positives Babinski-Zeichen links (gekreuzt)
(C) verstärkter Kremasterreflex rechts
(D) Hypästhesie an der Innenseite des linken Oberschenkels
(E) Großzehenheberschwäche rechts

11.59 Welche der genannten Zusatzuntersuchungen ist zunächst am sinnvollsten?

(A) Bestimmung des Eiweißgehaltes im Liquor
(B) Restharnbestimmung
(C) spinale Angiographie
(D) Elektromyographie
(E) spinales Computertomogramm

H00

11.60 Welche Betätigung ist bei lumbaler Spinalkanalstenose dem Patienten anzuraten?

(A) Kräftigung der Rückenstreckmuskeln in Bauchlage
(B) Brustschwimmen
(C) langsames spazieren gehen
(D) Rad fahren
(E) Treppen abwärts steigen

11.54 (D) 11.55 (D) 11.56 (E) 11.57 (C) 11.58 (E) 11.59 (E) 11.60 (D)

H98

11.61 Wohin wird das Kontrastmittel bei der Myelographie instilliert?

(A) Subduralraum
(B) epidural
(C) subarachnoidal
(D) enossal
(E) intramedullär

F96

11.62 Bei einer 27jährigen Patientin, die wegen eines zunehmenden monoradikulären Taubheitsgefühl im Bereich des linken Armes zum Arzt ging, wurden Röntgenaufnahmen der HWS („Schrägaufnahmen") angefertigt (siehe Abbildung Nr. 43 des Bildanhangs). Die Patientin leidet an einer Neurofibromatose v. Recklinghausen.

Es handelt sich am ehesten um

(A) interstitielle Wurzelhypertrophie
(B) Monoradiculitis hypertrophica
(C) zervikales Wurzelneurinom (Sanduhrtumor)
(D) Metastasen eines Mammakarzinoms
(E) Spondylitis tuberculosa

H94

11.63 Der 28jährige Patient wurde wegen eines Motorradunfalls stationär aufgenommen. Die Myelogramme (siehe Abbildung Nr. 44 des Bildanhangs) sprechen am ehesten für:

(A) multiple Meningozelen
(B) zervikale Wurzelscheidenzysten
(C) Verletzung des Plexus brachialis mit Wurzelausriß
(D) multisegmentale Sanduhrgeschwülste
(E) Spondylitis tuberculosa

H91

11.64 Nach einer Stichverletzung des Unterschenkels erheben Sie folgenden Untersuchungsbefund: Sensiblitätsstörungen auf dem Fußrücken zwischen der Großzehe und der 2. Zehe sowie eine Lähmung des M. tibialis anterior und des M. extensor hallucis longus.

Welcher Nerv ist verletzt?

(A) N. peroneus profundus
(B) N. peroneus superficialis
(C) N. tibialis
(D) N. ischiadicus
(E) N. plantaris medialis

F02

11.65 Welcher Befund passt **nicht** zu einer Läsion des N. medianus?

(A) Ausfall des M. flexor pollicis longus
(B) Ausfall des M. abductor pollicis brevis
(C) Sensibilitätsstörungen im Bereich des 2. und 3. Fingers
(D) Ausfall des M. abductor pollicis longus
(E) Schwurhand

F95

11.66 Die nachfolgenden schematischen Abbildungen zeigen Sensibilitätsausfälle einer Hand von der Dorsal- und von der Volaransicht (dunkel markierte Flächen).

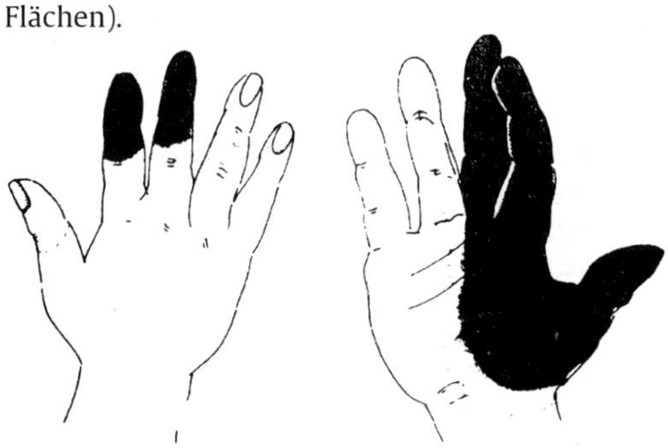

Es handelt sich um eine typische

(A) Ulnarislähmung
(B) Radialislähmung
(C) Medianuslähmung
(D) Nervenwurzelläsion C6
(E) Nervenwurzelläsion C8

H97 F95

11.67 Welcher Befund paßt nicht zu einer Läsion des N. medianus?

(A) Ausfall des M. flexor pollicis longus
(B) Ausfall des M. abductor pollicis brevis
(C) Sensibilitätsstörungen im Bereich des 2. und 3. Fingers
(D) Ausfall des M. abductor pollicis longus
(E) Schwurhand

H98 F90 !

11.68 Eine Patientin im mittleren Lebensalter beklagt besonders nachts auftretende neuralgiforme Schmerzen in Hand und Arm. Sie finden Sensibilitätsstörungen im 2. und 3. Finger sowie eine mäßige Atrophie der radialen Daumenballenmuskulatur.

Sie stellen die Verdachtsdiagnose:

(A) Skalenussyndrom
(B) Karpaltunnelsyndrom
(C) Sulcus-ulnaris-Syndrom
(D) Pronator-teres-Syndrom
(E) Thoracic-outlet-Syndrom

F93

11.69 Die dargestellte linke Hand (siehe Abbildung Nr. 45 des Bildanhangs) zeigt einen typischen Befund einer peripheren Nervenläsion.

Welche Aussage trifft **nicht** zu?

(A) Es handelt sich um eine sog. Krallenhand.
(B) Möglicherweise liegt eine Ulnarisspätparese vor.
(C) Die Fingerhaltung ist durch Ausfall der Mm. interossei bedingt.
(D) Der Daumen wird wegen des Ausfalles des M. flexor pollicis brevis im Grundgelenk hyperextendiert.
(E) Der M. flexor pollicis longus ist ausgefallen.

H98 !

11.70 Welcher Befund ist **nicht** typisch für eine Läsion des N. radialis?

(A) positives Flaschenzeichen
(B) Ausfall des M. triceps brachii
(C) Sensibilitätsstörungen im Bereich des Daumengrundgelenkes
(D) Ausfall des M. abductor pollicis longus
(E) Fallhand

F98

11.71 Die Abbildung Nr. 46 des Bildanhangs zeigt die mikrochirurgische Technik der Nervennaht.

Welche der angegebenen anatomischen Strukturen wird durch diese Naht vereinigt?

(A) Schwann-Scheiden
(B) ein Nervenfaszikel
(C) das Endoneurium
(D) das Epineurium
(E) intraneurale Arterien

F01 H98 H89 !

11.72 Die Kontinuität eines traumatisch durchtrennten Nerven wird mikrochirurgisch wiederhergestellt. Die Geschwindigkeit der axonalen Regeneration beträgt etwa

(A) 1 mm täglich
(B) 2 mm wöchentlich
(C) 4 mm wöchentlich
(D) 2 mm monatlich
(E) 4 mm monatlich

F99

11.73 Als Interponat zur Defektüberbrückung bei Nervenverletzungen eignet sich vorzugsweise welcher der genannten Nerven?

(A) N. cutaneus femoris lateralis
(B) N. suralis
(C) R. superficialis des N. radialis
(D) N. ilioinguinalis
(E) N. femoralis

H96

Ordnen Sie den in Abbildung Nr. 47 des Bildanhangs mit I und II bezeichneten Spaltmißbildungen im Bereich der Wirbelsäule (Liste 1) die richtige Diagnose (Liste 2) zu!

Liste 1

11.74 Bild I

11.75 Bild II

Liste 2

(A) Meningozele
(B) Meningomyelozele
(C) Dermalsinus
(D) Spina bifida occulta
(E) Keine der Aussagen trifft zu

11.67 (D) 11.68 (B) 11.69 (E) 11.70 (A) 11.71 (B) 11.72 (A) 11.73 (B) 11.74 (B) 11.75 (C)

F02 F00 H97

11.76 Ein 58jähriger sonst gesunder Patient leidet unter einer idiopathischen Trigeminusneuralgie im 2. Ast rechts. Eine Carbamazepin-Behandlung mit 4 × 400 mg ist nicht ausreichend, eine operative Therapie ist zu erwägen.

Welches der genannten Verfahren sollte dem Patienten empfohlen werden?

(A) Exhairese des 2. Trigeminusastes
(B) Thermokoagulation des Ganglion stellatum
(C) stereotaktische Ausschaltung der Kerngebiete des N. trigeminus
(D) Durchtrennung des 5. Hirnnerven
(E) vaskuläre Dekompression des 5. Hirnnerven im Kleinhirnbrückenwinkel

12 Thorax

F02 !

12.1 Was gehört **nicht** zum klinischen Bild der Bronchusruptur?

(A) Mediastinalemphysem
(B) Hautemphysem
(C) Atelektasen der Lunge
(D) interstitielles Ödem
(E) Hämoptoe

H97 H96 F86

12.2 Welche der nachstehend aufgeführten Untersuchungsmethoden ist die geeignetste zum Nachweis einer Tracheo-Bronchialverletzung?

(A) Mediastinoskopie
(B) Bronchoskopie
(C) Bronchographie
(D) Computertomographie
(E) Perfusionsszintigraphie

F96 !!

12.3 Eine paradoxe thorakale Atmung gibt es bei:

(A) hoher Querschnittslähmung
(B) Brustwandinstabilität
(C) Spannungspneumothorax
(D) Mediastinalemphysem
(E) Zwerchfellruptur

H00 H95 !!

12.4 Bei einem polytraumatisierten, beatmeten Patienten weist welcher der folgenden Befunde auf das Vorliegen eines Spannungspneumothorax **am wenigsten** hin?

(A) abgeschwächtes Atemgeräusch auf der betroffenen Seite
(B) Tachykardie
(C) Blutdruckabfall
(D) Hautemphysem
(E) hyposonorer Klopfschall auf der betroffenen Seite

H01 !!

12.5 Was ist mit der in Abbildung Nr. 48 des Bildanhangs dargestellten Röntgenaufnahme **am wenigsten** vereinbar?

(A) Tachypnoe
(B) Stauung der Halsvenen
(C) Zyanose
(D) Dyspnoe
(E) Bradykardie

H00 F94 !

Folgende Angaben beziehen sich auf die Aufgaben Nr. 12.6 und Nr. 12.7.

Ein 27jähriger Patient klagt seit 24 Stunden über zeitweise ziehende Schmerzen in der linken Thoraxseite mit Dyspnoe bei Belastung. Aus der Anamnese sind keine wesentlichen Vorerkrankungen zu erfragen. Klinisch findet sich über der linken Thoraxseite ein hypersonorer Klopfschall mit aufgehobenem Atemgeräusch. Die Röntgenthoraxaufnahme ist in Abbildung Nr. 49 des Bildanhangs zu sehen.

12.6 Es handelt sich um

(A) einen Pneumothorax
(B) ein Herzwandaneurysma
(C) einen Pleuraerguß
(D) einen infiltrativen Lungenprozeß
(E) einen infiltrativen Mediastinalprozeß

12.7 Ursächlich kommt am ehesten in Betracht:

(A) spontane Ruptur einer subpleural gelegenen Emphysemblase
(B) Pneumonie
(C) Bronchialkarzinom
(D) Herzinfarkt
(E) Lungentuberkulose

11.76 (E) 12.1 (D) 12.2 (B) 12.3 (B) 12.4 (E) 12.5 (E) 12.6 (A) 12.7 (A)

H94 !

12.8 Ein 28jähriger Patient wird wegen eines Spontanpneumothorax mit Totalkollaps der linken Lunge zur stationären Behandlung eingewiesen.

Welche der nachfolgenden Maßnahmen ist indiziert?

(A) Koniotomie
(B) Intubation in den linken Hauptbronchus und Überdruckbeatmung
(C) Bettruhe und Atemgymnastik mittels Giebel-Rohr
(D) Anlegen einer Bülau-Drainage
(E) Bettruhe, Atemgymnastik und täglich Thorax-Röntgen-Kontrolle, ob die Luft spontan resorbiert wird

F96 !

12.9 Welche Aussage trifft **nicht** zu?

Zeichen eines Spannungspneumothorax können auf der betroffenen Thoraxseite sein:

(A) kollabierte Lunge im Röntgenbild
(B) hypersonorer Klopfschall
(C) hochstehendes Zwerchfell
(D) erweiterte Zwischenrippenräume
(E) obere Einflußstauung

H00 H94 !

12.10 Eine 25jährige Patientin hat am Vortag ein stumpfes Thoraxtrauma durch Prellung am Lenkrad erlitten. Sie war unmittelbar nach dem Unfall kurze Zeit bewusstlos. Auf der Röntgenübersichtsaufnahme des Thorax erscheint das rechte Lungenfeld getrübt mit diffusen weichfleckigen Verdichtungsherden.

Welche der genannten möglichen Unfallfolgen ist am ehesten wahrscheinlich?

(A) upside-down-stomach
(B) Lungenkontusion
(C) Pneumothorax
(D) Fettembolie
(E) Spannungspneumothorax

F98 !

12.11 Welches Symptom gehört **nicht** typischerweise zu Verletzungen des Tracheo-Bronchialsystems?

(A) Mediastinalemphysem
(B) Atelektase
(C) Pneumothorax
(D) paradoxe Atmung
(E) Hämoptysen

H99 !

12.12 Welches klinische Zeichen trifft für einen Abriß eines Hauptbronchus **nicht** zu?

(A) Dyspnoe
(B) Mediastinalemphysem
(C) Hämoptoe
(D) Hautemphysem
(E) paradoxe Atmung

F99

12.13 Für das Vorliegen eines massiven Hämatothorax sprechen folgende Befunde:

(1) hypersonorer Klopfschall
(2) gedämpfter Klopfschall
(3) amphorisches Atmen
(4) abgeschwächtes Atemgeräusch
(5) Tachykardie
(6) Bradykardie

(A) nur 1, 3 und 5 sind richtig
(B) nur 1, 3 und 6 sind richtig
(C) nur 1, 4 und 5 sind richtig
(D) nur 2, 3 und 5 sind richtig
(E) nur 2, 4 und 5 sind richtig

H00 !

12.14 Eine 24jährige Patientin hat bei einem Autounfall ein stumpfes Thoraxtrauma erlitten. Im Röntgenbild sind eine Rippenserienfraktur und ein rechtsseitiger Hämatothorax von ca. 500 ml Blut mit Verschattung zu sehen.

Welche der aufgeführten Maßnahmen ist zunächst angezeigt?

(A) Transfusion
(B) endoskopischer Thoraxeingriff
(C) sofortige Intubation und Beatmung
(D) Anlegen einer Thoraxsaugdrainage
(E) primäre Thorakotomie

12.8 (D) 12.9 (C) 12.10 (B) 12.11 (D) 12.12 (E) 12.13 (E) 12.14 (D)

H90

12.15 Welche der nachfolgenden Aussagen zu stumpfen Verletzungen des Herzens (Contusio cordis) trifft **nicht** zu?

(A) Ursache sind häufig Straßenverkehrsunfälle mit Brustanprallmechanismus (z. B. Lenkradverletzungen).
(B) Die traumatische Schädigung betrifft in der Regel die epikardialen Arterien, nicht jedoch die Endstrombahn.
(C) Es kommt zu einem Aktivitätsanstieg der Serumenzyme LDH_1 und LDH_2.
(D) Mit Störungen der Erregungsausbreitung im Herzen bzw. mit dem möglichen Auftreten eines Myokardinfarktes muß gerechnet werden.
(E) Aus Kontusionsherden mit Nekrosen können Herzwandaneurysmen resultieren.

H01 **!**

12.16 Die Aortenruptur bei Dezelerationstrauma ist am häufigsten lokalisiert

(A) intraperikardial im Bereich der Aorta ascendens
(B) an der Konvexseite des Aortenbogens
(C) im Bereich des Aortenisthmus
(D) in der Mitte der Aorta descendens
(E) an der Dorsalseite der Aorta abdominalis

F02

12.17 Ein 30jähriger Mann wird in die Klinik gebracht, nachdem er mit seinem Pkw frontal gegen einen Baum gefahren ist. Klares Bewusstsein. Ausgedehnte Prellmarke am unteren Brustkorb ventral. Krepitation und Druckschmerzhaftigkeit der mittleren bis unteren linken Rippen in der Medioklavikularlinie; rechter Arm: RR 130/70 mmHg; linker Arm: RR 90/60 mmHg; Pulsfrequenz: 120/min. Röntgenbefunde: Rippenserienfraktur links 5.–9. Rippe. Auffallend breites Mediastinum.

Aus der Anamnese und den Befunden ergibt sich der Verdacht auf

(A) Einriss des linken Hauptbronchus
(B) Einriss des linken Lungenarterienastes
(C) Mediastinalemphysem
(D) inkomplette Aortenruptur
(E) Ösophagusruptur

F97 F93 **!**

12.18 Beim Aufprall eines PKW gegen einen Baum erlitt der 34jährige Fahrer Arm- und Beinfrakturen. Da er den Sicherheitsgurt trug, blieb der Schädel unverletzt. Bei der klinischen Untersuchung stellt man außer Extremitätenfrakturen eine Paraplegie fest. Am rechten Oberarm wird ein normaler Blutdruck gemessen. Die Femoralispulse sind schwach. Die Thoraxaufnahme zeigt eine Verbreiterung des Mediastinums, die Röntgenuntersuchung der Wirbelsäule läßt keine Fraktur oder Luxation erkennen.

Ursache der Paraplegie ist am ehesten:

(A) gedeckte Ruptur der Aorta abdominalis
(B) Ruptur des Truncus coeliacus
(C) Ruptur der Aortenklappe
(D) Hämoperikard
(E) gedeckte Ruptur des Aortenisthmus

F97

12.19 Ein 40jähriger Arbeiter ist aus 1 m Höhe von einem Baugerüst abgestürzt und mit der linken Thoraxhälfte auf einen am Boden liegendenden Balken aufgeschlagen. Bei der Aufnahme im Krankenhaus klagt er über Schmerzen im Brustkorb links und in der linken Schulter. Er ist ansprechbar, kaltschweißig und blaß. Der RR beträgt 90/60 mmHg, der Puls 120/min. Am linken Thorax und an der linken Flanke sind Prellmarken zu erkennen. Das Atemgeräusch ist beidseits vesikulär, der Klopfschall seitengleich sonor. Es besteht eine Schonatmung links bei linksseitig lokalisiertem Druckschmerz und Thoraxkompressionsschmerz. Röntgenologisch ergibt sich eine Rippenserienfraktur links 6–10 ohne Hämatothorax, sonographisch zeigt sich freie Flüssigkeit im Abdomen.

Welche Ursache des Schocks ist am wahrscheinlichsten?

(A) retroperitoneales Hämatom
(B) Nierenstielabriß
(C) Aortenruptur
(D) Zwerchfellruptur
(E) Milzruptur

12.15 (B) 12.16 (C) 12.17 (D) 12.18 (E) 12.19 (E)

F01

12.20 Bei einem 60jährigen Patienten kommt es zwei Wochen nach einem fieberhaften Infekt erneut zu septischen Temperaturen und Atemnot. Die Röntgenaufnahme des Thorax ist in Abbildung Nr. 50 des Bildanhangs dargestellt.

Welche der aufgeführten therapeutischen Maßnahmen ist durchzuführen?

(A) Diuretika-Gabe
(B) bakteriologische Untersuchung des Sputums und Antibiose gemäß Resistenzbestimmung
(C) wiederholte Instillationen von Antibiotika in die Pleurahöhle
(D) Anlegen einer Thoraxdrainage und Antibiose
(E) Thorakotomie

H97

12.21 Bei einem 14jährigen Patienten besteht seit etwa 2 Wochen ein metapneumonisches Pleuraempyem.

Welche der genannten Maßnahmen ist therapeutisch am ehesten indiziert?

(A) Antibiotika-Spülung
(B) kontinuierliche Saugdrainage und Antibiotikatherapie
(C) Drainage kombiniert mit Überdruckbeatmung
(D) Frühdekortikation
(E) endoskopische Verödung des Pleuraspaltes

H98

12.22 Bei welchem der folgenden Krankheitsbilder ist beim Erwachsenen eine Dekortikation am ehesten angezeigt?

(A) traumatischer Pneumothorax
(B) rezidivierender Spontanpneumothorax
(C) Pleuraempyemresthöhle
(D) Luftfistel nach Pneumothorax
(E) Aspergillom

F98

12.23 Welche Aussage für die akute Mediastinitis trifft **nicht** zu?

(A) Die lymphogene oder hämatogene Entstehung bei allgemeinen Entzündungsprozessen ist am häufigsten.
(B) Die Mediastinalverbreiterung ist ein typischer Röntgenbefund.
(C) Die orale Gabe eines wasserlöslichen Kontrastmittels dient zum Nachweis einer spontanen Ösophagusperforation (Boerhaave-Syndrom).
(D) Bei abszedierenden Prozessen im vorderen Mediastinum ist eine kollare Mediastinotomie indiziert.
(E) Schwere septische Krankheitsbilder werden durch die rasche Ausbreitung der Erkrankung im lockeren Bindegewebe des Mediastinums begünstigt.

H95

12.24 Ein 35jähriger Mann klagt über gelegentlich stärkeren Auswurf. Er habe vor 2 Jahren und vor 5 Jahren jeweils eine Lungenentzündung durchgemacht. Er ist Raucher (10–15 Zigaretten pro die). Auf den Röntgenaufnahmen ist parakardial rechts eine dichte Verschattung zu erkennen, die sich in der seitlichen Aufnahme über die Wirbelsäule projiziert (siehe Abbildung Nr. 51 und Nr. 52 des Bildanhangs). Angiographisch stellt sich der in Abbildung Nr. 53 des Bildanhangs gezeigte Befund dar.

Es handelt sich am ehesten um:

(A) Narbenverschluß eines Lappenbronchus nach Lobärpneumonie
(B) Lungensequestration
(C) Bronchiektasen
(D) tuberkulöses Infiltrat
(E) Bronchialkarzinom

12.20 (D) 12.21 (B) 12.22 (C) 12.23 (A) 12.24 (B)

F90

12.25 Welche der Aussagen über „Thymome" treffen zu?

(1) Es sind meist Tumoren des vorderen bzw. oberen Mediastinums.
(2) Sie stellen häufig eine Mischung aus epithelialen und lymphozytären Elementen dar.
(3) Nicht selten findet sich infiltratives Wachstum.
(4) Es besteht eine Beziehung zur Myasthenia gravis.
(5) Diese Tumorbildung kann mit einer Hypogammaglobulinämie vergesellschaftet sein.

(A) nur 1 und 2 sind richtig
(B) nur 1 und 4 sind richtig
(C) nur 2, 3 und 4 sind richtig
(D) nur 3, 4 und 5 sind richtig
(E) 1 – 5 = alle sind richtig

F97

12.26 Welche der folgenden Symptome weisen im Vergleich mit anders lokalisierten Bronchialkarzinomen insbesondere auf einen Pancoast-Tumor hin?

(1) Singultus
(2) Brachialgie
(3) therapieresistenter Reizhusten
(4) Horner-Syndrom

(A) nur 1 und 3 sind richtig
(B) nur 2 und 4 sind richtig
(C) nur 1, 2 und 3 sind richtig
(D) nur 1, 2 und 4 sind richtig
(E) 1 – 4 = alle sind richtig

F88 **!**

12.27 Welche der nachfolgenden Aussagen zu Tumoren des Tracheobronchialsystems treffen zu?

(1) Unter den gutartigen Tumoren sind Bronchialadenome anzutreffen.
(2) Bei der TNM-Klassifikation und Stadieneinteilung des Bronchialkarzinoms bedeutet „M1" das Vorhandensein von Fernmetastasen.
(3) Die Diagnose eines Bronchialkarzinoms kann in der Mehrzahl der Fälle durch eine Bronchoskopie in Verbindung mit einer zytologischen bzw. histologischen Untersuchung gesichert werden.
(4) Bei kleinzelligen Bronchialkarzinomen ist mit einer hohen Sensiblität gegenüber der Radiotherapie und der Chemotherapie zu rechnen.

(A) nur 3 und 4 sind richtig
(B) nur 1, 2 und 3 sind richtig
(C) nur 1, 2 und 4 sind richtig
(D) nur 2, 3 und 4 sind richtig
(E) 1 – 4 = alle sind richtig

F92 **!**

12.28 Welche Aussagen zu Bronchialkarzinomen treffen zu?

(1) Als bedeutender ätiologischer Faktor bei Bronchialkarzinomen wird das Zigarettenrauchen angesehen.
(2) Mit Hilfe der Bronchoskopie kann die Diagnose von Bronchialkarzinomen in bis zu 70% der Fälle gesichert werden.
(3) Die 5-Jahres-Überlebensrate nach der operativen Therapie von Plattenepithelkarzinomen im Stadium I liegt bei etwa 10%.

(A) nur 1 ist richtig
(B) nur 1 und 2 sind richtig
(C) nur 1 und 3 sind richtig
(D) nur 2 und 3 sind richtig
(E) 1 – 3 = alle sind richtig

12.25 (E) 12.26 (B) 12.27 (E) 12.28 (B)

F89 !

12.29 Eine 65jährige Patientin klagt über länger bestehenden Husten. Geringe Gewichtsabnahme. Anhand der Thoraxaufnahmen in 2 Ebenen (siehe Abbildung Nr. 54 und Nr. 55 des Bildanhangs) ist die wahrscheinlichste Diagnose:

(A) Dermoid
(B) Bronchialkarzinom
(C) Atelektase des apikalen Unterlappensegmentes links
(D) Thymussarkom
(E) aberrierende Struma

H91 !

12.30 Die Radikaloperation des peripheren Bronchialkarzinoms im klinischen Stadium $T_1N_0M_0$ erfordert in der Regel außer einer Lymphknotenresektion eine

(A) Enukleation des Tumors
(B) Segmentresektion
(C) Lobektomie
(D) Pneumonektomie
(E) erweiterte Pneumonektomie

H01

12.31 Unter dem Begriff Manschettenresektion in der Thoraxchirurgie versteht man

(A) eine anatomische Lappenresektion mit anschließendem Einscheiden des Bronchusstumpfes durch Anteile des großen Netzes
(B) die Deckung des Bronchus mit einem gestielten Muskellappen
(C) die Resektion eines tumortragenden Bronchusabschnittes mit Reanastomosierung beider Schnittränder
(D) die Resektion eines tumorinfiltrierten Teiles der Vena cava einschließlich einer Manschette des rechten Vorhofs
(E) eine atypische Lungenresektion einschließlich des tumorangrenzenden Lungenparenchyms

F91

12.32 Welcher der genannten Befunde bei Patienten mit Bronchialkarzinom legt am ehesten den Verdacht nahe, daß eine Radikaloperation nicht mehr möglich ist?

(A) chronischer Husten
(B) blutiger Auswurf
(C) fünfmarkstückgroßer Rundherd auf der Lungenübersichtsaufnahme
(D) Heiserkeit bei einseitiger Stimmbandlähmung
(E) bronchoskopischer Tumornachweis im Stammbronchus

13 Herz

H95

13.1 Für die kongenitale valvuläre Pulmonalstenose typisch sind:

(1) rechtsventrikuläre Hypertrophie
(2) Linksherzversagen
(3) Verschmelzung der Pulmonalklappen im Bereich der Kommissuren

(A) nur 1 ist richtig
(B) nur 2 ist richtig
(C) nur 1 und 3 sind richtig
(D) nur 2 und 3 sind richtig
(E) 1 – 3 = alle sind richtig

H98 H89

13.2 Zu den Symptomen der typischen postduktalen Aortenisthmusstenose (sog. Erwachsenentyp der Coarctatio aortae) gehören:

(1) arterielle Hypertonie der oberen Körperpartie
(2) Nierenversagen
(3) Rippenusuren
(4) Zyanose der unteren Körperhälfte
(5) periphere Durchblutungsstörungen der Stadien III-IV

(A) nur 1 und 3 sind richtig
(B) nur 1, 3 und 4 sind richtig
(C) nur 2, 4 und 5 sind richtig
(D) nur 1, 2, 3 und 5 sind richtig
(E) 1 – 5 = alle sind richtig

12.29 (B) 12.30 (C) 12.31 (C) 12.32 (D) 13.1 (C) 13.2 (A)

F96

13.3 Zyanose der unteren Körperhälfte bei unauffälligem Hautkolorit der oberen Körperhälfte spricht für

(A) Fallot-Tetralogie
(B) Transposition der großen Arterien
(C) kombiniertes Aortenklappenvitium
(D) präduktale Aortenisthmusstenose
(E) postduktale Aortenisthmusstenose

F95

13.4 Welche Aussage trifft **nicht** zu?

Der Ostium-secundum-Defekt (ASDII)

(A) ist ein primär zyanotischer Herzfehler
(B) liegt vorwiegend im mittleren Anteil des Vorhofseptums (Fossa ovalis)
(C) ist ein angeborener Herzfehler
(D) hat eine vermehrte Lungendurchblutung zur Folge
(E) weist einen O_2-Partialdrucksprung zwischen Hohlvenen und rechtem Vorhof auf

H86

13.5 Bei welchem angeborenen Vitium finden sich eine vermehrte Lungendurchblutung und eine zentrale Zyanose?

(A) Isthmusstenose der Aorta postduktal
(B) Transposition der großen Gefäße (Typ I)
(C) Ductus Botalli persistens
(D) Fallotsche Tetralogie
(E) Ventrikelseptumdefekt

F93

13.6 Zur Fallotschen Tetralogie gehören:

(1) „reitende Aorta“
(2) Ventrikelseptumdefekt
(3) Rechtsherzhypertrophie

(A) nur 2 ist richtig
(B) nur 1 und 2 sind richtig
(C) nur 1 und 3 sind richtig
(D) nur 2 und 3 sind richtig
(E) 1 – 3 = alle sind richtig

H97

13.7 Hämodynamik und Pathophysiologie des persistierenden Ductus Botalli sind durch folgende Aussagen gekennzeichnet:

(1) offene Gefäßverbindung zwischen Aorta descendens und Arteria pulmonalis
(2) frühzeitige Volumenbelastung des rechten Herzens
(3) Volumenbelastung des linken Ventrikels

(A) nur 1 ist richtig
(B) nur 2 ist richtig
(C) nur 3 ist richtig
(D) nur 1 und 2 sind richtig
(E) nur 1 und 3 sind richtig

H99

13.8 Welche Aussage zu biologischen Herzklappenprothesen trifft **nicht** zu?

(A) Nach Implantation bedürfen die Patienten einer lebenslangen Antikoagulation.
(B) Ihre Haltbarkeit kann 10 Jahre betragen.
(C) Sie können auch bei Frauen mit Kinderwunsch implantiert werden.
(D) Es werden Schweineaortenklappen verwendet.
(E) Sie haben eine kürzere Lebensdauer als mechanische Herzklappenprothesen.

F91

13.9 Welche Aussage trifft **nicht** zu?

Folgen einer Mitralstenose sind:

(A) Dilatation des linken Vorhofes
(B) chronische Lungenstauung
(C) Hypertrophie des linken Herzventrikels
(D) Neigung zur Thrombenbildung im linken Vorhof
(E) Hypertrophie des rechten Herzventrikels

H95

13.10 Die behandlungsbedürftige erworbene Aortenklappenstenose Stadium III–IV wird am besten behandelt durch

(A) Klappenersatz
(B) Ballondilatation
(C) Klappenrekonstruktion
(D) digitale Sprengung
(E) konservativ medikamentöse Therapie

13.3 (D) 13.4 (A) 13.5 (B) 13.6 (E) 13.7 (E) 13.8 (A) 13.9 (C) 13.10 (A)

F91

13.11 Bei welchen koronarangiographischen Befunden besteht eine absolute Indikation zur Operation einer symptomatischen koronaren Herzerkrankung?

(1) koronare Eingefäßerkrankung
(2) koronare Zweigefäßerkrankung
(3) koronare Dreigefäßerkrankung
(4) Stammstenose der linken Kranzarterie

(A) nur 2 ist richtig
(B) nur 1 und 2 sind richtig
(C) nur 1 und 3 sind richtig
(D) nur 2 und 3 sind richtig
(E) nur 3 und 4 sind richtig

H98

13.12 Welche der Aussagen zum aortokoronaren Bypass trifft am ehesten zu?

(A) Es handelt sich um eine direkte Rekonstruktion verengter Kranzarterien.
(B) Verengte Kranzgefäßabschnitte werden durch Venentransplantate überbrückt.
(C) Der Herzmuskel wird durch Skelettmuskulatur ersetzt.
(D) Es findet eine Tunnelierung des Myokards durch die Arteria mammaria (Vineberg-Operation) statt.
(E) In der Regel werden alloplastische Materialien verwendet.

F91

13.13 Welche Aussage trifft **nicht** zu?

Herzwandaneurysmen

(A) bilden sich aus nach Myokardinfarkten mit Beteiligung aller Wandschichten
(B) weisen bei längerem Bestehen oftmals wandständige Thromben auf
(C) führen meistens innerhalb der ersten 2–3 Wochen zu rezidivierenden peripheren Embolien
(D) können zu einer Herzinsuffizienz führen
(E) werden unter Einsatz der Herz-Lungen-Maschine operiert

F93

13.14 Bei Aneurysmen des linken Ventrikels als Folge eines Myokardinfarkts muß **am wenigsten** gerechnet werden mit

(A) Ausbildung parietaler Thromben
(B) Linksherzinsuffizienz
(C) Rupturgefahr
(D) Lungenembolie
(E) rezidivierenden ventrikulären Tachykardien

F00

13.15 Womit ist nach einem Herzinfarkt **am wenigsten** zu rechnen?

(A) Herzwandruptur
(B) Vorhofseptumdefekt
(C) Ventrikelseptumdefekt
(D) Herzwandaneurysma
(E) Herzrhythmusstörungen

H90

13.16 Als Indikation zur Herzschrittmacherimplantation gilt **nicht:**

(A) Anfallsprophylaxe bei Adams-Stokes-Anfällen
(B) Bradyarrhythmia absoluta
(C) Kardiomyopathie
(D) permanente Reizleitungsstörungen bei AV-Block III. Grades
(E) pathologische Sinusbradykardie

H00 **!**

13.17 Welche der folgenden Aussagen zu Herztumoren trifft **nicht** zu?

(A) Sie können zur Klappenobstruktion und Embolisation führen.
(B) Sie können durch eine Echokardiographie dargestellt werden.
(C) Sie können durch Herzrhythmusstörungen auffällig werden.
(D) Myxome sind zumeist im linken Vorhof lokalisiert.
(E) Das Vorliegen von Metastasen im Herzen erfordert in der Regel die Herztransplantation.

13.11 (E) 13.12 (B) 13.13 (C) 13.14 (D) 13.15 (B) 13.16 (C) 13.17 (E)

F99

13.18 Welche Aussage trifft **am wenigsten** zu?

Bei einem 30jährigen Patienten mit einem thorakalen Aortenaneurysma im dritten Aortenabschnitt (Descendensbereich) sind im Spätstadium vorhanden:

(A) Hirnembolie
(B) Dyspnoe
(C) obere Einflußstauung
(D) Dysphagie
(E) Schmerzen im Rücken

F00 F98

Folgende Angaben beziehen sich auf die Aufgaben Nr. 13.19 und Nr. 13.20:

Ein 68jähriger Patient wird in die Klinik eingeliefert. Er befindet sich im Schockzustand. Nach Mitteilung der Angehörigen sei er in seiner Wohnung zusammengebrochen. Danach habe er über heftige Schmerzen im Brustkorb geklagt. Keine ernsthaften Vorerkrankungen.

Befunde bei der Aufnahmeuntersuchung:
Blutdruck systolisch 70 mmHg, diastolisch nicht meßbar. Tachykardie von 105/min. Haut blaß und kaltschweißig, periphere Zyanose. Sensorium eingetrübt. Atmung flach und frequent.
Die Röntgenübersichtsaufnahme des Thorax zeigt eine Verbreiterung des Mediastinums nach rechts etwa in Höhe der Aorta ascendens.

13.19 Es handelt sich am wahrscheinlichsten um:

(A) Lungeninfarkt
(B) Aneurysma dissecans der Aorta
(C) Wandruptur des linken Ventrikels
(D) akute Lungenembolie
(E) Angina-pectoris-Anfall

13.20 Nach Stabilisierung der Kreislaufverhältnisse läßt sich am folgenden Tag ein leises sofortdiastolisches Geräusch mit Punctum maximum über der Aorta auskultieren.

Dieses Geräusch ist am ehesten Ausdruck einer

(A) koronaren AV-Fistel
(B) Mitralklappeninsuffizienz
(C) Aortenklappeninsuffizienz
(D) Ventrikelseptumruptur
(E) Vorhofseptumperforation

F00 F94

13.21 Welche Aussage trifft **nicht** zu?

Zum klinischen Bild einer akuten Herzbeuteltamponade gehören folgende Symptome:

(A) Halsvenenstauung
(B) Tachykardie
(C) Lungenödem
(D) paradoxer Puls
(E) kardiogener Schock

F01 **!**

13.22 Zu dem klinischen Bild einer Perikardtamponade gehört **nicht:**

(A) Einflussstauung
(B) paradoxer Puls
(C) Rechtsherzüberlastung
(D) Tachykardie
(E) Blutdruckabfall

H99

13.23 Welche der genannten Maßnahmen ist bei symptomatischen Patienten mit konstriktiver Perikarditis sinnvoll?

(A) Gabe von Antiphlogistika
(B) Perikarddrainage
(C) Perikardfensterung
(D) Dekortikation
(E) Herztransplantation

F99

13.24 Die Diagnose einer zellulären Abstoßungsreaktion nach Herztransplantation wird gesichert durch

(A) Thallium-Szintigraphie
(B) endomyokardiale Biopsie
(C) Koronarangiographie mit LV-Angiogramm
(D) EKG
(E) Echokardiographie

13.18 (A) 13.19 (B) 13.20 (C) 13.21 (C) 13.22 (C) 13.23 (D) 13.24 (B)

14 Gefäße

F95

14.1 Welche der nachfolgenden Aussagen zu Gefäßverletzungen treffen zu?

(1) Bei indirekten (geschlossenen) Gefäßverletzungen kann die Durchblutung infolge eines Einrisses der Intima und Media sistieren.
(2) Bei offenen (direkten) Gefäßverletzungen im Kopf- und Rumpfbereich stellt die i.v. Gabe von vasokonstriktorischen Substanzen eine sinnvolle Erstmaßnahme dar.
(3) Die Überdehnungsverletzung gehört zu den direkten Arterienverletzungen.

(A) Keine der Aussagen 1–3 ist richtig.
(B) nur 1 ist richtig
(C) nur 1 und 2 sind richtig
(D) nur 2 und 3 sind richtig
(E) 1–3 = alle sind richtig

H95

14.2 Welche Aussage zum stumpfen Arterientrauma trifft **nicht** zu?

(A) Leitsymptom ist die periphere Ischämie.
(B) Der Gefäßschaden ist langstreckig.
(C) Begleitverletzungen erschweren die Diagnose.
(D) Ein nachweisbarer Puls distal der vermuteten Läsion schließt eine stumpfe Gefäßverletzung aus.
(E) Beim Schweregrad I reißt die Gefäßintima ein.

F98 **!**

14.3 Welche Aussage trifft **nicht** zu?

Mögliche schwerwiegende Folgezustände nach einer Arterienverletzung sind:

(A) Aneurysma
(B) Phlegmasia coerulea dolens
(C) arterio-venöse Fistel
(D) thrombotischer Verschluß
(E) arterielle Embolie

F93 **!!**

14.4 Symptome des akuten arteriellen Gefäßverschlusses im Bereich der Extremitäten sind:

(1) plötzlich auftretender Schmerz
(2) Kälteempfindung
(3) Pulsverlust in der Peripherie
(4) Gefühllosigkeit in der Peripherie

(A) nur 1 und 2 sind richtig
(B) nur 1 und 3 sind richtig
(C) nur 1, 2 und 4 sind richtig
(D) nur 2, 3 und 4 sind richtig
(E) 1–4 = alle sind richtig

F99 **!!**

14.5 Eine arterielle Embolie tritt häufig auf bei

(1) Mitralstenose
(2) Aortenstenose
(3) Ventrikelaneurysma
(4) Aorteninsuffizienz

(A) nur 2 ist richtig
(B) nur 3 ist richtig
(C) nur 1 und 3 sind richtig
(D) nur 2 und 4 sind richtig
(E) nur 1, 3 und 4 sind richtig

H94 F91 **!!**

14.6 Bei einer 50jährigen Patientin mit absoluter Arrhythmie besteht sei $^{1}/_{2}$ Stunde eine akut eingetretene Ischämie des linken Beines, an dem der Puls der A. femoralis communis palpabel ist, wohingegen die peripheren Pulse fehlen. Rechts sind alle Beinpulse tastbar.

Welche der genannten Maßnahmen ist innerhalb der ersten 6 Stunden nach Eintritt des Gefäßverschlusses zur Wiederherstellung der Zirkulation am ehesten geeignet?

(A) lokale Lyse
(B) gefäßerweiternde Therapie
(C) Streptokinasetherapie
(D) Thromboembolektomie
(E) femoro-femoraler Bypass in Periduralanästhesie

14.1 (B) 14.2 (D) 14.3 (B) 14.4 (E) 14.5 (C) 14.6 (D)

F95 H93 !

Ordnen Sie den in Liste 1 genannten Schweregraden arterieller Durchblutungsstörungen (Stadien nach Fontaine-Ratschow) den zugehörigen Befund der Liste 2 zu!

Liste 1

14.7 Stadium II

14.8 Stadium III

Liste 2

(A) Beschwerdefreiheit trotz nachgewiesener Stenose
(B) Beschwerdefreiheit trotz nachgewiesenem Verschluß
(C) Nekrose der Kleinzehe
(D) Ruheschmerzen (Beispiel; nächtliche Schmerzen im Fuß)
(E) Claudicatio intermittens

F00 !

Folgende Angaben beziehen sich auf die Aufgaben Nr. 14.9 und Nr. 14.10.

Ein 56jähriger Mann berichtet, seit 3 Monaten impotent zu sein und Schmerzen in den Beinen zu haben. Anamnestisch gibt er an, als Kind Mumps und Masern durchgemacht zu haben und mit 14 Jahren appendektomiert worden zu sein.

14.9 Es handelt sich wahrscheinlich um:

(A) Klimakterium virile
(B) arterielle Verschlusskrankheit vom Beckentyp
(C) Spätfolgen einer Mumps-Orchitis
(D) Multiple Sklerose
(E) Midlife-Crisis

14.10 Sie veranlassen oder führen als erste Maßnahme durch:

(A) Hodenpunktion
(B) psychoanalytische Exploration
(C) fachneurologische Untersuchung
(D) Palpation der Leistenpulse
(E) Kurverschickung

H89

14.11 Welche der genannten Maßnahmen ist bei einem langstreckigen Verschluß der A. femoralis superficialis im Stadium III (ausgehend von stenosierenden Veränderungen im Adduktorenkanal) am ehesten angezeigt?

(A) forciertes Gehtraining zur Ausbildung von Kollateralen
(B) lumbale Sympathektomie und Bypass-Operation mittels Dacron-Prothese
(C) Thrombendarteriektomie mit Patch-Plastik
(D) autologer Bypass
(E) Thrombusentfernung mittels Fogarty-Ballon-Katheter

H95

Welches der in Liste 2 genannten Behandlungsverfahren kommt für die in Liste 1 aufgeführten Gefäßerkrankungen am ehesten in Betracht?

Liste 1

14.12 kurzstreckige Stenose am Abgang der Arteria carotis interna aus der Karotisgabel (Stadium II)

14.13 langstreckiger Verschluß im aorto-iliakalen Bereich (Becken-Typ Stadium III)

Liste 2

(A) perkutane transluminale Angioplastie (PTA n. Dotter)
(B) Kunststoff-Bypass
(C) femoro-femoraler (crossover)-Bypass
(D) Desobliteration und Patcherweiterungsplastik
(E) Vena saphena magna-Bypass (Arteria subclavia – Arteria carotis interna)

H00

14.14 Was ist der beste Gefäßersatz für arterielle Gefäßrekonstruktionen im Bereich des Unterschenkels?

(A) körpereigene Vene
(B) gestrickte Textilprothese
(C) dünnwandige expandierte Polytetrafluorethylen (PTFE)-Prothese
(D) gewebte Textilprothese
(E) Bovine-Graft

14.7 (E) 14.8 (D) 14.9 (B) 14.10 (D) 14.11 (D) 14.12 (D) 14.13 (B) 14.14 (A)

H96

14.15 Ein 68jähriger Diabetiker kommt mit einer Gangrän der 4. Zehe rechts und beginnender Vorfußphlegmone zur Aufnahme. Es besteht keine Claudicatio intermittens.

Welcher Gefäßprozeß liegt dieser Durchblutungsstörung am ehesten zugrunde?

(A) Thrombophlebitis der Unterschenkelvenen
(B) Thrombose der Arteria poplitea
(C) Leriche-Syndrom
(D) embolischer Verschluß der A. femoralis
(E) Mikroangiopathie

F93

14.16 Häufige Ursache des Subclavian-Steal-Syndroms ist:

(A) Verschluß der proximalen Arteria subclavia links
(B) Embolie in die Arteria cerebri media aus der Arteria subclavia
(C) Einengung der Arteria subclavia zwischen erster Rippe und Klavikula
(D) Abgang der Arteria subclavia aus der Arteria carotis communis links
(E) Verschluß der A. carotis interna

F02

14.17 Als Folge eines Subclavian-Steal-Syndroms wird/werden **nicht** beobachtet:

(A) zentrale Sehstörungen
(B) Raynaud-Phänomen
(C) Ataxie
(D) Schwindel
(E) Parästhesien

F02 **!**

14.18 Eine 63jährige Patientin berichtet über gelegentliches Flimmersehen auf dem rechten Auge und morgendliche Kraftminderung im linken Arm mit Parästhesien. Der Radiologe hat ein Angiogramm der rechten A. carotis (siehe Abbildung Nr. 56 des Bildanhangs) mitgegeben.

Sie erkennen als Ursache und empfehlen am ehesten:

(A) eine Dissektion der A. carotis interna rechts; konservative Therapie
(B) eine Stenose der A. carotis externa, die klinisch nicht relevant ist; hirndurchblutungsfördernde Maßnahmen
(C) eine filiforme Stenose der A. carotis interna rechts; Karotisdesobliteration
(D) eine filiforme Stenose der A. carotis externa rechts; Desobliteration
(E) eine filiforme Stenose der A. carotis interna rechts; extra- bzw. intrakranielle Bypass-Operation

H97

14.19 Ein 67jähriger Patient leidet an rezidivierend auftretender Amaurosis fugax rechts. Die Auskultation ergibt ein rauhes Strömungsgeräusch über der rechten Halsseite. Die Ultraschalldopplersonographie zeigt eine Strömungsumkehr in der A. supratrochlearis dextra.

Welche Therapie ist unter Berücksichtigung des in Abbildung Nr. 57 des Bildanhangs dargestellten Angiogramms am ehesten indiziert?

(A) Thrombendarteriektomie der A. carotis interna rechts (Desobliteration)
(B) Thrombolyse mit Urokinase
(C) Therapie mit Laserstrahlen
(D) Bypass durch Transplantation
(E) Ligatur der A. carotis interna rechts

14.15 (E) 14.16 (A) 14.17 (B) 14.18 (C) 14.19 (A)

F96

Ordnen Sie den Diagnosen der Liste 1 die jeweils zugehörige Aussage aus Liste 2 zu!

Liste 1

14.20 Aneurysma dissecans

14.21 echtes Aneurysma

Liste 2

(A) nach Intimariß Einblutung zwischen die Gefäßwandschichten
(B) pulsierendes perivaskuläres Hämatom, meist traumatischer Genese
(C) Hämatom durch Riß aller Gefäßwandschichten
(D) lokalisierte Aussackung der gesamten Gefäßwand
(E) Keine der Aussagen (A)–(D) trifft zu.

H94

14.22 Welche Aussage trifft **nicht** zu?

Zu den möglichen Symptomen bei einem Aneurysma der Aorta descendens (Abschnitt 3) gehören:

(A) Schmerzen in der linken Thoraxseite
(B) Horner-Symptomenkomplex
(C) anfallsweises Blaßwerden einzelner Finger
(D) Heiserkeit
(E) Husten und Dyspnoe

H90 **!**

14.23 Ein 74jähriger Patient wird wegen plötzlich aufgetretener starker linksseitiger Bauch- und Rückenschmerzen stationär aufgenommen. Bei der Untersuchung ist die Haut feucht und blaß. Im linken Mittelbauch ist eine Tumorbildung mit „expansiver Pulsation“ tastbar. Die Darmgeräusche sind reduziert. Blutdruck 90/60 mmHg, Puls 120/min.

Welche der folgenden Diagnosen ist am wahrscheinlichsten?

(A) Mesenterialinfarkt
(B) gedeckte Ulkusperforation
(C) gallige Peritonitis bei Gallenblasenperforation
(D) rupturiertes Bauchaortenaneurysma
(E) Sigmakarzinom

F90 **!**

14.24 Welche ist die häufigste Komplikation bei symptomatischen infrarenalen aortalen Aneurysmen?

(A) thrombotischer Verschluß
(B) embolischer Verschluß der peripheren Strombahn
(C) Aneurysmaruptur
(D) Pilzinfektion
(E) Arteriendissektion

F92 **!**

14.25 Bei einem 55jährigen Hypertoniker (RR 200/90 mmHg) wird ein infrarenales faustgroßes Aortenaneurysma diagnostiziert. Es bestehen keine Kontraindikationen für eine Operation.

Welches Behandlungsverfahren ist am ehesten angezeigt?

(A) zentrale Aortenligatur mit beidseitigem axillofemoralem Bypass
(B) alleinige konservative Behandlung mit medikamentöser Blutdrucksenkung
(C) Resektion des Aneurysmas und End-zu-End-Gefäßnaht der Aorta
(D) Resektion des Aneurysmas und Gefäßersatz mit Kunststoffprothese
(E) Einscheidung des Aneurysmas mit einem Kunststoffnetz (zum Schutz vor Ruptur)

H99

14.26 70jähriger Patient mit anamnestisch bekannter rezidivierender Nephrolithiasis. Jetzt akut: neu aufgetretene linksseitige, kolikartige Flankenschmerzen. Im kontrastmittelverstärkten Computertomogramm (siehe Abbildung Nr. 58 des Bildanhangs) prävertebral rundliche, peripher verkalkte Struktur, die zentral Kontrastmittel anreichert; randständig hypodense Areale.

Die wahrscheinlichste Diagnose lautet:

(A) Harnleitertumor links
(B) retroperitonealer, zentral nekrotisierter Lymphknoten
(C) Echinokokkuszyste
(D) Aortenaneurysma
(E) Pankreaspseudozyste

14.20 (A) 14.21 (D) 14.22 (C) 14.23 (D) 14.24 (C) 14.25 (D) 14.26 (D)

F00

14.27 Das Thoracic-outlet-syndrome (TOS) ist durch neurovaskuläre Kompressionserscheinungen gekennzeichnet.

Welche der genannten Ursachen führt **nicht** zu einem TOS?

(A) Hypertrophie des M. scalenus anterior
(B) Halsrippe
(C) Sprengung des Akromioklavikulargelenkes
(D) Klavikulafrakturen
(E) Exostosen der 1. Rippe

H97

14.28 Ein Tourniquet-Syndrom

(A) bezeichnet Ausfallserscheinungen nach Schädel-Hirn-Trauma
(B) entsteht nach Wiedereinsetzen der Durchblutung einer über längere Zeit nicht durchbluteten Extremität
(C) bezeichnet die Transmineralisation im Knochen nach länger bestehender Ruhigstellung
(D) bezeichnet eine zirkuläre Schwellung bei Torsionstrauma der Halswirbelsäule
(E) entsteht als Folge einer Hypermagnesiämie in der Schwangerschaft

F01 H96

14.29 Welche Aussage trifft **nicht** zu?

Die Thrombangiitis obliterans (M. Winiwarter-Buerger)

(A) ist eine Entzündung der Beinarterien
(B) tritt segmentär auf
(C) wird von einer Phlebitis migrans begleitet
(D) gehört zu den diabetischen Angiopathien
(E) tritt besonders bei jungen männlichen Rauchern auf

F96

14.30 Das sekundäre Raynaud-Syndrom

(1) kann eine Sympathektomie erfordern
(2) kommt beim Thoracic-outlet-Syndrom vor
(3) kommt bei Kollagenosen vor

(A) nur 1 ist richtig
(B) nur 3 ist richtig
(C) nur 1 und 2 sind richtig
(D) nur 2 und 3 sind richtig
(E) 1 – 3 = alle sind richtig

F97 **!**

14.31 Bei einer 58jährigen Patientin besteht eine ausgeprägte Varikosis der Unterschenkel. Es finden sich abgeheilte Ulzera an den Unterschenkeln.

Welche der nachfolgenden Aussagen zur Therapie bei dieser Patientin treffen zu?

(1) Vor einem operativen Eingriff muss die Durchgängigkeit der tiefen Venen geprüft werden.
(2) Die Sklerosierung sollte einer Operation vorgezogen werden.
(3) Wesentliches Operationsprinzip ist die Ligatur von insuffizienten Vv. perforantes.

(A) nur 1 ist richtig
(B) nur 1 und 2 sind richtig
(C) nur 1 und 3 sind richtig
(D) nur 2 und 3 sind richtig
(E) 1 – 3 = alle sind richtig

F99 **!**

14.32 Die Verödungstherapie der oberflächlichen Krampfadern bei primärer Varikosis hat zum Ziel die

(1) thrombotische Verlegung der Rami communicantes
(2) Verödung der Venae perforantes
(3) lokale Thrombose

(A) nur 1 ist richtig
(B) nur 2 ist richtig
(C) nur 3 ist richtig
(D) nur 2 und 3 sind richtig
(E) 1 – 3 = alle sind richtig

14.27 (C) 14.28 (B) 14.29 (D) 14.30 (E) 14.31 (C) 14.32 (C)

F96 **!**

14.33 Welche Aussagen zur postoperativen tiefen Venenthrombose treffen zu?

(1) Hauptlokalisation sind die Venen der unteren Körperregionen.
(2) Fast immer geht eine Varikophlebitis voraus.
(3) Frühsymptome sind lokale Hautrötung und Überwärmung.

(A) nur 1 ist richtig
(B) nur 3 ist richtig
(C) nur 1 und 2 sind richtig
(D) nur 2 und 3 sind richtig
(E) 1 – 3 = alle sind richtig

F93

14.34 Welche Aussage trifft **nicht** zu?

Für eine postoperative bzw. posttraumatische tiefe Beinvenenthrombose prädisponieren die folgenden Faktoren:

(A) langdauernde operative Eingriffe im Bereich des Abdomens
(B) operative Eingriffe am Hüftgelenk
(C) männliches Geschlecht
(D) Polytrauma
(E) Übergewicht

H94 **!**

14.35 Welche der nachfolgenden Zuordnungen treffen zu?

(1) tiefe Beinvenenthrombose – Schmerz im medialen Fußsohlenbereich
(2) Postthrombotisches Syndrom – Ulcus cruris
(3) Thrombose der A. femoralis – Wadenschmerz

(A) nur 1 ist richtig
(B) nur 1 und 2 sind richtig
(C) nur 1 und 3 sind richtig
(D) nur 2 und 3 sind richtig
(E) 1 – 3 = alle sind richtig

H90

14.36 Bei einem 55jährigen Patienten kommt es 4 Tage nach abdominoperinealer Rektumexstirpation zu einer akuten Beckenvenenthrombose links mit einer Beinumfangsdifferenz von 7 cm.

Welche der nachfolgend genannten therapeutischen Maßnahmen ist die Therapie der Wahl?

(A) Bettruhe, Kompressionsverband
(B) operative Thrombektomie
(C) Cava-Sperr-Operation
(D) Lysetherapie
(E) Bettruhe, Gabe von Marcumar®

H01 **!**

14.37 Welcher der folgenden Befunde bei einer tiefen Beinvenenthrombose weist auf das Vorliegen einer Phlegmasia coerulea dolens hin?

(A) Ödem des Unterschenkels und des Knöchels
(B) Umfangsdifferenz der Waden
(C) betroffenes Bein gegenüber der gesunden Seite zyanotisch und geschwollen
(D) Kompressionsschmerz der Wade
(E) Wadenschmerz bei Dorsalflexion des Fußes

F95 **!**

14.38 Welche der genannten Komplikationen sind bei einer tiefen Thrombose im Bereich der unteren Extremität möglich?

(1) Phlegmasia coerulea dolens
(2) chronisch venöse Insuffizienz
(3) pulmonale Hypertonie

(A) nur 1 ist richtig
(B) nur 2 ist richtig
(C) nur 1 und 3 sind richtig
(D) nur 2 und 3 sind richtig
(E) 1 – 3 = alle sind richtig

F90

14.39 Welcher der nachfolgend genannten Befunde bzw. welche Verschlußkrankheit liegt dem Paget-von Schroetter-Syndrom zugrunde?

(A) akute Thrombose der Vena subclavia oder der Vena axillaris
(B) Mikroangiopathie
(C) Thrombangiitis obliterans (Winiwarter-Buerger)
(D) Makroangiopathie bei Diabetes mellitus
(E) schmerzhafte Spasmen der Digitalarterien

H98

14.40 Eine 41jährige Patientin, die während eines Urlaubs öfters Tennis gespielt hat, klagt am Tage der Rückkehr aus dem Urlaub über eine zunehmende Anschwellung und Verfärbung der rechten Hand und des rechten Arms verbunden mit einem Schwächegefühl. Im Bereich der rechten Axilla und im Schulterbereich findet sich eine deutliche Venenzeichnung.

Es handelt sich am ehesten um:

(A) embolischen Verschluß der A. subclavia
(B) Paget-Schroetter-Syndrom
(C) spontane AV-Fistel
(D) Subclavian-steal-Syndrom
(E) embolischen Verschluß der A. axillaris

F02 **!!**

14.41 Als klinisches Symptom einer massiven Lungenembolie ist **am wenigsten** wahrscheinlich eine

(A) Bradykardie
(B) Zyanose
(C) Tachypnoe
(D) Dyspnoe
(E) Hämoptyse

F94

14.42 Welche der folgenden diagnostischen Maßnahmen besitzt bei einer postoperativen fulminanten Lungenembolie die größte Aussagekraft?

(A) EKG-Ableitung
(B) Röntgenaufnahme des Thorax
(C) Messung des zentralvenösen Druckes
(D) Enzymbestimmungen im Serum
(E) Pulmonalisangiographie

H99

14.43 Eine 47jährige Patientin klagt am 9. postoperativen Tag nach Cholezystektomie mit Gallengangsrevision wegen eines Verschlußikterus beim morgendlichen Aufstehen über Schmerzen beim Atmen und Luftnot, sie ist unruhig. Auffällig sind eine erhöhte Atemfrequenz und Zyanose. RR: 105/75 mmHg, Puls: 110/min.

Welche der folgenden Diagnosen ist am wahrscheinlichsten?

(A) orthostatischer Kollaps
(B) Pneumonie
(C) postoperative Pankreatitis
(D) Angina pectoris-Anfall
(E) Lungenembolie

H00 **!!**

14.44 Welcher Befund bzw. welches Symptom tritt bei einer Lungenembolie **nicht** auf:

(A) Tachypnoe
(B) Tachykardie
(C) Hypoxämie
(D) inverse Atmung
(E) Ventilations-/Perfusionsstörungen

H94 **!**

14.45 Bei einer 55jährigen Patientin mit Beckenbruch treten am 5. Tag der stationären Behandlung plötzlich atemsynchrone Schmerzen im unteren Brustbereich auf.

Welche Untersuchungen veranlassen Sie zur Klärung dieser Situation?

(1) EKG
(2) Thoraxröntgen
(3) Perfusionsszintigraphie der Lunge

(A) nur 2 ist richtig
(B) nur 1 und 2 sind richtig
(C) nur 1 und 3 sind richtig
(D) nur 2 und 3 sind richtig
(E) 1 – 3 = alle sind richtig

14.39 (A) 14.40 (B) 14.41 (A) 14.42 (E) 14.43 (E) 14.44 (D) 14.45 (E)

F01 !!

14.46 Sie haben aufgrund klinischer Symptome bei einem Patienten den Verdacht auf eine Lungenembolie.

Welches der genannten diagnostischen Verfahren bietet Ihnen bei geringstmöglichem Aufwand und Risiko den sichersten Nachweis bzw. Ausschluss Ihres Verdachts?

(A) Auskultation und Perkussion
(B) Übersichtsaufnahme der Lunge in 2 Ebenen
(C) Becken-Bein-Phlebographie
(D) Lungen-Ventilations-/Perfusions-Szintigraphie
(E) Bronchoskopie

H99

14.47 Was ist **nicht** typisch für das primäre Lymphödem?

(A) druckdolente Schwellung
(B) bei Beinhochlagerung keine vollständige Rückbildung
(C) einseitig vorkommend
(D) Stemmer-Zeichen
(E) rezidivierendes Auftreten eines Erysipels

15 Gesicht und Mundhöhle

F00 F90

15.1 Unter einer Mittelgesichtsfraktur vom Typ Le Fort I versteht man

(A) eine isolierte Verletzung des Nasenskeletts
(B) eine basale Absprengung der Maxilla
(C) die pyramidale Absprengung der Maxilla einschließlich der knöchernen Nase
(D) die hohe Absprengung des gesamten Mittelgesichtsskelettes einschließlich der knöchernen Nase
(E) die Luxationsfraktur des Kiefergelenkes

F96

15.2 Typische Befunde bei isolierten Frakturen des Jochbeins sind:

(1) Brillenhämatom
(2) Abflachung des Zygomatikumbogens
(3) Stufenbildungen an den jeweiligen Bruchlinien
(4) Parästhesien im Versorgungsgebiet des Nervus infraorbitalis

(A) nur 1 ist richtig
(B) nur 3 ist richtig
(C) nur 1 und 3 sind richtig
(D) nur 1 und 4 sind richtig
(E) nur 2, 3 und 4 sind richtig

F02 !

15.3 Welcher Befund ist bei dislozierten Jochbeinfrakturen **am wenigsten** zu erwarten?

(A) Blutung aus der Nase
(B) Liquorrhö
(C) Gefühlsstörung im Bereich des N. infraorbitalis
(D) Behinderung der Mundöffnung
(E) Doppelbilder

F01 H95

15.4 Hinweis auf eine Jochbein- und Jochbogenfraktur ist **nicht:**

(A) Kieferklemme
(B) Rhinoliquorrhö
(C) Sensibilitätsausfall im Bereich des N. infraorbitalis
(D) Monokelhämatom
(E) Diplopie

F90

15.5 Bei einer Blow-out-Fraktur handelt es sich um:

(A) Fraktur des Orbitabodens
(B) Fraktur des Orbitadaches
(C) Fraktur der Orbita und der medialen Kieferhöhlenwand
(D) Frakturen beider Kieferhöhlen
(E) Frakturen der Siebbeinzellen

14.46 (D) 14.47 (A) 15.1 (B) 15.2 (E) 15.3 (B) 15.4 (B) 15.5 (A)

H99 F94

15.6 Die einseitige Unterkieferluxation (z. B. durch eine Ohrfeige) wird reponiert durch

(A) Schlag auf die andere Wange
(B) Zug nach ventral durch Einhaken des Zeigefingers hinter die Incisivi in der Medianlinie
(C) Aufforderung zur extremen Mundöffnung
(D) beidseitigen Daumendruck auf die Molaren mit nachfolgendem Druck nach dorsal
(E) Einlegen eines Gummistöpsels zwischen die Molaren der nichtluxierten Seite, danach kräftig zubeißen lassen

H93

15.7 Bei tiefen Verletzungen der Wange kann der Ausführungsgang in der Abbildung Nr. 59 des Bildanhangs mit einem Sternchen gekennzeichneten Drüse verletzt werden.

Dieser Gang mündet

(A) gegenüber dem zweiten unteren Prämolaren
(B) auf der Plica fimbriata
(C) im Recessus piriformis
(D) gemeinsam mit dem Ductus submandibularis
(E) gegenüber dem zweiten oberen Molaren

H96

15.8 Ein Patient zeigt nach einem Verkehrsunfall mit Kopfprellung folgende Symptome: Schwellung der linken Parotisregion mit Druckschmerz präaurikulär, eingeschränkte Kieferöffnung (Kieferklemme), Abweichung des Unterkiefers nach links, Okklusionsstörung, Schmerz präaurikulär links bei Stauchung des Unterkiefers.

Es handelt sich am ehesten um:

(A) Kiefergelenkfortsatzfraktur
(B) gedeckte Zerreißung der Ohrspeicheldrüse
(C) Oberkieferfraktur
(D) Schädelbasisfraktur
(E) einseitige Kiefergelenkluxation

16 Hals

F02 H92 **!**

16.1 Welche Aussage zu einer lateralen Halsfistel trifft **nicht** zu?

(A) Sie leitet sich vom Ductus thyreoglossus ab.
(B) Sie liegt im Bereich des Vorderrandes des M. sternocleidomastoideus.
(C) Sie hat enge topographische Beziehung zur Karotisgabel.
(D) Der Fistelgang kann in den Pharynx münden.
(E) Die Behandlung erfolgt operativ.

H01 F96 **!**

16.2 Welche Aussage trifft für mediale Halszysten **am wenigsten** zu?

(A) Sie sind Relikte des Ductus thyreoglossus.
(B) Die Fistelöffnungen liegen am Vorderrand der M. sternocleidomastoideus.
(C) Sekundäre Fistelbildungen sind möglich.
(D) Therapie der Wahl ist die Operation.
(E) Sie sind am Os hyoideum fixiert.

F96 F91

16.3 Welche der nachfolgenden Aussagen zu Probeexzisionen im seitlichen Halsdreieck treffen zu?

(1) Der Eingriff sollte möglichst in Vollnarkose erfolgen.
(2) Als Folge von Gewebeveränderungen nach örtlicher Betäubung im Operationsfeld kann die Darstellung des N. accessorius erschwert sein mit einer höheren Verletzungsgefahr dieses Nerven.
(3) Bei Eingriffen im Bereich des Trigonum colli laterale besteht für den N. accessorius keine Verletzungsgefahr.

(A) nur 2 ist richtig
(B) nur 3 ist richtig
(C) nur 1 und 2 sind richtig
(D) nur 1 und 3 sind richtig
(E) nur 2 und 3 sind richtig

15.6 (D) 15.7 (E) 15.8 (A) 16.1 (A) 16.2 (B) 16.3 (C)

F02 !

16.4 Welche Aussage zu der in Abbildung Nr. 60 des Bildanhangs dargestellten endemischen euthyreoten Knotenstruma trifft **am wenigsten** zu?

(A) Die gestaute oberflächliche Halsvene lässt neben dem zervikalen Knoten einen retrosternalen Strumaanteil vermuten.
(B) Sie ist medikamentös wenig beeinflussbar.
(C) Das Krankheitsbild tritt bei Frauen seltener auf als bei Männern.
(D) Das Krankheitsbild entsteht im Rahmen einer anfänglichen Schilddrüsenvergrößerung erst allmählich durch adenomatöse Hyperplasie und nachfolgende regressive Veränderungen.
(E) Wenn der Knoten im Ultraschall echoarm ist, besteht Malignitätsverdacht.

F95 !

16.5 Welche Aussage trifft **nicht** zu?

Ein szintigraphisch kalter Knoten bzw. ein szintigraphisch „kaltes Areal" der Schilddrüse kann folgende Ursachen haben:

(A) Thyreoiditis
(B) papilläres Schilddrüsenkarzinom
(C) medulläres Schilddrüsenkarzinom
(D) autonomes Adenom
(E) Zyste

F98 H92 !

16.6 Bei einer 29jährigen Patientin besteht ein autonomes Adenom des rechten Schildddrüsenlappens.

Welche Therapie ist am ehesten angezeigt?

(A) konservative Behandlung mit Thyreostatika
(B) Lobektomie
(C) Hemithyreoidektomie rechts
(D) Strumaresektion beiderseits
(E) Exstirpation des Adenoms

F97

16.7 Welche Aussage zu Schilddrüsenoperationen treffen zu?

(1) Standardzugangsweg zur Resektion ist der Kocher-Kragenschnitt.
(2) Bei der Thyreoidektomie ist die Darstellung der Nn. recurrentes obligat.
(3) Ein Hypoparathyreoidismus tritt in 10% der Fälle nach subtotaler Resektion auf.

(A) nur 3 ist richtig
(B) nur 1 und 2 sind richtig
(C) nur 1 und 3 sind richtig
(D) nur 2 und 3 sind richtig
(E) 1 – 3 = alle sind richtig

H92 H90

16.8 Bei einer 45jährigen Patientin soll eine große knotige Struma reseziert werden.

Mit welcher Komplikation ist als Operationsfolge am ehesten zu rechnen?

(A) Hyperparathyreoidismus
(B) einseitige Rekurrens-Parese
(C) Luftembolie
(D) Tracheomalazie
(E) Schädigung des N. accessorius

F97

16.9 Sie werden zu einem Patienten gerufen, bei dem am selben Tag eine Strumaresektion vorgenommen wurde. Sie stellen eine hochgradige Dyspnoe mit Stridor und bläulich-fahler Gesichtsfarbe fest.

Als erstes

(A) rufen Sie den Operateur an, um zu fragen, ob sich während des Eingriffs irgendwelche Besonderheiten ergaben
(B) veranlassen Sie sofort die Tracheotomie
(C) intubieren Sie den Patienten
(D) öffnen Sie den Mund des Patienten, fassen seine Zunge und ziehen sie kräftig nach vorne
(E) eröffnen Sie die Wunde, um ein eventuelles Hämatom zu entlasten

16.4 (C) 16.5 (D) 16.6 (E) 16.7 (B) 16.8 (B) 16.9 (C)

F96

16.10 Wann ist in der Regel der Operationszeitpunkt zur Resektion einer hyperthyreoten Struma gegeben?

(A) bei hyperthyreoter Stoffwechsellage
(B) bei hyperthyreoter Stoffwechsellage unter thyreostatischer, medikamentöser Therapie
(C) nach Vorbehandlung in euthyreoter Stoffwechsellage
(D) nach Erreichen einer hyperthyreoten Stoffwechsellage
(E) Keine der Aussagen (A)–(D) trifft zu.

H96

16.11 Welche Aussage zum Morbus Basedow trifft zu?

(A) Tremor gehört als Bestandteil der Merseburger Trias zum Symptomenkomplex.
(B) Die Therapie beinhaltet die frühelektive Operation bei älteren Patienten.
(C) Die endokrine Orbitopathie wird durch Thyreoideastimulierendes Immunglobulin (TSI) ausgelöst.
(D) Die präoperative Iodidgabe ist wegen der Gefahr einer thyreotoxischen Krise streng kontraindiziert.
(E) Vor der Operation sollte eine euthyreote Stoffwechsellage hergestellt werden.

F94

16.12 Sie werden zum Hausbesuch bei einer 65jährigen Patientin (siehe Abbildung Nr. 61 des Bildanhangs) mit einem inspiratorischen Stridor gerufen.

Welche Aussage trifft zu?

(A) Die verstärkte Venenzeichnung am Thorax ist die Folge einer Rechtsherzinsuffizienz.
(B) Es liegt eine nach retrosternal reichende Struma vor.
(C) Die verstärkte Venenzeichnung ist typisch für eine Struma maligna.
(D) Es besteht ein Mediastinalemphysem.
(E) Es handelt sich um einen Pancoast-Tumor.

H00 **!**

16.13 Welche Komplikation ist nach einer beidseits subtotalen Schilddrüsenresektion bei euthyreoter Struma **am wenigsten** wahrscheinlich?

(A) thyreotoxische Krise
(B) Hypokalzämie
(C) Rekurrensparese
(D) Stridor
(E) Heiserkeit

H90

16.14 Das follikuläre Schilddrüsenkarzinom

(A) metastasiert überwiegend auf dem Lymphwege
(B) wird von den C-Zellen der Schilddrüse abgeleitet
(C) kommt in Regionen ohne endemische Jodmangelstruma häufiger vor als das papilläre Schilddrüsenkarzinom
(D) kann so hochdifferenziert sein, daß es erst durch Gefäßinvasion erkannt werden kann
(E) produziert Amyloid

F97

16.15 Bei welchem der folgenden Schilddrüsentumoren ist die Calcitonin-Bestimmung für Diagnostik und Therapie wertvoll?

(A) papilläres Karzinom
(B) follikuläres Karzinom
(C) medulläres Karzinom
(D) entdifferenziertes Karzinom
(E) bei keiner der unter (A)–(D) genannten Erkrankungen

H93

16.16 Welche der nachfolgenden Aussagen zu C-Zellkarzinomen trifft **nicht** zu?

(A) Eine familiäre Häufung ist bekannt.
(B) Sie können mit Phäochromozytomen kombiniert vorkommen.
(C) Calcitonin dient als Tumormarker.
(D) Die regionären Lymphknoten sind mitzuentfernen.
(E) Ihre Prognose ist schlechter als die der undifferenzierten Schilddrüsenkarzinome.

16.10 (C) 16.11 (E) 16.12 (B) 16.13 (A) 16.14 (D) 16.15 (C) 16.16 (E)

H00

16.17 Welche Aussage über das MEN-IIa-Syndrom trifft **nicht** zu?

(A) Es geht typischerweise mit einem follikulären Karzinom der Schilddrüse einher.
(B) Auf molekularer Ebene ist es durch eine Mutation des ret-(Proto-)Onkogens charakterisiert.
(C) Es kann mit einem Phäochromozytom der Nebenniere assoziiert sein.
(D) Es kann sich bereits bei Kindern und Jugendlichen manifestieren.
(E) Es kann mit einer Hauptzellhyperplasie aller vier Nebenschilddrüsen vergesellschaftet sein.

F01 **!**

16.18 Welches Symptom gehört **nicht** zum primären Hyperparathyreoidismus?

(A) Obstipation
(B) Polyurie
(C) Adynamie
(D) Depression
(E) Körpergewichtszunahme

F01 **!**

16.19 Die Diagnose eines primären Hyperparathyreoidismus wird durch folgenden Befund **nicht** gestützt:

(A) Hyperkalzämie
(B) Hyperphosphatämie
(C) Parathormonerhöhung im Serum
(D) Hyperkalzurie
(E) Akroosteolysen

H91

16.20 Welche Feststellung zum primären Hyperparathyreoidismus trifft zu?

(A) Trotz negativer Lokalisationsdiagnostik besteht bei gesicherter Diagnose die Indikation zur Operation.
(B) Häufigste Ursache eines primären Hyperparathyreoidismus ist die Vier-Drüsenhyperplasie.
(C) Entscheidend für die Diagnosestellung ist ein erniedrigter Parathormonspiegel.
(D) Bei renaler Manifestation (Nephrolithiasis) ist die totale Parathyreoidektomie die Behandlungsmethode der Wahl.
(E) Rezidive nach operativer Therapie sind häufig.

H94

Welche der in Liste 2 aufgeführten Symptome kommen bei den endokrinen Erkrankungen der Liste 1 vor?

Liste 1

16.21 primärer Hyperparathyreoidismus

16.22 VIPom (WDHA-Syndrom, Verner-Morrison-Syndrom)

Liste 2

(A) wäßrige Durchfälle
(B) Nierensteine
(C) Natriumerhöhung im Serum
(D) Heißhunger
(E) Vollmondgesicht

F00 **!**

16.23 Ein primärer Hyperparathyreoidismus bei Nebenschilddrüsenadenom führt **nicht** zu folgendem pathologischen Befund:

(A) Hyperkalzämie
(B) Arteriosklerose
(C) Parathormonkonzentration im Blut erhöht
(D) Nierensteine
(E) Osteodystrophia fibrosa cystica generalisata

17 Brustdrüse

F96

17.1 Welche Aussagen über die Gynäkomastie treffen zu?

(1) Ursächlich kommt ein beschleunigter Östrogenabbau in Frage.
(2) Sie ist ein Symptom des Klinefelter-Syndroms.
(3) Ursächlich muß ein Hodentumor ausgeschlossen werden.

(A) nur 1 ist richtig
(B) nur 2 ist richtig
(C) nur 1 und 3 sind richtig
(D) nur 2 und 3 sind richtig
(E) 1 – 3 = alle sind richtig

16.17 (A) 16.18 (E) 16.19 (B) 16.20 (A) 16.21 (B) 16.22 (A) 16.23 (B) 17.1 (D)

H92

17.2 Bei einer 25jährigen Patientin fällt bei der klinischen Untersuchung eine einseitig eingezogene Mamille links auf. Palpatorisch ist die Brust unauffällig. Die Mamille läßt sich manuell evetieren. Ihre Erektionsfähigkeit ist erhalten.

Es handelt sich am ehesten um:

(A) szirrhöses Mammakarzinom mit Einziehung der Mamille
(B) Morbus Paget der Mamille
(C) Hohlwarze
(D) Mastopathie
(E) Komedokarzinom

H01 H94

17.3 Bei der Athelie handelt es sich um eine angeborene Hemmungsmissbildung der Brust.

Sie ist charakterisiert durch

(A) das vollständige Fehlen der Brustdrüse
(B) die vorhandene Mamillenanlage und einen fehlenden Brustdrüsenkörper
(C) das Fehlen der Brustwarze
(D) eine abnorme Kleinheit der Brustdrüse
(E) Dystopie der Mamille

F94

Ordnen Sie den in Liste 1 genannten Bezeichnungen die jeweils zutreffende Charakterisierung der Liste 2 zu!

Liste 1

17.4 Polymastie

17.5 Polythelie

Liste 2

(A) multiple mastopathische Veränderungen
(B) überzählige Brustanlage entlang der sog. Milchleiste
(C) überzählige Brustwarzen
(D) starke Brustvergrößerung
(E) behaarte Brüste

F00

Ordnen Sie den Begriffen der Liste 1 die richtigen Beschreibungen der Liste 2 zu!

Liste 1

17.6 Athelie

17.7 Mamma aberrans

Liste 2

(A) außerhalb der Milchleiste liegende Brust
(B) abnorm kleine Brust
(C) Fehlen der gesamten Brustdrüse
(D) fehlender Brustdrüsenkörper bei vorhandener Mamille
(E) fehlende Mamille

F97

17.8 Bei einer beidseitigen Makromastie einer 26jährigen Frau wird vom Chirurgen die Indikation zur Mammareduktionsplastik aus folgenden Gründen gestellt:

(1) psychiatrische Belastung durch die übermäßige Größe der Brüste
(2) statische Beschwerden von Wirbelsäule, Schulter und Armen
(3) vermehrte Gefahr einer Brustkrebsentstehung

(A) nur 1 ist richtig
(B) nur 3 ist richtig
(C) nur 1 und 2 sind richtig
(D) nur 1 und 3 sind richtig
(E) nur 2 und 3 sind richtig

H92

17.9 Welche Aussage zur akuten Mastitis treffen zu?

(1) Die akute Mastitis wird durch Staphylokokken und Streptokokken hervorgerufen.
(2) Eine chirurgische Therapie kann indiziert sein.
(3) Eine akute Mastitis kann zur bindegewebigen Schrumpfung der Mamma führen.

(A) nur 1 ist richtig
(B) nur 2 ist richtig
(C) nur 3 ist richtig
(D) nur 1 und 3 sind richtig
(E) 1 – 3 = alle sind richtig

17.2 (C) 17.3 (C) 17.4 (B) 17.5 (C) 17.6 (E) 17.7 (A) 17.8 (C) 17.9 (E)

H96

17.10 Eine 20jährige Patientin stellt sich mit einer Rötung und Schwellung der rechten Brust vor. Bei der klinischen Untersuchung ist die rechte Mamma vergrößert, überwärmt und druckdolent. Die axillären Lymphknoten sind vergrößert und ebenfalls druckdolent. Im unteren äußeren Quadranten läßt sich eine Fluktuation nachweisen. Anamnestisch werden keine Angaben hinsichtlich eines Traumas, einer kürzlichen Entbindung oder eines Diabetes mellitus gemacht.

Es handelt sich am ehesten um:

(A) inflammatorisches Mammakarzinom
(B) Milchgangspapillom mit entzündlicher Komponente
(C) Mammaabszeß
(D) Mastopathie Grad II (nach Prechtel)
(E) Mastopathie Grad III (nach Prechtel)

F01 !

17.11 Zu den klinischen Befunden, die den Verdacht auf ein Mammakarzinom stützen, gehört **nicht:**

(A) Hauteinziehung
(B) diffuse fibrös-zystische Mastopathie („Schrotkugelbrust")
(C) eingezogene Mamille
(D) Hautödem
(E) asymmetrische Position der Mamillen

H99 !

17.12 Eine 38jährige Patientin kommt wegen einer Rötung und Schwellung der rechten Brust in Ihre Sprechstunde. Bei der klinischen Untersuchung ist die rechte Brust vergrößert, überwärmt und druckschmerzhaft. Im Bereich der Schwellung ist eine Fluktuation zu tasten. Die axillären Lymphknoten sind rechts vergrößert und ebenfalls druckschmerzhaft. Die Patientin ist Mutter eines 4 Monate alten Mädchens, das sie bis vor 3 Wochen gestillt hat.

Es handelt sich am ehesten um

(A) ein Milchgangspapillom
(B) einen Brustdrüsenabszeß
(C) ein inflammatorisches Mammakarzinom
(D) eine granulomatöse Mastitis
(E) eine Mastopathie Grad IIIb

F99 H98 !

17.13 Welche Aussage zur Mastopathia fibrosa cystica trifft **nicht** zu?

(A) Sie tritt gehäuft zwischem dem 30. und 50. Lebensjahr auf.
(B) Sie ist mit Brustschmerzen verbunden.
(C) Es kommt zu intraduktalen Epithelproliferationen.
(D) Eine Galaktorrhö ist obligat.
(E) Sie kann zum Bild der Schrotkugelbrust führen.

F98

17.14 Eine 35jährige Frau bemerkt zwei pflaumengroße Knoten in der linken Brust. Seit einigen Monaten sei die Brust vor der Menstruation druckempfindlich und die Knoten würden zu diesem Zeitpunkt größer. Die Knoten sind glatt, gut abgegrenzt und hart. In der rechten Brust sind kleinere Knoten der gleichen Art nachweisbar. Beiderseits keine palpablen axillären Lymphknoten.

Nach der Anamnese und dem klinischen Bild handelt es sich am wahrscheinlichsten um:

(A) Fibroadenome
(B) Paget-Karzinom
(C) fibrös-zystische Mastopathie
(D) medulläres Karzinom mit lokaler Metastasierung
(E) intraduktale Papillome

H90

17.15 Mit der gehäuften Entstehung eines Mammakarzinoms ist zu rechnen bei:

(1) Primiparae über 30 Jahre
(2) Nulliparae
(3) Frauen, die gestillt haben
(4) Gynäkomastie
(5) Frauen mit später Menopause

(A) nur 1 und 3 sind richtig
(B) nur 1 und 4 sind richtig
(C) nur 1, 2 und 4 sind richtig
(D) nur 1, 2 und 5 sind richtig
(E) 1 – 5 = alle sind richtig

17.10 (C) 17.11 (B) 17.12 (B) 17.13 (D) 17.14 (C) 17.15 (D)

H91 !

17.16 Zeichen eines Mammakarzinoms ist **nicht:**

(A) Apfelsinenhaut (peau d'orange)
(B) Einziehung einer Mamille mit fehlender Erektibilität
(C) kleinknotige Mastopathie (Schrotkugelbrust)
(D) Verziehung einer Brust mit Vergrößerung oder Verkleinerung
(E) Ekzeme der Mamille

H00 !

17.17 Eine 55jährige Patientin stellt sich wegen Schmerzen und einer Hauteinziehung im oberen äußeren Quadranten der linken Brust vor. Unter der Haut tastet man eine derbe Verdickung. In der von Ihnen veranlassten Mammographie findet sich kein eindeutiger Hinweis auf Malignität.

Welches weitere Vorgehen ist nun angezeigt?

(A) Kontrollmammographie in 6 Monaten
(B) Exstirpation der Verdickung und histologische Untersuchung
(C) lokale Behandlung mit Rotlichtbestrahlung
(D) Antibiose
(E) Östrogengabe

H00 H95 !

17.18 Ein Mammakarzinom von 3 cm Durchmesser mit eingezogener Brustwarze, 2 tastbaren beweglichen ipsilateralen axillären Lymphknotenmetastasen und fehlenden Fernmetastasen hat folgende TNM-Klassifikation:

(A) $T_2\ N_1\ M_0$
(B) $T_3\ N_1\ M_0$
(C) $T_2\ N_2\ M_0$
(D) $T_3\ N_2\ M_0$
(E) $T_4\ N_1\ M_0$

F89

17.19 Welche Verdachtsdiagnose ist anhand der vorliegenden Mammographie (siehe Abbildung Nr. 62 des Bildanhangs) zu stellen?

(A) Fibroadenom
(B) Karzinom
(C) Metastase
(D) mastopathischer Knoten
(E) Zyste

H00 F92 !

17.20 Für die Brust erhaltende Mammakarzinom-Therapie gilt:

(A) Sie ist nur bei Östrogen-Rezeptor positivem Tumor möglich.
(B) In der Regel sollte sie mit einer nachfolgenden Bestrahlung des ipsilateralen Drüsenparenchyms kombiniert werden.
(C) Sie muss stets mit einer adjuvanten Polychemotherapie kombiniert werden.
(D) Sie ist ausschließlich bei postmenopausalen Patientinnen möglich.
(E) Sie erfordert zwingend den Verzicht auf die axilläre Lymphonodektomie.

F95

17.21 Welche der nachfolgenden Aussagen zur Strahlentherapie bei Mammakarzinomen vor und nach radikaler Mastektomie treffen zu?

(1) Bei ausgedehnten, primär inoperablen, in die Haut infiltrierend wachsenden Mammakarzinomen (sog. inflammatorische oder akut progrediente Mammakarzinome) ist eine Bestrahlung indiziert.
(2) Eine Nachbestrahlung muß auch im Stadium I ($T_1N_0M_0$) durchgeführt werden.
(3) Ein Lymphödem des Armes zählt zu den Komplikationen einer Nachbestrahlung.

(A) nur 1 ist richtig
(B) nur 1 und 2 sind richtig
(C) nur 1 und 3 sind richtig
(D) nur 2 und 3 sind richtig
(E) 1 – 3 = alle sind richtig

17.16 (C) 17.17 (B) 17.18 (A) 17.19 (B) 17.20 (B) 17.21 (C)

F89

17.22 Eine 46jährige Patientin sucht 1 Jahr nach durchgeführter Ablatio mammae die Sprechstunde auf. Es findet sich der abgebildete Befund (siehe Abbildung Nr. 63 des Bildanhangs).

Welche der folgenden diagnostischen Maßnahmen sind sinnvoll?

(1) Röntgenaufnahmen des Skeletts
(2) Röntgenaufnahmen des Thorax
(3) Exzision und histologische Untersuchung der in Nachbarschaft der Narbe sichtbaren pathologischen Veränderungen
(4) Abstrich zur bakteriologischen Untersuchung

(A) nur 4 ist richtig
(B) nur 1 und 2 sind richtig
(C) nur 1 und 3 sind richtig
(D) nur 1, 2 und 3 sind richtig
(E) 1–4 = alle sind richtig

H98 !

17.23 Eine 44jährige Patientin klagt seit einigen Tagen über ischialgiforme Beschwerden. In der Anamnese ist eine Ablatio mammae rechts vor 8 Jahren bekannt.

Die Aufnahmen der Lendenwirbelsäule in zwei Ebenen zeigen (siehe Abbildungen Nr. 64 und Nr. 65 des Bildanhangs):

(A) einen Normalbefund
(B) eine metastatische Wirbeldestruktion
(C) eine Osteopetrose
(D) Hinweise auf eine Spondylitis ankylosans
(E) ein Wirbelhämangiom

F90

17.24 Welcher der genannten Mammatumoren hat, gemessen an der 5-Jahres-Überlebenschance, die schlechteste Prognose?

(A) inflammatorisches Karzinom
(B) adenoidzystisches Karzinom
(C) papilläres Karzinom
(D) muzinöses Karzinom
(E) rein tubuläres Karzinom

H01

17.25 Bei der in Abbildung Nr. 66 des Bildanhangs dargestellten perimamillären Veränderung handelt es sich um ein Mammakarzinom bei einem 32jährigen Mann.

Welche Aussage trifft **am wenigsten** zu?

(A) Eine Infiltration von Haut und Muskulatur ist beim männlichen Mammakarzinom häufiger als beim Mammakarzinom der Frau.
(B) Männliche Mammakarzinome sind in der Regel duktale Karzinome.
(C) Männliche Mammakarzinome sind häufig östrogenrezeptor-positiv.
(D) Etwa 1% aller Mammakarzinome entfällt auf Männer.
(E) Bei einer Überlebensrate von 80% aller männlichen Mammakarzinompatienten 5 Jahre nach Diagnosestellung ist die Prognose günstiger als bei der Frau.

18 Speiseröhre

F02 F99 H98 H89 !!

18.1 Die kindlichen Ösophagusatresien werden nach Vogt in verschiedene Erscheinungsformen eingeteilt.

Welche Form der Atresie tritt am häufigsten auf?

(A) Typ I: Atresie ohne Verbindung zur Trachea
(B) Typ IIIa: Verbindung des proximalen Ösophagusanteiles zur Trachea
(C) H-Typ: ösophagotracheale Fistel bei durchgängigem Ösophagus
(D) Typ IIIc: Atresie mit proximaler und distaler ösophagotrachealer Fistel
(E) Typ IIIb: Atresie mit distaler ösophagotrachealer Fistel

H00

18.2 Der Ösophagus wird beim Durchtritt durch den Hiatus oesophageus des Zwerchfells begleitet von der/dem/den:

(A) Aorta
(B) Ductus thoracicus
(C) Trunci vagales
(D) Nervus splanchnicus major
(E) Vena lumbalis ascendens

17.22 (D) 17.23 (B) 17.24 (A) 17.25 (E) 18.1 (E) 18.2 (C)

F01

18.3 Die mittlere Enge des Ösophagus

(A) kommt durch den Druck des rechten Herzvorhofs zustande
(B) wird durch den Druck des linken Herzvorhofs bedingt
(C) entsteht durch den Druck von Aortenbogen und linkem Hauptbronchus
(D) ist häufigste Lokalisation verschluckter Fremdkörper
(E) liegt beim Erwachsenen ca. 40 cm von der Zahnreihe entfernt

H00

18.4 Verschluckte, im Speiseweg eingeklemmte Fremdkörper

(A) stecken meist im Hypopharynx
(B) führen durch Reizung zu reflektorischer Beugehaltung der HWS
(C) führen bei Perforation durch die Ösophaguswand im Gegensatz zu aspirierten Fremdkörpern nicht zu einem Mediastinalemphysem
(D) sollten, wenn ein sofortiger Eingriff nicht möglich ist, erst nach abschwellender Therapie (Glucocorticoide) extrahiert werden
(E) können durch ödematöse Schwellung zur Kompression von Luftwegen mit Ausbildung von Stridor führen

F97 !

18.5 Welche Aussage zu Ösophagusdivertikeln trifft zu?

(A) Bei Traktionsdivertikeln stülpen sich Mukosa und Submukosa durch die Muskularis.
(B) Beim Zenker-Divertikel handelt es sich um ein Pseudodivertikel.
(C) Typisches Frühsymptom ist blutiges Erbrechen.
(D) Das epiphrenische Divertikel kommt am häufigsten vor.
(E) Das Zenker-Divertikel ist parabronchial lokalisiert.

F95 H90 !

18.6 Ein 72jähriger Patient klagt über Mundgeruch, gurgelndes Geräusch beim Schlucken von Flüssigkeit und Regurgitation von unverdauten Speisen.

Die Anamnese spricht am ehesten für

(A) Ösophaguskarzinom
(B) Achalasie
(C) Zenker-Divertikel
(D) Refluxösophagitis
(E) Plummer-Vinson-Syndrom

F96

18.7 Die Röntgenaufnahmen der Speiseröhre (siehe Abbildung Nr. 67 des Bildanhangs) zeigen nach einem Breischluck:

(A) eine Ösophagusstriktur
(B) ein Ösophaguskarzinom
(C) ein Zenker-Divertikel
(D) eine inkomplette Ösophagusatresie
(E) ein Traktionsdivertikel

F02 H93 !

18.8 Welche Aussage trifft für das dargestellte zervikale Ösophagusdivertikel (siehe Abbildung Nr. 68 des Bildanhangs) **nicht** zu?

(A) Es handelt sich um ein Zenker-Divertikel.
(B) Es handelt sich um ein falsches Divertikel (Pseudodivertikel).
(C) Es handelt sich um ein Pulsionsdivertikel.
(D) Es handelt sich um ein Traktionsdivertikel.
(E) Die Behandlung ist operativ.

18.3 (C) 18.4 (A) 18.5 (B) 18.6 (C) 18.7 (C) 18.8 (D)

F95

18.9 Bei einem 68jährigen Patienten wird wegen Dysphagie eine Ösophagoskopie durchgeführt. Hierbei treten plötzlich starke Schmerzen auf. Wegen des Verdachts auf Ösophagusperforation wird die Untersuchung abgebrochen.

Welche der genannten Maßnahmen ist zunächst indiziert?

(A) Kontrollösophagoskopie nach 3 Tagen in Vollnarkose
(B) Röntgendarstellung des Ösophagus mit einem wasserlöslichen Kontrastmittel
(C) Abwartendes Verhalten mit wiederholten Leukozytenbestimmungen
(D) Verabreichung eines Breitbandantibiotikums und Beobachtung
(E) Bestimmung der Leukozyten und bei Erhöhung ihrer Zahl operative Revision

H95

18.10 Bei einer frischen schweren Laugenverätzung am Ösophagus (Stadium II) sind welche der genannten Maßnahmen sofort indiziert?

(1) Gabe eines Emetikums
(2) Gabe von Analgetika
(3) Verabfolgung eines Antibiotikums
(4) Schockbekämpfung
(5) prophylaktische Bougierung

(A) nur 1, 2 und 3 sind richtig
(B) nur 2, 3 und 4 sind richtig
(C) nur 3, 4 und 5 sind richtig
(D) nur 1, 2, 4 und 5 sind richtig
(E) nur 2, 3, 4 und 5 sind richtig

F01 F98 H86

18.11 Bei einer Spontanruptur der Speiseröhre (Boerhaave-Syndrom) treten auf:

(1) Erbrechen
(2) Vernichtungsschmerz
(3) Dyspnoe
(4) Mediastinalemphysem

(A) nur 1 und 2 sind richtig
(B) nur 1 und 4 sind richtig
(C) nur 1, 2 und 3 sind richtig
(D) nur 2, 3 und 4 sind richtig
(E) 1–4 = alle sind richtig

H94

18.12 Ein 52jähriger Patient wird wegen einer Hämatemesis in die Klinik eingewiesen. Die Blutung war mit starken retrosternalen Schmerzen einhergegangen und in unmittelbarem Anschluß an heftiges Erbrechen nach reichlichem Alkoholgenuß aufgetreten. Es handelt sich um das erste derartige Ereignis.

Welche der nachfolgenden Aussagen treffen zu?

(1) Am wahrscheinlichsten besteht eine vital bedrohliche Ösophagusvarizenblutung.
(2) Als Blutungsquelle kommt vor allem der ösophagogastrische Übergangsbereich in Betracht.
(3) Eine Notfallendoskopie ist angezeigt.

(A) nur 3 ist richtig
(B) nur 1 und 2 sind richtig
(C) nur 1 und 3 sind richtig
(D) nur 2 und 3 sind richtig
(E) 1–3 = alle sind richtig

F98 **!**

18.13 Welche Aussagen zur Achalasie treffen zu?

(1) Es handelt sich um eine Öffnungsstörung des oberen Ösophagussphinkters.
(2) Sie ist mit einem erhöhten Karzinomrisiko verbunden.
(3) Pulmonale Komplikationen durch Aspiration kommen vor.

(A) nur 1 ist richtig
(B) nur 2 ist richtig
(C) nur 1 und 2 sind richtig
(D) nur 2 und 3 sind richtig
(E) 1–3 = alle sind richtig

F99 **!**

18.14 Bei einer hypomotilen Achalasie des Ösophagus beim Erwachsenen ist als erste Maßnahme indiziert eine

(A) hochdosierte Spasmolytika-Gabe über längere Zeit
(B) Kardiomyotomie
(C) Bougierung mit Sonden mit steigendem Durchmesser
(D) pneumatische Dilatation
(E) alleinige Fundoplicatio

18.9 (B) 18.10 (B) 18.11 (E) 18.12 (D) 18.13 (D) 18.14 (D)

F94

18.15 Ein 40jähriger Patient klagt über Schmerzen in der Brust nach dem Essen, Hochwürgen von unverdauten Speisen mit nachfolgender Erleichterung. Er habe sich angewöhnt, nach jedem Bissen Wasser nachzutrinken. Vor 4 Jahren traten erstmalig Beschwerden auf, besserten sich zwischenzeitlich und nehmen seit 2 Jahren allmählich zu.

Welche von den genannten Diagnosen kommt als Verdachtsdiagnose am ehesten in Betracht?

(A) Ösophaguskarzinom
(B) Sklerodermie
(C) Neurose
(D) Achalasie
(E) Zenker-Divertikel

F85

18.16 Welche der nachfolgenden Aussagen über die gastroösophageale Refluxkrankheit sind richtig?

(1) Die Ausbildung eines sekundären Brachyösophagus kann Folge der Erkrankung sein.
(2) Biopsien im Bereich des Ösophagus sind wegen der damit verbundenen Komplikationsmöglichkeiten kontraindiziert.
(3) Zunächst kann ein konservativer Behandlungsversuch (z.B. Schlaf mit erhöhtem Oberkörper) sinnvoll sein.
(4) Eine absolute Operationsindikation besteht beim Vorliegen einer Hiatushernie mit Kardiainsuffizienz.
(5) Als operative Maßnahme eignet sich die transabdominale Fundoplicatio.

(A) nur 1 und 2 sind richtig
(B) nur 2 und 3 sind richtig
(C) nur 1, 3 und 5 sind richtig
(D) nur 2, 4 und 5 sind richtig
(E) 1–5 = alle sind richtig

F02 H00 !

18.17 Welche Aussage zur gastroösophagealen Refluxkrankheit trifft **nicht** zu?

(A) Die Refluxösophagitis ist eine fakultative Folge des pathologischen Refluxes.
(B) Die axiale Hiatushernie ist häufigste Ursache einer sekundären Refluxkrankheit.
(C) Das Ausmaß des sauren gastroösophagealen Refluxes kann durch eine 24-h-pH-Metrie quantifiziert werden.
(D) Pathogenetisch spielt die Inkompetenz des unteren Ösophagussphinkters eine wesentliche Rolle.
(E) Eine Magenentleerungsstörung kann zu sekundärem Reflux führen.

F01 !!

18.18 Welche Aussage zur axialen Hiatushernie trifft zu?

(A) Sie tritt im Centrum tendineum diaphragmatis auf.
(B) Sie verläuft meistens symptomatisch.
(C) Sie muss stets operiert werden.
(D) Sie kann mit Gallensteinen kombiniert sein.
(E) Es handelt sich um eine paraösophageale Hernie.

F02

18.19 Die epigastrische Hernie

(A) entsteht durch eine Einklemmung des Magens im Zwerchfell
(B) entsteht durch eine Bruchpforte in der Linea alba
(C) ist eine innere Hernie im Oberbauch
(D) ist eine Sonderform der Bochdalek-Hernie
(E) bewirkt eine Vorwölbung unterhalb des Nabels

18.15 (D) 18.16 (C) 18.17 (B) 18.18 (D) 18.19 (B)

F92

18.20 Bei einer 63jährigen Patientin, die nach dem Essen häufig ein Druckgefühl im Oberbauch verspürt, das sich beim Vornüberneigen des Oberkörpers verstärkt, zeigt die Röntgenuntersuchung des Magens den in Abbildung Nr. 69 des Bildanhangs gezeigten Befund.

Welche der Diagnosen trifft am ehesten zu?

(A) angeborener Teildefekt des Zwerchfells
(B) Folgezustand einer Zwerchfellruptur
(C) axiale Hiatushernie
(D) paraösophageale Hiatushernie
(E) sog. Upside-down-Magen

H01 **!**

Ordnen Sie den in Liste 1 genannten Symptomen und Befunden die in Liste 2 genannten am ehesten zugrunde liegenden Erkrankungen zu!

Liste 2

18.21 Regurgitation besonders zur Nachtzeit

18.22 saures Aufstoßen, Sodbrennen

Liste 2

(A) Refluxösophagitis
(B) Zenker-Divertikel
(C) retrosternale Struma
(D) Ösophaguskarzinom
(E) zentral sitzendes Bronchialkarzinom

F00 **!!**

18.23 In der Abbildung Nr. 70 des Bildanhangs sehen Sie ein Röntgenbild des Thorax mit den eindeutigen Zeichen für einen/ein

(A) Perikarderguss
(B) Upside-down stomach
(C) basalen Pulmonalinfarkt
(D) Zenker-Divertikel
(E) Herzwandaneurysma

H99

18.24 Die transabdominale Fundoplicatio nach Nissen/Rossetti zur Behandlung der Refluxkrankheit besteht in einer

(A) Rekonstruktion des His-Winkels
(B) Ausschaltung des unteren Ösophagussphinkters
(C) Verkleinerung des Hiatus oesophagei
(D) Fixation der Kardia am Ösophagus
(E) Fixation der Kardia am Zwerchfell

H96

18.25 Welche Aussage über Speiseröhrenkarzinome trifft zu?

(A) Nach Resektionsbehandlung eines im unteren Drittel lokalisierten Tumors leben nach 5 Jahren noch etwa 50% der Patienten.
(B) Es handelt sich überwiegend um Adenokarzinome.
(C) Sie kommen bei Frauen deutlich häufiger vor als bei Männern.
(D) Dysphagische Beschwerden sind ein Leitsymptom.
(E) Adenokarzinome sind bevorzugt im oberen Drittel des Ösophagus lokalisiert.

18.26 Welche Aussage trifft zu?

Eine 68jährige Patientin leidet seit 5 Monaten an Schluckbeschwerden mit Würgereiz nach dem Essen und an retrosternalem Brennen mit Druck- und Kloßgefühl.

Das beigefügte Röntgenbild Nr. 71 im Bildanhang zeigt

(A) eine Achalasie
(B) ein Ösophagus-Divertikel
(C) ein Ösophagus-Karzinom
(D) zwei Polypen
(E) keine pathologischen Veränderungen

18.20 (D) 18.21 (B) 18.22 (A) 18.23 (B) 18.24 (A) 18.25 (D) 18.26 (C)

F97

18.27 Ein 48jähriger Patient klagt über zunehmende dysphagische Beschwerden, Gewichtsabnahme und Heiserkeit. Es besteht klinisch der Verdacht auf ein Ösophaguskarzinom.

Welche der folgenden diagnostischen Maßnahmen sind präoperativ neben Ösophagoskopie und Biopsie indiziert?

(1) Bestimmung des karzinoembryonalen Antigens (CEA)
(2) Endosonographie
(3) Computertomogramm des Thorax

(A) nur 2 ist richtig
(B) nur 1 und 2 sind richtig
(C) nur 1 und 3 sind richtig
(D) nur 2 und 3 sind richtig
(E) 1–3 = alle sind richtig

H99

18.28 Welches der folgenden Symptome paßt **nicht** zum Beschwerdebild eines Patienten mit Ösophagus-Karzinom?

(A) retrosternale Schmerzen
(B) Regurgitation
(C) Dysphagie
(D) verminderte Salivation
(E) Heiserkeit

F93

18.29 Zu den Behandlungsmaßnahmen bei Ösophagusvarizenblutungen gehören:

(1) Schockbekämpfung mit Bluttransfusionen (Frischblut)
(2) Ballontamponade
(3) medikamentöse Senkung des Pfortaderdrucks
(4) endoskopische Sklerosierung

(A) nur 3 ist richtig
(B) nur 4 ist richtig
(C) nur 1 und 2 sind richtig
(D) nur 1 und 3 sind richtig
(E) 1–4 = alle sind richtig

19 Zwerchfell

F99 F85 !!

19.1 Welche der nachfolgenden Aussagen zu den kongenitalen Zwerchfellhernien bei Neugeborenen trifft **nicht** zu?

(A) Bruchpforte ist in der Regel der Hiatus oesophageus.
(B) Sie können mit einer Lungenhypoplasie einhergehen.
(C) Eine wichtige Erstmaßnahme ist das Legen einer Magensonde.
(D) Die Beatmung mit einer Atemmaske ist kontraindiziert.
(E) Die kurative Therapie ist die Operation.

H96

19.2 Bei einem Neugeborenen kommt es innerhalb der ersten Stunden nach der Geburt zu rasch zunehmender Atemnot und Zyanose. Es fällt auf, daß sich bei linker Seitenlage die Symptome bessern, während sie sich bei rechter Seitenlage verschlechtern. Bei Rückenlagerung ist das Abdomen im Vergleich zur Thoraxwölbung deutlich gesunken. Es besteht eine paradoxe Atmung.

Es handelt sich am ehesten um:

(A) Spannungspenumothorax
(B) kongenitale Zwerchfellhernie (Bochdalek-Hernie)
(C) große Lungenzyste
(D) geburtstraumatische Läsion des N. vagus
(E) Perikarderguß

F02 F97

Ordnen Sie den Hernien aus Liste 1 die entsprechende Lokalistation aus Liste 2 zu!

Liste 1

19.3 Morgagni-Hernie

19.4 Bochdalek-Hernie

Liste 2

(A) Centrum tendineum des Zwerchfells
(B) Linea semilunaris
(C) lumbokostaler Zwerchfellabschnitt
(D) parasternaler Zwerchfellabschnitt
(E) Hiatus oesophagei

18.27 (D) 18.28 (D) 18.29 (E) 19.1 (A) 19.2 (B) 19.3 (D) 19.4 (C)

H99 !

19.5 Welche Aussage zur Bochdalek-Hernie trifft **nicht** zu?

(A) Sie kann angeboren oder erworben sein.
(B) Sie kann asymptomatisch bleiben.
(C) Es handelt sich um eine Hernie durch das Trigonum lumbocostale.
(D) Die linke Zwerchfellseite ist häufiger betroffen als die rechte.
(E) Die Bruchlücke wird auch als Larrey-Spalte bezeichnet.

F89

19.6 Bei einem Neugeborenen wird wegen zunehmender Atemnot mit Zyanose ein Röntgenbild (siehe Abbildung Nr. 72 des Bildanhangs) angefertigt.

Es handelt sich um

(A) einen Spannungspneumothorax
(B) einen Mediastinaltumor
(C) eine Ösophagusatresie mit ösophago-bronchialer Fistel
(D) eine Zwerchfellhernie mit Enterothorax
(E) keines der genannten Krankheitsbilder

H01 !!

19.7 Welche der folgenden Hernien gehört **nicht** zu den Zwerchfellhernien?

(A) Hiatushernie
(B) Morgagni-Hernie
(C) Larrey-Hernie
(D) Littré-Hernie
(E) Bochdalek-Hernie

H98 F90

19.8 Unter einer Relaxatio diaphragmatica versteht man

(A) die physiologische Entspannung der Zwerchfellmuskulatur bei der Exspiration
(B) eine bestimmte Form der Zwerchfellhernie (zentrale Hernie)
(C) die Erschlaffung einer Zwerchfellhälfte mit dauerndem extremen Zwerchfellhochstand
(D) eine Vergrößerung des Centrum tendineum zu Lasten der muskulären Zwerchfellanteile
(E) eine Verlagerung des Zwerchfells infolge ausgeprägter Hepatomegalie

F01 F00 F93 F89 !!

19.9 Welche Aussage zu Zwerchfellrupturen trifft zu?

(A) Der locus minoris resistentiae liegt im Hiatus oesophageus.
(B) Die rechte Seite ist zumeist betroffen.
(C) Sie führen zu keinem Zwerchfellhochstand.
(D) Die prolabierten Baucheingeweide sind von einem Bruchsack umgeben.
(E) Sie entstehen u. a. durch stumpfe Bauchtraumata.

F98

19.10 Welche Aussage zu einer Zwerchfellruptur trifft am ehesten zu?

Sie

(A) führt zu einem Mediastinalemphysem
(B) führt zu einem Invaginationsileus
(C) geht zumeist mit einer schweren respiratorischen Insuffizienz einher
(D) wird oft übersehen
(E) tritt rechts häufiger auf als links

F95 H92 H91

19.11 Welche Aussage zur traumatischen Zwerchfellruptur trifft **nicht** zu?

(A) Die frische Ruptur wird zumeist transthorakal versorgt.
(B) Der entstandene Defekt kann durch Naht verschlossen werden.
(C) Bei einem akuten Polytrauma kann sie übersehen werden.
(D) Eine Verlagerung der Milz in den Thoraxraum ist möglich.
(E) Die linke Zwerchfellhälfte ist häufiger betroffen als die rechte.

H94 F94

19.12 Ein 29jähriger Patient wird nach einem PKW-Unfall primär versorgt.

Aufgrund der Thoraxübersichtsaufnahme (siehe Abbildung Nr. 73 des Bildanhangs) kommt von den genannten Diagnosen am ehesten in Betracht:

(A) Hämatopneumothorax
(B) Spannungspneumothorax
(C) Aspiration von Blut
(D) Zwerchfellruptur
(E) Phrenikusparese

19.5 (E) 19.6 (D) 19.7 (D) 19.8 (C) 19.9 (E) 19.10 (D) 19.11 (A) 19.12 (D)

F02

19.13 Bei einer Routineuntersuchung findet sich bei einem 45jährigen Patienten der in Abbildung Nr. 74 des Bildanhangs dargestellte Röntgenbefund der Lunge. Auf Befragen gibt der Patient an, vor 6 Monaten einen Verkehrsunfall gehabt zu haben.

Es handelt sich am ehesten um

(A) eine Zwerchfellruptur
(B) angeborene zystische Lungenveränderungen
(C) einen gekammerten Pleuraerguss
(D) eine abgelaufene (alte) Pleuritis
(E) einen traumatischen Seropneumothorax

20 Magen und Duodenum

F02 **!**

20.1 Die Magensaftsekretion wird gehemmt durch:

(A) Coffein
(B) Gastrin
(C) Acetylcholin
(D) Sekretin
(E) Histamin

F99 H98

20.2 Welche der angegebenen Zuordnungen von Substanz und deren Beeinflussung der Magenschleimhautfunktion beim Gesunden trifft **nicht** zu?

(A) Koffein – Steigerung der Magensaftsekretion
(B) Alkohol – Hemmung der Magensaftsekretion
(C) Gastrin – Steigerung der Magensaftsekretion
(D) Glucagon – Hemmung der Magensaftsekretion
(E) Histamin – Steigerung der Magensaftsekretion

H00 H88

20.3 Was ist als Ursache einer Magenausgangsstenose beim Neugeborenen am wahrscheinlichsten?

(A) Ulcus pylori
(B) Achalasie
(C) Hypertrophie der Pylorusmuskulatur
(D) akute Gastritis mit foveolärer Hyperplasie
(E) Leiomyom

F99 **!**

20.4 Bei einem 7 Monate alten Säugling tritt eine Duodenalstenose mit galligem Erbrechen auf.

Ursächlich handelt es sich am ehesten um:

(A) Invagination
(B) Duodenaldivertikel
(C) Pancreas anulare
(D) große Pankreaspseudozyste
(E) Meckel-Divertikel

F02 F96

20.5 Die Röntgenübersichtsaufnahme bei einem Neugeborenen (siehe Abbildung Nr. 75 des Bildanhangs), das nach Nahrungsaufnahme im Strahl erbricht, ist typisch für

(A) einen Dickdarmileus
(B) eine Magenperforation
(C) eine Duodenalatresie
(D) eine hypertrophe Pylorusstenose
(E) einen Mekoniumileus

F97 F90

20.6 Welche der nachfolgenden Aussagen über Duodenaldivertikel trifft **nicht** zu?

(A) Bei der Mehrzahl der Divertikelträger finden sich keine Beschwerden mit Krankheitswert.
(B) Duodenaldivertikel können multipel auftreten.
(C) Es handelt sich in der Regel um Traktionsdivertikel als Folge einer chronischen Pankreatitis.
(D) Galleabflußstörungen sind möglich.
(E) Beim Auftreten von Komplikationen kann eine operative Therapie angezeigt sein.

19.13 (A) 20.1 (D) 20.2 (B) 20.3 (C) 20.4 (C) 20.5 (C) 20.6 (C)

H93 F89

20.7 Ein 6jähriger Junge hat ein 5-Pfennigstück verschluckt. Er ist bei der Ankunft in der Notfallambulanz beschwerdefrei. Die Röntgenaufnahme des Abdomens im Stehen zeigt die Münze im linken Oberbauch.

Die sinnvollste Maßnahme ist:

(A) medikamentös Auslösung von Erbrechen
(B) Gabe eines kräftigen Abführmittels
(C) zunächst Abwarten und Kontrolle, ob eine Pyloruspassage erfolgt
(D) sofortige endoskopische Entfernung der Münze in Narkose
(E) Gastrotomie zur Entfernung der Münze

H97

20.8 Welche Aussagen über das Ulcus ventriculi treffen zu?

(1) Ein Karzinom kann durch eine Probeexzision aus dem Ulkusrand sicher ausgeschlossen werden.
(2) Bei der Kontrastmitteluntersuchung des Magens findet man eine Nische und strahlenförmig zulaufende Schleimhautfalten.
(3) Die proximale selektive Vagotomie ist das Operationsverfahren der Wahl.

(A) nur 1 ist richtig
(B) nur 2 ist richtig
(C) nur 1 und 2 sind richtig
(D) nur 1 und 3 sind richtig
(E) 1 – 3 = alle sind richtig

H99 **!**

20.9 Die Ulcera ventriculi werden entsprechend der Lokalisation in drei Typen (nach Johnson) unterteilt.

Zum Typ III (nach Johnson) zählt das

(A) präpylorische Ulkus
(B) oralwärts der Incisura angularis gelegene Ulkus
(C) Zusammentreffen von Magen- und Duodenalulkus
(D) Ulkus an der Kardia
(E) Ulkus an der großen Kurvatur

F99 F95 **!!**

20.10 Ein 40jähriger Patient wird wegen eines rezidivierenden Ulcus ventriculi mit Sitz an der kleinen Kurvatur oberhalb der Incisura angularis seit 3 Monaten konservativ behandelt, wobei der Erreger Helicobacter eradiziert wurde. Die Gastroskopie ergibt unverändert ein kallöses Ulkus. Die entnommenen Biopsien zeigen keinen Anhalt für Malignität.

Welche der genannten Maßnahmen ist am ehesten indiziert?

(A) Modifizierung der konservativen Therapie und endoskopische Kontrolle in 6 Wochen
(B) lokale Exzision des Ulkus mit Übernähung
(C) Magenteilresektion
(D) selektive proximale Vagotomie
(E) trunkuläre Vagotomie und Pyloroplastik

H01 H98 F95 H90 **!!**

Ordnen Sie den in Liste 1 genannten Erkrankungen die am ehesten indizierte operative Maßnahme (Liste 2) zu!

Liste 1

20.11 Ulcus ventriculi

20.12 Ulcus duodeni

Liste 2

(A) totale Gastrektomie
(B) Magenresektion
(C) selektive proximale Vagotomie (SPV)
(D) selektive gastrale Vagotomie (SGV)
(E) trunkuläre Vagotomie (TV)

H93

20.13 Welche Aussage trifft **nicht** zu?

Das Ulkus Dieulafoy

(A) liegt im proximalen Magen
(B) wird durch eine starke Blutung symptomatisch
(C) entsteht auf dem Boden eines abnorm submukös verlaufenden Gefäßes
(D) heilt nach Gabe von H_2-Antagonisten zumeist aus
(E) ist eine Exulceratio simplex

20.7 (C) 20.8 (B) 20.9 (A) 20.10 (C) 20.11 (B) 20.12 (C) 20.13 (D)

H01 F96

20.14 Welche der folgenden Aussagen über den Morbus Ménétrier trifft **am wenigsten** zu?

(A) Die Erkrankung geht mit Riesenfaltenbildung der Mukosa einher.
(B) Ein Eiweißverlust durch Exsudation ist charakteristisch.
(C) Eine Hyperazidität ist in der Regel vorhanden.
(D) Der Nachweis gelingt endoskopisch-bioptisch.
(E) Es besteht ein erhöhtes Krebsrisiko.

H90 !

20.15 Eine 33jährige Frau klagt seit 24 Stunden über starke, vorwiegend rechtsseitige Oberbauchschmerzen. Bei der Aufnahme Druckschmerz und Abwehrspannung im gesamten Abdomen. Rechts etwas mehr als links, Leukozyten $17\,000 \cdot 10^6$/l. Abbildung Nr. 76 des Bildanhangs zeigt die Lungenübersichtsaufnahme.

Es handelt sich am ehesten um:

(A) subphrenischen Abszeß
(B) perforiertes Gallenblasenempyem
(C) akute Cholezystitis mit Begleitpankreatitis
(D) penetrierendes Ulcus duodeni
(E) perforiertes Ulcus duodeni

H96

20.16 Ein 52jähriger Mann mit rezidivierenden Ulcera ventriculi wurde im Ausland wegen einer schweren Magenblutung operiert. Ein Röntgenbild der Magen-Darm-Passage ist beigefügt (siehe Abbildung Nr. 77 des Bildanhangs).

Welche Operationsmethode wurde bei dem Patienten angewandt?

(A) proximale selektive Vagotomie mit Pyloroplastik
(B) Magenteilresektion nach Billroth I
(C) Magenteilresektion nach Billroth II
(D) Kardia-Resektion
(E) Gastrektomie mit Jejunum-Interponat zwischen Ösophagus und Duodenum

F95

20.17 Welche Aussagen zur Magenausgangsstenose treffen zu?

(1) Sie entsteht zumeist durch karzinomatöse Umwandlung eines chronischen Ulcus duodeni.
(2) Sie führt zu Exsikkose und Alkalose.
(3) Galliges Erbrechen ist ein Leitsymptom.
(4) Die operative Behandlung ist indiziert.

(A) nur 1 und 3 sind richtig
(B) nur 2 und 3 sind richtig
(C) nur 2 und 4 sind richtig
(D) nur 3 und 4 sind richtig
(E) nur 1, 2 und 4 sind richtig

F99 !

20.18 Ein Patient zeigt das klinische Bild einer funktionellen Magenausgangsstenose. Das CT ist in Abbildung Nr. 78 des Bildanhangs dargestellt.

Welche Diagnose ist am wahrscheinlichsten?

(A) Magenkarzinom
(B) Pankreaspseudozyste
(C) Duodenaldivertikel
(D) paraaortale Lymphome
(E) Caroli-Syndrom

H99 H96 F90 H88 !

20.19 Welche der nachfolgenden Aussagen über Krankheiten des operierten Magens treffen zu?

(1) Beim Früh-Dumping klagen die Patienten 10–30 Minuten nach der Mahlzeit über Schwitzen und Übelkeit. Gelegentlich werden postprandiale Kollapszustände beobachtet.
(2) Das Spät-Dumping ist gekennzeichnet durch Erbrechen und Diarrhoe 3–4 Stunden nach voluminösen Mahlzeiten.
(3) Typisch für die postoperative alkalische Refluxösophagitis sind postprandiale Übelkeit, Innappetenz sowie gehäuftes galliges Erbrechen.

(A) nur 3 ist richtig
(B) nur 1 und 2 sind richtig
(C) nur 1 und 3 sind richtig
(D) nur 2 und 3 sind richtig
(E) 1–3 = alle sind richtig

20.14 (C) 20.15 (E) 20.16 (B) 20.17 (C) 20.18 (B) 20.19 (C)

H92 H86

20.20 Ein 56jähriger Patient klagt in Verbindung mit der Nahrungsaufnahme über Völlegefühl und über Oberbauchschmerzen, die sich oftmals erst nach galligem Erbrechen bessern.

Welche Diagnose trifft zu?

(A) Ulcus pepticum jejuni
(B) Früh-Dumping-Syndrom
(C) Spät-Dumping-Syndrom
(D) Syndrom der zuführenden Schlinge (Afferentloop-Syndrom)
(E) Zollinger-Ellison-Syndrom

H99 F98 !!

20.21 Nach einer Magenresektion vom Typ Billroth II treten kurz nach der Nahrungsaufnahme folgende Symptome auf: Druck- und Völlegefühl im rechten Oberbauch, vegetative Symptome, schwallartiges, galliges Erbrechen und Diarrhöen.

Welche Diagnose ist zutreffend?

(A) Dumping-Frühsymptom
(B) Syndrom der zuführenden Schlinge
(C) Syndrom der abführenden Schlinge
(D) Streßulkus im Restmagen
(E) Dumping-Spätsyndrom

H91

20.22 Eine 64jährige Patientin klagt 9 Monate nach 2/3-Resektion des Magens wegen Ulcus ventriculi über Oberbauchschmerzen, Erbrechen und Gewichtsverlust. Es wird eine Röntgenuntersuchung des Magens durchgeführt (siehe Abbildung Nr. 79 des Bildanhangs).

Welche Diagnose stellen Sie?

(A) Magenstumpfkarzinom
(B) Magenulkusrezidiv
(C) Ulcus pepticum jejuni
(D) Dumping-Syndrom
(E) Efferent loop-Syndrom

F94

20.23 Eine hypochrome Anämie, die bei sonstiger Beschwerdefreiheit innerhalb weniger Jahre nach einer 2/3-Resektion des Magens (Billroth II) auftritt, wird am ehesten verursacht durch

(A) eine Veränderung der bakteriellen Darmflora
(B) eine verminderte Eisenresorption
(C) ein Fehlen des Intrinsic-Faktors
(D) eine Überdehnung der zuführenden Schlinge
(E) ein peptisches Rezidivulkus

F97

20.24 Leitsymptom bei gutartigen Tumoren des Magens (Beispiel: Neurinom) ist vor allem:

(A) postprandialer Schmerz
(B) Blutung
(C) extreme Hyperazidität
(D) Gewichtsverlust
(E) Leistungsknick

H96

20.25 Welche Aussage über das Magenfrühkarzinom trifft zu?

(A) Eine lymphogene Metastasierung wird nicht beobachtet.
(B) Es infiltriert die Mukosa und/oder Submukosa des Magens.
(C) Es tritt vor allem bei jüngeren Menschen auf.
(D) Es entsteht fast ausschließlich aus kallösen Magenulzera.
(E) Eine partielle Exzision der Magenwand mit Entfernung der Läsion ist die Therapie der Wahl.

F98 !

20.26 Welche Aussage zu Magenkarzinomen trifft zu?

(A) Es sind überwiegend Adenokarzinome.
(B) Endoskopisch werden sie nach Laurén klassifiziert.
(C) Häufigste Lokalisation ist die Kardia.
(D) Die 5-Jahres-Überlebensrate im fortgeschrittenen Stadium (T3, T4) liegt bei 50%.
(E) Frauen sind häufiger betroffen als Männer.

20.20 (D) 20.21 (B) 20.22 (C) 20.23 (B) 20.24 (B) 20.25 (B) 20.26 (A)

F89

20.27 Beurteilen Sie bitte die beigefügte Doppelkontrastaufnahme des Magens (siehe Abbildung Nr. 80 des Bildanhangs).

Die wahrscheinlichste Diagnose ist:

(A) Ulkuserkrankung
(B) Polyp
(C) Karzinom des Magens
(D) Neurinom des Magens
(E) M. Ménétrier

F00 H94

20.28 Während der operativen Behandlung eines Magenkarzinoms werden an den Dünndarmschlingen die in Abbildung Nr. 81 des Bildanhangs gezeigten Veränderungen gefunden.

Es handelt sich am ehesten um:

(A) verkalkte Lymphknoten nach intestinaler Tbc
(B) Residuen einer durchgemachten Peritonitis
(C) kalkspritzerartige Fettgewebsnekrosen bei Begleitpankreatitis
(D) Metastasierung
(E) Leiomyom des Dünndarms

F01 H97

20.29 Bei der vorliegenden Skizze handelt es sich um einen Zustand nach welcher Operation?

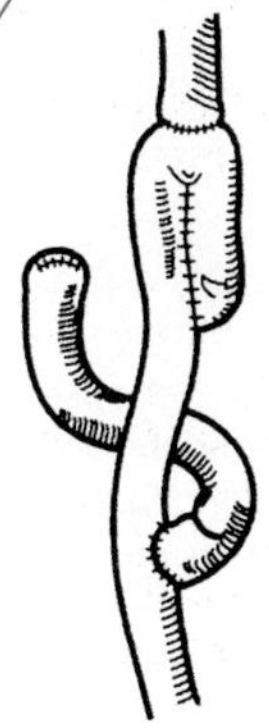

(A) BI-Resektion
(B) BII-Resektion
(C) BII-Resektion mit Fußpunktanastomose
(D) Gastrektomie mit Rekonstruktion nach Roux-Y und Pouch
(E) Jejunuminterponat

H87 F86 **!**

20.30 Häufigste Ursache(n) oberer Gastrointestinalblutungen ist (sind):

(A) Ösophagusvarizen
(B) Gastroduodenalulzera
(C) Magentumoren
(D) hämorrhagische Gastritis
(E) Duodenaldivertikel

F98

20.31 Ein junger Patient kommt mit einer akuten oberen gastrointestinalen Blutung in die Klinik. Die Notfallendoskopie zeigt eine spritzende Blutung an der Vorderwand des Bulbus duodeni.

Um welchen Blutungstyp nach der Klassifikation von **Forrest** handelt es sich?

(A) 1 a
(B) 1 b
(C) 2 a
(D) 2 b
(E) 3

21 Dünndarm

H95

Ordnen Sie den in Liste 1 genannten Fehlbildungen und Erkrankungen des Säuglingsalters die zugehörigen Behandlungsmethoden (Liste 2) zu!

Liste 1

21.1 Ileumatresie

21.2 hypertrophe Pylorusstenose

Liste 2

(A) Pyloromyotomie (Operation nach Weber-Ramstedt)
(B) Pyloroplastik
(C) Darmresektion mit End-zu-End-Anastomose
(D) Seit-zu-Seit-Duodenojejunostomie
(E) Gastroduodenostomie

20.27 (C) 20.28 (D) 20.29 (D) 20.30 (B) 20.31 (A) 21.1 (C) 21.2 (A)

F02 | H97 | F96

21.3 Welche der folgenden Aussagen über das Meckel-Divertikel trifft **nicht** zu?

(A) Es ist bis zu 100 cm proximal der Ileozökalklappe im Ileum lokalisiert.
(B) Die Inzidenz beträgt ca. 2% in der Bevölkerung.
(C) Es handelt sich um einen Rest des Ductus omphaloentericus.
(D) Es kann zu einer Invagination kommen.
(E) Häufig ist es mit einer Dickdarmdivertikulose verbunden.

F96 | F90

21.4 Welche der folgenden Symptome oder Erkrankungen sind typische Komplikationen, die durch ein Meckel-Divertikel im Kindesalter verursacht sein können?

(1) schmerzlose massive rektale Blutung
(2) Ileus
(3) Invagination
(4) Malabsorption
(5) Perforation

(A) nur 5 ist richtig
(B) nur 2 und 3 sind richtig
(C) nur 1, 2 und 4 sind richtig
(D) nur 1, 2, 3 und 5 sind richtig
(E) 1 – 5 = alle sind richtig

H00 **!!**

21.5 Welche Aussage zum M. Crohn trifft **nicht** zu?

(A) Die Entzündung betrifft nur die Schleimhaut.
(B) Die akute Manifestation kann klinisch wie eine Appendizitis in Erscheinung treten.
(C) Zum klinischen Bild gehören Diarrhöen.
(D) Die Ätiologie ist ungeklärt.
(E) Es besteht ein erhöhtes Karzinomrisiko.

H97 **!!**

21.6 Welche Aussage trifft **nicht** zu?

Typische Befunde beim Morbus Crohn sind:

(A) Analfisteln
(B) Stenosen
(C) Malabsorption
(D) isolierter Rektumbefall
(E) intestino-vaginale Fisteln

H99 **!!**

21.7 Bei einer Enteritis regionalis (M. Crohn) ist als Komplikation **am wenigsten** zu rechnen mit:

(A) enterokutanen Fisteln
(B) lebensbedrohlichen intestinalen Blutungen
(C) enterovesikalen Fisteln
(D) enterokolischen Fisteln
(E) retroperitonealen Abszessen

H97 **!!**

21.8 Ein junger Patient mit bekanntem Morbus Crohn wird wegen rezidivierenden Erbrechens in die Klinik eingewiesen.

Mit welcher der folgenden Störungen ist **nicht** zu rechnen?

(A) Dehydratation
(B) Hyperproteinämie
(C) Hypochlorämie
(D) metabolische Alkalose
(E) Oligurie

F98 **!!**

21.9 Welche der angegebenen Erkrankungen neigt zu häufiger Fistelbildung?

(A) chronische Appendizitis
(B) Megacolon congenitum
(C) Colitis ulcerosa
(D) Morbus Crohn
(E) Polyposis coli

H01 **!!**

21.10 Ein 30jähriger Patient hatte in den letzten Monaten bereits mehrfach Schmerzen im rechten Unterbauch begleitet von Diarrhö und berichtet, schon zweimal wegen Analfisteln behandelt worden zu sein. Jetzt besteht ein ileusartiger Zustand mit Druckschmerz im rechten Unterbauch und ein tastbarer Konglomerattumor in diesem Bereich. Im CT des Abdomens zeigt sich ein Paket deutlich wandverdickter Darmschlingen im rechten Unter- und Mittelbauch.

Welche der folgenden Diagnosen ist am wahrscheinlichsten?

(A) Gastroenteritis
(B) akute Appendizitis
(C) M. Crohn
(D) maligner Dünndarmtumor
(E) Colitis ulcerosa

21.3 (E) 21.4 (D) 21.5 (A) 21.6 (D) 21.7 (B) 21.8 (B) 21.9 (D) 21.10 (C)

H94

21.11 Eine 29jährige Patientin klagt über krampfartige Schmerzen im Abdomen. Palpatorisch ist eine Resistenz im rechten Unterbauch mit lokalem Peritonismus festzustellen. Es besteht eine Eisenmangelanämie. Auf Befragen gibt die Patientin an, sie habe in der letzten Zeit erheblich an Gewicht verloren.

Welche Diagnose ist unter Berücksichtigung des beigefügten Röntgenbildes (siehe Abbildung Nr. 82 des Bildanhangs) am ehesten wahrscheinlich?

(A) stielgedrehte Geschwulst des rechten Ovars
(B) chronische Appendizitis
(C) Ileitis terminalis (Morbus Crohn)
(D) entzündliches Meckel-Divertikel
(E) Karzinom des Dickdarms

H93

21.12 Operationsindikationen bei Enterocolitis granulomatosa (Morbus Crohn) sind:

(1) Ileus
(2) ausgeprägtes Pflastersteinrelief der Schleimhaut
(3) Schleimhautaphthen und -fissuren
(4) innere und/oder äußere Fistelbildung
(5) ausgeprägte Durchfallneigung

(A) nur 1 und 2 sind richtig
(B) nur 1 und 4 sind richtig
(C) nur 1, 2 und 3 sind richtig
(D) nur 2, 3 und 5 sind richtig
(E) nur 3, 4 und 5 sind richtig

F95

21.13 Eine 25jährige Patientin wird wegen eines mechanischen Dünndarmileus laparotomiert. Intraoperativ findet sich der abgebildete Befund (siehe Abbildung Nr. 83 des Bildanhangs).

Welche der genannten Diagnosen trifft am wahrscheinlichsten zu?

(A) akute Appendizitis
(B) Dünndarm-Karzinoid
(C) Dickdarm-Karzinom
(D) Morbus Crohn
(E) Bridenileus

H97

21.14 Bei einem 21jährigen Patienten, der unter dem Verdacht „akute Appendizitis" eingewiesen und operiert wurde, fand sich ein Konglomerat-Tumor im rechten Unterbauch, der eine Ileozäkalresektion erforderlich machte. Eine Abbildung des Operationspräparates ist beigefügt (siehe Abbildung Nr. 84 des Bildanhangs).

Die wahrscheinlichste Diagnose ist:

(A) Morbus Crohn
(B) Colitis ulcerosa
(C) perityphlitischer Abszeß
(D) Ileozäkaltuberkulose
(E) infiltrierend wachsendes Zäkumkarzinom

F00 **!!**

21.15 Ein älterer Mann leidet seit einiger Zeit an Herzrhythmusstörungen. Nach dem Mittagessen verspürt er plötzlich starke Bauchschmerzen. Vom ärztlichen Notdienst wird er unter der Verdachtsdiagnose „akuter Mesenterialarterienverschluss" sofort in die Klinik eingewiesen.

Welches Zeichen ist für das Initialstadium dieses Krankheitsbildes **nicht** typisch?

(A) diffuse Peritonitis
(B) blutiger Stuhl
(C) weicher Bauch
(D) Erbrechen
(E) Schmerzen

H98 H95 H90 **!**

21.16 Welche der genannten Symptome bzw. Befunde sind typisch für das Initialstadium eines akuten Mesenterialarterienverschlusses?

(1) bretthart gespanntes Abdomen
(2) paralytischer Ileus
(3) Obstipation
(4) kaffeesatzartiges Erbrechen

(A) Keine der Aussagen 1–4 ist richtig.
(B) nur 1 und 3 sind richtig
(C) nur 2 und 4 sind richtig
(D) nur 1, 3 und 4 sind richtig
(E) nur 2, 3 und 4 sind richtig

21.11 (C) 21.12 (B) 21.13 (D) 21.14 (A) 21.15 (A) 21.16 (A)

H97 !

Folgende Angaben beziehen sich auf die Aufgaben Nr. 21.17 und Nr. 21.18.
Ein 70jähriger Patient mit einer Arrhythmia absoluta wird wegen plötzlich aufgetretener kolikartiger Schmerzen im gesamten Abdomen in die Klinik eingewiesen.
Untersuchungsbefund: Schlechter Allgemeinzustand, Blutdruck 140/70 mmHg, Puls 110/min, Temperatur rektal 37,5 °C, Peristaltik vorhanden. Es besteht kein Meteorismus.

21.17 Von den genannten Diagnosen ist am wahrscheinlichsten:

(A) Harnleiterkolik
(B) Mesenterialarterienverschluß
(C) mechanischer Dickdarmileus
(D) Cholezystitis
(E) Ulkusperforation

21.18 Als weiteres diagnostisches Vorgehen ist bei dem geschilderten Krankheitsbild am ehesten angezeigt?

(1) Abdomenübersichtsaufnahme
(2) i.v. Urographie
(3) Angiographie der Arteria mesenterica superior
(4) Koloskopie

(A) Keine der Aussagen 1–4 trifft zu.
(B) nur 4 ist richtig
(C) nur 1 und 2 sind richtig
(D) nur 1 und 3 sind richtig
(E) 1–4 = alle sind richtig

H92

21.19 Der 78jährige Patient erkrankte akut an Leibschmerzen mit Stuhlverhaltung. Bei der Laparotomie findet sich eine braunrote Verfärbung nahezu des gesamten Dünndarms. Er riecht putride. Abbildung Nr. 85 des Bildanhangs zeigt das Dünndarmresektat.

Es handelt sich am ehesten um

(A) akuten Verschluß der Arteria mesenterica inferior
(B) akuten Verschluß der Arteria mesenterica superior
(C) akuten Verschluß der Arteria coeliaca
(D) chronisch-arteriosklerotischen Verschluß der Arteria mesenterica superior
(E) chronisch-arteriosklerotischen Verschluß der Arteria mesenterica inferior

F01 !

21.20 Bei einer 59jährigen Patientin besteht klinisch der Verdacht auf einen frischen Mesenterialarterienverschluss. Bei der sofort durchgeführten Angiographie finden sich Hinweise auf einen kompletten Verschluss der A. mesenterica superior.

Welche der genannten Maßnahmen ist am ehesten indiziert?

(A) zunächst Nierensequenzszintigraphie mit seitengetrennter Iod-Hippuran-Clearance
(B) strenge Beobachtung und bei Schocksymptomatik Laparotomie
(C) Streptokinase-Therapie
(D) unverzügliche Laparotomie
(E) Anlegen eines Subklavia-Katheters und Infusion von Papaverin

F89 H86

21.21 Welche der folgenden Veränderungen ist am ehesten typisch für eine chronische Viszeralarterieninsuffizienz (Angina intestinalis) im Stadium II?

(A) starke Neigung zu Übelkeit und Erbrechen
(B) intermittierende postprandiale Leibschmerzen
(C) Durchwanderungsperitonitis
(D) Überempfindlichkeit der Bauchdecken
(E) paralytischer Ileus

H96

21.22 Welche der folgenden Aussagen zu Dünndarmtumoren trifft **nicht** zu?

(A) Die Mehrzahl der Tumoren ist benigne.
(B) Dünndarmkarzinome haben mit einer 5-Jahres-Heilungsquote von 65% eine gute Prognose.
(C) Multiple Polypen kommen beim Peutz-Jeghers-Syndrom vor.
(D) Symptome sind chronische Obstipation, kolikartige Leibschmerzen, Ileus und gastrointestinale Blutung.
(E) Das Karzinoid metastasiert in die Leber.

21.17 (B) 21.18 (D) 21.19 (B) 21.20 (D) 21.21 (B) 21.22 (B)

F99 H98

21.23 Welche Aussage zum Peutz-Jeghers-Syndrom trifft **nicht** zu?

(A) Es handelt sich um Dünndarmpolypen (Hamartome).
(B) Die Erkrankung wird autosomal-dominant vererbt.
(C) Typisch sind Melaninflecken an den Lippen.
(D) Es ist eine obligate Präkanzerose.
(E) Komplikationen sind Blutung und Invagination.

H96

21.24 Ein Kurzdarmsyndrom (Short-Bowel-Syndrom) entwickelt sich nach:

(A) Ileozökalresektion
(B) subtotaler Kolektomie
(C) Billroth-II-Magenresektion
(D) Gastrektomie
(E) ausgedehnten Dünndarmresektionen

22 Kolon

F99 F96 F85 **!**

22.1 Welche Aussage zum kongenitalen Megakolon (Morbus Hirschsprung) trifft **nicht** zu?

(A) Es erkranken überwiegend Knaben.
(B) Bei dieser Erkrankung wirkt ein aganglionäres Darmsegment als Passagehindernis.
(C) Bevorzugte Lokalisation des aganglionären Darmsegments ist das Colon transversum.
(D) Biochemisch ist im Bereich des aganglionären Darmsegments die Aktivität der Acetylcholinesterase erhöht.
(E) Bei der operativen Therapie wird das aganglionäre Darmsegment reseziert.

H96

Ordnen Sie den verschiedenen Formen des Megakolons (Liste 1) die zugehörige Ursache (Liste 2) zu!

Liste 1

22.2 Megacolon congenitum

22.3 sekundäres (erworbenes) Megakolon

22.4 toxisches Megakolon

Liste 2

(A) laktovegetabile Kost
(B) Aganglionose
(C) Chagas-Krankheit
(D) Mukoviszidose
(E) Colitis ulcerosa

H95 **!**

22.5 Bei einem 5jährigen Jungen mit chronischer Obstipation wurde ein Kontrasteinlauf veranlaßt (siehe Abbildung Nr. 86 des Bildanhangs).

Welche Verdachtsdiagnose trifft am ehesten zu?

(A) präsakrales Teratom mit Kompression des Rektums
(B) idiopathisches Megakolon
(C) Megacolon congenitum
(D) Dolichokolon
(E) symptomatisches Megakolon

F99

22.6 Welche diagnostische Maßnahme sollte bei Verdacht auf eine Kolonperforation am ehesten durchgeführt werden?

(A) Barium-Kontrasteinlauf
(B) selektive Angiographie der A. mesenterica superior
(C) Koloskopie
(D) Doppelkontrasteinlauf mit Luftinsufflation
(E) Kolondarstellung mit einem wasserlöslichen Kontrastmittel

21.23 (D) 21.24 (E) 22.1 (C) 22.2 (B) 22.3 (C) 22.4 (E) 22.5 (C) 22.6 (E)

H98 **!!**

22.7 Ein Patient klagt über akute Schmerzen im Epigastrium, Übelkeit und Erbrechen. Der Schmerz wandere nach rechts unten.

Wie lautet die wahrscheinlichste Diagnose?

(A) akute Pankreatitis
(B) Mesenterialinfarkt
(C) hoher Dünndarmileus
(D) tiefer Dünndarmileus
(E) Appendicitis acuta

H01 **!!**

22.8 Welches der folgenden Symptome kann ein typisches Frühsymptom der akuten Appendizitis sein und tritt vor den übrigen genannten auf?

(A) Schmerzen im rechten Unterbauch
(B) Schmerzen im Epigastrium
(C) Fieber
(D) Obstipation
(E) Erbrechen

F90

Ordnen Sie den in Liste 1 angegebenen Druckpunkten bei Appendizitis die zugehörige Richtigaussage (Liste 2) zu!

Liste 1

22.9 McBurney-Punkt

22.10 Lanz-Punkt

Liste 2

(A) zwischen äußerem und mittlerem Drittel rechts auf der Linie zwischen beiden Spinae iliacae anteriores superiores gelegener Punkt
(B) in der Mitte des äußeren Drittels auf der Linie zwischen Nabel und rechter Spina iliaca anterior superior gelegener Punkt
(C) Punkt, an welchem der Dickdarm am besten retrograd ausgestrichen werden kann
(D) kontralateral zur Appendix gelegener Punkt
(E) in der Mitte zwischen Nabel und rechter Spina iliaca anterior superior gelegener Punkt

H92

22.11 Welche Aussage über die akute Appendizitis und ihre Komplikation trifft **nicht** zu?

(A) Für die Operationsindikation ist in der Regel die Bestimmung der Leukozytenzahl im peripheren Blut entscheidend.
(B) Bei Säuglingen wird die Appendizitis selten beobachtet.
(C) Die Appendizitis in der Schwangerschaft verläuft oft atypisch.
(D) Beim nicht progredienten perityphlitischen Infiltrat kann zunächst ein konservatives Vorgehen indiziert sein.
(E) Beim perityphlitischen Abszeß ist in der Regel eine Abszeßdrainage indiziert.

H94

22.12 Bei einem 35jährigen Patienten kommt es 3 Monate nach Appendektomie zu einem Narbenabszeß, der inzidiert wird. Die Fistel eitert weiterhin über 6 Wochen. Anamnestisch sind Durchfälle bekannt.

Welche Maßnahme ist jetzt angezeigt?

(A) orale Gabe von Antibiotika
(B) tägliche Spülung mit antiseptischen Lösungen
(C) Ätzung des Fistelkanals mit Silbernitrat
(D) Röntgendarstellung des Fistelkanals mit wasserlöslichem Kontrastmittel
(E) Bestimmung der 5-Hydroxy-Indolessigsäure im Urin

H93 **!**

22.13 Kurative Operationsverfahren bei chronischer, therapierefraktärer Colitis ulcerosa sind:

(1) sparsame Segmentresektion (minimal surgery)
(2) Strikturoplastik
(3) Ileoaszendostomie
(4) Proktokolektomie und ileoanale Anastomose mit Pouch (IPAA)
(5) Proktokolektomie und endständiges Ileostoma

(A) nur 1 und 3 sind richtig
(B) nur 1 und 5 sind richtig
(C) nur 2 und 3 sind richtig
(D) nur 2 und 4 sind richtig
(E) nur 4 und 5 sind richtig

22.7 (E) 22.8 (B) 22.9 (E) 22.10 (A) 22.11 (A) 22.12 (D) 22.13 (E)

F00 **!**

22.14 Die Ursache eines toxischen Megakolons ist

(A) laktovegetabile Kost
(B) eine Aganglionose
(C) die Chagas-Krankheit
(D) die Mukoviszidose
(E) die Colitis ulcerosa

F02

22.15 Welche Aussage zum toxischen Megakolon trifft **nicht** zu?

(A) Es tritt zumeist bei der Enteritis regionalis Crohn auf.
(B) Es handelt sich um ein lebensbedrohliches Krankheitsbild.
(C) Zu den Komplikationen gehört die Darmperforation.
(D) Es gehen blutig-schleimige Durchfälle voraus.
(E) Führen medikamentöse Maßnahmen nicht zu einer Besserung, kann eine Kolektomie indiziert sein.

F01 **!!**

22.16 Bei einem 40jährigen Patienten mit einer jahrelangen Anamnese von rektalem Schleim- und Blutabgang sowie gelegentlichen Durchfällen wird ein Kontrasteinlauf durchgeführt. Das Röntgenbild zeigt den abgebildeten Befund (siehe Abbildung Nr. 87 des Bildanhangs).

Am ehesten handelt es sich um:

(A) Morbus Crohn des Dünn- und Dickdarmes
(B) Polyposis coli
(C) Colitis ulcerosa
(D) szirrhöses Kolonkarzinom
(E) Morbus Hirschsprung

F02 **!!**

22.17 Ein 45jähriger Patient hat seit 2 Jahren rezidivierende blutig-schleimige Durchfälle bis zu zehnmal am Tag. Es bestehen Abdominalschmerzen mit Tenesmen.

Nach koloskopisch durchgeführten Probeentnahmen an der Dickdarmschleimhaut ist welcher histologische Befund am ehesten zu erwarten?

(A) granulierende transmurale Entzündung der gesamten Darmwand, epitheloidzellige Infiltrate, tiefe fissurartige Ulzerationen
(B) entzündliche Infiltrationen der Mukosa und Submukosa, Kryptenabszesse
(C) Einzelnekrosen von verfetteten, ballonartig aufgetriebenen Darmzellen; typisch sind sogenannte Mallory-Bodies
(D) ödematöse Schleimhaut mit punktförmigen Einblutungen
(E) auffällig vergrößerte Lymphgefäße

F94 **!**

22.18 Die unkomplizierte Divertikulose des Dickdarms

(A) tritt am häufigsten im 3. Lebensjahrzehnt auf
(B) stellt als Präkanzerose eine absolute Operationsindikation dar
(C) bedarf keiner operativen Behandlung
(D) weist auf eine Verminderung der Darmwandganglienzellen hin
(E) führt unbehandelt zur Colitis ulcerosa

H91 **!**

22.19 Die häufigste Ursache der massiven unteren gastrointestinalen Blutung (außer Hämorrhoiden) bei Patienten jenseits des 5. Dezennium ist/sind:

(A) Rektumkarzinom
(B) Dickdarmadenom
(C) familiäre Polyposis
(D) Divertikel des Dickdarms
(E) Morbus Crohn

22.14 (E) 22.15 (A) 22.16 (C) 22.17 (B) 22.18 (C) 22.19 (D)

F93 !

22.20 Welche Aussage zur Kolondivertikulose bzw. zur Kolondivertikulitis trifft **nicht** zu?

(A) Vorzugslokalisationen sind das Sigma und das Colon descendens.
(B) Auch bei der unkomplizierten Kolondivertikulitis sollte frühzeitig operiert werden.
(C) Bei einer Darmperforation ist die Resektion des perforierten Darmabschnitts angezeigt.
(D) Im akuten Stadium der Erkrankung ist eine Endoskopie wegen der mit der Luftinsufflation verbundenen Perforationsgefahr kontraindiziert.
(E) Die Häufigkeit der Entwicklung einer Kolondivertikulose nimmt mit dem Alter zu.

H94 !

22.21 Welche der nachfolgenden Aussagen über die Kolondivertikulitis treffen zu?

(1) Sie tritt im rechten Hemicolon seltener auf als im Sigma.
(2) Die Schmerzen sind im linken Unterbauch lokalisiert.
(3) Zu den Komplikationen gehört u.a. die Ausbildung einer Sigma-Blasen-Fistel.

(A) nur 2 ist richtig
(B) nur 3 ist richtig
(C) nur 1 und 3 sind richtig
(D) nur 2 und 3 sind richtig
(E) 1 – 3 = alle sind richtig

F97 H89

22.22 Welche der genannten Krankheitserscheinungen gehört **nicht** zu den Komplikationen einer Divertikulitis des Colon sigmoideum?

(A) gedeckte Perforation mit nachfolgender Abszeßentwicklung
(B) Kolovesikale Fistelbildung
(C) kotige Peritonitis
(D) Sigmastenose
(E) Sigmakarzinom

H98 F91 !!

22.23 Bei einem 50jährigen Mann, der seit einer Woche Schmerzen im linken Unterbauch hat, wurde eine Röntgenuntersuchung des Kolons (siehe Abbildung Nr. 88 des Bildanhangs) durchgeführt.

Welchen Befund erheben Sie?

(A) Karzinom des Colon ascendens
(B) Morbus Crohn des Kolons
(C) Rektumpolyp, ca. 2 cm im Durchmesser
(D) Perforation im Colon-sigmoideum-Bereich
(E) Morbus Hirschsprung

F96

22.24 Ein 59jähriger Patient klagt seit etwa 4 Wochen über einen Dauerschmerz im linken Unterbauch. Seit 1 Woche besteht Stuhlverstopfung mit krampfartigen Schmerzen bei Defäkationsversuchen. Die Peristaltik ist unauffällig, im linken Unterbauch ist eine 10 cm lange, walzenförmige und schmerzhafte Resistenz tastbar. Die Temperatur beträgt rektal 37,8 °C, axillar 37,5 °C.

Es handelt sich am ehesten um:

(A) Colitis ulcerosa
(B) Typhus abdominalis
(C) Sigmadivertikulitis
(D) Ileus bei stenosierendem Karzinom des Colon descendens
(E) irritables Kolon

F95

22.25 Für die Adenome im Bereich von Rektum und Kolon gilt:

(1) Die Karzinominzidenz variiert mit dem Adenomdurchmesser.
(2) Bei der familiären Polyposis besteht ein geringes Karzinomrisiko (fakultative Präkanzerose).
(3) Breitbasige Polypen mit einem Durchmesser von 4 cm sollten noch lokal endoskopisch entfernt werden.

(A) nur 1 ist richtig
(B) nur 3 ist richtig
(C) nur 1 und 2 sind richtig
(D) nur 2 und 3 sind richtig
(E) 1 – 3 = alle sind richtig

22.20 (B) 22.21 (E) 22.22 (E) 22.23 (D) 22.24 (C) 22.25 (A)

F97

22.26 Eine obligate Präkanzerose für ein Kolonkarzinom ist eine/ein

(A) familiäre Adenomatose (Gardner-Syndrom)
(B) Divertikulitis
(C) Peutz-Jeghers-Syndrom
(D) tubuläres Adenom
(E) juveniles Adenom

F93 **!**

22.27 Welcher ist der häufigste Metastasierungsweg beim Kolonkarzinom?

(A) Vv. lumbales
(B) Ductus thoracicus
(C) Vena cava
(D) intraperitoneale Ausbreitung
(E) V. portae

H97

22.28 Ein 56jähriger Patient leidet an starken Schmerzen im linken Unterbauch. Es bestehen septische Temperaturen, eine Leukozytose und eine Resistenz im linken Unterbauch. Zur Diagnostik erfolgte in Bauchlage ein Einlauf mit einem wasserlöslichen Kontrastmittel (siehe Abbildung Nr. 89 des Bildanhangs).

Welche Diagnose stellen Sie?

(A) Divertikulose des Sigma
(B) stenosierendes Sigmakarzinom
(C) Invagination am Rektosigmoid
(D) Sigmapolyp
(E) Infiltration des Sigmas von außen

H99 **!!**

Folgende Angaben beziehen sich auf die Aufgaben Nr. 22.29 und Nr. 22.30

22.29 Eine 52jährige Patientin klagt seit einigen Wochen über Verstopfung im Wechsel mit Durchfällen. Im Anschluß an eine Weltreise vor einem halben Jahr, die auch in tropische Gebiete führte, sei es zu einer anhaltenden Gewichtsabnahme gekommen. Das Röntgenbild (siehe Abbildung Nr. 90 des Bildanhangs) zeigt einen Ausschnitt der rechten Kolonflexur nach Doppelkontrastdarstellung.

Welche der genannten Diagnosen trifft am ehesten zu?

(A) Divertikulitis
(B) Colitis ulcerosa
(C) Morbus Crohn
(D) stenosierendes Dickdarmkarzinom
(E) Amöbenruhr

22.30 Welche der genannten Maßnahmen ist am ehesten angezeigt?

(A) hochdosierte Gaben von Ampicillin
(B) Gabe einer Kombination von Trimethoprim und Sulfamethoxazol
(C) Gabe von Metronidazol
(D) operative Therapie
(E) Gabe von Salazosulfapyridin

22.26 (A) 22.27 (E) 22.28 (B) 22.29 (D) 22.30 (D)

H99 !

22.31 Eine 78jährige Patientin wurde wegen Übelkeit und diffuser Leibschmerzen stationär aufgenommen. Sie gab an, seit 3 Monaten zunehmend unter Verstopfung zu leiden und 4 Tage lang keinen Stuhlgang gehabt zu haben. Sie habe sich zu Hause noch selbst versorgen können und nehme wegen des Herzens täglich selbst Novodigal® 0,2 mg ein.

Klinischer Befund: starker Meteorismus, Leib weich, keine pathologische Resistenz, bei tiefer Palpation Druckschmerz im rechten und linken Unterbauch. Kreislauf stabil, kein Fieber, Röntgenaufnahme des Abdomens im Stehen: siehe Abbildung Nr. 91 des Bildanhangs.

Es handelt sich am ehesten um:

(A) paralytischen Ileus bei Mesenterialinfarkt
(B) mechanischen Ileus bei stenosierendem Karzinom des Colon descendens
(C) toxisches Megakolon bei Colitis ulcerosa
(D) perforierte Appendizitis
(E) tiefen Dünndarmileus bei Gallensteineinklemmung

F02 F96 !

22.32 Anhand der TNM-Klassifikation lässt sich ein Tumorstadium beschreiben.

Wie ist das Stadium T_4 N_0 M_0 beim kolorektalen Karzinom definiert?

(A) Der Tumor ist im Durchmesser größer als 4 cm.
(B) Der Tumor infiltriert direkt Nachbarorgane.
(C) Die Infiltrationstiefe des Tumors beträgt 4 cm.
(D) Es handelt sich um ein Frühkarzinom, da keine Metastasen nachweisbar sind.
(E) Es handelt sich um einen histologisch schlecht differenzierten Tumor.

F00 !

Ordnen Sie den in Liste 1 genannten Erkrankungen das am ehesten in Betracht zu ziehende Verfahren (Liste 2) zu!

Liste 1

22.33 lokal inoperables Karzinom des Colon ascendens

22.34 gut bewegliches, operables Karzinom des Zäkum

Liste 2

(A) Proktokolektomie
(B) doppelläufige Kolostomie
(C) alleinige Ileotransversostomie
(D) Hemikolektomie rechts
(E) Ileozäkalresektion

F00 !

22.35 Welche der genannten Maßnahmen gehört **nicht** zur postoperativen Nachsorge beim kurativ operierten Kolonkarzinom?

(A) Thorax-Röntgenaufnahme
(B) Sonographie des Abdomens
(C) CEA-Bestimmung
(D) Koloskopie
(E) Skelettszintigramm

F01 H98 H90 F90 !

22.36 Wo sind Karzinoide am häufigsten lokalisiert?

(A) Bronchialbaum
(B) Papilla Vateri
(C) Appendix
(D) Jejunum
(E) Kolon und Rektum

H91

22.37 Welcher der genannten Laborbefunde spricht für das Vorliegen eines Karzinoids?

(A) erhöhte 17-Ketosteroidausscheidung im Urin
(B) erhöhte Gonadotropinausscheidung im Urin
(C) erhöhte Ausscheidung von Vanillin-Mandelsäure im Urin
(D) 5-Hydroxyindolessigsäure im Urin vermehrt
(E) 17-Hydroxycorticosteroide im Urin vermehrt

22.31 (B) 22.32 (B) 22.33 (C) 22.34 (D) 22.35 (E) 22.36 (C) 22.37 (D)

H97

22.38 Welche Aussage zu Karzinoiden trifft **nicht** zu?

(A) Häufigste Lokalisation ist die Appendix.
(B) Sie wachsen in der Regel langsam.
(C) Sie metastasieren u.a. in die Leber.
(D) Typisches Symptom ist ein anfallsweise auftretender Flush.
(E) Zytostatika sind bei Metastasierung unwirksam.

H01 H91 H90 !

22.39 Welche Aussagen zur familiären Adenomatose des Kolons treffen zu?

(1) Bei Verdacht auf diese Erkrankung ist eine Koloskopie angezeigt.
(2) Die Erkrankung ist autosomal dominant vererblich.
(3) Die Erkrankung stellt eine Präkanzerose dar.
(4) Die Therapie besteht in einer Proktokolektomie.

(A) nur 1 und 2 sind richtig
(B) nur 1 und 3 sind richtig
(C) nur1, 2 und 4 sind richtig
(D) nur 2, 3 und 4 sind richtig
(E) 1 – 4 = alle sind richtig

23 Rektum und Anus

H85

23.1 Welche der nachfolgenden Aussagen zur Analatresie trifft (treffen) zu?

(1) Bei Analatresien bestehen fast immer neurologische Störungen (Reithosenanalgesie).
(2) Bei Neugeborenen mit Analatresie finden sich häufig Fehlbildungen des Urogenitaltraktes.
(3) Nach operativer Beseitigung einer tiefen Analatresie wird bei der Mehrzahl der Patienten eine zufriedenstellende Stuhlkontinenz erreicht.

(A) nur 1 ist richtig
(B) nur 2 ist richtig
(C) nur 1 und 2 sind richtig
(D) nur 2 und 3 sind richtig
(E) 1 – 3 = alle sind richtig

H99 H92 !!

23.2 Welche der folgenden Aussagen zum Hämorrhoidalleiden treffen zu?

(1) Die inneren Hämorrhoiden werden von der A. rectalis superior versorgt.
(2) Die Injektion sklerosierender Substanzen ist im Stadium II eine wirksame Behandlungsmethode.
(3) Unter Hämorrhoiden 3. Grades versteht man vor den Analkanal prolabierende Hämorrhoidalknoten.

(A) nur 1 ist richtig
(B) nur 3 ist richtig
(C) nur 1 und 2 sind richtig
(D) nur 2 und 3 sind richtig
(E) 1 – 3 = alle sind richtig

H01 !

Ordnen Sie den in Liste 1 genannten operativen Maßnahmen die am ehesten zutreffende Indikation der Liste 2 zu!

Liste 1

23.3 Sklerosierung

23.4 laterale Sphinkterotomie

Liste 2

(A) chronischer Pruritus ani
(B) Hämorrhoiden 2. Grades
(C) akuter Hämorrhoidalprolaps
(D) chronische Analfissur
(E) chronische Perianalfistel

F02 !!

23.5 Bei einer 50jährigen Patientin mit Blutauflagerungen auf dem Stuhl wurden proktoskopisch Hämorrhoiden II. Grades festgestellt. Der Koloskopie-Befund ergab keinen Hinweis auf ein Malignom.

Welche der genannten Maßnahmen ist am ehesten indiziert?

(A) Verschreibung von cortisonhaltigen Suppositorien, keine Sklerosierungsbehandlung
(B) zunächst Abwarten der spontanen Rückbildung
(C) Sklerosierungsbehandlung
(D) Hämorrhoidektomie nach Milligan-Morgan
(E) Kontrollen des Hämoglobin-Wertes und Untersuchung des Stuhls auf okkultes Blut

22.38 (E) 22.39 (E) 23.1 (D) 23.2 (E) 23.3 (B) 23.4 (D) 23.5 (C)

F97

23.6 Bei einer 70jährigen Frau ist es nach Defäkation zum Hervortreten einer „Geschwulst" aus dem After gekommen. Die lokale Inspektion zeigt eine ödematös verquollene, zirkulär gefältete Schleimhaut mit zentraler Öffnung.

Es handelt sich am ehesten um:

(A) Hämorrhoiden Grad III
(B) Analprolaps
(C) Vaginalprolaps
(D) Rektumprolaps
(E) Sigmainvagination

H95

23.7 Ursache eines Analprolaps kann sein:

(A) Senkung des Beckenbodens
(B) prolabierende Hämorrhoiden
(C) ungenügende sakrale Rektumfixation
(D) Insuffizienz des M. levator ani
(E) chronischer Laxantienabusus

F01 H93

23.8 Welche Aussage über Analfissuren trifft **nicht** zu?

(A) Sie kommen überwiegend im Bereich der hinteren Kommissur vor.
(B) Bevorzugt betroffen sind Frauen mit Neigung zur Obstipation.
(C) Therapie der Wahl bei chronischen Analfissuren ist die lokale Therapie mit Cortisonsalbe.
(D) Typisch sind mäßige Schmerzen bei der Defäkation, gefolgt von einem heftigen Nachschmerz.
(E) Bei chronischen Analfissuren kann eine Sphinkterotomie angezeigt sein.

F98

Folgende Angaben beziehen sich auf die Aufgaben Nr. 23.9 und Nr. 23.10.

Bei einer 23jährigen Patientin mußten in den letzten 2 Jahren wiederholt perianale Abszesse gespalten werden. Die Untersuchung in Steinschnittlage zeigt jetzt den in Abbildung Nr. 92 des Bildanhangs wiedergegebenen Befund.

23.9 An welche der genannten Krankheiten ist ursächlich am ehesten zu denken?

(A) Hämorrhoidalleiden
(B) Analkarzinom
(C) Condylomata acuminata
(D) Colitis ulcerosea
(E) Morbus Crohn

23.10 Welche drei der genannten Maßnahmen sind zur Klärung der Diagnose geeignet?

(1) selektive Angiographie
(2) Koloskopie
(3) Kolonkontrasteinlauf (KE)
(4) Rektoskopie
(5) Perkussion des Abdomens

(A) nur 1, 2 und 3 sind richtig
(B) nur 1, 2 und 4 sind richtig
(C) nur 1, 3 und 5 sind richtig
(D) nur 2, 3 und 4 sind richtig
(E) nur 3, 4 und 5 sind richtig

H00 **!**

23.11 Was ist die häufigste Ursache für einen perianalen Abszess?

(A) Hygienemangel
(B) Zustand nach Enteritis
(C) Entzündung der Proktodealdrüsen
(D) Analvenenthrombose
(E) entzündete Hämorrhoiden

23.6 (D) 23.7 (B) 23.8 (C) 23.9 (E) 23.10 (D) 23.11 (C)

H98 F91

23.12 Ein Patient gibt an, seit einigen Tagen zunehmend Beschwerden beim Sitzen zu haben. Bei der Untersuchung findet sich ein geröteter, fluktuierender, ödematös indurierter druckschmerzhafter Bereich etwa 2 cm rechts neben dem Analrand.

Welche der angeführten Maßnahmen ist am ehesten angezeigt?

(A) Kontrasteinlauf zur Klärung der Diagnose
(B) Rektoskopie
(C) Wärmeapplikation und Antibiotikagabe
(D) Punktion und Antibiotikagabe
(E) Inzision

F97

23.13 Bei dem in Abbildung Nr. 93 des Bildanhangs dargestellten ausgedehnten und wenig schmerzhaften Befund perianal (Zustand nach perianaler Inzision), der bis in das Skrotum reicht, handelt es sich um

(A) eine perianale Phlegmone
(B) konfluierende Abszesse
(C) ein Fournier-Gangrän
(D) ein Erysipeloid
(E) eine Aktinomykose

F98

23.14 Welche der nachfolgenden Aussagen zum Sinus pilonidalis trifft **nicht** zu?

(A) im Bereich der Rima ani vorkommend
(B) Frauen häufiger betroffen als Männer
(C) durch Infektion und Abszedierung symptomatisch
(D) Haare enthaltend
(E) radikale Exzision nötig

H92

23.15 Welche Aussagen zum Analkarzinom treffen zu?

(1) häufig Plattenepithelkarzinom
(2) in 90% der Fälle Adenokarzinom
(3) frühzeitige hämatogene Metastasierung in 50% der Fälle
(4) unterhalb der Linea dentata gelegene Karzinome metastasieren in die Inguinallymphknoten
(5) auch bei kleinen unterhalb der Linea dentata liegenden Karzinomen primäre abdominoperineale Rektumexstirpation obligat

(A) nur 1 und 4 sind richtig
(B) nur 1 und 5 sind richtig
(C) nur 2 und 4 sind richtig
(D) nur 1, 3 und 4 sind richtig
(E) nur 2, 3 und 5 sind richtig

H01

23.16 Welche therapeutische Maßnahme ist bei einem Analrandkarzinom (T_2) primär indiziert?

(A) großflächige Exzision im Gesunden
(B) Radiochemotherapie
(C) abdominoperineale Rektumexstirpation
(D) anteriore Rektumexstirpation
(E) Anlage eines Anus praeter

F00

Folgende Angaben beziehen sich auf die Aufgaben Nr. 23.17 und Nr. 23.18.
Ein 68-jähriger Mann kommt wegen der abgebildeten perianalen Veränderungen in die Sprechstunde (siehe Abbildung Nr. 94 des Bildanhangs).

23.17 Welche der folgenden Diagnosen trifft am wahrscheinlichsten zu?

(A) thrombosierte Hämorrhoidalknoten
(B) Analprolaps mit beginnender Nekrose
(C) Condylomata acuminata
(D) fortgeschrittenes Analkarzinom
(E) Lymphogranuloma inguinale

23.18 Welches ist das sinnvollste Vorgehen?

(A) Verordnung von Heparin-Salbenverbänden
(B) Injektion sklerosierender Substanzen
(C) Durchführung der Lues-Serologie
(D) vorsichtiger Repositionsversuch
(E) Biopsie mit histologischer Untersuchung

23.12 (E) 23.13 (C) 23.14 (B) 23.15 (A) 23.16 (B) 23.17 (D) 23.18 (E)

F91

23.19 Welche Aussage trifft **nicht** zu?

Bei einem 48jährigen Patienten wurde endoskopisch bioptisch ein mittelgradig differenziertes Rektumkarzinom in 8 cm Höhe gefunden.

Als weitere diagnostische Maßnahmen vor einem operativen Eingriff sind sinnvoll:

(A) Lungenröntgenaufnahme in 2 Ebenen
(B) Laparoskopie
(C) Kontrasteinlauf
(D) Sonographie der Leber
(E) Sonographie der Nieren

F02 **!**

23.20 Rektoskopisch wird in 10 cm ab ano ein gestielter adenomatöser Rektumpolyp in einer Größe von 3 cm festgestellt.

Welche diagnostische Maßnahme klärt eindeutig die Dignität des Polypen?

(A) mehrfache, d.h. mindestens 5 Biopsien aus dem Polypen
(B) Biopsien des Polypenstiels
(C) Computertomographie des Beckens
(D) Endosonographie des Rektums
(E) Abtragen des Polypen mit histologischer Aufarbeitung

F01 **!**

23.21 Bei einem 45jährigen Patienten besteht ein histologisch gesichertes, markstückgroßes Rektumkarzinom, das mit der Rektumschleimhaut gut verschieblich ist. Der distale Tumorrand liegt 10 cm oberhalb der Anokutanlinie.

Als adäquate kurativchirurgische Maßnahme kommt am ehesten in Betracht:

(A) kryochirurgische Abtragung
(B) transanale chirurgische Abtragung
(C) kontinenzerhaltende anteriore Rektumresektion
(D) abdominoperineale Rektumexstirpation
(E) elektrochirurgische Abtragung

H00 F95

Folgende Angaben beziehen sich auf die Aufgaben Nr. 23.22 und Nr. 23.23.

Ein 45jähriger Patient hat seit einem Vierteljahr Blut im Stuhl bemerkt. Seit kurzem werden sog. Bleistiftstühle entleert, und es kommt gehäuft zu Windabgängen mit Schleimentleerung (Symptom des „falschen Freundes").

23.22 Welche der angegebenen Diagnosen trifft am wahrscheinlichsten zu?

(A) Analfissur
(B) Hämorrhoiden
(C) Rektumkarzinom
(D) Morbus Crohn
(E) metastasierendes Prostatakarzinom

23.23 Welche der aufgeführten diagnostischen Maßnahmen sind neben Inspektion des Analbereichs und digitaler Untersuchung indiziert?

(1) Endosonographie
(2) Koloskopie
(3) Doppelkontrasteinlauf

(A) nur 2 ist richtig
(B) nur 3 ist richtig
(C) nur 1 und 2 sind richtig
(D) nur 2 und 3 sind richtig
(E) 1 – 3 = alle sind richtig

H97

23.24 Der in Abbildung Nr. 95 des Bildanhangs dargestellte Röntgenkontrasteinlauf zeigt ein stenosierend wachsendes Rektumkarzinom im mittleren Drittel und 12 cm oberhalb der analen Haut-Schleimhaut-Grenze.

Welches Operationsverfahren kommt am ehesten in Betracht?

(A) anteriore Rektumresektion
(B) Diskontinuitätsresektion des Rektums nach Hartmann
(C) abdomino-sakrale Rektumexstirpation
(D) posteriore Rektumresektion
(E) laparoskopische Rektumresektion

23.19 (B) 23.20 (E) 23.21 (C) 23.22 (C) 23.23 (E) 23.24 (A)

H96

23.25 Eine 53jährige Patientin, bei der vor 3 Jahren ein Rektumkarzinom durch abdominosakrale Rektumexstirpation entfernt wurde, klagt über Schmerzen und Einknicken des linken Kniegelenks bei Belastung. CEA 135 ng/ml. Die Abbildungen Nr. 96 und Nr. 97 des Bildanhangs zeigen den Röntgenbefund des linken Kniegelenkes.

Es handelt sich am ehesten um:

(A) hochgradige Osteoporose
(B) Osteodystrophie bei primärem Hyperparathyreoidismus
(C) Spontanfraktur bei osteolytischer Metastase
(D) osteogenes Sarkom
(E) Osteolyse bei chronischer Polyarthritis

24 Akutes Abdomen, Peritonitis und Ileus

H97

24.1 Welche Aussage trifft für die diffuse (sekundäre) Peritonitis **nicht** zu?

(A) meist ausgeprägte Leukozytose
(B) deutliche Bauchdeckenspannung
(C) operative Intervention selten sinnvoll
(D) primär hyperdyname Kreislaufsituation
(E) Oligurie

H96

24.2 Befunde bzw. klinische Zeichen einer Peritonitis sind:

(1) Polyurie
(2) Abwehrspannung der Bauchdecken
(3) Darmparalyse
(4) Fieber

(A) nur 1 und 3 sind richtig
(B) nur 2 und 4 sind richtig
(C) nur 1, 2 und 3 sind richtig
(D) nur 2, 3 und 4 sind richtig
(E) 1–4 = alle sind richtig

F00 H94

Folgende Angaben beziehen sich auf die Aufgaben Nr. 24.3 und Nr. 24.4.

Ein 62jähriger Patient klagt über seit einem Tag bestehende abdominelle Schmerzen, die in den letzten Stunden zugenommen hätten. Er habe auch zweimal erbrochen. Bei der klinischen Untersuchung findet sich ein Druckschmerz im gesamten Abdomen, besonders ausgeprägt im rechten Unterbauch. Die Darmperistaltik ist spärlich. Leukozyten: 13 000 · 106/l. Die Röntgenübersichtsaufnahme zeigt freie Luft unter beiden Zwerchfellkuppeln.

24.3 Welche der genannten Erkrankungen kommt differentialdiagnostisch am ehesten in Betracht?

(A) Nierenkolik
(B) diffuse Peritonitis bei Ulkusperforation
(C) intraabdominelle Blutung
(D) mechanischer Ileus
(E) Porphyrie

24.4 Als weitere Maßnahme ist am ehesten sinnvoll:

(A) Rekto-Sigmoidoskopie
(B) Gastro-Duodenoskopie
(C) Röntgen-Kontrasteinlauf
(D) Laparotomie
(E) Urographie

F02 **!**

24.5 Eine 55jährige appendektomierte Patientin leidet an akuten krampfartigen Abdominalbeschwerden mit Erbrechen. Die Beschwerden haben vor 4 Stunden begonnen. Die Röntgenaufnahme des Abdomens ist in Abbildung Nr. 98 des Bildanhangs dargestellt.

Welche ist die wahrscheinlichste Verdachtsdiagnose?

(A) Fremdkörperingestion
(B) Adhäsionsileus
(C) Gallensteinileus
(D) Mesenterialembolie
(E) stenosierendes Rektumkarzinom

23.25 (C) 24.1 (C) 24.2 (D) 24.3 (B) 24.4 (D) 24.5 (B)

F00 !

Folgende Angaben beziehen sich auf die Aufgaben Nr. 24.6, Nr. 24.7 und Nr. 24.8.
Eine 64jährige Patientin mit Peritonitis infolge einer akuten Pankreatitis erhält seit 3 Tagen eine Nulldiät bei einwandfrei drainierender Magensonde. Bei der Visite stellen Sie eine deutliche Hypoventilation und eine leichte Zyanose fest.
pO_{2art}: 9,6 kPA (72 mmHg),
pCO_{2art}: 8,9 kPa (67 mmHg), pH_{art}: 7,51.

24.6 Es handelt sich am ehesten um:

(A) intrapulmonale Shunts
(B) respiratorische Alkalose
(C) respiratorische Azidose
(D) metabolische Alkalose
(E) metabolische Azidose

24.7 Hierbei handelt es sich am ehesten um die Folge

(A) von fehlgesteuerten vasovagalen Reflexen
(B) der Grundumsatzminimierung
(C) der Behinderung der Zwerchfellatmung
(D) des Verlustes von HCl
(E) einer Hungerazidose

24.8 Welche der genannten Maßnahmen ist am ehesten angezeigt?

(A) kontrollierte Beatmung (Hyperventilation mit O_2-Überschuss)
(B) Applikation von O_2 (95 %) und CO_2 (5 %) per Nasensonde
(C) Applikation von O_2 (100 %) per Nasensonde
(D) Infusion von Arginin-Hydrochlorid
(E) Infusion von hochkalorischen Nährlösungen

F93

24.9 Ein 35jähriger Patient kommt wegen akut aufgetretener, heftiger Schmerzen im Epigastrium zur Aufnahme. Bei der klinischen Untersuchung findet sich eine bretthate Bauchdecke. Die Röntgenleeraufnahme im Stehen zeigt eine subphrenische Luftsichel.

Als nächste Maßnahme ist angezeigt:

(A) endoskopische Untersuchung zur Lokalisation eines wahrscheinlich perforierten Magen- oder Duodenalulkus
(B) unverzügliche Operation
(C) Koloskopie
(D) Kolonkontrasteinlauf (zum Ausschluß einer Divertikelperforation)
(E) Peritoneallavage

H01

24.10 Hinweis auf das Vorliegen einer chronischen Angina intestinalis ist am ehesten

(A) Abwehrspannung im Bereich des Oberbauchs
(B) postprandialer Bauchschmerz
(C) postprandiales Erbrechen
(D) paradoxe Diarrhö
(E) Rückenschmerz

H94

24.11 Ein 59jähriger Patient wird in schlechtem Allgemeinzustand aufgenommen. Er klagt über heftigste diffuse Bauchschmerzen, die plötzlich vor einer halben Stunde einsetzten. Anamnestisch gibt er an, seit 2 Jahren bestünden öfter etwa eine halbe Stunde nach dem Essen leichte Bauchschmerzen im linken Mittelbauch und Durchfall.

Befunde: Abdomen diffus und außerordentlich schmerzhaft, weich, ohne tastbare Resistenzen;
spärliche Peristaltik;
rektale Untersuchung unauffällig;
Temperatur 36,4 °C axillar, 37,0 °C rektal;
RR 130/80 mmHg, Puls 108/min;
Leukozyten: 18 000 · 10^6/l im Blut;
Laktat im Serum: 0,39 mmol/l (35 mg/l);
Abdomenleeraufnahme: o.B.

Welche Diagnose kommt am ehesten in Betracht?

(A) Ulkusperforation
(B) akute Pankreatitis
(C) Invaginationsileus
(D) akuter Mesenterialarterienverschluß
(E) akute Enteritis

F00 F93 !!

24.12 Im Beginn macht sich ein hoher mechanischer Dünndarmileus vor allem bemerkbar durch

(A) krampfartige Schmerzen
(B) fäkulentes Erbrechen
(C) „Totenstille" im Abdomen
(D) Stuhlverhaltung
(E) Windverhaltung

24.6 (D) 24.7 (D) 24.8 (D) 24.9 (B) 24.10 (B) 24.11 (D) 24.12 (A)

F98 !

24.13 Durch welches der genannten Symptome macht sich ein mechanischer Ileus des unteren Dünndarms im Beginn vor allem bemerkbar?

(A) Durchfall im Wechsel mit Verstopfung
(B) Stuhl- und Windverhaltung
(C) fäkulentes Erbrechen
(D) kolikartige Schmerzen
(E) Totenstille im Abdomen

H93 !

24.14 Beim Strangulationsileus

(1) kommt es zu einer Störung der mesenterialen Durchblutung
(2) entwickelt sich ein Schock
(3) wird der Stop präoperativ röntgenologisch durch einen Barium-Breischluck lokalisiert

(A) nur 2 ist richtig
(B) nur 3 ist richtig
(C) nur 1 und 2 sind richtig
(D) nur 1 und 3 sind richtig
(E) 1 – 3 = alle sind richtig

H95 H90 !

24.15 Der mechanische Dünndarmileus beim Erwachsenen ist am häufigsten verursacht durch

(A) Briden und Adhäsionen
(B) Morbus Crohn
(C) gutartige Dünndarmtumoren
(D) Invagination
(E) Hernien

H01 F95 !

24.16 Eine 77jährige Frau, die seit Monaten an zunehmender Obstipation leidet, kommt mit aufgetriebenem Leib zur stationären Beobachtung. Peritonitis-Zeichen bestehen nicht.

Welche der folgenden diagnostischen Maßnahmen kommt **am wenigsten** in Betracht?

(A) Röntgenuntersuchung des Magen-Darm-Traktes nach Bariumbreischluck
(B) Kolonkontrasteinlauf
(C) Röntgenübersichtsaufnahme des Abdomens im Stehen
(D) Rektoskopie
(E) Sonographie des Abdomens

H00 !!

Folgende Angaben beziehen sich auf die Aufgaben Nr. 24.17 und Nr. 24.18.

Eine 22jährige Patientin erkrankte am Vortag mit krampfartigen Leibschmerzen und Erbrechen. Appendektomie vor 10 Jahren, sonst keine Bauchoperationen. Befund: mäßig geblähtes Abdomen, reizlose und feste Appendektomienarbe, Druckschmerz und Abwehrspannung vor allem im rechten Unterbauch, lebhafte, plätschernde Peristaltik. Kein Fieber, keine Leukozytose, CRP normal. Es wird eine Röntgenaufnahme des Abdomens im Stehen angefertigt (siehe Abbildung Nr. 99 des Bildanhangs).

24.17 Bei der Anamnese und der Befundkonstellation ist welche der folgenden Diagnosen die mit der höchsten Wahrscheinlichkeit zutreffende?

(A) perforiertes Ulcus duodeni
(B) Briden-Ileus
(C) inkarzerierte Obturatoriushernie
(D) inkarzerierte paraösophageale Hernie
(E) Mesenterialinfarkt

24.18 Welche der angegebenen Maßnahmen ist indiziert?

(A) Gastroskopie
(B) Angiographie
(C) enterale Sondenernährung
(D) Operation
(E) Gabe von Pyridostigmin

F97

24.19 24jähriger Patient mit krampfartigen Bauchschmerzen; seit 8 Stunden mehrfaches Erbrechen; auskultatorisch Hyperperistaltik

(A) penetrierendes Ulcus duodeni
(B) mechanischer Dünndarmileus
(C) akute Pankreatitis
(D) Uretersteinkolik
(E) Dickdarmileus

F97

24.20 75jähriger Patient mit aufgetriebenem Abdomen; Stuhlverhalten und Meteorismus

(A) penetrierendes Ulcus duodeni
(B) mechanischer Dünndarmileus
(C) akute Pankreatitis
(D) Uretersteinkolik
(E) Dickdarmileus

24.13 (D) 24.14 (C) 24.15 (A) 24.16 (A) 24.17 (B) 24.18 (D) 24.19 (B) 24.20 (E)

H00 !

24.21 Bei einem Patienten mit stärksten abdominalen Beschwerden werden die in den Abbildungen Nr. 100 und Nr. 101 des Bildanhangs gezeigten konventionellen Abdomenübersichtsaufnahmen in Rücken- und Linksseitenlage angefertigt.

Welche Erkrankung kann **nicht** zugrunde liegen?

(A) massive Enterokolitis
(B) isolierter Dünndarmileus
(C) mechanischer Dickdarmileus
(D) Sigmakarzinom
(E) toxisches Megakolon

F01 !

24.22 Welche der folgenden Befundkonstellationen spricht am ehesten für einen Gallensteinileus?

(A) Verschlussikterus, multiple Gallenblasenkonkremente, paralytischer Ileus
(B) Dünndarmileus, Luft in den Gallenwegen
(C) septische Temperaturen, Sklerenikterus, Dickdarmileus
(D) kolikartige Oberbauchschmerzen, galliges Erbrechen, Dünndarmileus
(E) Gallensteinanamnese, gürtelförmige Oberbauchschmerzen, paralytischer Ileus

F96 !

24.23 Bei einer 80jährigen Patientin besteht ein Dünndarmileus. Zusätzlich weist die Abdomenübersichtsaufnahme eine Aerobilie auf.

Es handelt sich am ehesten um:

(A) Duodenalulkusperforation
(B) Peritonealkarzinose
(C) Gallensteinileus
(D) Altersappendizitis mit gedeckter Perforation
(E) Morbus Crohn des Dünndarms mit Perforation

F98 !

24.24 Bei der vorliegenden Abdomenübersichtsaufnahme einer 46jährigen Patientin (siehe Abbildung Nr. 102 des Bildanhangs) ist ursächlich am wahrscheinlichsten:

(A) eine Infektion mit gasbildenden Bakterien im Gallengangsystem
(B) Paralyse des Gallenwegsystems in der Nachbarschaft einer akuten Pankreatitis
(C) Leberechinococcus
(D) Hämobilie
(E) Gallenblasenperforation in den Gastrointestinaltrakt

F94 !

24.25 Welche der genannten Ileusursachen kommen in den ersten beiden Lebensjahren am häufigsten vor?

(A) ileozökale Invaginationen
(B) Sigmavolvuli
(C) inkarzerierte Schenkelhernien
(D) inkarzerierte Richter-Littré-Hernien
(E) kolokolische Invaginationen im Bereich der Flexura coli dextra

H94

24.26 Ein 18 Monate altes Kind erkrankt plötzlich mit intermittierenden krampfartigen Leibschmerzen und Erbrechen; bei der Untersuchung des Leibes ist eine walzenförmige Resistenz im Mittelbauch tastbar. Nach der digitorektalen Untersuchung findet sich etwas Blut am Handschuh.

Die wahrscheinlichste Diagnose lautet:

(A) ileozökale Invagination
(B) Volvulus
(C) hämorrhagische Enterokolitis
(D) blutendes Meckel-Divertikel
(E) Megakolon

24.21 (B) 24.22 (B) 24.23 (C) 24.24 (E) 24.25 (A) 24.26 (A)

H87

24.27 Ein 7 Monate alter Säugling erkrankte 24 Stunden vor der Operation mit Bauchschmerzen und Erbrechen. Bei Klinikaufnahme fanden sich Zeichen eines mechanischen Dünndarmileus mit Unterbauchperitonitis. Abgang von blutigem Schleim.

Welche Aussage zum Operationsbefund (siehe Abbildung Nr. 103 des Bildanhangs) trifft zu?

Es handelt sich um eine(n)

(A) Entzündung des Meckelschen Divertikels
(B) Mesenterialinfarkt
(C) akuten Morbus Crohn
(D) Dünndarmgangrän
(E) Lymphadenitis mesenterialis

F95

24.28 Welche Aussagen zum Mekoniumileus des Neugeborenen treffen zu?

(1) Es handelt sich um eine typische Frühkomplikation des Morbus Hirschsprung.
(2) Das pechartig zähe Mekonium findet sich in der Regel im distalen Dünndarm und im Kolon.
(3) Oftmals ist eine Laparotomie erforderlich, um das eingedickte Mekonium zu beseitigen.

(A) nur 1 ist richtig
(B) nur 2 ist richtig
(C) nur 3 ist richtig
(D) nur 2 und 3 sind richtig
(E) 1 – 3 = alle sind richtig

H00 F99 H94 **!**

24.29 Welche Aussage trifft **nicht** zu?

Beim ausgeprägten paralytischen Ileus finden sich folgende Symptome bzw. Befunde:

(A) fehlende Darmgeräusche
(B) kolikartige Schmerzen
(C) Zwerchfellhochstand
(D) fehlende Peristaltik
(E) Meteorismus

25 Leber

H96

25.1 Leitsymptome für eine Gallengangsatresie sind:

(1) Icterus praecox
(2) acholischer Stuhl
(3) dunkler Stuhl
(4) dunkler Urin

(A) nur 2 ist richtig
(B) nur 1 und 3 sind richtig
(C) nur 2 und 4 sind richtig
(D) nur 1, 2 und 4 sind richtig
(E) nur 1, 3 und 4 sind richtig

F01

25.2 Welche der folgenden Angaben gilt für das primäre hepatozelluläre Karzinom?

(A) seltenste maligne Geschwulst der Leber
(B) Flush-Symptomatik typisch
(C) Leberzirrhose als prädisponierender Faktor
(D) Leberszintigraphie als Untersuchung der Wahl
(E) in der Mehrzahl der Fälle kurativ resektabel

F97

25.3 Eine portokavale End-zu-Seit-Anastomose wegen Varizenblutung (bei Leberzirrhose) wird vorwiegend durchgeführt

(A) zur Verhinderung des oft vorhandenen Aszites
(B) zur Verhinderung weiterer Blutungen
(C) zur Beherrschung der schon oft präoperativ bestehenden hepatoportalen Enzephalopathie
(D) zur Verbesserung der sich aus dem Hypersplenismus ergebenden Thrombozytopenie
(E) zur Verbesserung der Langzeitergebnisse in Kombination mit einer Dauersklerosierung

H99 H89

25.4 Welche der genannten Shunt-Operationen zählt **nicht** zu den gebräuchlichen bzw. sinnvollen Operationen bei der portalen Hypertension?

(A) portokavaler Shunt
(B) portokavale Anastomose mit Arterialisation der Leber
(C) splenorenale Anastomose (Warren-Shunt)
(D) mesenterikosplenaler Shunt
(E) mesenterikokavale Anastomose (H-Shunt)

24.27 (D) 24.28 (D) 24.29 (B) 25.1 (C) 25.2 (C) 25.3 (B) 25.4 (D)

F96

25.5 Bei einem 16jährigen Mädchen, das über eine seit etwa 12 Jahren bestehende allgemeine Leistungsschwäche klagt, fallen bei der Inspektion gestaute Halsvenen auf. Bei der klinischen Untersuchung werden eine Lebervergrößerung und ein Aszites festgestellt. Es bestehen keine peripheren Ödeme und kein Ikterus.

Die Vorgeschichte und der Befund sprechen am ehesten für:

(A) Budd-Chiari-Syndrom
(B) chronische Pericarditis constrictiva
(C) Echinokokkose
(D) metastasierten Wilms-Tumor
(E) anikterischen Verlauf einer Hepatitis B

H97

25.6 Eine traumatische Leberruptur läßt sich im Rahmen der Notfalldiagnostik feststellen mittels Computertomographie und

(A) Sonographie
(B) hepatobiliärer Sequenzszintigraphie
(C) indirekter Portographie
(D) i. v. Cholangiographie
(E) Leberblindpunktion

F95

25.7 Ein 18jähriger Motorradfahrer, bei dem vor 3 Wochen eine zentrale Leberruptur mit durchgreifenden Kollagenbandnähten versorgt wurde, bemerkt kurz vor der Entlassung kolikartige Schmerzen. Hb 75 g/l, kein Fieber.

Es handelt sich am ehesten um

(A) blutende Streßerosionen der Magenschleimhaut
(B) ein blutendes Ulcus duodeni
(C) eine Ösophagusvarizenblutung
(D) eine Hämobilie
(E) eine Colitis ulcerosa

H00 F98

25.8 Welche der folgenden Aussagen zu pyogenen Leberabszessen trifft **nicht** zu?

(A) Sie treten im Rahmen einer eitrigen Cholangitis auf.
(B) Das Thoraxröntgenbild zeigt einen sympathischen Pleuraerguß rechts.
(C) Sie treten häufiger multipel auf.
(D) Typische Symptome sind Oberbauchschmerzen rechts mit Fieber und Schüttelfrost.
(E) Die Behandlung erfolgt in der Regel allein konservativ durch Gabe von Antibiotika.

H92

25.9 Die Abbildung Nr. 104 des Bildanhangs zeigt das Computertomogramm der Leber eines 42jährigen Mannes anläßlich einer Nachuntersuchung 3 Jahre nach Resektion eines Colon ascendens-Karzinoms durch Hemikolektomie rechts. CEA-Anstieg im letzten halben Jahr von 5 μg/l auf 56 μg/l.

Welche Aussagen treffen zu?

(1) Es liegt ein Leberabszeß vor.
(2) Es ist eine sonographiegestützte Drainage des Leberabszesses erforderlich.
(3) Es findet sich eine solitäre Metastase in der Leber.
(4) Die Metastase muß durch Leberteilresektion im Gesunden entfernt werden.
(5) Die Metastase ist wegen ihrer Größe und Lage inoperabel, hier muß eine regionale arterielle Chemotherapie durchgeführt werden.

(A) nur 1 ist richtig
(B) nur 3 ist richtig
(C) nur 1 und 2 sind richtig
(D) nur 3 und 4 sind richtig
(E) nur 3 und 5 sind richtig

25.5 (B) 25.6 (A) 25.7 (D) 25.8 (E) 25.9 (D)

H98 H91 !

25.10 Im Rahmen der Nachsorge wird 1 Jahr nach R_0-Resektion eines Sigmakarzinoms bei einem 55jährigen Mann der in Abbildung Nr. 105 des Bildanhangs dargestellte Befund in der Leber festgestellt. Weitere krankhafte Befunde konnten bei der Untersuchung nicht nachgewiesen werden.

Welche der genannten Maßnahmen ist am ehesten indiziert?

(A) Lebertransplantation
(B) systemische Chemotherapie
(C) lokale Bestrahlung
(D) Resektion
(E) Verlaufskontrolle bis zum Auftreten von Symptomen

F96

25.11 Welche der nachfolgenden Aussagen zum hepatozellulären Karzinom trifft **nicht** zu?

(A) Es entsteht auf dem Boden einer Leberzirrhose.
(B) Das α-Fetoprotein dient als Tumormarker.
(C) Es metastasiert in die Lunge.
(D) Therapie der Wahl ist die systemische Chemotherapie.
(E) Es kommt in Asien und Afrika häufiger als in Europa vor.

F00

Ordnen Sie die typischen Tumormarker aus Liste 2 den Krankheitsbildern in Liste 1 zu!

Liste 1

25.12 hepatozelluläres Karzinom

25.13 Kolonkarzinom

Liste 2

(A) CA 19-9
(B) Calcitonin
(C) PSA
(D) NSE
(E) AFP

26 Gallenblase und Gallenwege

H87

26.1 Im Rahmen einer Cholelithiasis kommen vor:

(1) chronische Cholezystitis
(2) Gallenblasenkarzinom
(3) Hydrops der Gallenblase
(4) akute Pankreatitis
(5) aszendierende Cholangitis

(A) nur 1 und 5 sind richtig
(B) nur 1, 2 und 3 sind richtig
(C) nur 1, 2 und 4 sind richtig
(D) nur 2, 3 und 4 sind richtig
(E) 1-5 = alle sind richtig

H94

26.2 Bei einer 58jährigen anikterischen Patientin mit mäßigen rechtsseitigen Oberbauchschmerzen findet sich bei der klinischen Untersuchung in der Medioklavikularlinie unterhalb des Leberrandes eine birnenförmige, prallelastische Geschwulst mit glatter Oberfläche. Es besteht kein Fieber.

Als erste apparative Diagnostik ist angezeigt:

(A) Magen-Darm-Passage
(B) Sonographie
(C) perkutane transhepatische Cholangiographie
(D) ERCP
(E) Laparoskopie

H91

26.3 Bei einem 3,5 cm großen, symptomatischen, kalkhaltigen Gallenblasenstein ist am ehesten angezeigt:

(A) Stoßwellenlithotripsie
(B) Chemolitholyse
(C) perkutane transhepatische Ätherinstillation
(D) endoskopische Steinextraktion
(E) Cholezystektomie

25.10 (D) 25.11 (D) 25.12 (E) 25.13 (A) 26.1 (E) 26.2 (B) 26.3 (E)

F91

26.4 Die Abbildungen Nr. 106 und Nr. 107 des Bildanhangs zeigen Sonogramme der Gallenblase einer 64jährigen Frau, die seit 3 Wochen über Druckschmerz im rechten Oberbauch klagt.

Es handelt sich am ehesten um:

(A) normale Gallenblase
(B) multiple Steine in der Gallenblase
(C) großes Solitärkonkrement in der Gallenblase
(D) Porzellangallenblase
(E) Gallenblasenkarzinom

H97

26.5 Bei welchem der genannten Befunde ist eine Stoßwellenlithotripsie am ehesten erfolgreich?

(A) Cholesterin-Solitärstein von 28 mm Durchmesser in der Gallenblase
(B) septierte Gallenblase mit 3 erbsgroßen Cholesterinpigmentkalksteinen
(C) akute Cholezystitis bei eingeklemmtem Cholesterinstein im Gallenblasenhals
(D) multiple, reiskorngroße Gallensteine
(E) erbsgroßes verkalktes Konkrement im Ductus choledochus

H90

26.6 Bei einer 70jährigen Patientin mit seit längerer Zeit bestehenden mäßigen Oberbauchbeschwerden stellen sich bei der intravenösen Cholezystocholangiographie die Gallenwege, nicht jedoch die Gallenblase dar.

Die Patientin gibt an, früher nie ernstlich krank gewesen zu sein. Die Magen-Darm-Passage ist unauffällig.

Es handelt sich am ehesten um:

(A) harmlose Normalvariante
(B) chronische Pankreatitis
(C) Ausscheidungsstörung der Leber
(D) Verschluß des Ductus cysticus
(E) Budd-Chiari-Syndrom

H94

26.7 Welche Aussage trifft **nicht** zu?

Symptome einer akuten Cholezystitis bei Steineinklemmung im Ductus cysticus sind:

(A) Erbrechen
(B) Resistenz im rechten Oberbauch
(C) Fieber
(D) Schmerzen
(E) freie Luft in den intrahepatischen Gallengängen

F00

26.8 Welcher Sonographiebefund weist am ehesten auf eine akute Cholezystitis hin?

(A) Gallenblasenwandverdickung mit schmalem Flüssigkeitssaum um die Gallenblase herum
(B) größere Mengen freier intraabdomineller Flüssigkeit
(C) Schallschatten bei einem solitären ca. 3 cm großen Gallenblasenstein
(D) deutliche mindergefüllte Gallenblase
(E) umschriebene unregelmäßige Auflockerung und Verbreiterung der Gallenblasenwand, die bei Umlagerung des Patienten ihre Position nicht verändert

H00 H93

26.9 Welche Aussage trifft **nicht** zu?

Komplikationen eines Steinverschlusses im Ductus cysticus sind:

(A) Gallenblasenhydrops
(B) Gallenblasenempyem
(C) Porzellangallenblase
(D) Gallenblasenperforation
(E) biliäre Pankreatitis

26.4 (C) 26.5 (A) 26.6 (D) 26.7 (E) 26.8 (A) 26.9 (E)

F96

26.10 Eine 54jährige Frau verspürt nach den Mahlzeiten häufig einen Druckschmerz im rechten Oberbauch. Es besteht kein Ikterus und sie hat nicht an Gewicht verloren. Die Cholezystographie ist links in der Abbildung Nr. 108 des Bildanhangs dargestellt. 30 min nach einer Reizmahlzeit zeigt sich der in Abbildung Nr. 109 des Bildanhangs rechts dargestellte Befund.

Welche der folgenden Schlußfolgerungen trifft am ehesten zu?

(A) Es handelt sich um eine regelrechte Gallenblase ohne Konkrementverdacht.
(B) Es besteht eine Indikation zur Cholezystektomie.
(C) Es handelt sich um eine septierte Gallenblase ohne Konkremente.
(D) Die Behandlung besteht in dem Rat, fettarm zu essen, und der Verordnung von Cholagoga.
(E) Es handelt sich um Pigmentkalksteine, bei denen ein Behandlungsversuch mit Chenodesoxycholsäure gerechtfertigt ist.

F95

26.11 Eine motorisch unruhige Patientin klagt über starke krampfartige Schmerzen im rechten Oberbauch. Bei der Palpation besteht eine geringe Abwehrspannung, aber ein deutlicher Druckschmerz.

Welche Diagnose ist am wahrscheinlichsten?

(A) akute Pankreatitis
(B) akute Appendizitis
(C) Ulkusperforation
(D) Divertikulitis
(E) akute Cholezystitis

H92

26.12 Abbildung Nr. 110 des Bildanhangs zeigt die Röntgenleeraufnahme der Gallenblase einer 40jährigen Frau, die seit 3 Monaten rechtsseitige Oberbauchschmerzen hat und sich jetzt nach den Risiken erkundigt, falls sie sich nicht zur Cholezystektomie entschließen sollte.

Mit welcher Komplikationsmöglichkeit muß bei dieser Patientin **am wenigsten** gerechnet werden?

(A) akute Cholezystitis
(B) Gallenblasenwandnekrose
(C) Durchbruch der Gallenblase in das Ileum
(D) Durchbruch der Gallenblase in die freie Bauchhöhle
(E) Gallensteinileus

F97

26.13 Welche Aussage trifft **nicht** zu?

Typisch für den Verschluß des Ductus choledochus durch einen Stein sind:

(A) frühzeitig starke Erhöhung der GOT
(B) acholischer Stuhl
(C) dunkler Urin
(D) Störung der Fettresorption
(E) kolikartige Schmerzen

F01

26.14 Ein 59jähriger Patient leidet seit Monaten an rezidivierendem Ikterus mit Koliken und Fieberschüben. Es besteht ein Zustand nach Magenresektion (Billroth II). Bei der perkutanen transhepatischen Cholangiographie findet sich der beiliegende Befund (siehe Abbildung Nr. 111 des Bildanhangs).

Welche der folgenden Aussagen trifft am wahrscheinlichsten zu?

(A) Es handelt sich um einen Normalbefund nach Billroth-II-Resektion.
(B) Ursache der Beschwerden ist ein Zystikusverschlussstein.
(C) Es liegt eine choledochoduodenale Fistel vor.
(D) Es handelt sich um eine mechanische Gallenabflussstörung im Bereich des distalen Choledochus.
(E) Die Ursache der Beschwerden ist eine intrahepatische Cholestase.

26.10 (B) 26.11 (E) 26.12 (C) 26.13 (A) 26.14 (D)

H99 !

26.15 Bei einem 45jährigen Patienten mit einem Serumbilirubinwert von 119,7 μmol/l (70 mg/l) besteht Verdacht auf einen Verschlußikterus. Der Patient ist fieberfrei.

Welche der genannten diagnostischen Maßnahmen ist am ehesten angezeigt?

(A) Angiographie über die Arteria coeliaca
(B) Sonographie
(C) intravenöse Cholangiographie
(D) orale Darstellung der Gallenblase
(E) Leberszintigraphie

F02 H96

26.16 Bei einem 67jährigen, rüstigen, zunehmend ikterischen Patienten findet sich bei der endoskopischen Röntgendarstellung der Gallenwege der abgebildete Befund (siehe Abbildung Nr. 112 des Bildanhangs).

Welche der folgenden Aussagen zur Therapie trifft am ehesten zu?

(A) In Anbetracht des Alters kommt nur ein konservatives Vorgehen in Betracht.
(B) Es besteht eine dringende Indikation zur Cholezystostomie.
(C) Der Patient sollte cholezystektomiert werden.
(D) Eine Choledocho-Duodenostomie ist angezeigt.
(E) Eine operative Choledochusrevision ist indiziert.

F94

26.17 Eine 62jährige Patientin mit Verschlußikterus bei Cholezysto- und Choledocholithiasis wurde cholezystektomiert. In der gleichen Sitzung wurden 15 facettierte, perlweiße Konkremente aus dem Ductus choledochus entfernt. Die Röntgenuntersuchung der Gallenwege über die im Ductus choledochus liegende Kehr-T-Drainage am 7. postoperativen Tag zeigt präpapillär noch 3 Konkremente.

Welche ist hier die sicherste und für die Patientin schonendste Behandlung?

(A) Austreiben der Konkremente durch Instillation von Elektrolytlösungen über den T-Drain
(B) hochdosierte parenterale Infusion von Spasmolytika
(C) Instillation steinauflösender Medikamente über den T-Drain
(D) endoskopische Papillotomie und Steinextraktion
(E) Relaparotomie, Choledochotomie und Steinextraktion

H98

26.18 Zur biliodigestiven Anastomose bei benigner Abflußbehinderung im Gallenwegssystem verwendet man nach Möglichkeit

(A) eine Y-förmig (Roux) ausgeschaltete Jejunumschlinge
(B) das nach Kocher mobilisierte Duodenum
(C) das Magenantrum
(D) eine möglichst kurze Dünndarmschlinge
(E) eine durch Enteroanastomose (Braun) ausgeschaltete Jejunumschlinge

H00 !

26.19 Eine Aerobilie ist ein typischer Befund für einen Zustand nach folgendem operativen Eingriff:

(A) biliodigestive Anastomose
(B) Billroth-II-Resektion
(C) rechtsseitige Hemikolektomie
(D) Gastrektomie
(E) Cholezystektomie

26.15 (B) 26.16 (E) 26.17 (D) 26.18 (A) 26.19 (A)

F94 F85

26.20 Welche Aussage über das Gallenblasenkarzinom trifft **nicht** zu?

(A) In der Regel geht eine Cholezystolithiasis mit chronischer Cholezystitis voraus.
(B) Es kann die Ursache eines Verschlußikterus sein.
(C) Im Korpus der Gallenblase lokalisierte Primärtumoren wachsen früh infiltrierend in die Leber ein.
(D) Bei der Mehrzahl der Patienten ist eine Radikaloperation zum Zeitpunkt der Diagnosestellung nicht mehr möglich.
(E) Das Gallenblasenkarzinom geht oft mit einer chronischen kalzifizierenden Pankreatitis einher.

H93

26.21 Welche der nachfolgenden Aussagen zum Gallenblasenkarzinom trifft **nicht** zu?

(A) Es tritt häufiger bei Frauen als bei Männern auf.
(B) Oftmals liegt eine Cholezystolithiasis vor.
(C) Die Diagnose im Frühstadium gelingt nur selten.
(D) Die 5-Jahres-Überlebenszeit liegt bei etwa 30%.
(E) Meistens handelt es sich um Adenokarzinome.

F01 **!**

26.22 Welche der nachfolgenden Feststellungen trifft für das Gallenblasenkarzinom **nicht** zu?

(A) Häufigkeitszunahme ab 60. Lebensjahr
(B) Frauen häufiger als Männer betroffen
(C) häufig mit einer Cholelithiasis vergesellschaftet
(D) meist Plattenepithelkarzinom
(E) Beschwerden in der Regel erst, wenn Komplikationen eingetreten sind

H01

26.23 Welche der genannten Erkrankungen ist bei einem Patienten mit zunehmendem Ikterus und einer Vergrößerung der Gallenblase ohne Schmerzen (Courvoisier-Zeichen) am ehesten wahrscheinlich?

(A) inkarzeriertes Konkrement im Papillenbereich
(B) biliäre Leberzirrhose
(C) Karzinom der Papillenregion
(D) Gallenblasenkarzinom
(E) Stein im Ductus cysticus

H92

26.24 Ein 59jähriger Mann war 10 Jahre nach Cholezystektomie wegen Cholezystolithiasis beschwerdefrei und entwickelte seit 14 Tagen einen schmerzfreien Ikterus. Abbildung Nr. 113 des Bildanhangs zeigt den Befund der ERCP (endoskopische retrograde Cholangiographie und Pankreatikographie).

Differentialdiagnostisch kommt in erster Linie in Betracht:

(A) Papillenkarzinom
(B) Konkrement im Ductus choledochus vor der Papilla Vateri
(C) primäres hepatozelluläres Karzinom
(D) sklerosierende Cholangitis
(E) Ductus choledochus- oder Pankreaskopf-Karzinom

H98 H89 **!**

26.25 Welche der genannten Behandlungsmethoden ist beim periampullären Karzinom am ehesten indiziert?

(A) Pankreaskopfresektion (Operation nach Whipple)
(B) Hepatiko-Jejunostomie
(C) Gastroenterostomie
(D) Strahlentherapie, Operation bei Tumorkomplikationen
(E) Chemotherapie und Nachbestrahlung

26.20 (E) 26.21 (D) 26.22 (D) 26.23 (C) 26.24 (E) 26.25 (A)

27 Pankreas

F97

27.1 Welche Aussage zum Pankreas anulare bei Säuglingen trifft **nicht** zu?

(A) Es ist die Folge einer Entwicklungsstörung des Pankreas.
(B) Die Pars descendens des Duodenums wird eingeengt.
(C) Erbrechen ist ein Leitsymptom.
(D) Die Röntgenaufnahme des Abdomens zeigt zwei typische große Luftblasen im Oberbauch.
(E) Die Therapie der Wahl besteht in der einfachen Durchtrennung des Pankreasringes durch Scherenschlag.

H95

27.2 Bei Verdacht auf eine akute Pankreasruptur durch Lenkradverletzung läßt sich die Diagnose mit hoher Wahrscheinlichkeit sichern durch

(1) Computertomographie
(2) Sonographie
(3) ERCP

(A) nur 1 ist richtig
(B) nur 2 ist richtig
(C) nur 1 und 3 sind richtig
(D) nur 2 und 3 sind richtig
(E) 1 – 3 = alle sind richtig

H99 H93

27.3 Welche Aussage trifft **nicht** zu?

Ursächlich für die Entstehung einer akuten Pankreatitis kommen in Frage:

(A) Alkoholismus
(B) Leberzirrhose
(C) Gallenwegserkrankungen
(D) Hyperparathyreoidismus
(E) Traumen

H98 **!**

27.4 Ein 60jähriger Patient mit seit 36 Stunden bestehenden, plötzlich aufgetretenen Oberbauchschmerzen kommt zur stationären Aufnahme. Es findet sich ein Druckschmerz im Oberbauch mit gespannten Bauchdecken. Eine Ausstrahlung der Schmerzen in den Rücken wird angegeben.

Welche der folgenden diagnostischen Maßnahmen ist **nicht** sinnvoll?

(A) abdominelle Angiographie
(B) Bestimmung der Serumamylase
(C) Bestimmung der Serumlipase
(D) Bestimmung des Gerinnungsstatus
(E) Sonographie des Oberbauchs

H94 **!**

27.5 Welches der folgenden Symptome spricht gegen eine akute Pankreatitis?

(A) Hyperperistaltik
(B) Tachykardie
(C) Meteorismus
(D) „Gummibauch", „elastische" Bauchdeckenspannung
(E) Blutdruckabfall

H00

27.6 Welche der folgenden Diagnosen ist beim sonographischen Nachweis von freier Flüssigkeit in der Bauchhöhle mit diffuser Druckempfindlichkeit des Leibes am wahrscheinlichsten?

(A) akute Gastroenteritis
(B) akute Pankreatitis
(C) Colitis ulcerosa
(D) Cholelithiasis
(E) WDHA-Syndrom (Verner-Morrison-Syndrom)

27.1 (E) 27.2 (E) 27.3 (B) 27.4 (A) 27.5 (A) 27.6 (B)

H00 !

27.7 Ein 45jähriger Patient wird mit akutem Abdomen stationär aufgenommen. Beginn vor 5 Stunden mit plötzlichen starken Schmerzen im Oberbauch. Es findet sich eine deutliche Erhöhung der Serum- und Urinamylase. Blutdruck 100/80 mmHg, Puls 110/min. Bei der Untersuchung ist das Abdomen im Oberbauch gut eindrückbar, Peristaltik ist vorhanden.

Welche der folgenden diagnostischen Maßnahmen ist nach Aufnahme als erste indiziert?

(A) Endosonographie
(B) Computertomographie des Abdomens
(C) Endoskopie zum Ausschluss eines Duodenalulkus
(D) i. v.-Cholangiogramm
(E) ERCP

F02 !

27.8 Eine 40jährige Patientin leidet an einer Cholezystolithiasis. Nach einer Kolik kam es zu einem passageren Ikterus mit gürtelförmigen Schmerzen, die sich auch nach links bis in den Rücken zogen.

Was ist die wahrscheinlichste Ursache?

(A) ein Gallenblasenempyem
(B) eine rezidivierende Cholangitis
(C) eine biliäre Pankreatitis
(D) ein Mirizzi-Syndrom
(E) ein Pankreaskopfkarzinom

H01 H98 F88

27.9 Was ist als Komplikation einer akuten Pankreatitis **am wenigsten** wahrscheinlich?

(A) Abszessbildung
(B) Arrosionsblutung
(C) Hypoglykämie
(D) Pseudozystenbildung
(E) Kreislaufschock

F96

27.10 Welches der genannten Symptome bzw. welcher der Befunde kommt bei einer akuten Pankreatitis nicht vor?

(A) Subileus
(B) elastische Bauchdeckenspannung („Gummibauch")
(C) Caput medusae
(D) Cullen-Zeichen (periumbilikale Zyanose)
(E) Grey-Turner-Zeichen (bläuliche Flecken der Flanken mit ödematöser Subkutis)

H97 !

27.11 Bei einer 55jährigen Patientin wird während einer Cholezystektomie wegen akuter Cholezystitis bei Cholezystolithiasis eine erhebliche Vergrößerung und Konsistenzvermehrung des Pankreaskopfes getastet. Im pankreasnahen großen Netz und in der Mesenterialwurzel des Colon transversum finden sich einzelne hirse- bis reiskorngroße, weiße Stippchen als Ausdruck von Fettgewebsnekrosen.

Die Ursache ist am ehesten:

(A) Pankreaskopf-Karzinom
(B) chronische kalzifizierende Pankreatitis
(C) Pseudozyste im Pankreaskopf
(D) totale Pankreasnekrose
(E) akute Pankreatitis

F93

27.12 Ein 52jähriger Patient entwickelte mehrer Jahre nach einer Cholezystektomie einen Ikterus. Sonographisch ist der Ductus choledochus verbreitert. Im Bereich des Pankreaskopfes zeigt sich eine echoarme Struktur von 2 cm Durchmesser. Der Ductus pancreaticus weist segmentale Stenosen und Gangektasien auf.

Es handelt sich am ehesten um:

(A) Duodenaldivertikel
(B) präpapilläres Choledochuskonkrement
(C) Caroli-Syndrom
(D) chronische Pankreatitis mit Kopfzyste
(E) Gallengangskarzinom

27.7 (B) 27.8 (C) 27.9 (C) 27.10 (C) 27.11 (E) 27.12 (D)

F95

27.13 Bei einer chronischen Pankreatitis kommen vor:

(1) Milzvenenthrombose
(2) Ikterus
(3) Störungen der exokrinen Pankreasfunktion
(4) heftige Oberbauchschmerzen

(A) nur 1 und 2 sind richtig
(B) nur 2 und 3 sind richtig
(C) nur 3 und 4 sind richtig
(D) nur 2, 3 und 4 sind richtig
(E) 1 – 4 = alle sind richtig

F02 !

27.14 Die **am wenigsten** typische Komplikation bei chronischer Pankreatitis ist/sind:

(A) Duodenalstenose
(B) Pseudozysten
(C) Milzvenenthrombose
(D) Fisteln zum Magen
(E) Choledochusstenose

F95

27.15 Bei dem Befund in Abbildung Nr. 114 des Bildanhangs ist welche Diagnose am wahrscheinlichsten?

(A) Magenkarzinom
(B) Pankreaspseudozyste
(C) Zystadenom des Pankreas
(D) Morbus Hodgkin mit Vergrößerung der paraaortalen Lymphknoten
(E) nichtparasitäre Leberzyste

F01 !!

27.16 Welche der genannten Maßnahmen ist bei einer traumatisch entstandenen, 3 Monate bestehenden großen Pankreaspseudozyste am Übergang vom Korpus zum Schwanzbereich am sinnvollsten?

(A) partielle Duodenopankreatektomie
(B) innere Drainage in das Jejunum (Pseudo-Zystojejunostomie)
(C) äußere Drainage (Marsupialisation)
(D) ultraschallgesteuerte Punktion
(E) abwartendes Verhalten mit sonographischen Kontrollen in 4-wöchigen Abständen, da sich auch große Pseudozysten meist spontan zurückbilden

H01 H90

27.17 Eine chirurgische Therapie bei chronischer Pankreatitis ist **am wenigsten** angezeigt bei:

(A) Pfortaderthrombose
(B) Karzinomverdacht
(C) medikamentös nicht beeinflussbarem Schmerz
(D) Pankreaspseudozyste
(E) Duodenalstenose

H89

27.18 8 Wochen nach Beginn einer akuten Pankreatitis wird bei einem 40jährigen Patienten eine 6 × 7 × 5 cm große Pankreaspseudozyste mit 5 mm dicker Wand im Kopfbereich diagnostiziert. Der Patient ist schmerzfrei.

Welche der genannten Maßnahmen ist am ehesten angezeigt?

(A) Enukleation der Pseudozyste
(B) Zystojejunostomie mit ausgeschalteter Schlinge (nach Roux)
(C) Drainage der Pseudozyste unter sonographischer Kontrolle nach außen
(D) latero-laterale Wirsungo-Jejunostomie
(E) Pankreatiko-Jejunostomie

F99 !

27.19 Bei welcher der folgenden Erkrankungen ist am ehesten ein positives Courvoisier-Zeichen zu erwarten?

(A) akute Pankreatitis
(B) Choledochusstein
(C) Pankreaskopfkarzinom
(D) Gallenblasenkarzinom
(E) Karzinom des Ductus hepaticus communis

H01 !

27.20 Als Symptom bzw. Befund bei Pankreaskarzinomen kommt **am wenigsten** in Betracht:

(A) dunkler Urin
(B) double-duct-sign
(C) rezidivierende kolikartige Schmerzen
(D) Juckreiz
(E) Hydrops der Gallenblase

27.13 (E) 27.14 (D) 27.15 (B) 27.16 (B) 27.17 (A) 27.18 (B) 27.19 (C) 27.20 (C)

H94

27.21 Ein 58jähriger Patient klagt seit 3 Wochen über von ihm als „bohrend“ empfundene Oberbauchschmerzen und über Rückenschmerzen im Liegen, die sich im Sitzen mit nach vorne gelehntem Oberkörper und nach dem Aufstehen bessern. Er leidet unter Appetitlosigkeit und hat an Gewicht verloren.

Von den genannten Diagnosen ist am ehesten wahrscheinlich:

(A) Cholelithiasis
(B) Pankreaskopfkarzinom
(C) eingeklemmter Stein im Pankreasausführungsgang
(D) metastasierendes Prostatakarzinom
(E) Herzhinterwandinfarkt

H91

Ordnen Sie den in Liste 1 aufgeführten Erkrankungen der Bauchspeicheldrüse das am ehesten indizierte Operationsverfahren der Liste 2 zu!

Liste 1

27.22 hämorrhagisch-nekrotisierende Pankreatitis

27.23 periampulläres Karzinom

Liste 2

(A) partielle Duodeno-Pankreatektomie
(B) totale Duodeno-Pankreatektomie
(C) Ausräumung von Nekrosen
(D) Seit-zu-Seit-Pankreatiko-Jejunostomie
(E) Pankreasschwanzresektion mit End-zu-End-Pankreatiko-Jejunostomie

F87

27.24 Bei der totalen Duodenopankreatektomie wegen eines Pankreaskopfkarzinoms erfolgt eine Magenteilresektion

(A) zur Erhöhung der Radikalität
(B) zur Vermeidung eines Ulcus pepticum jejuni
(C) zur Verbesserung des Zugangs zum Pankreas
(D) wegen der nach Ligatur der A. gastroduodenalis drohenden partiellen Magennekrose
(E) zur Mitentfernung paragastraler Lymphknoten

F02 **!**

27.25 Welches der folgenden Operationsverfahren zählt zu den palliativ chirurgischen Eingriffen beim lokal irresektablen Pankreaskopfkarzinom mit Cholestase?

(A) biliodigestive Anastomose
(B) partielle Duodenopankreatektomie nach Kausch-Whipple
(C) subtotale linksseitige Pankreasresektion
(D) totale Pankreatektomie
(E) duodenumerhaltende Pankreaskopfresektion

F97 F93

27.26 Welche Aussage trifft **nicht** zu?

Bei kurativer Resektion eines Papillenkarzinoms durch partielle Duodenopankreatektomie

(A) liegt die 5-Jahresüberlebensrate unter 5%
(B) kann ein Diabetes mellitus auftreten
(C) sind Stenosen an der Hepatikojejunostomie selten
(D) bleibt der Pankreasschwanz erhalten
(E) kann als Zweitkarzinom ein Pankreaskarzinom entstehen

H00

27.27 Welches Organ wird nach einer Whipple-Kausch-Operation dem Pathologen **nicht** zur histologischen Untersuchung vorgelegt?

(A) distaler Magen
(B) Duodenum
(C) Pankreaskopf
(D) Gallenblase
(E) linke Kolonflexur

F98

27.28 Welche der folgenden Aussagen über das Insulinom trifft **nicht** zu?

(A) Insulinome können multipel auftreten.
(B) Charakteristisch sind anfallsweise auftretende hypoglykämische Zustände.
(C) Zur Diagnostik eignet sich der Hungerversuch mit Bestimmung des Glucose- und Insulinspiegels.
(D) Diagnostisch hinweisend ist ein Abfall des Insulinspiegels im Tolbutamid-Test.
(E) Die Therapie besteht in Tumorenukleation.

27.21 (B) 27.22 (C) 27.23 (A) 27.24 (B) 27.25 (A) 27.26 (A) 27.27 (E) 27.28 (D)

H99

27.29 Welche der Aussage trifft für das Pancreas divisum **nicht** zu?

(A) Schmerzattacken kommen als Symptom vor.
(B) Es kann zu einer Pankreatitis führen.
(C) Operationsmethode der Wahl ist die Duodenojejunostomie.
(D) Ductus Wirsungianus und Ductus Santorini münden getrennt ins Duodenum.
(E) Es kann durch ERCP diagnostiziert werden.

28 Nebenniere

H00 !

Wo in der Nebenniere (Liste 2) ist das pathologische Geschehen der in Liste 1 genannten Erkrankungen lokalisiert?

Liste 1

28.1 Conn-Syndrom

28.2 Cushing-Syndrom

Liste 2

(A) Zona glomerulosa
(B) Zona fasciculata
(C) Zona reticularis
(D) Nebennierenmark
(E) Bei der Krankheit ist keine der unter (A)–(D) genannten Strukturen betroffen.

H00 F97 !

28.3 Welcher der genannten Befunde gehört **nicht** zur klinischen Symptomatik des primären Hyperaldosteronismus?

(A) erhöhter Blutdruck
(B) Striae rubrae distensae
(C) Kopfschmerzen
(D) Muskelschwäche
(E) Polydipsie

H01

28.4 Was gehört zum primären Hyperaldosteronismus (Conn-Syndrom)?

(A) Überproduktion von ACTH
(B) Plasma-STH-Konzentration stark erhöht
(C) Vanillinmandelsäurespiegel im Urin erhöht
(D) erniedrigte Reninkonzentration im Serum
(E) Überproduktion von 5-Hydroxytryptamin und vermehrte Ausscheidung von 5-Hydroxyindolessigsäure im Urin

F02 H99 !

28.5 Welche Aussage über Phäochromozytome trifft **nicht** zu?

(A) In der Mehrzahl der Fälle handelt es sich um gutartige Tumoren.
(B) Beim Erwachsenen sind sie in ca. 10% der Fälle bilateral lokalisiert.
(C) Im Rahmen der multiplen endokrinen Neoplasie sind sie mit medullären Schilddrüsenkarzinomen vergesellschaftet.
(D) Ursache ist zumeist eine kongenitale Störung in der Hypophysen-Nebennieren-Achse.
(E) Vor einer operativen Entfernung ist die Gabe eines α-Rezeptorenblockers angezeigt.

F01 F99 F93

28.6 Welche Feststellung zu Phäochromozytomen trifft **nicht** zu?

(A) Sie sind meist in der Nebenniere lokalisiert.
(B) Es sind beim Erwachsenen in etwa 55% der Fälle maligne.
(C) Zu den typischen Symptomen gehören Kopfschmerzen und eine gesteigerte Schweißsekretion.
(D) Als kurative Therapie ist die operative Entfernung nach medikamentöser Vorbehandlung (α-Rezeptorenblocker) indiziert.
(E) Die Gabe von β-Rezeptorenblockern kann indiziert sein.

27.29 (C) 28.1 (A) 28.2 (B) 28.3 (B) 28.4 (D) 28.5 (D) 28.6 (B)

H98 H93

28.7 Welche Aussage trifft **nicht** zu?

Zur klinischen Symptomatik des Phäochromozytoms gehören:

(A) Plethora
(B) Gesichtsblässe
(C) Kopfschmerzen
(D) Schweißausbruch
(E) Erbrechen

29 Milz

H96 H91

29.1 Zu den Hinweisen auf eine einzeitige Milzruptur gehört **nicht**:

(A) Blutdruckabfall
(B) Pulsanstieg
(C) Schulterschmerz links
(D) Leukopenie
(E) Spontan- und Druckschmerz im linken Oberbauch

H95

29.2 Auf welche der genannten Organverletzungen gibt das Kehr-Zeichen (Schulterschmerz links) nach einem stumpfen Bauchtrauma am ehesten einen Hinweis?

(A) Leberruptur
(B) Aortenruptur
(C) Duodenalruptur
(D) Milzruptur
(E) Nierenruptur

F92

29.3 Der 17jährige Torwart einer Fußballmannschaft wird direkt vom Spielfeld in die chirurgische Klinik gebracht. Der ihn begleitende Trainer gibt an, der Junge habe 10 Min. vor der Halbzeitpause im Strafraum ein Tor verhindert und sei am Boden liegend in die Oberbauchgegend getreten worden. In der Halbzeitpause habe er sich matt gefühlt und über Schmerzen im linken Oberbauch geklagt.

Klinische Befunde: blaß marmorierte, kühle und feuchte Haut; linker Oberbauch und linke Lendengegend druckschmerzhaft, mäßige Abwehrspannung; klares Bewußtsein; Puls 120/min; RR: 90/70 mmHg, 5 Min. später 80/65 mmHg.

Es handelt sich am ehesten um:

(A) vagalen Schock
(B) Nierenprellung
(C) Milzruptur
(D) Magenruptur
(E) Pankreaskontusion

H01 **!!**

29.4 Als eine zweizeitige Milzruptur bezeichnet man eine

(A) Ruptur der Milzkapsel Tage nach dem Primärtrauma
(B) iatrogene Verletzung der Milz bei Versorgung einer Leberruptur
(C) bilaterale Traumaeinwirkung am unteren Rippenbogen
(D) Ruptur einer intrathorakal gelegenen Milz
(E) Stieldrehung der Milz

F01 **!!**

29.5 Zum therapeutischen Spektrum einer Milzruptur gehört folgendes Verfahren **nicht:**

(A) interventioneller Verschluss des Truncus coeliacus
(B) Kollagenvlies
(C) Netzummantelung
(D) Fibrinklebung
(E) Heißluftkoagulation

28.7 (A) 29.1 (D) 29.2 (D) 29.3 (C) 29.4 (A) 29.5 (A)

F00 H99 !!

29.6 Welche Aussage zur Splenektomie bzw. deren möglicher Folgen trifft zu?

(A) Bei Erwachsenen sollte bei ausgeprägter Thrombozytose eine Therapie mit Thrombozytenaggregationshemmern erfolgen.
(B) Das OPSI-Syndrom tritt bei etwa 40% der im Kleinkindesalter splenektomierten Patienten auf.
(C) Im Kindesalter muss bei Verdacht auf eine traumatische Milzruptur eine sofortige explorative Laparotomie erfolgen.
(D) Durch die resultierende Störung des Vitamin-K-Stoffwechsels kann es zu einer Gerinnungsstörung kommen.
(E) Die erforderliche Impfung gegen Pneumokokkeninfektionen sollte auch bei geplanter/elektiver Splenektomie postoperativ erfolgen.

H00 !

29.7 Welche aktive Immunisierung muss im Rahmen der elektiven Splenektomie bei Kindern durchgeführt werden?

(A) Tbc-Impfung
(B) Grippe-Impfung
(C) Tetanus-Impfung
(D) Hepatitis-B-Impfung
(E) Pneumokokken-Impfung

H94

29.8 Welche der genannten Erkrankungen können Ursache einer Splenomegalie sein?

(1) Pfortaderhochdruck
(2) Milzvenenthrombose
(3) Milzzyste
(4) Osteomyelosklerose

(A) keine der genannten Erkrankungen
(B) nur 1 und 2 sind richtig
(C) nur 1, 2 und 3 sind richtig
(D) nur 2, 3 und 4 sind richtig
(E) 1–4 = alle sind richtig

F98 F94

29.9 Eine Splenektomie kommt in Frage bei:

(1) Milzruptur
(2) hereditärer Sphärozytose
(3) Milzvenenthrombose
(4) idiopathischer Thrombozytopenie (Morbus Werlhof)

(A) nur 1 und 2 sind richtig
(B) nur 1, 2 und 3 sind richtig
(C) nur 1, 3 und 4 sind richtig
(D) nur 2, 3 und 4 sind richtig
(E) 1–4 = alle sind richtig

F01 !

29.10 Welche Blutbildveränderung tritt **nicht** nach einer Splenektomie auf?

(A) Leukopenie
(B) Howell-Jolly-Körperchen
(C) Thrombozytose
(D) Target-Zellen
(E) Siderozyten

30 Hernien, Hydrozelen

H00 H93 !!

30.1 Die Schenkelhernie tritt in der Regel aus

(A) im Verlauf des Samenstranges bzw. des Ligamentum teres uteri
(B) durch die Lacuna vasorum medial der Vena femoralis
(C) durch die Lacuna vasorum lateral der Arteria femoralis
(D) durch die Lacuna musculorum
(E) Keine der Aussagen (A)–(D) trifft zu.

29.6 (A) 29.7 (E) 29.8 (E) 29.9 (E) 29.10 (A) 30.1 (B)

F95

30.2 Die direkte Leistenhernie

(1) ist immer erworben
(2) tritt lateral vom inneren Leistenring unter die Haut
(3) tritt lateral vom äußeren Leistenring unter die Haut

(A) nur 1 ist richtig
(B) nur 2 ist richtig
(C) nur 3 ist richtig
(D) nur 1 und 2 sind richtig
(E) nur 1 und 3 sind richtig

H98 !!

30.3 Welche Aussage zum direkten Leistenbruch trifft **nicht** zu?

(A) Direkte Leistenbrüche treten bei Männern häufiger als bei Frauen auf.
(B) Die angeborenen Hernien sind immer direkte Hernien.
(C) Der Bruchkanal läuft senkrecht durch die Bauchwand.
(D) Der Bruch tritt oberhalb des Leistenbandes aus.
(E) Die Vasa epigastrica bilden die Trennlinie zu den indirekten Leistenhernien.

H99 !!

Ordnen Sie den in Liste 1 aufgeführten Hernien die zugehörige Lokalisation der Bruchpforte (Liste 2) zu!

Liste 1

30.4 Hernia inguinalis indirecta

30.5 Hernia femoralis

Liste 2

(A) Bruchpforte oberhalb des Ligamentum inguinale, lateral der epigastrischen Gefäße
(B) Bruchpforte oberhalb des Ligamentum inguinale, medial der epigastrischen Gefäße
(C) Bruchpforte unterhalb des Ligamentum inguinale, im Bereich des Foramen obturatum
(D) Bruchpforte im Bereich der Lacuna vasorum
(E) Bruchpforte unterhalb des Ligamentum inguinale, lateral des Arcus iliopectineus

F99 !!

30.6 Welche Aussage zur kongenitalen Leistenhernie bei weiblichen Säuglingen trifft **nicht** zu?

(A) Sie findet sich zumeist auf der rechten Seite.
(B) Es handelt sich meist um eine indirekte Hernie.
(C) Ein Ovar kann den Bruchinhalt bilden.
(D) Je jünger die Kinder sind, desto häufiger kommt es zur Inkarzeration.
(E) Ohne Komplikationen ist eine Indikation zur Leistenbruchoperation frühestens nach dem 3. Lebensjahr gegeben.

F98 H94 !!

30.7 Welche der folgenden Aussagen über Hernien trifft **nicht** zu?

(A) Skrotalhernien sind praktisch nie indirekte Hernien.
(B) Etwa 15% aller Leistenbruchträger weisen eine doppelseitige Leistenhernie auf.
(C) Die Hernia femoralis zeigt eine besondere Neigung zu Inkarzerationen.
(D) Die Mehrzahl der Patienten mit Leistenhernien sind Männer.
(E) Eine Spiegel-Hernie findet sich am Lateralrand des M. rectus abdominalis.

F00 !!

30.8 In das Skrotum kann sich am ehesten vorschieben:

(A) direkte Leistenhernie
(B) indirekte Leistenhernie
(C) Hernia femoralis
(D) Hernia obturatoria
(E) Senkungsabszess

H92

30.9 Bei ihrem 8 Wochen alten Sohn fand die Mutter eine Schwellung in der rechten Leiste, die das Kind bisher kaum beeinträchtigte, sich beim Schreien stärker vorwölbte und im Schlaf fast vollständig verschwindet.

Es handelt sich am ehesten um:

(A) offenen Processus vaginalis
(B) erworbene Leistenhernie
(C) Hydrocele testis
(D) Hydrocele funiculi spermatici
(E) Hodentumor

30.2 (A) 30.3 (B) 30.4 (A) 30.5 (D) 30.6 (E) 30.7 (A) 30.8 (B) 30.9 (A)

H01 H95

30.10 Ein $2^1/_2$-jähriger Knabe wird unter dem Verdacht einer Leistenhernie eingewiesen. Der Befund ist in Abbildung Nr. 115 des Bildanhangs dargestellt. Die Schwellung war kurz zuvor vom Vater erstmals bemerkt worden. Sie ist beim Abtasten nicht schmerzhaft und zeigt eine positive Diaphanie.

Es handelt sich am ehesten um eine(n):

(A) Hydrocele funiculi spermatici
(B) Hydrocele testis
(C) eingeklemmte Leistenhernie
(D) Leistenhoden
(E) Hodentumor

H96

30.11 Bei einem 56jährigen Patienten hat sich die Darmeinklemmung einer Leistenhernie nach 2–3 Stunden spontan gelöst.

Welches weitere Vorgehen ist angezeigt?

(A) Laparoskopie
(B) ambulante Weiterbehandlung
(C) sofortige Laparotomie
(D) Peritoneallavage
(E) stationäre Aufnahme und Herniotomie

F97

30.12 Welche der folgenden Aussagen zur Therapie von Leistenhernien trifft **nicht** zu?

(A) Bei der indirekten Leistenhernie wird der Bruchsack aus dem Samenstrang freipräpariert, der Bruchinhalt reponiert, der Bruchsackhals verschlossen und der Bruchsack abgetragen.
(B) Zur sicheren Versorgung der direkten Leistenhernie ist die Doppelung der Fascia transversalis wichtig.
(C) Zur Versorgung einer Rezidivleistenhernie kann die Bruchlinie durch ein Kunststoffnetz verschlossen werden.
(D) Die Externusaponeurose wird über dem Samenstrang geschlossen.
(E) Zur Sicherung des Operationsergebnisses muß der Patient 5 Tage strenge Bettruhe einhalten.

F93

30.13 Bei einem 56jährigen Patienten stellt man während der Operation einer Hernia inguinalis indirecta am Bruchsack ventromedial eine verdickte Wand fest.

Es handelt sich am ehesten um:

(A) Morbus Ormond
(B) Gleitbruch mit retroperitonealen Bruchanteilen
(C) Blasendivertikel
(D) Varikozele
(E) offenen Processus vaginalis

F94

30.14 Welche der nachfolgenden Aussagen über Hernien treffen zu?

(1) Ein Darmwandbruch kann ohne Anzeichen einer Passagestörung zu einer Darmwandnekrose führen (sogenannte Richter-Littré-Hernie).
(2) Eine inkarzerierte Darmschlinge kann Schocksymptome zur Folge haben.
(3) Skrotalhernien sind praktisch immer direkte Hernien.
(4) Schenkelhernien treten bei Frauen seltener als bei Männern auf.

(A) nur 1 ist richtig
(B) nur 1 und 2 sind richtig
(C) nur 2 und 3 sind richtig
(D) nur 2 und 4 sind richtig
(E) nur 1, 3 und 4 sind richtig

H99

30.15 Eine 66jährige Patientin klagt über Schmerzen im Bereich der rechten Oberschenkelinnenseite, die bis zum Knie ziehen und sich bei Niesen oder Husten verstärken.

Die Beschwerden sind am ehesten verursacht durch

(A) direkte Leistenhernie
(B) Hernia obturatoria
(C) Muskelzerrung der Adduktoren
(D) Schambeinperiostitis
(E) Lymphadenitis inguinalis

30.10 (A) 30.11 (E) 30.12 (E) 30.13 (B) 30.14 (B) 30.15 (B)

31 Unfallheilkunde

H98

31.1 Die Versorgung eines Polytraumas läuft nach einem Stufenplan ab, der nach Priorität und Phasen strukturiert ist.

Zur ersten Operationsphase (lebenserhaltende Sofortoperation) gehört welche der genannten Operationsindikationen?

(A) Rippenbrüche
(B) periphere Extremitätenfrakturen
(C) Zwerchfellruptur
(D) Epiduralhämatom
(E) Kompartmentsyndrom

H93

31.2 Welche akut bedrohliche Komplikation ist bei dem abgebildeten Patienten mit Gesichtsschädelverletzung und Bewußtseinstrübung (siehe Abbildung Nr. 116 des Bildanhangs) am Unfallort am ehesten zu behandeln?

(A) Bulbärhirnsyndrom
(B) Aspiration
(C) Subarachnoidalblutung
(D) Sinusthrombose
(E) Meningitis durch Keimaszension

H99

31.3 Auch bei geschlossenen Frakturen kann es in Abhängigkeit von der Lokalisation der Verletzung zu unterschiedlichen, zum Teil erheblichen Blutverlusten kommen.

Welche der nachfolgenden Angaben entspricht **am wenigsten** den Erfahrungswerten (Anhaltswerten)?

(A) Oberarm: 300 bis 1000 ml
(B) Unterarm: bis zu 400 ml
(C) Becken: 200 bis 500 ml
(D) Oberschenkel: 1000 bis 2000 ml
(E) Unterschenkel: bis zu 1000 ml

H99 **!**

31.4 Welche Blutstillungsmaßnahme ist für die entsprechend angegebene Blutung **nicht** geeignet?

(A) digitale Kompression bei akuter Arterienverletzung
(B) Verschluß kleinerer Gefäße mittels Metallclip
(C) Fibrinklebung und Aufbringen von Kollagenflies bei Ösophagusvarizenblutung
(D) Kompression mit Tamponade bei Abszeßblutung
(E) Infrarotkoagulation bei Parenchymblutungen (flächenhafte kapilläre Blutungen)

H01 **!!**

31.5 Welche Aussage zur Abschätzung des Verbrennungsausmaßes trifft zu?

(A) In die Abschätzung des Ausmaßes der verbrannten Körperoberfläche gehen die verbrannten Areale mit Blasenbildung oder höhergradigem Schaden ein, nicht jedoch die Areale mit einer alleinigen Rötung.
(B) Die Größe der Handfläche beim Erwachsenen entspricht 5% der Körperoberfläche.
(C) Entscheidend für die Prognose eines Verbrennungsunfalls ist allein der bei der Erstuntersuchung erhobene Befund.
(D) Eine Verbrennung Grad IIb unterscheidet sich von einer Verbrennung Grad IIa durch die nach dem Trauma stets folgende erhebliche Narbenbildung.
(E) Die Oberfläche eines Beines beträgt beim Erwachsenen 30% der Körperoberfläche.

F98 F95 H85 **!**

Ordnen Sie den Diagnosen der Liste 1 den Befund der Liste 2 zu, der die betreffende Diagnose am ehesten charakterisiert.

Liste 1

31.6 Verbrennung 1. Grades

31.7 Verbrennung 3. Grades

Liste 2

(A) Analgesie
(B) Hautrötung
(C) abgeschwächte Sensibilität
(D) Verbrennung von etwa 20% der Körperoberfläche
(E) Verbrennung von einem Drittel der Körperoberfläche

31.1 (D) 31.2 (B) 31.3 (C) 31.4 (C) 31.5 (D) 31.6 (B) 31.7 (A)

H93 **!**

31.8 Welche Feststellungen treffen auf die oberflächliche zweitgradige (IIa) Verbrennung im Gegensatz zur zweitgradig tiefen dermalen (IIb) und zur drittgradigen Verbrennung zu?

(1) Zur Vermeidung ausgedehnter Narbenbildungen sind die frühzeitige Exzision und Spalthautdeckung der verbrannten Areale sinnvoll und erforderlich.
(2) Sie betrifft die Epidermis ohne Beteiligung der Hautanhangsgebilde.
(3) Durch Mitbeteiligung der Hautanhangsgebilde kann der Bezirk schmerzfrei palpiert werden.

(A) nur 1 ist richtig
(B) nur 2 ist richtig
(C) nur 3 ist richtig
(D) nur 1 und 2 sind richtig
(E) nur 1 und 3 sind richtig

F96 F93

31.9 Ein 48jähriger Familienvater erleidet bei dem Versuch, ein Grillfeuer bei einem Sommerfest zu entzünden, durch die Explosion einer Spiritusflasche zweit- bis drittgradige Verbrennungen im Gesicht, am vorderen Rumpf und an beiden oberen Extremitäten, die sich auf 30–40% der Körperoberfläche ausdehnen.

Welche Maßnahme ist vor dem Eintreffen des Notarztes vordringlich angezeigt?

(A) sofortiges Berieseln der verbrannten Flächen mit kaltem Wasser
(B) Jodpinselung zumindest aller sichtbar verschmutzten Verbrennungsflächen
(C) Gabe von Kochsalz angereichter warmer Flüssigkeit, zum Beispiel Tee, zur Prophylaxe des Verbrennungsschocks
(D) Einreiben der verbrannten Flächen mit einer Brandsalbe
(E) Keine der Maßnahmen (A)–(D) ist angezeigt.

F02

31.10 Bei der in Abbildung Nr. 117 des Bildanhangs dargestellten Verletzung handelt es sich um eine Flusssäureverätzung.

Was ist die am ehesten zutreffende Therapie?

(A) desinfizierender Verband
(B) intravenöse Antibiose
(C) Kalzium-Applikation
(D) Unterspritzung mit Cortison
(E) Antibiotikagabe intraarteriell

F99

31.11 Welche Aussage trifft **am wenigsten** zu?

Bei einer drittgradigen lokalen Erfrierung kommen folgende Maßnahmen frühzeitig in Betracht:

(A) Sympathikusblockade
(B) durchblutungsfördernde Medikamente
(C) Grenzzonenamputation
(D) steriler Verband
(E) bei fehlendem Impfschutz Tetanusprophylaxe

H96 F96

31.12 Bei folgenden Tumoren besteht eine besonders starke Neigung zu pathologischen Frakturen:

(1) Prostatakarzinom
(2) Plasmozytom
(3) Analkarzinom

(A) nur 1 ist richtig
(B) nur 2 ist richtig
(C) nur 1 und 2 sind richtig
(D) nur 1 und 3 sind richtig
(E) 1–3 = alle sind richtig

F95

31.13 Ein 24jähriger Patient bemerkte bei der Arbeit plötzlich eine schmerzhafte Schwellung des linken Ringfingers. Das Röntgenbild zeigt eine Fraktur des Ringfingergrundgliedes (siehe Abbildung Nr. 118 des Bildanhangs).

Es handelt sich am ehesten um eine(n)

(A) chronischen Osteomyelitis mit Brodie-Abszeß
(B) Knochen-Tuberkulose
(C) primären Hyperparathyreoidismus
(D) Morbus Paget
(E) Spontanfraktur bei multiplen Enchondromen

31.8 (B) 31.9 (A) 31.10 (C) 31.11 (C) 31.12 (C) 31.13 (E)

F00

31.14 Bei einem 17jährigen Patienten, der seit einigen Tagen Schmerzen im linken Mittelfinger hat, wird eine Röntgenaufnahme des Fingers a.-p. und seitlich (siehe Abbildung Nr. 119 des Bildanhangs) angefertigt.

Welcher Befund am Grundglied und seinen Gelenken trifft **nicht** zu?

(A) epiphysäre Dysplasie
(B) Verdünnung der Kortikalis
(C) Frakturlinien
(D) Aufhellung im Diaphysenbereich
(E) zystische Struktur im Grundgliedbereich

F97

31.15 Welche Aussage trifft **nicht** zu?

Ermüdungsfrakturen

(A) beruhen auf einer Osteochondrose
(B) entstehen durch Mikrotraumen
(C) treten in den Metatarsalia auf
(D) sind Urache der Schipper-Krankheit
(E) sind Ursache von Marschfrakturen

H97 H94 H93 **!**

31.16 Als primäre Knochenbruchheilung bezeichnet man die knöcherne Frakturüberbrückung

(A) mit Einwanderung von Fibroblasten
(B) innerhalb kürzest möglicher Zeit
(C) ohne Kallusbildung
(D) ohne mechanische Ruhigstellung
(E) ohne Spaltheilung

F01 F00 F94

31.17 In welcher Abbildung ist **nur** die Dislocatio ad latus der Bruchstücke dargestellt?

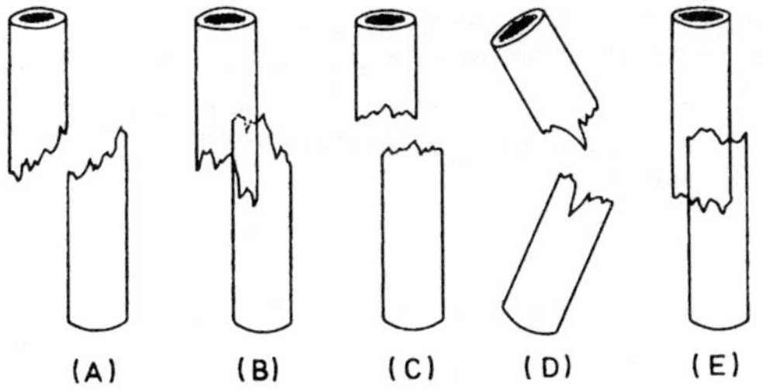

F99

31.18 In der Frakturdiagnostik sollen grundsätzlich Röntgenaufnahmen in zwei Ebenen durchgeführt werden.

Welche Frakturdislokation läßt sich bei der in Abbildung Nr. 120 des Bildanhangs dargestellten Femurschaftfraktur in der dargestellten Ebene ausschließen?

(A) ad axim
(B) ad latus
(C) ad peripheriam
(D) ad longitudinem cum distractione
(E) ad longitudinem cum contractione

F95

31.19 Welche Aussage über Frakturen trifft **nicht** zu?

(A) Kompressionsfrakturen entstehen vorzugsweise im Bereich spongiöser Knochen.
(B) Bei Abrißfrakturen verläuft die Frakturebene senkrecht zur Zugspannung.
(C) Schußbrüche gehören zu den geschlossenen Frakturen.
(D) Der Biegungskeil entsteht auf der Konkavseite des durch Biegung frakturierten Knochens.
(E) Der Drehkeil entsteht bei einseitig fixierten Knochen durch Drehung in der Längsachse.

H99 **!**

Ordnen Sie den in Liste 1 genannten Frakturmechanismen die typischen Frakturlokalisationen aus Liste 2 zu!

Liste 1

31.20 Drehung (Torsionsfraktur)

31.21 Parierfraktur

Liste 2

(A) Wirbelkörper
(B) Außenknöchelspitze
(C) isolierte Ulnafraktur
(D) Tibiaschaft
(E) Patella

31.14 (A) 31.15 (A) 31.16 (C) 31.17 (A) 31.18 (D) 31.19 (C) 31.20 (D) 31.21 (C)

F94

31.22 Nach dem Anlegen eines zirkulären Gipsverbandes wegen einer frischen Fraktur im Bereich der Extremitäten (z.B. Oberarmgipsverband) sind, auch wenn unter Bildwandlerkontrolle reponiert wurde, unerläßlich:

(1) Röntgenkontrollaufnahmen
(2) Prüfung der Zehen bzw. der Finger auf Durchblutung, Sensibilität und Beweglichkeit
(3) Aufschneiden des zirkulären Gipsverbandes in ganzer Länge

(A) nur 2 ist richtig
(B) nur 1 und 2 sind richtig
(C) nur 1 und 3 sind richtig
(D) nur 2 und 3 sind richtig
(E) 1–3 = alle sind richtig

F89

31.23 Kurze Zeit nach Reposition eines Knochenbruches und Anlegen eines Gipsverbandes stellt sich eine umschriebene Schmerzhaftigkeit unter dem Gipsverband ein. Im Bereich der angegebenen Schmerzlokalisation findet sich in dem am Vortag angelegten Gipsverband ein deutlicher Fingereindruck.

Es handelt sich am ehesten um:

(A) Frakturhämatom
(B) Nervenkompression durch instabile Fraktur
(C) umschriebene Gipsdrucknekrose
(D) Muskelkompressionssyndrom
(E) posttraumatische Neuralgie

H87

31.24 Was ist der größte Vorzug der Osteosynthesebehandlung gegenüber der Ruhigstellung im Gips?

(A) schnellere Ödemabschwellung
(B) frühere Belastbarkeit
(C) frühere Entlassung aus stationärer Behandlung
(D) Frühmobilisierung aller Gelenke
(E) schnellere Bruchheilung

F94

31.25 Was versteht man unter „übungsstabiler“ Osteosynthese?

(A) Die Fragmente sind durch die Reposition so verzahnt, daß im Gipsverband bei der Übungsbehandlung keine Dislokation mehr eintreten kann.
(B) Die Fraktur wurde operativ stabilisiert und es kann sofort eine funktionelle Nachbehandlung durchgeführt werden.
(C) Der Patient kann nach operativer Stabilisierung der Fraktur die betroffene Extremität voll belasten.
(D) Der Patient kann nach operativer Stabilisierung der Fraktur mit Gipsverband als zusätzlicher Stabilisierung die betroffene Extremität voll belasten.
(E) Keine der Aussagen (A)–(D) trifft zu.

H00

31.26 Eine übungsstabile Fixation bei einer frischen nicht gestauchten Fraktur wird durch welches der genannten Verfahren **am wenigsten** gewährleistet?

(A) Schraubenosteosynthese
(B) Marknagelung
(C) Plattenosteosynthese
(D) Drahtextension
(E) Zuggurtung

H99 **!**

31.27 Welche Zuordnung von Osteosyntheseprinzipien zu den entsprechenden Verfahren trifft **nicht** zu?

(A) intramedullärer Kraftträger – Fixateur interne
(B) dynamische Kompression – Zuggurtungsosteosynthese
(C) extramedulläre Schienung – Plattenosteosynthese
(D) interfragmentäre Kompression – Zugschraube
(E) intramedulläre Schienung – Verriegelungsnagel

31.22 (E) 31.23 (C) 31.24 (D) 31.25 (B) 31.26 (D) 31.27 (A)

F00 H96

31.28 Als Verbundosteosynthese bezeichnet man die Kombination von

(A) Knochenzement mit Metallimplantaten
(B) Osteosynthese mit Spongiosaplastik
(C) Osteosynthese mit Gipsverband
(D) mehreren Metallimplantaten an einem Knochen
(E) gelenkübergreifenden Metallimplantaten

F97 !!

31.29 Welche der genannten Leitungsbahnen verlaufen in den tiefen Beugelogen des Unterschenkels und sind hier beim Kompartment-Syndrom gefährdet?

(1) A. tibialis posterior
(2) N. tibialis
(3) N. suralis
(4) N. peronaeus profundus

(A) nur 1 ist richtig
(B) nur 1 und 2 sind richtig
(C) nur 1 und 4 sind richtig
(D) nur 3 und 4 sind richtig
(E) 1–4 = alle sind richtig

F99 H98 H90 !!

Folgende Angaben beziehen sich auf die Aufgaben Nr. 31.30 und 31.31.

Nach notfallmäßiger dynamischer Marknagelung einer geschlossenen Unterschenkelfraktur ohne wesentliche Weichteilschwellung beklagt der Patient 24 Stunden postoperativ eine äußerst schmerzhafte Anschwellung des Unterschenkels mit Gefühlsstörungen und eingeschränkter Beweglichkeit der Zehen.

31.30 Welche Diagnose stellen Sie?

(A) manifestes Kompartmentsyndrom
(B) lagerungsbedingte postoperative N. fibularis-profundus-Läsion
(C) akute Phlebothrombose
(D) akuter Frühinfekt
(E) Sudeck-Dystrophie

31.31 Ihre Diagnose sichern Sie durch

(A) Palpation und/oder Messung des Logendruckes
(B) fachneurologische Untersuchung bzw. EMG-Ableitung
(C) Dopplersonographie
(D) Bestimmung von Entzündungsparametern wie Leukozyten, BSG und C-reaktives Protein
(E) intravenöse Phlebographie

H01 H94 !!

31.32 Bei welchem der genannten Umstände ist am ehesten eine ischämische Kontraktur am Arm (Volkmann-Kontraktur) zu erwarten?

(A) Durchtrennung der A. brachialis
(B) Stufenbildung bei einer in Fehlstellung verheilten suprakondylären Extensionfraktur
(C) in Fehlstellung verheilte Trümmerfraktur des Unterarmes
(D) Durchblutungsstörungen infolge eines zu engen Gipsverbandes
(E) Gefäß- und Nervenirritation im Olekranonbereich infolge Verschraubung oder Drahtzuggurtung

H97 !

31.33 Faktoren, die die Entstehung einer Pseudarthrose begünstigen, sind:

(1) wiederholte Repositionen wegen ungenügender Frakturstellung
(2) permanente Unruhe im Frakturspalt durch Scherkräfte
(3) ausgedehnte knöchernde Defekte bei Trümmerbrüchen
(4) ein postoperativer lokaler Infekt
(5) Behandlung mit Corticosteroiden, Zytostatika oder Antikoagulantien

(A) nur 1 und 4 sind richtig
(B) nur 2 und 5 sind richtig
(C) nur 1, 2 und 3 sind richtig
(D) nur 3, 4 und 5 sind richtig
(E) 1–5 = alle sind richtig

31.28 (A) 31.29 (B) 31.30 (A) 31.31 (A) 31.32 (D) 31.33 (E)

H98 !

31.34 Vier Jahre nach Versorgung einer offenen Unterschenkelfraktur durch Fixateur externe klagt ein 22jähriger Patient über belastungsabhängige Schmerzen und eine druckschmerzhafte Verdickung auf der Außenseite des Unterschenkels. Klinisch findet sich bei unauffälligen Weichteilen eine druckschmerzhafte, subkutane Verhärtung auf der Außenseite des Unterschenkels. Röntgenologisch besteht der in der Abbildung Nr. 121 des Bildanhangs erhobene Befund.

Aufgrund der Anamnese, des klinischen und röntgenologischen Befundes stellen Sie die Diagnose:

(A) Spätinfekt nach Fixateur externe
(B) unfallunabhängiger maligner Knochentumor, z. B. Ewing-Sarkom
(C) atrophische Pseudoarthrose der Fibula
(D) hypertrophe Pseudarthrose der Fibula
(E) Keine der Aussagen (A)–(D) trifft zu.

H92 !

31.35 Welche operative Maßnahmen eignen sich am ehesten zur Konsolidierung einer hypertrophen Pseudarthrose?

(1) Sequestrotomie
(2) Dekortikation
(3) stabile Osteosynthese
(4) Spongiosaplastik

(A) nur 1 ist richitg
(B) nur 3 ist richtig
(C) nur 1 und 4 sind richtig
(D) nur 2 und 4 sind richtig
(E) 1, 2 und 4 sind richtig

F95 !

31.36 Der in Abbildung Nr. 122 des Bildanhangs dargestellte Röntgenbefund der Hand spricht am ehesten für eine

(A) Rachitis
(B) Knochenmetastasierung bei Mamma-Karzinom
(C) Inaktivitätsatrophie
(D) Sudeck-Dystrophie
(E) Tuberkulose der Handwurzel

F02 H99 !

Ordnen Sie den in Liste 1 angegebenen Stadien der Sudeck-Dystrophie die am ehesten zutreffende Symptomatik (Liste 2) zu!

Liste 1

31.37 Stadium 1

31.38 Stadium 3

Liste 2

(A) lokales Lymphödem; Parästhesien und Functio laesa
(B) bläulich livide, glänzende und überwärmte Haut; Schwellung; Ruhe- und Bewegungsschmerzen
(C) Atrophie von Haut und Muskulatur; Einschränkung der Gelenkbeweglichkeit
(D) zyanotische und kühle Haut bei stark dislozierter Fraktur
(E) motorische und sensible neurologische Ausfälle distal einer Fraktur

H00 !

31.39 Bei Epiphysenfugenverletzungen ist in der Regel die operative Reposition und Fixation erforderlich

(A) wenn eine vollständige Epiphysenlösung vorliegt
(B) bei Epiphysenfraktur mit disloziertem epiphysärem Fragment
(C) nach Stauchung der Epiphysenfuge in axialer Richtung
(D) wenn ein ausgedehntes Hämatom im Verletzungsbereich vorliegt
(E) wenn zusätzlich eine Fissur in der Metaphyse besteht

H01 !

31.40 Welche Oberarmfraktur ist für das Kindesalter am ehesten typisch?

(A) Humeruskopfbruch
(B) subkapitale Humerusfraktur
(C) Humerusschaftbruch
(D) Abriss des Tuberculum majus
(E) suprakondyläre Humerusfraktur

31.34 (D) 31.35 (B) 31.36 (D) 31.37 (B) 31.38 (C) 31.39 (B) 31.40 (E)

H95

31.41 Ein vierjähriges Kind stürzt bei gestrecktem Arm auf die rechte Hand. Bei der klinischen Untersuchung findet sich eine hochgradige schmerzhafte Bewegungseinschränkung im rechten Ellenbogengelenk.

Welche der genannten Verletzungen ist am wahrscheinlichsten?

(A) Grünholzfraktur des Radius
(B) Radiusköpfchenfraktur
(C) suprakondyläre Humerusfraktur
(D) subkapitale Humerusfraktur
(E) Monteggia-Fraktur

F99 F96 **!**

31.42 Ein 3jähriger Junge wird von der Mutter in die Sprechstunde gebracht. Sein linker Arm wird im Ellenbogengelenk leicht gebeugt gehalten und nicht bewegt. Die Mutter gibt an, sie habe das Kind an der Hand über die Straße geführt und es beim plötzlichen Nahen eines Autos rasch über eine hohe Bordsteinkante auf den Gehsteig gezogen.

Warhscheinlich handelt es sich um eine

(A) Monteggia-Fraktur
(B) Epiphysenlösung des Radiusköpfchens
(C) Subluxation des Radiusköpfchens (Chassaignac)
(D) Distorsion im Humeroulnargelenk mit Gelenkhämatom
(E) Olekranonfraktur

H01

31.43 Was ist die Ursache der sog. „Madelung-Deformität"?

(A) die Ruptur der Membrana interossea
(B) die Fractura radii loco typico
(C) die Galeazzi-Fraktur
(D) die Luxatio antebrachii
(E) eine Wachstumsstörung der distalen Radiusepiphyse

F86

31.44 Welche der genannten Maßnahmen wird bei dislozierten Oberschenkelschaftbrüchen im Kleinkindesalter bis zum 2. Lebensjahr primär angewendet?

(A) Marknagelung
(B) Druckosteosynthese
(C) Becken-Beingips
(D) vertikale Extensionsbehandlung mit Pflasterverbänden
(E) dreiwöchige Lagerung auf Volkmann-Schiene

F93

31.45 Ein 10jähriger Junge erlitt bei einem Verkehrsunfall eine geschlossene dislozierte Unterschenkelfraktur in Schaftmitte.

Welche Aussagen treffen zu?

(1) Die Fraktur wird primär mit einem Gehgips versorgt.
(2) Die Fraktur wird mit einem gespaltenen Oberschenkelgipsverband behandelt.
(3) Ein nach Reposition und Anlegen des Gipsverbandes festgestellter Außendrehfehler von 20° ist tolerabel und wird belassen.

(A) nur 1 ist richtig
(B) nur 2 ist richtig
(C) nur 1 und 2 sind richtig
(D) nur 1 und 3 sind richtig
(E) 1 – 3 = alle sind richtig

H92

31.46 Welche notfallmäßigen operativen Maßnahmen sind bei der kindlichen medialen Schenkelhalsfraktur indiziert, um die Gefahr einer Hüftnekrose zu verringern?

(1) Fensterung der Gelenkkapsel
(2) Anlage einer suprakondylären Extension
(3) Reposition und Stabilisierung mit Zugschrauben
(4) Anlage eines Beckenbeingipsverbandes

(A) nur 2 ist richtig
(B) nur 4 ist richtig
(C) nur 1 und 2 sind richtig
(D) nur 1 und 3 sind richtig
(E) nur 2 und 4 sind richtig

31.41 (C) 31.42 (C) 31.43 (E) 31.44 (D) 31.45 (B) 31.46 (D)

F02 H95 H93 !

31.47 Beim Erwachsenen ist bei allgemeiner und lokaler Operabilität eine absolute Indikation zur Replantation abgetrennter Gliedmaßen **am wenigsten** gegeben bei

(A) einem abgetrennten Daumen
(B) Verlust mehrerer Langfinger
(C) einem abgetrennten Zeigefinger
(D) Amputation der Mittelhand
(E) Amputation der Hand im Handgelenk

F97

31.48 Ein Décollement ist

(A) eine Schußverletzung im Hals
(B) eine zirkuläre Durchtrennung von Beuge- und Strecksehnen am Handgelenk
(C) eine Ablederung der Haut von subkutanem Fettgewebe oder von Haut und subkutanem Fettgewebe von der Faszie
(D) die operative Elimination des Antigen-Reservoirs bei Struma Basedow
(E) die Entnahme der Vena saphena magna zur aorto-koronaren Bypass-Operation

F98

31.49 Welche Maßnahme ist bei einer akuten postoperativen Osteitis (stabile Osteosynthese) mit unvollständiger Knochenbruchheilung **nicht** indiziert?

(A) Nekrosektomie
(B) Spül-Saug-Drainage
(C) gezielte systemische Antibiose
(D) sofortige Entfernung des Osteosynthesematerials
(E) lokale Antibiotikaträger

H01 H92 !

31.50 Die Schichtaufnahme der Halswirbelsäule (siehe Abbildung Nr. 123 des Bildanhangs) eines polytraumatisierten Patienten, der nach einem Auffahrunfall in die chirurgische Klinik eingewiesen wurde, zeigt eine(n)

(A) atlantookzipitale Luxation
(B) Densfraktur
(C) Zufallsbefund einer osteolytischen Metastase
(D) Spondylolisthesis C_2/C_3
(E) Keine der Aussagen (A)–(D) trifft zu.

H93

31.51 Welche Aussage trifft für die im Röntgenbild (siehe Abbildung Nr. 124 des Bildanhangs) dargestellte Fraktur **nicht** zu?

(A) Dieser Bruch ist häufiger als Quer- und Längsbrüche dieses Knochens.
(B) Sie ist u.a. Folge einer extremen Beugung des Kopfes nach vorne.
(C) Es handelt sich um eine Fraktur des 1. Halswirbels.
(D) Begleitende neurologische Ausfälle sind selten.
(E) Eine konservative Behandlung ist möglich.

H00 !

31.52 Ein 40jähriger Patient hat bei einem Autounfall eine Verletzung der Halswirbelsäule erlitten, die eine operative Stabilisierung erforderlich machte. Das postoperative Röntgenbild in zwei Ebenen findet sich in den Abbildungen Nr. 125 und Nr. 126 des Bildanhangs.

Welchen der folgenden Zustände erkennen Sie?

(A) Verschraubung des kraniozervikalen Übergangs
(B) Verschraubung des ersten und zweiten Halswirbelkörpers
(C) Verschraubung der Gelenke von Halswirbelkörper 1 und 2
(D) Verschraubung einer Densfraktur
(E) Verschraubung der Pedikel des 2. Halswirbels

F97 !

31.53 Eine 30jährige Patientin klagt über bewegungsabhängige zeitweilige Parästhesien des Stammes und der Extremitäten.

Sie erkennen in der Röntgenaufnahme der Halswirbelsäule im seitlichen Strahlengang (siehe Abbildung Nr. 127 des Bildanhangs):

(A) deutliche osteochondrotische Randkanten der Halswirbelkörper 3–6 mit einer Stenose des zervikalen Spinalkanals
(B) eine atlanto-axiale Luxation
(C) eine Instabilität der Halswirbelsäule betont in Höhe Halswirbelkörper 3/4
(D) eine Blockwirbelbildung in Höhe Halswirbelkörper 3/4 mit Stenose des zervikalen Spinalkanals
(E) einen zervikalen Bandscheibenvorfall in Höhe des 2./3. Halswirbelkörpers mit Stenose des zervikalen Spinalkanals

31.47 (C) 31.48 (C) 31.49 (D) 31.50 (B) 31.51 (C) 31.52 (D) 31.53 (B)

F99 **!**

31.54 Ein 22jähriger Mann hat bei einem Autounfall ein Polytrauma erlitten und ist bewußtlos. Sie lassen routinemäßig Röntgenübersichtsaufnahmen des kranio-zervikalen Übergangs anfertigen. Die Abbildung Nr. 128 des Bildanhangs zeigt Ihnen die Röntgenübersichtsaufnahme der oberen Halswirbelsäule im seitlichen Strahlengang.

Welche Aussage trifft **nicht** zu?

(A) Zur akuten Immobilisation der Halswirbelsäule zur Vermeidung sekundärer Schäden ist das Anbringen einer stabilen Halskrawatte indiziert.
(B) Patienten mit dieser Befundkonstellation sollten möglichst bald operativ stabilisiert werden.
(C) Es besteht eine Fraktur des 2. Halswirbels mit Abriß von Wirbelbogen und Gelenkfacetten (hanged man's fracture).
(D) Es finden sich eine Fraktur des. 3. Halswirbels (Typ II nach Anderson).
(E) Die Fraktur bedingt eine Instabilität der Halswirbelsäule.

F01 H97 F95 **!**

31.55 Eine 65jährige Patientin erleidet bei einem Sturz eine stabile Kompressionsfraktur des 6. Brustwirbelkörpers. Die Wirbelkörperhinterkante ist erhalten. Neurologische Ausfälle bestehen nicht.

Welche der angegebenen Maßnahmen ist am ehesten angezeigt?

(A) Osteosynthese mit Wirbelverblockung
(B) Spondylodese
(C) Aufrichten der Fraktur im ventralen Durchhang
(D) frühfunktionelle Behandlung
(E) absolute Bettruhe für mindestens 3 Monate

F97

31.56 Welche Aussagen über Sternumfrakturen treffen zu?

(1) Sie sind selten (5% der Thoraxwandfrakturen).
(2) Es handelt sich meist um Querfrakturen zwischen Corpus und Manubrium sterni.
(3) Eine frühzeitige Operation aus Gründen der Atemmechanik ist anzustreben.
(4) Am häufigsten ist die Längsfraktur des Corpus sterni.

(A) nur 1 und 2 sind richtig
(B) nur 1 und 4 sind richtig
(C) nur 2 und 3 sind richtig
(D) nur 1, 2 und 3 sind richtig
(E) nur 1, 3 und 4 sind richtig

H92 F90

31.57 Der einseitig instabile Thorax infolge von Rippenserienstückbrüchen mit ausgeprägter respiratorischer Insuffizienz wird behandelt mit

(A) maschineller Überdruckbeatmung
(B) Anlage eines therapeutischen Pneumothorax
(C) Anlage eines Heftpflasterstützverbandes (Zingulum)
(D) Rippenextension mittels Saugglocken
(E) Keine der Aussagen (A)–(D) trifft zu.

F91

31.58 Bei einer 66jährigen Patientin, die sich bei einem Autounfall eine Rippenserienfraktur zugezogen hat, sind in der ersten Stunde nach dem Unfall etwa 1000 ml und anschließend während der letzten 2 Stunden stündlich etwa 400 ml Blut aus der Thoraxdrainage abgeflossen.

Welches Vorgehen ist hier erforderlich?

(A) Kreuzproben und zunächst 3 stündiges Abwarten
(B) Einlegen einer zweiten Thoraxdrainage
(C) sofortige Thorakotomie
(D) Überdruckbeatmung
(E) Tracheotomie

31.54 (D) 31.55 (D) 31.56 (A) 31.57 (A) 31.58 (C)

F93

31.59 Bei einem 72jährigen Patienten entwickelte sich als Folge einer frischen Rippenserienfraktur eine respiratorische Insuffizienz. Unter der daraufhin eingeleiteten PEEP-Beatmung kommt es plötzlich zu einem Anstieg des Beatmungsdrucks und des zentralvenösen Drucks, anschließend zu einem Blutdruckabfall.

Ursächlich handelt es sich am ehesten um:

(A) Zwerchfellruptur
(B) Herzversagen nach Herzkontusion
(C) Lungenembolie
(D) Spannungspneumothorax
(E) Verstopfung des Beatmungstubus

H96

31.60 Ein 15jähriges Mädchen war beim Barrenturnen mit dem Oberbauch sehr kräftig auf den Holm aufgeprallt. Bei der Untersuchung findet sich eine Prellmarke zwischen dem Nabel und dem rechten Rippenbogen. Eine Bauchdeckenspannung besteht nicht. Bei tiefer Palpation im Oberbauch werden jedoch Schmerzen angegeben. Bei der Ultraschalluntersuchung findet sich keine freie Flüssigkeit im Abdomen. Es besteht auch kein eindeutiger Hinweis für eine Verletzung parenchymatöser Organe. Die Abdomenübersichtsaufnahme ist ohne Befund.

Welche der genannten Verletzungsmöglichkeiten kommt aufgrund der Vorgeschichte und Befunde am ehesten in Betracht?

(A) Milzruptur
(B) Leberruptur
(C) Pankreasruptur
(D) Ruptur des Jejunums
(E) Dickdarmperforation

H90

31.61 Ein 10jähriger Junge stürzt mit seinem Fahrrad und erleidet ein stumpfes Abdominaltrauma. Die Abdomenübersichtsaufnahme zeigt Luft am rechten Psoasrand.

Welche Diagnose ist am wahrscheinlichsten?

Ruptur

(A) des Magens
(B) des Duodenums
(C) des Ileums
(D) der Leber
(E) des Querkolons

H93

31.62 Bei einer Messerstecherei wird ein Jugendlicher durch einen Stich in den Bauch verletzt. Bei der Aufnahmeuntersuchung in der chirurgischen Ambulanz ist er kreislaufstabil und ohne klinische Zeichen einer Peritonitis. Die Abdomenübersichtsaufnahme im Stehen zeigt eine Luftsichel unter dem Zwerchfell.

Welche diagnostischen bzw. therapeutischen Maßnahmen führen sie nach Inspektion der Wunde durch?

(A) Einlegen einer Redondrainage und stationäre Aufnahme
(B) Einlage einer Redondrainage mit primärem Wundverschluß und Entlassung zur ambulanten Nachsorge
(C) Einlegen einer Redondrainage mit primärem Wundverschluß und stationäre Aufnahme
(D) Einlegen einer Redondrainage mit primärem Wundverschluß und stationäre Aufnahme sowie Sonographie des Abdomens zum Ausschluß freier Flüssigkeit
(E) stationäre Aufnahme und sofortige Laparotomie

H89

31.63 Bei einer perforierenden Bauchverletzung (Beispiel: frische Messerstichverletzung) treffen Sie in der Regel folgende Sofortmaßnahme:

(A) sofortige Laparotomie
(B) Drainage der Wunde, keine Laparotomie
(C) Sonographie
(D) hochdosierte Gabe von Antibiotika, stationäre Beobachtung
(E) Laparotomie nur, wenn bei der Abdomenübersichtsaufnahme im Stehen freie Luft sichtbar ist.

31.59 (D) 31.60 (C) 31.61 (B) 31.62 (E) 31.63 (A)

H97

31.64 Beim Absturz vom Baugerüst zieht sich ein 25jähriger Arbeiter eine perineale Pfählungsverletzung zu. Bei der Inspektion findet sich auf der rechten Seite eine Zerreißung der Rektumwand bis etwa 4 cm oberhalb der Linea dentata.

Welche der genannten Maßnahmen ist angezeigt?

(A) dichter Verschluß der Verletzung mit Allschichtnaht
(B) zunächst nur Verband mit desinfizierender Lösung (z.B. mit PVP-Iod-Lösung) bis sich Nekrosen abgestoßen haben
(C) Jejunokolostomie
(D) vorgeschaltete Kolostomie (Deviationskolostomie) und Darmnaht
(E) laparoskopischer Verschluß der Wunde

H95

31.65 Nach einem stumpfen Bauchtrauma mit klinischem Verdacht auf Nierenverletzung wurde ein Urogramm angefertigt (siehe Abbildung Nr. 129 des Bildanhangs).
Es zeigt auf der linke Seite Veränderungen, die folgende Diagnose nahelegen:

(A) Nierenstielabriß
(B) Ruptur einer Hydronephrose
(C) Nierenruptur
(D) Ureterabriß
(E) keine Anzeichen einer Nierenverletzung

H01 F96

31.66 Zum Nachweis einer Blasenruptur unmittelbar nach stumpfem Bauchtrauma eignet sich am besten folgende Untersuchung:

(A) Blasenpunktion zum Nachweis von Blut
(B) rektale digitale Untersuchung
(C) retrograde Zystographie
(D) Miktionszystourethrographie
(E) intravenöse Pyelographie

F99 **!**

31.67 Ein 55jähriger Mann wird 3 Tage nach einem stumpfen Bauchtrauma wegen eines akuten Nierenversagens zur Hämodialyse in die Klinik eingewiesen. Bei der Aufnahme: Abwehrspannung und starker Druckschmerz im Mittel- und Unterbauch, fehlende Peristaltik, Leukozyten 2800 · 10^6/l, Temperatur rektal 38,7 °C, Harnstoff-N 9,2 mmol/l (260 mg/l), Serum-Kreatinin 309 µmol/l (35 mg/l), Serum-Kalium 4,8 mmol/l.

Welche der beiden der genannten Maßnahmen sind als Sofortmaßnahmen am ehesten indiziert?

(1) abdominale Sonographie
(2) intravenöses Urogramm
(3) Hämodialyse
(4) Laparotomie

(A) nur 1 und 2 sind richtig
(B) nur 1 und 3 sind richtig
(C) nur 1 und 4 sind richtig
(D) nur 2 und 3 sind richtig
(E) nur 2 und 4 sind richtig

F98

31.68 Ein 55jähriger adipöser Autofahrer erleidet bei einem Autounfall einen Sprunggelenksbruch rechts. Nach 2 Tagen entwickelt er Fieber und unbestimmte Bauchschmerzen. Röntgenologisch ist ein Pneumo-Retroperitoneum nachweisbar. Der Patient gibt auf Befragen an, mit dem Sicherheitsgurt vorschriftsmäßig angeschnallt gewesen zu sein.

Es handelt sich am ehesten um:

(A) Magenruptur
(B) Jejunalruptur
(C) Zwerchfellruptur
(D) Duodenalruptur
(E) Nierenruptur

31.64 (D) 31.65 (C) 31.66 (C) 31.67 (C) 31.68 (D)

F02

31.69 Welche Aussage zu Klavikulafrakturen trifft **nicht** zu?

(A) Sie stellen typische Gurtverletzungen bei Autounfällen dar.
(B) Zu den möglichen Komplikationen gehört eine Verletzung der A. subclavia.
(C) Das mediale Bruchstück ist in der Regel nach kaudal disloziert.
(D) Zur Ruhigstellung eignet sich der Rucksackverband.
(E) Pseudarthrosen bilden sich nur in seltenen Fällen aus.

H93 F92 !

31.70 Bei der akromioklavikulären Luxation vom Schweregrad III (nach Tossy) besteht in der Regel ein/eine

(1) Hochstand der Klavikula, der sich durch Zug am Arm verstärkt
(2) sog. Klaviertastenphänomen
(3) Ruptur des Lig. acromioclaviculare
(4) Zerreißung des Lig. coracoclaviculare

(A) nur 4 ist richtig
(B) nur 1 und 4 sind richtig
(C) nur 1, 2 und 3 sind richtig
(D) nur 1, 2 und 4 sind richtig
(E) 1 – 4 = alle sind richtig

H96 F93 !

31.71 Nach Sturz auf die rechte Schulter steht das laterale Klavikula-Ende um Schaftbreite höher als das Akromion.

Welche Bandverbindungen sind zerrissen?

(1) Ligamentum sternoclaviculare
(2) Lig. trapezoideum des Ligamentum coracoclaviculare
(3) Lig. coroideum des Ligamentum coracoclaviculare
(4) Ligamentum acromioclaviculare

(A) nur 4 ist richtig
(B) nur 2 und 3 sind richtig
(C) nur 2 und 4 sind richtig
(D) nur 2, 3 und 4 sind richtig
(E) 1 – 4 = alle sind richtig

H01 !

31.72 Durch Kollision mit einem PKW ist ein 20jähriger Radfahrer vom Rad gestürzt und klagt über erhebliche Schmerzen im Schultergelenk bei Weichteilschwellung und weitgehend aufgehobener Beweglichkeit des Armes im Schultergelenk.

Das Röntgenbild (siehe Abbildung Nr. 130 des Bildanhangs) der Schulter zeigt

(A) einen Normalbefund
(B) eine Luxation des Oberarmkopfes nach dorsal
(C) eine Sprengung des Schultereckgelenkes (Typ Tossy III)
(D) eine laterale Klavikulafraktur
(E) eine knöcherne Absprengung an der Oberarmkopfkalotte

F00 F96 F95 H93

31.73 Welcher der genannten Verbände stellt Schulter- und Ellenbogengelenk ruhig?

(A) Gilchrist-Verband
(B) Rucksackverband
(C) Charnley-Schlinge
(D) Dachziegelverband
(E) Kornährenverband

H01 !!

31.74 Der Gilchrist-Verband dient zur Ruhigstellung u. a.

(A) der HWS
(B) des oberen Sprunggelenkes
(C) des Kniegelenkes
(D) des Schultergelenkes
(E) einer medialen Klavikulafraktur

H90 !

31.75 Der habituellen Schulterluxation nach traumatischer Schulterluxation liegt meistens zugrunde ein(e):

(A) Überdehnung der Rotatorenmanschette
(B) Fraktur der Schulterblattpfanne
(C) Abriß des Tuberculum majus
(D) Abriß des Labrum glenoidale und der Kapsel vom vorderen Pfannenrand
(E) Riß der Supraspinatussehne

31.69 (C) 31.70 (E) 31.71 (D) 31.72 (C) 31.73 (A) 31.74 (D) 31.75 (D)

F01 !

31.76 Welche Aussage zur Schultergelenkverrenkung trifft **nicht** zu?

(A) Sie ist die häufigste Luxation des Erwachsenen.
(B) In der Mehrzahl der Fälle liegt eine Luxation des Humeruskopfes nach hinten vor.
(C) Durch eine Schädigung des N. axillaris als Begleitverletzung kann die Funktion des M. deltoideus beeinträchtigt sein.
(D) Bei der Reposition nach Hippokrates dient der Fuß des Arztes als Hypomochlion.
(E) Zur Ruhigstellung nach der Reposition findet der Desault-Verband Anwendung.

H97 !

31.77 Ein 36jähriger Patient erlitt einen generalisierten epileptischen Anfall in der Wohnung und wurde anschließend in die Notaufnahme gebracht. Klinisch findet sich eine starke Schwellung im Bereich der rechten Schulter mit Innenrotationsstellung des Armes und schmerzhafter Abduktionshemmung.

Welche Verletzung liegt aufgrund der Anamnese und der klinischen Symptomatik am wahrscheinlichsten vor?

(A) vordere Schulterluxation
(B) Rotatorenmanschettenruptur
(C) Fraktur des Tuberculum majus
(D) hintere Schulterluxation
(E) keine der unter (A)–(D) aufgeführten Verletzungen

H98 !

31.78 Welche Aussage zur Schultergelenksluxation trifft **nicht** zu?

(A) Eine Sensibilitätsstörung über der lateralen Schulter weist auf eine Schädigung des N. axillaris hin.
(B) Die hintere Luxation zählt zu den selten vorkommenden Luxationen.
(C) Bei der Bankart-Läsion ist das Labrum gleonidale abgerissen.
(D) Die Hill-Sachs-Läsion ist eine Impressionsfraktur.
(E) Ruhigstellung des Armes nach Reposition ist kontraindiziert.

H94

31.79 Der in der Abbildung Nr. 131 des Bildanhangs mit * bezeichnete Muskel führt zur Ausbildung einer Scapula alata bei Durchtrennung des

(A) N. intercostobrachialis
(B) N. thoracicus longus
(C) Nr. dorsalis scapulae
(D) N. accessorius
(E) N. axillaris

F91 !

31.80 Welcher Nerv ist bei einer Humerusschaftfraktur im mittleren Drittel am meisten gefährdet?

(A) N. ulnaris
(B) N. axillaris
(C) N. musculocutaneus
(D) N. medianus
(E) N. radialis

H96 H94 F87 !

31.81 Eine Osteosynthese bei Frakturen am Oberarmschaft ist indiziert bei

(1) drittgradigen offenen Frakturen
(2) frischem Defektbruch nach Schußverletzung
(3) einer nach Reposition auftretenden Radialislähmung
(4) Pseudarthrosen

(A) nur 1 und 3 sind richtig
(B) nur 2 und 3 sind richtig
(C) nur 1, 2 und 4 sind richtig
(D) nur 1, 3 und 4 sind richtig
(E) 1–4 = alle sind richtig

H99 H95

31.82 Welche der folgenden Behandlungsformen ist bei einer Oberarmschaftfraktur mit Dislokation und Radialisschädung am ehesten indiziert?

(A) Ruhigstellung im Abduktionsgips
(B) Plattenosteosynthese
(C) Marknagelung nach Küntscher
(D) Spickdrahtosteosynthese
(E) Ellenbogen-Überkopfextension (hanging-cast-Verband)

31.76 (B) 31.77 (D) 31.78 (E) 31.79 (B) 31.80 (E) 31.81 (E) 31.82 (B)

F97

31.83 Welche Aussage ist aufgrund des Röntgenbildes der abgebildeten Humerusfraktur (siehe Abbildung Nr. 132 des Bildanhangs) zutreffend?

(A) Bei der Verletzung handelt es sich um eine Schaftfraktur bei einem Kind.
(B) Diese Fraktur kommt typischerweise beim älteren Menschen vor.
(C) Wegen der Gefahr einer Lähmung des Nervus medianus ist unbedingt eine Osteosynthese erforderlich.
(D) Nach Reposition der Fraktur ist eine Ruhigstellung im Gips- oder Desault-Verband für mindestens 3 Monate erforderlich.
(E) Das Röntgenbild zeigt eine pathologische Oberarmschaftfraktur.

H01 !

31.84 Die subkapitale Oberarmfraktur durch ein indirektes Trauma ist eine typische Verletzung des

(A) Kleinkindes
(B) Adoleszenten in der Pubertät
(C) athletischen Erwachsenen im 2.–3. Jahrzehnt
(D) asthenischen Erwachsenen im 3.–4. Jahrzehnt
(E) alten Menschen

H96

31.85 Ein 76jähriger Rentner ist auf den rechten Arm gestürzt. Es findet sich eine starke, hämatombedingte Schwellung des rechten Oberarmes, und die Röntgenbilder zeigen eine angestauchte subkapitale Humerusfraktur ohne weitere Dislokation.

Welche der genannten Maßnahmen kommt im Regelfall am ehesten in Betracht?

(A) Übungs- und belastungsstabile Plattenosteosynthese mit intensiver krankengymnastischer Übungs- und Begleittherapie
(B) Anlegen eines Gilchrist-Verbandes für einige Tage mit anschließender krankengymnastischer Übungs- und Begleitbehandlung
(C) konservative Therapie mit Thorax-Oberarm-Abduktionsgipsverband für 4 Wochen mit anschließender krankengymnastischer Übungs- und Begleitbehandlung
(D) Oberarmhängegipsverband für 4 Wochen mit anschließender krankengymnastischer Übungs- und Begleitbehandlung
(E) Resektion des Oberarmkopfes und Implantation einer Oberarmkopfprothese

F91

31.86 Welche Diagnose ist anhand der Aufnahmen des rechten Schultergelenks zu stellen (siehe Abbildungen Nr. 133 und Nr. 134 des Bildanhangs)?

(A) Periarthropathia humeroscapularis
(B) Omarthrose
(C) Sprengung des Akromio-Claviculargelenkes
(D) nicht dislozierte subkapitale Humerusfraktur
(E) unauffälliger Knochen- und Gelenkbefund

F99 H98 H89 !

31.87 In Abbildung Nr. 135 des Bildanhangs (Röntgenaufnahme des Ellenbogens a.-p. und seitlich) sehen Sie

(A) ein abgeschlossenes Knochenwachstum
(B) eine frische Fraktur
(C) einen freien Gelenkkörper
(D) eine reine Ellenbogengelenksluxation
(E) einen Knochentumor

F89

31.88 Der auf Abbildung Nr. 136 des Bildanhangs gezeigte Patient hat vor 4 Jahren eine suprakondyläre Oberarmfraktur erlitten.

Welche Diagnose trifft am ehesten zu?

(A) spastische Paraparese
(B) Volkmannsche Kontraktur
(C) Sudecksche Dystrophie im Spätstadium
(D) hysterische funktionelle Fehlhaltung
(E) simulierte Fehlstellung der Hand infolge Rentenneurose

F97 F93

31.89 Bei einem 39jährigen Mann tritt nach Heben eines Kühlschrankes eine Schwellung und diskrete Blauverfärbung an der Beugeseite handbreit oberhalb des Ellenbogengelenkes auf. Die Funktion im Ellenbogengelenk ist erhalten.

Welche Diagnose ist am wahrscheinlichsten?

(A) pathologische Fraktur des Humerus
(B) Ruptur der Vena cephalica
(C) Ruptur im muskulären Anteil des M. deltoideus
(D) Ruptur der langen Bizepssehne
(E) Bizepssehnenausriß am distalen Ansatz

31.83 (A) 31.84 (E) 31.85 (B) 31.86 (D) 31.87 (B) 31.88 (B) 31.89 (D)

F98 F91

31.90 Welche Aussage zu Radiusköpfchenfrakturen trifft **nicht** zu?

(A) Der typische Unfallmechanismus ist der Sturz auf die Hand bei gestrecktem Ellenbogengelenk und proniertem Unterarm.
(B) Die Radiushalsfraktur ist eine typische Verletzung im Kindesalter.
(C) Als komplizierende Begleitverletzung ist die Läsion des N. ulnaris typisch.
(D) Unverschobene Meißelfrakturen des Radiusköpfchens werden konservativ behandelt.
(E) Bei Trümmerfrakturen des Erwachsenen wird das Radiusköpfchen reseziert.

F92

31.91 Komplette Unterarmschaftfrakturen bei Erwachsenen werden in der Regel stabilisiert mittels

(A) Oberarmgipsverband
(B) Fixateur externe
(C) Marknagelung
(D) Zuggurtung
(E) Plattenosteosynthese

F01 F97 H93 !

31.92 Bei der Monteggia-Verletzung handelt es sich um eine

(A) isolierte Radiusschaftfraktur
(B) isolierte Ulnaschaftfraktur
(C) Radiusschaftfraktur mit Sprengung des distalen Radioulnargelenkes
(D) Ulnaschaftfraktur mit Radiusköpfchenluxation
(E) distale Radiusfraktur mit Navikularfraktur

H97 !

31.93 Bei der in dem Röntgenbild Nr. 137 des Bildanhangs dargestellten Fraktur handelt es sich um eine

(A) Monteggia-Fraktur
(B) Galeazzi-Fraktur
(C) Smith-Fraktur
(D) Colles-Fraktur
(E) Grünholzfraktur

H90

31.94 Der gleiche Unfallmechanismus – Sturz auf die ausgestreckte Hand – kann bei Patienten verschiedener Altersstufen unterschiedliche Folgen haben.

Welche Fraktur ist bei einer 40jährigen Frau am wahrscheinlichsten?

(A) Oberarmschaftfraktur
(B) subkapitale Humerusfraktur
(C) suprakondyläre Extensionsfraktur
(D) Fraktur des Radiusköpfchens
(E) typische Radiusfraktur

H97 H86 !

31.95 Ein Speichenbruch an typischer Stelle soll durch einen Gipsverband ruhiggestellt werden.

Wie ausgedehnt muß der Verband sein?

(A) Fingerspitzen bis Mitte Oberarm
(B) proximal der Fingergrundgelenke bis einschließlich Ellenbogengelenk
(C) Fingergrundgelenk bis Unterarmmitte
(D) proximal der Fingergrundgelenke bis unterhalb des Ellenbogengelenkes
(E) Fingerspitzen bis unterhalb des Ellenbogengelenkes

F98

31.96 Eine isolierte Kahnbeinfraktur (Hand) führt typischerweise zu

(1) Parästhesien im Versorgungsbereich des N. medianus
(2) Beugehemmung im Daumenendgelenk
(3) Druckschmerz in der Tabatière
(4) Stauungsschmerz des Daumens

(A) nur 1 und 2 sind richtig
(B) nur 1 und 3 sind richtig
(C) nur 2 und 3 sind richtig
(D) nur 2 und 4 sind richtig
(E) nur 3 und 4 sind richtig

31.90 (C) 31.91 (E) 31.92 (D) 31.93 (A) 31.94 (E) 31.95 (D) 31.96 (E)

H00 F97 !

31.97 Nach einem Sportunfall klagt ein 25jähriger Mann über Schmerzen bei Bewegung der rechten Hand. Bei der klinischen Untersuchung zeigt sich ein Druck- und Stauchungsschmerz im Bereich des rechten Daumens.

Welche Therapie gehört am ehesten zu dem in Abbildung Nr. 138 des Bildanhangs dargestellten Röntgenbefund?

(A) immobilisierender Gipsverband der oberen Extremität mit Daumeneinschluss für etwa 8 – 12 Wochen
(B) volare Unterarm-Gipsschiene für eine Woche
(C) elastische Wicklung des Handgelenkes
(D) Analgetikagabe, Kühlung und Schonung des Handgelenkes bis zum Abklingen der Schmerzen
(E) dorsale Daumen-Unterarm-Gipsschiene

H98 F98 !

31.98 Typische Komplikation einer Navikularefraktur (Os scaphoideum-Fraktur) ist:

(A) Ausbildung eines Ganglion (sog. Überbein)
(B) Kallusbildung im Bereich der gelenkbildenden Flächen
(C) Pseudarthrose
(D) Infektion
(E) Subluxation der Handwurzel

H00 !

31.99 Ist eine aufgrund des Unfallmechanismus und des klinischen Befundes vermutete Kahnbeinfraktur am Tag der Verletzung im Röntgenbild in 4 Ebenen (Kahnbeinserie) nicht nachzuweisen,

(A) muss von einer reinen Weichteilverletzung ausgegangen werden; ein Salbenverband ist ausreichend
(B) ist eine Ruhigstellung im Gipsverband und eine neuerliche Röntgenkontrolle etwa nach 1 – 2 Wochen vorzunehmen
(C) ist keine Ruhigstellung notwendig und ein erneutes Röntgenbild erst nach einem Monat bei Beschwerdepersistenz sinnvoll
(D) steht eine evtl. Fraktur anatomisch derart einwandfrei, dass eine Fixation unnötig ist, weil das Entstehen einer späteren Pseudarthrose in hohem Maße unwahrscheinlich ist
(E) ist am Unfalltag eine Szintigraphie zur Abklärung durchzuführen

H97 F91 !

31.100 Ein 34jähriger Patient kommt zu Ihnen in die Sprechstunde und berichtet über Schmerzen im linken Handgelenk. Vor ca. einem halben Jahr war er auf die gestreckte Hand gestürzt, hatte sich danach jedoch nur selbst einen Verband angelegt.

Die Vorgeschichte und das jetzt angefertigt Röntgenbild (siehe Abbildung Nr. 139 des Bildanhangs) sprechen für:

(A) distale Radiusfraktur
(B) perilunare Luxation
(C) Fraktur des Processus styloideus ulnae
(D) Kahnbeinpseudarthrose
(E) veraltete Distorsion

F90

31.101 Ein 20jähriger Mopedfahrer ist auf regennasser Straße gerutscht, nach rechts gefallen und hat sich auf die ausgestreckten Hände gestützt. Es findet sich eine schmerzhaft eingeschränkte Beweglichkeit im rechten Handgelenk mit einer angedeuteten Bajonettstellung. Im Ausbreitungsgebiet des rechten N. medianus werden Parästhesien angegeben. Es besteht kein isolierter Druckschmerz im Bereich der Tabatière.

Es handelt sich am ehesten um:

(A) Karpaltunnelsyndrom
(B) Bennett-Fraktur
(C) Navikularfraktur
(D) perilunäre Luxation
(E) Beugesehnenverletzung

F91

31.102 Die vorliegende Aufnahme der Handwurzel eines Patienten (siehe Abbildung Nr. 140 des Bildanhangs) zeigt eine(n)

(A) Pseudarthrose des Os naviculare
(B) Rhizarthrose
(C) Lunatum-Malazie
(D) Morbus Köhler II
(E) distale Radiusfraktur

31.97 (A) 31.98 (C) 31.99 (B) 31.100 (D) 31.101 (D) 31.102 (C)

F02 !

31.103 Was versteht man unter einer Bennett-Fraktur?

(A) Fraktur des Daumenendgliedes (proximale Phalanx)
(B) extraartikuläre Schaftfraktur des Os metacarpale I
(C) Luxationsfraktur an der Basis des Os metacarpale I
(D) Fraktur des Os naviculare
(E) distale Radiusfraktur loco typico

H98 H96 !

31.104 Ein Patient ist auf die ausgestreckte rechte Hand gestürzt. Im Bereich des Daumenballens besteht eine Weichteilschwellung mit Hämatombildung. Die Röntgenuntersuchung ergibt folgenden Befund (siehe Abbildung Nr. 141 des Bildanhangs).

Es handelt sich um eine

(A) Bennett-Luxationsfraktur
(B) Navikularefraktur
(C) Daumensattelgelenkarthrose
(D) Fraktur des Os trapezium
(E) Luxation des Daumenmittelgliedes mit Absprengung eines Knorpelstückes

H94

31.105 Bei vollständiger Durchtrennung der oberflächlichen und tiefen Beugesehne eines Langfingers kann dieser aktiv nicht gebeugt werden

(A) in Grund- und Mittelgelenk
(B) in Mittel- und Endgelenk
(C) in Grund- und Endgelenk
(D) in allen 3 Fingergelenken
(E) im Grundgelenk

F02 F98 F97 !

Ordnen Sie den Strecksehnenverletzungen aus Liste 1 die am ehesten zutreffende Therapie aus Liste 2 zu!

Liste 1

31.106 subkutane Ruptur der Strecksehne am Fingerendglied

31.107 Ausriss der Strecksehne am Fingerendglied mit einem größeren Knochenfragment

Liste 2

(A) Stack-Schiene
(B) sekundäre Sehnennaht
(C) Rückstichnaht nach Donati
(D) Z-Plastik
(E) transossäre Ausziehnaht

F01 !

31.108 Welche Aussage zu Sehnenverletzungen der Finger II–V trifft **nicht** zu?

(A) Bei Durchtrennung der tiefen Beugesehne ist die Beugung des Fingerendgliedes bei fixiertem Mittelglied unmöglich.
(B) Bei Durchtrennung der oberflächlichen Beugesehne ist die Beugung des Mittelgelenkes bei fixiertem Grundglied unmöglich.
(C) Bei gleichzeitiger Durchtrennung von tiefer und oberflächlicher Beugesehne kann weder im Mittel- noch im Endgelenk gebeugt werden.
(D) Bei Durchtrennung der Strecksehne über dem Endgelenk zeigt sich der Hammerfinger (Mallet-Finger).
(E) Bei Durchtrennung der Strecksehne über dem Endgelenk entsteht die sog. Knopflochdeformität.

31.103 (C) 31.104 (A) 31.105 (B) 31.106 (A) 31.107 (E) 31.108 (E)

H01

31.109 Ein 14jähriger Junge fügte sich beim Schnitzen eine Schnittverletzung an der palmaren Seite der Grundphalanx des Zeigefingers zu. Der Chirurg stellt eine intakte Sensibilität der Fingerkuppe fest. Obwohl die aktive Beugung des Zeigefingers im Grundgelenk möglich ist, kann der Patient weder im Mittelgelenk noch im Endgelenk den Zeigefinger aktiv beugen.

Es handelt sich um eine Durchtrennung

(A) der Sehnen der Musculi interossei
(B) der Sehnen der Musculi lumbricales
(C) nur der oberflächlichen Beugesehne
(D) nur der tiefen Beugesehne
(E) der oberflächlichen und tiefen Beugesehne

F02

31.110 Eine 35jährige Patientin stellt sich 8 Wochen nach einer Schnittverletzung des Zeigefingers bei der Gartenarbeit mit der abgebildeten Fingerdeformierung (siehe Abbildung Nr. 142 des Bildanhangs) in Ihrer Praxis vor.

Anhand der Abbildung ist welcher Befund zu erheben bzw. welche Diagnose zu stellen?

(A) knöcherner Strecksehnenausriss
(B) Knopflochdeformität
(C) Schwanenhalsdeformität
(D) Dupuytren-Kontraktur
(E) Heberden-Arthrose

H89

31.111 Ein 60jähriger Schreiner beklagt sich über eine Verhärtung seiner Handinnenfläche mit Einschränkung der Streckfähigkeit.

Welche Diagnose stellen Sie aufgrund der Abbildung Nr. 143 des Bildanhangs?

(A) schnellender Finger
(B) rheumatische Tendosynovitis
(C) Weichteilschwellung durch Einlagerung von Uratkristallen
(D) Palmarfibromatose
(E) Keine der Aussagen (A)–(D) trifft zu.

H98 H95 F95

31.112 Typische Komplikationen von Beckenringfrakturen sind:

(1) Harnröhrenverletzung im Bereich der Pars membranacea
(2) Blasenverletzung
(3) retroperitoneale Blutung
(4) Prostataruptur
(5) Durchtrennung des Nervus femoralis

(A) nur 1, 2 und 3 sind richtig
(B) nur 1, 2 und 4 sind richtig
(C) nur 1, 2 und 5 sind richtig
(D) nur 2, 3 und 4 sind richtig
(E) nur 2, 3 und 5 sind richtig

H93 H88 !

31.113 Mit welchen typischen Komplikationen ist bei Beckenringfrakturen zu rechnen?

(1) intraperitoneale Blasenruptur
(2) Ruptur der Urethra
(3) retroperitoneales Hämatom

(A) nur 1 ist richtig
(B) nur 2 ist richtig
(C) nur 3 ist richtig
(D) nur 1 und 2 sind richtig
(E) nur 2 und 3 sind richtig

F91

31.114 Als Begleitverletzung bzw. Komplikation von Beckenringfrakturen ist **am wenigsten** zu rechnen mit:

(A) retroperitonealem Hämatom
(B) hämorrhagischem Schock
(C) Harnröhrenverletzung mit Riß der Pars membranacea
(D) Harnblasenverletzung
(E) Mesenterialeinriß mit Darmwandnekrose

31.109 (E) 31.110 (B) 31.111 (D) 31.112 (A) 31.113 (E) 31.114 (E)

H89 !

31.115 Bei einem verunfallten Patienten zeigt die Röntgen-Beckenübersichtsaufnahme eine Fraktur im vorderen Bereich des Beckenrings. Es tritt miktionsunabhängig Blut aus der Harnröhre.

Welche der genannten Untersuchungen sind zur weiteren Abklärung angezeigt?

(1) an erster Stelle diagnostischer Katheterismus
(2) Urethrozystoskopie
(3) Infusionsurographie
(4) rektale Untersuchung
(5) retrograde Urethrographie (unter Durchleuchtungskontrolle)

(A) nur 1 und 2 sind richtig
(B) nur 1 und 4 sind richtig
(C) nur 2 und 3 sind richtig
(D) nur 1, 2 und 4 sind richtig
(E) nur 3, 4 und 5 sind richtig

F98 !

31.116 Welche Aussage trifft **nicht** zu?

Im Falle des infradiaphragmalen Abrisses der männlichen Harnröhre

(A) ist ein perineales Begleithämatom typisch
(B) kann der Patient schmerzhaften Harndrang verspüren
(C) ist die Blutung aus der Harnröhre ein typisches Symptom
(D) kann das Perineum anschwellen
(E) findet sich gewöhnlich eine Fraktur des Os sacrum als Ursache

H86

31.117 Bei der traumatischen Hüftgelenksluxation ist die häufigste Form die

(A) Luxatio iliaca (nach hinten oben)
(B) Luxatio ischiadica (nach hinten unten)
(C) Luxatio suprapubica (nach vorn oben)
(D) Luxatio obturatoria (nach vorn unten)
(E) Keine der Aussagen (A)–(D) trifft zu.

H01 F97 !

31.118 Bei der in dem Röntgenbild Nr. 144 des Bildanhangs dargestellten Hüftluxation (häufigster Luxationstyp) handelt es sich um eine

(A) Luxatio obturatoria
(B) Luxatio iliaca
(C) Luxatio pubica
(D) Luxatio ischiadica
(E) vordere Luxation

F97

31.119 Welche Aussage trifft **nicht** zu?

Typische Begleiterscheinungen oder Folgen von Hüftpfannenbrüchen sind:

(A) Zerreißung des Ligamentum iliofemorale
(B) Koxarthrose
(C) Schädigung des Nervus ischiadicus
(D) paraartikuläre Verknöcherungen
(E) Femurkopfnekrose

H96

Folgende Angaben beziehen sich auf die Aufgaben Nr. 31.120 und Nr. 31.121.

Ein 12jähriger schlankwüchsiger, hochaufgeschossener Junge klagt nach einem Sturz auf dem Schulhof über Schmerzen in der linken Leiste. Das linke Bein kann nicht belastet werden und wird in Anspreiz- und Außendrehfehlstellung gehalten. Passive Bewegungsversuche des verkürzt erscheinenden Beines sind äußerst schmerzhaft. Anamnestisch gibt der Junge an, daß er seit etwa 6 Monaten vorzeitig ermüdet. Er habe gelegentlich Schmerzen in der linken Leiste verspürt und sich deshalb beim Sport und beim Spielen etwas zurückgehalten.

31.120 Welche der nachfolgenden Untersuchungen empfiehlt sich am ehesten neben der Beckenübersichtsaufnahme?

(A) Röntgenaufnahme in Lauenstein-Position
(B) Abduktions-Innenrotations-Röntgenaufnahme des Hüftgelenks
(C) Knochenszintigramm
(D) Tomographie
(E) Arthrographie

31.115 (E) 31.116 (E) 31.117 (A) 31.118 (B) 31.119 (A) 31.120 (A)

31.121 Welche primären Therapiemaßnahmen kommen in Frage?

(1) Beckenbeingips
(2) entlastender Beinschienenapparat (Thomasschiene)
(3) Hormontherapie
(4) operative Osteosynthese

(A) nur 2 ist richtig
(B) nur 3 ist richtig
(C) nur 4 ist richtig
(D) nur 1 und 3 sind richtig
(E) nur 1 und 4 sind richtig

F02

31.122 Welche Aussage zur Azetabulumfraktur trifft **nicht** zu?

(A) Die dorsale Pfannenrandruptur ist am häufigsten.
(B) Die Einteilung der Frakturtypen erfolgt nach Judet und Letournel.
(C) Sie kann zu einer Verletzung des N. ischiadicus führen.
(D) Es kann zu einer Früharthrose kommen.
(E) Jede Fraktur muss operativ versorgt werden.

F01 !!

31.123 Welche der nachfolgenden Aussagen trifft für die Adduktionsfraktur des Schenkelhalses vom Typ Pauwels III zu?

(A) Das Bein liegt in Außenrotation.
(B) Das Bein erscheint verlängert.
(C) Der Neigungswinkel der Bruchlinie zur Horizontalen beträgt unter 50°.
(D) Die Femurkopfernährung ist nicht gefährdet.
(E) Es handelt sich um eine stabile Fraktur.

H97

31.124 Ein 70jähriger Patient klagt nach einem Sturz über starke Schmerzen in der rechten Hüfte. Die Röntgenaufnahmen des Schenkelhalses in 2 Ebenen zeigen eine eingestauchte Abduktionsfraktur vom Typ Pauwels I.

Welche der folgenden Behandlungsmaßnahmen ist angezeigt?

(A) endoprothetischer Ersatz des rechten Hüftgelenks
(B) konservative funktionelle Behandlung
(C) Drahtextension in Abduktionsstellung
(D) Beckenbeingips
(E) Schenkelhalsnagelung

F95 !

31.125 Eine 78jährige Patientin rutscht in ihrer Wohnung auf dem linken Bein auf einem Teppich aus und stürzt. Sie empfindet danach Schmerzen im distalen Oberschenkel links, kann aber noch gehen. Wegen der anhaltenden Schmerzen sucht sie am nächsten Tag den Arzt auf. Bei der Untersuchung ist die Beweglichkeit in beiden Knie- und Hüftgelenken seitengleich eingeschränkt. Die Röntgenuntersuchung ergibt den Befund in Abbildung Nr. 145 des Bildanhangs.

Es handelt sich am ehesten um eine(n)

(A) Arthrosis deformans ohne knöcherne Verletzung
(B) laterale Schenkelhalsfraktur
(C) eingekeilte Schenkelhalsfraktur links bei Koxarthrose rechts
(D) Hüftgelenksluxation
(E) hinteren Pfannenrandabbruch

F97 !

31.126 Eine 78jährige Patientin wird nach einem häuslichen Sturz wegen starker Beschwerden und Gehunfähigkeit stationär aufgenommen. Eine Röntgenaufnahme des Beckens ist in Abbildung Nr. 146 des Bildanhangs wiedergegeben.

Welche der folgenden Aussagen treffen aufgrund der vorliegenden Röntgenaufnahmen zu?

(1) Eine Verkürzung und Außenrotationsfehlstellung des verletzten Beins ist für diese Frakturform typisch.
(2) Da es sich um eine eingestauchte Fraktur handelt, erfolgt nach vorübergehender Ruhigstellung die Frühmobilisierung.
(3) Es handelt sich um eine pertrochantäre Fraktur, die vorwiegend konservativ behandelt wird.
(4) Zur Sofortmobilisation sowie zur Vermeidung einer Pseudarthrose hat sich die Endoprothese bewährt.

(A) nur 2 ist richtig
(B) nur 3 ist richtig
(C) nur 4 ist richtig
(D) nur 1 und 3 sind richtig
(E) nur 1 und 4 sind richtig

31.121 (C) 31.122 (E) 31.123 (A) 31.124 (B) 31.125 (C) 31.126 (E)

H01 H91 F87 !

31.127 Bei welcher der genannten Frakturen muss am ehesten mit einer Femurkopfnekrose gerechnet werden?

(A) mediale Schenkelhalsfraktur
(B) Fraktur des Trochanter major
(C) pertrochantäre Femurfraktur
(D) subtrochantäre Femurfraktur
(E) Beckenringverletzung

F02

31.128 Welche Fehlstellung des verletzten Beines erwarten Sie bei einer dislozierten medialen Schenkelhalsfraktur?

(A) Verkürzung und Außendrehstellung
(B) Verkürzung und Innendrehstellung
(C) Adduktion und Außenrotation
(D) Adduktion und Innenrotation
(E) Abduktion und Innenrotation

F00 !!

31.129 Die Marknagelosteosynthese des Oberschenkels beim Erwachsenen hat durch die Möglichkeit der proximalen und distalen zusätzlichen Verriegelung zu einer erheblichen Erweiterung der Indikationen geführt.

Zu den heute durch Verriegelungsmarknagelung versorgungsfähigen Frakturen des Oberschenkels gehören **nicht:**

(A) Spiralfrakturen im mittleren Drittel
(B) Trümmerbrüche des Schaftes
(C) 2-Etagen-Frakturen
(D) Frakturen im proximalen und distalen Drittel
(E) mediale Schenkelhalsfrakturen

F98 H93 !!

31.130 Ein 15jähriger Patient erleidet bei einem Autounfall ein Anpralltrauma des rechten Beines am Armaturenbrett und zieht sich dabei eine mediale Schenkelhalsfraktur vom Typ Pauwels III zu.

Welches therapeutische Vorgehen ist am ehesten indiziert?

(A) Verschraubung (dynamische Hüftschraube)
(B) bipolare Kopfprothese
(C) Nagelung
(D) konservative Behandlung
(E) Endoprothese des Hüftgelenkes

H98 !

31.131 Für eine pertrochantäre Fraktur spricht:

(A) Innenrotation und Verlängerung des Beines
(B) Innenrotation und Verkürzung des Beines
(C) Außenrotation und Verlängerung des Beines
(D) Außenrotation und Verkürzung des Beines
(E) Innenrotation und Adduktion des Beines

H99 F96 H89

Folgende Angaben beziehen sich auf die Aufgaben Nr. 31.132 und Nr. 31.133.

Eine 55jährige Frau stürzte auf die rechte Hüfte und hat seither starke Schmerzen beim Versuch, das rechte Bein zu belasten.

Die Abbildung Nr. 147 des Bildanhangs zeigt den Röntgenbefund des rechten Hüftgelenkes bei der stationären Aufnahme.

31.132 Die Diagnose lautet:

(A) laterale Schenkelhalsfraktur
(B) pertrochantäre Femurfraktur
(C) Hüftprellung mit Abriß des Trochanter minor
(D) in Varusstellung abgeheilte, ältere pertrochantäre Fraktur
(E) Spontanfraktur bei osteolytischen Metastasen

31.133 Welches der genannten Osteosyntheseverfahren kommt bei dieser Patientin am ehesten in Betracht?

(A) dynamische Hüftschraube (DHS)
(B) Marknagel nach Küntscher
(C) Fixateur externe
(D) Kopfendoprothese
(E) Zuggurtung

31.127 (A) 31.128 (A) 31.129 (E) 31.130 (A) 31.131 (D) 31.132 (B) 31.133 (A)

H00 !!

31.134 Bei einer 85jährigen Patientin, die nach einem Sturz auf die rechte Hüfte nicht mehr aufstehen konnte, wird die auf dem Röntgenbild des rechten Hüftgelenkes in Abbildung Nr. 148 des Bildanhangs erkennbare Fraktur gefunden.

Welche der unter (1) und (2) genannten Diagnosen trifft zu und welche der unter (3) und (4) genannten Maßnahmen ist bei dieser Patientin am ehesten indiziert?

(1) laterale Schenkelhalsfraktur
(2) pertrochantere Fraktur
(3) Reposition und Stabilisierung der Fraktur mittels Osteosynthese
(4) Reposition in Narkose, Beckenbeingips, nach 3 Wochen gegebenenfalls Gelenkersatz durch Totalendoprothese

(A) Keine der Aussagen 1–4 ist richtig.
(B) nur 1 und 3 sind richtig
(C) nur 1 und 4 sind richtig
(D) nur 2 und 3 sind richtig
(E) nur 2 und 4 sind richtig

F99

31.135 Welche Aussage zu Femurkopffrakturen trifft **nicht** zu?

(A) Sie werden allgemein als selten eingestuft.
(B) Sie entstehen durch indirekte Gewalteinwirkung.
(C) Das abgescherte Fragment bleibt in der Gelenkpfanne.
(D) Sie werden nach Pauwels in 3 Typen eingeteilt.
(E) Sie kommen als Begleitverletzungen bei Hüftkopfluxationen vor.

F01 H94

31.136 Bei einem 73jährigen Patienten wurde vor 2 Jahren eine subtrochantäre Oberschenkelfraktur rechts mit einem Marknagel stabilisiert. Jetzt klagt er über starke Schmerzen im rechten Bein beim Gehen.

Die Röntgenaufnahme (siehe Abbildung Nr. 149 des Bildanhangs) zeigt:

(A) eine mit Kallusbildung verheilte Fraktur
(B) eine sequestrierende Osteomyelitits im Frakturbereich
(C) eine instabile Pseudarthrose
(D) einen malignen Knochentumor im Frakturbereich
(E) eine pathologische Fraktur

F02 H94

31.137 Welche der folgenden Aussagen über Femurschaftfrakturen des Erwachsenen trifft **nicht** zu?

(A) Bei geringfügigem ursächlichem Trauma ist an eine pathologische Fraktur zu denken.
(B) Bedingt durch den hohen Blutverlust besteht bei Femurschaftfrakturen häufig ein Schockzustand.
(C) Treten etwa 24 Stunden nach dem Unfall eine Dyspnoe und zerebrale Störungen auf, so ist an eine Fettembolie zu denken.
(D) Zu den häufig vorkommenden Komplikationen zählt die Verletzung des N. obturatorius.
(E) Für die Therapie von Quer- und kurzen Schrägfrakturen des mittleren Femurdrittels ist die Marknagelung das bevorzugte Osteosyntheseverfahren.

31.134 (D) 31.135 (D) 31.136 (C) 31.137 (D)

F90

31.138 Ein 23jähriger Patient wird unmittelbar nach einem Mopedunfall mit einer geschlossenen Oberschenkelfraktur aufgenommen. Das verletzte Bein ist kühl, blaß und pulslos. Ein Femoralisangiogramm ist abgebildet (siehe Abbildung Nr. 150 des Bildanhangs).

Welches Vorgehen ist richtig?

(A) Osteosynthese der Fraktur, Flachlagerung der Extremität sowie Verabreichung vasoaktiver Medikamente.
(B) Osteosynthese der Fraktur, Ligatur der verletzten Arterie.
(C) Osteosynthese der Fraktur, Gefäßrekonstruktion durch End-zu-End-Naht, gegebenenfalls Venentransplantat.
(D) Tibiakopfextension, kurzfristige Kontrollen der Durchblutungsverhältnisse.
(E) Keines der unter (A)–(D) genannten Verfahren ist richtig.

F99 H94 **!**

31.139 Ein $1^1/_2$jähriges Kind wird mit einer geschlossenen Oberschenkelfraktur rechts in Schaftmitte aufgenommen.

Welche Behandlungsform ist indiziert?

(A) Drahtextension
(B) Plattenosteosynthese
(C) Heftpflasterextensionsverband
(D) Marknagel
(E) Oberschenkelliegegips

H98

31.140 Für Kettenfrakturen im Bereich von Patella, Oberschenkelschaft und Azetabulum ist welcher Unfallmechanismus typisch?

(A) Sturz aus großer Höhe
(B) Stoßstangenverletzung
(C) Torsionstrauma beim Skilauf
(D) Dashboard-Verletzung (Armaturenbrettverletzung)
(E) Sturz vom Pferd

F01 F98 F94

31.141 Ein 65jähriger adipöser Patient stürzt beim Treppensteigen infolge eines plötzlichen Kraftverlustes im linken Bein. Es kann nicht mehr aktiv im Kniegelenk gestreckt werden. Oberhalb der Patella ist eine Delle zu tasten. Röntgenologisch besteht links ein Patellatiefstand. Der Wert der Harnsäure im Serum ist erhöht.

Das klinische Bild entspricht am ehesten einer

(A) Innenmeniskuseinklemmung
(B) Ruptur des vorderen Kreuzbandes
(C) Quadrizepssehnenruptur
(D) Ruptur des Ligamentum patellae
(E) Gonarthrose

F01

31.142 Bei welcher der genannten Verletzungen findet man am ehesten einen Patellahochstand?

(A) Ruptur des Ligamentum patellae
(B) Läsion des N. femoralis
(C) Oberschenkelschaftbruch
(D) Riss der Quadrizepssehne an typischer Stelle
(E) Seitenbandriss

F96 H91 F91 **!**

31.143 Welche Aussagen über Meniskusschäden treffen zu?

(1) Die frische Einklemmung sollte unverzüglich durch leichte Extension und „Einschütteln" beseitigt werden, so daß die Kniegelenkstreckung wieder möglich wird.
(2) Charakteristisch ist ein positives Steinmann I-Zeichen.
(3) Bei vorbestehender Degeneration reichen Gelegenheitsursachen zu einer Meniskusverletzung aus (z. B. Aufstehen aus der Hocke).

(A) nur 2 ist richtig
(B) nur 3 ist richtig
(C) nur 1 und 2 sind richtig
(D) nur 1 und 3 sind richtig
(E) 1 – 3 = alle sind richtig

31.138 (C) 31.139 (C) 31.140 (D) 31.141 (C) 31.142 (A) 31.143 (E)

H99 F99 F92 !

31.144 Welcher der nachfolgend genannten Befunde ist für eine frische Meniskusverletzung am ehesten typisch?

(A) passive Streckhemmung im Kniegelenk bei erhaltener aktiver Streckmöglichkeit
(B) aktive Streckhemmung im Kniegelenk bei erhaltener passiver Streckmöglichkeit
(C) Schonhaltung des Kniegelenks in leichter Beugestellung, aktive und passive Streckung im Kniegelenk nicht vollständig möglich
(D) Schonhaltung des Kniegelenks in Streckstellung, Schmerzhaftigkeit, der Patient kann das Kniegelenk nicht vollständig beugen
(E) aktive und passive Beugehemmung im Kniegelenk

H01 F97 !

31.145 Welche Kombination von Verletzungen des Kniegelenks wird in der Unfallchirurgie als „unhappy triad" bezeichnet?

(1) Verletzung des lateralen Meniskus
(2) Verletzung des medialen Meniskus
(3) Ruptur des vorderen Kreuzbandes
(4) Ruptur des hinteren Kreuzbandes
(5) Verletzung des medialen Seitenbandes
(6) Verletzung des lateralen Seitenbandes

(A) nur 1, 2 und 5 sind richtig
(B) nur 1, 3 und 6 sind richtig
(C) nur 1, 4 und 5 sind richtig
(D) nur 2, 3 und 5 sind richtig
(E) nur 2, 4 und 6 sind richtig

F98

31.146 Mit welchem der aufgeführten klinischen Tests läßt sich am ehesten eine frische isolierte vordere Kreuzbandruptur nachweisen?

(A) vorderer Schubladentest bei gestrecktem Knie
(B) vorderer Schubladentest in 20° Kniebeugung (Lachman-Test)
(C) Apley-Grinding-Test
(D) McMurray-Test
(E) Steinmann-Test I

F01

31.147 Ein Fußballspieler erleidet ein schweres Distorsionstrauma des rechten Kniegelenks und wird mit einem prallen Gelenkerguss (Hämarthros) in die Notaufnahme gebracht. Der Pivot-Shift-Test ist positiv.

Welche der aufgeführten Diagnosen ist am wahrscheinlichsten?

(A) isolierte Meniskusläsion
(B) vordere Kreuzbandruptur
(C) Patellaluxation
(D) hintere Kreuzbandruptur
(E) isolierte mediale Seitenbandruptur

F02

31.148 Ein 20jähriger Handballspieler wird beim Spiel gefoult und erleidet eine traumatische Patellaluxation. Die Kniegelenkspunktion führt zur Diagnose „Hämarthros", die konventionellen Röntgenaufnahmen des Kniegelenkes in 2 Ebenen lassen eine frische knöcherne Verletzung nicht sicher erkennen.

Welche der folgenden Untersuchungen kann am ehesten eine chondrale Verletzung der Patella bzw. der lateralen Femurkondyle nachweisen bzw. ausschließen?

(A) Arthroskopie
(B) konventionelle Tomographie
(C) Computertomographie
(D) Szintigraphie
(E) Kniegelenkspezialaufnahmen (Patella défilée, Tunnelaufnahme des Kniegelenkes a.-p.)

F02 !

31.149 Für die Folgen einer frischen Kniegelenksverletzung trifft folgende Aussage **nicht** zu:

(A) Bei Verletzung des vorderen Kreuzbandes kann der Pivot-Shift-Test positiv sein.
(B) Bei Distorsionen kann ein Hämarthros vorkommen.
(C) Ein „unhappy triad" ist die Kombination aus Seitenband-, Kreuzband- und Meniskusverletzung.
(D) Bei Verletzung des Innenmeniskus kann der Payr-Test positiv sein.
(E) Kniegelenksluxationen sind mit einem Anteil von mehr als 20% an allen Luxationen sehr häufig.

31.144 (C) 31.145 (D) 31.146 (B) 31.147 (B) 31.148 (A) 31.149 (E)

F00 **!**

Ordnen Sie den angegebenen klinischen Befunden bei der Untersuchung eines verletzten Kniegelenkes (Liste 1) die am ehesten zutreffende Bezeichnung (Liste 2) zu!

Liste 1

31.150 wandernder Druckschmerz bei passiver Beugung des gestreckten Kniegelenkes

31.151 medialseitige Schmerzen im Schneidersitz

31.152 Rotationsschmerz bei gebeugtem Kniegelenk

Liste 2

(A) positiver Zohlen-Test
(B) positiver Loose-bodies-Test
(C) positives Steinmann-I-Zeichen
(D) positives Steinmann-II-Zeichen
(E) positives Payr-Zeichen

H90

31.153 Welche der genannten Maßnahmen ist bei jeder Kniegelenksluxation sofort nach der Diagnosestellung notwendig?

(A) diagnostische Kniegelenkspunktion
(B) Arthroskopie
(C) gehaltene Röntgenaufnahmen
(D) Prüfung der peripheren Durchblutung, Sensibilität und Motorik
(E) Quadrizepsfunktionstest

F00 F90

Folgende Angaben beziehen sich auf die Aufgaben Nr. 31.154 und Nr. 31.155.
Ein 21jähriger Mann wird nach einem Motorradunfall stationär behandelt. Röntgenaufnahmen des linken Knies sind abgebildet (siehe Abbildung Nr. 151 des Bildanhangs).

31.154 Welche der folgenden Aussagen über die vorliegende Verletzung trifft **nicht** zu?

(A) Es liegt eine Verletzung des Kapsel-Band-Apparates vor.
(B) Eine Deformierung des Knies mit Ergußbildung ist wahrscheinlich.
(C) Begleitende Gefäßverletzungen sind oft vorhanden.
(D) Begleitende Nervenverletzungen sind oft vorhanden.
(E) Die wesentliche Spätkomplikation ist die Entstehung einer habituellen Patellaluxation.

31.155 Welche der genannten Maßnahmen ist zur Behandlung der abgebildeten Läsion im Kniegelenksbereich am ehesten angezeigt?

(A) 4wöchige Extensionsbehandlung
(B) Reposition in Narkose mit Frühmobilisierung
(C) Reposition und operative Versorgung
(D) nach Reposition 4 wöchige Ruhigstellung mit Gipsschiene
(E) zunächst 3 tägige Extensionsbehandlung, danach Reposition und Fixation

H95

31.156 Ein Drachenflieger erleidet bei der Landung eine Kniegelenksluxation. Bei Klinikaufnahme wird die Luxation klinisch und röntgenologisch nachgewiesen. Durchblutung, Sensibilität und Motorik der Zehen sind vor und nach der erfolgreichen Reposition sowie der Anlage eines Oberschenkel-Liegegipses intakt. Mehrere Stunden nach der Klinikaufnahme klagt der Patient über heftige Schmerzen in der verletzten Extremität und über ein Kältegefühl des Fußes.

Welche diagnostische bzw. therapeutische Maßnahme führen Sie neben Kontrolle des Oberschenkel-Liegegipses auf paßgerechten Sitz und Kontrolle der korrekten Lage des Beines auf einer Schaumstoffschiene durch?

(A) Verordnung eines Schmerzmittels
(B) Messung des Logendruckes am Unterschenkel zum Ausschluß eines Kompartment-Syndroms
(C) Röntgenuntersuchung des Kniegelenkes in 2 Ebenen zum Abschluß einer Reluxation
(D) neurologische Kontrolluntersuchung zum Ausschluß einer hämatombedingten Nervus peronaeus-Läsion
(E) Angiographie zum Ausschluß einer arteriellen Durchblutungsstörung

F97

31.157 Zu den typischen Begleitverletzungen der in Abbildung Nr. 152 des Bildanhangs dargestellten Patellaluxation gehört **nicht:**

(A) Zerreißung des medialen Retinakulums
(B) knöcherner Abriß des Retinaculum patellae
(C) Ruptur des Ligamentum patellae
(D) Knorpel-Knochen-Abscherung vom medialen Patellarand
(E) Knorpel-Knochen-Abscherung vom lateralen Femurkondylus

31.150 (D) 31.151 (E) 31.152 (C) 31.153 (D) 31.154 (E) 31.155 (C) 31.156 (E) 31.157 (C)

F94

31.158 Eine 18jährige Frau wird beim Überqueren der Straße von links her von einem PKW angefahren. Nach dem Unfall kann die Patientin das linke Kniegelenk, das gegen die Stoßstange des Autos geprallt war, nicht mehr bewegen. Es besteht ein deutliches Genu valgum.

Der Unfallmechanismus und der klinische Befund sprechen am ehesten für eine Fraktur

(A) des lateralen Tibiakondylus
(B) beider Tibiakondylen
(C) des medialen Tibiakondylus
(D) der Patella
(E) beider Femurkondylen

F02 !

31.159 Ein Mann erleidet als Beifahrer ein frontales Anpralltrauma des rechten Kniegelenkes. Zur diagnostischen Abklärung wird eine Tomographie in 2 Ebenen durchgeführt.

Welche Diagnose stellen Sie aufgrund der Röntgenaufnahme (siehe Abbildung Nr. 153 des Bildanhangs)?

(A) knöcherner femoraler Ausriss des vorderen Kreuzbandes
(B) zentrale Tibiakopfimpressionsfraktur
(C) knöcherner Kapselausriss
(D) knöcherner tibialer Ausriss des hinteren Kreuzbandes
(E) osteochondrale Abscherfraktur des Tibiakopfes

H96

31.160 Eine komplette Unterschenkelfraktur im mittleren Drittel bei einem 3jährigen Kind ist ungenügend reponiert bei

(1) Rotationsfehler $> 10°$
(2) Fragmentverschiebung um $^1/_4$-Schaftbreite
(3) Verkürzung um 1,5 cm

(A) nur 1 ist richtig
(B) nur 2 ist richtig
(C) nur 1 und 3 sind richtig
(D) nur 2 und 3 sind richtig
(E) 1 – 3 = alle sind richtig

H97

31.161 Bei konservativer Behandlung von Unterschenkelschaftfrakturen wird im Gipsverband das

(1) Kniegelenk ruhiggestellt in Streckstellung
(2) Kniegelenk ruhiggestellt in Beugestellung von etwa 20°
(3) obere Sprunggelenk ruhiggestellt in leichter Spitzfußstellung
(4) obere Sprunggelenk ruhiggestellt in Neutralstellung (90° gegenüber Unterschenkel)
(5) obere Sprunggelenk ruhiggestellt in leichter Hackenfußstellung

(A) nur 5 ist richtig
(B) nur 1 und 3 sind richtig
(C) nur 1 und 4 sind richtig
(D) nur 2 und 4 sind richtig
(E) nur 2 und 5 sind richtig

F01

31.162 Die Marknagelosteosynthese nach Küntscher bei Unterschenkelfrakturen im Erwachsenenalter hat durch die Möglichkeit der proximalen und distalen zusätzlichen Verriegelung eine erhebliche Erweiterung ihrer Indikationen erfahren.

Zu den heute durch eine Verriegelungsmarknagelung versorgungsfähigen Frakturen des Unterschenkels gehört **nicht:**

(A) Spiralfrakturen im mittleren Drittel des Unterschenkels
(B) Trümmerbrüche des Unterschenkelschaftes
(C) 2-Etagen-Frakturen des Unterschenkels im Diaphysen-Bereich
(D) Frakturen im distalen Drittel des Unterschenkels
(E) Pilon-tibiale-Frakturen des Unterschenkels

31.158 (A) 31.159 (D) 31.160 (A) 31.161 (D) 31.162 (E)

F93

31.163 Ein 20jähriger Radfahrer erlitt durch einen Zusammenstoß mit einem PKW als isolierte Verletzung eine zweitgradig offene Unterschenkelfraktur in Schaftmitte mit grober Dislokation der Fragmente.

Welche Anordnungen als Notarzt am Unfallort treffen Sie?

(1) Anlegen eines sterilen Verbandes.
(2) Schienung der verletzten Extremität.
(3) Tetanus-Prophylaxe durch aktive und passive Immunisierung, da der Patient eine Grund-Immunisierung nicht zuverlässig beweisen kann.

(A) Keine der Aussagen 1–3 trifft zu.
(B) nur 1 ist richtig
(C) nur 2 ist richtig
(D) nur 1 und 2 sind richtig
(E) 1–3 = alle sind richtig

H95

31.164 Ein Patient mit einer zweitgradig offenen frischen Unterschenkelfraktur steht zur operativen Versorgung an. Um Unfallort wurde vor einer Stunde ein steriler Verband angelegt.

Dieser Verband sollte entfernt werden

(A) im OP unmittelbar vor der endgültigen operativen Versorgung
(B) in der Notaufnahme, um einen frischen Verband anzulegen
(C) vor der Röntgenaufnahme, um keine Artefakte durch den Verband zu provozieren
(D) in der Notaufnahme nach Durchuntersuchung zum Ausschluß anderer Verletzungen
(E) in der Notaufnahme, um die Wunde zu inspizieren

F98

31.165 Welche Komplikation ist am ehesten nach Operation einer isolierten Tibiaschaftfraktur zu erwarten?

(A) Sudeck-Dystrophie
(B) Pseudarthrose
(C) Bildung von Brückenkallus (überschießende Kallusbildung)
(D) Osteomyelitis
(E) Dupuytren-Kontraktur

F99

31.166 Welche Aussage trifft **nicht** zu?

Die in Abbildung Nr. 154 des Bildanhangs dargestellten Röntgenaufnahmen des Unterschenkels zeigen:

(A) eine verheilte Tibiafraktur
(B) eine weitgehend achsengerechte Stellung von Tibia und Fibula
(C) eine verheilte Fibulafraktur
(D) eine Situation kurz nach Entfernung des Osteosynthesematerials
(E) eine verheilte diaphysäre Fraktur von Tibia und Fibula

H88

31.167 Die vorliegenden Aufnahmen (siehe Abbildungen Nr. 155 und Nr. 156 des Bildanhangs) einer 64jährigen Patientin erlauben welche Diagnosen?

(1) Fraktur der Tibia
(2) Fraktur der Fibula
(3) Luxation der Patella
(4) Osteochondrosis dissecans
(5) Meniskusruptur

(A) nur 1 und 2 sind richtig
(B) nur 2 und 3 sind richtig
(C) nur 2 und 5 sind richtig
(D) nur 3 und 4 sind richtig
(E) nur 1, 2 und 3 sind richtig

H99

31.168 Durch einen Tritt entsteht bei einem 18jährigen Fußballspieler ein isolierter Wadenbeinbruch in Unterschenkelschaftmitte.

Welche der genannten Behandlungsmaßnahmen ist am ehesten angezeigt?

(A) funktionelle Behandlung
(B) Oberschenkel-Gehgips
(C) dünner Marknagel
(D) Streckverband
(E) Plattenosteosynthese

31.163 (D) 31.164 (A) 31.165 (B) 31.166 (D) 31.167 (A) 31.168 (A)

F02 F95 H93 F91 !!

31.169 Welche der folgenden Aussagen zur Einteilung von Malleolarfrakturen (nach Danis und Weber) treffen zu?

(1) Typ A-Fraktur: Fibulafraktur proximal der Syndesmose
(2) Typ B-Fraktur: Fibulafraktur in Höhe der Syndesmose
(3) Typ C-Fraktur: Fibulafraktur distal der Syndesmose

(A) Keine der Aussagen 1–3 ist richtig.
(B) nur 2 ist richtig
(C) nur 1 und 2 sind richtig
(D) nur 2 und 3 sind richtig
(E) 1–3 = alle sind richtig

H95 H94

31.170 Beim Verrenkungsbruch des oberen Sprunggelenkes vom Typ Weber A liegt folgender Frakturmechanismus vor:

(A) Supination – Adduktion
(B) Supination – Eversion
(C) Pronation – Abduktion
(D) Pronation – Eversion
(E) Supination – Abduktion

H00 !!

31.171 Welcher Verletzungsmechanismus ist für die Fraktur Typ A nach Weber des oberen Sprunggelenkes typisch?

(A) Pronations-Enversionstrauma
(B) axiales Stauchungstrauma
(C) Supinationstrauma
(D) Hyperextensionstrauma
(E) Hyperflexionstrauma

F98

31.172 Welche Aussage zum Röntgenbild (siehe Abbildung Nr. 157 des Bildanhangs) trifft zu?

(A) Es handelt sich um eine nichtdislozierte Sprunggelenksfraktur.
(B) Es handelt sich um eine Sprunggelenksfraktur Typ Weber B.
(C) Die Syndesmose ist meisten (> 80%) nicht verletzt.
(D) Die Fraktur stellt eine Indikation zur konservativen Behandlung dar.
(E) Die Fraktur sollte nicht operativ versorgt werden.

F99 !

31.173 Einen Hinterkantenabbruch der Tibia (Volkmann-Dreieck) findet man am ehesten bei

(A) Fibulafrakturen unterhalb der tibiofibularen Syndesmose mit Abscherfraktur des Innenknöchels
(B) Fibulaköpfchenfraktur
(C) Fibulafrakturen oberhalb der Syndesmose
(D) supramalleolären Tibiafrakturen
(E) Stauchungsbrüchen des Sprungbeins

F00 !!

31.174 Welche Aussage zu Frakturen des Sprunggelenkes ist **nicht** richtig?

(A) Eine konservative Therapie ist bei undislozierter Weber-A-Fraktur möglich.
(B) Bei der Weber-B-Fraktur handelt es sich um eine Fibulafraktur in Höhe der Syndesmose.
(C) Nach operativer Versorgung ist eine gipsfreie Vollbelastung spätestens nach einer Woche möglich.
(D) Zusätzlich zur Außen- und Innenknöchelfraktur kann ein dorsolaterales Kantendreieck (Volkmann) abgeschert sein.
(E) Bei der Weber-C-Fraktur ist auch die Syndesmose rupturiert.

31.169 (B) 31.170 (A) 31.171 (C) 31.172 (B) 31.173 (C) 31.174 (C)

F99

31.175 Bei einem 54jährigen Patienten haben sich nach dem Umknicken mit dem linken Fuß schon längere Zeit bestehende Schmerzen im linken Fußgelenk verstärkt.

Die Abbildung Nr. 158 des Bildanhangs zeigt den Röntgenbefund auf einer Schichtaufnahme in der Frontalebene.

Die richtige Diagnose lautet:

(A) frischer Innenknöchelbruch
(B) knöcherner Innenbandabriß
(C) in Abheilung befindlicher Innenknöchelbruch
(D) Pseudarthrose am Innenknöchel
(E) pathologischer Innenknöchelbruch

F92

31.176 Eine sog. vordere Schublade im oberen Sprunggelenk besteht bei einem/einer

(A) Abriß der Sehne des Musculus tibialis anterior
(B) Osteochondrosis dissecans
(C) Ruptur des Ligamentum talofibulare posterius
(D) Ruptur des Ligamentum mediale (Lig. deltoideum)
(E) Ruptur des Ligamentum talofibulare anterius

F01

31.177 Gehaltene Röntgenaufnahmen werden zum Nachweis folgender Verletzungen angefertigt:

(A) Epiphysenlösung
(B) Frakturen
(C) Fissuren
(D) Luxationen
(E) Bänderverletzungen

F90

31.178 Nach einem Fersenbeinbruch mit Beteiligung der talokalkanealen Gelenkfläche

(1) kann ein posttraumatischer Plattfuß entstehen
(2) entwickelt sich eine Arthrose im oberen Sprunggelenk
(3) ist bei persistierenden Schmerzen und Belastungstoleranz die subtalare Arthrodese indiziert
(4) ist eine Endoprothese im unteren Sprunggelenk indiziert

(A) nur 1 und 2 sind richtig
(B) nur 1 und 3 sind richtig
(C) nur 2 und 3 sind richtig
(D) nur 1, 2 und 3 sind richtig
(E) nur 1, 3 und 4 sind richtig

H01 F97

31.179 Welche Aussage zur Kalkaneusfraktur trifft **nicht** zu?

(A) Sie wird zumeist durch ein axiales Stauchungstrauma verursacht.
(B) Klinisch finden sich Fersenbeindruckschmerz, Schwellung, Hämatom und Deformierung des Rückfußes.
(C) Als Entscheidungshilfe zur operativen Versorgung ist bei komplexen Verletzungen ein CT erforderlich.
(D) Der „Entenschnabelbruch" ist eine knöcherne Abrissfraktur der Achillessehne.
(E) Der posttraumatische Hackenfuß ist eine typische Komplikation.

H01 F96 F88

31.180 Welche Aussage trifft für die Achillessehnenruptur **am wenigsten** zu?

(A) Sie ereignet sich häufig bei Sportlern.
(B) Sie beruht meist auf einem indirekten Trauma.
(C) Es liegt meist ein degenerativer Vorschaden vor.
(D) Es findet sich eine tastbare Delle oberhalb des Tuber calcanei.
(E) Die aktive Plantarflexion ist komplett aufgehoben.

31.175 (D) 31.176 (E) 31.177 (E) 31.178 (B) 31.179 (E) 31.180 (E)

H91

31.181 Welche der nachfolgenden Aussagen über Achillessehnenrupturen treffen zu?

(1) Bei indirekten Traumen ohne knöchernen Ausriß (Beispiel: durch forcierte plötzliche Kontraktion der Wadenmuskulatur) liegen in der Regel degenerative Vorschädigungen der Achillessehne vor.
(2) Beim Riß der Achillessehne entsteht ein plötzlicher peitschenhiebartiger Schmerz.
(3) Nach operativer Naht der Achillessehne erfolgt zunächst eine Ruhigstellung im Gipsverband mit einer Spitzfußstellung.
(4) Nach Rupturen der Achillessehne ist ein Sportverbot für mindestens 2 Jahre erforderlich.

(A) nur 1 und 2 sind richtig
(B) nur 1 und 3 sind richtig
(C) nur 2 und 4 sind richtig
(D) nur 1, 2 und 3 sind richtig
(E) 1 – 4 = alle sind richtig

F98

31.182 Die Veränderungen am 2. Mittelfußknochen dieses 42jährigen Joggers (siehe Abbildung Nr. 159 des Bildanhangs) sprechen am ehesten für:

(A) frische Fraktur
(B) Tumor, z. B. Osteosarkom
(C) Osteomyelitis
(D) spontane Osteonekrose M. Köhler
(E) Ermüdungsfraktur

31.181 (D) 31.182 (E)

Kommentare

1 Topographische Anatomie

F99

Frage 1.1: Lösung A

Bei den **Sinus durae matris** handelt es sich um die venösen **Blutleiter** der harten Hirnhaut, die das Blut in die V. jugularis interna ableiten. An der Oberkante des kleinen Keilbeinflügels liegt der **Sinus sphenoparietalis.**
Zu **(B):** Der **Sinus cavernosus** liegt zu beiden Seiten der Sella turcica (Hypophyse). Die verschiedenen Verbindungen sind je nach Strömungsrichtung Zu- oder Abflüsse.
Zu **(C):** Der **Sinus petrosus superior** verläuft auf der oberen Felsenbeinkante in den *Sinus sigmoideus* (D).
Zu **(D):** Der **Sinus sigmoideus** zieht als Fortsetzung des *Sinus transversus* (ohne Bezeichnung) zum hinteren Teil des *Foramen jugulare* und geht in den Bulbus venae jugularis über.
Zu **(E):** Der **Confluens sinuum** ist der Zusammenfluss von Sinus sagittalis superior und Sinus rectus.

F00 !

Frage 1.2: Lösung D

Siehe Kommentar zu Frage 1.4.

F00 !

Frage 1.3: Lösung E

Siehe Kommentar zu Frage 1.4.

F00 !

Frage 1.4: Lösung C

Zu **(A):** Der **N. hypoglossus** tritt zwischen Pyramis und Oliva aus der Medulla oblongata aus, durchtritt die Dura mater in 2 Bündeln und verlässt den Schädel im Canalis hypoglossi.
Zu **(B):** Die **A. vertebralis** verläuft im **Foramen magnum** zur Schädelhöhle.

Frage 1.5: Lösung B

Zu **(A):** Der vierte Ventrikel steht unter dem dritten Ventrikel, verbunden durch eine das Mittelhirn durchziehende, kanalartige Strecke **(Aquaeductus cerebri).**
Zu **(B):** Markierung 1 bezeichnet den Bereich des lateralen, unteren Cornu anterius des Seitenventrikels. Dieser wird lateral vom Caput nuclei caudati begrenzt.
Zu **(C):** Der **Plexus chorioideus** (Adergeflecht) beginnt im Bereich des Foramen interventriculare und beschreibt einen Halbkreis über die Pars centralis bis in das Cornu inferius.
Zu **(D):** Markierung 2 bezeichnet den Bereich des Chiasma opticum und des Recessus infundibuli (Hypothalamus).
Zu **(E):** Der Liquor wird im Plexus choroideus gebildet, fließt von den Seitenventrikeln über das Foramen interventriculare *(Monroi)* in den 3. Ventrikel, von dort über den Aquaeductus cerebri *(Sylvii)* in den 4. Ventrikel. Hier kommuniziert der Liquor über die medianen und die seitlichen Aperturen mit dem Subarachnoidalraum.

Frage 1.6: Lösung D

Siehe Kommentar zu Frage 1.5.

H01 F94

Frage 1.7: Lösung D

Zu **(D):** Die A. carotis communis teilt sich im **Trigonum caroticum** in die A. carotis externa und die A. carotis interna.
Zu **(A)** und **(E):** Das **Trigonum submandibulare** wird unter anderem durch die Mandibula, das Os hyoideum sowie Venter anterior und posterior des rechten und linken M. digastricus begrenzt. Hier liegt neben weiteren Strukturen auch die **Glandula submandibularis**.
Zu **(B):** Der **R. marginalis mandibulae des N. facialis** entspringt aus dem Plexus parotideus und versorgt motorisch die mimische Gesichtsmuskulatur.
Zu **(C):** Durch das **Trigonum colli laterale** zieht die **V. jugularis externa**. Sie entsteht durch Vereinigung der V. auricularis posterior, V. retromandibularis sowie anderer kleinerer Venen. Sie überquert den M. sternocleidomastoideus und gelangt in das Trigonum colli laterale. Dann durchdringt sie die Lamina superficialis fasciae cervicalis und mündet in die V. subclavia oder die V. jugularis interna.

H95

Frage 1.8: Lösung B

Die Vena subclavia verläuft bogenförmig zwischen Clavicula und der 1. Rippe. Sie liegt im Wesentlichen über der 1. Rippe.

F97

Frage 1.9: Lösung C

Zu **(A):** In den rechten Venenwinkel (zwischen V. jugularis interna dextra und V. subclavia dextra) mündet der **Ductus lymphaticus dexter**.
Zu **(B):** Der rechte und linke lymphatische Truncus jugularis entspricht dem Gebiet der jeweiligen V. jugularis **interna.**
Zu **(C):** Die Nodi lymphatici cervicalis superficialis bilden den Abfluss für die Hals- und Parotisoberfläche.

Zu **(D):** Der **Ductus thoracicus** zieht an der linken Seite des Ösophagus nach kranial und bogenförmig nach ventral über die linke Pleurakuppel und A. subclavia sinistra hinweg. Er mündet in den linken Venenwinkel (zwischen V. jugularis sinistra und V. subclavia sinistra).
Zu **(E):** Der rechte Truncus subclavius und Truncus bronchomediastinalis münden in den Ductus lymphaticus dexter. Die Linksseitigen münden in den Ductus thoracicus.

F01

Frage 1.10: Lösung B

Bei dem Muskel handelt es sich um den **M. sternocleidomastoideus**, der vom **N. accessorius (N. XI)** innerviert wird.

F93

Frage 1.11: Lösung B

Der **N. laryngeus inferior** ist der Endast des N. laryngeus recurrens. Er zieht dorsal oder zwischen den Verzweigungen der A. thyreoidea inf., am Cornu inferius des Schildknorpels mit der A. laryngea inferior unter dem M. constrictor pharyngis inferior in den Larynx zu den inneren Kehlkopfmuskeln.

H98

Frage 1.12: Lösung E

Die **vordere** Begrenzung wird durch den M. pectoralis major und M. pectoralis minor gebildet.
Zu **(3):** An der lateralen Abgrenzung ist noch das Caput breve des M. biceps humeri beteiligt.

F02

Frage 1.13: Lösung E

Zu **(E):** Die **Aorta ascendens** bildet den Anfangsteil der thorakalen Aorta. Sie liegt wie das Herz im **mittleren Mediastinum**. Erst der Aortenbogen zieht in das hintere Mediastinum und geht dort dann über in die Aorta descendens. Die anderen angegebenen Leitungsbahnen liegen im hinteren Mediastinum.

H94

Frage 1.14: Lösung A

Zu **(B):** Die **Rr. bronchiales** sind Äste der **Aorta thoracica.** Die A. bronchialis **dextra** entspringt oft aus der A. intercostalis dextra III oder aus der A. thoracica interna dextra.
Zu **(C):** Die **Vv. bronchiales** haben Abflüsse über Vv. pulmonales und V. hemiazygos.
Zu **(D):** Die Aa. und Vv. pulmonales sind **Vasa publica,** d. h. für den funktionellen Kreislauf verantwortlich. **Vasa privata** sind für den nutritiven Kreislauf zuständig (Aa. und Vv. bronchiales).
Zu **(E):** Jeder Hauptbronchus teilt sich in Lappenbronchien, die sich in **Segmentbronchien** aufteilen. Auf den Rami bronchiales segmentorum folgen dann die Bronchiolen.

Mediastinum — I.1

Das **Mediastinum** ist der zwischen beiden Pleurahöhlen gelegene Raum, der von der rechten und linken Pleura mediastinalis begrenzt wird. Er reicht vom Sternum bis zur Brustwirbelsäule, nach unten bis zum Zwerchfell, nach oben besteht Verbindung mit den Bindegewebsräumen des Halses. Eine durch die Trachealbifurkation in frontaler Richtung gelegene Ebene trennt das *vordere* vom *hinteren Mediastinum.* Oberhalb des Herzbeutels befindet sich das *obere Mediastinum.*

Oberes Mediastinum:
Retrosternaler Fettkörper mit Resten des Thymus, Vv. brachiocephalicae, V. cava superior, Arcus aortae mit seinen Ästen, Trachea, V. azygos, Ösophagus, Nn. vagi, Ductus thoracicus, Truncus sympathicus, beidseits N. laryngeus recurrens und N. phrenicus.

Vorderes Mediastinum:
Herz mit Perikard, Reste des Thymus, Nn. phrenici, Vasa pericardiacophrenica.

Hinteres Mediastinum:
Ösophagus, Nn. vagi, Aorta descendens, Truncus sympathicus, V. azygos, V. hemiazygos, Ductus thoracicus.

Hauptlokalisation verschiedener Mediastinaltumoren:

Vorderes bzw. oberes Mediastinum:
Struma endothoracica, Teratome, Dermoide, Thymome, Lymphome (M. Hodgkin), bronchogene Zysten, Myxome u. a.

Hinteres Mediastinum:
Neurogene Tumoren (häufigste Geschwülste des Mediastinums), seltener enterogene und bronchogene Zysten.

H97 H85

Frage 1.15: Lösung E

Der **N. phrenicus** gelangt mit dem M. scalenus anterior als Leitmuskel vor die A. subclavia und hinter die V. subclavia. Über der Pleurakuppel verlaufend betritt er die Thoraxhöhle. Der rechte N. phrenicus zieht am Seitenrand der V. cava superior weiter zwischen Perikard und der Pars pericardiaca der Pleura und erreicht das Zwerchfell ventral und lateral vom Foramen venae cavae. Linksseitig verläuft der N. phrenicus bogenförmig, lateral vom Arcus aortae, zwischen Perikard und Pleura mediastinalis, vor der Radix pulmonalis im vorderen Mediastinum zum Zwerchfell. Der Eintritt in das Zwerchfell liegt mehr ventral und lateral als rechts. Die **Nn. vagi** verlaufen im **hinteren Mediastinum.** Die **Nn. phrenici** im **vorderen Mediastinum** (siehe Lerntext I.1).

Frage 1.16: Lösung D

Der **rechte N. vagus** verläuft *vor* der A. subclavia dextra (Abgabe des N. laryngeus recurrens dexter) zwischen V. brachiocephalica dextra und dem Truncus brachiocephalicus, seitlich der Trachea. Im hinteren Mediastinum zieht er am dorsalen Ösophagus weiter durch den Hiatus oesophageus des Zwerchfells und bildet den Plexus gastricus dorsalis. Der **linke N. vagus** verläuft vor dem Arcus aortae (Abgabe des N. laryngeus recurrens sinister) im hinteren Mediastinum zur ventralen Fläche des Ösophagus. Er zieht weiter durch den Hiatus oesophageus und bildet den Plexus gastricus ventralis.

F98

Frage 1.17: Lösung A

Zu **(B):** Die **Regio umbilicalis** grenzt kranial an die **Regio epigastrica.**
Zu **(C):** Die **Regio abdominalis lateralis** wird nach oben begrenzt von der **Regio hypochondriaca.**
Zu **(D):** Zwischen der **Regio hypochondriaca dextra** und der **Regio hypochondriaca sinistra** liegt die **Regio epigastrica.**
Zu **(E):** Unterhalb der **Regio abdominalis lateralis** liegen die **Regio inguinalis** (vorne) und **Regio glutaea** (hinten).

F95

Frage 1.18: Lösung E

Das **Diaphragma pelvis** bezeichnet den vom **M. levator ani** gebildeten trichterförmigen Verschluss des Beckenausganges.

F01

Frage 1.19: Lösung E

Die 2–3 **Venae hepaticae** gehen als kurze, starke Stämme dicht unterhalb des Zwerchfells aus der Leber hervor und münden in die Vena cava inferior.

H94

Frage 1.20: Lösung B

Nach Durchtrennung des **Mesocolon transversum** links der Wirbelsäule gelangt man von unten in die Bursa omentalis. Durch das Mesocolon transversum ist das Querkolon an der dorsalen Bauchwand befestigt. Es bildet den unteren Abschluss der Bursa omentalis und führt die Vasa colica media, Lymphgefäße und Nerven.

F95

Frage 1.21: Lösung B

Bei der mit einem Sternchen markierten Struktur handelt es sich um den **Ösophagus** im Bereich des Hiatus oesophageus des Zwerchfells.

H01

Frage 1.22: Lösung D

Zu **(D):** Der **Magen liegt intraperitoneal** und besitzt ein ventrales und dorsales Meso. Das ventrale Mesogastrium entspricht dem Lig. hepatogastricum und nimmt seinen Ausgang von der kleinen Magenkurvatur. Dem dorsalen Meso entspricht das Omentum majus, ausgehend von der großen Kurvatur.
Weitere Organe mit dorsalem und ventralem Meso sind Leber und Milz.
Siehe auch Kommentar zu Frage 1.23.

H01

Frage 1.23: Lösung A

Zu **(A):** Das **Jejunum** ist ein intraperitoneal gelegenes Organ mit einem **dorsalen Meso**, dem sog. **Mesenterium**.
Weitere intraperitoneale Organe mit dorsalem Meso sind die Pars superior duodeni, Ileum, Colon transversum und Sigma.

F94

Frage 1.24: Lösung E

Bei der markierten Arterie handelt es sich um die **A. ileocolica** (Endast der A. mesenterica superior), die das Zökum, unteres Colon ascendens und den Wurmfortsatz versorgt.
Zu **(E):** Das proximale Ileum wird durch die **Aa. ilei** (ebenfalls Äste der A. mesenterica superior) versorgt.

H93 H84

Frage 1.25: Lösung E

Das **Pankreas** hat die Form eines quer gestellten Keiles und liegt retroperitoneal in Höhe des 2. Lendenwirbels an der dorsalen Wand der Bursa omentalis. Der *Pankreaskopf* liegt in der Duodenalschlinge rechts der Wirbelsäule. Er umfasst nach hinten unten mit dem hakenähnlichen *Processus uncinatus* die A. und V. mesenterica superior.
Topographie des Pankreas:
Ventral: Bursa omentalis, Hinterfläche des Magens
Rechts: Duodenum (duodenales C)
Links: Milzhilus
Dorsal:
- **Caput:** V. portae, Ductus choledochus, A. und V. mesenterica superior

- **Corpus:** V. cava inferior, Aorta, A. und V. lienalis (am Oberrand)
- **Cauda:** Hilus und ventrale Nierenfläche, V. mesenterica inferior

Zu **(E):** Die rechte Nebenniere liegt weiter kranial und lateral des Pankreaskopfes.

H91

Frage 1.26: Lösung E

Die **Pfortader (V. portae)** entsteht aus dem Zusammenfluss von V. lienalis mit *V. mesenterica inferior* und *V. mesenterica superior.*
Die **V. lienalis** verläuft am Oberrand des Pankreas und nimmt die Vv. gastricae breves, V. gastroepiploica sinistra, Vv. pancreaticae und Vv. duodenales auf. Die **V. mesenterica inferior** führt Blut aus der V. rectalis superior (aus dem Plexus venosus rectalis), Vv. sigmoideae und V. colica sinistra. Sie verläuft zunächst gemeinsam mit der A. mesenterica inferior bis zum Abgang der A. colica sinistra. Sie folgt dann diesem Arterienast und zieht anschließend in der Plica duodenojejunalis superior über die Flexura duodenojejunalis hinter das Pankreas.
Die **V. mesenterica superior** hat folgende Zuflüsse: Vv. jejunales ilei, V. ileocolica, V. colica dextra, Vv. pancreaticoduodenales, V. colica media und V. gastroepiploica dextra. Sie verläuft mit der A. mesenterica superior hinter dem Pankreaskopf.
Zu **(3):** Die **Vv. rectales mediae** führen ihr Blut über die V. iliaca interna der V. cava inferior zu.
Sie erlangen Bedeutung bei Umgehungskreisläufen infolge Abflusshindernis der Pfortader (Leberzirrhose, Pfortaderthrombose u.a.). Diese **portokavalen Anastomosen** kommen insbesondere an folgenden Stellen vor:

1. Porto-gastro-ösophageal **(Ösophagusvarizen)**
2. Umbilikal **(Caput Medusae)**
3. Mesenterico-hämorrhoidal **(Hämorrhoiden)**
4. Gastro-phreno-suprarenal-renal

F94

Frage 1.27: Lösung D

Es handelt sich um den **N. ischiadicus**, der aus den Anteilen des **Plexus sacralis** (L4–S3) entsteht. Die Rückenmarksegmente liegen etwa in Höhe BWK11 –LWK1.

F99

Frage 1.28: Lösung E

Nodi lymphatici mesenterici erhalten Zufluss vom **Caecum.**

F99

Frage 1.29: Lösung E

Die **A. femoralis** zieht unterhalb des Leistenbandes mit der medial gelegenen V. femoralis durch die **Lacuna vasorum**. Hier ist die A. femoralis am besten zu tasten und zu punktieren. Bei Verletzungen kann die Arterie als „Erste Hilfe" gegen den Beckenknochen abgedrückt werden.
Zu **(A):** Der **Hiatus adductorius** (tendineus) bildet am Ende des **Canalis adductorius** den Durchtritt für die **A.** und **V. femoralis** in die Kniekehle. Die **A. femoralis** ist an dieser Stelle weder zu tasten noch sicher zu punktieren.
Zu **(B):** Der **Anulus inguinalis superficialis** ist der äußere Leistenring des **Leistenkanals**, durch den beim Mann der Samenstrang mit dem Ductus deferens zieht und bei der Frau das Ligamentum teres uteri.
Zu **(C):** Die **Lacuna musculorum** liegt lateral der Lacuna vasorum und dient als Durchlass für den **M. iliopsoas,** den **N. femoralis** und den **N. cutaneus femoris lateralis.**
Zu **(D):** Das **Foramen obturatum** wird von den Rami ossis pubis sowie dem Ramus ossis ischii gebildet und durch die **Membrana obturatoria** unvollständig verschlossen. Die Membran überbrückt die Knochenkanten des Sulcus obturatorius zum **Canalis obturatorius** für die **A.** und **V. obturatoria** und den **N. obturatorius.**

! Merkhilfe für die Leiste: ivan (innen v = V. femoralis, a = A. femoralis, n = N. femoralis)

F91

Frage 1.30: Lösung B

Das Areal unter dem **Lig. inguinale** wird durch den bindegewebigen **Arcus iliopectineus** in die laterale **Lacuna musculorum** und die mediale **Lacuna vasorum** unterteilt.
Zu **(A):** Die **A. femoralis** liegt in der Lacuna vasorum lateral der **Vena femoralis.**
Zu **(C):** Der **Ramus femoralis** des **N. genitofemoralis** verläuft lateral und ventral von der A. femoralis durch die **Lacuna vasorum.**
Zu **(D):** Der **N. femoralis** zieht mit dem **M. iliopsoas** durch die **Lacuna musculorum.**
Zu **(E):** Der **Rosenmüller-Lymphknoten** liegt in der Lacuna vasorum medial der V. femoralis.

H97

Frage 1.31: Lösung C

Das **Lig. pubicum** (superius) liegt zwischen li. und re. Pecten ossis pubis und überbrückt die Symphyse.

F98

Frage 1.32: Lösung A

Das **Foramen ischiadicum minus** wird gebildet durch das Lig. sacrotuberale, Lig. sacrospinale und durch die Incisura ischiadica minor. Durchtrittsstelle für A. u. V. pudenda interna, N. pudendus sowie M. obturatorius internus.

F95

Frage 1.33: Lösung A

Bei dem markierten Muskel handelt es sich um den **M. glutaeus minimus**, der nach Entfernung des M. glutaeus maximus und Teilen des M. glutaeus medius in der Tiefe sichtbar wird. Er ist ein Beckenabduktor und hilft mit seinem deutlich stärkeren „Kollegen" M. glutaeus medius das Becken im Einbeinstand waagerecht zu halten. Eine Lähmung des M. glutaeus minimus führt zu einem Kippen des Beckens auf die gesunde Spielbeinseite.
Zu **(C):** Ein Verlust der Außenroation entsteht durch Ausfall des M. glutaeus maximus, der als Hauptstrecker und kräftigster Außenrotator im Hüftgelenk funktioniert.
Zu **(D):** Die Hüftadduktion und Innenrotation werden von den Mm. adductores übernommen.
Zu **(E):** Beim **Steppergang** (Hahnentritt) handelt es sich um ein starkes **Anheben des Beines** um den infolge einer **Peronaeuslähmung** schlaff herunterhängenden Fuß aufsetzen zu können.

F98

Frage 1.34: Lösung A

Der **M. gracilis** gehört zur Adduktorengruppe und entspringt symphysennah vom Ramus inferior ossis pubis. Er zieht als einziger Muskel der Adduktoren über Hüft- und Kniegelenk zur Tuberositas tibiae (Teil des Pes anserinus).

F02 **!**

Frage 1.35: Lösung B

Die rautenförmige **Fossa poplitea** wird von verschiedenen Muskeln begrenzt: nach proximal medial vom M. semimembranosus und proximal lateral vom M. biceps femoris (A). Distal sind es der mediale und laterale Kopf des M. gastrocnemius. Sie wird durchzogen von A. und V. poplitea ((C) und (D)). Der N. ischiadicus hat sich bereits in den N. tibialis und den N. fibularis communis aufgespalten (E).
Zu **(B):** Der **M. sartorius** entspringt an der Spina iliaca anterior superior und zieht schräg über den Oberschenkel nach medial zum Pes anserinus superficialis. Mit diesem setzt er an der Tuberositas tibiae und der Faszia cruris an. Er liegt damit weiter medial und ventral als der M. semimembranosus und hat keinen direkten Kontakt zur Fossa poplitea.

H99

Frage 1.36: Lösung C

Die **A. tibialis anterior** verläuft auf der Membrana interossea cruris an der Streckseite des Unterschenkels nach distal. Sie ist nicht zu tasten.

H00

Frage 1.37: Lösung A

Auf der Abbildung ist mit Nr. **1** die Sehne des **M. extensor digitorum longus** gekennzeichnet. Nr. **2** entspricht der Sehne des **M. extensor hallucis longus**. Nr. **3** zeigt die Sehne des **M. tibialis anterior**. Die **A. tibialis anterior** liegt wohl zwischen Nr. 1 und Nr. 3. Die exakte Lokalisation ist jedoch zwischen dem M. extensor hallucis longus (Nr. 2) und dem M. tibialis anterior (Nr. 3). Die Antwortmöglichkeit ist aber nicht vorgesehen.

2 Indikationen und Kontraindikationen des operativen Eingriffs

F00 **!**

Frage 2.1: Lösung C

Zu **(A):** Eine präoperative Aufklärung für einen bestimmten Eingriff muss sich am Bildungsgrad des Patienten und dessen psychischer Verfassung orientieren und kann deshalb nicht für alle Menschen gleich sein.
Zu **(B):** Es müssen auch extrem seltene Risiken genannt werden, wenn sie **typisch** sind.
Zu **(D):** Standardisierte Aufklärungsbögen können das persönliche Aufklärungsgespräch durch den Arzt nicht ersetzen, sondern nur ergänzen. Sie dienen außerdem der wichtigen **Dokumentation** durch Unterschrift des Patienten.
Zu **(E):** Die Aufklärung bei **elektiven** Eingriffen muss in ausreichendem zeitlichen Abstand zur Operation erfolgen und ist folglich direkt vor Operationsbeginn nicht rechtskräftig.

H97 **!**

Frage 2.2: Lösung E

Neben den genannten wichtigen Bestandteilen des präoperativen Aufklärungsgesprächs müssen selbstverständlich Diagnose, Operationsprinzip, mögliche Komplikationen, Folgen und Risiken besprochen werden. Eine zusätzliche Aufklärung durch ein spezifisches Merkblatt ist sinnvoll. Im Hinblick auf zunehmende Verfahren gegen Ärzte wegen unzureichender Aufklärung sollte diese sachgerecht und lückenlos erfolgen. Insbesondere erscheint die Aufklärung über eingriffsspezifische Risiken, auch wenn sie extrem selten sind, bedeutsam.

H99 H93

Frage 2.3: Lösung D

Die Erkennung möglicher Risikofaktoren und Vorbeugung von Komplikationen gehört zur präoperativen Untersuchung bzw. Behandlung.

F93

Frage 2.4: Lösung C

Auch ein vital indizierter Eingriff setzt das **Selbstbestimmungsrecht** des Patienten nicht außer Kraft. Eingriffe gegen den erklärten Willen eines bewusstseinsklaren und geschäftsfähigen Patienten sind folglich strafbar, auch wenn sie objektiv der Erhaltung des Lebens dienen.

F94

Frage 2.5: Lösung E

Bei einem chirurgischen Eingriff wird der Tatbestand der Körperverletzung nur durch folgende Umstände aufgehoben: wenn der Patient rechtswirksam in den Eingriff einwilligt oder durch mutmaßliche Einwilligung z.B. bei einer vitalen Indikation im Fall einer Bewusstlosigkeit. Eingriffe ohne Einwilligung sind im Rahmen des Bundesseuchengesetzes, des Gesetzes zur Bekämpfung von Geschlechtskrankheiten, der Unterbringungsgesetze und bei bestimmten Beweissicherungsverfahren im Rahmen strafbarer Handlungen möglich.
Die vollständige Aufklärung des Patienten über die Risiken des Eingriffs ist deshalb erforderlich, um dem Kranken die notwendige Einsicht in die therapeutische Maßnahme zu vermitteln.

F99

Frage 2.6: Lösung D

Bei einem hoch sitzenden Ösophaguskarzinom mit **Fernmetastasen** liegt eine **Kontraindikation** zur Operation vor, da keine Besserung der Erkrankung durch die Operation zu erwarten ist. Am ehesten kommen Palliativmaßnahmen (Radiatio, Einlage eines Tubus) in Betracht.

F97 !

Frage 2.7: Lösung A

Zu **(A):** Eine **absolute Indikation** zur Operation liegt vor, wenn ein operativer Eingriff zwingend notwendig ist, dessen Unterlassung dem Patienten Schaden zufügen würde.
Absolut sofort: massive Blutung (rupturiertes Aortenaneurysma), Perforation eines Hohlorgans. Beides erfordert aus vitalen Gründen die sofortige Operation *(vitale Indikation).*
Absolut dringlich: Entfernung eines Karzinoms, Pylorusstenose, gedeckt perforiertes Ulkus.
Zu **(B):** Bei einer **relativen Indikation** ist das Leben des Patienten ohne operativen Eingriff nicht unmittelbar bedroht. Die Prognose der Erkrankung ist jedoch bei operativer Behandlung besser (Cholecystolithiasis mit Beschwerden u.a.).
Zu **(C):** Bei einer **prophylaktischen Indikation** wird die Operation durchgeführt, um das Risiko einer späteren potenziellen Komplikation auszuschalten (Ulkussanierung vor einer Chemotherapie, Herdsanierung vor großen Eingriffen u.a.).
Zu **(D):** Bei einer **Kontraindikation** liegen Umstände vor, die einen operativen Eingriff verbieten, der unter normalen Gegebenheiten indiziert sein kann.
Beim **Milzbrand** handelt es sich um eine heute seltene bakterielle Infektionskrankheit, die vor allem Rinder und Schafe befällt. Der Mensch kann sich direkt an Tieren oder tierischen Produkten (Fellen) infizieren und erkrankt am häufigsten an Hautmilzbrand (Milzbrandkarbunkel).
Zu **(E):** Eine rein **kosmetische Indikation** liegt vor, wenn „Schönheitsfehler" korrigiert werden. Hierbei sind soziale und psychische Faktoren zu berücksichtigen (z.B. seelische Belastungen durch abstehende Ohren).
Bei der **Mastoptose** (herabhängende Mammae) kann die ausgeprägte hypertrophe Form zu Spätschäden im Bereich der Wirbelsäule führen, sodass auch eine relative Indikation vorliegen kann.

F97 !

Frage 2.8: Lösung E

Siehe Kommentar zu Frage 2.7.

F97 !

Frage 2.9: Lösung D

Siehe Kommentar zu Frage 2.7.

F98 !

Frage 2.10: Lösung A

Zu **(1)** und **(3):** Bei einer **prophylaktischen Indikation** wird die Operation durchgeführt, um das Risiko einer späteren potenziellen Komplikation auszuschalten.
Zu **(2)** und **(4):** Die **akute Appendizitis** und das **rupturierte Aortenaneurysma** gehören in die Gruppe der **absoluten Indikation**, da die Erkrankungen ohne Operation zum Tode oder zu wesentlichen nicht beherrschbaren Funktionsausfällen führen. Bei der **akuten Appendizitis** liegt eine *dringliche* Indikation vor, die in der Regel einen Aufschub von wenigen Stunden erlaubt. Das **ruptu-**

rierte Aortenaneurysma duldet keine Verzögerung und verlangt die *sofortige* Operation (vitale Indikation).

H99

Frage 2.11: Lösung C

Ein abgetrennter Zeigefinger stellt eine **relative Indikation** zur Replantation dar.

3 Asepsis, Antisepsis, Hospitalismus

F94

Frage 3.1: Lösung C

Die **Dampfsterilisation** mit Wasserdampf bei 134 °C ist das typische Verfahren zur Sterilisation von chirurgischen Instrumenten.
Zu **(D):** Die **Gassterilisation** mit Äthylenoxid wird für Kunststoffe, Gummi etc. verwendet.

H99 !

Frage 3.2: Lösung C

Die **Desinfektion** führt als Oberflächenbehandlung im Gegensatz zur **Sterilisation** nicht zur Keimfreiheit. Sporen bzw. hochresistente apathogene Keime können noch vorhanden sein.

F01

Frage 3.3: Lösung E

Die **hygienische Händedesinfektion** erfolgt durch alkoholische Lösungen und dauert nur eine bis wenige Minuten. Sie soll hautfremde Keime beseitigen und hauteigene Keime reduzieren. Dadurch wird vermieden, dass die Hände des Arztes bzw. des Pflegepersonals zum Keimüberträger von Patient zu Patient werden (A).
Bei der **chirurgischen Händedesinfektion** kommt es auch zu einer weitgehenden Eliminierung der hauteigenen Keime. Nach einer Vorwaschung und Bürsten der Fingernägel erfolgt die chemische Desinfektion (meist alkoholische Lösungen) über **5 Minuten** (3 Minuten Hände und Unterarme und 2 Minuten nur Hände).

H00

Frage 3.4: Lösung C

Nosokomiale, also im Krankenhaus erworbene Infektionen werden meist durch banale Erreger (opportunistische Keime) hervorgerufen, die Hauptinfektionsquelle stellt dabei das medizinische Personal dar (v.a. Hände!). Die häufigsten Erreger sind: E. coli, Staphylococcus aureus, Proteus spp., Klebsiellen und Pseudomonas aeruginosa. Am häufigsten betroffen sind Patienten der chirurgischen Disziplinen, gefolgt von denen der Inneren Medizin. Im Vordergrund stehen Harn-, Atemweg- und Wundinfektionen. Besondere Probleme ergeben sich v.a. hinsichtlich der zunehmenden Antibiotika-Resistenz der Hospitalismus-Keime.

H96

Frage 3.5: Lösung B

Zu **(B):** Der **Staphylococcus aureus** ist als sehr resistenter Hospitalkeim am häufigsten für chirurgische Wundinfektionen nach aseptischen Eingriffen verantwortlich. Weitere, typischerweise durch Staphylococcus aureus verursachte Erkrankungen: Furunkel, Karbunkel, Pyodermien, Mastitis, Pemphigus neonatorum, Osteomyelitis etc.
Zu **(A): Klebsiellen** sind häufig im Trachealsekret von Intensivpatienten nachweisbar und verursachen insbesondere eitrige Infektionen der Atemwege (Bronchopneumonie), jedoch auch Infektionen der Harnwege.
Zu **(C):** In der T-Drain-Galle nach Ductus-choledochus-Revision sind am ehesten die häufigsten Erreger der akuten Cholezystistis zu erwarten: Escherichia coli, Streptokokken, Enterokokken etc.
Zu **(D):** Bei einer **Lungenkaverne** handelt es sich um eine krankhafte Hohlraumbildung, z.B. infolge Einschmelzung bei **Tuberkulose**. Auch Bronchiektasen und Karzinome können Kavernen bilden. Je nach Ursache kommen unterschiedliche Keime in Betracht: z.B. Tuberkelbakterien.
Zu **(E):** Im Wundsekret eines **Gasödems** befinden sich **Clostridien**.

H96

Frage 3.6: Lösung A

Siehe Kommentar zu Frage 3.5.

F02

Frage 3.7: Lösung A

Nosokomiale Infektionen sind Infektionen, die durch den Aufenthalt im Krankenhaus bzw. einer Arztpraxis erworben werden. Als Ursachen kommen Vernachlässigung der Hygienevorschriften und eine vermehrte Antibiotikaverabreichung mit Ausbildung von Resistenzen in Frage. Die häufigsten Erreger sind **Staphylokokken** (A), gramnegative Keime, Pseudomonaden und Pilze. Bei der hier angesprochenen zunehmenden Resistenzbildung handelt es sich um den **Oxacillin-resistenten-Staphylococcus aureus (ORSA)**. Er zeichnet sich durch Resistenzen gegenüber penicillinasefesten Penicillinen (z.B. Oxacillin) und Cephalosporinen aus. Hier ist Vancomycin das Mittel der Wahl.

4 Grundprinzipien der Operationstechnik

H95

Frage 4.1: Lösung D

Der **Pfannenstielschnitt** ist ein querer Bauchdeckenschnitt 2–3 Querfinger oberhalb der Symphyse. Er kommt vor allem bei Schnittentbindungen und anderen gynäkologischen sowie urologischen Eingriffen zur Anwendung. Für die **Magenresektion** ist in der Regel der **Oberbauchmedianschnitt** Zugang der Wahl.

F93 F90

Frage 4.2: Lösung E

Bei einer **Resektion** handelt es sich um eine Entfernung von Organ*teilen*.
Die Totalentfernung der gesamten Schilddrüse wird als Schilddrüsenexstirpation oder als Thyreoidektomie bezeichnet.
Die komplette Entfernung eines Schilddrüsenlappens bezeichnet man besser als **Hemithyreoidektomie**.
Zu **(A): Exzision:** Ausschneiden von pathologisch verändertem Gewebe einschließlich des umgebenden Gewebes (z.B. Hauttumor).
Zu **(B): Enukleation:** Ausschälung, z.B. eines Adenoms aus Schilddrüsengewebe.
Zu **(C): Exstirpation:** Entfernung eines Organs oder eines umschriebenen Gewebeanteils (z.B. durch Tumorwachstum verändert).
Zu **(D): Exkochleation:** Auskratzung mit Hilfe eines scharfen Löffels.

H97

Frage 4.3: Lösung C

Es ist eine **Palliativoperation**, da die subtotale Magenresektion zwar die Antrumstenose beseitigt, die Erkrankung jedoch wegen der Peritonealkarzinose nicht heilbar ist. Die Operation lindert folglich das Leiden ohne kurativ zu sein.
Zu **(A):** Bei der **Resektion en bloc** handelt es sich um eine **Radikaloperation** (D), bei der einzeitig ein bösartiger Tumor bis in die gesunde Umgebung einschließlich der erreichbaren regionären Lymphknoten, Gefäße etc. entfernt wird; häufig auch als **erweiterte Radikaloperation** mit Entfernung von Nachbarorganen.
Zu **(B):** Unter einer **Kontinuitätsresektion** versteht man eine Darmresektion, bei der die Kontinuität des Darmes (meist End-zu-End-Anastomose) wiederhergestellt wird. Im Gegensatz dazu gibt es die **Inkontinuitätsresektion** (z.B. Rektumresektion mit Hartmannstumpf).
Zu **(D):** Bei einer **Radikaloperation** handelt es sich um eine vollständige operative Entfernung eines Tumors (auch mikroskopisch freie Tumorränder) einschließlich evtl. Metastasen.
Zu **(E): Exstirpation:** Entfernung eines Organs oder eines umschriebenen Gewebeteils (z.B. durch Tumorwachstum verändert).

H97 H90 **!**

Frage 4.4: Lösung C

Zu **(A): Catgut** ist ein Kollagen, das aus dem Dünndarm von Rindern oder Schafen hergestellt wird. Resorptionszeit 8–12 Tage.
Zu **(B): Chromcatgut** entsteht durch Gerbung mit Chromsalzen; ca. doppelte Resorptionszeit von Catgut.
Zu **(C): Seide** wird als geflochtener Naturseidefaden wegen erheblicher Fremdkörperreaktion nur noch selten angewandt.
Zu **(D): Polydioxanon (PDS)** ist ein resorbierbarer Kunststofffaden mit einer Resorptionszeit von ca. 3 Monaten.
Zu **(E): Polyglykolsäure (PGS)** ist ebenfalls ein resorbierbarer Kunststofffaden (z.B. Dexon®) mit einer Resorptionszeit von ca. 40 Tagen.

H93

Frage 4.5: Lösung C

Die **evertierende Naht** ist durch Ausstülpung beider Wundschichten z.B. bei Gefäßnähten charakterisiert.

H98 **!**

Frage 4.6: Lösung E

Die **Schnürsenkelnaht** (nach Bunell) wird zur Versorgung von **Strecksehnenverletzungen** angewandt. Das Anschlingen der Sehnenstümpfe erfolgt in Schnürsenkeltechnik.

H01 **!**

Frage 4.7: Lösung E

Zu **(E):** Die **Leberpunktion** wird am wachen Patienten durchgeführt. Nach der Infiltration der Haut und des Subkutangewebes mit einem Lokalanaesthetikum wird, sonographisch kontrolliert, mit einer langen Kanüle die Leber punktiert. Der Patient wird hierbei aufgefordert, tief einzuatmen und die Luft anzuhalten. Es ist also die aktive Mitarbeit des Patienten notwendig, da es sonst bei Bewegungen der Leber während der Atmung zu einer Verletzung des Leberparenchyms durch die Kanüle kommen kann.
Zu **(A):** Da die Gefäße und Nerven am Unterrand der Rippen verlaufen, sollte die **Pleurapunktion am Oberrand** erfolgen.

Zu **(B):** Nach Punktion großer Mengen **Aszites** kann es zu einer Extravasation von Flüssigkeit aus dem Gefäßsystem in die Peritonealhöhle kommen mit der Folge eines Volumenmangelschocks. Prophylaktisch kann hier eine Infusion von Albumin zur Erhöhung des intravasalen onkotischen Drucks erfolgen.
Zu **(C):** Vor einer **Lumbalpunktion** muss ein **erhöhter intrakranieller Druck ausgeschlossen** werden, da es sonst durch die Entlastung zu einer **Einklemmung des Hirnstammes im Foramen magnum** kommen kann.
Zu **(D):** Bei der **Kniegelenkspunktion** wird wie beschrieben in den oberen Rezessus knapp oberhalb der Patella von lateral eingegangen, da der Rezessus hier besonders oberflächlich liegt.

H97

Frage 4.8: Lösung C

Bei der **Subokzipitalpunktion** handelt es sich um eine Punktion der **Cisterna cerebellomedullaris** v.a. zur Liquorgewinnung und Kontrastmittelgabe. Die Einstichstelle liegt zwischen Hinterhauptschuppe und Dornfortsatz des 2. Halswirbels. Nach Durchstechen von Haut, Lig. nuchae, Membrana atlantooccipitalis posterior und Dura mater spinalis ist die Cisterna cerebellomedullaris erreicht.
Zu **(1):** Im **Confluens sinuum** – an der Schädelinnenfläche, der Protuberantia occipitalis interna – fließt das venöse Blut aus dem Sinus sagittalis superior, Sinus rectus, Sinus occipitalis und Sinus transversus zusammen.
Zu **(2):** Beim **Lig. longitudinale posterius** handelt es sich um das hintere Längsband der Wirbelsäule an der Vorderwand des Wirbelkanals. Es zieht von der Pars basilaris des Os occipitale bis zum Canalis sacralis.

F97

Frage 4.9: Lösung D

Die **Lumbalpunktion** wird durchgeführt zur diagnostischen Liquorentnahme, Myelographie und zur Applikation von Medikamenten. Der Einstich erfolgt in Lokalanästhesie in der Medianlinie zwischen dem 3. und 4. Lendenwirbeldornfortsatz, entsprechend dem Schnittpunkt zwischen Wirbelsäule und Verbindungslinie beider Beckenkämme. Die Punktion wird am sitzenden oder seitlich liegenden Patienten in **Kyphose** („Katzenbuckel") durchgeführt, um ausreichend Platz zwischen den Dornfortsätzen zu haben. Beim Vorschieben der Nadel ist eine Abnahme des Widerstandes nach Durchtritt durch das Lig. flavum zu spüren. Bei korrekter Lage tropft Liquor nach Entfernen des Mandrins.
Vorsicht! Vor jeder Lumbalpunktion erhöhten Hirndruck ausschließen (Stauungspapille bei Kontrolle des Augenhintergrundes?), da Einklemmungsgefahr der Medulla oblongata besteht.

H96

Frage 4.10: Lösung A

Die Punktion eines Pleuraergusses wird in der Regel über dem 7. oder 8. Interkostalraum (ICR) der hinteren oder mittleren Axillarlinie durchgeführt. Um Interkostalgefäße nicht zu verletzen muss die Punktion am oberen Rippenrand erfolgen. Prinzipiell kommt der 5.–8. ICR der hinteren Axillarlinie als Punktionsort in Betracht. Beim Pneumothorax erfolgt die Punktion gewöhnlich über den 2.–3. ICR der Medioklavikularlinie. Aus kosmetischen Gründen wird diese Punktionsstelle von einigen Autoren nicht empfohlen.

H96

Frage 4.11: Lösung B

Zugang der Wahl bei der Punktion einer **Herzbeuteltamponade** ist der epigastrische Winkel zwischen Xiphoid und linkem Rippenbogenrand.
Zu **(C):** Die Perikardpunktion ist auch über den 4. oder 5. ICR der Medioklavikularlinie möglich.

F98

Frage 4.12: Lösung B

Die **intrakardiale Punktion** zur Medikamentengabe ist obsolet und allenfalls in Extremsituationen erforderlich (Verletzungsgefahr der Koronararterien). Sie wird im 4. oder 5. ICR parasternal links vorgenommen.

F97

Frage 4.13: Lösung D

Bei der **Harnblasenpunktion** ist vor allem auf eine gefüllte Blase zu achten. Vorsicht bei vorausgegangenen Operationen z.B. im Abdominalbereich, da verwachsene Darmschlingen verletzt werden können.

H00

Frage 4.14: Lösung B

In den Halsvenen befinden sich keine Venenklappen! In den **Arm- und Beinvenen** verhindern sie einen retrograden Fluss.

H98

Frage 4.15: Lösung A

Eine **Redon-Drainage** dient der Ableitung von Wundsekret und Blut zur Vermeidung eines Seroms oder Hämatoms. Es handelt sich um einen Kunststoffschlauch, der im Wundgebiet mehrere Perfora-

tionen aufweist und mit einer Vakuumflasche verbunden ist.
Zu **(C): Eine Pleuradrainage** wird an eine Saugpumpe mit **regulierbarem** Sog angeschlossen.
Zu **(E):** Die Redon-Drainage wird in der Regel nach 24–72 Stunden entfernt.

H97

Frage 4.16: Lösung C

Ein **Rolllappen** entsteht durch Vernähen der parallelen Ränder eines Hautstreifens, der von der Unterlage gelöst wurde. Es resultiert ein geschlossenes Rohr **(Rundstiellappen)**. Er wird gewöhnlich am Rumpf gebildet und dient zur Gewebeverlagerung entweder an Kopf, Hals oder an eine Gliedmaße. Über Zwischenstationen kann der Rundstiellappen auch als **Wanderlappen** dienen. Nach mehreren Wochen ist erstmals eine Umschneidung des zu versetzenden Endes des Rundstiellappens möglich. Eine vollständige Durchtrennung darf erst erfolgen, wenn die Lappendurchblutung nach Abklemmen des Stielendes unbeeinflusst bleibt.
Zu **(A):** Die **freie Gewebetransplantation** erfolgt ohne vaskuläre, nervale oder sonstige Verbindung im Gegensatz zur **gestielten Transplantation** mit – zumindest vorübergehendem – Gefäßstiel zur Entnahmestelle (C).
Zu **(B):** Bei der **Z-Plastik** handelt es sich um eine Verschiebeplastik, bei der durch ein- oder mehrfaches z-förmiges Einschneiden der Haut eine Verlängerung zur **Narbenkorrektur** erreicht wird.
Zu **(D):** Die **Verschiebeplastik** dient der Deckung eines Haut- oder Weichteildefektes durch Verschiebung der benachbarten Hautregion. Um eine gute Durchblutung des Verschiebelappens zu gewährleisten, sollte das Längen-Breiten-Verhältnis höchstens 2:1 betragen.
Zu **(E): Spalthautlappen** bestehen aus oberflächlichen Schichten der Haut. Sie kommen zur Deckung größerer Wundflächen, Verbrennungen und Ablederungen in Betracht.

H96

Frage 4.17: Lösung D

Vollhauttransplantate (Epidermis mit Cutis) dienen zur Deckung von Defekten im Gesicht, an Hohlhand und Fußsohle. Typische Entnahmestellen der sog. freien Transplantate sind Leistenbeuge, Unterarm, Handgelenksbeuge und Innenseite des Oberarms.
Zu **(A):** Durch besondere Schnittführung und Unterminierung von Haut und Subkutangewebe werden **Verschiebelappen** zur Deckung von benachbarten Defekten verwendet. An der Basis bleibt die Durchblutung über Blutgefäße erhalten. Voraussetzung ist eine gut verschiebliche Haut.
Zu **(B):** Bei einem **Myokutanlappen** wird ein Muskel mit Haut und subkutanem Fettgewebe unter Erhaltung des Gefäßbündels geschwenkt. Hierdurch können relativ große und weiter entfernt liegende Defekte versorgt werden (z.B. Latissimus-dorsi-Lappen nach Ablatio mammae).
Zu **(C):** Bei der **Kreuzlappenplastik** (Cross-flap) werden Extremitätendefekte durch gestielte Lappen der kontralateralen Seite versorgt.
Zu **(E): Rundstiellappen** dienen der Deckung weit entfernter Defekte. Nach zwei parallelen Hautinzisionen wird die dazwischen liegende Subkutis unterminiert und die Hautränder so miteinander vernäht, dass ein geschlossenes Rohr entsteht. Bei ausreichender Durchblutung kann nach 2–3 Wochen ein Schenkel durchtrennt und an neuer Stelle vernäht werden. Bei guter Vaskularisation wird nach weiteren 2–3 Wochen der Lappen vollständig am zweiten Schenkel durchtrennt. Der Lappen wird bei Verwendung eines sog. Zwischenträgers (z.B. Arm) auch als **Wanderlappen** bezeichnet. Heute weitgehend durch freie myokutane mikrovaskuläre Lappen ersetzt.

F95

Frage 4.18: Lösung D

Vollhauttransplantate dienen zur Deckung von Defekten im Gesicht, an Hohlhand und Fußsohle.
Zu **(A):** Bei der **Kreuzlappenplastik** (Cross-flap) werden Extremitätendefekte durch gestielte Lappen der kontralateralen Seite versorgt.
Zu **(B): Spalthautlappen** bestehen aus oberflächlichen Schichten der Haut. Sie kommen zur Deckung größerer Wundflächen, Verbrennungen und Ablederungen in Betracht.
Zu **(C):** Bei der **Muffplastik** handelt es sich um eine Brückenlappenplastik v.a. zur Versorgung von Defekten am Handrücken. Hierbei wird die Gliedmaße bis zur Einheilung wie in einen Muff unter den Lappen geführt (meist Bauchhaut).
Zu **(E):** Bei der **Z-Plastik** handelt es sich um eine Verschiebeplastik, bei der durch ein- oder mehrfaches z-förmiges Einschneiden der Haut eine Verlängerung zur **Narbenkorrektur** erreicht wird.

F01

Frage 4.19: Lösung A

Bei der **xenogenen Transplantation** handelt es sich um eine Transplantation zwischen Individuen **verschiedener Spezies** (z.B. Tier zu Mensch).

H97

Frage 4.20: Lösung E

Zu **(1):** Die Funktionsverschlechterung des Transplantats ist das wichtigste und häufigste Symptom einer Abstoßungsreaktion nach Nierentransplantation. Neben dem Rückgang der Diurese kommt es zum Anstieg des Serumkreatinins.
Zu **(2):** Eine Vergrößerung des Transplantats ist meist ödembedingt und kommt gelegentlich vor.
Zu **(3):** Der Bluthochdruck kommt ebenfalls als Zeichen einer Abstoßung vor, ist jedoch nicht obligat. Weitere mögliche Symptome sind Fieber, allgemeines Unwohlsein und Müdigkeit. Die Abstoßungsreaktion wird durch eine perkutane Nierenbiopsie gesichert.

5 Pathophysiologische Folgen, Vorbehandlung und Nachbehandlung bei operativen Eingriffen und Traumen

H93

Frage 5.1: Lösung B

Durch **gastralen Sekretverlust** (über Magensonde, Erbrechen) verliert der Organismus neben sauren Valenzen (HCl) vor allem Kalium- und Chloridionen. Die Folge ist eine **hypochlorämische Alkalose**, *Hypokaliämie* und eine *Dehydration* je nach Ausmaß des Flüssigkeitsverlustes.

H92

Frage 5.2: Lösung A

Die **dekompensierte metabolische Azidose** ist gekennzeichnet durch erniedrigten pH-Wert (Normwert 7,35 – 7,45), erniedrigtes Standardbicarbonat (Normwert 22 – 28 mval/l) und normales oder erniedrigtes $paCO_2$ (Normwert 38 – 42 mmHg).
Das erniedrigte $paCO_2$ spricht für eine Teilkompensation durch vermehrtes Abatmen von Kohlensäure. Wird dadurch ein normaler pH-Wert erreicht, so handelt es sich um eine durch Hyperventilation **kompensierte metabolische Azidose.**
Zu **(B):** Es handelt sich um eine **dekompensierte respiratorische Azidose** (erniedrigter pH-Wert und erhöhtes $paCO_2$).
Zu **(C):** Es liegen noch Normalwerte vor.
Zu **(D):** Erhöhter pH-Wert und erhöhtes $paCO_2$ zeigen eine **dekompensierte metabolische Alkalose** an. Das erhöhte $paCO_2$ spricht für eine Teilkompensation durch Hypoventilation.
Zu **(E):** Es liegt eine **dekompensierte respiratorische Alkalose** vor (erhöhter pH-Wert und erniedrigtes $paCO_2$).

F98

Frage 5.3: Lösung A

Beim Erwachsenen beträgt der tägliche Bedarf an Wasser **40 ml/kg KG.** Bei Beatmungspatienten 30 ml/kg KG. Der Korrekturbedarf lässt sich nicht „durchschnittlich" berechnen, da er von individuellen Flüssigkeitsverlusten (Fieber, Menge der Drainageflüssigkeit und des Magensaftes etc.) abhängig ist.

H96

Frage 5.4: Lösung B

Ursachen der **hypertonen Dehydratation** sind unzureichende Wasserzufuhr, renale Wasserverluste (Diabetes insipidus, Diabetes mellitus, Hyperkalzämie, Polyurie bei Nierenversagen). Der Urin ist **hyperosmolar** (außer bei Diabetes insipidus und akutem Nierenversagen).

H96

Frage 5.5: Lösung A

Zur Substituion einer schweren **Hypokaliämie** können je nach Schweregrad 20 – 40 mmol Kalium pro Stunde infundiert werden. Wegen der Gefahr lebensgefährlicher Herzrhythmusstörungen darf die Zufuhr von Kalium 40 mmol pro Stunde **nicht** überschreiten. Periphervenös sollte zusätzlich eine Infusionslösung zur Verdünnung gegeben werden, um eine mögliche Venenreizung zu vermeiden.

F92

Frage 5.6: Lösung D

Bei einer diuretischen Therapie mit Furosemid (Schleifendiuretikum) kommt es zu vermehrten Kaliumverlusten mit Gefahr der **Hypokaliämie**.
Zu **(2):** Bei der Reperfusion ischämischer Extremitäten wird das durch Zellschädigung ausgetretene Kalium vermehrt in den Körperkreislauf gebracht.

F02 **!**

Frage 5.7: Lösung C

Unter dem Begriff Postaggressionssyndrom werden pathophysiologische Veränderungen des Organismus als Reaktion auf ein Trauma oder eine Operation zusammengefasst. In der Akutphase kommt es aufgrund des **erhöhten Katecholaminspiegels** zu einem Anstieg von Herzfrequenz, Blutdruck und Herzminutenvolumen. Anschließend kommt es durch die **vermehrte Ausschüttung von ACTH, Kortison und Glucagon** zu einer Glykogenolyse

und Gluconeogenese. Gleichzeitig liegt ein **Protein- und Fettkatabolismus** vor (B). Aufgrund der vermehrten Bildung von anti-insulinär wirkenden Hormonen kommt es trotz Hyperinsulinämie zu einer **Glukoseverwertungsstörung** (A). Die ebenfalls gesteigerte Bildung von ADH und Aldosteron führt zu einer **Natrium-** (E) **und Wasserretention** (D) **bei gleichzeitigem Kaliumverlust.**
Siehe Lerntext „Postaggressionssyndrom" V.1.

F96 H94 !

Frage 5.8: Lösung E

Die postoperative katabole Stoffwechsellage ist als pathophysiologische Veränderung Teil des **Postaggressionssyndroms.**
Zu **(1):** Zunächst kommt es postoperativ zu einer Vermehrung des Kaliums im Serum durch Gewebstraumatisierung und Abbau von Eiweiß und Kohlenhydraten. Die nachfolgenden erhöhten Kaliumverluste im Urin sind vor allem durch den **Hyperaldosteronismus** bedingt.
Zu **(2):** Aufgrund der postoperativ verminderten Nahrungsaufnahme gewinnt der Organismus die lebensnotwendige Glucose aus eigenen Energiereserven über die Glykogenolyse und Gluconeogenese.
Zu **(3):** Die negative Stickstoffbilanz entspricht der gesteigerten Proteinolyse. Dabei werden zur Energiegewinnung nicht nur Muskeleiweiße, sondern auch Enzymproteine benutzt. Dieser Verlust kann zu postoperativen Komplikationen (Wundheilungsstörungen, Infektionen etc.) führen.

F97 !

Frage 5.9: Lösung B

Zu **(1):** Trotz vermehrter Insulinausschüttung kommt es beim **Postaggressionssyndrom** zu einer Erhöhung der Glucosekonzentration. Verantwortlich sind: **Glucoseverwertungsstörung, Glykogenolyse** durch erhöhte Katecholaminspiegel, gesteigerte **Gluconeogenese** durch Glukagon, Corticoide und Adrenalin etc.
Zu **(2):** Durch verstärkte Ausschüttung des antidiuretischen Hormons **(ADH)** und Flüssigkeitssequestration im Gewebe (sog. 3. Raum) geht die Urinausscheidung zurück.

Postaggressionssyndrom — **V.1**

Die pathophysiologischen Veränderungen des Organismus nach Traumen und Operationen werden unter dem Oberbegriff des **Postaggressionssyndroms** zusammengefasst.
In der frühen postoperativen Phase kommt es dabei zu einer Steigerung der Herzfrequenz, des Herzminutenvolumens und des Blutdrucks. Diese Veränderungen sind vor allem auf einen *erhöhten Katecholaminspiegel* zurückzuführen.
Der Eiweißstoffwechsel ist durch eine **katabole Phase** (gesteigerter Eiweißabbau) gekennzeichnet, die vor allem anhand der erhöhten Harnstoffausscheidung im Urin erkennbar wird.
Trotz **vermehrter Insulinausschüttung** kommt es zu einer **Erhöhung der Glucosekonzentration** im Blut. Verschiedene Faktoren sind dafür verantwortlich: Glykogenolyse durch Katecholamine, Gluconeogenese (Glukagon, Cortison), Reduktion der Glucoseverwertung u.a.
Eine **Steigerung der Lipolyse** zeigt die Veränderung des Fettstoffwechsels. Störungen des Wasser- und Elektrolythaushalts zeigen sich insbesondere durch eine **Natriumretention** infolge Abwanderung in Ödemflüssigkeit, Darminhalt u.a. (sog. 3. Raum). Die Verminderung der Natriumausschüttung wird durch eine **erhöhte Aldosteronsekretion** unterstützt, die außerdem zu einer erhöhten Kaliumausscheidung führt.
Infolge einer **Steigerung des antidiuretischen Hormons** (ADH) und Ausbildung des sog. 3. Raumes geht die Urinausscheidung zurück.
Die Ausschüttung von **Wachstumshormon** ist postoperativ mehrere Tage erhöht.
Störungen des Säure-Basen-Haushalts kommen ebenfalls vor.

Frage 5.10: Lösung E

Die häufigste Komplikation bei einer **therapeutischen Heparinisierung** ist die Blutung infolge Überdosierung oder Nichtbeachtung der gesteigerten Blutungsneigung bei Niereninsuffizienz. Bei bedrohlichen Blutungen erfolgt die i.v. Gabe des Antidots **Protaminsulfat**.

Frage 5.11: Lösung D

Vitamin K ist für die von der Leber synthetisierten Gerinnungsfaktoren II, VII, IX und X erforderlich.
Bei Leberparenchymschäden (z.B. Zirrhose) ist die Prothrombinbildung (Faktor II) nicht durch Gabe von Vitamin K anzuheben *(Koller-Test).*

H95 H89

Frage 5.12: Lösung E

Bei einer **orthograden Darmspülung** mit größeren Mengen Leitungswasser (hypoton) würde es aufgrund des osmotischen Gefälles zu einem intravasalen Flüssigkeitseinstrom mit Gefahr eines Lungenödems kommen. Es muss deshalb eine isotonische Lösung verwendet werden. 10 l der körperwarmen Flüssigkeit werden über eine Magensonde in 2–4 Stunden am Vorabend der Operation gegeben. Kontrollen des Elektrolyt- und Säuren-Basen-Haushaltes sind erforderlich. Kontraindikationen der orthograden Darmspülung sind dekompensierte Darmstenosen, manifeste Herz- und/oder Niereninsuffizienz.

F95

Frage 5.13: Lösung C

Weitere Symptome bzw. Folgen eines **hämolytischen Transfusionszwischenfalls** sind: Hitzegefühl, Atemnot und retrosternale Schmerzen, Blutdruckabfall, Tachykardie sowie Verbrauchskoagulopathie und akutes Nierenversagen.
Zu **(C)**: **Myotonien** sind tonische Kontraktionen quergestreifter Muskulatur mit verminderter Muskelerschlaffung, z.B. bei der Myotonia congenita hypertrophica.

F88

Frage 5.14: Lösung E

Zu **(1)**: Ein **Subklaviakatheter** kann auch im schweren Schock gelegt werden.
Nachteil: erhöhte Pneumothoraxgefahr.
Zu **(2)**: Die Applikation eines zentralen Venenkatheters kann auch über eine oberflächliche Armvene (V. basilica oder V. cephalica) erfolgen.
Nachteil: häufig Thrombophlebitis, Probleme beim Vorschieben (oft bei V. cephalica) durch Hindernisse, atypische Lagen.
Zu **(3)**: Der Zugangsweg über die **V. jugularis externa** ist relativ einfach und komplikationsarm.
Nachteil: häufig erschwertes Vorschieben durch Venenklappen und Abweichen des Katheters in oberflächliche Venen.
Zu **(4)**: Der Zugang über die **V. jugularis interna** hat sich als günstigste Methode erwiesen und wird am häufigsten gewählt. Fehlpunktionen mit Gefahr der Einblutung möglich, selten Pneumothorax.

F94

Frage 5.15: Lösung D

Um Messfehler zu vermeiden, sollte der 0-Punkt oder Bezugspunkt möglichst exakt bei $^3/_5$ des sagittalen Thoraxdurchmessers oberhalb der Liegefläche festgelegt werden bzw. $^2/_5$ unterhalb des Sternums.

F98 H95 F94

Frage 5.16: Lösung D

Zu **(1)**: Die Gabe von **Cumarin** (z.B. Marcumar®) hat sich in der **Langzeit**-Thromboseprophylaxe bewährt, da eine optimale Einstellung mehrere Tage dauert.
Zu **(4)**: Die **Low-dose-Heparinisierung** hat sich zur perioperativen Thromboseprophylaxe durchgesetzt. Dosierung: 3×5000 IE oder 2×7500 IE subkutan pro 24 Stunden.

F00 !!

Frage 5.17: Lösung C

Zu **(A)**, **(B)** und **(D)**: Perioperative Thrombosen betreffen die **venösen** Gefäße (z.B. tiefe Beinvenenthrombose). Acetylsalicylsäure (ASS) wirkt jedoch hauptsächlich am arteriellen System (Herzinfarkt-Apoplex-Prophylaxe etc.). Außerdem kann es bei präoperativer Gabe zu erheblichen Blutungskomplikationen kommen.
Zu **(C)** und **(E)**: Da Thromboembolien häufig bereits intraoperativ entstehen, ist eine präoperativ beginnende Low-dose-Heparin-Medikation sinnvoll.

H94

Frage 5.18: Lösung E

Bei **Atelektasen** handelt es sich um einen verminderten oder fehlenden Luftgehalt der Alveolen. Der betroffene Lungenabschnitt ist unzureichend oder nicht entfaltet.
Zu **(1)**: Postoperativ ist – v.a. nach Bauch-Operationen – eine ausreichende Schmerzmittelgabe erforderlich, um ein weitgehend schmerzfreies Durchatmen zur Prophylaxe von Minderbelüftungen zu erreichen.

F98

Frage 5.19: Lösung D

Bei der postoperativen Magenatonie ist die vordringlichste Maßnahme das Legen einer Magensonde zur Dekompression bzw. Entlastung des Magens. Hierdurch können das Erbrechen mit Aspirationsgefahr, Elektrolytstörungen etc. verhindert werden.
Zu **(A)**: Die Gabe des Parasympathikomimetikums **Prostigmin** kann ggf. nach Legen der Magensonde zur Stimulation der Magen-Darmmotilität erfolgen.

F98

Frage 5.20: Lösung E

Eine **Stenose** des **Ductus choledochus** führt zum **Gallengangsstau** mit Anstieg des Bilirubins (Ikterus).

F98

Frage 5.21: Lösung A

Koliken nach **Uterusexstirpation** sind am ehesten Folge einer **Harnleiterläsion** (z.B. durch versehentliche Ligatur oder Übernähung). Durch die Sonographie des oberen Harntraktes kann eine Stauung nachgewiesen werden. Die Kontrastmitteluntersuchung der ableitenden Harnwege sichert die Diagnose.

F99

Frage 5.22: Lösung C

Die Komplikation einer **Fazialislähmung** kommt infolge Inzision einer Parotis-Abszedierung vor. Deshalb bei der Abszesseröffnung Rücksicht auf Fazialisäste nehmen!

H01 **!**

Frage 5.23: Lösung B

Eine **Fettembolie** tritt v.a. bei Frakturen großer Knochen in Zusammenhang mit einer Schocksituation auf. Es kommt dabei zu einer Verlegung von Blutgefäßen durch Fetttröpfchen, wobei noch diskutiert wird, ob es sich um Fettzellen aus dem Knochenmark handelt oder um Fettstoffwechselstörungen im Rahmen des Traumas. Betroffen sind v.a. die Lunge sowie Gehirn und Herz. Als Prophylaxe sollte eine adäquate Behandlung von Unfallpatienten durchgeführt werden (A).
Symptome sind **Dyspnoe**, Tachykardie, **Verwirrtheitszustände**, in ernsten Fällen auch Somnolenz und Koma (D). Inspektorisch können Petechien an Haut und Konjunktiven beobachtet werden (C). Auf dem **Röntgen-Thorax** sind **diffuse, kleinfleckige Verschattungen** zu finden (E).
Siehe Lerntext „Fettembolie“ V.2.

H97 H91

Frage 5.24: Lösung A

Bei der **Fettembolie** handelt es sich um eine Verlegung von Blutgefäßen (Endstrombahn) durch Fetttröpfchen oder Knochenmarkzellen. Am häufigsten ist die Lunge betroffen. Gehirn, Niere, Herz u.a. Organe können ebenfalls in Mitleidenschaft gezogen werden. Die genannten Symptome mit Dyspnoe, motorischer Unruhe und zunehmender Bewusstseinsstörung sind typisch und treten oft bereits nach 24 Stunden auf. Vorkommen vor allem beim Polytrauma sowie großen Weichteilverletzungen und Verbrennungen.
Therapie: Schockprophylaxe.
Zu **(B):** Das chronische bzw. subchronische **Subduralhämatom** entwickelt sich erst nach Wochen, Monaten oder Jahren. Im Vordergrund stehen Zeichen der Hirndrucksteigerung.
Zu **(C):** Die **Carotisthrombose** kann bei guter Kompensation asymptomatisch verlaufen. Ansonsten kommt es zum Hirninfarkt mit Halbseitensymptomatik (Hemiplegie), Sprachstörungen etc.. Bewusstseinstrübungen und Verwirrtheitszustände kommen ebenfalls vor.
Zu **(D):** Die genannten Symptome treten bei einem bis dahin unauffälligen Patienten auf. Dem Hirnödem bei Elektrolytstörungen nach hämorrhagischem Schock gehen entsprechende Schocksymptome voraus.
Zu **(E):** Eine larvierte (versteckte) intrazerebrale Kontusionsblutung kann sich durch motorische Unruhe und Bewusstseinsstörung äußern.
In der Regel finden sich jedoch äußere Verletzungen des Schädels.

Fettembolie — **V.2**

Bei einer **Fettembolie** handelt es sich um eine Verlegung von Blutgefäßen durch Fetttröpfchen. Am häufigsten ist die Lunge betroffen *(primäre Fettembolie)*, während im großen Kreislauf insbesondere Gehirn und Herz in Mitleidenschaft gezogen werden *(sekundäre Fettembolie)*.
Bei polytraumatisierten Patienten stellt die lebensbedrohliche Fettembolie eine relativ häufige Komplikation dar. Pathogenetisch handelt es sich um ein **Epiphänomen des traumatischen Schocks**, wobei vor allem Mikrozirkulationsstörung, Azidose und Gerinnungsstörung zu einer Veränderung des kolloidalen Verteilungszustands der Blutfette führen. Die früher vertretene Auffassung, nach der eine Einschwemmung von Fett aus dem Zellverband (z.B. Knochenmark) in den venösen Kreislauf für die Fettembolie verantwortlich war, wird aufgrund neuerer Untersuchungen bei Marknagelungen und Implantationen von Totalendoprothesen (TEP) wieder diskutiert.
Symptome: Dyspnoe, Tachykardie, Unruhe, Beklemmungsgefühl, Zyanose, Husten, Verwirrtheit, Somnolenz. In schweren Fällen bis zum Koma. Evtl. Sehstörungen bei Netzhautbefall.
Diagnose: Klinisches Bild: Röntgen-Thorax zeigt diffuse, kleinfleckige Verschattungen. EKG: Rechtsherzbelastung. Erhöhung des ZVD. In 20% petechiale Blutungen an Haut, Konjunktiven und Augenhintergrund.
Therapie: Schockprophylaxe.

!

Frage 5.25: Lösung D

Die genannten Symptome sind typisch für ein **Alkoholentzugsdelir**, das am häufigsten nach einem alkoholfreien Intervall von 3 Tagen auftritt. Es handelt sich um eine *akute Psychose*, die bei einem Teil der Patienten mit vorherigen **Prodromalerscheinungen** beginnt: Schlaflosigkeit, gesteigerte Sensibilität für akustische und optische Reize, Angst, Unruhe, Schreckhaftigkeit u.a. **(Prädelir)**. Bei entsprechender Anamnese sollte auf jeden Fall ein abruptes Absetzen alkoholischer Getränke vermieden werden. Nötigenfalls müssen den Infusionen Alkoholkonzentrate zugesetzt werden, um ein Delir mit potenziell tödlichen Folgen zu vermeiden.

Therapie: Chlormethiazol (Distraneurin®) **(cave Atemlähmung bei Überdosierung!).** In jüngster Zeit wird häufiger über erfolgreiche Behandlungen des **schweren** Alkoholentzugsdelirs mit dem Antihypertonikum (Clonidin [Catapresan®]) berichtet. Unter Ausnutzung der zentralen Wirkung des Medikaments sollen selbst bei hohen Dosierungen weniger häufig Atemdepressionen auftreten.

6 Wundheilung und Wundbehandlung

F00 !

Frage 6.1: Lösung A

Hautanhangsgebilde (Haare, Nägel, Drüsen) regenerieren nur unvollständig oder gar nicht.

F01 F96 !

Frage 6.2: Lösung C

Histiozyten bewirken mit Monozyten und Granulozyten eine Fibrinolyse mit Abbau von Nekrosen. Die **Kollagensynthese** erfolgt durch **Fibroblasten**.

H99 !

Frage 6.3: Lösung A

Es werden verschiedene Formen der Wundheilung unterschieden:
Bei der **primären Wundheilung** kommt es zu einer direkten Adaptation der Wundränder mit minimaler Bindegewebsbildung.
Die **sekundäre Wundheilung** durchläuft mehrere Phasen und führt zu einer starken Bindegewebsreaktion mit starker Narbenbildung.
Exsudative Phase (bis 48 h):
Es kommt zu einer Exsudation von Blut, Lymphe und Fibrin sowie Makrophagen zur Infektabwehr. Die Wunde wird durch einen Schorf abgedichtet.
Proliferative Phase (24–72 h):
Einsprossen von Fibroblasten und Kapillaren, es kommt zur Bildung von Granulationsgewebe.
Reparative Phase (3–21 Tage):
Ausbildung von kollagenen Fasern, das Wundgewebe wird durch Kontraktionsvorgänge kleiner, Zunahme der Reißfestigkeit.

H01 !!

Frage 6.4: Lösung B

Zu **(B):** Bei einer **primären Wundheilung** kommt es zu einer Wundheilung mit minimaler Bindegewebsbildung. Dies wird durch eine Naht der Wunde mit guter Adaptation der Wundränder erreicht.
Zu **(A):** Die Naht einer Wunde sollte **innerhalb der ersten 6–8 Stunden** erfolgen, da danach aufgrund der Keimvermehrung eine erhöhte Infektionsgefahr besteht. In diesem Fall wird zunächst eine offene Wundbehandlung durchgeführt und nach der Bildung von sauberem Granulationsgewebe die Wunde sekundär verschlossen.
Zu **(C):** Die Heilung einer Wunde mit vermehrter Bildung von Granulationsgewebe wird als **sekundäre Wundheilung** bezeichnet. Diese tritt auf bei einer Heilung der Wunde ohne chirurgische Maßnahmen (E) oder bei einer offenen Wundheilung ohne Naht und Exzision (D).

F91 F86

Frage 6.5: Lösung B

Zu **(A):** Gelegentlich heilen auch infizierte Wunden primär mit geringer Narbenbildung.
Zu **(C):** Die Ablösung des Wundschorfs am 8. Tag nach der Verletzung ist typisch für die **primäre Wundheilung**.
Zu **(D):** Geschlossener Wundspalt oder geringe Gewebsdefekte charakterisieren eine **primäre Wundheilung**. Bei einer **Keloidbildung** handelt es sich um eine proliferative Narbenwucherung in das benachbarte Gewebe unabhängig von der Wundheilung. Es liegt eine Störung des Prolinstoffwechsels vor. Manche Patienten neigen zu extrem starken Keloiden.
Zu **(E):** Eine vorbestehende Narbe stört die Wundheilung in der Regel nicht. Es kommen primäre oder sekundäre Heilungen vor.

F98 H93

Frage 6.6: Lösung C

Zu **(A):** Die Einwanderung von Granulozyten findet in der **exsudativen Phase** (bis 48 h) statt.
Zu **(B):** Die Einsprossung von Kapillaren gehört zur **proliferativen Phase** (24–72 h) der Wundheilung.
Zu **(D):** Die Einwanderung von Fibroblasten findet ebenfalls in der **proliferativen Phase** statt.
Zu **(E):** Durch **Chalone** (Mitosehemmstoffe) wird das Zellwachstum beim Berühren der Wundränder gehemmt. Der Vorgang wird der **Proliferationsphase** zugeordnet.

H89

Frage 6.7: Lösung C

Die **Wundheilung** kann durch folgende Faktoren gestört werden: Stoffwechselstörungen (z. B. Diabetes mellitus), Eiweiß- und Vitamin-C-Mangel, Anämie, Medikamente (Glucocorticoide, Antiphlogistika), zunehmendes Alter, nervale Störungen.
Lokale Faktoren sind vor allem: Wundinfektion, Fremdkörperreaktion, übermäßige Bewegungen. Ei-

nige Patienten neigen zur **Keloidbildung**. Es handelt sich dabei um eine Bindegewebswucherung im Sinne der überschießenden Narbenbildung.

F99 !

Frage 6.8: Lösung B

Zu **(A):** Die **Kollagensynthese** ist **Vitamin C**-abhängig.
Zu **(C):** In der **Exsudationsphase** wird die Wunde mit Blut, Lymphe und Fibrin ausgefüllt. die **Wundkontraktion** findet in der **reparativen Phase** (3–21 Tage) statt.
Zu **(D):** Antibiotika wirken sich **nicht** positiv auf die Wundheilung aus.
Zu **(E):** Die Narben nach **sekundärer** Wundheilung sind in der Regel kosmetisch ungünstiger und weniger stark belastbar als Narben nach **primärer** Wundheilung.

Wundheilung — **VI.1**

Bei der **primären Wundheilung** (Sanatio per primam intentionem) werden die adaptierten Wundränder durch extrem wenig Bindegewebe miteinander verbunden. Der Wundverschluss ist fast narbenfrei.
Die **sekundäre Wundheilung** (Sanatio per secundam intentionem) verläuft über eine starke Bindegewebsreaktion, die zu einem Ausfüllen des Gewebsdefekts führt. Das Resultat ist eine bindegewebige Narbe. Infektiöse Wunden heilen sekundär. Der Wundheilungsstoffwechsel kann in 3 Phasen unterteilt werden:

1. **Exsudative Phase** (bis 48 Std.):
   Ausfüllung der Wunde durch Blut, Lymphe und Fibrin. Der so gebildete Schorf verschließt den Wundspalt.
2. **Proliferative Phase** (24–72 Std.):
   Zunahme an Makrophagen, Auftreten der ersten Fibroblasten, Abschluss der Wundreinigung, Vaskularisierung. Der Schorf trocknet, von den Wundrändern aus beginnt die Epithelialisierung. Es entsteht Granulationsgewebe (Zell- und gefäßreiches sowie faserarmes Bindegewebe).
3. **Reparative Phase** (3–21 Tage):
   Ausbildung der kollagenen Fasern, das Granulationsgewebe wird durch Kontraktionsvorgänge kleiner, Zunahme der Epithelialisierung.

F90

Frage 6.9: Lösung B

Offene Wunden sind innerhalb der *6–8-Stunden-Grenze* unter Beachtung anti- und aseptischer Maßnahmen primär zu verschließen. Zur Entfernung von Narben bzw. verschmutzter Gewebeanteile müssen die Wundränder vorher mit einem Skalpell exzidiert werden **(Wundausschneidung nach Friedrich)**.
Gesichts- und Fingerwunden werden gewöhnlich ohne Wundexzision versorgt.
Ältere Wunden (Unfall vor 6–8 Stunden) dürfen nicht primär verschlossen werden, da die Gefahr einer Wundinfektion durch fortgeschrittene Keimbesiedlung zu groß ist. Es erfolgt eine **offene Wundbehandlung** bis ein sauberes Granulationsgewebe den sekundären Verschluss nach einigen Tagen ermöglicht.

F95

Frage 6.10: Lösung E

Unkomplizierte Schnittverletzungen dürfen in der Regel primär (innerhalb von 6–8 Stunden) verschlossen werden. Kein primärer Verschluss hingegen bei Biss-, tiefen Stich-, Pfählungsverletzungen sowie bei stark verschmutzten, infizierten und fremdkörperhaltigen Wunden.

H91

Frage 6.11: Lösung B

Narbenkeloide sind derbe, wulstige Narbenbildungen. Gelegentlich besteht Juckreiz. Sie sind relativ häufig nach Verbrennungen zu beobachten. Therapeutisch kann eine lokale Kortisonbehandlung versucht werden.
Zu **(E):** Bei der **Hyperkeratose** handelt es sich um eine Verdickung der Hornschicht der Haut durch vermehrte Bildung von Hornzellen (Proliferation) oder durch verminderte Abstoßung (Retention).

H97

Frage 6.12: Lösung A

Die am Wundrand erkennbaren Darmschlingen sind eindeutig Zeichen des **Platzbauches**. Es handelt sich um eine komplette Wunddehiszenz (alle Schichten) nach Laparotomie. Auftreten meist 5–8 Tage postoperativ. Verschiedene Ursachen kommen in Betracht: Serome, Hämatome, Infektionen, unsachgemäße Nahttechnik, konsumierende Erkrankungen, Adipositas, Leberzirrhose, Faktor XIII-Mangel, Urämie, Aszites, Husten, Niesen, Erbrechen etc. Bei Risikopatienten sollte möglichst keine mediane Laparotomie durchgeführt werden.

Zu **(B):** Bei der **Gastroschisis** (Bauchspalte) handelt es sich um eine kleine angeborene Bauchwandlücke, die meist rechts neben dem Nabel lokalisiert ist. Bereits intrauterin kommt es zum Vorfall von Darmschlingen. **Therapie:** Operation so früh wie möglich.
Zu **(C):** Bei einer **subkutanen Wundheilungsstörung** weichen die Haut und das Subkutangewebe auseinander. Faszie und Peritoneum sind intakt.
Zu **(D):** Ein **Weichteilemphysem** (meist subkutane Luftansammlung) kommt z.B. nach Thoraxeingriffen, Thoraxdrainagen, Verletzungen der Atmungsorgane etc. vor.
Zu **(E):** Bei einer **Fournier-Gangrän** handelt es sich um eine gangränös verlaufende Entzündung des männlichen Genitales und des Dammbereichs, oft von einer harmlosen oberflächlichen Läsion des Skrotums ausgehend. Die progrediente Nekrose kann sich über den gesamten Skrotal-, Penis- und Perinealbereich bis in die Bauchdecke ausbreiten. Erreger sind Streptokokken und Mischinfektionen. Betroffen sind überwiegend Patienten mit erheblich reduziertem Allgemeinzustand (Diabetes mellitus, Kachexie, Drogen- und Alkoholabusus etc.).
Therapie: sofortige Gabe eines Antibiotikums, Bettruhe, Kühlung und Applikation von Antiphlogistika. Ggf. müssen die betroffenen Hautregionen abgetragen und später plastisch gedeckt werden. Ein Verlust der gesamten Skrotal- und Penishaut ist möglich, evtl. eine vorübergehende Verlagerung der Hoden in die Leisten notwendig. Bei frühzeitiger Antibiose und chirurgischer Therapie ist die Prognose relativ gut.

H97

Frage 6.13: Lösung A

Ein **Platzbauch** muss sofort operiert werden. Die Bauchdecke wird durch Sekundärnähte verschlossen.

7 Chirurgische Infektionslehre

H96

Frage 7.1: Lösung E

Eine Wundinfektion mit **Pseudomonas aeruginosa** ist an der blaugrünen Eiterbildung zu erkennen.
Zu **(A):** Gelbbrauner, stinkender Eiter deutet auf eine **putride** (faulige) Infektion hin. Häufig Mischinfektionen von anaeroben und aeroben Erregern (Escherichia coli, Proteus vulgaris, Streptococcus putridis etc.).
Zu **(B):** Eine scharf begrenzte Hautrötung ist typisch für das **Erysipel** (Rotlauf), einer phlegmonösen Entzündung der Haut und Unterhaut. Erreger: hämolysierende Streptokokken.
Zu **(C):** Typische **Pusteln** mit zentraler Nekrose und rotem Ring kommen beim **Hautmilzbrand** (Anthrax) vor. Erreger: Bacillus anthracis.
Zu **(D):** Ein **Hautemphysem** in der Wundumgebung kommt beim **Gasbrand** vor. Erreger: Sporen bildende Bakterien (z.B. Clostridium perfringens) (siehe auch Lerntext „Gasbrand" VII.1).

H00 **!!**

Frage 7.2: Lösung C

Zu **(C):** Bei einem **Karbunkel** handelt es sich um eine Konfluation mehrerer subkutaner, eitriger Haarfollikel (solitäre Vereiterung = **Furunkel**) bzw. Nekrosen.
Zu **(A):** Beim **Erysipel** (Rotlauf) handelt es sich um eine **Streptokokkeninfektion** der Haut und Subkutis. Es besteht eine sich rasch ausbreitende, scharf abgegrenzte Hautrötung. Die Erkrankung verläuft meist hochfebril mit schwerem Krankheitsgefühl.
Zu **(B):** Als **Phlegmone** bezeichnet man eine eitrige Entzündung, die sich im interstitiellen Bindegewebe von Geweben und Organen ausbreitet.
Zu **(D):** Die **Gasgangrän** (Gasbrand) wird am häufigsten durch *Clostridium perfringens* verursacht. Es handelt sich um obligat anaerobe, grampositive Sporenbildner, die gegen Penicillin empfindlich sind. Das Wundsekret ist übel riechend. Es kommt zum „Knistern" der Haut mit ödematöser Wunde und blaugrüner bis brauner Hautfarbe. Therapeutisch steht an erster Stelle die sofortige operative Revision mit großzügiger Inzision von Haut, Faszien und Muskellogen sowie ausgiebige Exzision nekrotischer Gewebsanteile. Gleichzeitig erfolgt die hochdosierte Gabe von Penicillin G. Die **hyperbare Oxygenation** soll neben einer Senkung der Letalität zu einer Verringerung evtl. erforderlicher radikaler Eingriffe (Amputation) führen. Die Letalität der behandelten Gasbrandinfektion beträgt immer noch ca. 30–50%.
Zu **(E):** Bei der **Lymphangitis** handelt es sich um eine Entzündung der Lymphgefäße, die als Schwellung und streifenförmige Rötung der Haut zu erkennen ist.

H99 **!**

Frage 7.3: Lösung A

Zu **(2):** Das **Erysipel** wird durch hämolysierende **Streptokokken** hervorgerufen.
Zu **(4):** **Milzbrand**-Erreger ist das **Bacterium anthracis**.

F02 H96 F91 !!

Frage 7.4: Lösung B

Zu **(B):** Bei einem **Abszess** handelt es sich um eine **eitrige Gewebseinschmelzung**, die durch einen Granulationswall abgekapselt ist. Typische Erreger sind Staphylokokken. Die adäquate Therapie besteht in der Inzision und offenen Nachbehandlung, evtl. mit einer Drainage. Da es sich zumeist um einen lokal begrenzten Prozess handelt, ist eine Antibiotika-Therapie nicht notwendig.

F99 F94 !!

Frage 7.5: Lösung B

Zu **(1):** Die **Gasbrandinfektion** wird am häufigsten durch **Clostridium perfringens** verursacht. Der **Bacillus anthracis** ist Erreger des **Milzbrandes**.
Zu **(2):** Die erhöhte Muskelrigidität kommt beim Tetanus vor.
Zu **(3):** Unbehandelt führt die allgemeine Intoxikation rasch zum körperlichen Verfall mit Somnolenz, protrahiertem Schock, Hämolyse etc. und schließlich zum Exitus letalis.
Zu **(4):** Die **hyperbare Oxygenation** kann sicher den chirurgischen Eingriff nicht ersetzen. Bei einer Gasbrandinfektion der Extremität kann jedoch die sonst unvermeidbare Amputation evtl. verhindert werden.

H01 !!

Frage 7.6: Lösung E

Die **Gasbrandinfektion** wird v. a. durch **Clostridium perfringens** verursacht (C). Es handelt sich dabei um einen grampositiven obligat anaeroben Sporenbildner. Durch die Bildung von Exotoxinen kommt es zur raschen Gewebszerstörung (B) und Nekrosen der Muskulatur (A). Da es sich um **obligat anaerobe Keime** handelt, wird eine ausgiebige Wundausschneidung mit Eröffnung der Muskellogen durchgeführt. Zusätzlich kann die **hyperbare Oxygenation** eingesetzt werden (D), um noch mehr Sauerstoff in das Gewebe zu bringen. Ergänzend wird antibiotisch mit Penicillin G behandelt. Da es sich häufig um Mischinfektionen handelt, wird Metronidazol oder Clindamycin zusätzlich gegeben. Für die Gasbrandinfektion gibt es weder eine aktive Immunisierung noch ein Antitoxin (E).
Siehe Lerntext „Gasbrand" VII.1.

H97 !!

Frage 7.7: Lösung B

Bei der **Gasbrandinfektion** ist das Wundsekret übel riechend. Es kommt zum „Knistern" der Haut mit ödematöser Wunde und blaugrüner bis brauner Hautfarbe.

Gasbrand — **VII.1**

Ein **Gasödem (Gasbrandinfektion)** wird am häufigsten durch *Clostridium perfringens* verursacht. Es handelt sich um obligat anaerobe, grampositive Sporenbildner, die gegen Penicillin empfindlich sind. Sie kommen ubiquitär vor, sodass nicht selten eine Kontamination von Wunden bei Unfallverletzungen vorliegt. Die Gefahr der Infektion besteht jedoch hauptsächlich bei tiefen, taschenreichen Weichteilverletzungen, selten nach Injektionen, Operationen u. a. Außerdem können Gasbranderreger Ursache einer akuten Cholecystitis oder nekrotisierenden Enteritis sein.
Klinisches Bild: Die toxische Kapillarschädigung führt zur Ödembildung und Gewebszerstörung (Gangrän). Im Vordergrund steht die progrediente Muskelnekrose und eine generalisierte Intoxikation.
Lokale Symptome: Schmerzen in der Wunde und Umgebung, „Knistern" der Haut bei ödematöser Wunde, blaugrüne bis braune Hautfarbe, blassrote Muskulatur, übel riechendes und wässriges Wundsekret.
Allgemeine Symptome: Erfolgt keine sofortige Therapie, kommt es schnell zur allgemeinen Intoxikation mit raschem körperlichem Verfall, Somnolenz, protrahiertem Schock, Hämolyse, Anämie, Ikterus und Exitus letalis.
Diagnose: Ein mikrobiologischer Nachweis ist zwar anzustreben, die Diagnosestellung erfolgt jedoch aus Zeitgründen durch das klinische Bild. Im Röntgenbild zeigt sich die Gasansammlung in Form einer Muskelfiederung.
Therapie: An erster Stelle steht die sofortige operative Revision mit großzügiger Inzision von Haut, Faszien und Muskulatur, Exzision nekrotischer Gewebsanteile, Drainage, evtl. Spülung. Gleichzeitig erfolgt eine hochdosierte Gabe von Penicillin G (40 Mill. IE/d bei Erwachsenen). Seit 1960 wird zusätzlich die *hyperbare Oxygenation* angewandt. Diese soll neben einer Senkung der Letalität zu einer Verringerung evtl. erforderlicher radikaler Eingriffe (Amputation) führen. Nicht minder wichtig ist die Therapie der Allgemeinsymptome im Rahmen der Intensivmedizin. Die Letalität der nachgewiesenen Gasbrandinfektionen beträgt ca. 30–50 %.

H95

Frage 7.8: Lösung C

Zu **(1):** Beim **Trismus** handelt es sich um einen tonischen Krampf der Kaumuskulatur mit **Kiefersperre** (erste Krämpfe beim **Tetanus**) (siehe Lerntext „Tetanus" VII.2).
Zu **(2): Schlingkrämpfe** sind charakteristisch für **Tollwut** (Lyssa, Rabies).
Zu **(3):** Die **Hydrophobie** (Wasserscheu) ist ebenfalls typisch für **Lyssa** (Tollwut). Die o.g. Schlingkrämpfe können bereits durch Anblick von Wasser ausgelöst werden.

F95

Frage 7.9: Lösung B

Zu **(1):** Erreger des Gasbrandes ist am häufigsten **Clostridium perfringens**. Tetanus wird durch **Clostridium tetani** hervorgerufen. Beides sind grampositive Stäbchen, die obligat anaerob wachsen.
Zu **(2):** Beim **Tetanus** sind es oft kleine Verletzungen, die zu einer Infektion führen. **Gasbrandinfektionen** entstehen hingegen hauptsächlilch bei Unfallverletzungen, insbesondere bei tiefen, taschenreichen Weichteilverletzungen.
Zu **(3):** Die schwerwiegenden Krankheitsverläufe sind in erster Linie durch produzierte **Ektotoxine** charakterisiert.
Zu **(4):** Erfolgt keine sofortige Therapie, sterben die Patienten mit einer **Gasbrandinfektion** an protrahiertem Schock mit Hämolyse, Anämie, Ikterus etc. Die häufigste Todesursache beim **Tetanus** ist die Atemlähmung.

F98 !!

Frage 7.10: Lösung E

Beim klinisch manifesten **Tetanus** (Wundstarrkrampf) beträgt die Gesamtletalität ca. 30–50%.

H99

Frage 7.11: Lösung D

Zu **(D):** Die **i.v. Gabe von Gentamycin** zur Primärbehandlung einer Schnittwunde ist nicht indiziert. Aminoglykoside werden in der Klinik v.a. in Kombination mit Beta-Lactamantibiotika zur Therapie lebensbedrohlicher Infektionen eingesetzt. Als Nebenwirkungen sind Oto- und Nephrotoxizität bekannt.
Zu **(A), (B), (C)** und **(E):** Bei einer unkomplizierten, oberflächlichen Wunde, die nicht älter als 6 Stunden ist, kann nach einer Wundausschneidung (Debridement) ein primärer Wundverschluss erfolgen. In jedem Fall muss bei unsicherem Tetanusschutz eine simultane Impfung mit Tetanustoxoid- und -immunglobulin durchgeführt werden.

H00 !

Frage 7.12: Lösung C

Um einen sofortigen Schutz gegen **Tetanus** zu bekommen, ist neben der **aktiven Immunisierung** (Tetanustoxoid) auch eine **passive Immunisierung** (Tetanushyperimmunglobulin) nötig. Die Antikörperbildung der aktiven Immunisierung liegt erst nach ca. 4 Wochen im therapeutischen Bereich.

F94 !

Frage 7.13: Lösung A

Eine Kontraindikation zur Verabfolgung von humanem Tetanus-Immunglobulin **(passive Immunisierung)** ist nicht bekannt.
Bei einer **aktiven Immunisierung** bestehen folgende Kontraindikationen: vorausgegangene oder gleichzeitige Impfungen gegen Polio, Gelbfieber oder Pocken sowie bei eitrigen Erkrankungen der Haut. Das Intervall muss mindestens 4 Wochen betragen. Um einen sofortigen Schutz gegen Tetanus zu bekommen, ist neben der **aktiven Immunisierung** (0,5 ml Tetanol) eine **passive Immunisierung** (250 E Tetagam) nötig.
Die aktive Immunisierung sollte fortgesetzt werden, indem eine zweite Injektion von 0,5 ml Tetanol nach 4 Wochen und die dritte Injektion nach weiteren 4 Wochen bzw. bis zu einem Jahr verabreicht wird.

H00 H97 !

Frage 7.14: Lösung D

Tollwut (Rabies, Lyssa) wird durch ein neurotropes **RNA-Virus** hervorgerufen. Die Viren werden in der Regel durch den Biss eines tollwütigen Tieres (Hund, Katze, Fuchs etc.) auf den Menschen übertragen. Es besteht eine Affinität der Viren zum ZNS. Die Ausbreitung erfolgt über endoneuronale Lymphbahnen in die graue Substanz des Gehirns (Myeloenzephalitis).

H99

Frage 7.15: Lösung C

Zu **(C):** Der **Risus sardonicus** ist zusammen mit dem Trismus (Kiefersperre) und dem Opisthotonus (Überstreckung der Rückenmuskulatur) typisches Symptom des Tetanus. Es handelt sich dabei um Spasmen und Krämpfe in der Gesichtsmuskulatur. Bei der Rabies-Infektion tritt er nicht auf.
Zu **(A), (B), (D)** und **(E):** Die Tollwut (Rabies) wird durch ein neurotropes RNA-Virus hervorgerufen. Es breitet sich entlang der peripheren Nervenbahnen zum Rückenmark hin aus. Häufigste Infektionsquelle ist der Hund, gefolgt von anderen Wild- und Haustieren. Klinisch schließt sich an ein unspezifisches Prodromalstadium das Erregungsstadium an.

Es ist gekennzeichnet durch **Schlingkrämpfe, Atemstörung, Hydrophobie** (Wasserscheu) und vermehrten Speichelfluss. Im paralytischen Stadium kommt es zu progredienten sensiblen und motorischen Ausfällen. Der Exitus letalis ist dann nicht mehr zu verhindern.

Tetanus — **VII.2**

Bei einem **Wundstarrkrampf (Tetanus)** kommt es zu einer krampfartigen Muskelstarre infolge Intoxikation des ZNS durch **Clostridium tetani** bzw. dessen Ektotoxinen.

Die Sporen von Cl. tetani kommen ubiquitär vor und sind ausgesprochen resistent. Im anaeroben Milieu entwickeln sich vegetative Formen, die **Ektotoxine** (Tetanospasmin, Tetanolysin) produzieren. Das **Tetanospasmin** breitet sich entlang der Nerven zu den motorischen Vorderhornzellen aus. Aufgrund einer Blockade der hemmenden Impulse kommt es zur erhöhten Krampfbereitschaft und tonischen Starre.

Inkubationszeit:

Tage bis mehrere Wochen, im Durchschnitt 1–3 Wochen.

Klinisches Bild:

Neben unspezifischen *Prodromalsymptomen* mit Schwäche, Unruhe, Schwitzen, Kopfschmerzen sowie Licht- und Lärmempfindlichkeit kommt es häufig initial zu *Schluckstörungen.*

Es folgt eine *Tonussteigerung der Muskulatur.* Das Vollbild der Erkrankung umfasst **Trismus** (Kieferklemme), **Risus sardonicus** (weinerliches Grinsen), **Opisthotonus** (Rücken in Hyperlordose, Kopf nach hinten geneigt), **Lendenlordose, Nackensteifigkeit** und erhöhte Bauchdeckenspannung.

Die Muskelrigidität schreitet in typischer Weise von kranial nach kaudal fort. Geringfügige Reize können Krampfanfälle auslösen, die bis zur **Asphyxie** führen. Das Sensorium ist klar. Die Gesamtletalität bei manifestem Tetanus liegt zwischen 30 und 50%. Je kürzer die Inkubationszeit, desto schlechter die Prognose.

Diagnose:

Die klinische Diagnosestellung im Vollbild ist nicht schwierig, das Wundexzidat kann bakteriologisch untersucht werden. Prinzipiell ist jede Muskelrigidität in Verbindung mit einer Verletzung als tetanusverdächtig anzusehen.

Therapie:

Für den manifesten Tetanus existiert bisher keine spezifische Behandlung.

Neben lokaler Wundrevision der potenziellen Eintrittspforte, Gabe von Antibiotika und Tetanusimmunglobulin steht die symptomatische Therapie (Sedierung u.a.) im Vordergrund. Sie richtet sich in erster Linie nach dem Schweregrad (Stadieneinteilung nach *Eyrich*):

Grad I: Es besteht Trismus, Opisthotonus und Muskelrigidität. Therapie: Sedierung mit Barbituraten und Diazepam zur Minderung der Muskelrigidität und Krampfprophylaxe.

Grad II: Stärkere Muskelrigidität, Krampfneigung und beginnende Ateminsuffizienz.

Therapie: Sedierung, künstliche Beatmung.

Grad III: Generalisierte Krämpfe, ausgeprägte Muskelrigidität, Ateminsuffizienz, Kreislaufinsuffizienz und hohes Fieber. Man muss für die Dauer von 2–4 Wochen unter Muskelrelaxation (Imbretil) künstlich beatmen, parenteral ernähren und Antibiotika geben.

! **Merke:** $^1/_3$ aller Tetanusfälle entwickeln sich aus unbeachteten bzw. unerkannten Verletzungen. Deshalb muss man auch bei kleinsten Wunden an die **Tetanusprophylaxe** denken.

F00

Frage 7.16: Lösung B

Beim **Actinomyces israeli** handelt es sich um ein **anaerobes** (A), grampositives Bakterium, das ubiquitär vorkommt und als **normaler Saprophyt** (C) im Gastrointestinaltrakt nachweisbar ist. Erst bei einer **endogenen** Infektion nach Verletzungen der Schleimhaut kommt es zur chronischen, granulomatösen Entzündung **(Aktinomykose)**. Am häufigsten ist die **zervikofaziale** Form mit derber Schwellung und bläulich-livider Hautverfärbung. Später sind eitrige Einschmelzungen und Fistelbildungen typisch.

Zu **(D):** Medikament der Wahl ist **Penicillin.**

Frage 7.17: Lösung A

Die **Aktinomykose** ist eine seltene, in der Regel lokal begrenzte chronische Infektionskrankheit, die durch Aktinomyzeten (Actinomyces isrealii) hervorgerufen wird. Die *anaeroben Bakterien* sind als Saprophyt in der Mundhöhle nachweisbar (Tonsillen, kariöse Zähne). Es handelt sich um eine **endogene Infektion**, die gewöhnlich eine pyogene Begleitinfektion zur Voraussetzung hat (dentogene und tonsilläre Infektionen).

Die Aktinomyzeten induzieren eine starke Bindegewebsreaktion.

Klinisches Bild:

In 60–70% der Fälle liegt eine zervikofaziale Infektion vor. Die thorakale bzw. abdominale Form ist seltener. Im Vordergrund steht die bretharte Schwellung mit bläulich-livider Hautverfärbung. Später kommt es zur eitrigen Einschmelzung und Fistelbildung.

Diagnose:
Die Verdachtsdiagnose wird durch den typischen Lokalbefund gestellt. Beweisend ist der Drusen- oder Erregernachweis durch Histologie bzw. Bakteriologie.
Therapie:
Im Frühstadium hochdosierte Antibiose (10–20 Mill. E. Penicillin G täglich) über mehrere Wochen. Weitere orale Gabe über mehrere Monate. Eine chirurgische Therapie (Abszess- und Fistelspaltung) ist gewöhnlich nicht zu umgehen.

F01 H98 F98

Frage 7.18: Lösung E

Bei der **Aktinomykose** ist **Penicillin G** das Antibiotikum der Wahl. Außerdem ist eine operative Exzision mit Drainage notwendig.

H98

Frage 7.19: Lösung D

Aktinomyzeten, grampositive anaerobe Bakterien, kommen ubiquitär vor und bewohnen als gewöhnliche Saprophyten den Darmtrakt. Sie gelangen meist über verletzte Mundschleimhaut in den Körper, werden im anaeroben Milieu pathogen und streuen regional, aber auch ein Darm- und Lungenbefall ist möglich.
Bei der progredienten **Aktinomykose (Strahlenpilzkrankheit)** sind in der Regel Fistelspaltungen erforderlich. Die hierbei nachweisbaren grün-gelben Körner werden auch als **„Schwefelkörner"** bezeichnet. Eine Penicillin-Langzeittherapie schließt sich an.

H98

Frage 7.20: Lösung A

Tollwut (Rabies, Lyssa) wird durch ein neutrotopes RNA-**Virus** hervorgerufen. Die Viren werden vor allem durch den Biss eines tollwütigen Tieres (Hund, Katze, Fuchs etc.) auf den Menschen übertragen. Es besteht eine Affinität der Viren zum ZNS. Die Ausbreitung erfolgt über endoneuronale Lymphbahnen in die graue Substanz des Gehirns (Myeloencephalitis). Typisches Syndrom ist die **Hydrophobie** (Wasserscheu).

H98

Frage 7.21: Lösung B

Beim **Trismus** handelt es sich um einen tonischen Krampf der Kaumuskulatur mit **Kiefersperre** (erste Krämpfe beim **Tetanus**).
Zu **(C):** Ein **thorakales Aortenaneurysma** war in früheren Zeiten häufig Folge einer Mesaortitis im Stadium III der **Lues** (Syphilis).

Zu **(E):** Ein **Senkungsabszess** (entlang des M. psoas) in der Leiste kommt insbesondere bei einer **Tuberkulose** vor.

F91

Frage 7.22: Lösung B

Hauptlokalisation der **Spondylitis tuberculosa** ist die untere BWS und die LWS. Die HWS ist nur selten befallen.

Spondylitis tuberculosa — **VII.3**

Bei der **Spondylitis tuberculosa** handelt es sich um einen entzündlichen Befall der Wirbelsäule durch hämatogene Aussaat von Tuberkelbakterien. Der häufigste Primärherd ist die Lungentuberkulose.
Klinisches Bild:
Allgemeine Symptome (Müdigkeit, Appetitlosigkeit), Erhöhung der BSG, Lymphozytose, subfebrile Temperaturen, lokal umschriebener Schmerz. Das fortgeschrittene Krankheitsbild der **Pott'schen Trias** (Abszess, Gibbus, Lähmung) ist selten geworden.
Röntgen:
Frühzeitig kommt es zur *Verschmälerung der Bandscheibe,* die Knochendestruktionen im Wirbelkörper manifestieren sich als unscharf begrenzte *Aufhellung mit Verdichtungsherden.* Ein **paravertebraler Abszess** zeigt sich als *Begleitschatten* neben der Wirbelsäule. Ein **Senkungsabszess** entlang der Psoassehne imponiert ebenfalls als Schatten. Im weiteren Verlauf kommt es zur **Gibbusbildung** (kurzbogige Kyphose durch Zusammenbruch der vorderen Wirbelkörperanteile).
Therapie:
Tuberkulostatika, Ruhigstellung in einer Gipsliegeschale mit anschließender funktioneller Behandlung unter BSG-Kontrollen (Stützkorsett), operative Ausräumung der Herde mit lokaler Anwendung von Tuberkulostatika.
In den letzten Jahren wird häufig die operative Therapie angewandt, da sie schneller und sicherer zum Ziel führt.

H93

Frage 7.23: Lösung D

Auf der Abbildung ist ein Abszess zu erkennen, der durch eine Inzision entleert werden muss.

H01 !!

Frage 7.24: Lösung D

Zu **(D):** Eine **phlegmonöse Entzündung der Haut** durch Streptokokken wird als **Erysipel** bezeichnet. Es handelt sich um eine scharf begrenzte, schmerzhafte Entzündung der Lymphbahnen. Die Erkrankung geht mit einem schweren Krankheitsgefühl und hohem Fieber einher. Therapeutisch muss die Eintrittspforte chirurgisch saniert und eine systemische Antibiose mit Penicillin G eingeleitet werden.
Zu **(A):** Ein **Abszess** ist eine eitrige Gewebseinschmelzung, die durch einen Granulationswall abgekapselt ist, meist ausgelöst durch eine Infektion mit Staphylokokken. Beispiele sind der Spritzenabszess in der Glutaealmuskulatur oder ein perianaler Abszess. Die adäquate Therapie besteht in der Inzision und offenen Nachbehandlung, evtl. mit Drainageneinlage. Eine Antibiotikatherapie ist bei einem lokal begrenzten Prozess in der Regel nicht notwendig.
Zu **(B):** Eine **Phlegmone** ist eine flächenhaft fortscheitende eitrige Entzündung des Zellgewebes. Ausbreitung bevorzugt im lockeren Bindegewebe der Subkutis, zwischen Muskeln und unter dem Periost. Erreger sind v.a. hämolysierende Streptokokken.
Zu **(C):** Bei einem **Furunkel** handelt es sich um eine Entzündung von Haarbalg und Talgdrüse. Erreger sind meist Staphylokkokken. Vorkommen v.a. bei Diabetikern im Bereich von Kopf, Axilla und Rücken. Die Therapie besteht in der Inzision und lokal desinfizierender Wundbehandlung. Ausnahme ist hier das Furunkel im Bereich des Gesichtes, das primär antibiotisch behandelt wird.
Zu **(E):** Bei einem **Empyem** handelt es sich um eine Eiteransammlung in einer präformierten Höhle; es kann durch eine lymphogene oder haematogene Fortleitung von Keimen oder durch direkte Infektion entstehen. Auslöser sind meist Staphylokokken. Betroffene Organe können Gelenke, Pleura, Gallenblase oder Nierenbecken sein. Die Therapie besteht in Spülung, Drainage, Antibiotikagabe und evtl. Organentfernung (Cholezystektomie).

F98 F96 !

Frage 7.25: Lösung C

Zu (C): Eintrittspforten sind meist oberflächliche Verletzungen, Rhagaden etc.
Zu **(A):** Beim **Erysipel** (Rotlauf) handelt es sich um eine **Streptokokkeninfektion** der Haut und Subkutis. Es besteht eine sich rasch ausbreitende scharf abgegrenzte Hautrötung. Die Erkrankung verläuft meist hochfebril mit schwerem Krankheitsgefühl. **Staphylococcus aureus** ist der häufigste Erreger in Abszessen, bei Furunkeln, Panaritium etc.
Zu **(B)** und **(D):** Therapie der Wahl ist die hochdosierte **Gabe von Penicillin G**, außerdem Ruhigstellung und feuchte Verbände. Nur beim **E. gangraenosum** ist eine operative Entlastung erforderlich.
Zu **(E):** Nach einem Erysipel besteht keine Immunität.

H90 !

Frage 7.26: Lösung E

Die Abbildung zeigt eine scharf begrenzte Hautrötung im Bereich des rechten Armes. In Verbindung mit Fieber handelt es sich am ehesten um ein **Erysipel**. Die entzündete Haut ist jedoch schmerzhaft und juckt gewöhnlich nicht.
Differenzialdiagnostisch kommt vor allem eine akute Dermatitis in Betracht (Hautjucken, aber kein Fieber).
Zu **(C):** Bei Metzgern kommt es gehäuft zum **Erysipeloid** (siehe auch Lerntext „Erysipeloid" VII.5).

Erysipel — **VII.4**

Beim **Erysipel** (Rotlauf) handelt es sich um eine **Streptokokkeninfektion** der Kutis und Subkutis. Eintrittsstellen sind oberflächliche Verletzungen, Rhagaden, Ulzera u.a. Neben der scharf abgegrenzten und sich schnell ausbreitenden Rötung ist das klinische Bild immer durch ein schweres Krankheitsgefühl, Fieber (bis 40 °C) und Schüttelfrost gekennzeichnet.
Differenzialdiagnose:
Erysipeloid (kein Fieber), Quincke-Ödem (allergische Auslösung, kein hohes Fieber), Dermatitis (kein Fieber, Juckreiz).
Therapie:
Bettruhe, Penicillin G in hoher Dosierung, Ruhigstellung, feuchte Verbände. Wegen Gefahr des Rezidivs ist die Antibiotikagabe noch einige Tage nach Abklingen der Entzündung und des Fiebers weiterzuführen (Behandlungsdauer mindestens 10 Tage). Nur beim E. gangraenosum ist eine operative Entlastung erforderlich.

Erysipeloid — **VII.5**

Das **Erysipeloid** (Schweinerotlauf) ist eine durch Erysipelothrix rhusiopathiae hervorgerufene Infektion der Haut. Gehäuftes Vorkommen im Hand-Finger-Bereich bei Metzgern, Landwirten, Tierärzten, Fischern u.a.
Symptome:
Schwellung mit scharf begrenzter blau rötlicher Verfärbung im Bereich der Eintrittspforte. Fieber besteht nicht.

Therapie:
Ruhigstellung, systemische Gabe von Penicillin und antiphlogistische Lokalbehandlung führen in aller Regel zur Abheilung ohne chirurgische Intervention.

H01 !!

Frage 7.27: Lösung A

Zu **(A):** Bei dem Mädchen erkennt man eine eitrige Einschmelzung im Bereich des rechten Mundwinkels mit phlegmonöser Ausbreitung bis zur rechten Orbita. Es muss eine sofortige stationäre Aufnahme mit Bettruhe, Kau- und Sprechverbot und hochdosierter Antibiotikatherapie erfolgen. Jede Manipulation muss unterlassen werden, um eine Fortleitung der Keime über die V. ophthalmica nach intrakranial zu verhindern, in deren Folge eine Sinusvenenthrombose mit Meningitis entstehen kann.
Zu **(C):** Durch eine zerebrale Angiographie kann eine Sinusvenenthrombose ausgeschlossen werden. Dies ist jedoch nicht die primäre Maßnahme.

H90 !

Frage 7.28: Lösung E

Auf der Abbildung ist eine Pustel im Oberlippenbereich mit Hautödem und ödematöser Schwellung zu erkennen. Es handelt sich dabei am ehesten um ein **Furunkel**, eine meist durch Staphylococcus aureus verursachte eitrige Infektion eines Haarfollikels mit Nekrosebildung. Oberlippen-, Wangen-, und Nasenfurunkel müssen zunächst streng konservativ behandelt werden: Breitspektrumantibiotika, Sprech- und Kauverbot, breiigflüssige Kost, Bettruhe. Wegen Gefahr des Übergreifens auf V. angularis, V. ophthalmica und Sinus cavernosus (Sinusthrombose) mit folgender Meningitis: **keine Inzision, kein Ausdrücken!** Erst nach Abgrenzung und Einschmelzung kann die zentrale Nekrose mit der Pinzette entfernt werden. Prädisponiert zur Furunkelbildung sind Diabetiker, daher stets das Vorliegen eines Diabetes mellitus ausschließen.

F02 H94 !!

Frage 7.29: Lösung C

Ein **Karbunkel** wird von **mehreren, konfluierenden Furunkeln** (= Entzündung von Haarbalg und zugehöriger Talgdrüse) gebildet. Es kommt hierbei zur ausgedehnten Nekrosenbildung bis zur Faszie, mit eventueller **Ausbildung von Fisteln** (E). Erreger sind typischerweise **Staphylokokken** (C). Da meist eine resistenzmindernde Grunderkrankung, z. B. ein Diabetes mellitus, vorliegt, muss diese ausgeschlossen werden (B). Therapeutisch sollte das gesamte nekrotische Areal exzidiert (D) und bei ausgedehnten Befunden anschließend eventuell eine plastische Deckung durchgeführt werden (A).
Abweichend hiervon muss bei Furunkeln oder Karbunkeln im Bereich der Oberlippe vorgegangen werden. In diesem Fall muss jede Manipulation unterlassen werden, um eine Fortleitung der Keime über die V. ophthalmica nach intrakranial zu verhindern, in deren Folge eine Sinusvenenthrombose mit Meningitis entstehen kann. Die Therapie besteht in einer stationären Aufnahme mit Bettruhe, Kau- und Sprechverbot und hochdosierter Antibiotikatherapie.

H01 F95 !!

Frage 7.30: Lösung E

Zu **(E):** Der Begriff **Kragenknopfpanaritium** beschreibt den Sonderfall einer intra- und subkutanen Eiterbildung am Finger. Diese stehen über einen kleinen Gang miteinander in Verbindung.
Zu **(A):** Das Sternoklavikulargelenk kann im Rahmen einer Arthritis entzündlich geschwollen sein.
Zu **(B):** Ein Abszess im Halsbereich kann z. B. durch eine Infektion mit Staphylokokken ausgelöst werden.
Zu **(C):** Eine intrakutane Entzündung des Nagelwalles wird als **Paronychie** bezeichnet.
Zu **(D):** Bei einer eitrigen Entzündung eines Fingergelenkes handelt es sich um ein Panaritium articulare.
Siehe Lerntext „Panaritium" VII.6.

F00 !!

Frage 7.31: Lösung E

Neben der operativen Eröffnung des Ausgangsherdes erfolgt die Ruhigstellung der Extremität und eine systemische Antibiose.
Zu **(A):** Im infizierten Bereich darf keine **Oberst-Leitungsanästhesie** durchgeführt werden.
Zu **(B):** Die **Kocher-Emmert-Plastik** kommt beim eingewachsenen Nagel (meist Großzehe) zur Anwendung. Es erfolgt die Keilresektion von Nagel, Nagelfalz und Nagelbett.
Zu **(C):** Das **Panaritium** kann bis zum Gelenk und Knochen fortschreiten.
Zu **(D):** Panaritien werden in der Regel durch **Staphylokokken** hervorgerufen.

F90 H00 !

Frage 7.32: Lösung D

Eine Sehnenscheidenphlegmone (Panaritium tendinosum) ist eine schwerwiegende Komplikation eines oberflächlichen Panaritiums. Es bestehen alle Zeichen der Entzündung mit pochendem Schmerz.
Zu **(D):** Die **Sehnenscheidenphlegmone** erfordert eine chirurgische Therapie. In Allgemeinnarkose oder Plexusanästhesie erfolgt die Inzision und Ge-

geninzision unter Berücksichtigung des Gefäß-Nerven-Stranges mit Spüldrainage. Eventuell Resektion der Palmaraponeurose. Ruhigstellung und intravenöse Gabe eines Antibiotikums ist obligat.
Zu **(A)** und **(B):** Beginnende, nicht eitrige Infektionen der Hand können zunächst durch Ruhigstellung und Auftragen einer antibakteriellen Salbe sowie Verordnung eines Antibiotikums behandelt werden. Eine engmaschige Kontrolle ist jedoch sehr wichtig, um ein Fortschreiten der Entzündung frühzeitig zu erkennen.
Zu **(C):** Die Gabe von Cortison würde eine eitrige Entzündung noch verstärken.

H99 **!!**

Frage 7.33: Lösung E

Auf der Abbildung ist eine Vereiterung im Bereich des Daumenendglieds zu erkennen. Dieser ausgeprägte **Abszess** steht ante perforationem und muss sofort chirurgisch revidiert werden. Neben einem antiseptischen Verband und Ruhigstellung ist zusätzlich eine systemische Antibiose erforderlich. Ein Abstrich für die mikrobiologische Untersuchung wird entnommen.

F94

Frage 7.34: Lösung B

Die vergrößerten und druckschmerzhaften Lymphknoten sind Ausdruck einer **Lymphadenitis** aufgrund des fortgeschrittenen **Panaritium articulare**. Es handelt sich um eine eitrige Infektion, meist durch **Staphylokokken** hervorgerufen. Eine diagnostische Biopsie mit Sabin-Feldmann-Test (zum Nachweis einer Toxoplasmose) ist daher nicht indiziert und wegen der Gefahr der Keimverschleppung gefährlich.

F01

Frage 7.35: Lösung D

Die häufigste Ursache für eine Entzündung des Nagelwalles an der Großzehe ist der eingewachsene Zehennagel **(Unguis incarnatus)**. Die klopfenden Schmerzen im Bereich der Entzündungsstelle deuten auf eine beginnende Abszedierung hin. Therapie der Wahl ist deshalb die **Emmert-Plastik** mit keilförmiger Resektion des Nagelfalzes einschließlich der Nagelmatrix. Eine lokale antiseptische Therapie muss weitergeführt werden.
Zu **(C):** Die Entfernung des Zehennagels ist nicht ausreichend und kann zum Fehlwachstum des Nagels führen.

F98

Frage 7.36: Lösung D

Das **Epstein-Barr-Virus** ist ein klassifiziertes **Herpes-Virus** und u.a. Erreger der **Mononucleosis infectiosa** (Pfeiffer-Drüsenfieber). Im Verlauf dieser fieberhaften, mit erheblichen Lymphknotenschwellungen einhergehenden Infektionskrankheit kommt es häufig zum Befall der Milz. Diese zeigt sich vergrößert und mäßig derb. In seltenen Fällen kommt es zur **Milzruptur**.

Panaritium — **VII.6**

Unter dem Begriff **Panaritium** werden alle unspezifischen eitrigen Entzündungen der Finger und Zehen zusammengefasst. Erreger sind meistens **Staphylokokken.** Ursächlich gehen häufig kleine Bagatellverletzungen (Stichwunden, Fremdkörperverletzungen) voraus, bis Zeichen einer Entzündung auftreten.
Symptome: Neben allgemeinen Entzündungszeichen sind klopfende Schmerzen charakteristisch.
Therapie: Rechtzeitiges Eröffnen des Infektionsherdes, um ein Übergreifen auf benachbarte, tiefer und proximal gelegene Strukturen zu verhindern. Wegen Rezidivneigung auf ausreichenden Sekretabfluss achten. Bei subkutanen Eiterblasen muss immer ein sog. **Kragenknopfabszess** ausgeschlossen werden!
Je nach Lokalisation unterscheidet man verschiedene Formen:
Panaritium cutaneum: Eiterblase mit entzündlicher Rötung. Therapeutisch ist das Abtragen der Eiterblase erforderlich.
Panaritium subcutaneum: häufigste Form mit Hauptlokalisation an der Fingerkuppe. Die Greifseite des Nagelgliedes ist aufgetrieben und druckschmerzhaft. Lateraler oder bilateraler Fingerkuppenrandschnitt mit Ausräumen des Nekroseherdes. Konservative Nachbehandlung (Finger-Hand-Schiene, Handbäder, Salbenverbände).
Panaritium articulare, P. ossale und **P. tendinosum:** erfordern eine stationäre Behandlung (Inzision-Gegeninzision, Spüldrainage, Ausräumen von Knochenherden bis zur Fingeramputation).
Sonderformen sind das **Panaritium subunguale** und **parunguale**, die auch als **Paronychie** (Umlauf) bezeichnet werden.

F99

Frage 7.37: Lösung E

Die Gabe von Immunglobulinen ist bei potenzieller HIV-Inokulation unwirksam. Das Risiko einer Infektion nach einer Nadel- oder Schnittverletzung bei einem HIV-infizierten Patienten beträgt ca. 1:200 und ist damit wesentlich geringer als bei anderen Infektionskrankheiten (z. B. Hepatitis).

F00

Frage 7.38: Lösung C

Die Übertragung einer HIV-Infektion durch eine Blutkonserve ist praktisch nur möglich, wenn dem infizierten Spender das Blut zwischen Infektion und Auftreten der HIV-Antikörper (2–6 Wochen) abgenommen wurde (Wahrscheinlichkeit 1:1.000.000).

H01 !!

Frage 7.39: Lösung A

Zu **(A)**: Der **Echinococcus granulosus (cysticus)** ist der **Hundebandwurm**. Der Fuchsbandwurm ist der Echinococcus alveolaris (multilocularis).
Zu **(B)**: Der Mensch fungiert als Zwischenwirt, er nimmt die Bandwurmeier oral auf. Im Darm entwickeln sich die Larven und gelangen über die Darmwand in die Pfortader. Durch hämatogene Fortleitung kommt es zu Absiedelungen in Leber, Lunge oder Gehirn.
Zu **(C)**: Die Wirtskapsel kann verkalken, diese ist dann in der Abdomenübersicht zu sehen.
Zu **(D)**: Sofern möglich, ist die Operation (Zystektomie) die Therapie der Wahl.
Zu **(E)**: Eine Punktion oder Perforation der Zyste ist unbedingt zu vermeiden, es kann zur allergischen Reaktion bis zum anaphylaktischen Schock kommen.
Siehe Lerntext „Echinokokkose“ VII.7.

F99 F94 H90 !

Frage 7.40: Lösung B

Bei einem Patienten aus Griechenland mit Druck im rechten Oberbauch und Sklerenikterus sowie sonographisch nachgewiesener **Leberzyste** besteht der Verdacht auf eine **Echinokokkose**. Eine Zystenpunktion ist deshalb wegen Gefahr der Keimverschleppung kontraindiziert. Mit Hilfe der genannten diagnostischen Methoden lässt sich die Diagnose sichern.

F96 H86 !

Frage 7.41: Lösung D

Bei einer **Echinokokkusyzste** von 8–10 cm Durchmesser handelt es sich um einen **Echinococcus cysticus** (granulosus). Die Behandlung erfolgt entweder durch **Perizystektomie** (D), also einschließlich der Wirtskapsel, oder durch Zystektomie nach Abtötung der Parasiten mit hypertoner Kochsalzlösung oder Silbernitratlösung. Gelegentlich ist bei sehr großen Zysten eine **Hemihepatektomie** erforderlich.
Zu **(A)** und **(C)**: Die Punktion einer **Echinokokkuszyste** ist wegen der Gefahr der Keimverschleppung (Verschleppung der Scolices) kontraindiziert.
Zu **(B)**: Beim **Echinococcus alveolaris** (multilocularis) kommt eine palliative medikamentöse Behandlung mit **Mebendazol** (Antiwurmmittel) in Betracht, falls eine chirurgische Therapie durch Leberteilresektion (Hemihepatektomie) nicht möglich ist. Das Antibiotikum **Metronidazol** wirkt gegen Amöben, Trichomonaden etc. aber nicht gegen Echinokokken.
Zu **(E)**: Eine **Lebersegmentresektion** ist gewöhnlich bei der Echinokokkose nicht ausreichend.

F02 !

Frage 7.42: Lösung B

Zu **(B)**: Auf der Computertomographie ist eine zystische Struktur im rechten Leberlappen zu erkennen. Sie ist von Flüssigkeit gefüllt und durch eine hyperdense Kapsel deutlich gegenüber der Umgebung abgesetzt. Da kein Kontrastmittel gegeben wurde, handelt es sich wahrscheinlich um Kalkeinlagerungen in der Zystenwand. Insgesamt spricht dies am ehesten für eine **verkalkte Echinokokkuszyste**. Da es sich um eine solitäre Zyste mit verdrängendem Wachstum handelt, ist sie wahrscheinlich durch den **Echinokokkus granulosus** oder Hundebandwurm ausgelöst. Der Mensch fungiert als Zwischenwirt, er nimmt die Bandwurmeier oral auf. Im Darm entwickeln sich die Larven und gelangen über die Darmwand in die Pfortader. Durch haematogene Fortleitung kommt es zu Absiedelungen in Leber, Lunge und Gehirn. Da die Zysten des Echinokokkus verdrängend wachsen, kommt es zu Symptomen aufgrund der Raumforderung. Der Patient klagt über Oberbauchschmerzen und ein Druckgefühl. Zusätzlich kann es zu einem Verschlussikterus kommen. Die Diagnose wird durch eine Sonographie oder eine CT gestellt. Bei Verkalkung der Zystenkapsel ist diese auch im Röntgen zu sehen. Eine negative Serologie gegen Echinokokkus-Ag schließt eine Erkrankung nicht aus, da je nach Methode eine Sensitivität von 90% erreicht wird.
Therapeutisch wird beim Echinokokkus granulosus eine **Zystektomie** durchgeführt, wobei eine Perforation unbedingt zu vermeiden ist, da es sonst zur Aussaat in die Bauchhöhle kommen kann.
Siehe auch Lerntext „Echinokokkose“ VII.7.

H97 F91 !

Frage 7.43: Lösung B

Die Computertomographie (CT) zeigt eine große hypodense Zyste mit septierten bzw. gekammerten Tochterzysten im rechten Leberlappen. Die Zystenwand ist scharf vom Lebergewebe getrennt. Es ist ein radspeichenähnliches Muster mit vereinzelten Verkalkungen zu erkennen, sodass die Diagnose eines **Echinococcus granulosus (cysticus)** sehr wahrscheinlich ist. Die Erkrankung entsteht durch Eier des Hundebandwurms. Die Larven durchwandern die Darmwand und setzen sich bevorzugt in der Leber fest. Häufigste Symptome sind Oberbauchschmerzen, Inappetenz und gelegentlich Ikterus. Durch verschiedene serologische Untersuchungen (indirekter Hämagglutinationstest, indirekter Immunfluoreszenztest etc.) kann die Diagnose in der Regel gesichert werden (Sensitivität über 90%). Differenzialdiagnostisch sind insbesondere nicht parasitäre Zysten abzugrenzen.
Zu **(A):** Beim **Amöbenabszess** (Erreger: das Protozoon Entamoeba histolytica) kommt es neben Oberbauchschmerzen zu Fieber, Gewichtsverlust, Durchfällen etc. Das CT zeigt ähnlich dem pyogenen Leberabszess ein homogenes hypodenses Areal mit meist kräftig ausgebildetem hyperdensem Randsaum. Eine Septierung fehlt.
Zu **(C): Lebermetastasen** sind im Computertomogramm als runde bis ovale, hypodense und **unscharf** begrenzte Areale zu erkennen.
Zu **(D):** Das **primäre Leberkarzinom** imponiert im CT als unscharf oder scharf abgegrenzte hypodense Zone, die jedoch nativ homogen erscheint. Eine deutliche Septierung kommt nicht vor.
Zu **(E):** Ein in die Leber eingebrochenes **Nierenzellkarzinom** zeigt keine Zystenbildung, sondern eine im nativen Bild eher homogene Region verminderter Dichte.

Echinokokkose — VII.7

Bei der **Echinokokkose** gelangen die Eier des Hundebandwurms (Echinococcus granulosus) oder des Fuchsbandwurmes (Echinococcus multilocularis) über verunreinigte Nahrungsmittel oder engen Kontakt mit Hunden in den menschlichen Darm. Der Mensch ist Zwischenwirt. Die Larven durchwandern die Darmwand und gelangen meist über die Pfortader in die Leber (60 %). Sie können jedoch auch über den Ductus thoracicus direkt in die Zirkulation gelangen und damit praktisch in allen Organen auftreten. Unterschieden wird der *Echinococcus cysticus* (E. granulosus), der vor allem Kompressionssymptome zeigt, vom *Echinococcus alveolaris* (E. multilocularis) mit destruierendem Wachstum.

Symptome:
Druckgefühl, uncharakteristische Schmerzen vor allem im rechten Oberbauch, Ikterus.
Diagnose:
Sonographie, Computertomographie, ggf. Szintigraphie, Splenoportographie. Die Komplementbindungsreaktion (KBR) ist in 60–70% aussagekräftig. Die indirekte Hämagglutination (IHAT) zeigt in Verbindung mit der indirekten Immunfluoreszenz eine Sensitivität von über 90%.
Therapie:
Enukleation der geschlossenen Zysten aus der Wirtskapsel (Zystektomie), ggf. Perizystektomie oder Leberteilresektion. Die Kontamination der Bauchhöhle ist unbedingt zu vermeiden. Zur Abtötung der Parasiten ist nach Punktion der Zysten eine Instillation von 0,5%iger Silbernitratlösung oder 20%iger Kochsalzlösung erforderlich. Eine Rezidivprophylaxe im Hinblick auf eine nicht sicher auszuschließende intraoperative Aussaat kann durch peri- und postoperative Gabe von Mebendazol (Vermox®) für 3 Monate erfolgen. Beim **Echinococcus alveolaris** ist eine Leberteilresektion durchzuführen. In nicht resektablen Fällen bleiben neben der Therapie mit Mebendazol verschiedene Palliativmaßnahmen (z.B. Hepaticojejunostomie bei Gallengangskompression).
Die Prognose ist beim E. alveolaris schlechter als beim E. cysticus.

8 Schock

F89 !!

Frage 8.1: Lösung C

Der **Schockindex** (Quotient aus Pulsfrequenz und systolischem Blutdruck) beträgt unter normalen Bedingungen ca. 0,5. Er gestattet keine exakten Rückschlüsse auf das Ausmaß eines Schockgeschehens. Bei Verlusten von 20–30% des Blutvolumens erreicht der Schockindex den Wert von ca. 1,0. Nach zunehmenden Verlusten steigt er weiter an.

F93

Frage 8.2: Lösung B

Die **Cheyne-Stokes-Atmung** ist eine periodische Atmungsform mit zu- und abnehmender Atemfrequenz und -amplitude sowie Atempausen. Sie ist vor allem Ausdruck einer Schädigung des bulbären Atemzentrums (z.B. infolge zerebraler Durchblutungsstörungen etc.).

H93 H91 H90 !

Frage 8.3: Lösung A

Alle **Schockformen** haben folgende Symptome gemeinsam: erhebliche Beeinträchtigung des Allgemeinzustandes, kaltschweißige Haut (außer septischer Schock) mit blass-grauer Zyanose, Tachykardie, Tachypnoe, Dyspnoe, Hypotonie mit kleiner Blutdruckamplitude, kaum tastbare periphere Pulse, Unruhe, Verwirrtheit, Angst, Somnolenz, Oligurie bis Anurie, meist metabolische Azidose, erniedrigter zentraler Venendruck (außer kardiogener Schock, septischer Schock in hyperdynamer Phase und Lungenembolie) (siehe auch Lerntext VIII.1).

H00 !

Frage 8.4: Lösung D

Der **Schock** ist definiert als ein durch Kreislaufversagen hervorgerufenes Missverhältnis zwischen zirkulierendem (Sauerstoffangebot) und benötigtem Blutvolumen (Sauerstoffbedarf). Dies führt zu charakteristischen pathophysiologischen Veränderungen mit letztendlicher Störung der Mikrozirkulation.
Zu **(D):** Im Rahmen des Schockgeschehens kommt es zur Freisetzung von sog. **Schockmediatoren** u.a. aus den Zellen des Immunsystems (Leukozyten, Makrophagen), zu denen neben den Zytokinen **Interleukin-1** und TNF (Tumornekrosefaktor) auch Histamin, Sauerstoffradikale und Lipidmediatoren zählen.

H98

Frage 8.5: Lösung C

Der **Wedge-Druck** (pulmonalkapillärer Verschlussdruck) ist ein sehr hilfreicher Messparameter zur Beurteilung und Überwachung der Herz-Kreislauf-Funktion. Bei einem Volumenmangel sind der zentrale Venendruck (ZVD) und der Wedge-Druck niedrig. Bei einer linksventrikulären Funktionsstörung ist der Wedge-Druck erhöht. Im vorliegenden Fall ist es initial unter Volumengabe zu einem Anstieg des Wedge-Druckes und Blutdruckes gekommen (normale Reaktion). Der Blutdruck nimmt jedoch bei weiter steigendem Wedge-Druck wieder ab. Da auch der Cardiac-Index (Herz-Minutenvolumen/qm Körperoberfläche) abnimmt, ist eine kardiale Funktionsstörung (Linksherzinsuffizienz) anzunehmen. Zur exakten Beurteilung sind jedoch weitere Parameter nötig: Systemdruck, zentraler Venendruck, peripherer Widerstand, Echokardiographie etc. Im vorliegenden Fall wird die Herzfunktion durch Gabe von **Dobutamin** verbessert, einer positiv inotropen Substanz mit Stimulation hauptsächlich der Beta-1-adrenergen Rezeptoren. Hauptindikation ist die schwere (akut dekompensierte) Herzinsuffizienz. Da es zu einem Blutdruckabfall kommen kann, sollte das Medikament in der Regel mit **Dopamin** (Stimulation der alphaadrenergen mit Beta-1-adrenergen Rezeptoren) kombiniert werden.
Zu **(A): Cortisol** ist u.a. beim **anaphylaktischen Schock** indiziert.
Zu **(B):** Da offensichtlich kein Volumenmangel vorliegt (steigender Wedge-Druck) ist die Gabe von Plasmaexpandern wegen der kardialen Belastung kontraindiziert.
Zu **(D): Arterenol** (Noradrenalin) ist ebenfalls eine positiv inotrope Substanz mit Stimulation der alphaadrenergen Rezeptoren (Hauptwirkung) und in geringem Maße der Beta-1-adrenergen Rezeptoren. Durch Konstriktion der arteriellen Gefäße kommt es zu einer Erhöhung des peripheren Widerstandes und konsekutiv zu einem Anstieg des Blutdruckes, jedoch auch zu einer Erhöhung des Sauerstoffbedarfs am Herzen. Eine weitere Nebenwirkung ist die Konstriktion der Nierengefäße mit möglicher Abnahme der Diurese. Hauptindikation von Arterenol ist die Hypotonie infolge erniedrigtem peripheren Widerstand (z.B. beim septischen Schock).
Zu **(E): Nitropräparate** senken die Vorlast des Herzens durch Erweiterung der kapazitiven Gefäße. Hauptindikation ist der akute Myokardinfarkt mit Linksherzinsuffizienz, ein akutes kardiales Lungenödem und schwere Angina pectoris. Als Nebenwirkung kommt es zu einem **Blutdruckabfall**.

H91

Frage 8.6: Lösung B

Bei einem **Sero-Pneumothorax** handelt es sich um eine Luftansammlung im Pleuraraum mit Exsudatbildung. Er kommt vor allem nach therapeutischen Pleurapunktionen vor. Siehe Lerntext „Pneumothorax“ XII.1 und Lerntext „Aneurysmen“ XIV.7.

F91

Frage 8.7: Lösung B

Bei einem Volumendefizit von ca. 20–25% muss mit einer Schocksymptomatik gerechnet werden.

F92

Frage 8.8: Lösung E

Schockmaßnahmen müssen so früh wie möglich getroffen werden. Nach Legen von ausreichenden venösen Zugängen wird das intravasale Volumen rasch aufgefüllt. Neben der Azidosekorrektur ist die Zufuhr von O_2-reicher Atemluft erforderlich. Die weitere Therapie ist von der konsequenten Überwachung abhängig (Blutdruckmessung, Messung des zentral-venösen Druckes, Urinausscheidung, Laborparameter etc.).

F98 F97 !

Frage 8.9: Lösung A

Zu **(1)** und **(2):** Der **septische Schock** entsteht aufgrund einer Bakteriämie, die eine massive systemische Entzündungsantwort auslöst. Im Vordergrund steht zunächst die rasche Aktivierung des humoralen Mediatorsystems (Komplement-, Kalikrein-Kinin-, Gerinnungs-System etc.), das wiederum zelluläre Mediatoren (Histamin, Thromboxan etc.) aktiviert. Vor allem die systemische Histaminwirkung mit ausgeprägter Vasodilatation, sowie Öffnung arterio-venöser Shunts mit Störung der Mikrozirkulation prägt die Frühphase des septischen Schocks. Die deutliche Abnahme des peripheren Widerstandes führt zu einer Hyperzirkulation bzw. Erhöhung des Herzzeitvolumens (HZV) mit Tachykardie **(hyperdyname Phase)**.
Zu **(3):** Durch die erhebliche Vasodilatation ist die Haut in der **hyperdynamen Phase** des septischen Schocks warm, trocken und gerötet. Erst später kommt es zur Zentralisation wie beim Volumenmangelschock mit blasser und marmorierter Haut.
Zu **(4):** Typisch ist in der Frühphase eine **Tachykardie**. Später können verschiedene Rhythmusstörungen hinzukommen.

F99 !

Frage 8.10: Lösung A

Tachykardie und Abfall des Blutdruckes sind allgemeine Zeichen des Schocks. Die **warme** Haut ist jedoch im Gegensatz zu den anderen genannten Schockformen typisch für den **septischen Schock**.

H94

Frage 8.11: Lösung C

Zu **(C): Leber- und Nierenversagen** sind keine obligaten Folgen eines anaphylaktischen Schocks. Diese Komplikationen treten nicht sofort, sondern **erst im späteren Verlauf** (nach Stunden, Tagen evtl. Wochen) ein.
Der **anaphylaktische Schock** entsteht infolge einer schweren, generalisierten Antigen-Antikörper-Reaktion vom Soforttyp. Als Allergen kommen Medikamente, Fremdeiweiße und Polysaccharide in Frage.
Symptome:
Innerhalb von Sekunden bis Minuten nach Applikation des Allergens kann es zur Schocksymptomatik kommen. Neben Hautreaktionen (Flush, Erythem, Urtikaria) können allgemeine Zeichen auftreten (Juckreiz, Unruhe, Übelkeit, Erbrechen, Bewusstseinsstörungen). Glottisödem, schwerste Bronchuskonstriktion, Herz- und Atemstillstand sind weitere Komplikationen.
Eine *Zentralisation* ist aufgrund des ausgeprägten Tonusverlustes der Gefäße nicht möglich.

Therapie:
Adrenalin 0,1 mg i. v. (unter RR-Kontrollen ggf. wiederholen), Kortikosteroide, Volumensubstitution, Antihistaminika, bei Bedarf Intubation, Broncho-spasmolyse etc.

Schock — **VIII.1**

Beim **Schock** handelt es sich um ein Kreislaufversagen, das mit einer unzureichenden peripheren Gewebsperfusion einhergeht.
Folgende Schockformen werden unterschieden:
1. **Volumenmangelschock** (Hämorrhagie, Verbrennung)
2. **Kardiogener Schock** (Myokardinfarkt, Arrhythmie)
3. **Septischer Schock** (Infektionen)
4. **Anaphylaktischer Schock** (Antigen-Antikörper-Reaktion)
5. **Neurogener Schock** (Trauma, Intoxikation)

Abgesehen von der Sonderstellung der hyperdynamen Phase des *septischen Schocks* sind allgemein 3 pathophysiologische Mechanismen ursächlich von Bedeutung:
- *Reduktion des zirkulären Blutvolumens*
- *Herabsetzung der Herzleistung*
- *Vaskuläres Versagen in der Peripherie*

Die **Folgen** sind: Abfall des Herzminutenvolumens und des Blutdrucks, Kreislaufzentralisation, Hypoxie mit konsekutiver metabolischer Azidose und Verlust der Zellintegrität, disseminierte intravasale Gerinnung (DIC).
Symptome:
Tachykardie, Blutdruckabfall, Hautveränderung (kalt, blass, feucht, zyanotisch, marmoriert bzw. warm und trocken beim septischen Schock), Oligurie bis Anurie, Dyspnoe, Unruhe, Angst, Störungen des Sensoriums etc.
Differenzialdiagnose:
Beim **Kollaps** keine Zeichen der Gewebsminderperfusion.
Therapie:
Sofortmaßnahme: Flache Lagerung bzw. Hochlagerung der Beine (Ausnahme kardiogener Schock: Oberkörper hoch, Beine tief), Sauerstoffzufuhr, venöser Zugang und Volumengabe (Cave: kardiogener Schock), Korrektur der metabolischen Azidose, ggf. kardiopulmonale Reanimation, Blutstillung etc.
Weitere Therapie nach Differenzierung der Schockform im Rahmen der **Intensivbehandlung.**
Der **Volumenmangelschock** (Hypovolämie) entsteht nach Verlust von Blut, Plasma oder Wasser und Elektrolyten. Die Schockzeichen sind abhängig vom Volumenverlust. Beginn der Schocksymptomatik ab einem Defizit von 15–25%.

Der ZVD ist im Gegensatz zum kardiogenen Schock erniedrigt. Neben der Therapie des Grundleidens (Blutstillung beim hämorrhagischen Schock) und allgemeinen Schockmaßnahmen steht die Volumengabe im Vordergrund (kolloidale Plasmaersatzlösung, Blut, Elektrolytlösungen je nach Volumenverlusten).

Peritoneallavage — **VIII.2**

Die **Peritoneallavage** ist eine einfache, zuverlässige, komplikationsarme und schnell durchzuführende Methode zum Nachweis einer intraabdominalen Blutung.
Sie ist jedoch heute weitgehend durch die **Sonographie** ersetzt worden. Mit einer Sensitivität von ca. 96% und einer Spezifität von nahezu 100% für den Nachweis einer intraabdominalen Blutung ist die Sonographie diagnostische Methode der ersten Wahl.

Indikationen:
Stumpfes Bauchtrauma ohne eindeutige Indikation der Laparotomie (klinischer Befund, Laborchemie), Polytrauma mit unklarem Abdominalbefund und Vorliegen mehrerer Ursachen eines hypovolämischen Schocks, Schädel-Hirn-Trauma mit Bewusstseinsstörungen bei unklarem Unfallhergang.

Technik:
Nach Lokalanästhesie Stichinzision 2–4 cm unterhalb des Nabels in der Medianlinie. Einführen einers Peritonealkatheters mit Stilett, das nach Durchstoßen des Peritoneums zurückgezogen wird. Der Katheter wird in Richtung der vermuteten Blutungsquelle vorgeschoben. Entleert sich Blut, ist die Untersuchung beendet. Das Ergebnis ist *„spontan positiv"* und die Indikation zur unverzüglichen Laparotomie gegeben.
Tritt kein Blut aus, wird rasch 1000 ml einer isotonen Infusionslösung in die Bauchhöhle infundiert und anschließend wieder abgelassen.
Das Ergebnis ist *negativ*, wenn die Spülflüssigkeit klar zurückfließt. *Schwach positiv:* Flüssigkeit blutig tingiert oder trübe (Schrift durch Infusionsschlauch erkennbar). *Stark positiv:* Flüssigkeit ist blutig (Schrift kann durch den Schlauch nicht gesehen werden); damit ist ebenfalls die Indikation zur Laparotomie gegeben.
Bei schwach positivem Ergebnis sollte die Spülflüssigkeit analysiert werden (Amylase, Kolibakterien, Galle, Leukozyten), sodass bei entsprechender Konstellation auf eine intraabdominale Organverletzung rückgeschlossen werden kann. Im Zweifelsfall kann die Spülung bei liegendem Katheter nach 1–3 Stunden wiederholt werden. Voraussetzung ist selbstverständlich eine strenge klinische und laborchemische Verlaufskontrolle unter intensivmedizinischen Bedingungen. Bei einer vorliegenden Blutung wird dann das Ergebnis *stark positiv* sein.

Frage 8.12: Lösung D

Die Hauptindikation für die **externe Defibrillation** ist das Kammerflimmern. Bei der **Asystolie** ist Adrenalin (Suprarenin) Mittel der 1. Wahl.

9 Chirurgische Diagnostik, Klassifikation und Behandlung von Tumoren

H01 F85

Frage 9.1: Lösung D

Zu **(D):** Das am häufigsten verwendete System zur Klassifikation ist die **TNM-Einteilung**. Hierbei steht **T** (= Tumor) für die Ausdehnung des Primärtumors, **N** (= Noduli) für den Lymphknotenstatus und **M** für Metastasen, z. B. in Lunge oder Leber.
Zu **(A):** Die Klassifikation nach **FIGO** wird zur Einteilung von **gynäkologischen Tumoren** verwendet **(FIGO = Fédération Internationale de Gynécologie et d'Obstétrique).**
Zu **(B):** Eine Klassifikation maligner Tumoren nach dem AJOC-System ist in den mir zur Verfügung stehenden Büchern sowie der Medline nicht zu finden.
Zu **(C):** **SIOP** ist die Abkürzung für **Societé Internationale d'Oncologie Pediatrique**.
Zu **(E):** Nach **Dukes** werden **Karzinome von Kolon und Rektum** eingeteilt:

- Dukes A: Infiltration von Mukosa, Submukosa und Lamina muskularis propria
- Dukes B: Infiltration von perikolischem/-rekalem Fettgewebe
- Dukes C: Lymphknotenmetastasen
- Dukes D: Fernmetastasen

Diese ältere Einteilung ist heute jedoch durch die TNM-Einteilung abgelöst worden, wird jedoch gelegentlich noch verwendet.
Siehe Lerntext „Kolonkarzinom" XXII.5.

F01

Frage 9.2: Lösung B

Die **R-Klassifikation** bezieht sich auf das Fehlen oder Vorhandensein von Resttumorgewebe (Residualtumor). Nach Tumorentfernung gilt sie als wichtigster prognostischer Faktor.
Rx = nicht zu beurteilen
R0 = kein Residualtumor
R1 = mikroskopischer Residualtumor
R2 = makroskopischer Residualtumor
Zu **(A)** und **(D):** Tumorgröße und Lymphknotenbefall werden durch das **TNM**-System erfasst.
Zu **(E):** Der Differenzierungsgrad wird durch das **histopathologische Grading (G1-G4)** bestimmt.

F97

Frage 9.3: Lösung A

Ein **Basaliom** (Basalzellkarzinom) ist ein **semimaligner** Hauttumor, der langsam, infiltrierend und destruierend wächst. Eine Metastasierung kommt nicht, allenfalls äußerst selten vor (3).
Zu **(4):** Rezidive sind nur bei ungenügender Entfernung häufig. Die radikale Exzision mit plastischer Defektdeckung führt zur Heilung.

F02

Frage 9.4: Lösung C

Die **Fibromatosen** sind gutartige, oft aggressiv wachsende Bindegewebswucherungen, die in die Umgebung infiltrieren (A) und nach operativer Entfernung oft rezidivieren (E).
Die bekanntesten Formen sind die Fibromatose der Palmaraponeurose **(M. Dupuytren** (B)**)** und der Plantaraponeurose (M. Ledderhose). Da es sich um gutartige Veränderungen handelt, zeigen sie keine Metastasierung ((C) ist falsch).
Zu **(D):** Das **Desmoid** ist ein strahlenresistenter, inflitrierend wachsender Tumor, der von den Faszien ausgeht und eine hohe Rezidivquote aufweist. Es wird auch als semimaligne bezeichnet, da es lokal destruiert, jedoch keine Metastasen bildet. Hauptlokalisation ist die Bauchdecke. Therapeutisch muss das Desmoid lokal mit einem genügenden Sicherheitsabstand reseziert werden, um der hohen Rezidivneigung vorzubeugen.

F02

Frage 9.5: Lösung B

Zu **(B):** In der Aufgabe wird eine dunkelbraune, subungual liegende Verfärbung am Daumen beschrieben. Bei Ablösung des Nagels zeigt der Prozess eine unregelmäßige Oberfläche und nässt.
Der Befund spricht am ehesten für ein **malignes Melanom**, welches an der Hand vor allem subungual auftritt. Die derben Lymphknoten in der Axilla sprechen für eine bereits vorliegende Filialisierung.

F97

Frage 9.6: Lösung E

Unter einem **multimodalen Konzept** in der Behandlung maligner Tumoren versteht man die zusätzliche (additive) Anwendung verschiedener Therapieverfahren vor, während oder nach einem operativen Eingriff. Werden die Maßnahmen vor der Operation angewandt, nennt man sie **neoadjuvant.** Das multimodale Konzept wird derzeit beim fortgeschrittenen Rektumkarzinom empfohlen (Operation mit anschließender Chemotherapie in Kombination mit einer Radiotherapie).

F01

Frage 9.7: Lösung D

Zu **(D):** Die **NSE** (**n**euronen**s**pezifische **E**nolase) ist bei 70% aller **kleinzelligen Bronchialkarzinome** erhöht; außerdem bei **neuroendokrinen** Tumoren.
Zu **(A):** Das **CA 19–9** ist ein Tumormarker für verschiedene **Adenokarzinome** (Pankreas, Magen, Gallenwege, Kolon, Ovar).
Zu **(B): Calcitonin** ist ein Hormon, das in den **C-Zellen** der Schilddrüse und Nebenschilddrüse gebildet wird; für das **C-Zellkarzinom** ein Marker mit hoher Organspezifität.
Zu **(C):** Das **PSA** (**P**rostata **s**pezifisches **A**ntigen) ist ein Glykoprotein und wird in der Prostata gebildet. Es ist beim **Prostatakarzinom** erhöht und gut geeignet für die Verlaufskontrolle. Ein weiterer Tumormarker für das Prostatakarzinom ist die **saure Phosphatase** (SP).
Zu **(E):** Beim **AFP** (α-Fetoprotein) handelt es sich um einen Tumormarker für das **hepatozelluläre Karzinom** und für **Keimzelltumoren**.

F01

Frage 9.8: Lösung C

Siehe Kommentar zu Frage 9.7.

F01

Frage 9.9: Lösung B

Siehe Kommentar zu Frage 9.7.

F01

Frage 9.10: Lösung D

Das **karzinoembryonale Antigen (CEA)** wird vorzugsweise beim Kolonkarzinom, jedoch auch bei anderen gastrointestinalen Tumoren gefunden. Da es auch bei entzündlichen Erkrankungen (Pankreatitis, Kolitis, Zirrhose u.a.) häufig nachzuweisen ist, eignet es sich nicht zur Diagnostik. Die Anwendung erfolgt hauptsächlich in der Verlaufsbeobachtung beim Kolonkarzinom, wobei eine frühzeitige Erfassung von Rezidiven oder Metastasen möglich ist.

H89

Frage 9.11: Lösung B

Das **Osteosarkom** kommt hauptsächlich bei Kindern und jungen Erwachsenen vor.
Lokalisation:
Lange Röhrenknochen (distaler Femur, proximale Tibia etc.).
Symptome:
Uncharakteristisch (Schmerzen, Schwellungen, reflektorische Muskelkontrakturen), daher in 70–80% bereits *Lungenmetastasen* vorhanden.
Röntgen:
Vermehrte Sklerosierungen, Osteolysen, „wattebauschähnliche" Spongiosazeichnung, radiäre Spikulae, Codman-Dreieck u.a.
Therapie:
Durch Polychemotherapie wurde die Prognose erheblich verbessert. Ggf. präoperative Anwendung zur Tumorreduktion und Verhinderung der Metastasierung. Dadurch ist häufiger eine Resektion statt einer Amputation möglich. Einzelne Lungenmetastasen können operativ entfernt werden.

H98 !

Frage 9.12: Lösung D

Das Röntgenbild zeigt eine **pathologische Fraktur** des proximalen Femur durch massiven Strukturdefekt mit unscharfer Begrenzung ohne Randsklerose bzw. periostale Reaktion. Auch die Kortikalis ist bereits destruiert. Es handelt sich am ehesten um eine **osteolytische** Metastase. Neben den genannten Tumoren neigen folgende Primärtumoren zur Skelettmetastasierung: **Mamma-, Magen- und Kolonkarzinome**. Skelettmetastasen sind häufiger als primäre Knochentumoren. Die Metastasierung des Pankreaskarzinoms erfolgt vor allem in die regionären Lymphknoten und in die Leber.

F99 !

Frage 9.13: Lösung D

Zu **(1):** Das **villöse Adenom** ist ein weicher, **zottiger** und meist flächiger Tumor. Die besonders hohe Entartungsquote (je nach Größe zwischen 40–70%) macht das villöse Adenom zu einer **Präkanzerose.**
Zu **(2): Tubuläre Adenome** sind am häufigsten und kommen gestielt oder breitbasig vor. Die Malignitätsrate liegt je nach Größe zwischen 1–10%.
Zu **(3):** Die obere Grenze der endoskopischen Abtragbarkeit liegt für breitbasige Adenome bei ca. 3 cm. Im Rahmen der **minimal invasiven Chirurgie** lassen sich jedoch auch größere Polypen mit Hilfe der **endoskopischen Mikrochirurgie** entfernen.

H86

Frage 9.14: Lösung E

Das **kolorektale Karzinom** hat von den genannten Malignomen die beste Prognose. Eine operative Entfernung der Lebermetastase ist nach neueren Erkenntnissen gerechtfertigt, da eine Lebensverlängerung wahrscheinlich ist.
Das Blut des Dickdarms fließt hauptsächlich über die *Pfortader* ab, sodass bei einer hämatogenen Metastasierung überwiegend Lebermetastasen auftreten. Eine Ausnahme bildet das distale Rektumsegment, dessen Blut über die V. iliaca interna in die V. cava inferior abfließt.
Tief sitzende Rektumkarzinome führen deshalb bei hämatogener Metastasierung zu Lungenabsiedlungen.
Die Exstirpation solitärer Lebermetastasen bei kolorektalen Karzinomen kann zu einer längeren Überlebensrate führen. Erwiesen ist außerdem die Möglichkeit einer kurativen Therapie bei Lebermetastasen, Lungenmetastasen und beim Lokalrezidiv.
Liegt eine multiple Lebermetastasierung vor, kann unter bestimmten Voraussetzungen eine regionale Chemotherapie über einen **A. hepatica-Katheter** durchgeführt werden, der mit einer subkutan liegenden Pumpe verbunden ist. Die Infusionspumpe wird in regelmäßigen Abständen mit einem Zytostatikum transkutan aufgefüllt.
Verschiedene Autoren berichten über signifikante Lebensverlängerungen.

H99 !!

Frage 9.15: Lösung B

Zu **(B):** Die **familiäre Adenomatosis coli** ist eine autosomal-dominant vererbte Erkrankung. Es kommt dabei zur Entartung multipler Adenome im Kolon. Betroffene werden meist bereits im Kindesalter durch blutige und schleimige Diarrhoen und krampfartige abdominelle Schmerzen auffällig. Die maligne Entartung ist obligat, so weisen ca. 75% der Patienten bereits vor dem 35. Lebensjahr ein Karzinom auf.
Zu **(A):** Die maligne Entartung des **Morbus Crohn** ist selten (im Gegensatz dazu liegt bei der Colitis ulcerosa die Entartungsrate bei ca. 15% bei einem Krankheitsverlauf von 15 Jahren).
Zu **(C):** Beim Gallenblasenkarzinom werden in 80–90% Gallensteine nachgewiesen.
Zu **(D):** Die Entartungsrate des **Ulcus ventriculi** liegt bei ca. 1–3%.
Zu **(E):** Die **Dickdarmdivertikulose** zeigt kein erhöhtes Entartungsrisiko.

10 Chirurgische Begutachtung

F01 !

Frage 10.1: Lösung E

Bei den gewerblichen Berufsgenossenschaften als Träger der **gesetzlichen Unfallversicherung** sind sowohl Arbeitsunfälle als auch Berufskrankheiten als Versicherungsfälle anerkannt.

F98 F95 F90

Frage 10.2: Lösung B

Eine Rente wird bei der gesetzlichen Unfallversicherung durch die Berufsgenossenschaft nur dann gezahlt, wenn die Minderung der Erwerbstätigkeit **(MDE)** mindestens **20%** beträgt. Eine Dauerrente kann erst 2 Jahre nach dem Unfall gewährt werden. Vorher wird eine Übergangsrente gezahlt.

H97 H94

Frage 10.3: Lösung C

Siehe Kommentar zu Frage 10.2.

F99 !

Frage 10.4: Lösung D

Die Behandlungskosten für Arbeitsunfälle und Berufskrankheiten werden von der **gesetzlichen Unfallversicherung** übernommen. Träger sind die gewerblichen **Berufsgenossenschaften**.
Zu **(A):** Die **gesetzliche** bzw. **private Krankenversicherung** übernimmt die Kosten bei privaten Unfällen und sonstigen Erkrankungen (außer Berufskrankheiten).
Zu **(B)** und **(E):** Eine **private Unfallversicherung** ist eine Personenversicherung auf freiwilliger Basis.
Zu **(C):** Durch eine **Haftpflichtversicherung** werden unschuldige Unfallopfer entschädigt. Es handelt sich um eine Wiedergutmachung eines Schadens durch Fremdverschulden.

H98

Frage 10.5: Lösung A

Bei einer **privaten Unfallversicherung** handelt es sich um eine Personenversicherung auf freiwilliger Basis. Liegt eine **bleibende** Schädigung vor, erfolgt im Regelfall eine einmalige Abfindung, deren Höhe von der vereinbarten Versicherungssumme abhängig ist. Das Ausmaß des Dauerschadens wird im Gegensatz zur gesetzlichen Unfallversicherung nicht nach der Minderung der Erwerbsfähigkeit auf dem allgemeinen Arbeitsmarkt beurteilt, sondern nach der Minderung der Gebrauchsfähigkeit des betroffenen Körperabschnitts (sog. **Gliedertaxe**).

H00

Frage 10.6: Lösung D

Zu **(D):** Bei Arbeitsunfällen und Berufskrankheiten wird die Rente von den gewerblichen **Berufsgenossenschaften** (BG) bezahlt. Sie sind Träger der **gesetzlichen Unfallversicherung**.
Zu **(A):** Basis für die Festsetzung der **berufsgenossenschaftlichen** Rente ist nicht der individuelle Beruf (B), sondern die Fähigkeit bzw. Unfähigkeit des Verletzten, auf dem **allgemeinen Arbeitsmarkt** für Entgeld zu arbeiten.
Zu **(B):** Die **gesetzliche** Rentenversicherung sieht eine **Berufsunfähigkeit** vor, wenn bei einem Versicherten die Erwerbsfähigkeit infolge von Krankheit, anderer Gebrechen etc. auf **weniger als die Hälfte** derjenigen eines körperlich und geistig gesunden Menschen mit ähnlicher Ausbildung und gleichwertigen Kenntnissen und Fähigkeiten herabgesunken ist. Träger der gesetzlichen Rentenversicherung sind die Landesversicherungsanstalt für Arbeiter (LVA) und die Bundesversicherungsanstalt für Angestellte (BfA).
Zu **(C):** Die Krankenkasse ist für Rentenzahlungen nicht zuständig. Bei nicht beruflich bedingten Erkrankungen und privaten Unfällen mit Berufs- und Erwerbsunfähigkeit wird eine Rente von dem zuständigen Träger der **gesetzlichen Rentenversicherung** (LVA oder BfA) gezahlt.
Zu **(E):** Nach einem Arbeitsunfall steht dem Verletzten eine **vorläufige** Rente zu, wenn die Minderung der Erwerbsfähigkeit **(MdE)** mindestens **20%** beträgt und diese über die 13. Woche nach dem Unfall andauert. Erst nach 2 Jahren beginnt die **Dauerrente**.

H99 H96

Frage 10.7: Lösung A

Zu **(A): D-Ärzte** sind von den Berufsgenossenschaften zugelassene Ärzte oder Krankenhausambulanzen. Jeder Unfall in beruflichem Zusammenhang (Arbeits- und Wegeunfall) muss ab einem gewissen Schweregrad oder wenn Arbeitsunfähigkeit zu erwarten ist, einem Durchgangsarzt vorgestellt werden. Er entscheidet dann über die optimale Form der Weiterbehandlung (Facharzt, Aufnahme in Spezialklinik). Er erstellt außerdem einen D-Arztbericht, der für die spätere Begutachtung von Bedeutung ist.
Zu **(B):** Eine **beratende Funktion für die Krankenkassen** führt der Medizinische Dienst aus. Er soll den Krankenkassen bei schwierigen medizinischen Sachverhalten fachlich zur Seite stehen und eine nach medizinischen Gesichtspunkten ausgerichtete Entscheidung ermöglichen.
Zu **(C):** Über eine Berufs- oder Erwerbsunfähigkeit entscheiden durch die Versicherung beauftragte unabhängige Ärzte im Rahmen einer medizinischen Untersuchung und Gutachtenerstellung.

11 Kopf, Gehirn, Rückenmark und periphere Nerven

F97

Frage 11.1: Lösung E

Auf der Abbildung ist ein Bohrer zu erkennen, der am Schädelknochen fixiert ist und mit dessen Hilfe ein Bohrloch vorgenommen wird.
Zu **(A):** Ein **Stereotaxiegerät** ist ein Instrument, das auf den Schädel des Patienten aufgeschraubt wird und dem Neurochirurgen eine exakte Orientierung der Zielpunkte ermöglicht. Ggf. können Daten des Zielpunktes auf das Gerät übertragen werden, die zuvor in der Diagnostik gewonnen wurden.
Zu **(B):** Bei einer **Gigli-Säge** handelt es sich um eine chirurgische Drahtsäge (gedoppelter bzw. vierfach geflochtener Stahldraht) zur weichteilschonenden Knochendurchtrennung. Bei einer **osteoplastischen** Trepanation (temporäre Entfernung eines Knochenstücks) werden Bohrlöcher durch eine biegsame Durasonde miteinander verbunden und die Gigli-Säge nachgeführt. Durch Sägen von innen nach außen können anschließend Knochenstücke unterschiedlicher Größe abgehoben werden.
Bei einer **osteoklastischen** Trepanation handelt es sich um einen permanenten Defekt.
Zu **(C)** und **(D):** Endoskope sind mit einer Optik ausgerüstet und haben eine Lichtquelle.

H01

Frage 11.2: Lösung A

Zu **(A): Hirnabszesse** können entweder kontinuierlich otorhinogen bei chronischer Otitis media oder Sinusitiden oder hämatogen-metastatisch bei eitrigen Lungenprozessen, Bronchiektasen oder Endokarditiden entstehen. Selten entstehen sie posttraumatisch nach offenen Schädel-Hirn-Verletzungen.

F99

Frage 11.3: Lösung B

Das Magnetresonanztomogramm zeigt einen signalintensiven Prozess im Bereich des **Aquaeductus mesencephali**, der offensichtlich verschlossen ist und zu einer deutlichen Erweiterung der Seitenventrikel und des 3. Ventrikels geführt hat **(Hydrocephalus occlusus).**
Zu **(A):** Eine Zyste ist nicht zu erkennen.
Zu **(C):** Bei einem **Hydrocephalus communicans** ist die Passage zwischen inneren und äußeren Liquorräumen erhalten. Entstehung entweder durch **Liquorresorptionsstörung** infolge Verlegung oder Verklebung der Liquorresorptionsräume (Meningitis, Subarachnoidalblutung, Schädel-Hirn-Trauma) oder durch **Hirnatrophie**.

Zu **(D)** und **(E):** Weder ein Großhirntumor noch ein bitemporaler Hirninfarkt sind zu erkennen.

F01

Frage 11.4: Lösung A

Der **Liquor** fließt durch die Foramina interventricularia aus den Seitenventrikeln direkt in den **III.** Ventrikel. Von dort durch den **Aquaeductus cerebri** in den **IV.** Ventrikel.

F98

Frage 11.5: Lösung C

Bei einem **Hydrocephalus communicans** handelt es sich um eine Vergrößerung der intrakraniellen Liquorräume mit erhaltener Liquorpassage. Ursache ist entweder eine Überproduktion oder mangelnde Rückresorption des Liquors. Um das Missverhältnis zu beseitigen, wird der Liquor aus den Hirnkammern über ein Drainagesystem in den Peritonealraum **(ventrikulo-peritonealer Shunt)** oder in den rechten Herzvorhof **(ventrikulo-atrialer Shunt)** geleitet.
Zu **(A):** Eine **Ventrikulozisternostomie** *(Torkildsen)* kommt beim **Hydrocephalus occlusus** (Verschluss der Liquorwege) in Betracht, falls die Ursache (Tumor, Zyste etc.) nicht beseitigt werden kann. Es handelt sich um eine Umgehungsdrainage vom Seitenventrikel zur Hinterhauptzisterne.

H01

Frage 11.6: Lösung B

Zu **(B): Meningeome** nehmen ihren Ausgang von der Arachnoidea. Sie sind die häufigsten mesodermalen und die gutartigsten Tumoren des Gehirns und seiner Hüllen. Sie wachsen langsam und rein verdrängend.
Zu **(E):** Von den Gliazellen des Gehirns können verschiedene Tumoren, wie z. B. das Medulloblastom, Oligodendrogliom, Astrozytom sowie das Glioblastoma multiforme (Astrozytom Grad IV) ausgehen.

H93 **!**

Frage 11.7: Lösung B

Die Wesensänderung über einen relativ langen Zeitraum von 3 Jahren deutet bereits auf ein langsam wachsendes **Meningeom** hin. Die Abbildungen zeigen eine leicht hyperdense, ausgedehnte Raumforderung rechts temporal mit deutlicher Verlagerung der Mittellinie und Kompression des Vorderhorns des rechten Seitenventrikels. Typisch für ein **Meningeom** ist die homogene, glattrandige Kontrastmittelanreicherung.
Zu **(A):** Eine **Hirnmetastase** kommt differenzialdiagnostisch grundsätzlich in Betracht. Bei dieser

würde man allerdings eine zentrale Nekrose erwarten. Metastasen kommen außerdem gehäuft multipel vor. Die Anamnese wäre kürzer.
Zu **(C):** Das **Glioblastom** zeigt oft verschiedene Dichtequalitäten nebeneinander. Es zeigt ebenfalls eine starke Anreicherung von Kontrastmittel, jedoch mit zentraler hyperdenser Nekrose.
Zu **(D): Medulloblastome** sind in der hinteren Schädelgrube lokalisiert und kommen im Kindes- und Jugendalter vor.
Zu **(E):** Das **Akustikusneurinom** ist in der hinteren Schädelgrube lokalisiert. Typisch ist die einseitig progrediente Hörminderung.

H96

Frage 11.8: Lösung C

Die zerebrale Angiographie zeigt eine inhomogene, jedoch intensive Kontrastmittelanreicherung rechts temporal in der arteriellen Phase (seitliche Aufnahme). Es handelt sich um eine Tumoranfärbung soweit sichtbar aus meningealen Ästen. Die A. cerebri media erscheint nach unten verdrängt. Die Kontrastmittelanreicherung hält lange an und wird in der venösen Phase diffus bzw. homogen (frontale Aufnahme). Insgesamt deuten die Befunde auf ein **Meningeom** hin. Dafür spricht auch die langjährige Krankengeschichte mit Kopfschmerzen und gelegentlichen fokalen Anfällen. Therapeutisch wird die radikale Exstirpation des gutartigen Hirntumors angestrebt.
Zu **(A):** Das **Glioblastom** ist ein hochmaligner Tumor, der ausgeprägte Gefäßproliferationen mit arteriovenösen Fisteln aufweist. Charakteristisch sind Kalibersprünge und besenreiserartige Gefäße sowie Gefäßthrombosen. Es kommt zu degenerativen intratumoralen Prozessen wie zentralen Nekrosen etc. **(Glioblastoma multiforme)**. Die Anamnese ist kurz.
Zu **(B):** Bei einem **Hirnabszess** handelt es sich um eine eitrige intrazerebrale Gewebseinschmelzung, die keine Gefäßversorgung aufweist. Anamnestisch liegen Hinweise auf eine Lokal- oder Allgemeininfektion vor. Die Symptomatik ist rasch progredient, Fieber mit Kopfschmerzen, Erbrechen, Herd- und Hirndruckzeichen.
Zu **(D): Arteriovenöse Angiome** gehören zur häufigsten Gruppe zerebraler Angiome. Sie sind vor allem supratentoriell lokalisiert. Typische Zeichen sind Gefäßkonvolute mit erweiterten zu- und abführenden Gefäßen, frühe Anfärbung von drainierenden Venen, Gefäßspasmen etc. Im Vordergrund der klinischen Symptomatik stehen zerebrale Anfälle, Ischämiezeichen und Blutungen.
Zu **(E):** Das **chronische subdurale Hämatom** entsteht aus verletzten Brückenvenen. Die Angiographie zeigt eine Verlagerung zerebraler Gefäße. Diagnostische Methode der Wahl ist jedoch die zerebrale Computertomographie, die eine Raumforderung erkennen lässt. Klinisch kommt es zu Hirndruckzeichen, denen meist Wesenveränderungen vorausgehen.

H00 F99

Frage 11.9: Lösung E

Das Magnetresonanztomogramm zeigt einen großen suprasellär lokalisierten signalreichen Tumor (Bildmitte der beiden oberen Bilder), der einem **Hypophysenadenom** entspricht.
Zu **(A):** Eine **Kleinhirnmetastase** kann zu Kleinhirnzeichen mit Koordinationsstörungen (Ataxie, Gleichgewichtsstörungen etc.), Hyperkinesen, Akinesen u.a. führen.
Zu **(B):** Symptom eines **Optikusneurinoms** ist am ehesten eine **einseitige** Sehstörung bis hin zur **Amaurose** (Erblindung).
Zu **(C): Glioblastome** sind hochmaligne Hirntumoren, die im Großhirn lokalisiert sind. Durch rasches Wachstum kurze Anamnese mit Allgemein- und Lokalsymptomen sowie Hirndruckzeichen.
Im CT bzw. MRT zeigen die Tumoren starke Kontrastmittelanreicherung, oft mit zentraler hypodenser Nekrose (Ringstruktur).
Zu **(D):** Das **Medulloblastom** kommt überwiegend im Kindesalter vor. Es ist der bösartigste Hirntumor bei Kindern. Lokalisation vorzugsweise im Kleinhirnwurm. Typisch ist die rasch fortschreitende Steigerung des Hirndrucks.

F01

Frage 11.10: Lösung B

Beim **Sulcus calcarinus** handelt es sich um einen tiefen Spalt an der medialen Seite des Hinterhauptlappens des Großhirns. In diesem Bereich ist das optische Wahrnehmungszentrum lokalisiert. Diese Region ist auf den Abbildungen nicht dargestellt.

F00 **!**

Frage 11.11: Lösung E

Die Überproduktion von **Prolaktin** führt bei der Frau zur Suppression der Ovarialfunktion und damit zur sekundären **Amenorrhö** (2). Die **Galaktorrhö** (3) ist nur bei der Hälfte der **Prolaktinome** nachweisbar. Bei Männern kommt es zum **Hypogonadismus**. Die Suppression der Geschlechtshormone ist auch für die **Libidostörung** (1) verantwortlich. Durch Druck auf das Chiasma opticum kommt es typischerweise zur **bitemporalen Hemianopsie** (4).

H99 !

Frage 11.12: Lösung D

Zu **(A):** Die **Hypophysenadenome** wachsen langsam und verdrängend. Durch Druck auf das Chiasma opticum kommt es typischerweise zur **bitemporalen Hemianopsie**, sodass eine augenärztliche Untersuchung mit Messung des Gesichtsfeldes erforderlich ist.
Zu **(C):** Bereits die Anamnese mit **Amenorrhoe** (Ausbleiben der Regelblutung) und **Galaktorrhoe** (Milchfluss) deuten auf ein **Prolaktin sezernierendes Hypophysenadenom** hin. Die Überproduktion von Prolaktin führt zur Suppression der Ovarialfunktion und damit zur sekundären Amenorrhö. Die Galaktorrhö ist nur bei der Hälfte der Prolaktinome nachweisbar. Bei Männern kommt es zum Hypogonadismus.
Zu **(E):** Zwei Drittel der Prolaktinome sprechen gut auf **Dopaminagonisten** an (z.B. Bromocriptin), sodass eine medikamentöse Behandlung bei fehlenden Visusstörungen zunächst indiziert ist. Ansonsten ist eine operative Entfernung erforderlich.
Zu **(D):** Der signalintensive Tumor wächst supraselIär nach kranial. Der 4. Ventrikel (dreieckförmig zwischen Kleinhirn und Pons erkennbar) ist frei. Komprimiert ist der **3. Ventrikel**.

F00

Frage 11.13: Lösung B

Siehe Kommentar zu Frage 11.14.

F00

Frage 11.14: Lösung D

Zu **(A):** Es handelt sich um einen **monokularen Gesichtsfeldausfall**, der durch Schädigung des **Fasciculus opticus** (z.B. durch intra- oder retroorbitalen Tumor) entsteht.
Zu **(B):** Die **heteronyme bitemporale Hemianopsie** ist Folge einer medialen Kompression des **Chiasma opticum** (z.B. durch Hypophysenadenom).
Zu **(C):** Die **Quadrantenanopsie** nach oben wird verursacht durch rindennahe Läsion der **Sehstrahlung** unterhalb des Sulcus calcarinus oder durch Schädigung der Meyer'schen Schleife im **Temporalpol** (z.B. durch Infarkt der A. cerebri posterior).
Zu **(D):** Es liegt eine **homonyme Hemianopsie** rechts vor, die vor allem durch linksseitige Läsionen der Sehstrahlung entstehen kann (Occipitallappen).
Zu **(E):** Eine Hemianopsie mit Quadrantenanopsie ist in gängigen Lehrbüchern nicht abgebildet. Sie könnte aber auf einer Schädigung im Tractus opticus beruhen, in dem die korrespondierenden Fasern von beiden Augen noch nicht geordnet nebeneinander liegen und folglich die Gesichtsfeldausfälle oft inkongruent sind.

Hypophysenadenom — XI.1

Unter den **Hypophysenadenomen** lassen sich 3 Typen unterscheiden: chromophobe, eosinophile und basophile Adenome.
Am häufigsten sind **chromophobe Adenome,** die erhebliche Ausmaße erreichen können. Sie erweitern die Sella ballonförmig, führen zur Anhebung des Diaphragma sellae und wachsen gegen das Chiasma opticum (bitemporale Hemianopsie). Bei größerer Ausdehnung kann es zur Hypothalamuskompression kommen. Klinisch steht die Hypophysenvorderlappeninsuffizienz im Vordergrund (Amenorrhö bzw. Impotenz mit Hodenatrophie, Hypothyreose, Unterfunktion der Nebennierenrinden).
Therapie: Sobald Gesichtsfelddefekte auftreten, ist die chirurgische Exstirpation des Tumors indiziert (meist transsphenoidal).
Die **eosinophilen Adenome** führen ebenfalls zur „Ballonsella", jedoch geringeren Ausmaßes als bei den chromophoben Adenomen. Durch übermäßige Produktion von Wachstumshormonen kommt es zur Akromegalie. Sind die Epiphysenfugen noch nicht geschlossen, entsteht ein Gigantismus. Chiasmakompressionen treten erst später auf.
Therapie: Tumorexstirpation, evtl. stereotaktische Implantation von radioaktiven Isotopen, falls keine Sehstörungen vorliegen.
Basophile Adenome spielen beim Cushing-Syndrom eine Rolle. Sie verursachen durch eine ACTH-Überproduktion im Hypophysenvorderlappen ein sekundäres Cushing-Syndrom.
Therapie: Tumorexstirpation wenn technisch möglich.

Kraniopharyngeom — XI.2

Das **Kraniopharyngeom** – auch *Erdheim-Tumor* genannt – entwickelt sich aus Resten des embryonalen Ductus pharyngeus (Rathke-Tasche) und ist intra- oder supraselIär lokalisiert. Seltener sind beide Regionen befallen. Der Tumor tritt vor allem im Kindes- und Jugendalter auf. Er wächst langsam und verdrängend. Metastasen kommen nicht vor.
Symptome:
Hypophysär-diencephale Störungen (Wachstumsstörung, Hypogenitalismus, Diabetes insipidus, seltener Fettsucht und Hypothyreose), erst später kommt es zu Stirnkopfschmerzen (bei Kindern früher) und Gesichtsfeldausfällen in Form von Skotomen, Quadrantenanopsien oder bitemporaler Hemianopsie. Im weiteren Verlauf kommt es durch zunehmenden Druck auf das Chiasma opticum zur bilateralen Optikusatrophie mit Amblyopie. Schließlich entwickelt sich

über eine Blockade des Foramen Monroi ein Verschlusshydrozephalus.

Therapie:

Versuch der radikalen Resektion unter hormoneller Substitutionstherapie. Ist dies nicht möglich, sollte eine Zysten-Drainage mit Bestrahlung durchgeführt werden. Inkomplette Tumorresektionen sind jedoch immer von Rezidiven gefolgt, die innerhalb weniger Jahre zum Tode führen.

H94

Frage 11.15: Lösung B

Zu **(1)** und **(2): Glioblastome** sind maligne Hirntumoren, die vor allem im höheren Alter auftreten. Sie zeigen ein rasches und infiltratives Wachstum.
Zu **(4):** Das **Oligodendrogliom** ist gewöhnlich durch eine lange Anamnese gekennzeichnet. Oft sind nur Lokalsymptome vorhanden. Der Tumor ist benigne bis semimaligne.

F93

Frage 11.16: Lösung C

Die kraniale Computertomographie zeigt rechts eine unregelmäßig begrenzte Raumforderung unterschiedlicher Dichte. Durch den teilweise hyperdensen Rand imponiert eine Ring- bzw. Girlandenstruktur. Diese Konstellation mit zunehmender Hemiparese und Kopfschmerzen ist typisch für ein **Glioblastom**.

H91

Frage 11.17: Lösung B

Die kraniale Computertomographie (CCT) zeigt den rundlichen hyperdensen Bezirk der linksseitigen hinteren Schädelgrube. Die Tumoren der hinteren Schädelgrube gehen häufig vom Kleinhirnbrückenwinkel aus. Der häufigste Tumor in dieser Region ist das Neurinom des VIII. Hirnnerven **(Akustikusneurinom).** Typisch ist die einseitig progrediente Hörminderung.

F99

Frage 11.18: Lösung A

Eine **Hypoglossusparese** kommt z. B. einseitig bei der **brachiofazialen Hemiplegie** vor. Doppelseitig mit zentraler Zungenlähmung bei der **Pseudobulbärparalyse.**

H00 **!**

Frage 11.19: Lösung B

Zu **(B):** Der Bereich des **Kleinhirnbrückenwinkels** (zwischen Brücke und Kleinhirn gelegener Winkel seitlich der Medulla oblongata) ist einschließlich des 3. Ventrikels unauffällig. Der häufigste Tumor in dieser Region ist das **Akustikusneurinom**, das im Erwachsenenalter vorkommt und typischerweise zur **einseitigen Hörminderung** führt.
Zu **(E):** Das **Medulloblastom** kommt überwiegend im Kindesalter vor und ist vorzugsweise im **Kleinhirnwurm** lokalisiert. Kopfschmerzen und fortschreitende Steigerung des Hirndrucks stehen im Vordergrund.

H00

Frage 11.20: Lösung B

Gesicht und Hals der Patientin sind übersät mit knötchenartigen Verdickungen der Haut. Es handelt sich am ehesten um eine **Neurofibromatose** (Von Recklinghausen-Krankheit), bei der es frühzeitig zu multiplen intrakraniellen Tumoren kommt. Unter Berücksichtigung der zunehmenden einseitigen **Hypakusis** (Schwerhörigkeit) ist ein **Akustikusneurinom** im Bereich des Kleinhirnbrückenwinkels wahrscheinlich.

F94

Frage 11.21: Lösung C

Das **Medulloblastom** kommt überwiegend im Kindesalter vor. Es ist der bösartigste Hirntumor bei Kindern. Lokalisation ist vorzugsweise im Kleinhirnwurm. Typisch ist die rasch fortschreitende Steigerung des Hirndrucks. Therapeutisch steht die Radiatio im Vordergrund. Eine Radikaloperation ist nur selten möglich (siehe auch Lerntext „Medulloblastom" XI.3).

Medulloblastom — **XI.3**

Die hochmalignen **Medulloblastome** (bösartigster Hirntumor bei Kindern) sitzen vorzugsweise im Kleinhirnwurm und wachsen rasch in Richtung auf den 4. Ventrikel bzw. Aquädukt bis in den Spinalkanal. Die klinische Symptomatik ist charakterisiert durch eine rasch progrediente Steigerung des Hirndrucks mit Kopfschmerzen, Erbrechen, Rumpfataxie mit Fallneigung nach hinten sowie Gang- und Standunsicherheit. Die Stauungspapillen werden nicht selten erst dann bemerkt, wenn bereits eine Atrophie mit Visusverfall vorliegt.

Therapie:
Selten ist eine Radikaloperation möglich. Teilresektionen zur Entlastung des Hirndrucks führen regelmäßig zu Rezidiven. Medulloblastome sind die strahlenempfindlichsten Hirntumoren, sodass eine hochdosierte Röntgennachbestrahlung indiziert ist. Insgesamt wird jedoch der Krankheitsverlauf (Monate bis 1 Jahr) nicht wesentlich beeinflusst.

F96

Frage 11.22: Lösung C

Die CT-Bilder zeigen im Bereich der rechten Hemisphäre ein diskretes **hypodenses Areal** mit geringen Raumforderungszeichen. Auf dem T2-Bild der Magnetresonanztomographie **(MRT)** ist eindeutig eine **signalintensive Raumforderung** zu erkennen (rechtsseitige Aufnahme). Es handelt sich bei unauffälligem Angiogramm um den typischen Befund eines **Astrozytoms**, das nach steigender Malignität in Grad I–III unterteilt wird. Das hochmaligne Astrozytom Grad IV entspricht dem **Glioblastom**. Die Astrozytome sind bevorzugt frontotemporal und temporoparietal lokalisiert. Die Tumoren Grad I und II zeigen nach Kontrastmittelgabe keine pathologischen Gefäße sondern nur Gefäßverlagerungen. Im **CT** ist meist eine hypodense Raumforderung zu erkennen. Das **MRT** zeigt im T1-Bild eine **signalreiche** Raumforderung, die sich größer darstellt als im CT. Bei höhergradigen Tumoren (Grad III) kommt es zur Kontrastmittelanreicherung. Differenzialdiagnostisch müssen am ehesten **Hirninfarkte** abgegrenzt werden.
Zu **(A): Meningeome** stellen sich im **CT** meist als **hyperdense** Areale dar. Sie zeigen intensive Kontrastmittelanreicherungen und in der Angiographie eine diffuse Tumoranfärbung.
Zu **(B):** Das **Glioblastom** repräsentiert die hochmaligne Form des Astrozytoms. Bei raschem Wachstum zeigt sich ein ausgedehntes Ödem. Im **CT** kommen nach Kontrastmittelgabe typische ring- oder girlandenförmige Anreicherungen zur Darstellung. In der Angiographie sind unregelmäßige Tumorgefäße und sonstige Gefäßveränderungen eines malignen Tumors zu erkennen.
Zu **(D):** Die mit Abstand häufigste Form des **Neurinoms** ist das **Akustikusneurinom**. Im **CT** ist eine **isodense** Raumforderung im Kleinhirnbrückenwinkel typisch. Nach Kontrastmittelgabe kommt es zur starken Kontrastmittelanreicherung.
Zu **(E):** Das **Kraniopharyngeom** (Erdheim-Tumor) entwickelt sich aus Resten des embryonalen Ductus pharyngeus (siehe auch Lerntext „Kraniopharyngeom" XI.2). Es ist intra- oder supraselär lokalisiert und kommt vor allem im Kindes- oder Jugendalter vor. Frühzeitig entsteht ein **Chiasmasyndrom** mit bitemporaler Hemianopsie und progredienter Optikusatrophie ähnlich der Hypophysenadenome. In der Nativaufnahme sind Verkalkungen im Bereich der Sella oder supraselär pathognomonisch. Im CT häufig Zystenbildungen mit Ringstrukturen. Keine Anreicherung nach Kontrastmittelgabe.

Frage 11.23: Lösung D

Zu **(1):** Fokale oder generalisierte **Krampfanfälle** sind typische Symptome des **Astrozytoms.**
Zu **(3):** Eine **Halbseitensymptomatik** entwickelt sich bei zunehmendem Tumorwachstum.
Zu **(2):** Eine **homonyme Hemianopsie** (gleichsinniger Gesichtsfeldausfall, d. h. nur rechte oder linke Gesichtsfeldabschnitte beider Augen betreffend) kommt vor bei Schädigungen jenseits des Chiasma opticum: Tractus opticus, Sehstrahlung und Sehzentrum der Hirnrinde. Neben Druckschädigungen durch Tumoren (v. a. Parietal- und Okzipitalbereich) gehören ischämische Schädigungen zu den häufigsten Ursachen homonymer Hemianopsien.

F95

Frage 11.24: Lösung B

In der oberen Bildreihe ist eine selektive Angiographie der linken A. carotis interna dargestellt. Aus Ästen der A. cerebri media ist bereits früharteriell ein flächiges Areal mit Hyperperfusion zu erkennen. In der unteren Bildreihe kommt dann die venöse Phase zur Darstellung, bei der eine kräftige Vene in den Sinus sagittalis superior einmündet. Die Angiographie ist typisch für ein arteriovenöses Angiom.

H97

Frage 11.25: Lösung C

Hirngefäßaneurysmen kommen an allen Abschnitten des **Circulus arteriosus Willisii** vor. Bevorzugt sind jedoch die sackförmigen Ausweitungen der Arterien an den Gefäßverzweigungen bzw. Astabgängen lokalisiert. Wegen der dünnen Aneurysmawand besteht eine besondere Gefahr der spontanen Ruptur **(Subarachnoidalblutung)**.
Zu **(A):** Die **A. carotis interna** verläuft in der mittleren Schädelgrube S-förmig **(Karotissyphon)** im Sulcus cavernosus. Aneurysmen kommen hier am zweithäufigsten vor.
Zu **(B):** Die **A. cerebri media** bildet die Fortsetzung der A. carotis interna. Aneurysmen sind – entsprechend der Zeichnung – meist an der Bifurkation lokalisiert.
Zu **(C):** Die **A. communicans anterior** verläuft zwischen den Aa. cerebri anteriores. Es handelt sich um die häufigste Lokalisation von intrakraniellen Aneurysmen.
Zu **(D):** Die **A. basilaris** entsteht als Basisarterie des Hirnstammes aus der Vereinigung der beidseitigen

Aa. vertebrales (unterer Bildanteil). Wegen der problematischen Lokalisation sind Aneurysmen der A. basilaris besonders gefürchtet.
Zu **(E):** Die **A. communicans posterior** verbindet auf jeder Seite die A. cerebri posterior mit der A. cerebri media.

H97

Frage 11.26: Lösung B

Siehe Kommentar zu Frage 11.25.

F01

Frage 11.27: Lösung C

Zerebrale Krampfanfälle und Hirnleistungsschwäche sind häufige Symptome des intrakraniellen **Angioms**. Auf der Abbildung ist ein Gefäßknäuel mit unterschiedlich großen Gefäßen zu erkennen. Dieses Gefäßkonvolut besteht aus arteriovenösen Kurzschlussverbindungen und ist typisch für das **arteriovenöse Angiom**. Wie im vorliegenden Fall sind die Gefäßmissbildungen meist an der Hemisphärenoberfläche lokalisiert. Die arteriovenösen Kurzschlüsse führen zum **Steal-Phänomen** mit Minderversorgung des Hirnparenchyms bis hin zum ischämischen Insult. Die übrigen genannten Tumoren erscheinen als solide Raumforderungen.

H95

Frage 11.28: Lösung B

Die Abbildung zeigt eine Angiographie der A. carotis interna mit glatt begrenzter Kontrastmittelausweitung an der Teilungsstelle zur A. cerebri anterior und A. cerebri media.
Zu **(A)** und **(C):** Ein Kontrastmittelextravasat ist in der Regel nicht so glatt begrenzt wie bei einem Aneurysma. Außerdem ist die Lokalisation nicht retroorbital und nicht im Bereich der A. ophthalmica, wie im seitlichen Strahlengang zu erkennen ist.
Zu **(D):** Bei einer arterio-venösen Missbildung handelt es sich um ein Konglomerat von Kurzschlüssen zwischen Arterien und Venen. Im Gegensatz zum Aneurysma ist die Missbildung nicht glatt begrenzt.
Zu **(E):** Ein vollständig thrombosiertes Aneurysma stellt sich angiographisch nicht mehr dar. Gelegentlich finden sich Wandverkalkungen.

H93

Frage 11.29: Lösung C

Die Abbildung zeigt eine partielle Einklemmung des Kleinhirns in das Foramen magnum mit beginnender Kompression der Medulla oblongata. Ursache ist meistens eine Raumforderung in der hinteren Schädelgrube. Klinisch kommt es neben der Paraparese zum Atemstillstand.

H90 **!**

Frage 11.30: Lösung B

Es werden **4 Stadien** der zerebralen Insuffizienz unterschieden:
Stadium I:
Asymptomatische Stenose bzw. Verschluss.
Stadium II:
Transitorisch ischämische Attacke (TIA)! Diese ist durch eine Minute bis längstens 24 h dauernde neurologische Symptomatik gekennzeichnet. Es kommt zu einer vollständigen Restitution.
Stadium III:
Progredienter „zerebraler Insult" mit über Stunden oder Tage persistierenden oder langsam zunehmenden Herdausfällen **(PRIND:** prolongiertes reversibles ischämisches neurologisches Defizit).
Stadium IV:
Postapoplektischer Endzustand

F94

Frage 11.31: Lösung B

Die Computertomographie des Gehirns zeigt ein **hypodenses** Areal im gesamten Versorgungsgebiet der **A. cerebri media** links mit Verlagerung der Mittellinie. Entsprechend der klinischen Symptomatik mit **Hemiplegie rechts** und zunehmender Eintrübung handelt es sich um einen massiven Hirninfarkt.
Zu **(E):** Die **intrazerebrale Blutung** ist im CCT durch **hyperdense** Areale gekennzeichnet.

H01 F94

Frage 11.32: Lösung A

Zu **(A):** Bei Verschlüssen der Aa. lenticulostriatae, Ästen der A. cerebri media, die für die Blutversorgung der Capsula interna verantwortlich sind, kommt es zu einer **Lähmung vom Typ Wernicke-Mann**. Sie ist gekennzeichnet durch eine kontralaterale spastische Hemiparese mit

- Beugung des Armes im Ellenbogengelenk
- Pronation des Unterarmes
- Streckhaltung des Beines
- Spitzfußstellung
- einer nach auswärts gerichteten Zirkumduktion des Beines beim Gehen

Zu **(B):** Unter dem Begriff **zerebellare Ataxie** können alle Erscheinungen, die Folge einer im Kleinhirn gestörten Bewegungskoordination sind, zusammengefasst werden. Es wird hierbei eine Rumpfataxie von einer Stand- und Gangataxie unterschieden. Typische Symptome sind eine **Dysmetrie** (Bewegungen können nicht richtig abgemessen werden), **Hypermetrie** (Bewegungen schießen über das Ziel hinaus), **Dysdiadochokinese** (rasches Zusammenspiel von antagonistischen Muskeln gelingt nicht) sowie ein **Intentionstremor** (im Gegensatz zum Ruhetremor des Parkinson-Kranken).

Zu **(C):** Bei der **Syringomyelie** handelt es sich um eine heterogene Gruppe von Erkrankungen, die zumeist angeboren sind, aber auch posttraumatisch entstehen. Kennzeichnend ist eine **Höhlenbildung im dorsalen Rückenmarksgrau**, die v. a. im Bereich des Zervikalmarks vorkommt. Symptome können diffuse Schulter-Arm-Schmerzen, dissoziierte Empfindungsstörungen, trophische Störungen, periphere Lähmungen, aber auch spastische Paresen sein.
Zu **(D):** Das **Reye-Syndrom** ist gekennzeichnet durch eine akute Enzephalopathie in Kombination mit einer diffusen Leberverfettung v. a. im Kindesalter. Es kommt zu Hirndruckzeichen, Hirnstammsymptomen, Hyperventilation mit respiratorischer Alkalose sowie einer Erhöhung der Transaminasen und des Ammoniaks im Serum. Die Pathogenese ist unklar, es wird jedoch gehäuft nach Virusinfektionen und Salicylatgabe beobachtet **(kein Aspirin bei kleinen Kindern!).**
Zu **(E):** Beim **Wermer- Syndrom** handelt es sich um eine familiäre Endokrinopathie mit Vorkommen multipler Adenome v. a. in Nebenniere, Pankreas, Hypophyse, Nebenschilddrüse und Schilddrüse in Kombination mit multiplen Lipomen. Die Manifestation erfolgt meist im Erwachsenenalter durch verschiedene hormonelle Funktionstörungen, wie z. B. prim. Hyperparathyreoidismus oder Hyperinsulinismus.

H01 !

Frage 11.33: Lösung E

Die Bildbeilage zeigt ein **Nativ-CT des Schädels**. Das Bild zeigt **Hyperdensitäten** des Subarachnoidalraumes sowie im Bereich des Frontalhirns. Da die Untersuchung ohne Kontrastmittel durchgeführt wurde, muss es sich hierbei um frisches Blut handeln (A), (B). Da die Patientin ohne äußeren Anlass bewusstlos wurde, sollte an ein **rupturiertes Aneurysma** gedacht werden. Aufgrund der frontalen Einblutung sowie der nachgewiesenen Blutung im Subarachoidalraum ist ein Aneurysma der A. communicans anterior denkbar (D). Dieses kann durch eine Angiographie nachgewiesen werden (C).

F96 H89 !

Frage 11.34: Lösung D

Die **Subarachnoidalblutung** (siehe auch Lerntext „Subarachnoidalblutung" XI.4) führt zur Tamponierung der äußeren Liquorräume mit nachfolgender Störung der Liquorzirkulation und -resorption. Der konsekutive Anstieg des intrakraniellen Druckes behindert den venösen Abfluss und führt unbehandelt **nach mehreren Tagen** zu einem diffusen Hirnödem. Eine **Stauungspapille** entsteht nach mehreren Stunden bis Tagen infolge eines progredienten Hirndrucks. Eine Stauungspapille, die sich innerhalb von 1 – 2 Stunden entwickeln soll, ist kaum vorstellbar, da diese bei einem perakuten Anstieg des intrakraniellen Druckes ausbleibt.

Subarachnoidalblutung — XI.4

Die **Subarachnoidalblutung** beruht fast immer auf der plötzlichen Ruptur eines basalen **Aneurysmas.**
Folgende **Symptome**, in der Regel aus völliger Gesundheit heraus, stehen im Vordergrund:

- Plötzlich einsetzender, heftiger Kopfschmerz, hauptsächlich im Nackenbereich, aber auch in der Stirnregion
- Übelkeit und Erbrechen
- Bewusstseinsstörungen
- Meningismus
- Evtl. zentral-vegetative Regulationsstörungen (Anstieg von Temperatur und Blutdruck u. a.)

Des Weiteren können neurologische Herdsymptome vorliegen, die ggf. Rückschlüsse auf die Lokalisation der Blutungsquelle zulassen. Die Diagnose erfolgt durch Nachweis blutigen Liquors bzw. durch CT.
Therapie: Strengste Bettruhe mit flachgelagertem Kopf, evtl. Eisblase zur Linderung der Kopfschmerzen, Gabe von Sedativa und Analgetika. Zur Druckentlastung wird der Liquor regelmäßig täglich oder jeden 2. Tag abgelassen (20 ml).
Hinsichtlich häufiger Rezidivblutungen mit hoher Mortalität ist alsbald eine Operation zur Beseitigung der Blutungsquelle in Erwägung zu ziehen. Aufgrund unbefriedigender Ergebnisse bei Spätoperationen im symptomfreien Intervall (8 – 14 Tage oder noch später) wird zunehmend die **Frühoperation** innerhalb der ersten 48 Stunden durchgeführt. 50% der Nichtoperierten sterben in den ersten 4 Wochen nach der Ruptur in den meisten Fällen durch Rezidivblutungen. Operationsmethode der Wahl ist die Unterbindung des Aneurysmas durch Clips nach vorheriger Angiographie. Breitbasig aufsitzende Aneurysmen können durch Muskelgewebe abgedeckt werden.

F95 !!

Frage 11.35: Lösung A

Blutungen aus der **A. meningea media** führen zum **epiduralen Hämatom.**
Zu **(B):** Das **subdurale Hämatom** entsteht gewöhnlich durch verletzte Brückenvenen.
Zu **(C):** Beim **Kephalhämatom** handelt es sich um einen Bluterguss im Bereich der Kopfschwarte zwischen Knochen und Periost.

Zu **(D): Intrazerebrale Hämatome** entstehen durch Einblutungen in kontusioniertes Hirngewebe ohne spezifische Blutgefäßbeteiligung.
Zu **(E):** Die **Subarachnoidalblutung** beruht fast immer auf der plötzlichen Ruptur eines basalen **Aneurysmas.**

F96 **!**

Frage 11.36: Lösung B

Auf der Abbildung ist im Bereich des **Os temporale** eine Frakturlinie zu erkennen, die bei diesem schräg-horizontalen Verlauf die **A. meningea media** kreuzt und in typischer Weise verletzen kann. Folge ist eine Blutung mit rasch progredientem **epiduralen Hämatom.**
Zu **(A):** Eine **Liquorfistel** entsteht bei einer offenen Schädelbasisfraktur mit Gefahr der Meningitis.
Zu **(C):** Bei einer **otogenen Meningitis** handelt es sich um eine vom Ohr ausgehende Entzündung der Hirnhäute z.B. nach akuter Otitis media.
Zu **(D):** Die **wachsende Fraktur** entsteht als Spaltbruch am wachsenden Schädel. Hierbei kommt es unter Eröffnung der Liquorräume zur Periostabhebung und **Verbreiterung** des Bruchspaltes mit zunehmendem Schädelwachstum. In der Folge entsteht oft eine traumatische Meningo- oder Zephalozele.
Zu **(E):** Ein posttraumatischer Verschluss der A. meningea media mit nachfolgendem ischämischen Insult ist zwar theoretisch infolge einer Gefäßwandschädigung (Hämatom) möglich, praktisch jedoch unwahrscheinlich. Am häufigsten ist die Verletzung mit akuter Blutung.

H98 F97 **!!**

Frage 11.37: Lösung C

Das Computertomogramm (CT) zeigt eine **hyperdense**, bikonvex konfigurierte Raumforderung im temporoparietalen Bereich. Es ist bereits zu einer erheblichen Verlagerung der Mittellinie gekommen. Es ist das typische Bild eines **akuten epiduralen Hämatoms**, das nahezu ausschließlich durch eine Verletzung der A. meningea media entsteht. Auch die Anamnese mit kurzer Bewusstlosigkeit, Wiedererwachen (freies Intervall) und erneuter Eintrübung spricht für ein akutes epidurales Hämatom. Therapeutisch ist die **sofortige** operative Entlastung durchzuführen.
Zu **(1):** Eine venöse Blutung (z.B. **akutes subdurales Hämatom**) führt auch zu einer hyperdensen Raumforderung, die jedoch flächenhafter **(sichelförmig)** ausgeprägt ist. Bei den Patienten besteht gewöhnlich eine primär anhaltende Bewusstlosigkeit. Die Prognose ist auch bei rascher Hämatomentleerung ungünstiger als beim epiduralen Hämatom.

Zu **(4):** Typisch bei der **Subarachnoidalblutung** ist der plötzlich einsetzende (unabhängig von einem Trauma), heftige Kopfschmerz, vor allem im Nackenbereich, aber auch in der Stirnregion. Ursache ist fast immer eine **Ruptur eines basalen Aneurysmas**. Die Computertomographie zeigt die Einblutungen meist als **hyperdense Strukturen** in den basalen Zisternen und übrigen subarachnoidalen Liquorräumen. Intraventrikuläre Blutungen und intrazerebrale Hämatome kommen vor. Im Zweifelsfall erfolgt die Diagnose durch Lumbalpunktion mit Nachweis **blutigen Liquors.**

F97 F86 **!!**

Frage 11.38: Lösung D

Das Computertomogramm (CT) zeigt eine **hyperdense**, bikonvex konfigurierte Raumforderung im temporoparietalen Bereich links. Es ist bereits zu einer erheblichen Verlagerung der Mittellinie und zu einer Ventrikelkompression gekommen. Es ist das typische Bild eines **akuten epiduralen Hämatoms**, das nahezu ausschließlich durch eine Verletzung der A. meningea media entsteht.
Therapeutisch ist die **sofortige** operative Entlastung durchzuführen.
Zu **(A):** Bei einem **chronisch subduralen Hämatom** handelt es sich meist um eine **hypodense** Raumforderung. Gemischte Dichte und hyperdense Areale sind jedoch möglich. Chronisch subdurale Hämatome entstehen aus verletzten Brückenvenen. Sie treten gehäuft bei älteren Menschen auf.
Zu **(B):** Das **akute subdurale Hämatom** zeigt sich zwar auch als **hyperdenses** Areal, welches jedoch flächenhafter (sichelförmig) ausgeprägt ist. Es kann die gesamte Hemisphäre betroffen sein.
Zu **(C):** Beim **akuten intrazerebralen Hämatom** sind die Blutungen häufig erst nach 1–2 Tagen im CT erkennbar. In der Regel handelt es sich um Einblutungen in kontusioniertes Hirngewebe. Sie sind je nach Ausprägung und Zeitpunkt von unterschiedlicher Dichte. Die primären Hämatome sind als unmittelbare Verletzungsfolge, vor allem in den basalen Anteilen des Frontal- und Temporalhirns, lokalisiert. Sie können in die Seitenventrikel einbrechen. Auch Kombinationsverletzungen mit Subarachnoidalblutung oder akutem subduralen Hämatom kommen vor.
Zu **(E):** Die **Echinokokkose** ist durch eine auffällige **Zystenbildung** charakterisiert. Die Zysten haben im CT liquoräquivalente Dichtewerte. Das zentrale Nervensystem ist bei der Echinokokkose in 1–5% der Fälle befallen.

H91 !

Frage 11.39: Lösung C

Die kraniale Computertomographie (CCT) zeigt ein deutlich ausgeprägtes linksseitiges hypodenses Areal mit Verlagerung des Ventrikelsystems nach rechts. In Verbindung mit Anamnese und klinischem Befund handelt es sich um ein **chronisch subdurales Hämatom.**

Zu **(A):** Das **epidurale Hämatom** entsteht fast ausschließlich durch Verletzungen der A. meningea media. Folglich kommt es in der Regel nach wenigen Stunden zur klinischen Symptomatik. Im CCT kommt es zu einem hyperdensen Areal.

Beim **subduralen Hämatom** handelt es sich um eine Blutansammlung im Subduralraum zwischen Dura und Arachnoidea. Blutungsquellen sind in den meisten Fällen *zerrissene Brückenvenen.* Dem zeitlichen Ablauf entsprechend werden 2 Formen unterschieden:

1. Das **akute** subdurale Hämatom entsteht nach Rindenkontusion. Die meist gemischt arteriell-venösen Blutungen führen innerhalb von Stunden bis Tagen zur bedrohlichen Symptomatik.
2. Das **chronische** subdurale Hämatom entwickelt sich erst nach Wochen, Monaten oder Jahren. Der Hirndruck wird dabei weniger durch die Blutung, sondern mehr durch eine osmotisch bedingte Flüssigkeitsvermehrung verursacht.

Therapie: Trepanation.

F94

Frage 11.40: Lösung B

Zu **(1):** Der Nachweis von intrakranieller Luft **(Pneumatozephalus)** ist ein sicherer Hinweis auf eine offene Schädelhirnverletzung.

Zu **(2):** Die **Nasoliquorrhö** ist ebenfalls ein sicheres Zeichen einer offenen Schädelbasisfraktur.

Zu **(3):** Durch Verletzung der frontobasalen Nebenhöhlen kann es zum Pneumatozephalus kommen.

Zu **(4):** Eine **posttraumatische Meningitis** als Folge einer offenen Schädel-Hirn-Verletzung führt in der Regel nicht zum Pneumatozephalus.

F92

Frage 11.41: Lösung C

Im Bereich der **Siebbeinzellen** und der **Lamina cribrosa** ist der Knochen extrem dünn und folglich besonders vulnerabel. Die Dura liegt dem Knochen in diesem Bereich sehr eng an und wird bei Frakturen immer mitverletzt (siehe auch Lerntext „Schädelfrakturen“ XI.5).

F00

Frage 11.42: Lösung C

Bei den metalldichten Fremdkörpern handelt es sich offensichtlich um Schrotkugeln.

Schädelfrakturen — **XI.5**

Bei den **Schädelfrakturen** unterscheidet man nach dem Bruchmechanismus *Biegungsbrüche* durch umschriebene Gewalteinwirkung von *Berstungsbrüchen,* die durch Kompression des gesamten Schädels verursacht werden. Anatomisch können *linienförmige* Frakturen (Spalt-, Fissurbrüche) von *Defektbrüchen* (Impressions-, Splitter- und Lochbrüche) abgegrenzt werden.

Ferner unterteilt man in *offene* und *gedeckte* Schädelknochenverletzungen.

Bei offenen Schädelfrakturen findet man neben einer Zerreißung der Schädelweichteile und des Schädelknochens eine Ruptur der Dura mater und der weichen Hirnhäute. Dadurch können leicht pathogene Keime von der Außenwelt ins Schädelinnere eindringen. Deshalb muss **möglichst bald jede offene Fraktur operativ versorgt werden.**

Wichtig ist, dass alle Fremdkörper und Knochenfragmente aus der Hirntrümmerzone entfernt werden.

Dann wird die Duralücke mit einem Galea-Periostlappen oder einem Faszienlappen verschlossen und die Schädelhaut über dem Knochendefekt vernäht. Der Knochendefekt wird erst nach 3 Monaten plastisch gedeckt.

Schädelbasisbrüche können *frontobasal* oder *laterobasal* liegen und werden bei Zerreißung der Dura mater auch als offene Frakturen angesehen. Dabei kann sich aus Nase **(Rhinoliquorrhö)** bei den frontalen und aus den Ohren **(Otoliquorrhö)** bei den lateralen Frakturen Liquor entleeren. Im Falle von nasaler Liquorrhö tritt fast immer eine aufsteigende Infektion mit Meningitis auf. Um bei einer nicht blutigen Sekretion aus der Nase die Diagnose einer Liquorrhö zu sichern, kann man im Sekret den Zucker bestimmten. Liegt Liquor vor, ist die Probe zuckerpositiv (etwa 50–70% des Blutzuckers), andernfalls negativ.

Um eine aufsteigende Infektion bei frontobasalen Brüchen zu vermeiden, ist ein sofortiger operativer Verschluss der Liquorfistel zu erreichen. Laterobasale Frakturen mit Liquorrhö aus den Ohren brauchen häufig nicht operativ versorgt zu werden, da sich die Fisteln spontan schließen und Infektionen selten sind.

F88

Frage 11.43: Lösung D

Bei einem **erhöhten Hirndruck** führt eine Lumbalpunktion zu einer Hirneinklemmung infolge einer Verstärkung des kraniospinalen Druckgefälles. Der Kunstfehler verläuft nicht selten tödlich.

! **Merke:** Vor einer Lumbalpunktion Ausschluss eines erhöhten Hirndrucks durch Augenhintergrundspiegelung (Stauungspapille!)

F01 H95

Frage 11.44: Lösung B

Beim **Mittelhirnsyndrom** sind einige Hirnstammreflexe noch erhalten (z.B. Korneal- und Würgereflex). Vestibulo-okulärer und okulo-zephaler Reflex sind schwach und diskonjugiert auslösbar. Die Pupillen sind ein- oder beidseits mittelweit. Die Lichtreaktion ist unausgiebig oder fehlt. Erst das **Bulbärhirnsyndrom** ist durch Ausfall sämtlicher Hirnstammreflexe charakterisiert.

Intrakranielle Drucksteigerung — XI.6

Das klinische Erscheinungsbild einer **intrakraniellen Drucksteigerung** ist vielfach durch Lokalsymptome geprägt, die von der Lokalisation des Prozesses bestimmt werden.
Allgemeine **Frühsymptome:**
Kopfschmerzen, Übelkeit, Erbrechen, Schwindel und Stauungspapille. Auch psychische Störungen wie psychomotorische Verlangsamung, Dysphorie, Apathie und fortschreitende Vigilanzbeeinträchtigung kommen vor. Nicht selten wird gehäuftes Gähnen und/oder ein Singultus beobachtet.
Ein weiter fortschreitender Hirndruck führt zur Entwicklung einer bedrohlichen **oberen Einklemmung** (Tentoriumschlitz), die sich durch eine ein- oder doppelseitige Mydriasis aufgrund einer inneren Okulomotoriusparese (Druck der Nerven gegen die Clivuskante) zu erkennen gibt. Ein- oder doppelseitige Abduzensparese (Druck gegen die Felsenbeinkante) sowie konjugierte Blicklähmungen können erste Zeichen einer Mittelhirnalteration sein. Im weiteren Verlauf entwickeln sich Lähmungen der Extremitäten zunächst ipsilateral infolge Quetschungen der kontralateralen Hirnschenkel, dann beidseitig bis zur Tetraplegie. Durch Druck der A. cerebri posterior gegen die Tentoriumkante können Sehstörungen auftreten.
Das **komplette Mittelhirnsyndrom** zeigt dann die Symptome der Enthirnungsstarre: Streckspasmen der Extremitäten (nicht selten mit Opisthotonus), gesteigerte Eigenreflexe, pathologische Reflexe, vegetative Reaktionen (Tachykardie, Blutdruckerhöhung, Maschinenatmung, gesteigerte Schweißsekretion, Temperaturschwankungen).
Ein rasches Fortschreiten der vegetativen Störungen prägt insbesondere das klinische Bild der unteren Einklemmung im Foramen occipitale magnum. Zum präfinalen Stadium der Hirndrucksteigerung gehören dann tiefe Bewusstlosigkeit sowie maximal erweiterte und reaktionslose Pupillen.
Anmerkung: Bei einer rasch fortschreitenden Hirndrucksteigerung, z.B. beim akuten epi- oder subduralen Hämatom, muss **unverzüglich** der Schädel zur Druckentlastung trepaniert werden.

H96

Frage 11.45: Lösung D

Auf der Abbildung ist ein **Exophthalmus** mit Konjunktivitis und ödematöser Schwellung der Bindehaut (**Chemosis**) zu erkennen. In Verbindung mit dem vorausgegangenen Schädel-Hirn-Trauma und dem pulssynchronen Geräusch, das auch auskultierbar ist, besteht kaum Zweifel an der Diagnose einer **Carotis-Sinus-cavernosus-Fistel**. Dieser arterio-venöse Kurzschluss entsteht insbesondere bei Basisfrakturen im intrakavernösen Bereich der A. carotis interna. In diesem Abschnitt verläuft die Arterie nach ihrem Durchtritt durch die Schädelbasis ein kurzes Stück durch den Sinus cavernosus. Folge des arteriellen Einstroms in die V. ophthalmica ist der pulsierende Exophthalmus. Eine fortschreitende Optikusatrophie kann über eine progrediente Sehstörung zur einseitigen Erblindung führen. Die Sicherung der Diagnose erfolgt angiographisch. **Therapie:** Okklusion durch interventionelle Neuroradiologen oder neurochirurgisches Vorgehen (Ligatur der zuführenden Gefäße etc.).
Zu **(A):** Die A. ophthalmica versorgt als Ast der A. carotis interna den Augapfel. Bei einer Verletzung droht die Erblindung.
Zu **(B):** Bei einer **Subarachnoidalblutung** sind plötzlich einsetzende heftige Nacken- und Hinterkopfschmerzen mit Nackensteifigkeit typisch. Ursache ist gewöhnlich die Ruptur eines basalen Aneurysmas.
Zu **(C):** Eine **Aneurysmablutung** kann je nach Intensität zu sehr unterschiedlichen Symptomen führen. Von leichten Kopfschmerzen bis hin zur raschen Bewusstseinstrübung und nachfolgendem tiefen Koma, falls die Blutung nicht durch die Arachnoidea (B) und Pia mater aufgehalten wird (z.B. intrazerebrale Massenblutung).
Zu **(E):** Bei einer **Mukozele** handelt es sich um eine durch Abflussbehinderung verursachte Schleiman-

sammlung in einem vorgebildeten Hohlorgan. Im Kopfbereich ist am häufigsten die **Stirnhöhle** betroffen. Neben geringem Kopfdruck kommt es gelegentlich zu Doppelbildern. Der Bulbus wird nach lateral und vorn verdrängt, sodass ein Exophthalmus entstehen kann. Chemosis und pulssynchrones Geräusch fehlen.

H94

Frage 11.46: Lösung B

Es ist ein Tumor innerhalb der Dura zu erkennen, der das Rückenmark verdrängt, jedoch nicht infiltriert (extramedullär).

H94

Frage 11.47: Lösung C

In der Zeichnung ist ein extraduraler Tumor abgebildet, der das Rückenmark einschließlich Dura komprimiert.

H94

Frage 11.48: Lösung A

Die Abbildung zeigt einen im Rückenmark lokalisierten (intramedullären) Tumor.

H94

Frage 11.49: Lösung E

Es handelt sich um einen **mediolateralen Bandscheibenprolaps** mit Kompression der Spinalnerven und des Rückenmarks. Der Begriff „dorsaler" Bandscheibenvorfall ist eher ungewöhnlich, zeigt jedoch korrekt die Richtung des Prolapses an (siehe auch Lerntext „Bandscheibenprolaps" XI.7).

H01

Frage 11.50: Lösung E

Zu **(E):** Auf dem **MRT-Bild** ist eine **intraspinale**, soweit erkennbar, jedoch **extramedulläre Raumforderung**, die kranial am Unterrand des Atlas beginnt und kaudal bis zur Oberkante von HWK 4 reicht dargestellt. Ein Tumor dieser Lokalisation und Ausdehnung wird zu einer Affektion sowohl der oberen als auch der unteren Extremitäten führen.

F01

Frage 11.51: Lösung C

Bei der **zervikalen Myelopathie** kommt es vor allem in den unteren Abschnitten der Halswirbelsäule zur Degeneration der Bandscheiben mit konsekutiver Höhenminderung der Zwischenwirbelräume. Hierdurch werden reaktive degenerative Veränderungen der Wirbelkörper ausgelöst, die wiederum den Spinalkanal einengen und das Rückenmark schädigen. Der Spinalkanal kann außerdem direkt durch Vordringen der degenerierten Bandscheibe nach dorsal eingeengt werden. Auch können die ständigen Irritationen der arteriellen Blutversorgung zu passageren Ischämien führen.
Zu **(A):** Bei der **Syringomyelie** handelt es sich um ein ätiologisch und morphologisch uneinheitliches Rückenmarksleiden. Im Vordergrund stehen **zystische Höhlenbildung** im dorsalen Rückenmarksgrau, ausgeprägte (Höhlen-) Randgliose, Zerstörung des Rückenmarkgewebes und pathologische **Erweiterung des Zentralkanals**.
Zu **(B):** Die **Myelitis disseminata** ist eine Entzündung des Rückenmarks. Die akute Form verläuft meist als **Enzephalomyelitis**.
Zu **(D):** Beim **Klippel-Feil-Syndrom** handelt es sich um eine familiär erbliche Entwicklungsstörung durch frühembryonale Verschmelzung der Halswirbel mit **Kurzhals**, Tiefstand der Ohren und Nackenhaargrenze etc.

F99 !

Frage 11.52: Lösung E

Ependymome gehören zu den **Gliomen**, die aus dem Stützgewebe (Glia) hervorgehen. Das **Filum terminale** („Endfaden des Rückenmarks") besteht hauptsächlich aus Gliazellen.
Ependymome im Bereich des Filum terminale können durch Wachstum die **Cauda equina** tangieren und zu **Blasen-** und **Mastdarmstörungen** führen. Therapeutisch steht die operative Entfernung im Vordergrund. Je nach Befund ist eine Nachbestrahlung (bei malignen Formen) erforderlich.

F99 !

Frage 11.53: Lösung B

Aneurysmen der Hirngefäße sind bevorzugt an der Hirnbasis lokalisiert **(Basilarisaneurysmen)**. Wegen der dünnen Aneurysmawand besteht immer die Gefahr einer spontanen **Ruptur**. Aufgrund der Nähe zu den Liquorräumen der Hirnbasis kommt es bei der Ruptur typischerweise zu einer **Subarachnoidalblutung**. Hauptsymptom ist der plötzlich einsetzende heftige Kopfschmerz.
Zu **(A):** Ein **Horner-Syndrom** (Ptosis, Myosis, Enophthalmus) entsteht z.B. infolge Infiltration des N. sympathicus durch **Mediastinaltumoren.**
Zu **(C)** und **(D):** Anosmie (Aufhebung der Geruchswahrnehmung) und Parese des N. vestibulocochlearis können bei entsprechender Lokalisation zerebraler Tumoren auftreten.

F97 !

Frage 11.54: Lösung D

Beim **Bandscheibenvorfall** sind am häufigsten die Segmente L5/S1 betroffen. Im Vordergrund der Symptomatik steht der Schmerz (1). Typisch ist die Schmerzverstärkung bei Stauchungen der Wirbelsäule, Niesen, Husten, Pressen etc. Oft besteht Bewegungseinschränkung mit fixierter Fehlhaltung (Ischiasskoliose).

Zu **(2):** Eine pathologische Reflexsteigerung beruht auf einer Unterbrechung der hemmenden zentralen Efferenzen (Tractus corticospinalis), die am α-Motoneuron wirken. Vorkommen bei Schädigungen des Tractus corticospinalis (Pyramidenbahn).

Zu **(3)** und **(4):** Bei der Wurzelschädigung **L5** kommt es zur Großzehenheberschwäche. Im fortgeschrittenen Stadium entsteht eine Fußheberparese. Der Tibialis-posterior-Reflex ist erloschen. Die Wurzelkompression **S1** führt zu einer Parese der Plantarflexoren (Fußsenkerschwäche) mit Verlust des Zehenstands. Der Achillessehnenreflex ist abgeschwächt oder erloschen.

H00

Frage 11.55: Lösung D

Zu **(D):** **Strumpfförmige Hypästhesien** sind typische Zeichen einer **Polyneuropathie.**

Zu **(A):** Gefühlsstörungen an der **lateralen Fußkante** können einer Kompression in Höhe S_1 zugeordnet werden (Endast des N. suralis).

Zu **(B):** Das **Lasègue-Zeichen** ist positiv, wenn beim liegenden Patienten durch Hüftbeugung des gestreckten Beins im Hüftgelenk Schmerzen in Gesäß und Oberschenkel der betroffenen Seite ausgelöst werden können. Ein positiver Befund findet sich u.a. bei lumbalen Bandscheibenvorfällen und dem Ischias-Syndrom.

Zu **(C):** Eine Abschwächung oder gar ein Ausfall des **Achillessehnenreflexes** kann einer Kompression Höhe S_1 zugeordnet werden (N. tibialis).

Zu **(E):** Eine **Abschwächung der Fußaußenrandhebung** (Pronation) findet sich v.a. bei Kompression in Höhe S_1 (N. peronaeus communis).

H00

Frage 11.56: Lösung E

Eine absolute Operationsindikation besteht beim **Kauda-Syndrom** mit Blasen- und Mastdarmstörungen, da sonst mit irreversiblen Paresen und Retentio urinae zu rechnen ist.

H99 !

Frage 11.57: Lösung C

Die heftigen Schmerzen im Bereich der unteren Lendenwirbelsäule mit Ausstrahlung in den rechten Fußrücken und in die rechte Großzehe sind auf eine Wurzelirritation oder -kompression zurückzuführen. Aufgrund des akuten Ereignisses nach Heben eines schweren Koffers ist ein **Bandscheibenprolaps** (Vorfall) oder **Protrusion** (Vorwölbung) als Ursache am wahrscheinlichsten. Die Verstärkung des Schmerzes beim Husten ist typisch für den Bandscheibenvorfall.

Zu **(A):** Die Schmerzen bei der Bandscheibenprotrusion der Wurzel **L4** strahlen vom lateralen Oberschenkel über den medialen Unterschenkel zum medialen Knöchel.

Zu **(B):** Bei der **Spondylolisthesis** (Wirbelgleiten) handelt es sich um ein Abgleiten eines Wirbelkörpers nach vorn. Häufig bestehen keine oder nur geringgradige Beschwerden. Diese sind meist chronisch und können bei stärkerem Abgleiten eine **Ischialgie** verursachen. Bei einer lumbosakralen Spondylolisthesis ist die Wurzel **S1** betroffen, mit möglichen Schmerzen im Bereich der Hinterseite des Ober- und Unterschenkels bis zum lateralen Fußrand und Kleinzehenbereich.

Zu **(D):** Der Begriff „Anstrengungs-Lumboischialgie“ ist nicht eindeutig zu fassen. Im vorliegenden Fall gibt es eine konkrete Diagnose.

Zu **(E):** Ein großes **Sequester** kann 2 Wurzeln irritieren, sodass diagnostische Schwierigkeiten entstehen können. Ansonsten Symptomatik wie unter (A).

H99 !

Frage 11.58: Lösung E

Bei der Wurzelirritation **L5** kommt es typischerweise zur **Großzehenheberschwäche**. Im fortgeschrittenen Stadium entsteht eine Fußheberparese.

Zu **(A)** und **(B):** Beim **Babinski-Zeichen** handelt es sich um einen pathologischen Reflex mit Dorsalflexion der Großzehe beim Bestreichen des lateralen Fußsohlenrandes. Es tritt bei Schädigung der **Pyramidenbahn** auf.

Zu **(C):** Beim **Kremasterreflex** kommt es zur Kontraktion des M. cremaster mit Hochzug des Hodens nach Bestreichen der proximalen Innenseite des Oberschenkels. Es ist ein normaler Reflex. Die spinale Lokalisation liegt bei **L1** und **L2**.

Zu **(D):** Eine **Hypästhesie** im Bereich der Innenseite des linken Oberschenkels kommt bei Irritation der linken Wurzel **L3** vor.

H99 !

Frage 11.59: Lösung E

Ein spinales **Computertomogramm** oder eine **Magnetresonanztomographie** sind diagnostische Methoden der Wahl beim Verdacht auf ein spinales Ereignis.

Bandscheibenprolaps — XI.7

Beim Bandscheibenprolaps sind am häufigsten die Segmente L5/S1 betroffen, gefolgt von L4/L5 und L3/L4.

Ist der Faserring bis zum Längsband vollständig zerrissen, bildet er einen Durchschlupf für Bandscheibengewebe. Nur in diesem Fall handelt es sich um einen echten Diskusprolaps.

Symptome:

Starke Schmerzen, Bewegungseinschränkungen mit fixierter Fehlhaltung (Ischiasskoliose), **positives Lasègue-Zeichen** (ausstrahlende Schmerzen ins Bein beim Anheben des im Kniegelenk gestreckten Beines). Prolabiert die Bandscheibe mehr nach ventral, so entsteht eine Kompression der Cauda equina. Beim lateralen Prolaps resultiert mehr eine Spinalwurzelkompression. Eine **Cauda-equina-Kompression** lässt sich an Störungen der Blasen- und Mastdarmfunktion (Retention) und an der sog. Reithosenanästhesie (Sensibilitätsausfall am Perineum, Anus, Skrotum und innere Oberschenkelflächen) erkennen. Bei der **Spinalwurzelkompression** lässt sich die Höhenlokalisation des Prolapses folgendermaßen bestimmen:

	L4	L5	S1
Hypästhesie	Innenseite des U-Schenkels, medialer Fußrücken, Großzehe	Außenseite des O- und U-Schenkels, Fußrücken, 2.–4. Zehe	Hinter- und Außenseite des O- und U-Schenkels, Ferse, Kleinzehe
Reflexe	normal	normal	Achillessehnenreflex abgeschwächt
Motorik	Schwäche von M. tibialis ant. und M. quadriceps	Großzehenheberschwäche, evtl. Fersenstand möglich	Plantarflexorenparese (Stehen auf Fußspitze nicht möglich)

Die Sicherung der **Diagnose** eines Bandscheibenvorfalls erfolgt durch die nichtinvasive Computertomographie oder MRT.

Therapie:

Bei therapieresistenten Schmerzen oder deutlichen neurologischen Ausfällen besteht eine Operationsindikation.

H00

Frage 11.60: Lösung D

Bei einer **lumbalen Spinalkanalstenose** kommt es zu Rücken- und Beinschmerzen sowie Kraft- und Gefühllosigkeit der Beine beim Gehen und Laufen. Die Patienten können meist ohne Schwierigkeiten Rad fahren und besser bergauf als bergab gehen. Der Grund ist die Abschwächung der Lendenlordose beim Radfahren und Bergaufgehen.

H98

Frage 11.61: Lösung C

Bei der **Myelographie** wird der Spinalkanal über eine **Lumbalpunktion** mit wasserlöslichem Kontrastmittel dargestellt. Ein raumfordernder spinaler Prozess kann hierbei exakt in seiner segmentalen Höhe, seiner Quer- und seiner Längenausdehnung festgestellt werden. Auch die Kombination mit der spinalen Computertomographie ist möglich. Mittlerweile werden jedoch viele Myelographien in der Neurochirurgie durch MRT-Untersuchungen ersetzt. Absolute Indikationen für eine Myelographie bleiben:

- Primäre und sekundäre Spinalkanalstenose
- Arachnopathie
- Funktionsmyelographie in Bewegung/Belastung
- Wurzelabriss nach zervikalen Traumen.

F96

Frage 11.62: Lösung C

Insbesondere auf der „Links-Schrägaufnahme“ ist eine deutliche Erweiterung eines Foramen intervertebrale (Zwischenwirbelloch) zu erkennen. Es handelt sich um ein typisches röntgenologisches Zeichen einer **Sanduhrgeschwulst**, die in ca. 15% aller spinalen Neurinome vom Spinalkanal durch das Foramen intervertebrale nach außen wächst. Durch die Enge des Foramens entsteht die Form einer Sanduhr. Die Neurinome gehören u.a. zum Krankheitsbild der Neurofibromatose v. Recklinghausen. Sie wachsen intradural extramedullär.

Zu **(A)** und **(B):** Interstitielle Wurzelhypertrophie und Monoradiculitis hypertrophica werden in den gängigen Lehrbüchern nicht explizit behandelt. Vorstellbar ist eine entzündliche Reaktion einer Wurzel infolge Reizung im Foramen intervertebrale. Eine Erweiterung des Zwischenwirbelloches entsteht jedoch nicht.

Zu **(D):** Eine intraspinale Metastasierung führt neben starken Rückenschmerzen in den meisten Fällen zu radikulären Syndromen. Oft liegen bereits Wirbelkörper-Destruktionen vor.

Zu **(E):** Bei der **Spondylitis tuberculosa** kommt es klinisch zur Gibbusbildung (Spitzbuckel). Radiologisch ist eine Destruktion der Deckplatten zu erkennen.

H94

Frage 11.63: Lösung C

Die Myelographie der HWS zeigt Kontrastmittelaustritte in Form sog. **Wurzeltaschen**, die typisch sind für Wurzelausrisse. Entsprechend der Anamnese entstehen Verletzungen des Armplexus vor allem bei Unfällen von Motorradfahrern.

H91

Frage 11.64: Lösung A

Der **N. peronaeus profundus** innerviert außerdem den M. extensor digit. longus und brevis. Klinisch imponiert ein **Spitzfuß** mit sog. *Steppergang.*
Zu **(B):** Der **N. peronaeus superficialis** innerviert die Mm. peronaei an der Außenseite des Unterschenkels. Bei einer Parese besteht eine **Supinationsstellung** des Fußes.
Zu **(C):** Der **N. tibialis** innerviert den M. triceps surae, M. tibialis posterior, Mm. flexor digit. et hall. long., Mm. flexor digit. et hall. brev. und kleine Fußmuskeln. Bei einer Parese bekommen die Zehen durch Überwiegen der Extensoren eine *Klauenstellung*. Der Fuß ist in **Pronationsstellung**. Zehenstand und -gang nicht möglich. Der Fuß kann nicht abgerollt werden *(Bügeleisengang).*
Zu **(D):** Der **N. ischiadicus** teilt sich in N. tibialis und N. peroneus. Bei einer Schädigung kommt es zu einer kombinierten Tibialis- und Peroneuslähmung.
Zu **(E):** Der **N. plantaris medialis** ist ein Endast des N. tibialis. Er innerviert die oberflächlichen Muskeln der Fußsohle und der ersten Zehe.

F02

Frage 11.65: Lösung D

Der **N. medianus** versorgt am Unterarm alle Flexoren mit Ausnahme des M. flexor carpi ulnaris und des ulnaren Teils des M. flexor digitorum profundus. An der Hand werden motorisch die Mm. lumbricales I und II sowie im Bereich des Thenars der M. abductor pollicis brevis (B), M. opponens pollicis und der oberflächliche Kopf des M. flexor pollicis brevis innerviert. Bei Ausfall des N. medianus kommt es zur Schwurhand, da die Flexion von Daumen, Zeigefinger und evtl. auch Mittelfinger nicht mehr möglich ist durch den Ausfall der Flexoren. Ringfinger und Kleinfinger können noch gebeugt werden, da ihre Sehnen aus dem ulnaren Teil des M. flexor digitorum profundus hervorgehen, der vom N. ulnaris innerviert wird.
Sensibel versorgt der N. medianus palmar die Haut der radialen $3^1/_2$ Finger und von dorsal die Haut der radialen $2^1/_2$ Fingerendglieder.
Zu **(D):** Der M. abductor pollicis longus wird wie die Extensoren vom N. radialis versorgt.

F95

Frage 11.66: Lösung C

Die Abbildung zeigt Sensibilitätsausfälle der Finger I–III volarseitig und der Dorsalseite der Endglieder II und III. Es handelt sich am ehesten um eine **Medianuslähmung**, bei der jedoch auch die radiale Hälfte des IV. Fingers Sensibilitätsausfälle aufweist.

H97 F95

Frage 11.67: Lösung D

Der **M. abductor pollicis longus** wird vom **N. radialis** innerviert.

H98 F90 !

Frage 11.68: Lösung B

Die Sensibilitätsstörungen im 2. und 3. Finger sowie besonders nachts auftretende neuralgiforme Schmerzen im Bereich der Hand und des Armes sind typisch für das **Karpaltunnelsyndrom**. Es handelt sich um eine Kompression des *N. medianus* unter dem Retinaculum flexorum am Handgelenk. Im Spätstadium kommt es zur Atrophie der Daumenballenmuskulatur. Therapeutisch ist die operative Spaltung des Retinakulums erforderlich.
Zu **(A)** und **(E):** Das **Skalenussyndrom** ist eine Form des **Schultergürtelsyndroms** (thoracic-outlet-Syndrom) bzw. des neurovaskulären Kompressionssyndroms. Es wird durch eine Kompression der Zervikalwurzeln in der Skalenuslücke hervorgerufen. Es kommt zu teils erheblichen neurologischen Störungen, Schmerzen im Bereich der oberen Extremität und Durchblutungsstörungen bzw. Puls- und Blutdruckdifferenzen. Ursache ist oft ein atypischer Ansatz des M. scalenus ant.
Siehe auch Lerntext „Neurovaskuläres Kompressionssyndrom" XIV.8.
Zu **(C):** Beim **Sulcus-ulnaris-Syndrom** handelt es sich um eine chronische Druckschädigung des N. ulnaris im Ellenbogenbereich mit einer Schwäche der entsprechenden Handmuskeln und sensiblen Ausfällen im Ulnaris-Ausbreitungsgebiet.
Zu **(D):** Das **Pronator-teres-Syndrom** ist durch Krämpfe und Parästhesien der radialen Finger gekennzeichnet. Es entsteht durch Kompression des **N. medianus** am Durchtritt durch den M. pronator teres.

F93

Frage 11.69: Lösung E

Der **M. flexor pollicis longus** ist für die Beugung des Daumens bis zum Endglied verantwortlich und wird vom **N. medianus** innerviert.

H98 !

Frage 11.70: Lösung A

Ein **positives Flaschenzeichen** kommt beim **Karpaltunnelsyndrom** (N. medianus) vor. Durch die gestörte Abduktion des Daumens (Parese des M. abductor pollicis brevis) kann ein runder Gegenstand nicht ganz umfasst werden.

F98

Frage 11.71: Lösung B

Die Abbildung zeigt einen **multifaszikulären** Nerv, dessen einzelne Faszikel durch Nähte adaptiert werden, die das **Perineurium** (äußeres Bindegewebe des Faszikels) mitfassen **(perineurale Naht)**. Die aufwendige Nahttechnik ermöglicht die exakte Adaptation korrespondierender Faszikelgruppen. Das **Epineurium** (bindegewebige Hülle des Nerven) ist auf der Abbildung im Nahtbereich reseziert worden.
Zu **(A):** Die **Schwann-Scheide** (Neurolemm) ist die zytoplasmatische äußere Schicht der Axonscheide. Eine chirurgische Naht ist technisch nicht möglich.
Zu **(C):** Beim **Endoneurium** handelt es sich um das lockere Bindegewebe zwischen den peripheren Nervenfasern. Eine Naht ist in diesen Strukturen ebenfalls nicht möglich.
Zu **(D):** Die **epineurale Naht** wird vor allem bei oligofaszikulären Nerven durchgeführt. Es wird das periphere **Epineurium** genäht. Vorteil ist ein geringeres Operationstrauma, der Nachteil liegt in der Gefahr, dass bei multifaszikulären Nerven die Faszikelquerschnitte nicht oder nur unzureichend korrespondieren.
Zu **(E):** Kleinste – chirurgisch nicht zu versorgende – Blutgefäße befinden sich im Endoneurium und Epineurium.

F01 H98 H89 !

Frage 11.72: Lösung A

Die Regenerationsgeschwindigkeit nach einer Nervennaht beträgt ca. 1 mm/Tag. Das Wachstum der Axone kann anhand des **Hoffmann-Tinel-Zeichens** verfolgt werden. Hierbei kommt es durch Beklopfen der Haut über den frisch ausgesprossenen, marklosen Axonen zu einem „Elektrisieren".

F99

Frage 11.73: Lösung B

Wenn eine spannungslose Nervennaht nicht gelingt, erfolgt die **Defektüberbrückung** durch ein autologes Nerventransplantat. Vorzugsweise wird der **N. suralis** verwendet, der als rein sensibler Nerv der Wade zwischen beiden Köpfen des M. gastrocnemius unter der Fascia cruris nach distal zieht. Die Entfernung des Nerven ist technisch relativ einfach (verläuft entlang der Vena saphena parva). Die übrigen genannten Nerven sind entweder technisch schwierig zu entfernen (N. cutaneus femoris lateralis, R. superficialis des N. radialis (Sensibilitätsausfall im Hand-Fingerbereich), N. ilioinguinalis) oder sind motorisch (N. femoralis).

H96

Frage 11.74: Lösung B

Zu **(A):** Die Meningozele und die Meningomyelozele gehören zu den spinalen Spaltmissbildungen und sind Formen der **Spina bifida aperta**. Die **Meningozele** ist eine sog. einfache Spaltbildung des Rückenmarkkanals, bei der nur Haut und Rückenmarkshäute „ausgestülpt" sind. Der Inhalt besteht nur aus Liquor.
Zu **(B):** Auf der Abbildung I handelt es sich um eine **Meningomyelozele**, weil sich Rückenmarkanteile im Zelensack befinden, bzw. mit diesem verbunden sind. Es bestehen meist ausgeprägte neurologische Störungen, bis hin zur kompletten Caudalähmung sowie partieller oder auch kompletter Querschnittsyndrome.
Zu **(C):** Die Abbildung II zeigt einen oberhalb des Os sacrums gelegenen kleinen Verbindungsgang von der Haut bis in den Wirbelkanal. Hier führt ein Anhangsgebilde bzw. Tumor zu einer Impression des Rückenmarks. Bei dieser besonderen Form der Spaltmissbildung handelt es sich um einen **Dermalsinus**, der hauptsächlich über dem Os sacrum lokalisiert ist. An der Haut zeigt sich eine trichterförmige Einziehung, aus der sich gelegentlich Absonderungen entleeren. Die Fistel reicht häufig bis in den Wirbelkanal und kann dort eine **Meningitis** auslösen. Nicht selten führen begleitende Tumoren (z.B. Lipofibrom) zur spinalen Raumforderung mit neurologischen Ausfällen.
Zu **(D):** Bei der **Spina bifida occulta** ist der Wirbelbogenspalt mit Haut bedeckt ohne Vortreten von Rückenmark bzw. Rückenmarkshäuten. Es handelt sich meist um einen radiologischen Zufallsbefund. Manchmal weisen verstärkte Behaarung oder Vorwölbungen durch Geschwülste (Lipom, Dermoid) auf die Missbildungsform hin. Letztere können bei Größenzunahme Beschwerden verursachen (Blasen- und Mastdarmstörungen).

H96

Frage 11.75: Lösung C

Siehe Kommentar zu Frage 11.74.

F02 F00 H97

Frage 11.76: Lösung E

Bei der Trigeminusneuralgie handelt es sich um heftigste, meist blitzartig einsetzende Schmerzen im Ausbreitungsgebiet eines der 3 Trigeminusäste. Am häufigsten ist der 2. oder 3. Ast betroffen. Die als unerträglich angegebenen Schmerzanfälle dauern Sekunden bis Minuten und werden oft durch Bewegungen (Kauen, Waschen des Gesichtes, Zähneputzen etc.) oder durch kalten Luftzug ausgelöst. Nach heutigen Erkenntnissen ist die sog. idiopathische Trigeminusneuralgie ein vaskuläres Hirnnervensyndrom.
Zu **(E):** Die vaskuläre Dekompression im Bereich des Kleinhirnbrückenwinkels ist pathophysiologisch gesehen eine logische Therapieform. Sie wird jedoch nicht generell als Therapie der ersten Wahl empfohlen.
Zu **(A):** Die Exhairese (Herausziehen) des Nervs sollte nur bei Versagen der anderen therapeutischen Maßnahmen durchgeführt werden. Es besteht eine hohe Rezidivquote.
Zu **(B):** Bei der kontrollierten Thermokoagulation zur Behandlung der Trigeminusneuralgie werden die Schmerzfasern des **Ganglion semilunare** (Gasseri) durch Erhitzen unterbrochen. Die hitzestabileren Berührungsfasern bleiben erhalten. Es handelt sich um ein relativ neues Verfahren, das noch vor der vaskulären Dekompression als Therapie der Wahl in Betracht kommt. Das genannte **Ganglion stellatum** (cervicothoracicum) hingegen gehört zum Truncus sympathicus. Bei Schmerzen (Migräne etc.) oder vegetativen Störungen ist eine Stellatumblockade möglich. Es kommt zum Horner-Syndrom (Miosis, Ptosis, Enophthalmus).
Zu **(C):** Die stereotaktische Ausschaltung der Kerngebiete des N. trigeminus ist sehr eingreifend und wird nicht empfohlen.
Zu **(D):** Die Durchtrennung des N. trigeminus kommt wie die Exhairese nur als Ultima ratio in Betracht.

12 Thorax

F02 **!**

Frage 12.1: Lösung D

Bei einer **Bronchusruptur** kommt es zum Luftaustritt aus den Atemwegen in umgebendes Gewebe, wie z.B. das Mediastinum (A) oder die Haut (B). In den nicht mehr ventilierten Lungenbezirken kommt es zu Resorptionsatelektasen (C). Ebenso kann es bei der Bronchusruptur durch die Verletzung begleitender Gefäße zu einer **Hämoptoe** kommen (E). Ein interstitielles Ödem mit Flüssigkeitsansammlung im Gewebe tritt nicht auf (D).

H97 H96 F86

Frage 12.2: Lösung B

Bei der Tracheo-Bronchialverletzung sind Haut- und Mediastinalemphysem Leitsymptome. Röntgenologisch zeigt die Haut eine streifige Zeichnung. Eventuell ist eine perikardiale Luftsichel erkennbar. Außerdem können Hämoptoe, Hämatothorax und eine Atelektase der Lungen auftreten.
Zu **(B):** Die sofortige **Bronchoskopie** in Operationsbereitschaft sichert die Diagnose. Nach Beseitigung des thorakalen Notzustandes (Pneumothorax, Hämatothorax) erfolgt so früh wie möglich die operative Revision mit End-zu-End-Anastomose bei kompletter Ruptur oder die direkte Naht der inkompletten Rupturstelle.
Zu **(A):** Die **Mediastinoskopie** (über einen suprajugulären Schnitt) wird hauptsächlich zur Differenzialdiagnose benigner und maligner Adenopathien sowie zur Operabilitätsbeurteilung des Bronchialkarzinoms durchgeführt.
Zu **(C):** Die **Bronchographie** ist Methode der Wahl zur Erkennung und genauen Lokalisation von Bronchiektasen. Neben einer Differenzierung zwischen zylinder- und sackförmigen Bronchiektasen sind oft gleichzeitig chronisch deformierende Bronchialveränderungen des zugehörigen Haupt- oder Lappenbronchus oder der benachbarten Segmentbronchien nachweisbar.
Zu **(D):** Die **Computertomographie** (CT) wird vor allem zur Tumordiagnostik angewandt.
Zu **(E):** Die **Perfusionsszintigraphie** dient in erster Linie dem Nachweis einer Lungenembolie. Es kommt dabei zu einer Minderung bzw. Ausfall der Aktivität infolge der Perfusionsstörung.

F96 **!!**

Frage 12.3: Lösung B

Eine **paradoxe thorakale Atmung** entsteht aufgrund einer Instabilität des Thoraxskeletts meist infolge Rippenserienfrakturen, Rippenstück- oder Sternumfrakturen. Es kommt dabei zu einer Einziehung der instabilen Brustwand bei Inspiration und zu einer Vorwölbung bei Exspiration (Volet mobile).
Symptome: Restriktive Ventilationsstörung, Diffusionsstörung, Hypoxie, Hypoxämie, Hyperkapnie, respiratorische Azidose.
Komplikationen: Pneumothorax, Hämatothorax.
Therapie: Neben allgemeiner Intensivtherapie Beatmung für 2–3 Wochen mit **PEEP** (positiver endexspiratorischer Druck) zur „inneren pneumatischen Stabilisierung". Eventuell operative Fixation.
Zu **(A):** Bei einer **hohen Querschnittslähmung** besteht akut die Gefahr der Atemlähmung.
Zu **(C):** Der **Spannungspneumothorax** entsteht durch Einstrom von Luft in den Pleuraraum während der Inspiration, die bei der Exspiration nicht mehr entweichen kann. Es kommt zur Mediastinal-

verschiebung zur gesunden Seite mit Behinderung des venösen Rückstroms und zunehmender Hypoxie wegen Lungenkompression. Dyspnoe, Zyanose und Tachykardie sind die Hauptsymptome.
Zu **(D):** Beim **Mediastinalemphysem** handelt es sich um Eintritt von Luft in den Mediastinalraum. Ursache meist traumatisch: Tracheobronchialverletzungen, Ösophagusperforationen.
Zu **(E):** Die **Zwerchfellruptur** entsteht gewöhnlich durch ein stumpfes Bauchtrauma. Durch den Druckgradienten kommt es entweder sofort nach dem Unfall oder erst später zu einem Prolaps von Baucheingeweiden in die Thoraxhöhle. Uncharakteristische abdominale Beschwerden sowie kardiovaskuläre oder respiratorische Störungen prägen das klinische Bild. Eine Inkarzeration führt häufig zum Ileus.

H00 H95 !!

Frage 12.4: Lösung E

Bei einem **Spannungspneumothorax** gelangt während der Inspiration Luft in den Pleuraraum, die bei der Exspiration nicht mehr entweichen kann. Es besteht deshalb ein **hypersonorer Klopfschall**. Aufgrund des Überdrucks in der betroffenen Thoraxhälfte kommt es zur lebensbedrohlichen **Mediastinalverschiebung** zur Gegenseite.
Therapie: sofortige Thoraxdrainage, im Notfall Entlastungspunktion mit dicker Kanüle (möglichst mit eingeschnittenem Gummifingerling) im 2. oder 3. ICR der Medioklavikularlinie.

H01 !!

Frage 12.5: Lösung E

Auf der Thoraxaufnahme ist eine erhöhte Transparenz der linken Thoraxhälfte sowie eine Verschiebung des Mediastinums nach rechts zu sehen. Es liegt also ein **Spannungspneumothorax** vor. Klinisch kann es zu einer **Tachypnoe** (A), **Stauung der Halsvenen** (B), **Zyanose** (C) sowie **Dyspnoe** (D) kommen. Eine Bradykardie (E) tritt nicht auf, sondern eine **Tachykardie**.
Therapeutisch sollte eine sofortige **Entlastungspunktion** mittels einer **Tiegel-Kanüle** oder die **Anlage einer Thoraxdrainage** erfolgen.
Siehe Lerntext „Pneumothorax" XII.1.

H00 F94 !

Frage 12.6: Lösung A

Die Röntgenthoraxaufnahme zeigt einen **Pneumothorax links** mit fehlender peripherer Lungenzeichnung und zentraler Verschattung durch die kollabierte Lunge. Bereits die klinischen Befunde mit **hypersonorem Klopfschall** und **aufgehobenem Atemgeräusch** erlauben die Diagnose.

H00 F94 !

Frage 12.7: Lösung A

Der **Spontanpneumothorax** betrifft häufig jüngere Patienten mit bislang unauffälliger Lunge. Ursächlich kommen vor allem subpleural gelegene **Emphysemblasen** und Zysten in Betracht.

H94 !

Frage 12.8: Lösung D

Der **Spontanpneumothorax** wird durch sofortiges Anlegen einer geschlossenen Thoraxdrainage behandelt. Entweder als klassische *Bülau-Heberdrainage* oder mit Dauersog zur Wiederausdehnung der kollabierten Lunge.
Zu **(A):** Die **Koniotomie** (Nottracheotomie) wird zur Behebung einer Erstickungsgefahr durchgeführt.

F96 !

Frage 12.9: Lösung C

Bei einem **Spannungspneumothorax** kommt es infolge des erhöhten intrathorakalen Druckes eher zu einem tief stehenden Zwerchfell auf der betroffenen Seite.

Pneumothorax **XII.1**

Bei einem **Pneumothorax** handelt es sich um eine Luftansammlung im Pleuraraum. Der **Spontanpneumothorax** betrifft häufiger jüngere Menschen mit bislang unauffälliger Lunge (idiopathischer Spontanpneumothorax). Angeborene Lungenveränderungen wie Zysten oder kleine subpleurale Emphysemblasen kommen ursächlich in Frage. Der **symptomatische Pneumothorax** tritt hauptsächlich beim Lungenemphysem auf, außerdem bei Tuberkulose, Lungenabszess, Tumoren und Bronchiektasen.
Weitere Ursachen sind *Traumen*, die zum **offenen** oder **geschlossenen Pneumothorax** führen können.
Ein **artefizieller Pneumothorax** kann entstehen nach: Mediastinoskopie, substernaler Strumaresektion, Überdruckbeatmung, Punktion (V. subclavia, Pleura, Lunge) u. a.
Hypersonorer Klopfschall mit *aufgehobenem Atemgeräusch* und *ziehenden Schmerzen* in der betroffenen Thoraxseite erlauben praktisch die Diagnose eines **Pneumothorax**.
Bei einem **Spannungs- oder Ventilpneumothorax** kommt es inspiratorisch zu einer Lufteinströmung in den Pleuraraum mit Erhöhung des intrapleuralen Drucks, da die Luft in Exspiration durch den Ventilmechanismus nicht entweichen kann. Dabei kommt es zur **Mediastinalverschiebung** zur gesunden Seite. Dyspnoe, Zyanose und Tachykardie stehen im Vordergrund der klini-

schen Symptomatik. Nur die sofortige thorakale Saugdrainage verhindert eine durch die Druckerhöhung bedingte Verminderung des venösen Rückstroms mit Schockentwicklung sowie Atem- und Kreislaufinsuffizienz.
Im Notfall ist die **Entlastungspunktion** mit einer dicken Kanüle – möglichst mit eingeschnittenem Gummifingerling – im 2. oder 3. Interkostalraum der Medioklavikularlinie durchzuführen.
Bei einem einseitigen **offenen Pneumothorax** kann es zum ebenfalls gefährlichen Mediastinalflattern kommen. Die Thoraxwandverletzung muss daher dringend luftdicht verschlossen werden.

H00 H94 !

Frage 12.10: Lösung B

Zu **(A):** Bei einem **upside-down-stomach** handelt es sich um eine Verlagerung des gesamten Magens in den Thoraxraum (Luftblase im Thorax).
Zu **(C): Pneumothorax:** Fehlen der peripheren **Lungengefäßzeichnung**, zentrale Verschattung durch kollabierte Lunge. **Hypersonorer Klopfschall** und **aufgehobenes** oder **abgeschwächtes Atemgeräusch**.
Zu **(D):** Bei der **Fettembolie** kommt es ebenfalls zu diffusen, kleinfleckigen Verdichtungsherden. Häufiges Vorkommen jedoch bei polytraumatisierten Patienten, aber auch nach Frakturen, Weichteilkontusionen und Verbrennungen.
Symptome: Dyspnoe, Tachykardie, Unruhe, Beklemmungsgefühl, Verwirrtheit, Husten, Zyanose, Somnolenz etc.
Zu **(E):** Beim **Spannungspneumothorax** führt die **Mediastinalverschiebung** zur Kreislaufinsuffizienz in Folge mechanischer Behinderung des venösen Rückstroms zum Herzen.

F98 !

Frage 12.11: Lösung D

Eine **paradoxe thorakale Atmung** entsteht aufgrund einer Instabilität des Thoraxskeletts meist infolge von Rippenserienfrakturen, Rippenstück- oder Sternumfrakturen. Es kommt dabei zu einer Einziehung der instabilen Brustwand bei Inspiration und zu einer Vorwölbung bei Exspiration (Volet mobile).

H99 !

Frage 12.12: Lösung E

Zu **(E):** Die **paradoxe Atmung** ist gekennzeichnet durch die inspiratorische Einwärts- und exspiratorische Auswärtsbewegung eines pathologisch beweglichen Thoraxwandanteils, z.B. als Folge einer Rippenserienfraktur. Es kann zur respiratorischen Insuffizienz kommen. Die Therapie kann entweder durch „innere Schienung" mit PEEP-Beatmung oder seltener durch operative Thoraxwandstabilisierung erfolgen.
Zu **(A)**, **(B)**, **(C)** und **(D):** Durch einen Hauptbronchusabriss kann es zu einem ausgedehnten **Mediastinal-** und in der Folge auch zu einem **Hautemphysem** kommen. Ebenso können eine **Hämoptoe** und **Dyspnoe** auftreten.

F99

Frage 12.13: Lösung E

Zu **(1): Hypersonorer Klopfschall** ist typisch beim **Pneumothorax**.
Zu **(3): Amphorisches Atmen** („Krugatmen"): hohlklingendes Atemgeräusch, wie beim Blasen in einen Krug. Zu hören über einer großen **Lungenkaverne** (z.B. bei Tuberkulose) oder **Abszesshöhle**.

H00 !

Frage 12.14: Lösung D

Der **Hämatothorax** muss zunächst über eine **Thoraxsaugdrainage** entlastet werden. Hält der Blutverlust von mehr als 200–300 ml/h an, besteht eine Indikation zur **Thorakotomie**.

H90

Frage 12.15: Lösung B

Bei der **Contusio cordis** kommt es häufig zu subepikardialen, subendokardialen und myokardialen Blutungen. Selten werden die epikardialen Gefäße verletzt (Ruptur, Thrombose) mit entsprechenden Folgen (posttraumatischer Myokardinfarkt).

H01 !

Frage 12.16: Lösung C

Zu **(C):** Eine Aortenruptur tritt **v.a. im Bereich des Aortenisthmus** auf. Hier setzt das **Lig. arteriosum** als Überbleibsel des embryonalen Ductus arteriosus Botalli an. Durch diese Struktur sowie die proximal abgehende A. subclavia sinistra wird die Aorta zusätzlich fixiert, während sie sich distal weiter bewegen kann.

F02

Frage 12.17: Lösung D

Zu **(D):** Häufigste Ursache für eine traumatische **Aortenruptur** sind Dezelerationstraumen als Folge eines Pkw-Unfalls oder Sturzes aus großer Höhe. In 90% der Fälle kommt es zu einer Ruptur im **Isthmusbereich** (unmittelbar distal des Abganges der A. subclavia sinistra im Bereich der Ansatzstelle

des Ligamentum arteriosum Botalli). Im Röntgenbild ist eine **Verbreiterung des Mediastinums** entweder aufgrund einer aneurysmatischen Aufweitung der Aorta bei inkompletter Ruptur oder eines Blutaustrittes bei kompletter Ruptur zu erkennen. Bei der inkompletten Ruptur kommt es zu einer Verletzung von Intima und Media bei intakter Adventitia.
Der Patient in der Aufgabe weist eine Blutdruckdifferenz an der oberen Extremität auf. Wahrscheinlich ist es aufgrund der inkompletten Ruptur zu einer teilweisen Verlegung der Strombahn der A. subclavia sinistra durch Intima oder Media gekommen.

F97 F93 !

Frage 12.18: Lösung E

Das Dezelerationstrauma in Verbindung mit schwachen Fußpulsen bei normalem Blutdruck am rechten Oberarm sowie Verbreiterung des Mediastinums deuten auf eine gedeckte Ruptur der Aorta thoracica hin. Die häufigste Rupturstelle liegt im Bereich des Aortenisthmus. Die **Paraplegie** ist Folge einer Durchblutungsstörung des Rückenmarks, da eine Fraktur oder Luxation der Wirbelsäule ausgeschlossen ist.
Zu **(A):** Eine gedeckte Ruptur der Aorta abdominalis entsteht eher durch direkte Traumen. Schädigungen nachgeschalteter Organe (Niere, Darm etc.) können die Folge sein.
Zu **(B):** Die Ruptur des Truncus coeliacus führt zur intraabdominalen Blutung.
Zu **(C):** Eine seltene Ruptur der Aortenklappe führt zur akuten Aortenklappeninsuffizienz mit konsekutiver Linksherzinsuffizienz und bei stärkerem Ausmaß zum Lungenödem.
Zu **(D):** Bei einem **Hämoperikard** handelt es sich um eine Blutung in den Herzbeutel mit Gefahr der Herzbeuteltamponade. Folge ist eine diastolische Füllungsbehinderung des Herzens mit Einflussstauung und lebensbedrohlicher Kreislaufdepression.

F97

Frage 12.19: Lösung E

Die **Milzruptur** ist eine häufige Begleitverletzung bei linksseitigen unteren Rippenfrakturen. Die Schockzeichen, in Verbindung mit freier Flüssigkeit im Abdomen, deuten auf eine intraabdominale Blutung hin.
Zu **(A):** Das **retroperitoneale Hämatom** (z.B. nach Wirbelfrakturen) ist oft symptomarm. Evtl. Flankendämpfung. Häufig bestehen spärliche Darmgeräusche bis zum paralytischen Ileus.
Zu **(B):** Bei einem **Nierenstielabriss** kommt es ebenfalls zu einer massiven Blutung, jedoch bei isolierter Verletzung in das Retroperitoneum. Im Vordergrund steht der Flankenschmerz und Flankentumor. Häufiges Vorkommen bei Kombinationsverletzungen im Rahmen schwerer Bauch- bzw. Polytraumen. Hierbei sind auch intraabdominale Blutungen möglich.
Zu **(C):** **Traumatische Aortenrupturen** entstehen vor allem durch schwere horizontale oder vertikale Akzelerations/-Dezelerationskräfte (Verkehrsunfall, Liftabsturz, Flugzeugabsturz etc.). Vorwiegend ist die thorakale Aorta im Bereich des Aortenisthmus betroffen. Durch Blutung in die Pleurahöhle verstirbt die überwiegende Mehrzahl der Patienten augenblicklich. 15–20% erreichen lebend die Klinik. Der Hämatothorax ist als diffuse Verschattung im Röntgenbild zu erkennen (beim o.g. Patienten ist kein Hämatothorax vorhanden).
Zu **(D):** Die **Zwerchfellruptur** ist insbesondere durch Verdrängungserscheinungen, der in den Thorax prolabierten Eingeweide, gekennzeichnet (Arrhythmie, Atemnot). Nicht selten wird der Prolaps übersehen. Typisch sind Darmgeräusche über dem Thorax. Im Röntgenbild Nachweis eines Hämatothorax und/oder Luft.

F01

Frage 12.20: Lösung D

Die Röntgenübersichtsaufnahme des Thorax zeigt eine ausgeprägte homogene Verschattung fast der gesamten rechten Thoraxhälfte. Es sind nur noch geringe Anteile des rechten Lungenoberlappens zu erkennen. Die horizontale Grenzlinie erscheint wie ein Flüssigkeitsspiegel. Das Herz ist zur gesunden Seite verschoben. Es handelt sich demnach um einen massiven **Pleuraerguss**, bzw. um ein **Pleuraempyem** (Eiteransammlung in der Pleurahöhle) aufgrund der septischen Temperaturen. Therapeutisch sind deshalb die Anlage einer **Thoraxdrainage** und der Beginn einer systemischen **Antibiose** erforderlich. Eine Probe muss zur mikrobiologischen Austestung geschickt werden. Differenzialdiagnostisch kommt eine **Atelektase** in Betracht. Untypisch wäre jedoch die horizontale Abgrenzung. Außerdem ist bei einer Atelektase das Mediastinum zur kranken Seite hin verschoben.
Zu **(A):** Durch **Diuretika** können nur kleinere Ergüsse infolge Herzinsuffizienz behandelt werden.
Zu **(B):** Die bakterielle Untersuchung des Punktats ist entscheidend. Aufgrund der Schwere der Erkrankung muss die Antibiose noch vor der Resistenzbestimmung begonnen werden. Später ggf. Änderung der antibiotischen Therapie entsprechend dem Keimspektrum.
Zu **(C):** Bei einem **Pleuraempyem** ist das therapeutische Ziel die völlige Wiederausdehnung der Lunge und das Verhindern einer Verklebung der Pleurablätter. Instillationen von Antibiotika in die Pleurahöhle sind nicht sehr effektiv. Zur Säuberung der Thoraxhöhle ist eine **Spülung** mit physiologischer

Kochsalzlösung, eventuell mit Zuatz von Antiseptika oder Antibiotika über eine **Saugspüldrainage** sinnvoll.
Zu **(E):** Ist die o.g. Therapie des **Pleuraempyems** nicht erfolgreich, sollte die frühzeitige **Dekortikation** der Lunge (Thorakotomie mit Entfernung der Pleuraschwarte) durchgeführt werden.

H97

Frage 12.21: Lösung B

Bei einem metapneumonischen **Pleuraempyem** handelt es sich um eine Eiteransammlung in der Pleurahöhle **nach** einer bzw. infolge einer Pneumonie. Therapeutisch ist die vollständige Entleerung des Eiters durch kontinuierliche Saugdrainage und Gabe von Antibiotika vordringlich. Zur Säuberung der Thoraxhöhle sind Spülungen mit physiologischer Kochsalzlösung ggf. mit Zusatz von Antiseptika oder Antibiotika hilfreich (A).
Zu **(D):** Sollten die o.g. Maßnahmen nicht zu einem Erfolg führen, ist eine **Frühdekortikation** (Thorakotomie und Entfernung der Pleuraschwarte) indiziert.

H98

Frage 12.22: Lösung C

In einer **Pleuraempyemresthöhle** heilt die Eiterung praktisch nicht aus, sodass eine **Dekortikation** indiziert ist. Es handelt sich um eine Entfernung schwartig verdickter Pleurablätter. Die Lungenoberfläche wird dabei geschont. Es kommt dadurch zu einer Abheilung der Resthöhle sowie zu einer Verbesserung der Beweglichkeit von Lunge, Thoraxwand und Zwerchfell.
Zu **(A):** Der **traumatische Pneumothorax** wird zunächst durch eine Thoraxdrainage behandelt.
Zu **(B):** Bei einem **rezidivierenden Pneumothorax** besteht eine Operationsindikation. Therapie der Wahl ist eine partielle – meist endoskopische – Pleuraresektion.
Zu **(D):** Falls sich eine **Luftfistel** bei liegender Thoraxdrainage nicht verschließt, ist ein operativer Verschluss der Fistel erforderlich.
Zu **(E):** Ein trotz antimykotischer Behandlung persistierendes **Aspergillom** wird reseziert.

F98

Frage 12.23: Lösung A

Die **akute Mediastinitis** entsteht vor allem *direkt* infolge Perforation des Ösophagus und der Trachea (Tumor, Trauma, Endoskopie etc.) oder *fortgeleitet* bei Entzündungen aus der Nachbarschaft (Pleuraempyem, subphrenischer Abszess etc.). Eine *lymphogene* oder *hämatogene* Entstehung ist sehr selten und gewöhnlich Teilerscheinung einer Lymphadenitis bei Scharlach, Masern, Pneumonie etc.

H95

Frage 12.24: Lösung B

Die parakardiale Verschattung zeigt in der Angiographie eine anormale Gefäßversorgung durch eine Arterie aus der Aorta descendens. In Verbindung mit den anamnestischen Angaben (Auswurf, 2 Lungenentzündungen) kommt am ehesten eine **Lungensequestration** als Diagnose in Betracht. Es handelt sich dabei um eine umschriebene Fehlbildung im Sinne einer „akzessorischen Lunge", die überwiegend im Unterlappenbereich lokalisiert ist. In ca. 85% ist der sequestrierte Lungenanteil von regelrechtem Lungengewebe umgeben (**intralobäre** Form). Nur in ca. 15% ist ein eigener Pleuraüberzug vorhanden (**extralobäre** Form). Die arterielle Gefäßversorgung erfolgt rechts aus der Aorta, links häufig über Interkostalarterien, der venöse Abfluss in der Regel über die Vena pulmonalis. Symptome resultieren aus der Infektion des Lungenanteils: Husten, Auswurf, rezidivierende Pneumonien, selten Hämoptysen. Therapeutisch ist die Entfernung des sequestrierten Lungenabschnittes erforderlich.
Zu **(A):** Der Verschluss eines Lappenbronchus führt zu einer Atelektase eines Lungenlappens mit mehr oder weniger stark ausgeprägten, auf den vorliegenden Aufnahmen nicht erkennbaren, Atelektasezeichen des Zwerchfellhochstands der betroffenen Seite und Mediastinalverlagerung zur betroffenen Seite.
Zu **(C): Bronchiektasen** führen zu chronischem Husten häufig mit Hämoptysen. Sie kommen differenzialdiagnostisch in Betracht, zeigen jedoch bei durchaus ähnlicher Verschattung keine atypische Gefäßversorgung.
Zu **(D):** Ein **tuberkulöses Infiltrat** kann sich in der Übersichtsaufnahme wie in den vorliegenden Aufnahmen darstellen. Die Angiographie ergibt jedoch ebenfalls keine atypische Gefäßversorgung.
Zu **(E):** Ein **Bronchialkarzinom** kommt als Differenzialdiagnose am ehesten in Betracht. Jedoch ist auch hier die Angiographie richtungsweisend zum Ausschluss einer Diagnose.

F90

Frage 12.25: Lösung E

Thymome können sowohl benigne als auch maligne sein. Die **Myasthenia gravis pseudoparalytica** beruht im jugendlichen Alter in ca. 20% auf einem **Thymom.** Mediastinaltumoren haben in der Regel eine unklare Dignität und sollten deshalb operativ entfernt werden.

F97

Frage 12.26: Lösung B

Bei einem **Pancoast-Tumor** handelt es sich um ein Bronchialkarzinom im Bereich der Lungenspitze vom sog. Ausbrechertyp. Durch Infiltration des Plexus brachialis kommt es zur **Brachialgie** (2) und zu Lähmungen. Das **Horner-Syndrom** (4) entsteht durch Infiltration des N. sympathicus.
Zu **(3):** Der therapieresistente Reizhusten ist ein häufiges Symptom des **Bronchialkarzinoms** ohne Hinweis auf eine spezielle Lokalisation.
Zu **(1):** Ein **Singultus** (Schluckauf) kann die verschiedensten Ursachen haben (lokale Zwerchfellreizung, zerebrale Störungen, Intoxikationen, psychogen etc.). Beim Bronchialkarzinom ist der Singultus nicht typisch. Vorstellbar ist jedoch die Irritation bzw. Infiltration des Zwerchfells oder des N. phrenicus beim fortgeschrittenen Bronchialkarzinom mit konsekutivem Singultus. Typischerweise kommt es aber zur **Zwerchfelllähmung.**

F88 !

Frage 12.27: Lösung E

Zu **(1):** Ca. 2% aller Lungentumoren sind gutartig. Über die Hälfte davon sind **Bronchialadenome**.
Therapie: operative Entfernung.
Zu **(2):** Das **Bronchialkarzinom** metastasiert vor allem in Hirn, Leber und Knochen.
Zu **(3):** In ca. 70% der Fälle sichert die Bronchoskopie die Diagnose des Bronchialkarzinoms.
Zu **(4):** Kleinzellige Bronchialkarzinome zeigen eine hohe Sensibilität gegenüber der Strahlen- und Chemotherapie.
Wegen des raschen Tumorwachstums und der frühzeitigen hämatogenen Metastasierung steht deshalb die **Chemotherapie** im Vordergrund der Behandlung.
Im Gegensatz zu früheren Zeiten wird heute wieder zunehmend das kleinzellige Bronchialkarzinom im Stadium T_{1-2}, N_{0-1} operiert. Voraussetzung ist ein exaktes Staging.

F92 !

Frage 12.28: Lösung B

Die **5-Jahres-Überlebensrate** nach operativer Therapie von Plattenepithelkarzinomen im Stadium I liegt bei über 50%, im Stadium II bis 30%. Stadieneinteilung des Bronchialkarzinoms:
Stadium I: $T_{is}N_0M_0$, $T_1N_1M_0$, $T_2N_0M_0$
Stadium II: $T_2N_1M_0$
Stadium III: größere Ausdehnung als $T_2N_1M_0$

F89 !

Frage 12.29: Lösung B

Die Abbildung zeigt eine rundliche linksseitig zentral gelegene Verschattung mit unscharfer Begrenzung in den oberen Anteilen. Der linke Unterlappen ist im Bereich der latero-basalen und postero-basalen Segmente atelektatisch. Das apikale Segment ist frei (C). Die Lunge ist in den unteren Anteilen minderbelüftet mit kompensatorischer Überblähung der restlichen rechten Lunge. Die Befundkonstellation spricht für ein Bronchialkarzinom (siehe auch Lerntext „Bronchialkarzinom“ XII.2).

H91 !

Frage 12.30: Lösung C

Das Operationsverfahren beim **Bronchialkarzinom** richtet sich nach Lokalisation, Größe und Lymphknotenmetastasierung des Tumors.
Zu **(A)** und **(B): Enukleation** und **Segmentresektion** kommen aus Radikalitätsgründen nicht in Betracht.
Zu **(D):** Die **Pneumonektomie** wird z.B. beim zentralen Tumor mit Infiltration des Hauptbronchus durchgeführt.
Zu **(E):** Bei der **erweiterten Pneumonektomie** werden Teile des Perikards oder Brustwand wegen Tumorinfiltration mitreseziert.

H01

Frage 12.31: Lösung C

Zu **(C):** Die Resektion eines tumortragenden Bronchusabschnittes mit Reanastomosierung beider Schnittränder wird als **Manschettenresektion** bezeichnet.

F91

Frage 12.32: Lösung D

Die Heiserkeit bei einseitiger Stimmbandlähmung entsteht durch Tumorinfiltration des **N. recurrens.** Eine kurative Resektion ist in diesem fortgeschrittenen Stadium nicht mehr möglich.

Bronchialkarzinom — **XII.2**

Das **Bronchialkarzinom** ist die häufigste Krebsform des Mannes und zeigt eine Verteilung gegenüber dem weiblichen Geschlecht von ca. 7:1. Bei der Karzinomentstehung spielen exogene Faktoren (Tabakrauch, Luftverunreinigung, gewerbliche Gifte u.a.) eine bedeutende Rolle.

K

Histologisch sind der Häufigkeit nach geordnet zu unterscheiden:
1. ca. 60–70% Plattenepithelkarzinome
2. ca. 20–30% undifferenzierte Karzinome, kleinzellig (Oat-cell-Carcinoma) und großzellige
3. ca. 10% Adenokarzinome

Plattenepithelkarzinome und undifferenzierte Karzinome zeigen eine erhebliche Zunahme in den letzten Jahrzehnten. Nach der Lokalisation unterteilt man zentrale und periphere Karzinome.

Symptome:
Chronischer Husten, Hämoptoe, Schmerzen in der Brust, rezidivierende Pulmonalinfektionen, Dyspnoe, Nervenlähmungen (N. recurrens, N. phrenicus), Interkostalneuralgie.
Der *Pancoasttumor* (Karzinom des Oberlappens vom Ausbrechertyp) zeichnet sich durch Irritationen des Plexus brachialis und Horner-Syndrom aus.
In einigen Fällen führen erst die Symptomatik der *Metastasierung* (Hirn, Leber, Knochen) oder *paraneoplastische Syndrome* (z. B. Pseudo-Cushing) zur Diagnose.

Therapie:
Je nach Ausbreitung erfolgt die Lobektomie, Bilobektomie oder Pneumonektomie.
Polychemotherapie mit nachfolgender Bestrahlung kommt beim anaplastischen kleinzelligen Karzinom in Frage. Die Beurteilung der grundsätzlichen Nachbestrahlung ist noch kontrovers.

Prognose:
Die durchschnittliche 5-Jahres-Überlebensrate nach Karzinomresektion liegt bei 20–30%. Zum Zeitpunkt der Diagnosestellung sind jedoch über 50% der Patienten inoperabel. Histologisch undifferenzierte Karzinome haben wegen frühzeitiger Metastasierung eine besonders schlechte Prognose.

13 Herz

H95

Frage 13.1: Lösung C

Pulmonalstenosen werden unterteilt in valvuläre, sub- und supravalvuläre Stenosen. Die **valvuläre Pulmonalstenose** ist am häufigsten. Es besteht eine eingeschränkte Lungendurchblutung mit Gefahr hypoxischer Zustände. Bei Zunahme der rechtsventrikulären Hypertrophie droht das **Rechtsherzversagen.**

H98 H89

Frage 13.2: Lösung A

Bei den angeborenen Aortenstenosen ist die **Aortenisthmusstenose** *(Coarctatio aortae)* am häufigsten. Je nach Lage zum Ductus Botalli bzw. Lig. arteriosum unterscheidet man eine *präduktale* und *postduktale* Form. Bei der häufigeren postduktalen Form ist der Duktus in der Regel obliteriert. Die kaudale Blutversorgung erfolgt über Kollateralgefäße (erweiterte Interkostalarterien führen zu **Rippenusuren**). Bei der präduktalen Form kann die Aorta im Extremfall vollständig verschlossen sein, sodass die untere Körperhälfte über den offenen Ductus Botalli mit O_2-untersättigtem Blut versorgt wird (4).
Leitsymptom: hoher Blutdruck der oberen Körperhälfte, niedriger Blutdruck der unteren.
Die **Operationsindikation** ist praktisch immer gegeben (Resektion der Stenose mit End-zu-End-Anastomose).

F96

Frage 13.3: Lösung D

Bei der **präduktalen Aortenisthmusstenose** ist die Einengung der Aorta thoracica **vor** dem Ductus arteriosus Botalli lokalisiert. Insbesondere bei höhergradigen Stenosen wird die untere Körperhälfte in erster Linie über den offenen Ductus ateriosus Botalli mit sauerstoffuntersättigtem Blut versorgt.
Zu **(A):** Die **Fallot-Tetralogie** (Ventrikelseptumdefekt, über dem Defekt reitende Aorta, Pulmonalstenose bzw. rechtsventrikuläre Ausflussbahnobstruktion, Rechtsherzhypertrophie) ist durch eine **zentrale Zyanose** infolge des **Rechts-Links-Shunts** charakterisiert.
Zu **(B):** Bei der **Transposition der großen Arterien (TGA)** entspringt die Aorta aus dem morphologisch rechten Ventrikel und die A. pulmonalis aus dem morphologisch linken Ventrikel. Hauptsymptom ist die **generalisierte Zyanose** (siehe Lerntext „Transposition der großen Arterien" XIII.3).
Zu **(C):** Bei einem **kombinierten Aortenklappenvitium** besteht eine Aortenklappenstenose und -insuffizienz. Symptome sind zunehmende körperliche Leistungseinschränkung. Dyspnoe, Herzrhythmusstörungen, gelegentlich Angina pectoris und Synkopen.
Zu **(E):** Bei der **postduktalen Aortenisthmusstenose** handelt es sich um die sog. Erwachsenenform. Die Verengung ist hinter dem meist verschlossenen Ductus arteriosus Botalli lokalisiert. Es besteht ein guter Kollateralkreislauf über die Aa. subclaviae, Aa. mammariae und Interkostalarterien (Erweiterung führt zu Rippenusuren) zur unteren Körperhälfte, sodass die Diagnose häufig erst im Erwachsenenalter gestellt wird. Typisch ist ein hoher Blutdruck der oberen Körperhälfte und ein niedriger Blutdruck der unteren Körperhälfte.

F95

Frage 13.4: Lösung A

Der isolierte **Ostium-secundum-Defekt** (ASD II) ist ein primär **azyanotischer Herzfehler,** da ein Links-Rechts-Shunt auf Vorhofebene vorliegt. Erst bei Anstieg des pulmonalen Gefäßwiderstandes (falls nicht rechtzeitig korrigiert) kann es zu einer Shunt-Umkehr im Sinne der Eisenmenger-Reaktion mit konsekutiver Zyanose kommen.

Zyanotische und azyanotische Herzfehler — XIII.1

Zyanotische Herzfehler mit *vermehrter* Lungendurchblutung (Transposition der großen Arterien, totale Lungenvenenfehlmündung, Cor triatriatum) werden von solchen mit *verminderter* Lungendurchblutung unterschieden (Fallot-Tetralogie, Pulmonalstenose mit Vorhofseptumdefekt).
Azyanotische Herzfehler mit *normaler* oder *verminderter* Lungendurchblutung (Pulmonalstenose, Aortenstenose, Aortenisthmusstenose, Aortenanomalien) stehen denen mit *vermehrter* Lungendurchblutung gegenüber. Vorhofseptumdefekt (ASD), Ventrikelseptumdefekt (VSD), persistierender Ductus arteriosus Botalli (PDA), partieller und totaler AV-Kanal.

Ventrikelseptumdefekt — XIII.2

Der **Ventrikelseptumdefekt (VSD)** ist der häufigste angeborene Herzfehler (20–30% aller angeborener Herzfehler). Zu 80% liegt der Defekt im membranösen Teil des Kammerseptums *(perimembranöser VSD).*
Hämodynamisch besteht ein **Links-Rechts-Shunt (LRS),** dessen Ausmaß von der *Größe des Defekts* und der *Widerstände* im System- und Pulmonalkreislauf bestimmt wird. Es kommt zu einer vermehrten Druck- und Flussbelastung im Pulmonalkreislauf mit Volumenbelastung des linken Ventrikels. Bei ausgeprägtem **LRS** besteht außerdem eine Volumenbelastung des rechten Ventrikels. Mit zunehmender Widerstandserhöhung im Pulmonalkreislauf nimmt der **LRS** ab bis hin zur Shuntumkehr **(Eisenmenger-Reaktion).**

Klinik:
Patienten mit kleinem VSD können über eine lange Zeit asymptomatisch sein. Andere mit großem **LRS** zeigen bereits im Säuglingsalter Symptome der *Rechts- und Linksherzinsuffizienz* mit Dyspnoe, Trinkschwäche, vermehrtem Schwitzen und Gedeihstörung. Die pumonale Hypertonie führt zu gehäuften bronchopulmonalen Infektionen.
In 25–30% aller Fälle kommt es innerhalb der ersten 3 Lebensjahre zu einem Spontanverschluss des VSD.

Therapie:
Patienten mit therapieresistenter Herzinsuffizienz, rezidivierenden bronchopulmonalen Infektionen müssen bereits im Säuglingsalter operiert werden. Angestrebt wird die korrigierende Operation *(Defektverschluss mit Dacron-Patch)* transatrial vom rechten Vorhof aus.
Kann ein Primärverschluss nicht erfolgen (z. B. aus operationstechnischen Gründen, schwere assoziierte Herzfehler, multiple VSD etc.), so ist als Palliativeingriff zunächst ein *Banding der Pulmonalarterie* indiziert.
Der Pulmonalarteriendruck wird bei dieser Methode auf 50% des Systemdrucks reduziert.
Unter regelmäßiger kinderkardiologischer Kontrolle können kleine und mittelgroße VSD je nach Symptomatik und Ausmaß des **LRS** im Vorschulalter operiert werden. Eine sorgfältige *Endokarditisprophylaxe* ist dabei zu beachten.

H86

Frage 13.5: Lösung B

Beim **Typ I** handelt es sich um eine sog. *einfache TGA* mit intaktem Ventrikelseptum oder kleinem VSD und einer meist kleinen Querverbindung (ASD oder offenes Foramen ovale PFO), evtl. kleiner PDA (persistierender Ductus arteriosus).

Transposition der großen Arterien (TGA) — XIII.3

Bei der **Transposition der großen Arterien (TGA)** entspringt die Aorta aus dem ihr nicht zugehörigen morphologisch rechten Ventrikel. Die Pulmonalarterie entspringt aus dem morphologisch linken Ventrikel. Durch die *ventrikuloarterielle Diskordanz* sind Pulmonal- und Systemkreislauf parallel und nicht in Serie geschaltet. Der rechte Ventrikel pumpt das sauerstoffarme Blut als sog. Systemventrikel in den großen Kreislauf, während der linke Ventrikel das pulmonalvenöse Blut in den Lungenkreislauf befördert. Ein Überleben der Kinder ist nur möglich, wenn ein bidirektionaler Shunt vorliegt (ASD, VSD, PDA).
Beim **Typ I** handelt es sich um eine sog. *einfache TGA* mit intaktem Ventrikelseptum oder kleinem VSD und einer meist kleinen Querverbindung (ASD oder offenes Foramen ovale PFO), evtl. kleiner PDA.
Klinisch besteht bei diesen Patienten eine ausgeprägte Zyanose in den ersten Lebensstunden mit schwerer Hypoxie und Azidose.

Therapie:
Bei allen Patienten ohne ausreichenden Shunt wird zunächst bei der ersten Herzkatheteruntersuchung eine *Ballon-Atrioseptostomie (Rashkind-Manöver)* durchgeführt. Hierdurch wird ein großer artifizieller ASD geschaffen, der zu einer adäquaten Durchmischung mit Anstieg der arteriellen O_2-Sättigung führt. Ein offener Ductus arteriosus Botalli (PDA) wird durch Gabe von *Prostaglandin E* offen gehalten.
Patienten mit *sog. einfacher TGA* sollten in den ersten Lebenstagen (bis max. 2. Lebenswoche) einer anatomischen Korrektur *(arterial switch operation)* zugeführt werden. Bei dieser Methode werden Aorta und A. pulmonalis oberhalb ihrer Klappenebenen durchtrennt und mit ihren morphologisch richtigen Ventrikeln anastomosiert. Ein Koronararterien-Transfer in die neue Aorta ist erforderlich. Die anatomische Korrektur muss frühzeitig erfolgen, damit der morphologisch linke Ventrikel nicht durch die physiologische Abnahme des Lungengefäßwiderstandes hypotrophiert und damit seine Fähigkeit als *Systemventrikel* verliert.
Ist eine anatomische Korrektur nicht möglich (z. B. wegen Koronaranomalie), so kann eine *Umkehroperation auf Vorhofebene* nach *Senning* oder nach *Mustard* durchgeführt werden. Der Blutfluss wird nach Exzision des Vorhofseptums so umgeleitet, dass das Hohlvenenblut durch die Mitralklappe in den linken Ventrikel und das pulmonal-venöse Blut über die Trikuspidalklappe in den rechten Ventrikel fließt.
Bei einer *TGA mit VSD und Pulmonalstenose (Typ III)* kommt eine Operation nach *Rastelli* in Betracht. Hierbei erfolgt der VSD-Verschluss „tunnelförmig" durch einen Patch, der das Blut aus dem linken Ventrikel in die Aorta umleitet. Der Blutfluss vom rechten Ventrikel zur Pulmonalarterie wird durch Implantation eines Klappen tragenden *Homograft-Conduits* ermöglicht.

F93

Frage 13.6: Lösung E

Fallot-Tetralogie (IV): Ventrikelseptumdefekt, über dem Defekt reitende Aorta, Pulmonalstenose, Rechtsherzhypertrophie (Zyanose mit verringerter Lungendurchblutung).
Fallot-Pentalogie (V): Fallot IV + Vorhofseptumdefekt.
Fallot-Trilogie (III): Vorhofseptumdefekt, Pulmonalstenose, Rechtsherzhypertrophie.
Bei der **Fallot-Tetralogie** bestimmt die Pulmonalstenose das Ausmaß des Rechts-links-Shunts und damit den Grad der Zyanose (siehe auch Lerntext „Fallot-Tetralogie" XIII.4).

Fallot-Tetralogie — **XIII.4**

Die **Fallot-Tetralogie** ist eine Kombination von *Pulmonalstenose* bzw. rechtsventrikulärer Ausflussbahnobstruktion mit konsekutiver *Rechtsherzhypertrophie*, großem *Ventrikelseptumdefekt* (VSD) sowie *Dextroposition (Überreiter) der Aorta*. Ca. 10% aller angeborenen Herzfehler.
Hämodynamisch besteht systolischer Druckangleich zwischen beiden Ventrikeln. Der hohe Widerstand im Ausflusstrakt des rechten Ventrikels führt zu einem *Rechts-Links-Shunt*, dessen Ausprägung das klinische Bild bestimmt.
Klinik:
Hauptsymptom ist die zentrale *Zyanose* in Abhängigkeit von der Schwere der Pulmonalstenose, Neigung zu *hypoxämischen Anfällen* ab dem 3.–4. Lebensmonat. Typisch ist die *Hockstellung* nach dem Laufenlernen im 2. Lebensjahr. Wahrscheinlich führt die Erhöhung des systemischen Widerstandes zu einer akuten Verbesserung der Lungenperfusion.
Trommelschlegelfinger und -zehen mit Uhrglasnägeln, Gingivahyperplasie.
Das **Röntgen-Thoraxbild** zeigt eine *verminderte Lungengefäßzeichnung*, im Kindesalter ist das *„Holzschuhherz"* mit ausgeprägter Herztaille und angehobener Herzspitze typisch.
Therapie:
Eine Indikation zur Operation ist grundsätzlich gegeben, da die Prognose ohne chirurgische Therapie schlecht ist. Nur ca. 25% erreichen ein Lebensalter von 10 Jahren.
Der Operationszeitpunkt wird in erster Linie vom klinischen Zustand bestimmt. Ausgeprägte Zyanose und/oder hypoxische Anfälle zwingen bereits im Säuglingsalter zum operativen Eingriff. In der Regel wird zunächst ein *Palliativeingriff* zur Verbesserung der pulmonalen Perfusion durchgeführt: arteriopulmonaler Shunt, z. B. *modifizierter Blalock-Taussig-Shunt* mit einer Gore-Tex-Gefäßprothese. Wenn die anatomischen Voraussetzungen gegeben sind (Kinder nach dem 1. Lebensjahr), wird eine *Korrekturoperation* angestrebt: *VSD-Verschluss, Infundibulumresektion* mit *Patcherweiterung* der rechtsventrikulären Ausflussbahn (ggf. transanulär bei engem Pulmonalklappenring).
Prognose:
Die Operationsletalität beträgt für palliative Eingriffe 2–11% je nach Zeitpunkt und Methode. Für Korrekturoperationen liegt die Letalität zwischen 2 und 18%.
Nach operativer Korrektur haben ca. 85% der Langzeitpatienten ein gutes funktionelles Ergebnis.

H97

Frage 13.7: Lösung E

Bei einem **persistierenden Ductus arteriosus Botalli** ist der postnatale physiologische Verschluss unterblieben, sodass ein **Links-Rechts-Shunt** zwischen Aorta descendens und A. pulmonalis besteht. Hierdurch kommt es zu einer **Volumenbelastung** des **linken Ventrikels**. Die Erkrankung ist mit 10–13% aller angeborenen Herzfehler relativ häufig. In Einzelfällen kann bei Neugeborenen ein medikamentöser Verschluss durch Indometacin gelingen. Die Therapie der Wahl ist jedoch der Verschluss durch Katheterintervention (Occluder-Systeme) bzw. die Operation über eine posterolaterale Thorakotomie.

H99

Frage 13.8: Lösung A

Es werden generell biologische von mechanischen Herzklappenprothesen unterschieden.
Biologische Prothesen werden entweder aus Schweine- oder menschlichen Spenderherzen gewonnen.
Sie sind ca. 8–10 Jahre haltbar. Aufgrund ihrer fehlenden Thrombogenität **muss keine Antikoagulation durchgeführt** werden, sie können deshalb auch bei Frauen mit Kinderwunsch implantiert werden.
Mechanische Klappen haben eine praktisch unbegrenzte Haltbarkeit, es muss jedoch aufgrund der hohen Thrombogenität eine lebenslange Antikoagulation mit Kumarinderivaten durchgeführt werden. Da Kumarine während der Schwangerschaft aufgrund der erhöhten Blutungsgefahr und Teratogenität nicht gegeben werden können und bei der Umstellung auf Heparin ein erhöhtes Risiko von Klappenthrombosen und thromboembolischen Komplikationen vorliegt, sollten mechanische Klappen nicht bei Frauen mit Kinderwunsch implantiert werden.

F91

Frage 13.9: Lösung C

Mitralklappenstenosen werden hauptsächlich durch eine rheumatische Herzerkrankung verursacht.
Bei der hämodynamisch wirksamen **Mitralstenose** ist die Blutzufuhr zum linken Ventrikel vermindert. Die **Symptome** resultieren in erster Linie aus der fortschreitenden Lungenstauung: *Dyspnoe* zunächst bei Belastung, dann in Ruhe, *Leistungsminderung*, periphere Zyanose, Lungenödem, *Vorhofflimmern* mit Thrombusbildung im linken Vorhof und Gefahr der arteriellen *Embolie* in der Peripherie. Hämoptoe. Eine **Operationsindikation** ist im Stadium II–III (NYHA) gegeben.

H95

Frage 13.10: Lösung A

Bei klinischen Zeichen der Linksherzinsuffizienz besteht eine Indikation zur Operation der **erworbenen Aortenklappenstenose**. Therapie der Wahl ist der **Klappenersatz** entweder mit einer mechanischen Herzklappe (bei jüngeren Patienten) oder mit einer biologischen Prothese (bei älteren Patienten). Letztere bedürfen keiner regelmäßigen Antikoagulation.
Zu **(B):** Die **Ballondilatation** kommt allenfalls bei angeborenen Aortenklappenstenosen in Betracht. Bei der unkontrollierten Erweiterung kommt es nicht selten durch Einrisse der Klappensegel zur Aortenklappeninsuffizienz.
Zu **(C)** und **(D):** Die **erworbene Aortenklappenstenose** zeigt in der Regel erheblich verdickte und verkalkte Klappensegel, sodass eine Klappenrekonstruktion oder digitale Sprengung nicht in Betracht kommt.
Zu **(E):** Eine konservativ medikamentöse Therapie der **Aortenklappenstenose** kann im Stadium I und ggf. im Stadium II der NYHA-Klassifikation durchgeführt werden.

F91

Frage 13.11: Lösung E

Absolute Indikationen für einen koronarchirurgischen Eingriff sind folgende Erkrankungen:
- Hauptstammstenose der linken Koronararterie
- Dreigefäßerkrankung mit eingeschränkter LV-Funktion
- therapieresistente instabile Angina pectoris ohne Möglichkeit der perkutanen transluminalen koronaren Angioplastie **(PTCA)**
- Notfälle nach PTCA (Dissektion, Gefäßverletzung oder -verschluss)

Ein- und Zweigefäßerkrankungen werden zunehmend durch **PTCA** behandelt.
Das Prinzip des koronarchirurgischen Eingriffs ist die Überbrückung der Koronarstenose mit einer körpereigenen Vene (meist V. saphena magna) als aortokoronarer Venenbypass **(ACVB)** und durch Verwendung der **A. mammaria interna (IMA)**. Letztere wird in der Regel linksseitig für die Revaskularisation des Ramus interventricularis anterior **(RIVA)** verwandt.
Es wird eine möglichst **komplette Revaskularisation** angestrebt, d.h. sämtliche Gefäße mit proximaler Stenose > 50% und > 1 mm Durchmesser distal der Verengung werden mit einem Bypass revaskularisiert.
Prognose:
Nach 10 Jahren sind noch 50–60% der Venenbypässe durchgängig. Die IMA-Bypässe zeigen mit einer Durchgängigkeitsrate von ca. 80–95% nach 10 Jahren bessere Ergebnisse.

H98

Frage 13.12: Lösung B

Bei einem **aortokoronaren Bypass** wird eine Vene (meist Vena saphena magna) zwischen der Aorta und einer Koronararterie interponiert.
Zu **(D):** Die **Vineberg-Operation** gehört zu den Pionierleistungen der Koronarchirurgie. Heute wird die A. mammaria nahezu routinemäßig für die **direkte** Revaskularisation der Koronararterien verwendet (z.B. linke A. mammaria zum R. interventricularis anterior).
Zu **(E):** **Alloplastische** Materialien haben sich als Fremdkörper in der Koronarchirurgie bisher nicht bewährt.

F91

Frage 13.13: Lösung C

Aneurysmen des linken Ventrikels entstehen in ca. 10–20% nach einem Herzinfarkt innerhalb von Wochen bis mehreren Monaten. In ca. 85% der Fälle ist der Vorderwandspitzenbereich betroffen. Im Aneurysmasack finden sich häufig parietale **Thromben**, die zu **Embolien** führen können. Es handelt sich in der Regel um eine **Spätkomplikation.** Periphere Embolien nach 2–3 Wochen sind sehr unwahrscheinlich.
Operationsindikation:
Gedeckte Perforation, Rupturgefahr, progrediente Linksherzinsuffizienz, embolische Komplikationen und rezidivierende ventrikuläre Tachykardien.
Die Aneurysmaresektion wird in der Regel mit einer Koronarrevaskularisation durchgeführt.

F93

Frage 13.14: Lösung D

Eine **Lungenembolie** wird in der Regel durch Thromben aus tiefen Beinvenenthrombosen verursacht. Parietale Thromben aus einem linksventrikulären Aneurysma könnten theoretisch über einen zusätzlichen VSD in die Lungenstrombahn gelangen.

F00

Frage 13.15: Lösung B

Bei einem **Vorhofseptumdefekt** (ASD) handelt es sich um einen angeborenen Herzfehler, der meist im Vorschulalter operativ verschlossen wird.
Zu **(A)** und **(C):** Als Folge des Herzinfarktes kommt es zu einer **Nekrose**, die zu einer Perforation des Gewebes führen kann.

H90

Frage 13.16: Lösung C

Bei der **primären Kardiomyopathie** handelt es sich um eine Herzerkrankung unklarer Ätiologie. Es kommt zu Veränderungen im Myokard und/oder Endokard, die je nach Form zu schweren hämodynamischen Störungen führen.
Sekundäre Kardiomyopathien sind Herzmuskelerkrankungen im Rahmen verschiedener Grundkrankheiten (Stoffwechselstörungen, Alkohol, medikamentös-toxisch, Myopathien etc.).

H00 **!**

Frage 13.17: Lösung E

Die häufigsten Herztumoren sind **Myxome**, die zu 80 % im linken Vorhof lokalisiert sind (D). Bei Metastasen im Herzen besteht eine Kontraindikation zur Herztransplantation.

F99

Frage 13.18: Lösung A

Hirnembolien kommen bei Aneurysmen der Aorta ascendens (Abschnitt I) und des Aortenbogens (Abschnitt II) vor. Häufiger jedoch bei Rhythmusstörungen (z.B. absolute Arrhythmie) und Aneurysmen des linken Ventrikels. Aneurysmen im Bereich der A. descendens führen neben den genannten Symptomen (Verdrängungserscheinungen) gelegentlich zu **peripheren Embolien.**

F00 F98

Frage 13.19: Lösung B

Der Schockzustand nach heftigen Schmerzen im Thorax und eine Verbreiterung des Mediastinums nach rechts in Höhe der Aorta ascendens sind am ehesten auf ein **Aneurysma dissecans** der Aorta zurückzuführen. Insbesondere die Mediastinalverbreiterung fehlt bei den anderen Diagnosen.
Zu **(A)** und **(D):** Bei einer **Lungenembolie** kommt es in ca. 50% der Fälle zu einem **hämorrhagischen Lungeninfarkt** durch zusätzliche Beeinträchtigung der bronchialen Zirkulation. Bei ähnlichen Symptomen wie akuter Atemnot, Zyanose, Thoraxschmerzen und Kreislaufdepression muss differenzialdiagnostisch die Lungenembolie berücksichtigt werden. Einflussstauung und Anstieg des Venendrucks als Zeichen der Rechtsherzbelastung sowie häufig Husten und Hämoptoe beim Lungeninfarkt sind nicht typisch für ein dissezierendes Aortenaneurysma.
Zu **(C):** Eine **Wandruptur** des **linken Ventrikels** (z.B. nach Myokardinfarkt) führt meist über eine akute **Herzbeuteltamponade** zum Schock mit Todesfolge. Falls der Patient die Klinik erreicht, stehen

die Zeichen des Schocks im Vordergrund mit Verbreiterung des Herzschattens und Einflussstauung.
Zu **(E):** Der **Angina pectoris-Anfall** äußert sich vor allem durch einen **retrosternalen Schmerz** mit Engegefühl. Häufig mit Ausstrahlung in den linken Arm, in beide Schultern; in einigen Fällen auch in Hals und Unterkiefer.

F00 F98

Frage 13.20: Lösung C

Die **Dissektion** hat zu einer **Aortenklappeninsuffizienz** geführt, die ein **sofortdiastolisches** Geräusch über dem Aortenareal verursacht.
Zu **(A):** Die seltene **koronare AV-Fistel** äußert sich auskultatorisch ebenfalls als **kontinuierliches Maschinengeräusch.**
Zu **(B):** Eine **Mitralklappeninsuffizienz** (z. B. infolge Papillarmuskeldysfunktion nach Hinterwandinfarkt) führt zu einem **holosystolischen** Geräusch mit p. m. über der Herzspitze.
Zu **(D):** Bei der **Ventrikelseptumruptur** (z. B. infolge Myokardinfarkt) ist ein **systolisches Pressstrahlgeräusch** mit p. m. über dem 3. – 4. ICR links parasternal zu hören.
Zu **(E):** Eine **Vorhofseptumperforation** kommt praktisch nicht vor. Ein Defekt führt zu einem **Systolikum** mit p. m. im 2. – 3. ICR links parasternal als Ausdruck einer relativen Pulmonalstenose infolge des Links-Rechts-Shunts.

F00 F94

Frage 13.21: Lösung C

Bei der **akuten Herzbeuteltamponade** kommt es aufgrund einer Flüssigkeitsansammlung im Herzbeutel zu einer diastolischen Füllungsbehinderung insbesondere der Ventrikel. Die Folge ist eine massive Einflussstauung mit lebensbedrohlicher Kreislaufdepression.
Ein kardiales **Lungenödem** entsteht infolge einer **Linksherzinsuffizienz** bei noch funktionsfähigem rechten Ventrikel.

F01 **!**

Frage 13.22: Lösung C

Eine **Rechtsherzüberlastung** ist meist Folge einer Rechtsherzinsuffizienz, bei der das Volumen des rechten Ventrikels aufgrund **einer systolischen** Kontraktionsstörung nicht adäquat in den Pulmonalkreislauf gepumpt wird. Auch ein erhöhter Druck im kleinen Kreislauf (akut oder chronisch) kann zur Rechtsherzbelastung führen. Bei einer **Perikardtamponade** kommt es aufgrund einer Flüssigkeitsansammlung im Herzbeutel zu einer **diastolischen Füllungsbehinderung** insbesondere der Ventrikel. Die Folge ist eine massive Einflussstauung mit lebensbedrohlicher Kreislaufdepression. Diagnostische Hinweise sind gestaute Halsvenen, erhöhter zentraler Venendruck, Tachykardie, leise Herztöne, röntgenologische Herzverbreiterung, Niedervoltage im EKG. Beweisend ist die Sonographie. Die Therapie besteht in der **Punktion** des Herzbeutels oder ggf. einer **Pericardiotomia inferior** über einen subxiphoidalen Zugang mit Einlegen einer Drainage.

H99

Frage 13.23: Lösung D

Zu **(D):** Die Therapie bei der symptomatischen konstriktiven Perikarditis besteht in der Resektion des verschwielten oder verkalkten (Pericarditis calcarea) Perikardbeutels **(Dekortikation)**. Sicher eine unglückliche Wortwahl hier vonseiten des IMPPs, da der Begriff der Dekortikation meistens bei der Resektion von Pleuraschwielen im Anschluss an ein Pleuraempyem verwendet wird. Die Resektion des Perikards bei der konstriktiven Perikarditis erfolgt nach demselben Prinzip.
Zu **(A):** Die Gabe von Antiphlogistika ist bei der akuten Perikarditis indiziert.
Zu **(B)** und **(C):** Eine Perikarddrainage oder -fensterung ist bei einer Flüssigkeitsansammlung im Herzbeutel sinnvoll. Das Sekret wird dabei in die Pleurahöhle abgeleitet und dort resorbiert.
Zu **(E):** Da das Myokard zunächst nicht beeinträchtigt ist, ist eine Herztransplantation nicht indiziert.

F99

Frage 13.24: Lösung B

Die **zelluläre Abstoßungsreaktion** nach Herztransplantation kann ausschließlich durch die endomyokardiale **Biopsie** gesichert werden. Diese wird in örtlicher Betäubung über eine Punktion der Vena jugularis gewonnen. Je nach Grad der Abstoßung kommt es zu unterschiedlich ausgeprägten lymphozytären Zellinfiltrationen, interstitiellen Ödemen, Myozytolysen, Myokardnekrosen und Hämorrhagien. In der Forschung und Weiterentwicklung werden momentan unterschiedliche Methoden zur nicht invasiven Früherkennung von Abstoßungen gesucht.
Zu **(A):** Die **Thallium-Szintigraphie** dient der Beurteilung von Durchblutungsstörungen des Myokards (koronare Herzerkrankung). Zur Erkennung einer Abstoßungskrise kommt ggf. eine **Antimyosin-Szintigraphie** in Betracht.
Zu **(C):** Die **Koronarangiographie** mit LV-Angiogramm wird vor allem zur Beurteilung der **Transplantatsklerose** (diffuse Stenosen der Koronarien nach Herztransplantation) durchgeführt.
Zu **(D):** Insbesondere das frequenzverstärkte **EKG** wird von einigen Gruppen als nicht invasive Metho-

de zur frühzeitigen Erfassung einer Abstoßung eingesetzt.
Zu **(E):** Die **Echokardiographie** findet zunehmend Anwendung in der frühzeitigen Erfassung von Abstoßungsreaktionen. Eine weitere Methode ist die zytoimmunologische Untersuchung des Blutes (Lymphozyten etc.).

14 Gefäße

F95

Frage 14.1: Lösung B

Zu **(1):** Die **indirekte Gefäßverletzung** kommt vor allem bei Luxationen größerer Gelenke und Dislokationen von Frakturen vor. Typischer Pathomechanismus ist der Einriss der Intima und Media bei intakter Adventitia mit nachfolgender Durchblutungsstörung.
Zu **(2): Direkte Gefäßverletzungen** entstehen vor allem durch offene Schädigungen infolge Stich-, Schuss- und Pfählungstraumen. Erstmaßnahmen zur Blutstillung sind digitale Kompression oder Anlegen eines **Druckverbandes**. Bei der definitiven Versorgung wird das Gefäß je nach Ausmaß der Verletzung rekonstruiert. Infrage kommen primäre Naht, Patchverschluss, Interposition eines Venentransplantats, Bypass etc.
Zu **(3):** Die Überdehnungsverletzung gehört zu den **indirekten** Gefäßverletzungen.
Siehe auch Lerntext „Arterienverletzungen" XIV.1.

H95

Frage 14.2: Lösung D

Bei einem **stumpfen Arterientrauma** liegt meist ein Media- und/oder Intimaschaden vor, der erst später zu einem Gefäßverschluss führen kann. Ein nachweisbarer Puls schließt folglich eine stumpfe Gefäßverletzung nicht aus.

F98 **!**

Frage 14.3: Lösung B

Bei der **Phlegmasia coerulea dolens** handelt es sich um eine schlagartig einsetzende Thrombosierung des gesamten Venensystems einer Extremität. Infolge der massiven Schwellung steigt der Venendruck so stark an, dass es zu einer sekundären Blockierung des arteriellen Zustroms kommt. Die Haut ist kalt und livide verfärbt. Es besteht eine hohe Amputationsrate. Nur die frühzeitige venöse und arterielle **Thrombektomie** kann die schlechte Prognose verbessern.

Arterienverletzungen — **XIV.1**

Arterienverletzungen können in **direkte** und **indirekte Verletzungen** unterteilt werden.
Unter den **direkten** kommen offene Verletzungen nach Stich-, Schuss-, Pfählungstrauma u.a. vor, sowie geschlossene nach Knochenfrakturen, Quetschungen und Kontusionen.
Indirekte Verletzungen werden vor allem bei Luxationen größerer Gelenke und Dislokationen von Frakturen beobachtet. Die Gefäßadventitia bleibt dabei in der Regel erhalten, während infolge der Ruptur von Intima und Media die Gefäßstrombahn verschlossen wird.
Blutungen und Mangeldurchblutung der Peripherie sind die wichtigsten Symptome einer Gefäßverletzung. Die seitenvergleichende Kontrolle der peripheren Pulse ist diagnostisch unerlässlich. Eine Arteriographie kann zur Beurteilung des Ausmaßes und der Lokalisation erforderlich sein. Therapeutisch stehen bei der direkten Gefäßverletzung zunächst Blutstillung und Schockbekämpfung im Vordergrund.
Die spätere Versorgung erfolgt je nach Verletzungsart durch **direkte Naht**, ggf. unter plastischer Erweiterung mithilfe eines Venenstreifens, bei kompletter Durchtrennung durch **End-zu-End-Anastomose**. Größere Substanzverluste erfordern häufig die Interposition eines Venentransplantats, das auch bei indirekten Verletzungen nach vorheriger Resektion der intakten Adventitia verwandt wird.

Arteriovenöse Fisteln — **XIV.2**

Bei **arteriovenösen Fisteln** handelt es sich um angeborene oder erworbene Verbindungen zwischen Arterien und Venen. Die angeborenen sind häufig im Gehirn, abdominellen Organen, Lungen und an den Extremitäten lokalisiert.
Erworbene Fisteln treten meist nach Gefäßverletzungen oder arteriosklerotischen Wandschädigungen auf.
Bei akutem Auftreten kann die rasche Verlagerung des Blutes in das venöse System einen hypovolämischen Schock verursachen. Nach jahrelang bestehender AV-Fistel tritt – insbesondere bei großem Shuntvolumen – eine *Herzinsuffizienz* auf. Lokal entstehen degenerative Gefäßwandveränderungen und evtl. aneurysmatische Erweiterungen des vor der Fistel gelegenen Arterienabschnitts und des Fistelkanals. Die Geräuschphänomene sind charakteristisch. Durch Turbulenzen und Vibrationen hört man ein *kontinuierliches Maschinengeräusch.* Bei größeren Fisteln ist es möglich, ein Schwirren zu palpieren. Infolge der venösen Drucksteigerung kann es über eine Klappeninsuffizienz zur Varizenbil-

dung kommen. Über der Fistel ist häufiger die Haut erwärmt, während weiter distal eine Erniedrigung der Hauttemperatur vorliegt. Erhöhung der Pulsfrequenz und erniedrigter arterieller Mitteldruck sind weitere Symptome.
Zur genauen Lokalisation ist die Arteriographie erforderlich. Außer bei sehr kleinen arteriovenösen Fisteln ist zur Verhinderung von Komplikationen eine **frühzeitige Operation** anzustreben (z. B. Resektion der Gefäßbrücke mit nachfolgendem Nahtverschluss von Arterie und Vene).

F93 !!

Frage 14.4: Lösung E

Bei der **peripheren arteriellen Embolie** ist das führende Leitsymptom ein *peitschenartiger Extremitätenschmerz*. Die komplette Ischämie zeigt sich durch die sog. 6 P's (siehe auch Lerntext „Arterielle Embolie" XIV.3):

Pain:	Schmerz
Paleness:	Blässe
Paraesthesia:	Gefühlsstörungen
Pulslessness:	Pulsverlust
Paralysis:	Bewegungsverlust
Prostration:	Schock, Erschöpfung

F99 !!

Frage 14.5: Lösung C

Der häufigste Ursprungsort **arterieller Embolien** ist der linke Vorhof, meist bei Vorhofflimmern infolge Mitralklappenfehler. Weitere Quellen bzw. Ursachen: Thromben im linken Ventrikel nach Myokardinfarkt (Aneurysmen), Endokarditis, Arteriosklerose der Bauchaorta, thrombosiertes Aortenaneurysma, Herzklappenersatz und Vorhoftumoren. Sehr selten stammt der Embolus aus dem rechten Herzen bei offenem Foramen ovale **(paradoxe Embolie)**.

H94 F91 !!

Frage 14.6: Lösung D

Es handelt sich um eine **arterielle Embolie** im Bereich des linken Beines. Ursprungsort ist wahrscheinlich der linke Vorhof bei absoluter Arrhythmie. Therapie der Wahl beim **akuten Arterienverschluss** ist die **Thromboembolektomie** mit Hilfe des *Fogarty*-Katheters. Postoperativ ist eine Antikoagulanzientherapie sowie die Beseitigung des Streuherdes erforderlich.
Zu **(A)** und **(C):** Die lokale (über Katheter) oder systemische **Lysetherapie** z. B. mit **Streptokinase** zur Auflösung von Blutgerinnseln, kommt vor allem bei Embolien der Peripherie (Unterschenkel, Unterarm), der Lungen und beim Myokardinfarkt in Betracht.
Arterielle Verschlüsse können teilweise noch nach Tagen oder Wochen erfolgreich behandelt werden.
Zu **(B):** Eine Gefäß erweiternde Therapie ist nur bei Gefäßspasmen erfolgversprechend.
Zu **(E):** Beim arteriellen Verschluss auf dem Boden einer chronisch arteriellen Verschlusskrankheit **(AVK)** sollte präoperativ eine Angiographie angestrebt werden, sodass ggf. zusätzlich ein Bypass angelegt werden kann.

Arterielle Embolie — **XIV.3**

Der häufigste Ursprungsort **arterieller Embolien** ist der linke Vorhof, meist bei Vorhofflimmern infolge Mitralklappenfehler. Weitere Quellen sind murale Thromben nach Myokardinfarkt, Endokarditis, Arteriosklerose der Bauchaorta, Herzklappenersatz, thrombosiertes Aortenaneurysma und Vorhoftumoren.
Sehr selten stammt der Thrombus aus dem rechten Herzen bei offenem Foramen ovale (paradoxe Embolie).
In erster Linie sind die supraaortalen Äste (Karotiden, Truncus brachiocephalicus) betroffen. Ca. $^1/_3$ aller arteriellen Embolien entfällt auf die Extremitäten.
Bei der **peripheren arteriellen Embolie** ist das führende Leitsymptom ein *peitschenartiger Extremitätenschmerz*. Die komplette Ischämie zeigt sich durch die sog. 6 P's:

Pain:	Schmerz
Paleness:	Blässe
Paraesthesia:	Gefühlsstörungen
Pulslessness:	Pulsverlust
Paralysis:	Bewegungsverlust
Prostration:	Schock, Erschöpfung

Therapeutisch ist die **sofortige Embolektomie** anzustreben. Nach Schmerzstillung und i. v. Gabe von 5000–10 000 IE Heparin zur Verhinderung von Appositionsthromben wird heute das indirekte Verfahren angewandt: von einem leicht zugänglichen Gefäßabschnitt (untere Extremität – A. femoralis, obere Extremität – A. cubitalis) wird ein *Ballonkatheter nach Fogarty* durch den Embolus hindurchgeschoben. Nach Füllung des Ballons mit Kochsalz lässt sich der Embolus dann mühelos entfernen. Der Eingriff erfolgt in Lokalanästhesie und ist deshalb auch bei Patienten höheren Alters durchführbar.
Postoperativ ist zur Vermeidung von Rezidivembolien die Beseitigung von Streuherden (Kommissurotomie, Herzklappenersatz, Aneurysmaresektion) ratsam. Gegebenenfalls ist eine Dauerantikoagulation erforderlich.
Nur bei Embolien in der Peripherie (Unterschenkel, Unterarm) kann eine **fibrinolytische Therapie** (Streptokinase) erwogen werden. Cave: Vielzahl von Kontraindikationen!

F95 H93 !

Frage 14.7: Lösung E

Zu **(A)** und **(B):** Beschwerdefreiheit bei nachgewiesener Stenose/Verschluss entspricht dem **Stadium I** nach Fontaine-Ratschow.
Zu **(C):** Eine Nekrose der Kleinzehe charakterisiert das **Stadium IV**.
Siehe auch Lerntext „Arterielle Verschlusskrankheit" XIV.4.

F95 H93 !

Frage 14.8: Lösung D

Siehe Kommentar zu Frage 14.7.

F00 !

Frage 14.9: Lösung B

Schmerzen in den Beinen mit Impotenz sind am ehesten auf eine **arterielle Verschlusskrankheit vom Beckentyp** zurückzuführen. Die Schmerzen sind oft auch im Bereich der Beckenmuskulatur lokalisiert. Am häufigsten ist das **Leriche-Syndrom**: totaler Verschluss der distalen Aorta abdominalis im Bereich der Bifurkation mit Verschluss der Aa. iliacae communes.
Zu **(A):** Beim **Klimakterium virile** handelt es sich um die sog. Wechseljahre des Mannes infolge verminderter Hormonproduktion. Neben einer Labilität des Vegetativums kommt es zu einem Rückgang der Potenz und der Libido.
Zu **(C):** Die beidseitige **Mumps-Orchitis** kann zur **Sterilität**, nicht jedoch zur Impotenz führen.
Zu **(D):** Bei der **Multiplen Sklerose** stehen spastische Lähmungen, Kleinhirnsymptome, Blasen- und Mastdarmstörungen etc. im Vordergrund der klinischen Symptomatik.
Zu **(E):** Die **Midlife-Crisis** führt nicht zu den genannten Symptomen.

F00 !

Frage 14.10: Lösung D

Durch Palpation der schwachen oder nicht vorhandenen Leistenpulse kann die Diagnose gestellt werden. Zur exakten Lokalisation und Ausdehnung der Gefäßveränderungen ist eine Angiographie erforderlich.

H89

Frage 14.11: Lösung D

Im **femoropoplitealen** Abschnitt kommt der Verschluss der A. femoralis sup. im Adduktorenkanal am häufigsten vor. Bei einem langstreckigen Verschluss im Stadium III nach **Fontaine** (Ruheschmerz) ist der Bypass durch ein autologes V. saphena-Transplantat Therapie der Wahl.
Zu **(A):** Forciertes Gehtraining wird vor allem im Stadium I und II angewandt
Zu **(B):** Die lumbale Sympathektomie kommt beim peripheren Verschlusstyp in Betracht. Dacronprothesen werden z.B. bei ausgedehnten Verschlüssen im **aortoiliakalen** Bereich bevorzugt.
Zu **(C):** Die **Thrombendarteriektomie (TEA)** wird insbesondere bei Carotisstenosen und bei kurzstreckigen Stenosen im femoropoplitealen Bereich durchgeführt.
Zu **(E):** Embolien und Thrombosen werden mittels **Fogarty-Ballon-Katheter** therapiert.

H95

Frage 14.12: Lösung D

Bei der symptomatischen **Carotisstenose** ist die **Thrombendarteriektomie** (TEA) mit Patcherweiterungsplastik Therapie der Wahl. Die Desobliteration gilt als Oberbegriff für die Wiederherstellung der Durchgängigkeit einer verschlossenen Gefäßstrombahn (auch Embolektomie).

H95

Frage 14.13: Lösung B

Die oft beidseits vorhandenen langstreckigen Stenosen oder Verschlüsse im aorto-iliakalen Bereich werden in typischer Weise durch Implantation von Y-Kunststoffprothesen behandelt. Kurzstreckige Stenosen können thrombendarteriektomiert werden.
Zu **(A):** Die **perkutane transluminale Angioplastie** (PTA) entspricht der Ballondilatation und gewinnt zunehmend an Bedeutung. Insbesondere kurzstreckige Stenosen werden häufig dilatiert. Das Hauptproblem ist die hohe Restenoserate, die z.B. für Coronarangioplastien zwischen 40–50% liegt. Zur Verbesserung der Ergebnisse werden häufig spezielle Gefäßstützen (Stents) nach Dilatation in die Arterien implantiert.
Zu **(C):** Der femoro-femorale (cross-over)-Bypass (nach **Palma**) kommt beim einseitigen chronischen **Beckenvenenverschluss** mit ausgeprägten Beschwerden in Betracht. Hierbei wird die V. saphena magna der gesunden Seite subkutan oberhalb der Symphyse zur Gegenseite gezogen. Dort wird sie mit der V. femoralis distal des Verschlusses anastomosiert. Dadurch wird ein venöser Abfluss über die Beckenvene der Gegenseite möglich. Häufig erfolgt zusätzlich die Anlage einer temporären AV-Fistel **(Korbhenkelshunt)** zur Prophylaxe einer Frühthrombose.
Zu **(E):** Der extraanatomische Bypass von der A. subclavia zur A. carotis communis wird z.B. beim **Subclavian-steal-Syndrom** durchgeführt.

H00

Frage 14.14: Lösung A

Insbesondere im Bereich des Unterschenkels sind körpereigene Venen (z. B. **Vena saphena magna**) allen anderen Materialien überlegen. Die Reocclusionsrate ist am geringsten.

Arterielle Verschlusskrankheit (AVK) — XIV.4

Wadenschmerzen beim Gehen **(Claudicatio intermittens)** sind in der Regel die ersten Symptome, die den Patienten mit **arteriellen Durchblutungsstörungen** zum Arzt führen. Weitere Zeichen sind: Parästhesien, Kälte- und Schweregefühl, schnelle Ermüdung der betroffenen Extremitäten, trophische Störungen wie Haut- und Muskelatrophie, Haarausfall, brüchige Nägel, blasse oder marmorierte Haut, Wundheilungsstörungen, Mykosen, Nekrosen bis zur Gangrän.

Nach **Fontaine** werden 4 Schweregrade der arteriellen Verschlusskrankheit **(AVK)** unterschieden:

Stadium I	Beschwerdefreiheit trotz angiographisch nachgewiesener Gefäßstenose
Stadium II	Belastungsschmerz (Claudicatio intermittens)
IIa	Gehstrecke über 200 m
IIb	Gehstrecke unter 200 m
Stadium III	Ruheschmerzen
Stadium IV	Trophische Störungen, Gangrän.

Zur Lokalisation und Beurteilung von Ausmaß und Schweregrad der Durchblutungsstörungen werden folgende klinisch-angiologische Untersuchungsmethoden angewandt:

Inspektion: zur Beurteilung der Hautfarbe und trophischer Störungen.

Auskultation: Poststenotische Strömungsgeräusche entstehen bei einer Einengung der Arterien um $^1/_3$ und mehr.

Pulspalpation: Abgeschwächte oder fehlende Pulse geben wichtige Hinweise zur Lokalisation der Stenose.

Vergleichende Blutdruckmessung: findet hauptsächlich bei Durchblutungsstörungen der oberen Extremitäten Anwendung. Differenzen über 20 mmHg sind pathologisch.

Lagerungsprobe nach Ratschow: Kommt es nach Fußrollübungen mit erhobenen Beinen zu Schmerzen und Ischämiezeichen, so ist eine arterielle Durchblutungsstörung wahrscheinlich. Die reaktive Hyperämie tritt verspätet ein (normal nach 5 bis 10 s).

Faustschlußprobe: Nach 30 Faustschlüssen mit erhobenen Armen gibt der Untersucher den an der Hand manuell gedrosselten arteriellen Einstrom frei. Normal färben sich die Handflächen gleichmäßig. Beim Kranken kommt es zur verzögerten und fleckenförmigen Rötung.

Standardisierter Gehtest: zur genaueren Beurteilung des Stadiums II (Claudicatio intermittens).

Beinergometrie: frühere Erkennung als durch den Gehtest, sowie seitengetrennte Funktionsprüfung.

Oszillographie: Mithilfe pneumatischer Manschetten kann aus pulssynchronen Druck- und Volumenschwankungen von korrespondierenden Extremitätenabschnitten auf die Lokalisation von Stenosen geschlossen werden.

Dopplersonographie: Das Prinzip beruht auf der Reflexion von Ultraschallwellen in Abhängigkeit von der Strömungsgeschwindigkeit des Bluts.

Angiographie: Die wichtigste Methode zur Lokalisierung arterieller Stenosen und Verschlüsse. Sie dient in erster Linie zur Klärung der Operabilität.

Quantitative Durchblutungsmessungen wie Venenverschlussplethysmographie, Rheographie und Isotopengewebeclearance sind für klinische Fragestellungen selten indiziert.

Die **Therapieziele** der AVK sind vom jeweiligen Stadium abhängig. Im Stadium I und II nach *Fontaine* ist die Verbesserung der Gehleistung vorrangig. Bei der Behandlung der Stadien III und IV geht es um die Erhaltung der Extremität.

Im **Stadium I und II** steht ein systematisches Gehtraining im Vordergrund der Therapie. Hierdurch kommt es zur *Stimulation des Kollateralkreislaufs.* Etwa 30% der Patienten lindern dadurch ihre Beschwerden, d. h. es tritt eine Verlängerung der Gehstrecke (bei Claudicatio intermittens) ein. In den übrigen Fällen muss versucht werden, die Progredienz des Leidens aufzuhalten bzw. zu verzögern. Die Grundlage therapeutischer Bemühungen bildet selbstverständlich die Ausschaltung möglicher Risikofaktoren wie Nikotinabusus, Diabetes mellitus, Hypertonie und Hyperlipidämie.

Eine Operationsindikation ist im Stadium II a (Claudicatio intermittens) nur dann gegeben, wenn die Patienten infolge ihrer Beschwerden beruflich (z. B. Postboten) oder persönlich erheblich eingeschränkt sind.

Im **Stadium III und IV** besteht eine absolute Operationsindikation.

Nach **Ratschow** werden je nach Lokalisation der Stenose folgende Typen unterschieden:

1. **Peripherer Typ** (Unterschenkel, Unterarm)
2. **Oberschenkeltyp** (femoropoplitealer Abschnitt)
3. **Beckentyp** (aortoiliakaler Abschnitt)
4. **Schultergürteltyp** (Aortenbogensyndrom [Takayasu-Syndrom] mit den Untergruppen)

Zu 1.
Beim **peripheren Verschlusstyp** z. B. im popliteocruralen Abschnitt gilt nach wie vor die Sympathektomie als Therapie der Wahl. Im Stadium IV bestehen jedoch keine Erfolgsaussichten mehr, sodass eine Amputation erforderlich ist. In einigen Fällen sind mithilfe der mikrochirurgischen Technik Venenumleitungen bis in die Knöchelregion möglich.
Zu 2.
Im **femoropoplitealen** Abschnitt kommt der Verschluss der A. femoralis superf. im Adduktorenkanal am häufigsten vor. Die Überbrückung erfolgt durch ein autologes V. saphena-Transplantat. Ist die Möglichkeit nicht gegeben, so kann die Thrombendarteriektomie angewandt werden, die insbesondere bei kurzstreckigen Verschlüssen geeignet ist.
Zu 3.
Im **aortoiliakalen** Bereich wird vor allem bei einseitigen und kurzstreckigen Iliakalverschlüssen die Thrombendarteriektomie bevorzugt. Bei ausgedehnten und evtl. beidseitigen Befunden kommt die Implantation einer Kunststoffprothese in Betracht (z. B. Y-Prothese).
Zu 4.
Beim **Aortenbogensyndrom** kommen je nach Lokalisation und Ausbreitung die Thombendarteriektomie oder die Überbrückung durch eine Kunststoffprothese in Betracht.

H96

Frage 14.15: Lösung E

Die **Mikroangiopathie** ist an den kapillären Arterien der Peripherie lokalisiert und typisch für Patienten mit **Diabetes mellitus** (siehe auch Lerntext „Diabetische Mikroangiopathie" XIV.5). Bei vorliegender Gangrän sind die peripheren Pulse häufig noch tastbar, sofern keine diabetische Makroangiopathie vorliegt. Im vorliegenden Fall steht zunächst die Behandlung der Infektion (Vorfußphlegmone) im Vordergrund.
Zu **(A):** Bei der **Thrombophlebitis** ist der Venenstrang des oberflächlichen Venensystems verhärtet und druckdolent tastbar. Es besteht eine schmerzhafte Rötung und Schwellung. Die Durchblutung ist nicht beeinträchtigt.
Zu **(B):** Bei einer **arteriellen Thrombose** handelt es sich um einen akuten Arterienverschluss meist durch Appositionsthromben auf dem Boden einer chronisch arteriellen Verschlußkrankheit **(AVK)**. Anamnestisch besteht oft ein Belastungsschmerz **(Claudicatio intermittens)**. Die Ischämiezeichen (Schmerzen, Blässe etc.) sind gewöhnlich weniger stark ausgeprägt als bei der Embolie, da ein Kollateralkreislauf vorhanden ist.
Zu **(C):** Das **Leriche-Syndrom** ist eine besondere Form der chronisch arteriellen Verschlusskrankheit mit komplettem Verschluss der distalen Bauchaorta und beider Beckenarterien. Es kommt zu klammerartigen Schmerzen in der Beckenmuskulatur mit Ausstrahlung in die Oberschenkel und Impotenz.
Zu **(D):** Der **embolische Verschluss** der A. femoralis ist ein akutes Ereignis mit kompletter Ischämie der Extremität und folgenden Symptomen (**6 P** von *Pratt*): plötzlicher Schmerz (**P**ain), Sensiblitätsstörung (**P**aresthesia), Blässe (**P**aleness), Lähmung (**P**aralysis), Pulslosigkeit (**P**ulselessness), Schock (**P**rostration).

Diabetische Mikroangiopathie — XIV.5

Bei der **diabetischen Mikroangiopathie** stehen folgende klinische Erscheinungsformen im Vordergrund: Retinopathie, Nephropathie und die Angiopathie der Haut mit Neigung zur Gangränbildung. Die Stenosen bzw. Verschlüsse sind zu 2/3 in den Unterschenkel- und Fußarterien lokalisiert. Aufgrund der peripheren Lokalisation fehlt oft eine typische Claudicatio intermittens. Im Gegensatz zu den ischämischen Läsionen bei Arteriosklerose neigen die diabetischen Ulzerationen zu rascher Ausbreitung und Entwicklung einer **feuchten diabetischen Gangrän**.
Das Risiko einer Fußgangrän ist beim Diabetiker ca. 50-mal höher als bei einem Stoffwechselgesunden.
Liegen distale Nekrosen (Stadium IV nach Fontaine) vor, so sollte eine Behandlung nach dem **IRA-Prinzip** eingeleitet werden: **I**nfektkontrolle, **R**evaskularisation, **A**mputation.
Bei einer infizierten Nekrose (feuchte Gangrän) steht die Überführung in eine trockene Mumifikation an erster Stelle. Dann folgt die Revaskularisation. Bei begrenzten peripheren Nekrosen kann deren spontane Demarkierung und Abstoßung mitunter abgewartet werden. Gegebenenfalls wird eine schonende Grenzzonenamputation notwendig.
Die früher oftmals durchgeführten Exartikulationen von teilnekrotischen Zehen im Grundgelenk (mit primärer Stumpfbildung) sollte heute wegen der hohen Infektionsrate und Gefahr der „Kletteramputationen" nicht mehr angewandt werden.

F93

Frage 14.16: Lösung A

Bei einem **Subclavia-Anzapf-(subclavian steal)-Syndrom** kommt es aufgrund eines zentralen Subklaviaverschlusses (proximal vom Abgang der A. vertebralis) zu einer Strömungsumkehr in der A. vertebralis zugunsten der **gleichseitigen** A. axillaris.

und Venendruckanstieg. Gelegentlich werden beobachtet: Übelkeit, Erbrechen, Schmerzen im Abdomen, Krämpfe und Bewusstseinstrübung.
Beim **Lungeninfarkt** findet man häufig Husten, Hämoptoe und atemsynchrone Schmerzen.
Kleinere Lungenembolien verlaufen nicht selten symptomlos. Bei bettlägerigen Patienten können ungeklärte subfebrile Temperaturen und Leukozytose auf eine Lungenembolie hinweisen.
Diagnose:
Die Schwierigkeiten in der Diagnostik von **Lungenembolien** zeigen sich in der häufigen Diskrepanz zwischen klinischer und autoptischer Diagnose.
Im Röntgenbild **können** folgende Veränderungen auftreten: Zwerchfellhochstand auf der betroffenen Seite, Herzdilatation im Querdurchmesser, basale Verschattungen und kleine Pleuraergüsse (oft doppelseitig), sonstige verschiedenartig konfigurierte Verschattungen, Gefäßabbrüche, Hyperämie der nicht betroffenen Lunge.
Die akute Rechtsherzbelastung kann EKG-Veränderungen hervorrufen. Das klassische Mc-Ginn-White-Syndrom (S_I-Q_{III}-Typ, ST-Streckenhebung mit Übergang in terminal negative T-Wellen in Abl. III, ST-Streckensenkung in Abl. I und II) ist jedoch nur in ca. 25% der Fälle vorhanden.
Am häufigsten ist die unspezifische Sinustachycardie. Supraventrikuläre Rhythmusstörungen kommen vor. Ein normales EKG schließt jedoch eine Lungenembolie nicht aus.
Zum sicheren Nachweis einer Lungenembolie haben sich die **Pulmonalisangiographie** oder die **Perfusionsszintigraphie** bewährt.
Therapie:
Die **Fibrinolyse** ist Therapie der Wahl bei der Lungenembolie; sie ist prinzipiell mit *Streptokinase* oder *Urokinase* möglich. Die **Thrombinzeit** sollte auf das 2- bis 3fache der Norm verlängert und der Fibrinogenspiegel unter 100, jedoch über 50 mg/100 ml gesunken sein.
Bei milden Formen der Lungenembolie und nach thrombolytischer Therapie kommt die **Heparinisierung** zur Anwendung.
Wichtigste Gerinnungsparameter sind TZ und PTT. Die **pulmonale Embolektomie** ist bei der fulminanten Lungenembolie indiziert, insbesondere wenn unter Intensivtherapie (Beatmung, Schocktherapie, Thrombolyse) das Schockgeschehen nicht zu beeinflussen ist. Prinzipiell stehen 2 Verfahren zur Verfügung:

1. Die **Embolektomie mit extrakorporaler Zirkulation (EKZ)** ist heute das Verfahren der Wahl, falls genügend Zeit zur Verfügung steht (Transport etc.). Nach Anschluss der Herz-Lungen-Maschine und Beginn der extrakorporalen Zirkulation wird die A. pulmonalis inzidiert und der Embolus entfernt.
2. Die **Trendelenburg-Operation** hat ein deutlich höheres Operationsrisiko: Entfernung des Thrombus nach Resektion der 2. Rippe und Perikardschlitzung sowie Abklemmung von Aorta und A. pulmonalis. *Vosschulte* hat das Verfahren über einen transsternalen Zugang mit Abklemmung der Hohlvene (Herzbelastung geringer) modifiziert.

H99

Frage 14.47: Lösung A

Bei einem **primären Lymphödem** handelt es sich um eine Störung des Lymphtransportes mit Ödembildung infolge einer Hypo- oder Aplasie der Lymphbahnen durch Lymphvarizen. Vorkommen meist bei Frauen in der Pubertät.
Zu **(D):** Das **Stemmer-Zeichen** bedeutet die Unmöglichkeit, eine schlanke Hautfalte dorsalseitig abzuheben.

15 Gesicht und Mundhöhle

F00 F90

Frage 15.1: Lösung B

Oberkiefer-/Mittelgesichtsfrakturen werden nach **Le Fort** eingeteilt:
- Basale Absprengung der Maxilla = **Le Fort I** (B).
- pyramidale Absprengung der Maxilla einschließlich der knöchernen Nase = **Le Fort II** (C).
- hohe Absprengung des gesamten Mittelgesichtsskeletts einschließlich der knöchernen Nase = **Le Fort III** (D).

F96

Frage 15.2: Lösung E

Bei der **Jochbeinfraktur** besteht häufig eine in der Röntgenaufnahme der Nasennebenhöhlen (NNH) als Verschattung erkennbare Einblutung in die Kieferhöhle **(Hämatosinus)**.
Zu **(1):** Ein **Brillenhämatom** kommt vor allem bei Frakturen der **Schädelbasis** vor.
Bei der Jochbeinfraktur kommt es zu einem Monokelhämatom.

F02 **!**

Frage 15.3: Lösung B

Zu **(B):** Das Jochbein oder Os zygomaticum bildet zusammen mit dem Processus zygomaticus maxillae und dem Processus zygomaticus ossis temporalis den Jochbogen. Mit seiner Facies orbitalis stellt es einen Teil der unteren und lateralen Begrenzung

der Orbita dar. Weiterhin hat es Beziehung zum Os frontale und dem Os sphenoidale. Es stellt keine Begrenzung des Gehirnschädels dar und hat keine Beziehung zu den Liquorräumen, aus diesem Grund ist eine Liquorrhö am wenigsten wahrscheinlich bei einer Jochbeinfraktur.
Zu **(A):** Das Jochbein hat Beziehung zum Os maxillare und dem Os sphenoidale und damit auch zum Sinus maxillaris und den Sinus sphenoidales, die beide über Gänge in die Nasenhöhle münden. Eine Blutung aus der Nase ist also durchaus denkbar.
Zu **(C):** Der N. infraorbitalis aus dem N. maxillaris zieht durch den Canalis infraorbitalis im Boden der Orbita und tritt im Foramen infraorbitale wieder aus. Er versorgt sensibel das Unterlid, die Außenseite der Nase und das Oberlid. Da der Boden der Orbita zum Teil durch den Jochbogen gebildet wird, kann der N. infraorbitalis geschädigt werden.
Zu **(D):** In unmittelbarer Nähe des Jochbogens liegt der Processus coronoideus der Mandibula. Bei einer dislozierten Fraktur des Jochbogens kann die Beweglichkeit der Mandibula eingeschränkt sein. Des Weiteren hat der M. masseter seinen Ursprung am Jochbogen und obwohl er eigentlich ein Schließer des Mundes ist, ist bei seiner Affektion auch eine Beeinträchtigung der Öffnung des Mundes möglich.
Zu **(E):** Da das Jochbein einen Teil der unteren und lateralen Begrenzung der Orbita bildet, kann es bei Frakturen zur Beeinträchtigung der Okkulomotorik und zu Doppelbildern kommen.

F01 H95

Frage 15.4: Lösung B

Die **Rhinoliquorrhö** kommt vor allem bei Frakturen der Frontobasis vor. Die **Otoliquorrhö** ist typisch für die Felsenbeinlängsfraktur.

F90

Frage 15.5: Lösung A

Bei der **Blow-out-Fraktur** handelt es sich um eine Sonderform der Orbitawandfrakturen. In der Regel führt ein stumpfes Trauma zur Fraktur des **Orbitabodens** (Faustschlag, Tennisball).
Symptome: Verlagerung des Bulbus nach dorsokaudal (**Enophthalmus**), Gefahr der Augenmuskeleinklemmung mit Doppelbildern.
Diagnostik: Röntgen der Nasennebenhöhlen (NNH), Orbitaübersicht und Tomographie.
Therapie: Operative Rekonstruktion.

H99 F94

Frage 15.6: Lösung D

Durch Daumendruck auf die Molaren mit nachfolgendem Druck des Kinns nach dorsal kann der Unterkiefer wieder eingerenkt werden.

H93

Frage 15.7: Lösung E

Es handelt sich um den Ausführungsgang der **Glandula parotis**, der gegenüber dem zweiten oberen Molaren mündet.

H96

Frage 15.8: Lösung A

Präaurikuläre Druck- und Stauchungsschmerzen, Schwellung sowie Kieferklemme mit Abweichung des Unterkiefers zur erkrankten Seite weisen auf eine **Kiefergelenkfortsatzfraktur** hin.
Zu **(B):** Eine Verletzung der Ohrspeicheldrüse führt zur Schwellung mit Schmerzen ohne Kieferklemme und Abweichung des Unterkiefers.
Zu **(C):** Die **Oberkieferfraktur** zeigt auch eine Okklusionsstörung, jedoch bedingt durch Verschiebung im Bereich des Oberkiefers mit Stufenbildung, abnormer Beweglichkeit und Krepitation. Die Klassifikation erfolgt nach **Le Fort**.
Zu **(D):** Typische Zeichen der **Schädelbasisfraktur** sind Monokel- oder Brillenhämatom, Blut- oder Liquorausfluss aus Mund, Nase und Ohren. Eine Blutung aus dem äußeren Gehörgang kommt jedoch auch bei der Kiefergelenkfraktur vor, wenn das Kieferköpfchen durch Einstauchung zu einer Fraktur der Gehörgangsvorderwand führt.
Zu **(E):** Bei der einseitigen **Kiefergelenkluxation** kommt es auch zur **Kieferklemme**. Der Unterkiefer weicht jedoch zur **gesunden** Seite ab. Im vorliegenden Fall besteht eine Abweichung zur erkrankten (linken) Seite. Die Gelenkpfanne ist leer.

16 Hals

F02 H92 !

Frage 16.1: Lösung A

Zu **(A):** Vom Ductus thyreoglossus leiten sich die medialen Halsfisteln ab.
Zu **(B), (C), (D)** und **(E): Laterale Halsfisteln** entstehen aus persistierenden Kiemengangzysten. Es findet sich eine kleine Fistelöffnung am Vorderrand des M. sternocleidomastoideus, die schon bei Geburt vorhanden ist. Die Fistel verläuft durch die Karotisgabel und mündet am hinteren Gaumenbogen in den Pharynx. Die Therapie besteht in der radikalen Exzision, da es bei unvollständiger Entfernung zum Rezidiv kommen kann. Die Exzision sollte bei der lateralen Halsfistel im 1. Lebensjahr erfolgen, um eine Infektion zu verhindern.

H01 F96 !

Frage 16.2: Lösung B

Mediane Halszysten sind, ebenso wie die lateralen, kongenitale Fehlbildungen.
Die medianen sind **Relikte des Ductus thyreoglossus** (A), **laufen durch das Zungenbein** (E) und können unter der Zunge münden. Bei Infektion der Zyste ist auch eine sekundäre **Fistelbildung** mit Durchbruch nach außen möglich (C). Die **Therapie** besteht in der **radikalen Exstirpation der Zyste** (D).
Zu **(B):** Bei Fistelöffnungen am Vorderrand des M. sternocleidomastoideus handelt es sich um **laterale Halszysten**.

F96 F91

Frage 16.3: Lösung C

Der **N. accessorius** (XI. Hirnnerv) ist ein rein motorischer Nerv, der den M. sternocleidomastoideus und den M. trapezius versorgt. In seinem komplizierten Verlauf tritt er 1 cm oberhalb der Mitte des dorsalen Randes des M. sternocleidomastoideus aus dem Muskel und zieht in Richtung auf das Akromion durch das seitliche Halsdreieck in den vorderen Rand des M. trapezius.

Endokrine Ophthalmopathie — **XVI.1**

Bei der **endokrinen Ophthalmopathie** (*Orbitopathie*) handelt es sich um ein ätiologisch noch nicht vollständig geklärtes Krankheitsbild, das fast immer mit Schilddrüsenstörungen einhergeht. Ein autoimmunologisches Geschehen ist wahrscheinlich. In der Regel liegt eine Hyperthyreose mit Struma vor (*Morbus Basedow*). Selten ist die Stoffwechsellage euthyreot oder hypothyreot, Vorkommen ohne Struma ebenfalls selten.
In 30 bis 60% Exophthalmus, der in ca. 10% einseitig vorkommt. Weitere Symptome: periokuläres Ödem, Glanzauge, starrer Blick, verstärkter Tränenfluss, konjunktivale Injektion, Augenbrennen, Augenmuskelparesen mit Doppelbildern bei *asymmetrischer* Muskelbeteiligung u. a.
Folgende Zeichen charakterisieren das weitere klinische Bild: seltener Lidschlag **(Stellwag)**, Zurückbleiben des Oberlides bei Blicksenkung **(v. Graefe)**, Sichtbarwerden der Sklera am oberen Hornhautrand **(Dalrymple)**, Insuffizienz oder Konvergenz **(Möbius)**, erschwertes Ektropionieren des Oberlides infolge Levatorspasmus **(Gifford)**.
Der endokrine Exophthalmus kann infolge Entgleisung der Stoffwechsellage in einen malignen Exophthalmus übergehen.
Symptome des malignen Exophthalmus: Verstärkung des Exopthalmus mit Lidödem, Chemose, Stauung der Konjunktivalgefäße, Verminderung der Hornhautsensibilität, Störung der Motilität, gestörter Lidschluss.
Der Verlauf ist progredient bis zur Einschmelzung der Hornhaut.
Komplikationen: Keratitis e lagophthalmo, Ulcus corneae, Spontanperforation der Kornea.
Therapie: Behandlung der Hyperthyreose, bei malignem Exophthalmus hohe Prednisondosen, lokale Maßnahmen (Salben, Schutzbrille u. ä.).

F02 !

Frage 16.4: Lösung C

Auf der Abbildung ist eine ausgeprägte **endemische Knotenstruma** mit oberer Einflussstauung aufgrund eines retrosternalen Anteils zu sehen (A). Epidemiologisch liegt ein Nord-Süd-Gefälle vor und das weibliche Geschlecht ist häufiger betroffen. Die häufigste Ursache der endemischen Struma ist ein Jodmangel. Durch die Vergrößerung der Schilddrüse versucht der Körper den Jodmangel wieder auszugleichen. In der Folge kann es durch regressive Veränderungen und adenomatöse Hyperplasie zur **Struma diffusa et nodosa** kommen (D). Bei einer Struma dieses Ausmaßes ist eine operative Therapie angezeigt (B). Vor einer Operation sollten noch eine Sonographie und eine Szintigraphie durchgeführt werden. Bei echoarmen bzw. echoinhomogenen Bereichen in der Sonographie und einer Minderspeicherung („kalter Knoten") in der Szintigraphie muss an ein **Schilddrüsenkarzinom** gedacht werden (E). Eine anschließende Feinnadelpunktion kann bei einem positiven Befund das Malignom sichern, schließt bei einem negativen Befund dieses jedoch nicht aus! Oftmals wird aus diesem Grund auch eine Operation ohne vorherige Feinnadelpunktion durchgeführt.
Von Vorteil ist bei einer Struma diesen Ausmaßes mit retrosternalen Anteilen auch eine präoperative Computertomographie von Hals und Thorax zur Operationsplanung.
Siehe auch Lerntext „Euthyreote Struma" XVI.2.

Euthyreote Struma — **XVI.2**

Hauptursache einer **euthyreoten Struma** ist der alimentäre **Jodmangel**. Wird das sog. kritische Jodminimum von 75 µg chronisch unterschritten (bedarfsgerechte Jodzufuhr 150–200 µg täglich), kommt es zu einer Verminderung der Hormonsynthese mit nachfolgender Stimulation der Hypophyse. Diese produziert vermehrt thyreoideastimulierendes Hormon (TSH), welches das Wachstum der Schilddrüse anregt. Es kommt zu einer **Anpassungshyperplasie**. Dieser Entstehungsmechanismus ist der Hauptfaktor in sog. Endemiegebieten – bevorzugt Mittel- und Hoch-

gebirgsregionen. Bei sporadischen Strumen kann ein relativer Jodmangel aufgrund eines erhöhten Bedarfs Bedeutung haben (z.B. Gravidität, Pubertät, Laktationsperiode, Klimakterium). Zusätzlich ist eine endogene Disposition möglich.
Weitere Ursachen: Jodfehlverwertung bei Fermentstörungen, strumigene Nahrungsbestandteile (z.B. Schwefelverbindungen), Medikamente (Antirheumatika, Kontrazeptiva u.a.).
In Abhängigkeit von der Stoffwechsellage bzw. der Schilddrüsenfunktion unterscheidet man eine **euthyreote, hypothyreote** und **hyperthyreote** Struma. Der häufigste pathologisch-anatomische Befund ist ein mehrknotiger Kropf (**Struma multinodosa**).
Die Funktion ist meist euthyreot.
Eine Struma kann der Größe nach eingeteilt werden in
Grad I: Tastbar oder nur bei Reklination sichtbar
Grad II: Bei normaler Kopfhaltung sichtbar
Grad III: Zusätzlich lokale Stauungs- oder Kompressionszeichen
Eine Grad-III-Struma kann mechanische Komplikationen hervorrufen, wobei durch Druck auf die Trachea eine Verdrängung, eine Kompression mit Stridor oder schlimmstenfalls eine Tracheomalazie (Säbelscheidentrachea) resultieren kann. Eine Einflussstauung der Gefäße kommt ebenfalls vor.
Therapie der euthyreoten Struma:
Medikamentös: Exogene Hormonzufuhr (Suppression der TSH-Stimulation) bei diffuser Struma ohne lokale Komplikationen.
Operativ: Indikation bei Struma Grad III und Malignitätsverdacht grundsätzlich gegeben; ggf. **Radiojodbehandlung**.

F95 !

Frage 16.5: Lösung D

Bei einem **kalten Knoten** handelt es sich um einen szintigraphisch nachweisbaren Speicherdefekt bei normaler Schilddrüsenfunktion. Das **autonome Adenom** bezeichnet einen sog. **heißen Knoten**, der in Abhängigkeit vom szintigraphischen Befund entweder kompensiert oder dekompensiert ist.

F98 H92 !

Frage 16.6: Lösung E

Therapie der Wahl beim **autonomen Adenom** der Schilddrüse ist die **Exstirpation** bzw. die **Enukleation**.
Zu **(A)**: **Thyreostatika** werden vor allem zur Behandlung der **Hyperthyreose** (auch präoperativ) eingesetzt.
Zu **(B)** und **(C)**: Bei bestimmten Tumoren der Schilddrüse ist eine **Lobektomie** (Hemithyreoidektomie) ausreichend, z.B. beim kleinen, zufällig entdeckten papillären Schilddrüsenkarzinom (Mikrokarzinom). Ansonsten ist die **Thyreoidektomie** (komplette Entfernung der Schilddrüse) beim **Schilddrüsenkarzinom** indiziert.
Zu **(D)**: Die **Strumaresektion** bzw. die subtotale Schilddrüsenresektion ist das Standardverfahren bei einer operationswürdigen Struma.

F97

Frage 16.7: Lösung B

Zu **(3)**: Nach subtotaler Schilddrüsenresektion kommt es nur in etwa 0,5% der Fälle zum **Hypoparathyreoidismus** (Unterfunktion der Nebenschilddrüsen). Nach Thyreoidektomien (vollständige Entfernung der Schilddrüse) mit ca. 3–5% etwas häufiger.

Autonomes Adenom — **XVI.3**

Ein **autonomes Adenom** der Schilddrüse ist ein begrenzter, solitärer Knoten, der nicht mehr der hypophysären Kontrolle untersteht. Die Ätiologie ist ungeklärt. 80% der Adenome kommen bei Frauen vor. Führt man ein Schilddrüsenszintigramm durch, lässt sich ein kompensiertes von einem dekompensierten autonomen Adenom unterscheiden. Beim **kompensierten Adenom** speichert außer dem Knoten auch das übrige Schilddrüsengewebe. Im Suppressionstest mit Gabe von Thyroxin lässt sich das normale Schilddrüsengewebe supprimieren, der Knoten dagegen nicht. Der Thyreotropin-Releasing-Hormontest (TSH-Anstieg nach TRH-Gabe im Normalfall) ist positiv. Die T_3- und T_4-Hormonspiegel liegen im Normbereich.
Im Falle eines **dekompensierten autonomen Adenoms** stellt sich szintigraphisch nur ein „heißer" Knoten dar. Erst im TSH-Stimulationstest speichert auch das übrige Schilddrüsenparenchym. Der T_3- und evtl. auch der T_4-Spiegel sind erhöht. Aufgrund des ständig erhöhten Hormonspiegels sind die TSH-produzierenden Zellen in der Hypophyse degeneriert und der TRH-Test fällt negativ aus.

H92 H90

Frage 16.8: Lösung B

Zu **(B)**: Nach **subtotalen Strumaresektionen** kommt es in ca. 1% der Fälle zur einseitigen **Rekurrensparese**. Bei Rezidivoperationen werden bis zu 10% angegeben.
Zu **(A)**: Der **Hyperparathyreoidismus** ist ein eigenständiges Krankheitsbild, das mit Schilddrüsener-

krankungen in der Regel nichts zu tun hat. Ein **Hypoparathyreoidismus** kann jedoch nach Schilddrüsenoperationen aufgrund von Funktionsstörungen oder versehentlicher Mitentfernung der Epithelkörperchen entstehen. Nach **Thyreoidektomien** werden bis zu 5% **Tetanien** angegeben.
Zu **(C):** Die **Luftembolie** kann vorkommen, ist jedoch extrem selten.
Zu **(D):** Eine **Tracheomalazie** entsteht durch Kompression der Trachea von außen, z.B. durch eine große Struma.
Zu **(E):** Der **N. accessorius** wird vor allem bei Operationen im lateralen Halsdreieck verletzt.

F97

Frage 16.9: Lösung C

Die hochgradige Dyspnoe mit Stridor und bläulichfahler Gesichtsfarbe erfordert rasches Handeln. Die sofortige Intubation des Patienten ist daher die geeignete Maßnahme. Als Ursache kommt am ehesten eine Nachblutung mit Trachealkompression in Betracht. Eine beidseitige Rekurrensparese kann ebenfalls zu einem inspiratorischen Stridor mit erheblicher Atemnot führen.
Zu **(A):** Nach der Intubation sollte selbstverständlich der Operateur informiert werden, da eine Revision der Operationswunde notwendig erscheint.
Zu **(B):** Eine Tracheotomie kommt nur in Betracht falls die Intubation nicht möglich ist (selten).
Zu **(D):** Das Ziehen der Zunge nach vorne wird das Problem nicht lösen.
Zu **(E):** Das sofortige Eröffnen der Wunde zur Entlastung eines eventuellen Hämatoms kann unter bestimmten Umständen erforderlich sein, sollte jedoch im Rahmen der Revisionsoperation erfolgen.

F96

Frage 16.10: Lösung C

Zur Verminderung einer lebensgefährlichen krisenhaften Entgleisung einer **Hyperthyreose** sollte eine hyperthyreote Struma präoperativ in eine Euthyreose umgewandelt werden.
Außerdem bewirkt die thyreostatische Vorbehandlung eine Verfestigung der Struma sowie eine Verminderung der Durchblutung (Verringerung des Schwirrens). Beides wirkt sich positiv bei der subtotalen Strumaresektion aus.
Heute übliche **präoperative Vorbereitung:**
Thyreostatikum per os (Methimazol, Carbimazol), – wenn keine Kontraindikation – mit *Beta-Rezeptorenblocker* (Propranolol) und ggf. mit Diazepam oder anderen Sedativa.
Orale Jodlösungen bwz. intravenöse Jodgaben werden nur noch selten angewandt.

H96

Frage 16.11: Lösung E

Beim **M. Basedow** handelt es sich um eine **Immunthyreopathie**, die durch Autoimmunprozesse an Thyreozyten entsteht. Es kommt zur Überfunktion (Hyperthyreose) und Vergrößerung der Schilddrüse (Struma). Im Vordergrund der klinischen Symptomatik stehen: Tachykardien, Herzklopfen, vermehrtes Schwitzen, Wärmeintoleranz, Tremor, Angstgefühl, Schlaflosigkeit, Gewichtsabnahme, Haarausfall, verschiedene Augensymptome (zu ca. 60% endokrine Orbitopathie) etc. Zur Vermeidung einer lebensgefährlichen Entgleisung einer Hyperthyreose sollte präoperativ medikamentös eine euthyreote Stoffwechsellage hergestellt werden.
Zu **(A):** Die nach dem Merseburger Arzt *Basedow* benannte **Merseburger Trias** setzt sich aus **Struma, Exophthalmus** und **Tachykardie** zusammen. Sie ist beim **M. Basedow** nicht immer vollständig vorhanden.
Zu **(B):** Der **M. Basedow** wird bei älteren Patienten vorwiegend durch **Radiojodtherapie** behandelt. Jüngere Patienten werden operiert (nahezu vollständige Entfernung der Schilddrüse).
Zu **(C):** Die **endokrine Orbitopathie** (Ophthalmopathie) wird durch Exophthalmus produzierende Faktoren (**EPF**) ausgelöst. Die eigenständige Erkrankung kommt auch bei Euthyreose vor. Das **Thyreoidea stimulierende Immunglobulin (TSI)** gehört zur Gruppe der verschiedenen Schilddrüsenantikörper, die den **M. Basedow** auslösen.
Zu **(D):** Eine Hyperthyreose kann präoperativ durch folgende Maßnahmen in eine Euthyreose umgewandelt werden: Thyreostatika (z.B. Carbimazol), Beta-Rezeptorenblocker oder kurzzeitige **Jodgabe**.

Hyperthyreose — **XVI.4**

Bei einer **Hyperthyreose** handelt es sich um eine Überfunktion der Schilddrüse mit Erhöhung des T_3 und/oder T_4. Die Ätiologie ist nicht bekannt. Frauen sind bevorzugt betroffen.
Neben häufigen Augensymptomen **(Exophthalmus, endokrine Ophthalmopathie)** zeigt sich folgende *Symptomatik:*
Tachykardie, Herzklopfen, Nervosität, innere Unruhe, häufiges Schwitzen, Wärmeintoleranz, feinschlägiger Fingertremor, feuchtwarme Hände, vermehrter Hunger, Gewichtsabnahme, Diarrhö, Haarausfall. Die **„Merseburger Trias"** mit Struma, Exophthalmus und Tachykardie ist nicht immer vollständig.
Die Therapie der Hyperthyreose kann je nach Indikation auf 3 Wegen erfolgen:

1. **Medikamentöse Behandlung** durch antithyreoidale Substanzen (Thyreostatika, z.B. Thiamazol, Carbimazol)
2. **Radiojodtherapie**
3. **Operation**

F94

Frage 16.12: Lösung B

Auf der Abbildung ist eine massive **Struma** mit den Zeichen einer oberen Einflussstauung zu erkennen. Der inspiratorische Stridor entsteht durch mechanischen Druck auf die Trachea.
Zu **(A):** Bei einer Rechtsherzinsuffizienz sind gewöhnlich nur die Halsvenen gestaut.
Zu **(C):** Die Einflussstauung ist kein Malignitätskriterium.

H00 !

Frage 16.13: Lösung A

Die **thyreotoxische Krise** kommt bei **hyperthyreoter** Stoffwechsellage vor. Es handelt sich um einen lebensbedrohlichen **Notfall**.
Ätiologie: postoperativ (Strumaresektion bei nicht vorbehandelter Hyperthyreose, auch nach extrathyreoidalen Operationen), mechanische Manipulationen an der Schilddrüse, exogene Jodzufuhr, Stress etc.
Symptome: Tachykardie mit Herzrhythmusstörungen, Kreislaufinsuffizienz, Hyperthermie, Durchfall, Erbrechen, Schwitzen mit Dehydratation, Unruhe, Angst, Bewusstseinstrübung bis zum Koma.
Therapie: Gabe von Endojodin, Hydrokortison, Thiamazol, Lithium, Beta-Rezeptorenblocker, ausreichende Flüssigkeitssubstitution, evtl. Plasmapherese etc.

H90

Frage 16.14: Lösung D

Zu **(D):** Aufgrund der hohen Ausdifferenzierung kann die Unterscheidung zwischen einem proliferierenden gutartigen Adenom und einem follikulären Karzinom schwierig sein.
Zu **(A):** Bevorzugt **lymphogen** metastasieren **papilläre Schilddrüsenkarzinome** und **C-Zellkarzinome**. Follikuläre Karzinome neigen zur frühzeitigen hämatogenen Metastasierung. Undifferenzierte Karzinome metastasieren lymphogen und hämatogen.
Zu **(B):** Das **medulläre Schilddrüsenkarzinom** wird von den C-Zellen abgeleitet und zeigt entsprechende endokrine Aktivitäten.
Zu **(C): Follikuläre Schilddrüsenkarzinome** sind in endemischen Kropfregionen häufiger als papilläre Karzinome.
Zu **(E):** Das **medulläre Karzinom (C-Zell-Karzinom)** produziert Amyloid und häufig Kalzitonin.

F97

Frage 16.15: Lösung C

Das **Calcitonin** ist als Tumormarker bei medullären Schilddrüsenkarzinomen erhöht. Für differenzierte Karzinome ist das **Thyreoglobulin** als Tumormarker geeignet.

H93

Frage 16.16: Lösung E

Die undifferenzierten Schilddrüsenkarzinome haben mit einer 5-Jahresüberlebensrate von ca. 10% die schlechteste Prognose. Die 5-Jahresüberlebensrate der C-Zellkarzinome (medulläre Schilddrüsenkarzinome) beträgt ca. 50%.

H00

Frage 16.17: Lösung A

Das **MEN-IIa-Syndrom** (**m**ultiple **e**ndokrine **N**eoplasie) geht typischerweise mit einem **medullären** Schilddrüsenkarzinom einher.

- **MEN-Typ IIA** (Sipple-Syndrom):
  - Phäochromozytom
  - medulläres Schilddrüsenkarzinom
  - evtl. mit Nebenschilddrüsenadenom oder -hyperplasie
- **MEN-Typ IIB:**
  - Phäochromozytom
  - medulläres Schilddrüsenkarzinom
  - orale/intestinale Ganglioneuromatose oder marfanoider Habitus

Schilddrüsenkarzinom — **XVI.5**

Bösartige Schilddrüsentumoren (**Struma maligna**) treten etwa mit einer Häufigkeit von 20 Fällen pro 1 Million Einwohner auf. Der Altersgipfel liegt um die 50 Jahre. Frauen sind 3-mal häufiger betroffen. Die Karzinome der Schilddrüse werden histologisch eingeteilt in:

1. **Papilläres Karzinom (43%):** Langsames Wachstum, hauptsächlich lymphogene Metastasierung.
2. **Follikuläres Karzinom (32%):** Relativ frühe hämatogene Metastasierung in Knochen, Lunge und Leber.
3. **Anaplastisches Karzinom (12%):** Das bösartigste Karzinom mit extrem schnellem Wachstum; bei Diagnosestellung meist schon inoperabel.
4. **Medulläres Karzinom (5%):** Von den C-Zellen ausgehend; gehäuft mit einem Phäochromozytom kombiniert.
5. **Metastasen** anderer Tumoren (5%)
6. **Plattenepithelkarzinome** (3%)

Häufig lässt sich als 1. Symptom ein *derber Knoten* in der Schilddrüse tasten, der an Größe rasch zunimmt. *Heiserkeit (Rekurrensparese)*, *Schluckbeschwerden* und *Venenstauung* sind späte Zeichen. Unverschieblichkeit beim Schlucken lässt auf eine Infiltration der Nachbargewebe schließen. Das gleiche gilt für die *Horner-Trias*.

Durch eine **Feinnadelpunktion** des tastbaren Knotens kann zytologisch zwischen nodulärer Struma und Karzinom unterschieden und somit die Operationsplanung festgelegt werden.
Therapie: Möglichst radikale Entfernung bei lokal begrenzten Tumoren *(totale Thyreoidektomie).*
In Abhängigkeit vom histologischen Typ und Tumorausbreitung mit oder ohne Lymphknotendissektion. Anschließend Radiojodtherapie, ggf. perkutane Radiatio, Chemotherapie.
Prognose: Nach chirurgisch-radiotherapeutischer Therapie: 5-Jahres-Überlebensrate beim papillären Karzinom ca. 90%, follikulären Karzinom 80%, medullären Karzinom 50%, anaplastischen Karzinom 10%.

F01 **!**

Frage 16.18: Lösung E

Das klinische Bild des **primären Hyperparathyreoidismus** ist durch eine **Gewichtsabnahme** gekennzeichnet. Zusammen mit den übrigen genannten Symptomen gehört die Gewichtsabnahme zum **Hyperkalzämiesyndrom**.

F01 **!**

Frage 16.19: Lösung B

Beim **primären Hyperparathyreoidismus (pHPT)** kommt es infolge des erhöhten Parathormonspiegels zur **Hypophosphatämie**.

H91

Frage 16.20: Lösung A

Zu **(A):** Für die Diagnose eines **primären Hyperparathyreoidismus (pHPT)** ist die Labordiagnostik maßgebend (siehe Lerntext „Primärer Hyperparathyreoidismus" XVI.6).
Zu **(B):** In 80% der Fälle liegt ein **solitäres Adenom** vor.
Zu **(C):** Entscheidend für die Diagnose pHPT ist der **erhöhte** Parathormonspiegel.
Zu **(D):** Therapie der Wahl ist die Exstirpation des **Adenoms**, evtl. Mitentfernung des homolateralen Epithelkörperchens zur besseren histologischen Beurteilung
Bei einer **nodulären 4-Drüsen-Hyperplasie** werden alle Epithelkörperchen entfernt und ein Teil einer Nebenschilddrüse in die Muskulatur des Unterarms implantiert.
Zu **(E):** Bei richtigem operativen Vorgehen sind Rezidive selten.

H94

Frage 16.21: Lösung B

Häufigstes Symptom beim primären Hyperparathyreoidismus (**pHPT**) ist die **Urolithiasis** (ca. 65% aller pHPT-Patienten).

H94

Frage 16.22: Lösung A

Schwere, wässrige Durchfälle sind typisch für das **Verner-Morrison-Syndrom** (VIPom, WDHA-Syndrom).
Zu **(C):** Eine **Hypernatriämie** ist typisch für das **Conn-Syndrom.**

F00 **!**

Frage 16.23: Lösung B

Trotz **Hyperkalzämie** besteht keine Beziehung zwischen dem **primären Hyperparathyreoidismus** und Arteriosklerose.

Primärer Hyperparathyreoidismus — XVI.6

Beim **primären Hyperparathyreoidismus (pHPT)** handelt es sich um eine Nebenschilddrüsenüberfunktion im Sinne einer autonom erhöhten Parathormonsekretion. Zu etwa 80% wird die Erkrankung durch ein solitäres Adenom hervorgerufen. Weitere Ursachen sind multiple Adenome, Hyperplasie und selten ein Karzinom. Infolge des erhöhten Parathormonspiegels kommt es zu **Hyperkalzämie, Hypophosphatämie** und **Hyperkalzurie**.
Symptomatik:
Screening-Untersuchungen (Calciumerhöhung!) führen immer häufiger zur Diagnose des asymptomatischen bzw. *„biochemischen" HPT.* Hauptsymptom beim manifesten HPT ist die *Urolithiasis* (ca. 65% der HPT-Patienten). Weitere Zeichen sind Knochen- und Gelenkschmerzen, Skelettveränderungen wie Knochenatrophie, subperiostale Resorption, Akroosteolysen bis hin zur selten gewordenen *Osteodystrophia fibrosa cystica generalisata* (v. Recklinghausen).
Neurologische und neuropsychiatrische Symptome (Depressionen, Antriebsstörungen u.a.), gastrointestinale Beschwerden. Über gehäuftes Auftreten von Gicht, Pankreatitis, Ulcus ventriculi et duodeni und Cholelithiasis wird berichtet. Sichere Daten über einen Zusammenhang mit dem pHPT fehlen jedoch. Die **Hypertonie** ist bei pHPT-Patienten statistisch häufiger anzutreffen als in der Normalbevölkerung.

Diagnose:
Hyperkalzämie und erhöhtes Parathormon (PTH):
Differenzialdiagnostisch ist vor allem das *paraneoplastische Syndrom* zu beachten.
Therapie:
Adenomentfernung. Bei Hyperplasie totale Parathyreoidektomie mit Autotransplantation von Epithelkörperchengewebe in die Muskulatur des Unterarms.
Beim **sekundären HPT** handelt es sich um eine regulative Parathormonerhöhung z.B. infolge chronischer Niereninsuffizienz.

17 Brustdrüse

F96

Frage 17.1: Lösung D

Bei der **Gynäkomastie** nimmt die Brustdrüsenanlage des Mannes Form und Größe der weiblichen Brust an. Ursache ist entweder ein **verminderter** Abbau des Östrogens oder eine Überproduktion durch einen Tumor.

Gynäkomastie — **XVII.1**

Bei der **Gynäkomastie** nimmt die Brustdrüsenanlage des Mannes Form und Größe der weiblichen Brust an.
Sie kann ein- oder doppelseitig auftreten und kommt durch einen *Hyperöstrogenismus* zustande:
Östrogentherapie beim Prostatakarzinom, Leberfunktionsstörung, z.B. Zirrhose (Störung des Östrogenabbaus), Östrogen produzierende Tumoren des Hodens und der Nebenniere, Hyperthyreose, Morbus Addison, Klinefelter-Syndrom, Akromegalie, gelegentlich nach einer Prostatektomie, nach längerer Einnahme von Digitalis- und Rauwolfiapräparaten sowie bei chronischer Unterernährung oder extrakorporaler Hämodialyse.
Differenzialdiagnose:
Bei **jüngeren** Männern: Lipom, Hämangiom oder Lymphangiom.
Bei **älteren:** Mammakarzinom.
Die Gynäkomastie darf nicht mit der Brustdrüsenschwellung männlicher Jugendlicher während der Pubertät (Pubertätsmakromastie) verwechselt werden; diese bildet sich spontan zurück.

H92

Frage 17.2: Lösung C

Bei einer **Hohlwarze** handelt es sich um eine in der Tiefe freiliegende oder aber völlig verdeckte weibliche Brustwarze. Bis auf mögliche Stillprobleme ist die Veränderung harmlos.
Zu **(A):** Beim **szirrhösen Mammakarzinom** mit Einziehung der Mamille lässt sich diese **nicht** manuell evertieren.
Zu **(B):** Das **Paget-Karzinom** oder Morbus Paget der Mamille tritt als ekzemartige, gelegentlich ulzerierende Hautveränderung im Bereich der Brustwarze auf. In den meisten Fällen handelt es sich dabei um ein intraduktales, infiltrierendes Karzinom der großen Milchgänge.
Zu **(D):** Bei der **fibrös-zystischen Mastopathie** handelt es sich um eine Dysplasie der Mamma. Diese Gewebsveränderungen liegen nicht als isolierte Neubildung (Tumor) vor, sondern erfassen mehr oder weniger große Bereiche der Brustdrüse. Histologisch sind die Befunde uneinheitlich, da in unterschiedlichem Ausmaß und wechselnder Verteilung fibröse Strukturen, Zysten und Epithelproliferationen vorkommen. Als Oberbegriff findet deshalb der Ausdruck „Mastopathia chronica" (Dysplasie) Verwendung.
Unter Berücksichtigung der Epithelproliferationen und Zellatypien sind verschiedene Stadieneinteilungen möglich.
Die Mastopathie ist u.a. vermutlich Folge einer gestörten Östrogen-Gestagen-Relation.
Hauptsymptome: Multiple, druckempfindliche Knoten, Schmerzen (häufig prämenstruell) im Sinne einer Mastodynie, Absonderungen aus der Mamille (nicht obligatorisch). Die knotigen Veränderungen kommen häufig doppelseitig vor. Da einige Formen der Mastopathie als Präkanzerose zu bewerten sind und pathologisch ein Karzinom nie sicher von einem benignen Tumor zu differenzieren ist, muss ein Begleitkarzinom unter allen Umständen ausgeschlossen werden (Mammographie, Thermographie, evtl. Probeexzision).
Zu **(E):** Das **Komedokarzinom** ist eine Form des Milchgangkarzinoms, bei dem sich nekrotischer Tumorzelldetritus von der Schnittfläche her wie Komedonen (Mitesser) aus der Haut ausdrücken lässt.

H01 H94

Frage 17.3: Lösung C

Zu **(C):** Das Fehlen der Brustwarze wird als **Athelie** bezeichnet.
Zu **(A)** und **(B):** Das vollständige Fehlen der Brustdrüse mit oder ohne Mamille wird als **Amastie** oder **Aplasie** bezeichnet.

Zu **(D):** Eine abnorme Kleinheit der Brustdrüse wird als **Hypomastie**, bei extremer Unterentwicklung auch als **Mikromastie** bezeichnet.
Zu **(E):** Eine Dystopie der Mamille kann entlang der Milchleiste auftreten.

F94

Frage 17.4: Lösung B

Zu den Fehlbildungen der Mamma gehören neben der Polymastie und Polythelie die Mammahypertrophie mit Größen- und Gewichtszunahme von Drüsenkörper, Binde- und Fettgewebe, die Mammahypotrophie mit dem schwach ausgebildeten Drüsenkörper sowie der Mastoptose mit der fettreichen oder atrophischen Hängebrust.

F94

Frage 17.5: Lösung C

Siehe Kommentar zu Frage 17.4.

F00

Frage 17.6: Lösung E

Siehe Kommentar zu Frage 17.7.

F00

Frage 17.7: Lösung A

Zu **(B):** Die abnorme Kleinheit einer Brustdrüse bezeichnet man als **Hypomastie**. Bei extrem unterentwickelter Mamma spricht man von **Mikromastie.**
Zu **(C)** und **(D):** Das vollständige Fehlen der Brustdrüse mit oder ohne Mamille wird als **Amastie** oder **Mammaaplasie** bezeichnet.

F97

Frage 17.8: Lösung C

Die psychische Belastung und die Vermeidung bzw. Behandlung statischer Beschwerden sind die klassischen Indikationen zur **Mammareduktionsplastik** bei Mammahyperplasie (Makromastie). Ab dem 3. Jahr nach der Menarche (1. Menstruation) wird die Operation durchgeführt, wenn mindestens 300 g Brustdrüsengewebe entfernt werden kann. Sensibilität und Stillfähigkeit sollen erhalten bleiben. Ein erhöhtes Brustkrebsrisiko besteht bei der Mammahyperplasie nicht.

H92

Frage 17.9: Lösung E

Die **akute Mastitis** wird in 2 Formen eingeteilt:
1. **Puerperale Mastitis**
2. **Nicht-puerperale Mastitis**

Bei der **puerperalen Mastitis** handelt es sich um eine akute Brustentzündung der Wöchnerinnen. Meistens durch fehlerhaftes Stillen verursacht, gelangen Keime über oberflächliche Verletzungen (Rhagaden, Fissuren) in tieferes Gewebe. Durch Milchstau schreitet die Entzündung rasch voran. In mehr als 90% der Fälle ist **Staphylococcus aureus** der Erreger.
Klinik:
Typische einseitige Entzündungszeichen mit schmerzhafter Rötung und Infiltration der Mamma, subfebrile und febrile Temperaturen.
Therapie:
Kühlung und Hochbinden der betroffenen Brust, Reduktion der Milchproduktion durch Prolaktinhemmer. Falls keine Besserung eintritt, ist die Gabe von Antibiotika erforderlich. Bei einer Abszedierung (selten) muss eine chirurgische Abszessöffnung erfolgen.
Die häufigere **nicht-puerperale Mastitis** umfasst alle Formen der Brustentzündung außerhalb der Laktation. Es gibt *bakterielle* und *nicht-bakterielle* Entzündungen. Letzteres wird meistens durch einen intraduktalen Sekretstau verursacht. Die bakterielle Mastitis führt häufig zu Abszedierungen, die entsprechend chirurgisch behandelt werden müssen. Neben Staphylokokken finden sich auch andere Keime. Die Infektion wird durch eine vermehrte Mamillensekretion begünstigt.
Therapie:
Neben physikalischen Maßnahmen (Kühlung etc.) medikamentöse Sekrethemmung und Antibiose. Bei Abszedierung Abszessöffnung.

H96

Frage 17.10: Lösung C

Rötung, Überwärmung, Schwellung und Druckdolenz bei nachweisbarer Fluktuation sind Zeichen eines **Mammaabszesses**, der auf dem Boden einer nicht-puerperalen bakteriellen Mastitis entsteht. Häufigste Erreger sind Staphylokokken. Therapeutisch ist die Abszessöffnung erforderlich.
Zu **(A):** Beim **inflammatorischen Mammakarzinom** handelt es sich um einen hochmalignen Tumor mit rascher, flächenhafter Ausbreitung in die Lymph- und Blutgefäße der Haut, die eine erysipeloide Entzündung aufweist.
Zu **(B):** Das **Milchgangspapillom** ist durch papillomatöse Wucherungen des Milchgangepithels der Ausführungsgänge charakterisiert. Lokalisation meist mamillennah. Symptome: Blutung oder seröse Sekretion aus der Mamille.
Zu **(D)** und **(E):** Siehe Kommentar zu Frage 17.12 und 17.13.

F01 !

Frage 17.11: Lösung B

Bei der **fibrös-zystischen Mastopathie** handelt es sich um eine Dysplasie der Mamma. Diese Gewebsveränderungen liegen nicht als isolierte Neubildung (Tumor) vor, sondern erfassen mehr oder weniger große Bereiche der Brustdrüse. Histologisch sind die Befunde uneinheitlich, da in unterschiedlichem Ausmaß und wechselnder Verteilung fibröse Strukturen, Zysten und Epithelproliferationen vorkommen. Als Oberbegriff findet deshalb der Ausdruck „Mastopathia chronica" (Dysplasie) Verwendung. Unter Berücksichtigung der Epithelproliferationen und Zellatypien sind verschiedene Stadieneinteilungen möglich. Die Mastopathie ist u.a. vermutlich Folge einer gestörten Östrogen-Gestagen-Relation.
Hauptsymptome: Multiple, druckempfindliche Knoten, Schmerzen (häufig prämenstruell) im Sinne einer Mastodynie, Absonderungen aus der Mamille (nicht obligatorisch). Die knotigen Veränderungen kommen häufig doppelseitig vor.

H99 !

Frage 17.12: Lösung B

Zu **(B):** Rötung, Schwellung, Überwärmung, Druckschmerzhaftigkeit und ein fluktuierender Prozess sprechen für einen **Brustdrüsenabszess**. Dieser kann als Folge einer Mastitis auftreten. Sie wird zumeist durch Staphylokokken ausgelöst. Die Therapie besteht in einer Abszesseröffnung und Drainage.
Zu **(A):** Beim **Milchgangskarzinom** kommt es zu papillomatösen Wucherungen des Milchgangepithels der Ausführungsgänge. Lokalisation meist mamillennah. Klinisch imponiert eine Blutung oder seröse Sekretion aus der Mamille.
Zu **(C):** Das inflammatorische Milchgangskarzinom ist ein hochmaligner Tumor mit flächenhafter Ausbreitung in die Lymph- und Blutgefäße der Haut.
Zu **(D):** Bei der **granulomatösen Mastitis** handelt es sich um eine chronische Form der Brustdrüsenentzündung. Sie ist selten und kommt bei der Tuberkulose, Sarkoidose und einigen Pilzerkrankungen vor.
Zu **(E):** Die Mastopathie ist vor allem durch prämenstruelle Spannungs- und Schmerzempfindungen sowie Knoten und Zystenbildung charakterisiert.
Es werden 4 Schweregrade unterschieden:

Grad I benigne Parenchymdysplasie ohne Epithelproliferation
Grad II benigne Parenchymdysplasie mit Epithelproliferation ohne Atypie
Grad IIIa Parenchymdysplasie mit Epitheldysplasie und mäßiger Atypie
Grad IIIb Parenchymdysplasie mit Epitheldysplasie und schwere Atypien (Carcinoma in situ)

F99 H98 !

Frage 17.13: Lösung D

Eine **Galaktorrhoe** (Milchfluss) kommt pathologisch bei der **Hyperprolaktinämie** (z.B. Hypophysentumor) vor.
Bei der **fibrös-zystischen Mastopathie** handelt es sich um eine Dysplasie der Mamma. Histologisch sind die Befunde uneinheitlich. Es sind mehr oder weniger große Bezirke der Brustdrüse betroffen. Nach *Prechtel* wird die **Mastopathie** histopathologisch in 4 verschiedene Schweregrade unterteilt:

Grad I: benigne Parenchymdysplasie ohne Epithelproliferation
Grad II: benigne Parenchymdysplasie mit Epithelproliferationen ohne Atypien
Grad IIIa: Parenchymdysplasie mit Epithelproliferation und mäßiger Atypie
Grad IIIb: Parenchymdysplasie mit Epithelproliferation und gehäuften Atypien (Carcinoma in situ).

Hauptsymptome sind vor allem prämenstruelle Spannungs- und Schmerzempfindungen, Knoten- und Zystenbildungen.

F98

Frage 17.14: Lösung C

Zu **(C):** Siehe Kommentar zu Frage 17.13.
Zu **(A):** Das **Fibroadenom** ist der häufigste gutartige Tumor der weiblichen Brustdrüse. Er entwickelt sich meist **vor** dem 30. Lebensjahr. Der Tumor ist rundlich, gut beweglich und deutlich abgrenzbar. In 10% der Fälle treten Fibroadenome multipel auf.
Zu **(B):** Das **Paget-Karzinom** tritt als ekzemartige, gelegentlich ulzerierende Hautveränderung im Bereich der Brustwarze auf. Gewöhnlich handelt es sich um ein intraduktales, infiltrierendes **Karzinom** der großen Milchgänge.
Zu **(D):** Beim **medullären Karzinom** handelt es sich um einen seltenen (ca. 4% der Mammakarzinome), besonders epithelreichen Tumor.
Zu **(E):** Das **intraduktale Papillom** ist durch papillomatöse Wucherungen des Milchgangepithels der Ausführungsgänge charakterisiert. Lokalisation meist mamillennah. Symptome: Blutung oder seröse Sekretion aus der Mamille.

H90

Frage 17.15: Lösung D

Zu **(3):** Bei nicht stillenden Frauen kommt es signifikant häufiger zu einem Mammakarzinom als bei Frauen, die gestillt haben.
Zu **(4):** Bei der **Gynäkomastie** nimmt die Brustdrüsenanlage des Mannes Form und Größe der weiblichen Brust an. Ursache ist ein **Hyperöstrogenismus**. Eine Beziehung zum Mammakarzinom besteht nicht.

H91 !

Frage 17.16: Lösung C

Die Zeichen für eine mögliche **Malignität** eines Brustdrüsenknotens sind:

1. Knoten, die eine Infiltration entweder der Haut oder des M. pectoralis major erkennen lassen. Ein Einwachsen in die Haut lässt sich u.a. am **„Plateauphänomen"** nachweisen: Die Haut über einem Knoten wird zusammengeschoben. Bei einem benignen Tumor wölbt sich die Haut nach außen vor, bei einem malignen Knoten bildet sich infolge der Lymphangiosis carcinomatosa eine Mulde. Beim **„Pektoraliszeichen"** wird der Pektoralmuskel dadurch angespannt, dass die Frau die Arme in die Seite drückt. Bei einem malignen Tumor zieht sich die Haut darüber ein.
2. **Verziehungen der Mamille** zur entsprechenden Seite des Knotens bzw. Einziehen der Mamille.
3. **Exulzeration** eines Knotens durch die Haut oder Mamille der Brustdrüse.
4. **Das Apfelsinenhautzeichen** („Peau d'orange") entsteht durch das synchrone Vorhandensein von Ödem und Lymphangiosis carcinomatosa.
5. Sind alle Brustwandschichten wie Haut, Tumor und Drüsengewebe verbacken, spricht man vom **„Panzerkrebs"**.
6. **Erysipelähnliche Hautveränderungen.**

H00 !

Frage 17.17: Lösung B

Die Hauteinziehung über einer derben Verdickung könnte bereits einer Tumorinfiltration eines **Mammakarzinoms** entsprechen. Auch wenn die Mammographie unauffällig ist (Treffsicherheit ca. 90%) muss der Knoten exstirpiert und histologisch untersucht werden.

H00 H95 !

Frage 17.18: Lösung A

Die eingezogene Brustwarze ist ein häufiges Zeichen beim **Mammakarzinom**. Es entspricht nicht einer Hautinfiltration. Bei einer umschriebenen **Infiltration der Haut** kann es zur Exulzeration, bei diffuser Infiltration mit Lymphödem zur **Apfelsinenhaut** („Peau d'orange") kommen.
Vereinfachte **TNM-Klassifikation beim Mammakarzinom:**

T_0	kein Tumor nachweisbar
T_1	Tumorgröße bis 2 cm mit oder ohne Fixation an der Haut bzw. Pectoralisfaszie
T_2	Tumordurchmesser 2–5 cm mit oder ohne Fixation an der Pectoralisfaszie oder am Muskel
T_3	Tumordurchmesser größer als 5 cm mit oder ohne Fixation an der Pectoralisfaszie oder am Muskel
T_4	Tumor jeder Größe mit Infiltration der Haut oder Brustwand
N_0	kein tastbarer Lymphknoten
N_1	tastbarer und beweglicher Lymphknoten
N_2	tastbarer und fixierter Lymphknoten
N_3	Befall der infra- und supraklavikulären Lymphknoten
M_0	keine Fernmetastasen nachweisbar
M_1	Fernmetastasen nachweisbar

F89

Frage 17.19: Lösung B

Die Abbildung zeigt den typischen Befund eines Mammakarzinoms: Unscharf begrenzter Verdichtungsbezirk mit Ausläufern (**„Krebsfüßchen"**).

H00 F92 !

Frage 17.20: Lösung B

Bei der Brust erhaltenden Therapie des **Mammakarzinoms** wird häufig die **Quadrantenresektion** (Lumpektomie, Tylektomie) angewandt. Die Tumorentfernung mit angrenzendem Gewebe (Sicherheitsabstand 1 cm) ist im Stadium **$T_{1-2}N_0M_0$** sowie bei verdächtigen Befunden vertretbar.

F95

Frage 17.21: Lösung C

Bei einem Mammakarzinom im Stadium I ($T_1N_0M_0$) ist die Brust erhaltende lokale Exzision mit einem Sicherheitsraum von 1 cm **(Tylektomie)** und Nachbestrahlung Therapie der Wahl.

F89

Frage 17.22: Lösung D

Auf der Abbildung sind multiple Knoten in der Umgebung der Mastektomienarbe und eine mediale Narbenverziehung zu erkennen. Es handelt sich mit großer Wahrscheinlichkeit um **Metastasen** bzw. um ein **Rezidiv**. Neben der histologischen Abklärung ist ein komplettes **Staging** erforderlich (Röntgenaufnahme des Thorax, Computertomographie, evtl. Kernspintomographie der betroffenen Thoraxregion, Skelettszintigraphie, Sonographie des Abdomens, Mammographie der linken Mamma, Bestimmung der Tumormarker).

H98 **!**

Frage 17.23: Lösung B

Die Röntgenaufnahme der Wirbelsäule zeigt in beiden Ebenen eine **Destruktion** des 3. Lendenwirbels. Aufgrund der Anamnese mit **Ablatio mammae** vor 8 Jahren ist eine **Wirbelkörpermetastasierung** am wahrscheinlichsten. Vom gesamten Skelettsystem wird die Wirbelsäule am häufigsten von Metastasen befallen. Weitere Knochen in abnehmender Häufigkeit: Femur, Rippen, Schädel, Becken und Oberarmknochen. Beim **Mammakarzinom** können Fernmetastasen noch nach 20 Jahren auftreten.

F90

Frage 17.24: Lösung A

Das inflammatorische Karzinom **(Erysipelas carcinomatosum)** gehört mit den entdifferenzierten, soliden und anaplastischen Karzinomen zu den „bösartigsten" Mammatumoren. Es ist histologisch undifferenziert und zeigt eine sehr rasche Ausbreitung in die Lymph- und Blutgefäße der Haut, die entzündliche Veränderungen aufweist. Längere Überlebenszeiten haben papilläre Tumoren, Gallertkarzinome und medulläre Karzinome mit lymphozytärer Reaktion.

Mammakarzinom — **XVII.2**

Die Zeichen für eine mögliche **Malignität** eines Brustdrüsenknotens sind:

1. Knoten, die eine Infiltration entweder der Haut oder des M. pectoralis major erkennen lassen. Ein Einwachsen in die Haut lässt sich u. a. am **„Plateauphänomen"** nachweisen: Die Haut über einem Knoten wird zusammengeschoben. Bei einem benignen Tumor wölbt sich die Haut nach außen vor, bei einem malignen Knoten bildet sich infolge der Lymphangiosis carcinomatosa eine Mulde. Beim **„Pektoraliszeichen"** wird der Pektoralmuskel dadurch angespannt, dass die Frau die Arme in die Seite drückt. Bei einem malignen Tumor zieht sich die Haut darüber ein.
2. **Verziehungen der Mamille** zur entsprechenden Seite des Knotens bzw. Einziehen der Mamille.
3. **Exulzeration** eines Knotens durch die Haut oder Mamille der Brustdrüse.
4. **Das Apfelsinenhautzeichen** („Peau d'orange") entsteht durch das synchrone Vorhandensein von Ödem und Lymphangiosis carcinomatosa.
5. Sind alle Brustwandschichten wie Haut, Tumor und Drüsengewebe verbacken, spricht man vom **„Panzerkrebs"**.
6. **Erysipelähnliche Hautveränderungen.**

Risikofaktoren, am Mammakarzinom zu erkranken sind:

1. Erbliche Disposition (Verwandte 1. Grades von an Mammakarzinom erkrankten Frauen bekommen 3-mal häufiger Brustkrebs als die Allgemeinbevölkerung)
2. Nullipara oder Frauen, die erst später ein Kind geboren haben
3. Frauen, die nicht gestillt haben
4. Vorausgegangenes Endometriumkarzinom
5. Mastopathie II. und III. Grades
6. Zustand nach Probeexzision oder subkutaner einseitiger Mastektomie wegen proliferierender Mastopathie

Die statistische Aufschlüsselung der **Lokalisation der Mammakarzinome** ergibt:

60 % im oberen äußeren Quadranten
12 % im Zentrum
12 % im oberen inneren Quadranten
10 % im unteren äußeren Quadranten
6 % im unteren inneren Quadranten

Diagnostik:

Die **klinische Untersuchung** in Form der Inspektion und Palpation ist die Basis der Mammadiagnostik. Treffsicherheit ca. 75 bis 80 %. Die **Mammographie** objektiviert den klinischen Befund (Treffsicherheit ca. 90 %). Außerdem können präklinische Stadien erfasst (okkulte Karzinome) und multifokale Herde erkannt werden. **Indikation** zur Mammographie: High risk ab 40. Lebensjahr, Screening ab 50. Lebensjahr, verdächtiger Tastbefund, zyklusunabhängige Mastodynie, einseitige Galaktorrhö, große, nicht sicher beurteilbare Brüste. Vor allem zur Differenzialdiagnose von unklaren Befunden ist die **Kernspintomographie** der Mamma (Mamma-MRT) hilfreich.

Die **diagnostische Tumorexstirpation** ist die entscheidende Maßnahme zur histologischen Sicherung des Befundes. Entfernung des Tumors in toto von einem perimamillären Schnitt aus.

Die **Feinnadelbiopsie** mit Zytologie wird vor allem bei der chronischen Mastopathie, Adeno-

sen und bei Verdacht auf Zysten angewandt. Die Treffsicherheit liegt bei 90%, sodass selbst bei wiederholten negativen Biopsien ein Karzinom nicht sicher ausgeschlossen ist. Die Übereinstimmung des zytologischen Befundes mit der klinischen Untersuchung und dem Mammographiebefund **(Triple-Diagnostik)** gibt jedoch eine ähnliche Sicherheit wie die Probeexzision.
Die **Thermographie** hat eine Treffsicherheit von ca. 50–60% und ist deshalb der Mammographie unterlegen. Sie wird ggf. als additive Methode angewandt.
Therapie:
Nach histologischer Sicherung erfolgt die **Mastektomie (Patey-Operation)**: Querovale Mastektomie mit Entfernung des M. pectoralis minor und Ausräumung der interpektoralen und axillären Lymphknoten bis zur Vena axillaris. Das Verfahren ist prognostisch mit der Operation nach **Rotter-Halsted** vergleichbar, bietet jedoch eindeutig bessere kosmetische Resultate. Heute **Routineverfahren** beim Mammakarzinom.
Weitere Operationsmethoden:
Quadrantenresektion (Lumpektomie, Tylektomie): Entfernung des Tumors mit angrenzendem Gewebe entsprechend dem befallenen Quadranten.
Durchführung im Stadium $T_{1-2}N_0M_0$ und bei verdächtigem Befund vertretbar. Die Axilla muss sicher frei sein (Axillarevision). Das Verfahren gewinnt zunehmend an Bedeutung.
Subkutane Mastektomie: Entfernung des Drüsenkörpers über einen Hautschnitt in der Submammärfalte. Indikation: lobäres Carcinoma in situ. Kosmetisches Ergebnis auch mit **Silastic**-Prothese nicht immer befriedigend.
Einfache Mastektomie (Ablatio mammae simplex): Resektion nur der Brustdrüse beim Carcinoma lobulare in situ und als Palliativeingriff beim fortgeschrittenen Mammakarzinom.
Radikale Mastektomie (Rotter und Halsted): Dabei wird die Mamma mit den Mm. pectoralis major und minor und den axilären Lymphknoten entfernt. Wegen gewöhnlich schlechtem kosmetischen Ergebnis nur in Ausnahmefällen indiziert. **Radiatio** als adjuvante Maßnahmen bei fortgeschrittenen Tumoren (T_2 und mehr), Nachbestrahlung der axillären Lymphknoten als Tylektomie sowie bei Tumoren mit medialer und zentraler Lokalisation.
Hormontherapie: Das entnommene Tumorgewebe sollte immer auf Hormonrezeptoren untersucht werden, da das Vorliegen von bestimmten Rezeptoren Voraussetzung für eine eventuelle Hormontherapie ist. Diese kann **ablativ** (Ovarektomie, Adrenalektomie und Hypophysektomie) und **additiv** (Östrogene, Gestagene, Adrogene) sein. Unter den **ablativen** Methoden wird v.a. die Ovarektomie angewandt, insbesondere bei prämenopausalen Frauen mit rezeptorpositiven Tumoren und günstiger Prognose. Unter den **additiven** Hormontherapien ist die Gabe von Tamoxifen bei postmenopausalen Patientinnen Methode der Wahl.
Zytostase: Anwendung bei Fernmetastasierung.

H01

Frage 17.25: Lösung E

Zu **(E)**: Die **Prognose des männlichen Mammakarzinoms ist schlecht** und korreliert mit dem Tumorstadium. Innerhalb von 5 Jahren nach Diagnosestellung versterben ca. 50% der erkrankten Patienten. Wenn keine Lymphknoten befallen sind, steigt die 5-Jahres-Überlebensrate auf 80% an.
Zu **(A)**: Das Mammakarzinom des Mannes wird aufgrund der Seltenheit in der Regel erst spät diagnostiziert. Haut und Muskulatur sind aufgrund der anatomischen Nähe oft infiltriert und meist sind auch schon axilläre Lymphknotenmetastasen vorhanden.
Zu **(B)**: In der Regel liegen **duktale Adenokarzinome** vor. Selten treten auch papilläre Tumoren auf.
Zu **(C)**: **Ca. 80%** der männlichen Mammakarzinome sind **östrogenrezeptorpositiv.** Therapeutisch sprechen ca. 50% der Patienten mit Metastasen auf eine Orchiektomie an. Weitere Behandlungsmöglichkeiten sind die Gabe von Tamoxifen und Antiandrogenen.
Zu **(D)**: Männliche Mammakarzinome sind selten und machen nur ca. 1% aller Mammatumoren aus.

18 Speiseröhre

F02 F99 H98 H89 !!

Frage 18.1: Lösung E

Bei einer **Ösophagusatresie** ist es aufgrund einer gestörten Entwicklung des Septum oesophagotracheale zu einer unvollständigen Trennung des Digestions- vom Respirationstrakt und Ausbildung verschiedener Fehlbildungen gekommen. Die häufigste Form (90%) zeigt einen proximalen Ösophagusblindsack mit einer distalen ösophagotrachealen Fistel **(Typ IIIb nach Vogt)** (E). Klinisch äußert sich dies beim Neugeborenen in schaumig-blasigem Schleim vor dem Mund, Hustenanfällen, Dyspnoe und Zyanose. Pränatal fällt ein Polyhydramnion auf, da der Foetus das Fruchtwasser nicht schlucken kann. Therapeutisch sollte eine frühzeitige Anasto-

mosierung der Ösophagussegmente und ein Fistelverschluss erfolgen. Bei einer großen Distanz zwischen den Segmenten wird zunächst eine Magenfistel zur Ernährung angelegt und der obere Blindsack bougiert. Anschließend kann bei ausreichendem Längengewinn eine Anastomosierung durchgeführt werden.
Zu **(A):** Typ I: vollständige Atresie des Ösophagus ohne Fistel (sehr selten)
Zu **(B):** Typ IIIa: Atresie des Ösophagus mit proximaler ösophagotrachealer Fistel (< 1%)
Zu **(C):** H-Typ: durchgängiger Ösophagus mit ösophagotrachealer Fistel (ca. 2%)
Zu **(D):** Typ IIIc: Atresie mit proximaler und distaler Fistel (< 1%).

H00

Frage 18.2: Lösung C

Der **rechte N. vagus** zieht im hinteren Mediastinum am dorsalen Ösophagus durch den **Hiatus oesophageus** des Zwerchfells und bildet den Plexus gastricus dorsalis. Der **linke N. vagus** verläuft im hinteren Mediastinum zur ventralen Fläche des Ösophagus. Er zieht weiter durch den **Hiatus oesophageus** und bildet den Plexus gastricus ventralis.

F01

Frage 18.3: Lösung C

Am Ösophagus werden 3 verschiedene physiologische Engen unterschieden. Die **erste Enge** befindet sich ca. 15 cm von der Zahnreihe entfernt und ist bedingt durch den **Krikoidknorpel**.
Die **zweite Enge** ist 24 cm von der Zahnreihe entfernt und entsteht durch Druck des Aortenbogens und des linken Hauptbronchus. Die **dritte Enge** (Zwerchfellenge), 40 cm von der Zahnreihe (E) entfernt, entsteht im **Hiatus oesophageus** des Zwerchfells.
Zu **(D):** Verschluckte Fremdkörper bleiben vor allem im **Hypopharynx** und auch an den physiologischen Engen des Ösophagus stecken.

H00

Frage 18.4: Lösung A

Zu **(A):** Verschluckte Fremdkörper bleiben vor allem im **Hypopharynx** und an den physiologischen Engen des Ösophagus stecken. Es kann zur Perforation mit Gefahr der **Mediastinitis** kommen. Die möglichst rasch durchzuführende endoskopische Entfernung des Fremdkörpers gelingt in den meisten Fällen. Selten ist ein chirurgisches Vorgehen nötig.
Zu **(C):** Durch verschluckte Luft kann auch ein **Mediastinalemphysem** entstehen.
Zu **(E):** Bei der **Fremdkörperaspiration** (Fremdkörper in den **Luftwegen**) kann es rasch durch ödematöse Schwellung zu einem lebensbedrohlichen Stridor kommen.

F97 **!**

Frage 18.5: Lösung B

Zenker-Divertikel sind Pseudodivertikel, da sich nur die Mukosa und Submukosa aufgrund einer Wandschwäche ausstülpen. Sie stellen etwa 65% aller Ösophagusdivertikel dar. Bei echten Divertikeln (am Ösophagus selten) stülpt sich die gesamte Wand des Ösophagus vor (A).
Zu **(A): Traktionsdivertikel** sind fast ausschließlich im mittleren Ösophagusdrittel lokalisiert und sind selten. Es kommt zu einer Ausziehung sämtlicher Wandschichten. Sie sind entweder entzündlich bedingt oder durch Persistenz ösophago-bronchialer Gewebsfehlbildungen.
Zu **(C):** Dysphagie und Regurgitation unverdauter Speisen sind typische Symptome. Blutiges Erbrechen kommt z.B. bei Ösophagusvarizen und massiven Blutungen aus Magenulzera vor.
Zu **(D): Epiphrenische Divertikel** sind Pseudodivertikel und ebenfalls selten. Sie sind im distalen Ösophagus lokalisiert.
Zu **(E): Zenker-Divertikel** sind an der Hinterwand des Hypopharynx lokalisiert. Traktionsdivertikel finden sich parabronchial bzw. im Bereich der Trachealbifurkation.

F95 H90 **!**

Frage 18.6: Lösung C

Es werden die typischen Symptome des **Zenker-Divertikels** genannt: Mundgeruch, gurgelndes Geräusch beim Schlucken von Flüssigkeiten und Regurgitation von unverdauten Speisen.
Zu **(A):** Beim **Ösophaguskarzinom** steht die Dysphagie im Vordergrund der Beschwerden.
Zu **(B):** Bei der **Achalasie** handelt es sich um eine Öffnungslähmung des unteren Ösophagussphinkters. Leitsymptom ist die Dysphagie, häufig mit retrosternalem Druckgefühl; Regurgitationen, besonders nachts, sind häufig.
Zu **(D):** Die **Refluxösophagitis** zeigt folgende Symptome: Sodbrennen, saures Aufstoßen, retrosternales Brennen v.a. im Liegen.
Zu **(E):** Beim **Plummer-Vinson-Syndrom** handelt es sich um eine Erkrankung unbekannter Ursache mit Eisenmangelanämie, Dysphagie bei fibrösen Membranen am Ösophaguseingang und Glossitis.

F96

Frage 18.7: Lösung C

Die Aufnahmen zeigen eine glattbegrenzte Aussackung der zervikalen Speiseröhre mit Kontrastmittel wie es für das **Zenker-Divertikel** typisch ist.
Zu **(A):** Bei einer **Ösophagusstriktur** handelt es sich um eine meist glattwandige Einengung der Speiseröhre z.B. als Spätfolge von Verätzungen.

Zu **(B):** Das **Ösophaguskarzinom** ist durch unregelmäßige Füllungsdefekte und höckrige Strukturen gekennzeichnet.
Zu **(D):** Bei einer **Ösophagusatresie** (angeborener Verschluss durch Kontinuitätsstörung) zeigt sich ein proximaler Blindsack meist mit distaler ösophago-trachealer Fistel (häufigste Form mit 90% Typ IIIb nach Vogt). Eine inkomplette Form kommt – wenn überhaupt – nur sehr selten vor. Es besteht dann noch ein geringgradiges Restlumen.
Zu **(E): Traktionsdivertikel** sind fast ausschließlich im mittleren Drittel des Ösophagus lokalisiert. Sie entstehen unter anderem durch entzündliche Lymphknotenveränderungen.

F02 H93 !

Frage 18.8: Lösung D

Auf der Röntgenaufnahme ist eine kontrastmittelgefüllte Tasche neben dem eigentlichen Ösophaguslumen zu sehen. Es handelt sich um ein zervikales Divertikel, ein sog. **Zenker-Divertikel**. Es entsteht durch eine Ausstülpung von Mukosa und Submukosa durch eine anatomische Muskellücke zwischen M. constrictor pharyngis und M. cricopharyngeus (Kilian-Dreieck) durch chronische Druckerhöhung oberhalb des oberen Ösophagussphinkters. Es wird deshalb auch als Pulsionsdivertikel (C) bezeichnet (Pulsationen der Ösophagusmuskulatur gegen den erhöhten Sphinkterdruck). Da nur Mukosa und Submukosa ausgestülpt werden, handelt es sich um ein falsches Divertikel (B). Die Therapie besteht in der operativen Entfernung und einer Myotomie des oberen Ösophagussphinkters über einen Zugang von der linken Halsseite (E). Ein weiteres falsches Divertikel kann oberhalb des unteren Ösophagussphinkters, direkt oberhalb des Zwerchfells (epiphrenales Divertikel) vorkommen.
Ein **Traktionsdivertikel** kann im Bereich der Trachealbifurkation auftreten (D). Es entsteht durch eine Persistenz kongenitaler Gewebebrücken zwischen Ösophagus und Trachealbifurkation. Durch den entstehenden Zug (Traktion) kommt es zur Ausstülpung aller Wandschichten (echtes Divertikel).

Ösophagusdivertikel — **XVIII.1**

Am Ösophagus werden Pulsions- und Traktionsdivertikel unterschieden. Am häufigsten ist das **pharyngoösophageale Pulsionsdivertikel (Zenker-D.)**, welches sich aufgrund einer Wandschwäche zwischen Muskelgruppen der Pars cricopharyngea in Form einer Ausstülpung von Mukosa und Submukosa ausbildet.
Das **epiphrenische Pulsionsdivertikel** ist in der Regel oberhalb des Zwerchfells lokalisiert. Manometrisch zeigt sich oft eine Störung in der Ösophagusmotilität. Des Weiteren wird es gehäuft bei einer Achalasie (Fehlen der reflektorischen Kardiaöffnung) beobachtet.
Sog. **Traktionsdivertikel** sind fast ausschließlich im mittleren Ösophagusdrittel lokalisiert. Das häufigste Divertikel, das **Zenker-Divertikel**, führt ab einer bestimmten Größe zur Dysphagie. Vor allem kommt es während oder nach dem Essen zum Regurgitieren von unverdauten Speisen mit Gefahr der Aspiration und folgender Pneumonie. Weitere Symptome sind: Druckgefühl, Atemnot, Hustenreiz und Foetor ex ore. Die Zersetzungsvorgänge können zu entzündlichen Wandveränderungen mit Ulzeration und Perforation führen; Blutungen werden ebenfalls beobachtet.
Die Diagnose wird röntgenologisch mit wasserlöslichen Kontrastmitteln gesichert. Größe und Lokalisation des Divertikels können ebenfalls genau festgelegt werden.
Aufgrund der genannten Komplikationsmöglichkeiten ist die Operationsindikation gegeben.
Therapie der Wahl beim Zenker-Divertikel ist die Divertikelabtragung mit anschließender Durchtrennung des Schleudermuskels (M. cricopharyngeus) zur Rezidivprophylaxe.
Epiphrenale Divertikel sollten nur bei bestehenden Beschwerden wie Kompressionen, Dysphagie und Erbrechen operiert werden. Entzündungen und Fistelbildungen bedeuten jedoch eine absolute Operationsindikation.
Traktionsdivertikel bleiben oft symptomlos. Gelegentlich kommt es zu Dysphagien infolge entzündlicher Veränderungen im Divertikelsack oder zu Hustenanfällen.
Die Indikation zur transthorakalen Divertikelabtragung besteht nur bei Beschwerden.

F95

Frage 18.9: Lösung B

Bei Verdacht auf **Ösophagusperforation** sollte die Diagnose rasch durch Darstellung mit einem wasserlöslichen Kontrastmittel gesichert werden. Hierdurch wird v.a. das Ausmaß der Perforation festgestellt. Bei kleinen Perforationen kann man zuwarten unter Antibiotikagabe, Dauerabsaugung und Überwachung auf der Intensivstation. Ansonsten erfolgt die frühzeitige Übernähung der Perforationsstelle zur Vermeidung der prognostisch ungünstigen **Mediastinitis** mit Pleuraempyem etc.

H95

Frage 18.10: Lösung B

Laugenverätzungen führen zur **Kolliquationsnekrose**, Säureverätzungen zur **Koagulationsnekrose**. Im Vordergrund der Symptomatik stehen retrosternale Schmerzen und Dysphagie. Es drohen Schocksymptome und septische Temperaturen, die bereits auf eine Perforation mit Mediastinitis hinweisen. Erste diagnostische Maßnahme ist die Inspektion der Mund- und Rachenregion, da bei einem **Glottisödem** akute Atemnot droht. Dann ist eine sofortige Intubation oder Tracheotomie durchzuführen. Thorax- und Abdomenübersichtsaufnahme zeigen ggf. freie Luft bei Perforation. Ösophagogramm mit wasserlöslichem Kontrastmittel und Endoskopie sind weitere diagnostische Maßnahmen zur Beurteilung des Ausmaßes der Schädigung.

Therapie: Bei Laugen sofortige Verdünnung und Neutralisation mit verdünnter Zitronensäure oder Essig, bei Säuren mit Milch oder Trispuffer. Außerdem intensivmedizinische Überwachung, Schockbekämpfung, Gabe von Prednisolon, Analgetika, Antibiotika und Sedativa. Bei einer **Perforation** besteht die Indikation zur **sofortigen Operation:** Drainage und Anlage einer kollaren Ösophagusfistel, ggf. Ösophagusexstirpation. Als Spätkomplikation sind **Strikturen** am häufigsten, die bougiert werden müssen. Frühe, prophylaktische Bougierung (5) und Gabe eines Emetikums (1) können zur Perforation bzw. zur Aspiration führen und sind deshalb kontraindiziert.

F01 F98 H86

Frage 18.11: Lösung E

Beim **Boerhaave-Syndrom** handelt es sich um eine spontane Ösophagusruptur einer sonst gesunden Speiseröhre. Ursache ist ein explosionsartiges Erbrechen mit massivem Druckanstieg im Ösophagus. Betroffen sind vor allem Alkoholiker. Der Einriss liegt meist supradiaphragmal nach links-dorsal, sodass keine intraabdominale Luft nachweisbar ist.

Typische Anamnese: Plötzliches Erbrechen oft nach opulenter Mahlzeit, starke retrosternale Schmerzen.

Diagnose: Haut- und Mediastinalemphysem, Seropneumothorax, Dyspnoe, Schocksymptomatik, Abwehrspannung im Oberbauch.

Die Diagnose kann durch eine Röntgenübersichtsaufnahme und Gabe eines wasserlöslichen Kontrastmittels (Gastrografin) gestellt werden.

Therapie: Frühzeitige linksseitige Thorakotomie mit Übernähung der Rupturstelle, ggf. mit plastischen Maßnahmen zur Sicherung. Außerdem ausgiebige Drainage der Pleurahöhle. Je nach Zeitpunkt der Versorgung Letalität zwischen 20 und 40%.

H94

Frage 18.12: Lösung D

Das Erbrechen von Blut **(Hämatemesis)** mit starken retrosternalen Schmerzen im Anschluss an heftiges Erbrechen nach reichlichem Alkoholgenuss entspricht mit großer Wahrscheinlichkeit einem **Mallory-Weiss-Syndrom**. Es handelt sich um Schleimhautläsionen der Kardiaregion und subkardial, die durch forciertes Erbrechen hervorgerufen werden.

Diagnostik: sofortige Gastroskopie.

Therapie: Versuch der endoskopischen Blutstillung, Ballontamponade, ggf. Umstechung über eine Gastrotomie.

F98 **!**

Frage 18.13: Lösung D

Bei der **Achalasie** handelt es sich um eine Öffnungslähmung des **unteren** Ösophagussphinkters. Leitsymptom ist die Dysphagie mit retrosternalen Schmerzen. Regurgitationen – besonders nachts – sind häufig. Durch die oftmals lange bestehende Stase der Nahrung in der Speiseröhre kommt es zur **Ösophagitis** mit Erosionen, Ulzerationen und Dysplasien des Epithels. Die **Achalasie** ist deshalb mit einem erhöhten **Karzinomrisiko** verbunden.

F99 **!**

Frage 18.14: Lösung D

Manometrisch wird eine **hyper-, hypo-** und eine **amotile** Form der Achalasie unterschieden. Therapeutisch steht bei der hypo- und amotilen Form zunächst die **pneumatische Dilatation** im Vordergrund.

Zu **(A):** Die medikamentöse Therapie ist häufig unbefriedigend. Versucht werden Ganglienblocker und Nitroglyzerin. Bei der **hypermotilen Achalasie** kann der Kalziumantagonist **Nifedipin** (Adalat®) helfen.

Zu **(B):** Tritt nach mehrmaliger Anwendung kein Erfolg ein, so ist die **Ösophagokardiomyotomie** nach *Gottstein-Heller* indiziert. Es wird die im Bereich des unteren Ösophagussphinkters verdickte Muskulatur bis auf die Mukosa gespalten. Zusätzlich sollte eine **Antirefluxplastik** (z.B. Fundoplicatio) durchgeführt werden.

Zu **(C):** Eine Sondenbougierung wird ebenso wie die mechanische Dilatation (*Starck*-Dilatator) wegen Perforationsgefahr heute nicht mehr angewandt.

Zu **(E):** Die alleinige **Fundoplicatio** ist Therapie der Wahl bei der **Refluxösophagitis** III. und IV. Grades infolge Hiatushernie. Die am häufigsten angewandte Methode der Antirefluxplastik ist die **Fundoplicatio** nach **Nissen.** Hierbei wird eine Manschette aus der Fundusvorderwand gebildet, um den Ösophagus geschlungen und fixiert. Heute auch **laparoskopisch** im Rahmen der **minimal invasiven Chirurgie (MIC)** möglich.

F94

Frage 18.15: Lösung D

Zu **(A):** Beim **Ösophaguskarzinom** ist die Dysphagie Spätsymptom. Eine Anamnese über 4 Jahre ist praktisch nicht möglich.
Zu **(B):** Bei der **Sklerodermie** stehen zunächst die typischen Hautveränderungen, vasomotorische Störungen, Gelenkschmerzen etc. im Vordergrund. Der viszerale Befall betrifft überwiegend den Ösophagus. Es kommt ebenfalls zu Dysphagien, gastroösophagealem Reflux u. a.
Zu **(C):** Die genannten Symptome sind für eine **Neurose** eher ungewöhnlich.
Zu **(D):** Siehe Kommentar zu Frage 18.13 und 18.14.
Zu **(E):** Die typischen Symptome des differenzialdiagnostisch denkbaren **Zenker-Divertikels** sind: ebenfalls Dysphagie und Regurgitation von unverdauten Speisen sowie gurgelndes Geräusch beim Schlucken von Flüssigkeiten, „Verschlucken" bzw. Hustenreiz.

F85

Frage 18.16: Lösung C

Die **Refluxösophagitis** beruht auf einer Funktionsstörung des unteren Ösophagussphinkters. Gehäuftes Vorkommen bei Hiatushernien, die in ca. 40% eine Kardiainsuffizienz aufweisen.
Symptome: Sodbrennen, Dysphagie, retrosternale Schmerzen.
Diagnose: Röntgenologisch lässt sich der gastroösophageale Reflux in Kopftieflage nachweisen, Manometrie, Endoskopie.
Endoskopisch können **4 Stadien der Refluxösophagitis** unterschieden werden:

Stadium I: Oberflächliche, nichtkonfluierende Schleimhauterosionen
Stadium II: Konfluierende Schleimhauterosionen
Stadium III: Die erosiven Schleimhautveränderungen umfassen die ganze Zirkumferenz
Stadium IV: Komplikationen der Refluxösophagitis (Ulkus, Stenose, Brachyösophagus, Zylinderzellmetaplasien)
IVa: *Mit* entzündlichen Veränderungen
IVb: *Ohne* entzündliche Veränderungen, Narbenstadium

Therapie:
Zunächst konservativ mit Diät, Schlafen mit erhöhtem Oberkörper, Gewichtsreduktion, Antazida, H_2-Rezeptorantagonisten oder Protonenpumpenhemmern. Eine Operationsindikation ist im Stadium IV gegeben, ggf. auch im Stadium III.
Am häufigsten angewandte Methode: **Fundoplicatio nach Nissen**.

F02 H00 !

Frage 18.17: Lösung B

Es wird die **primäre** von der **sekundären Refluxkrankheit** unterschieden. **Primär** ist sie ein eigenständiges Krankheitsbild und entsteht durch eine **Kardiainsuffizienz** bzw. durch Funktionsstörung des unteren Ösophagussphinkters. Meist liegt eine **axiale Hiatushernie** zugrunde. Die **sekundäre Refluxkrankheit** ist Folge einer organischen Erkrankung (Magenentleerungsstörung, Achalasie, Sklerodermie) oder einer vorausgegangenen Operation (Kardiaresektion etc.).

F01 !!

Frage 18.18: Lösung D

Bei 25–30% der Patienten mit **Hiatushernie** findet man ohne pathogenetischen Zusammenhang eine **Cholelithiasis** und eine **Divertikulose** (*Saint-Trias*).
Zu **(A):** Das **Centrum tendineum** ist der Sehnenanteil des Zwerchfells mit dem **Foramen venae cavae**, das dem Durchtritt der Vena cava inferior und einem Ast des rechten N. phrenicus dient. Im Centrum tendineum können **echte** Zwerchfellhernien bzw. -defekte auftreten (mit Bruchsack). Diese sind jedoch selten. **Hiatushernien** treten im Bereich des **Hiatus oesophageus** auf.
Zu **(B):** Die **axiale Hiatushernie** (Hiatusgleithernie) ist meistens asymptomatisch.
Zu **(C):** Die asymptomatische **axiale Hiatushernie** wird im Gegensatz zur **paraösophagealen Hernie** nicht operiert.
Zu **(E):** Bei der **axialen Hiatushernie** gleitet die Kardia in „axialer" Richtung des Ösophagus durch den meist nur gering erweiterten Hiatus oesophageus. Es kann zu einer **Refluxkrankheit** kommen. Bei der **paraösophagealen Hernie** tritt der Magen bei fixierter Kardia durch den deutlich erweiterten Hiatus ins Mediastinum. Wegen Inkarzerationsgefahr besteht auch bei der asymptomatischen paraösophagealen Hernie eine Operationsindikation.

F02

Frage 18.19: Lösung B

Zu **(B):** Bei der **epigastrischen Hernie** liegt die Bruchpforte zwischen Processus xiphoideus und Bauchnabel in der Linea alba, also **oberhalb des Nabels**. Im Brucksack findet sich zumeist präperitoneales Fett, selten auch Teile des Omentum majus. Anamnestisch klagen die Patienten über Schmerzen im Oberbauch, die bei Husten, Niesen oder Pressen, also bei Erhöhung des intraabdominellen Drucks, zunehmen. Differentialdiagnostisch kommen Erkrankungen der Gallenwege oder Ulcera duodeni in Frage. Die Indikation zur Operation wird in Abhängigkeit vom Leidensdruck des Patienten

gestellt. Es wird eine Abtragung des Bruchsacks mit einfachem Faszienverschluss oder Fasziendoppelung durchgeführt.
Zu **(A):** Eine Einklemmung des Magens im Zwerchfell entsteht durch eine Hernie am Hiatus oesophageus. Man unterscheidet die axiale Gleithernie, die paraösophageale Hernie und Mischformen der beiden.
Zu **(C):** Kommt es zu Einklemmung von Darm oder Netzanteilen in Peritonealduplikaturen innerhalb des Abdomens, spricht man von **inneren Hernien**. Prädilektionsstellen sind die Bursa omentalis, an der Flexura duodenojejunalis, sowie am Zäkum, Mesokolon und Sigma.
Postoperativ können innere Hernien auch aufgrund nicht verschlossener Mesoschlitze auftreten. Weiterhin gehören Zwerchfellhernien zu den inneren Hernien.
Zu **(D):** Eine Hernierung durch das **Trigonum lumbocostale** wird als **Bochdalek-Hernie** bezeichnet. Sie tritt meist linksseitig auf, da diese Schwachstelle des Zwerchfells auf der rechten Seite durch die Leber überdeckt wird.

F92

Frage 18.20: Lösung D

Die Röntgenkontrastuntersuchung zeigt den typischen Befund einer **paraösophagealen Hiatushernie** mit prolabiertem Magenanteil im Thoraxraum bei regelrechter Position der Kardia unterhalb des Zwerchfells. Deutlich zu erkennen ist der eingeengte und nach rechts verlagerte Ösophagus.
Zu **(C):** Bei der **axialen Hiatushernie** ist neben Magenanteilen auch die Kardia mit in den Thorax prolabiert.
Zu **(E):** Bei einem sog. **Upside-down-Magen** handelt es sich um eine Verlagerung des gesamten Magens in den Thorax mit erheblicher Gefahr der Inkarzeration.

H01 **!**

Frage 18.21: Lösung B

Zu **(B): Regurgitation** besonders zur Nachtzeit ist typisch für das **Zenker-Divertikel**. Es handelt sich hierbei um ein **Pulsionsdivertikel** im Bereich des Kilian-Dreiecks zwischen M. constrictor pharyngis und M. cricopharyngeus. Durch diese Muskellücke wölbt sich die Mukosa und Submukosa hervor und es bildet sich ein **falsches Divertikel**. In dieser „Tasche" verbleibt Nahrung und wird insbesondere nachts aufgrund der horizontalen Lage des Patienten wieder hochgewürgt.

H01 **!**

Frage 18.22: Lösung A

Zu **(A): Saures Aufstoßen** und **Sodbrennen** sind typisch für die **Refluxösophagitis**. Hierbei kommt es durch einen inkompetenten unteren Ösophagussphinkter (UÖS) zu einem **Reflux von Magensäure** in die Speiseröhre.
Zu **(C):** Eine **retrosternale Struma** kann zu **Schluckbeschwerden** und **Atemnot** aufgrund der Kompression von Ösophagus und Trachea führen.
Zu **(D):** Bei einem **Ösophaguskarzinom** kommt es aufgrund der zunehmenden Lumeneinengung zur **Dysphagie** zunächst für feste, später auch für flüssige Speisen.
Zu **(E):** Ein **zentral sitzendes Bronchialkarzinom** führt zu zunehmenden **Atembeschwerden**.

F00 **!!**

Frage 18.23: Lösung B

Das Röntgenbild des Thorax zeigt eine ausgeprägte Luftansammlung mit Flüssigkeitsspiegel in der linken Thoraxhälfte (in Projektion auf den Herzschatten). Es handelt sich um die Extremform der **paraösophagealen Hernie (Upside-down stomach)**. Hierbei ist der gesamte Magen in das Mediastinum prolabiert. Wegen Gefahr der Strangulation und Inkarzeration besteht eine absolute Operationsindikation.
Zu **(A):** Bei einem **Perikarderguss** ist der Herzschatten aufgrund der Flüssigkeitsansammlung homogen verbreitert.
Zu **(C):** Ein **Pulmonalinfarkt** zeigt sich radiologisch 12–24 Stunden nach dem akuten Ereignis durch diffuse Verschattungen der Lunge.
Zu **(D):** Das **Zenker-Divertikel** ist in der Röntgenübersichtsaufnahme des Thorax kaum zu erkennen. Die Diagnose wird durch einen Breischluck gestellt.
Zu **(E):** Das **Herzwandaneurysma** führt ähnlich dem Perikarderguss zu einer Verbreiterung des Herzschattens.

H99

Frage 18.24: Lösung A

Zu **(A):** Eine Frage, die meiner Meinung nach nicht eindeutig zu beantworten ist!
Die Fundoplicatio nach Nissen-Rossetti wird eingesetzt, um einen verstärkten Magensäurereflux zu vermindern. Normalerweise gibt es verschiedene Mechanismen, die einen übermäßigen Reflux verhindern. Dazu zählen u.a. der untere Ösophagussphinkter (UÖS) und die spitzwinklige Einmündung der Speiseröhre in den Magen (His-Winkel). Da eine Abflachung des His-Winkels, wenn nicht angeboren, meist als Folge einer axialen Gleithernie auftritt, wird bei der Fundoplicatio in einem ersten

Schritt die Hernie reponiert **(Wiederaufrichtung des His-Winkels)**. Der „aufgedehnte“ **Hiatus oesophagei** wird anschließend mit 2–3 Nähten hinter dem Ösophagus eingeengt, um die erneute Entstehung einer Gleithernie zu verhindern (C). Es wird dann eine Manschette aus dem Magenfundus gebildet, um den terminalen Ösophagus gelegt und ventral mit mehreren Nähten aneinandergeheftet. Die unterste Naht fasst dabei neben der Fundusmanschette auch den Magen im Bereich des gastroösophagealen Übergangs, um ein „Durchrutschen“ des Ösophagus zu verhindern. Die Fundusmanschette steigert die Kontraktilität des unteren Ösophagussphinkters und verhindert einen weiteren Reflux.
Aus diesem Grund müssten sowohl Lösung (A) als auch Lösung (C) richtig gewertet werden.
Zu **(E):** Bei der Fundophrenicopexie wird ebenfalls zur Verhinderung eines Refluxes eine **Aufrichtung des His-Winkels** und eine **Fixation des Fundus am Zwerchfell** durchgeführt. Zudem wird noch eine Einengung des Hiatus oesophagei angeschlossen.

H96

Frage 18.25: Lösung D

Zu **(D):** Die **Dysphagie** ist zwar Leitsymptom beim Ösophaguskarzinom, jedoch kein Frühzeichen, da bereits eine Infiltration der Ösophaguswand vorliegt.
Zu **(A):** Nach Resektionsbehandlung eines Ösophaguskarzinoms beträgt die 5-Jahres-Überlebensrate ca. 15%. Die Prognose ist in erster Linie abhängig vom Stadium (Tiefen- und Längenausdehnung, Lymphknotenbefall etc.) und zytologischem Grading.
Zu **(B):** Ösophaguskarzinome sind zu etwa 90% Plattenepithelkarzinome.
Zu **(C):** Ösophaguskarzinome sind bei Männern ca. 3-mal häufiger als bei Frauen.
Zu **(E):** Ösophaguskarzinome liegen zu ca. 15% im oberen, zu ca. 50% im mittleren und zu ca. 35% im unteren Drittel der Speiseröhre. **Adenokarzinome** sind bevorzugt im **unteren** Drittel der Speiseröhre lokalisiert (v.a. ösophago-gastraler Übergang).
Siehe auch Lerntext „Ösophaguskarzinom“ XVIII.2.

Frage 18.26: Lösung C

Die Kontrastdarstellung zeigt die für das Ösophaguskarzinom typischen unregelmäßigen Füllungsdefekte mit Stenosierung des Ösophaguslumens.

F97

Frage 18.27: Lösung D

Das karzinoembryonale Antigen **(CEA)** hat als organunspezifischer Tumormarker beim Ösophaguskarzinom keine Bedeutung. Es wird insbesondere beim **Kolonkarzinom** gemessen. Die Hauptanwendung erfolgt in der Verlaufsbeobachtung nach Resektionen (Absinken des CEA-Spiegels) zur frühzeitigen Erfassung von Rezidiven oder Metastasen.
Zu **(2)** und **(3):** Endosonographie und Computertomographie geben Auskunft über die prognostisch entscheidende Tumorausdehnung bzw. über das Tumorstadium.

H99

Frage 18.28: Lösung D

Zu **(D):** Eine **verminderte Salivation** ist nicht typisch beim Ösophagus-Karzinom. Sie kann z.B. im Rahmen eines Sicca-Syndroms auftreten.
Zu **(A)**, **(B)**, **(C)** und **(E): Dysphagie**, zunächst für feste, dann für flüssige Speisen, **Regurgitation** und **retrosternale Schmerzen** können beim Ösophagus-Karzinom beobachtet werden. **Heiserkeit** spricht für die Infiltration des N. recurrens und damit für ein Tumorwachstum über die Grenze des Ösophagus hinaus.

Ösophaguskarzinom — **XVIII.2**

Ösophaguskarzinome treten bei Männern etwa 3-mal häufiger auf als bei Frauen. Die Altersgruppe der 60- bis 70-jährigen ist hauptsächlich betroffen. Histologisch überwiegen verhornende oder undifferenzierte Plattenepithelkarzinome. Adenokarzinome kommen nur selten vor.
Etwa 15% der Ösophaguskarzinome sind im oberen Drittel der Speiseröhre lokalisiert, 50% im mittleren und 35% im unteren Drittel. Sie neigen zur direkten Ausbreitung in die umgebenden Wandschichten sowie zur submukösen Längsinfiltration. Die frühzeitige lymphogene Metastasierung erfolgt in paraösophageale, mediastinale sowie in abdominale Lymphknoten.
Bei einer Lokalisation im oberen Ösophagusdrittel werden auch die supraklavikulären Lymphknoten befallen. Fernmetastasen treten hauptsächlich in Leber, Lunge, Skelettsystem und Gehirn auf.
Hauptsymptom ist die Dysphagie, die jedoch oft bereits ein Spätstadium anzeigt. Anschließend treten Gewichtsverlust, Leistungsknick, Appetitlosigkeit und Anämie auf. Die wichtigste diagnostische Maßnahme ist die Kontrastdarstellung der Speiseröhre. Aussparungen in der Ösophaguswand mit mehr oder weniger großen Lumeneinengungen gehören zu den Hauptkennzeichen. Zur histologischen Abklärung ist eine Ösophagoskopie mit Probeexzision erforderlich. Zur Beurteilung der Operabilität wird eine Computertomographie und bei Verdacht auf Infiltration des Tracheobronchialsystems eine Bronchoskopie durchgeführt.

Therapie des Ösophaguskarzinoms:
1. Radikale Resektion mit Magen-, Kolon- oder Dünndarminterposition. Bei einer Lokalisation im oberen Drittel wird jedoch die kurative Operationsmethode von den meisten Chirurgen abgelehnt, da eine hohe Komplikationsrate und Operationsletalität vorliegt. Im Durchschnitt beträgt die Operationssterblichkeit etwa 10–15%. Häufig wird die Ösophagektomie mit retrosternalem Magenhochzug und zervikaler Ösophagogastrotomie durchgeführt. Hierbei wird von abdominal und zervikal ein neues „Lager" für den schlauchförmig abgesetzten Magen digital präpariert. Eine Thorakotomie ist nicht nötig.
2. Die Strahlentherapie findet heute Anwendung bei nachgewiesener Inoperabilität sowie bei Tumoren im proximalen Drittel des Ösophagus.
Bei einer Lokalisation im mittleren Drittel wird auch häufig die Kombinationsbehandlung mit Vorbestrahlung, Operation und Nachbestrahlung durchgeführt.
3. Palliativmaßnahmen sind bei inoperablen Tumorstenosen anwendbar. Im distalen Bereich kann die Nahrungspassage durch Einlegen einer Endoprothese begrenzt aufrecht erhalten werden.
Plattenepithelkarzinome sprechen chemotherapeutisch nicht an.
Prognose: Ergebnisse nach wie vor unbefriedigend, da $^2/_3$ aller Patienten bei Diagnosestellung bereits inoperabel sind. Die 5-Jahres-Überlebensrate bei Karzinomen im unteren Drittel beträgt nach Resektion ca. 20%, im mittleren Drittel nach Resektion 10%. Im oberen Drittel werden 5-Jahres-Heilungen selten beschrieben. Verbesserungen sind allenfalls durch Reihenuntersuchungen mit Endoskopie und Biopsie (teilweise in Ostasien praktiziert) zu erreichen.

F93

Frage 18.29: Lösung E

Zu **(2):** Die **Ballontamponade** bei Ösophagusvarizenblutungen erfolgt vor allem mit der *Sengstaken-Blakemore-Sonde* (Ösophagus- und Magenballon). Bei ausgeprägten Fundusvarizen ist die *Linton-Nachlas-Sonde* mit einem großen Magenballon evtl. effektiver.
Zu **(3):** Der Pfortaderdruck kann durch Vasopressin oder Glycylpressin gesenkt werden.
Zu **(4):** Die **endoskopische Sklerosierung** erfolgt durch Injektion von Aethoxysklerol (intra- oder paravasal).
Die endoskopische **Laser-Koagulation** wird ebenfalls zur Blutstillung von Ösophagusvarizen eingesetzt.

Ösophagusvarizen/portale Hypertension — **XVIII.3**

Ösophagusvarizen entstehen fast ausnahmslos infolge einer **portalen Hypertension**. Gelegentlich findet man sog. idiopathische Varizen, deren Ursache möglicherweise in einer Schwäche der Venenwand liegt. Sie sind im Gegensatz zu den sekundären Varizen gewöhnlich im mittleren bis oberen Ösophagusdrittel lokalisiert.
Der Hochdruck im Pfortadergebiet (> 15 cm H_2O) kann durch folgende Abflussbehinderungen entstehen:
1. Prähepatisch
2. Intrahepatisch
3. Posthepatisch

Ein **prähepatischer Block** kann bedingt sein durch eine Pfortader- oder Milzvenenthrombose.
(Im Säuglings- und Kindesalter durch Nabelveneninfektionen oder überschießende Obliteration, nach entzündlichen Bauchprozessen, postoperativ, posttraumatisch u. a.).
Die häufigste Form ist der **intrahepatische Block** (70 bis 80%), meist infolge einer Zirrhose bei chronischem Alkoholabusus. Seltener: postinfektiös, Cirrhose cardiaque, biliäre Zirrhose, granulomatöse Erkrankungen, kongenitale Leberfibrose, Wilson-Krankheit u. a.
Der **posthepatische Block** kann nach Lebervenenthrombose (Budd-Chiari-Syndrom) oder nach Thrombosierung der V. cava auftreten (z. B. bei Polycytaemia vera u. a.).
Des Weiteren kommen Einflussstauungen durch Tumordruck, myokardialer Rückstau u. a. infrage.
Infolge der Abflussbehinderungen können folgende prähepatische Veränderungen eintreten:
- Ausbildung von **Umgehungskreisläufen** (portokavale Anastomosen), die das gestaute Blut über gastroösophageale (Varizen), umbilikale (Caput medusae), mesenterico-hämorrhoidale oder über gastrophreno-suprarenale Venen in das Kavagebiet umleiten.
- **Splenomegalie** mit Anämie und Thrombozytopenie (Hyperspleniesyndrom).
- **Aszites** insbesondere bei intra- und posthepatischem Block.

Diagnose der portalen Hypertension: Ösophagus-MDP (Varizen zeigen Kontrastmittelaussparungen am Ösophagus und evtl. am Magenfundus), Ösophagoskopie, Splenoportographie, Manometrie, Leberbiopsie u. a.
Nicht selten sind Ösophagusvarizenblutungen die ersten Symptome eines Pfortaderhochdrucks. Die Letalität der 1. Blutung beträgt ca. 50%, die der Rezidivblutung etwa 80%. In der akuten Situation sollte zunächst versucht werden, die Blutung durch Einlegen einer *Sengstaken-Sonde* oder *Linton-Nachlas-Sonde* (nicht län-

ger als 48 h) zu stoppen, falls keine endoskopische Sklerosierung oder Laserstrahlanwendung möglich ist. Zur Senkung des portalen Drucks bieten sich *Vasopressininfusionen* an. Weitere konservative Maßnahmen sind: Schockprophylaxe, Therapie der Gerinnungsstörungen, Leberkomaprophylaxe u. a.
Therapie:
Das Standardverfahren in der Therapie von Ösophagusvarizen ist die **endoskopische Sklerosierung.** Die verschiedenen **operativen Verfahren** sind durch eine hohe Letalität gekennzeichnet und werden im einzelnen unterschiedlich beurteilt (portosystemische Shuntoperationen, Venensperroperation etc.).

19 Zwerchfell

F99 F85 !!

Frage 19.1: Lösung A

Die häufigste Bruchpforte bei **kongenitalen Zwerchfellhernien** ist das **Trigonum lumbocostale** (Bochdalek-Hernie). Manifestation oft erst im späten Kindesalter. Durch den **Hiatus oesophageus** zieht die Speiseröhre. Hernien in diesem Bereich sind die zumeist erworbenen **Hiatushernien.**
Der **angeborene Zwerchfelldefekt** ist der gefürchtetste **Notfall** in der Neugeborenenperiode, die intrathorakal gelegenen Darmschlingen **(Enterothorax)** füllen sich zunehmend mit Luft und komprimieren Herz und gegenseitige Lunge. Gefahr der lebensbedrohlichen **Mediastinalverlagerung.**
Leitsymptome: Atemnot, Zyanose, paradoxe Atmung, Tachykardie sowie eingesunkenes Abdomen im Vergleich zur Thoraxwölbung.
Sofortmaßnahmen: Lagerung auf die betroffene Seite, Leben einer Magensonde und Intubation (keine Maskenbeatmung!).
Diagnose: Darmgeräusche über der betroffenen Thoraxseite, Röntgenaufnahme des Thorax zeigt luftgefüllte Magen-Darmanteile, Verschattungen und Mediastinalverschiebung.
Therapie: sofortige Operation.
Zu **(D):** Durch eine Maskenbeatmung kommt es zu einer zusätzlichen Luftfüllung der in den Brustkorb verlagerten Bauchorgane.

H96

Frage 19.2: Lösung B

Zu **(A):** Bei einem **Spannungspneumothorax** gelangt während der Inspiration Luft in den Pleuraraum, die bei der Exspiration nicht mehr entweichen kann. Hierdurch kommt es ebenfalls zu einer gefährlichen Mediastinalverschiebung zur gesunden Seite. Es besteht auch Atemnot, Zyanose und Tachykardie. Hypersonorer Klopfschall mit abgeschwächtem bzw. aufgehobenem Atemgeräusch über der betroffenen Thoraxseite erlauben die Diagnose.
Zu **(B):** Siehe Kommentar zu Frage 19.1.
Zu **(C):** Eine große **Lungenzyste** kommt differenzialdiagnostisch in Betracht. Im Vordergrund der klinischen Symptomatik stehen Husten, Dyspnoe und Zyanose. Das Abdomen ist jedoch im Gegensatz zur Zwerchfellhernie nicht eingefallen.
Zu **(D):** Eine geburtstraumatische Läsion des N. vagus kommt praktisch nicht vor. Wahrscheinlicher ist ein Geburtstrauma mit Schädigung des **N. phrenicus** und konsekutiver **Relaxatio diaphragmatica.** Etwa die Hälfte der Patienten zeigen keine Symptome. Nur selten ist die klinische Symptomatik ähnlich der Zwerchfellhernie.
Zu **(E):** Bei einem **Perikarderguss** steht die venöse Einflussstauung mit Tachykardie und Erhöhung des zentralen Venendruckes im Vordergrund der klinischen Symptomatik.

F02 F97

Frage 19.3: Lösung D

Bei der **Morgagni-Hernie** handelt es sich um eine seltene angeborene Zwerchfellhernie, die am **Trigonum sternocostale** lokalisiert ist. Symptome treten in der Regel erst im Erwachsenenalter auf (retrosternales Druckgefühl, unspezifische Oberbauchschmerzen).

F02 F97

Frage 19.4: Lösung C

Die **Bochdalek-Hernie** ist am linksseitigen **Trigonum lumbocostale** lokalisiert. Es handelt sich um die häufigste Form der angeborenen Zwerchfellhernien. Manifestation oft erst im späten Kindesalter.
Zu **(A):** Das **Centrum tendineum** ist der Sehnenanteil des Zwerchfells mit dem **Foramen venae cavae,** das dem Durchtritt der Vena cava inferior und einem Ast des rechten N. phrenicus dient. Im Centrum tendineum können **echte** Zwerchfellhernien bzw. -defekte auftreten (mit Bruchsack). Diese sind jedoch selten. Die o. g. Hernien sind im eigentlichen Sinn keine Hernien (da kein Bruchsack vorhanden), sondern Defekte mit Prolaps. Die Begriffe sind jedoch im klinischen Alltag gebräuchlich.
Zu **(B):** Die **Linea semilunaris** (Spigelius) ist die lateral konvexe Muskel-Sehnen-Grenze des **M. transversus abdominis.** Zwischen dieser und dem lateralen Rand der Rektusscheide liegt die **Fascia spigelii,** die als Durchtrittsstelle für die Bauchwandhernie **(Spieghel-Hernie)** bekannt ist.

Zu **(E):** Durch den **Hiatus oesophageus** zieht die Speiseröhre. Hernien in diesem Bereich sind die zumeist erworbenen **Hiatushernien**.

H99 **!**

Frage 19.5: Lösung E

Bei der **Larrey-Spalte** (Trigonum sternocostale) handelt es sich um den muskelfreien Bezirk zwischen Pars sternalis und Pars costalis des Zwerchfells. Es ist die Durchtrittsstelle der Vasa epigastrica superiora. Es kommen echte, meist kleine Hernien vor **(Larrey-Hernie)**.

F89

Frage 19.6: Lösung D

Die Abbildung zeigt den typischen Befund einer **Zwerchfellhernie** mit luftgefüllten Darmanteilen in der linken Thoraxhöhle und Mediastinalverschiebung nach rechts.

H01 **!!**

Frage 19.7: Lösung D

Zu **(D):** Mit dem Begriff **Littré-Hernie** wird die **Einklemmung eines Meckel-Divertikels** beschrieben (oder eine eingeklemmte Hernie mit divertikelartig ausgestülptem Darmwandanteil). Häufigstes Vorkommen bei Femoral- und Schenkelhernien.
Zu **(A):** Hierbei handelt es sich mit ca. 90% um die **häufigste Form der Zwerchfellhernie**.
Man unterscheidet:

- Die **axiale Gleithernie** mit einer Lockerung der Aufhängemechanismen der Kardia und einem Hochgleiten der Kardia des Magens in den Thorax.
- Die **paraösophageale Hernie**, wobei der Magenfundus durch einen erweiterten Hiatus oesophageus in den Thorax gerutscht ist und neben dem Oesophagus liegt. Die Kardia verbleibt jedoch an der normalen Position. Als Extremform kann es zu einem kompletten Hochrutschen des Magens in den Thorax kommen (= upside-down-stomach).
- Mischformen aus axialer und paraösophagealer Hernie.

Zu **(B)** und **(C): Morgagni-Hernie**: Hernierung durch das rechtsseitige Trigonum sternocostale sowie die **Larrey-Hernie** durch das linksseitige.
Zu **(E):** Eine Hernierung durch das Trigonum lumbocostale wird als **Bochdalek-Hernie** bezeichnet. Sie tritt meist linksseitig auf, da diese Schwachstelle des Zwerchfells auf der rechten Seite durch die Leber überdeckt wird.

H98 F90

Frage 19.8: Lösung C

Die **Relaxatio diaphragmatica** kommt angeboren als Defektmissbildung oder erworben z.B. infolge einer Phrenikusschädigung vor. Eine Raffung des Zwerchfells ist selten indiziert, zu 50% bleibt die Relaxation asymptomatisch.
Die Differenzialdiagnose zur Zwerchfellruptur ist oftmals schwierig, da auch bei der Relaxatio eine Mediastinalverdrängung mit einer Ausfüllung der Pleurahöhle resultieren kann.

F01 F00 F93 F89 **!!**

Frage 19.9: Lösung E

Traumatische Zwerchfellrupturen entstehen gewöhnlich durch stumpfe Bauchtraumen.
Zu **(A):** Durch den **Hiatus oesophageus** zieht die Speiseröhre. Hernien in diesem Bereich sind die zumeist erworbenen Hiatushernien. Die Rupturstelle bei der Zwerchfellruptur ist gewöhnlich im Centrum tendineum am Übergang vom sehnigen zum muskulären Anteil lokalisiert. Aufgrund des negativen intrathorakalen Drucks kommt es zum Prolaps von Bauchorganen in die Brusthöhle (Magen, Netz, Milz, Dünndarm, Kolon), was als Enterothorax bezeichnet wird.
Zu **(B):** In 90% der Fälle ist die **linke Seite** betroffen, da die Leber stoßdämpfend wirkt.
Zu **(C):** Die Thoraxübersichtsaufnahme in zwei Ebenen zeigt Konturunregelmäßigkeiten des Zwerchfells, Verschattungen und Luftaufhellungen durch Darmschlingen. Es besteht ein scheinbarer Zwerchfellhochstand. Durch Kontrastmitteldarstellung (MDP mittels Magensonde, Kolon) wird die Diagnose gesichert.
Zu **(D):** Die prolabierten Baucheingeweide sind nicht von einem Bruchsack umgeben, sodass im eigentlichen Sinne keine echte Hernie vorliegt. Es handelt sich um einen Prolaps.

F98

Frage 19.10: Lösung D

Zu **(D):** Die **Zwerchfellruptur** wird oft übersehen, da andere Verletzungen der zumeist polytraumatisierten Patienten im Vordergrund stehen.
Zu **(A):** Ein **Mediastinalemphysem** kommt bei Tracheal- und Bronchusverletzungen vor.
Zu **(B):** Bei der **Zwerchfellruptur** prolabieren Magen-Darmanteile in den Thorax. Der **Invaginationsileus** entsteht durch Einstülpung eines Darmanteils in einen anderen. Typisch im Kindesalter.
Zu **(C):** Bei einer ausgeprägten **Zwerchfellruptur** kann es gelegentlich zu kardiopulmonalen Symptomen kommen (Atemnot, Arrhythmie).
Zu **(E):** In 90% der Fälle ist die linke Seite betroffen, da die Leber stoßdämpfend wirkt.

F95 H92 H91

Frage 19.11: Lösung A

Die Versorgung der **frischen Zwerchfellruptur** erfolgt in der Regel über einen abdominalen Zugang, um Organverletzungen erkennen und entsprechend behandeln zu können. Ältere Rupturen werden besser von thorakal operiert.

H94 F94

Frage 19.12: Lösung D

Die Thoraxübersichtsaufnahme zeigt ein lufthaltiges Organ (wahrscheinlich Magen) in der linken Thoraxhälfte mit erheblicher Mediastinalverschiebung nach rechts. Es handelt sich um den typischen Befund einer **Zwerchfellruptur**.
Therapie: Laparatomie zur Erkennung von Organverletzungen, Rückverlagerung der prolabierten Baucheingeweide und Versorgung der Zwerchfellruptur (siehe auch Lerntext „Zwerchfellruptur" XIX.1).

F02

Frage 19.13: Lösung A

Zu **(A):** Auf der Röntgen-Thoraxaufnahme sind in der linken Thoraxhälfte eine basale Verschattung und davor luftgefüllte abgegrenzte Strukturen zu erkennen. Anamnestisch berichtet der Patient über einen Verkehrsunfall. Es handelt sich wahrscheinlich um eine traumatische Zwerchfellruptur mit einem Prolaps von Teilen des Magen-Darm-Traktes in den Thorax. Eine **Zwerchfellruptur tritt in 90–95% der Fälle auf der linken Seite auf**, da auf der rechten Seite die Leber das Zwerchfell zusätzlich stützt. Eine Zwerchfellruptur kann klinisch unauffällig sein, bei zu starker Verdrängung von Lunge und Herz klagen die Patienten über Arrhythmien oder Dyspnoen. Durch eine Inkarzeration von Darmteilen kann ein Ileus entstehen. Bei der Perkussion des Thorax kann ein tympanitischer oder gedämpfter Klopfschall, je nach prolabiertem Organ, wahrgenommen werden. Auskultatorisch sind Darmgeräusche oder ein abgeschwächtes Atemgeräusch zu hören.
Die Diagnose kann durch eine Röntgenaufnahmen oder eine Sonographie, evtl. auch durch eine Magen-Darm-Passage oder eine CT gesichert werden. Therapeutisch wird eine operative Rückverlagerung der vorgefallenen Organe und eine Naht der Zwerchfellruptur durchgeführt.
Siehe auch Lerntext „Zwerchfellruptur" XIX.1.

Zwerchfellruptur — **XIX.1**

Traumatische Zwerchfellrupturen entstehen gewöhnlich durch stumpfe Bauchtraumen. In 90% der Fälle ist die linke Seite betroffen, da die Leber stoßdämpfend wirkt. Nur selten kommt es zur doppelseitigen Verletzung. Im Gegensatz zu den echten Zwerchfellhernien (85–90% sind Hiatusgleithernien) ist die Ruptur meist im *Centrum tendineum* am Übergang vom sehnigen zum muskulären Anteil lokalisiert. Aufgrund des negativen intrathorakalen Drucks kommt es zum Prolaps von Bauchorganen in die Brusthöhle (Magen, Netz, Milz, Dünndarm, Kolon).
Symptome: Die Baucheingeweide können sofort nach dem Unfall oder erst später prolabieren, sodass die Ruptur zunächst unbemerkt bleiben kann. Erst später (u.U. bis zu Jahren) kommt es zu uncharakteristischen abdominalen, kardiovaskulären oder respiratorischen Beschwerden. Eine Inkarzeration führt häufig zum Ileus.
Diagnose: Entscheidende Hinweise sind tympanischer Klopfschall und Darmgeräusche im Thorax. Die Thoraxübersichtsaufnahme in zwei Ebenen zeigt Konturunregelmäßigkeiten des Zwerchfells, Verschattungen und Luftaufhellungen. Durch Kontrastmitteldarstellung (MDP mittels Magensonde, Kolon) wird die Diagnose gesichert.
Therapie: Laparotomie zur Erkennung von Organverletzungen, Rückverlagerung der prolabierten Baucheingeweide und Versorgung der Zwerchfellruptur. Die vorherige Entlastung des Magens erfolgt über eine Magensonde.

20 Magen und Duodenum

F02 !

Frage 20.1: Lösung D

Zu **(D): Sekretin** ist ein gastrointestinales Hormon, das als Reaktion auf den Magensäureübertritt im Duodenum und Jejunum ausgeschüttet wird. Es führt zu einer Hemmung von Gastrin und damit auch der Magensäuresekretion. Die Bikarbonat- sowie die Wasser- und Insulinsekretion des Pankreas werden stimuliert.
Gastrin ist ein in der Antrumschleimhaut gebildetes Hormon, das u.a. die Salzsäuresekretion der Belegzellen des Fundus stimuliert (B). Es wird auf Vagusreiz (Acetylcholin (C)), Dehnung des Antrums, pH-Anstieg und bei Einwirkung von Alkohol und Coffein (A) ausgeschüttet.

Histamin führt über die H_2-Rezeptoren in der Magenschleimhaut ebenfalls zu einer Stimulierung der Säuresekretion (E).

F99 H98

Frage 20.2: Lösung B

Alkohol steigert die Magensaftsekretion.

H00 H88

Frage 20.3: Lösung C

Bei der **hypertrophischen Pylorusstenose** handelt es sich um eine ätiologisch ungeklärte Hypertrophie und Spastik der Pylorusmuskulatur. Jungen sind 3- bis 6-mal häufiger betroffen als Mädchen. Die klinischen Symptome beginnen meist zwischen der 2. und 3. Lebenswoche mit rezidivierendem, explosionsartigem **Erbrechen** nach der Nahrungsaufnahme.

Schmerzen, Unruhe, häufiges Weinen und Pseudoobstipation mit Gewichtsabnahme sind weitere Zeichen. An der Bauchdecke ist die Hyperperistaltik des Magens zu erkennen. Palpatorisch lässt sich oft der verdickte Pylorus als Muskelwulst im rechten Oberbauch nachweisen. Die MDP zeigt einen röhrenförmig verengten Canalis pyloricus und dessen Füllungsverzögerung. Eine konservative Behandlung kann nur bei leichten Formen empfohlen werden. Die **Pyloromyotomie nach Weber-Ramstedt** führt über eine Längsspaltung der Pylorusmuskulatur bis auf die Mukosa zu sofortiger Besserung. Bei einem sehr geringen Operationsrisiko ist die Prognose gut.

F99 !

Frage 20.4: Lösung C

Beim Säugling ist galliges Erbrechen infolge **Duodenalstenose** typisch für das **Pancreas anulare**. Es handelt sich um eine angeborene ringförmige Einengung des Duodenums. Oft bestehen zusätzlich Malrotationen und Atresien des Duodenums.

Therapie: Duodeno-Duodenostomie, ggf. Duodeno-Jejunostomie.

Zu **(A):** Bei der **Invagination** handelt es sich um eine Einstülpung eines Darmanteils in einen anderen. In 90% der Fälle besteht eine **ileozökale** oder **ileokolische Invagination**. Frühzeitiges Erbrechen (nicht gallig) ist Leitsymptom. Weitere Symptome: plötzlich beginnende krampfartige Bauchschmerzen, Blutspuren bei der rektalen Untersuchung, **walzenförmige Resistenz** im Mittelbauch. Typische Erkrankung des Kindesalters (75% kommen im 1. Lebensjahr vor).

Zu **(B): Duodenaldivertikel** sind Fehlbildungen, die in der Regel als Zufallsbefund (z.B. bei MDP) entdeckt werden. Hauptlokalisation ist die Innenseite des duodenalen C. Symptome bzw. Komplikationen (Schmerzen, Erbrechen, Blutung oder Perforation) sind selten. Juxtapapilläre Divertikel können Gallen- und Pankreasgang verlegen. Divertikelabtragung ist nur bei Komplikationen erforderlich.

Zu **(D): Pankreaspseudozysten** entstehen vor allem nach Pankreatitiden und posttraumatisch. Sie führen bei entsprechender Größe zu Druckgefühl, Schmerzen, Organverdrängungen (Erbrechen, Ikterus etc.). Insgesamt eine Erkrankung des Erwachsenen.

Zu **(E):** Beim **Meckel-Divertikel** handelt es sich um eine Ausstülpung des Ileums aufgrund einer unvollständigen Rückbildung des Ductus omphaloentericus. Es ist zwischen 40 und 100 cm vor der Ileozökalklappe im **Ileum** lokalisiert und zeigt gelegentlich heterotopes Gewebe (Magen-, Duodenal- oder Kolonschleimhaut, evtl. auch Pankreasgewebe). Die entsprechenden Sekrete können zu Komplikationen führen (Ulzeration, Perforation, Blutung).

Entzündungen des Meckel-Divertikel sind kaum von einer Appendizitis zu unterscheiden. Eine **operative Entfernung** ist sowohl bei Komplikationen als auch beim Zufallsbefund indiziert. Bei einer Appendektomie bzw. Laparotomie muss das Ileum nach einem Meckel-Divertikel abgesucht und ggf. reseziert werden.

F02 F96

Frage 20.5: Lösung C

Die Röntgenübersichtsaufnahme zeigt bei dem Neugeborenen eine Doppelblasenbildung **(double-bubble)** mit angedeuteten Sekretspiegeln entsprechend der Magenblase und einer prästenostischen Dilatation des proximalen Duodenums. Das übrige Abdomen ist luftleer. In Verbindung mit Erbrechen im Strahl nach Nahrungsaufnahme handelt es sich um das typische Bild einer **Duodenalatresie**.

Zu **(A):** Der **Dickdarmileus** ist durch geblähte Dünndarmschlingen mit Flüssigkeitsspiegeln charakterisiert. Zum Erbrechen kommt es erst nach Tagen.

Zu **(B):** Bei einer **Magenperforation** (Rarität im Neugeborenenalter) besteht ein bretthartes Abdomen. Die Abdomenübersichtsaufnahme zeigt in den meisten Fällen freie Luft im Abdomen.

Zu **(D):** Die **hypertrophe Pylorusstenose** hat als Leitsymptom ebenfalls ein explosionsartiges Erbrechen nach der Nahrungsaufnahme und kommt deshalb als Differenzialdiagnose am ehesten in Betracht. Im Gegensatz zur Duodenalatresie ist das Erbrechen jedoch nie gallig. Die Symptome beginnen meist zwischen der 2. und 3. Lebenswoche. Eine Ultraschalluntersuchung sichert die Diagnose. Die Röntgenübersichtsaufnahme zeigt allenfalls einen etwas dilatierten Magen. Eine Doppelblasenbildung fehlt.

Operation ein Normalbefund zu erwarten. Allenfalls sind diskrete Veränderungen im Bereich des Pylorus zu erkennen.

Zu **(C):** Bei der Magenteilresektion nach **Billroth II** wird die Kontinuität durch eine **Gastrojejunostomie** mit der ersten Jejunumschlinge wiederhergestellt. Das Duodenum wird blind verschlossen. Die Magen-Darm-Passage zeigt deshalb die Anastomose mit der zu- und abführenden Schlinge.

Zu **(D):** Eine **Kardia-Resektion** wird nur noch selten durchgeführt. Röntgenologisch zeigt der Magen eine Schlauchform.

Zu **(E):** Die **Gastrektomie** mit Interposition einer Jejunumschlinge zwischen Ösophagus und Duodenum ist ein Standardverfahren beim **Magenkarzinom**. Bei der MDP erkennt man die ösophagojejunale Anastomose und die eher schlanke Jejunumschlinge mit der typischen Fältelung als Magenersatz.

Gastroduodenalulzera — XX.1

Nach *Johnson* werden 4 verschiedene Typen des Gastroduodenalulkus unterschieden:

Typ I: Hochsitzendes Ulcus ventriculi
Typ II: Gastroduodenales Kombinationsulkus
Typ III: Distales Ulcus ventriculi (präpylorisch)
Typ IV: Duodenalulkus

Bei **Typ I** sitzt das Geschwür an der kleinen Kurvatur oder an der Hinterwand und ist immer mit einer Gastritis vergesellschaftet. Pathophysiologisch werden folgende Faktoren diskutiert: Gesteigerter Gallereflux, Störungen der Schleimhautmikrozirkulation, Veränderungen der Magenschleimhautzusammensetzung und Störungen des „Cell turn over" Der häufige Nachweis von Helicobacter pylori beim Ulcus ventriculi und vor allem beim Ulcus duodeni (70 – 100%) weist auf eine bakterielle Komponente bei der Ulkusentstehung hin.

Für den **Typ II** wird folgende pathogenetische Faktorenkette angenommen: Primäres Entstehen eines Ulcus duodeni (Hypersekretion), Störung der Magenentleerung infolge Abflussbehinderung im Pylorusbereich, Stase, Magenektasie und antrale Dehnung mit konsekutiver Hypersekretion bei gleichzeitiger mechanischer Alteration der Mukosa und ihres Schleimhautschutzes, Entstehung eines Ulcus ventriculi.

Der **Typ III** wird pathogenetisch dem Ulcus duodeni **(Typ IV)** zugeordnet.

Beim **Ulcus duodeni** steht pathogenetisch die **erhöhte Säuresekretion** im Vordergrund.

Mögliche Ursachen der Sekretionssteigerung: gesteigerter Vagotonus, vermehrte Gastrinausschüttung *(Zollinger-Ellison-Syndrom)*, vergrößerte Zahl der Belegzellen (trophisch oder genetisch bedingt), erhöhte Sensibilität auf stimulatorische Reize, unzureichende Hemmmechanismen. Das Ulcus duodeni ist fast ausschließlich im Bulbus duodeni lokalisiert.

Der Altersgipfel liegt zwischen dem 30. und 50. Lebensjahr.

Symptome des ulcus duodeni: Schmerzen im Epigastrium, insbesondere nachts und nüchtern. Beschwerden gehäuft im Frühjahr und Herbst. Druck- und Völlegefühl im Oberbauch mit gehäuftem Aufstoßen, Meteorismus, gelegentlich Erbrechen. Linderung der Symptome für einige Stunden durch Nahrungsaufnahme („Abpuffern" der Säure).

Therapie: Bei unkomplizierten Ulcus duodeni primär konservativ durch H_2-Rezeptorantagonisten oder Protonenpumpenhemmer. Beim Nachweis von Helicobacter pylori erfolgt eine antibiotische Behandlung in Kombination mit Magensäuresekretionshemmern (Eradikation). Nach 2 bis 3 erfolglosen Therapieversuchen besteht eine Operationsindikation. Therapie der Wahl ist die **proximal selektive Vagotomie** (supraselektive Vagotomie). Hierbei werden alle zum Korpus und Fundus (säurebildendes Areal) ziehenden vagalen Äste durchtrennt. Die Antruminnervation bleibt intakt, sodass die Entleerungsfunktion des Magens nicht beeinträchtigt wird und eine Pyloroplastik nur bei organischer Pylorusstenose erforderlich ist. Der Eingriff weist die geringsten postoperativen Früh- und Spätstörungen auf und ist durch eine geringere postoperative Letalität (0 – 1%) gegenüber den resezierenden Verfahren gekennzeichnet. Nachteilig ist jedoch die höhere Ulkusrezidivrate (5 – 15%).

Beim **Ulcus ventriculi** gilt die Regel: Je höher der Sitz des Ulkus, desto geringer die Hyperazidität. Die häufigste Erscheinungsform der Magenulzera ist das hochsitzende Geschwür mit typischem Sitz an der **kleinen Kurvatur** (60%) proximal der Incisura angularis *(Typ I nach Johnson)*.

Der Häufigkeitsgipfel liegt beim Ulcus ventriculi zwischen dem 50. und 70. Lebensjahr.

Symptome: Nahrungsabhängige Oberbauchschmerzen oder postprandiale Schmerzen, Inappetenz, Völlegefühl, fehlende Periodizität.

Wichtigste *Differenzialdiagnose:* **Magenkarzinom**.

Diagnose: MDP, Gastroskopie mit **Biopsien**.

Therapie: Konservativer Therapieversuch nur nach histologischer Sicherung mit Antazida, H_2-Rezeptorantagonisten, Carbenoxolon u. a.. Ergebnisse deutlich schlechter als beim Ulcus duodeni. Beim Nachweis von Helicobacter pylori ebenfalls Eradikation.

Bei erfolgloser Behandlung (mehr als 6 Wochen), rezidivierendem Ulkus oder unsicherer Dignität besteht die Indikation zur Operation. Therapie der Wahl ist die Magenresektion unter Mitnah-

me des Geschwürs. Über die Art der Wiederherstellung der Kontinuität **(Billroth I, Billroth II, Roux-Y)** besteht keine Einigkeit. Zur Erhaltung der **orthograden Duodenalpassage** wird häufig die Gastroduodenostomie **(B I)** angestrebt.
Grundsätzlich stehen aus einer Vielzahl von Operationen **3 Hauptresektionsverfahren** zur Verfügung:
1. Distale $^2/_3$-Resektion des Magens mit Entfernung des Geschwürs und Resektion des Antrums zur Ausschaltung der Gastrinproduktion sowie Verkleinerung des Magenkorpus zur Reduzierung säureproduzierender Belegzellen. Die Anastomosierung erfolgt durch Gastroduodenostomie *(Billroth I):*
2. Resektion wie unter 1. Die Anastomosierung erfolgt als ante- oder retrokolische Gastrojejunostomie *(Billroth II oder Roux-Y).*
3. *Antrektomie* (30- bis 50%-Resektion) kombiniert mit selektiver Vagotomie. Die Wiederherstellung des Digestionswegs erfolgt in der Regel durch Gastroduodenostomie. Der Vorteil dieses Verfahrens liegt in der geringsten Rezidivquote aller Ulkusoperationen, da es nicht nur die antrale Gastrinfreisetzung ausschaltet, sondern auch die vagale Säurestimulation aufhebt.

F95

Frage 20.17: Lösung C

Zu **(1):** Bei der **Magenausgangsstenose** (Pylorusstenose) handelt es sich meistens um eine Spätkomplikation gastroduodenaler Ulzera, die infolge chronischer Entzündung zur Induration und narbiger Schrumpfung führen (siehe auch Lerntext „Magenausgangsstenose" XX.2). Stenosierungen durch Karzinome sind ebenfalls möglich. Eine karzinomatöse Umwandlung eines chronischen Ulcus duodeni kommt praktisch nicht vor.
Zu **(2):** Das häufige Erbrechen führt zur Exsikkose und **hypochlorämischen Alkalose**.
Zu **(3):** Das wichtigste Symptom bei der Magenausgangsstenose ist das **Erbrechen** von meist am Vortage aufgenommener Nahrung. **Galliges Erbrechen** ist z.B. typisch beim **Syndrom der zuführenden Schlinge** nach Billroth II-Resektion.
Zu **(4):** Therapeutisch kommen je nach Ursache und Lokalbefund folgende Verfahren in Betracht: selektiv proximale Vagotomie mit Pyloroplastik, evtl. Gastroenterostomie oder Antrektomie.

F99 **!**

Frage 20.18: Lösung B

Die Computertomographie zeigt eine große runde, homogene Struktur verminderter Dichte zwischen Leber und Milz. Aufgrund der Lokalisation ist die Diagnose einer **Pankreaspseudozyste** am wahrscheinlichsten, die bei einer derartigen Größe durch Verdrängung zu einer Magenausgangsstenose führt. Therapie der Wahl ist die innere Drainage als **Zystojejunostomie**.
Zu **(A):** Bei einem **Magenkarzinom** handelt es sich um einen soliden Tumor, der im CT – wenn überhaupt sichtbar – nicht als zystisches Areal erscheint. Die Diagnose wird durch Endoskopie bzw. MDP gestellt.
Zu **(C): Duodenaldivertikel** sind Fehlbildungen, die in der Regel als Zufallsbefund (z.B. bei der MDP) entdeckt werden. Hauptlokalisation ist die Innenseite des duodenalen C. Symptome bzw. Komplikationen (Schmerzen, Erbrechen, Blutung, Perforation) sind selten. Erst dann ist eine **Divertikelabtragung** indiziert.
Zu **(D): Paraaortale Lymphome** sind ebenfalls solide Tumoren mit höherer Dichte.
Zu **(E):** Das **Caroli-Syndrom** bezeichnet mehrere angeborene, segementale Erweiterungen intrahepatischer Gallenwege mit Ikterus und Hepatomegalie sowie multiplen Nierenzysten.

Magenausgangsstenose — **XX.2**

Die Genese einer **Magenausgangsstenose (Pylorusstenose)** kann sowohl funktioneller wie auch organischer Art sein (Entzündungen, Tumoren u.a.). Meist handelt es sich um Spätkomplikationen gastroduodenaler Ulzera, die infolge chronischer Entzündungen zur Induration und narbiger Schrumpfung führen. Die Stenose wird zunächst durch verstärkte Magenperistaltik und Ausbildung einer Arbeitshypertrophie der Muskulatur kompensiert. Bei einer fortschreitenden Stenosierung reicht die Kraft des Magens nicht mehr aus und es kommt zur *prästenotischen Dilatation.* Die Dekompensierung zeigt sich durch **Erbrechen** von meist am Vortage aufgenommener Nahrung und Magensaft. Es ist das wichtigste Symptom der Pylorusstenose und führt bei häufigem Vorkommen zur Dehydratation, **hypochlorämischen Alkalose**, Hypokaliämie und Kachexie.
Röntgenologisch erkennt man bei der MDP die sackartige Dilatation des Magens sowie eine verzögerte oder nicht vorhandene Entleerung des Kontrastmittels durch den Pylorus. Wegen der o.g. Folgen ist beim Nachweis einer dekompensierten Pylorusstenose eine absolute Operationsindikation gegeben.
Je nach Ursache und Lokalbefund kommen folgende Verfahren in Betracht: **proximal-selektive Vagotomie mit Pyloroplastik**, evtl. $^2/_3$-Resektion.
Bei der Pyloroplastik wird zur Erweiterung eine Längsinzision des Pylorus mit nachfolgender Quervernähung durchgeführt.

H99 H96 F90 H88 !

Frage 20.19: Lösung C

Das **Dumping-Syndrom** wird unterteilt in ein postalimentäres Früh- und Spätsyndrom. Beim **Frühsyndrom** kommt es infolge einer überstürzten Magenentleerung zu einer Hyperosmolarität und überschießenden Hyperämie im Dünndarm mit konsekutiv erhöhtem Flüssigkeitseinstrom in das Darmlumen. Die daraus resultierende Hypovolämie zeigt sich klinisch durch während der Mahlzeit oder kurze Zeit später auftretendes Schwächegefühl, Schwindel, Unruhe, Schweißausbrüche, Hitzegefühl, Kopfschmerzen, Tachykardie und Hypotension. Das seltene **Spätsyndrom** tritt mit ähnlicher Symptomatik erst 2–3 h postprandial auf. Es entsteht durch rasche Resorption großer Kohlenhydratmengen, die zu einem reaktiven Hyperinsulinismus mit nachfolgender Hypoglykämie führen.
Therapeutisch ist mit einer Diät unter Vermeidung kohlenhydratreicher und flüssiger Nahrung in den meisten Fällen eine Besserung zu erzielen. Nur selten ist eine operative Umwandlung von „B II in den B I" notwendig. (Dumping-Syndrom wird kaum nach Billroth I-Resektion beobachtet).

H92 H86

Frage 20.20: Lösung D

Zu **(D):** Druckgefühl und Schmerzen im Oberbauch nach dem Essen sowie Übelkeit und schwallartiges Erbrechen von Galle sind charakteristische Symptome des **Syndroms der zuführenden Schlinge** (Afferent-loop-Syndrom) nach *Billroth II-Resektion.* Aufgrund einer zu langen zuführenden Schlinge sowie durch Strikturen, Abknickung oder Anastomosenulkus kommt es zum Aufstau von Galle und Pankreassekret, deren Entleerung sofortige Beschwerdebesserung bringt. In den meisten Fällen ist eine **Umwandlungsoperation** erforderlich, deren Technik dem jeweiligen Lokalbefund angepasst werden muss.
Zu **(A):** Das **Ulkusrezidiv** ist auf eine relative Hyperazidität zurückzuführen. Am häufigsten (20–40%) tritt es als Anastomosenulkus in Form eines **Ulcus pepticum jejuni** auf, das in der Regel im abführenden Schenkel dicht hinter der Anastomose lokalisiert ist. **Ursachen sind:** zu geringe Resektion, belassene Antrumschleimhaut im Duodenalstumpf, unvollständige Vagotomie, zu lange zuführende Schlinge, Magenausgangsstenose, Zollinger-Ellison-Syndrom und Medikamente.
Symptome sind Schmerzen, Erbrechen, Gewichtsabnahme, Blutungen (Hämatemesis, Meläna). Perforation, Stenosierung und gastrojejunokolische Fistelbildungen sind ernste Komplikationen. Letztere zeigen sich durch massive Gewichtsabnahme, kotigen Foetor ex ore und Koterbrechen. Die **Diagnose** wird durch Endoskopie mit Biopsie gesichert. Sie ist der röntgenologischen Untersuchung (MDP) überlegen. Der Nachweis eines Zollinger-Ellison-Syndroms erfolgt labordiagnostisch (Serumgastrinbestimmung, Gastrinprovokationstests u. a.).
Therapie: Das unkomplizierte, kleine Anastomosenulkus kann zunächst konservativ behandelt werden. Die anderen Formen erfordern eine operative Revision, die bei Komplikationen absolut indiziert ist. Das Vorgehen richtet sich nach der vorangegangenen Operation und dem Lokalbefund. Wichtig ist bei allen Methoden die Durchführung einer Vagotomie. In Frage kommen einfache Nachresektion, Duodenalstumpfrevision, Umwandlung eines Billroth II in Billroth I oder die Interposition einer Dünndarmschlinge zwischen Magenstumpf und Duodenum. Die gastrojejunokolische Fistel wird nach entsprechender präoperativer Vorbereitung ein- oder zweizeitig verschlossen.
Zu **(E):** Beim **Zollinger-Ellison-Syndrom** handelt es sich um einen G-Zelltumor (Gastrinom), der über eine erhöhte Gastrinproduktion zu einer Hyperazidität und Hypersekretion des Magensaftes führt. Folge sind multiple und vor allem rezidivierende Ulzera von Duodenum, Ösophagus und Jejunum. Zirka 60% sind maligne.
Diagnose: Magensaftanalyse, Gastrinbestimmung.
Therapie: Konservativ mit H_2-Rezeptorenblockern, Protonenpumpenhemmern, bei Therapieresistenz Gastrektomie. Ein lokalisierter Tumor (Pankreas) sollte entfernt werden (Enukleation bis zur Pankreasteilresektion). In vielen Fällen liegen jedoch bereits Metastasen vor.

H99 F98 !!

Frage 20.21: Lösung B

Zu **(B):** Druck- und Völlegefühl im rechten Oberbauch, schwallartiges, galliges Erbrechen und Diarrhoen in Zusammenhang mit der Nahrungsaufnahme sind charakteristisch für das **Syndrom der zuführenden Schlinge**. Hierbei kommt es durch eine zu lange zuführende Schlinge oder eine Stenose zu einem Stau von Galle und Pankreassekreten sowie zu einer vermehrten Keimbesiedlung.
Zu **(A)** und **(E):** Beim **Dumping-Frühsyndrom** kommt es infolge einer zu raschen Entleerung der unverdünnten, hyperosmolaren Nahrung in den Dünndarm zu einem Flüssigkeitseinstrom in den Darm. Es können dabei bis zu 20% des Plasmavolumens dem Kreislauf entzogen werden. Klinisch kann es kurz nach den Mahlzeiten zu Schwitzen, Übelkeit, Tachykardie und Kollaps kommen. Zu ähnlichen Symptomen kommt es auch beim sog. **Spät-Dumpingsyndrom**. Hierbei kommt es 2–3 h postprandial durch eine zu rasche Kohlenhydratresorption zu einer ausgeprägten Hyperinsulinämie mit reaktiver Hypoglykämie.
Zu **(C):** Durch Abknickung, Invagination oder Anastomosenenge kommt es zu einer Behinderung der

Magenentleerung in die **abführende Schlinge** (Efferent-loop-Syndrom). Die Patienten klagen über Völlegefühl und Erbrechen.
Zu **(D):** Zu einem **Stressulkus im Restmagen** kann es z.B. durch zu geringe Resektion, belassene Antrumschleimhautreste, persistierende Stenosen oder Anastomosenengen kommen. Bei jedem Rezidivulkus sind extragastrale Ursachen (z.B. Zollinger-Ellison-Syndrom) auszuschließen.

H91

Frage 20.22: Lösung C

Die Abbildung zeigt ein deutliches Kontrastmitteldepot in der abführenden Jejunumschlinge wenige Zentimeter distal der Gastroenteroanastomose. Es handelt sich um den typischen Befund eines **Ulcus pepticum jejuni**.
Siehe auch Kommentar zur Frage 20.20.

F94

Frage 20.23: Lösung B

Die **hypochrome Anämie** nach Magenresektionen wird durch eine verminderte Eisenresorption verursacht.
Zu **(C):** Ein Fehlen bzw. Mangel an **Intrinsic factor** kommt vor allem nach totaler Gastrektomie und bei chronisch-atrophischer Gastritis vor. Es kommt zur **hyperchromen Anämie**.

F97

Frage 20.24: Lösung B

5–10% aller Magentumoren sind gutartig und gewöhnlich asymptomatisch. Sie können jedoch exulzerieren und bluten. Am häufigsten kommen vor: mesenchymale Tumoren, Leiomyome und Neurinome. Da die Tumoren maligne entarten können, sollte eine lokale Exzision (laparoskopisch oder durch Laparotomie) durchgeführt werden.
Zu **(A):** Der postprandiale Schmerz ist häufig beim Ulcus ventriculi.
Zu **(C):** Eine extreme Hyperazidität kommt beim **Zollinger-Ellison-Syndrom** (gastrinproduzierender Tumor) vor.
Zu **(D)** und **(E):** Gewichtsverlust und Leistungsknick können auf ein Malignom hindeuten.
Siehe auch Lerntext „Magenkarzinom" XX.3.

H96

Frage 20.25: Lösung B

Zu **(B):** Das Magenfrühkarzinom ist auf die Mukosa und Submukosa begrenzt.
Zu **(A):** Beim Magenfrühkarzinom kommt es je nach Typ in bis zu 15% der Fälle zu Lymphknotenmetastasen.
Zu **(C):** Es ist keine Beziehung zum Alter des Patienten bekannt.
Zu **(D):** Beim **kallösen** Magenulkus handelt es sich um ein chronisches Ulkus mit Beteiligung aller Wandschichten und fibrinösem Randwall. Es handelt sich **nicht** um eine Präkanzerose.
Zu **(E):** Auch beim Magenfrühkarzinom besteht die Indikation zur **Gastrektomie** mit Lymphknotendissektion.

F98 **!**

Frage 20.26: Lösung A

Magenkarzinome sind in mehr als 90% der Fälle **Adenokarzinome**.
Zu **(B):** Die Klassifikation des Magenkarzinoms nach **Laurén** richtet sich nach **histologischen** Kriterien. Demnach werden Karzinome vom prognostisch ungünstigen *diffusen* (infiltrativen) und *intestinalen* (polypösen) Typ unterschieden.
Zu **(C):** Die häufigste Lokalisation sind das Antrum und die kleine Kurvatur. An der Kardia findet man es in ca. 15–20% der Fälle.
Zu **(D):** Beim fortgeschrittenen Magenkarzinom liegt die 5-Jahres-Überlebensrate unter 15%.
Zu **(E):** Männer sind häufiger betroffen als Frauen (1,5 : 1).

F89

Frage 20.27: Lösung C

Die Abbildung zeigt den typischen Befund eines fortgeschrittenen **Magenkarzinoms** mit unregelmäßiger Einziehung im Bereich des großen Kurvatur und Engstellung des Magens bis zum Antrum sowie einem Schleimhautfaltenabbruch.

F00 H94

Frage 20.28: Lösung D

Auf der Abbildung sind ein großer, weiß belegter und flacher Tumor sowie mehrere kleine Tumoren am mesenterialen Übergang zum Dünndarm zu erkennen. Aufgrund des Magenkarzinoms liegt am ehesten eine Metastasierung vor.
Zu **(A):** Bei der **intestinalen Tuberkulose** kommt es zu verkäsenden Ulzerationen, die später verkalken. Im Mesenterium sind diese Lymphknoten als knochenharte, teilweise mörtelartig-kreidige Tumoren zu erkennen.
Zu **(B):** Residuen einer durchgemachten Peritonitis sind vor allem extreme Verwachsungen, die auf dem Bild nicht vorhanden sind.
Zu **(C):** Die kalkspritzerartigen Fettgewebsnekrosen bei der Pankreatitis sind im Bereich der Mesenterien und des großen Netzes als kleine diffuse Kalkeinlagerungen ohne tumoröse Veränderungen zu erkennen.

Zu **(E): Leiomyome** sind gutartige, von der glatten Muskulatur ausgehende Tumoren, die äußerlich kaum sichtbar sind. Gutartige Dünndarmgeschwülste sind entweder asymptomatisch oder treten durch Darmblutungen in Erscheinung.

F01 H97

Frage 20.29: Lösung D

Auf der Skizze ist der Zustand nach Gastrektomie zu erkennen. Es besteht eine **Ösophagojejunostomie** mit einer zusätzlichen Dünndarmtasche **(Pouch)**, welche die Reservoirfunktion des Ersatzmagens verbessern soll. Die am häufigsten angewandte Rekonstruktion nach **Roux-Y** zeigt die vom Duodenum kommende Schlinge als End-zu-Seit-Anastomose mit der abführenden Dünndarmschlinge (ca. 60 cm distal der Ösophagojejunostomie). Bei dieser Technik wird auf eine Duodenalpassage verzichtet. Ein Reflux von Galle in den Ösophagus (Gefahr der Refluxösophagitis) kann dadurch weitgehend vermieden werden.
Zu **(A):** Bei einer **Billroth I**-Resektion wird nach einer $^2/_3$-Resektion des Magens eine **Gastroduodenostomie** durchgeführt.
Zu **(B):** Die **B II**-Resektion unterscheidet sich von der B I-Resektion nur in der Technik der Wiederherstellung der Magen-Darmkontinuität. Nach Blindverschluss des Duodenums erfolgt eine **Gastrojejunostomie** entweder nach **Roux-Y** oder mit Fußpunktanastomose **(Braun-Enteroanastomose)** (C).
Zu **(E):** Bei einem **Jejunuminterponat** wird eine lange Dünndarmschlige als Ersatzmagen zwischen Ösophagus und Duodenum interponiert (Seo, Longmire, Gütgemann). Hierdurch bleibt die Duodenalpassage erhalten.

Magenkarzinom — **XX.3**

Ätiologisch kommen beim **Magenkarzinom** neben genetischen Faktoren vor allem bestimmte Ernährungsgewohnheiten in Betracht. Folgende Erkrankungen gelten als **Präkanzerosen:** chronische atrophische Gastritis, Achlorhydrie mit perniziöser Anämie, Polyposis ventriculi. Der Altersgipfel liegt zwischen dem 50. und 70. Lebensjahr. Männer erkranken häufiger als Frauen.
Die **klinische Symptomatik** ist meist uncharakteristisch. Es finden sich Oberbauchschmerzen, dyspeptische Beschwerden wie Übelkeit und Aufstoßen, Appetitlosigkeit, Abgeschlagenheit und Leistungsknick. Spätsymptome sind: Aversion gegen Fleisch, Gewichtsverlust, Teerstuhl, Anämie, Erbrechen bei Magenausgangsstenose und Dysphagien beim Kardiakarzinom.
Diagnostik: Sorgfältige klinische und sonographische Untersuchung zur Erfassung von Organveränderungen aufgrund einer Metastasierung (Lebervergrößerung, Unterbauchresistenzen bei Tumorinfiltration des Netzes, rektale Palpation peritonealer Metastasen im Douglas-Raum, vergrößerte Lymphknoten, z.B. die Virchow-Drüse links supraklavikulär).
Die Magen-Darm-Passage **(MDP)** weist eine diagnostische Treffsicherheit von 70 bis 90% auf. Je nach Wachstumsform imponieren Füllungsdefekt, Wandstarre, Plateaubildung u.a. Insbesondere zum Nachweis eines Magenfrühkarzinoms ist das Doppelkontrastverfahren geeignet. Jeder verdächtige Bezirk muss **endoskopisch** abgeklärt werden. Mehrere Biopsien erlauben eine histologische Diagnose.
Weitere Möglichkeiten sind:
Zytologie der Magenspülflüssigkeit, Laparoskopie (Peritonealkarzinose? Lebermetastasen?) und ggf. Laparotomie.
Lokalisation: Das Magenkarzinom ist am häufigsten im Antrum und an der kleinen Kurvatur lokalisiert (70%). An der Kardia findet man es in 15 bis 20% der Fälle. Fundus und große Kurvatur sind selten befallen.
Nach **Borrmann** werden makroskopisch 4 verschiedene Formen unterschieden: Polypös-exophytisch (ca. 5%), ulzeriert und polypös (30 bis 40%), ulzeriert (40 bis 60%), szirrhös diffus infiltrierend (10 bis 20%).
Die Tumorausbreitung kann auf verschiedenen Wegen erfolgen:

1. durch diffuses Wachstum mit Infiltration und Übergreifen auf benachbarte Organe
2. durch Metastasierung:
   a) lymphogen (in 60 bis 70% sind Lymphknotenmetastasen vorhanden)
   b) hämatogen zuerst in die Leber, dann in die Lunge und weitere Organe
   c) peritoneal oder intrakavitär (Peritonealkarzinose, Krukenberg-Tumor in den Ovarien).

Zur Erfassung des Tumorstadiums hat sich das TNM-System bewährt.
Therapie: Gastrektomie mit Lymphknotendissektion und Splenektomie, ggf. mit Ausdehnung der Resektion auf andere Organe.

H87 F86 **!**

Frage 20.30: Lösung B

85% aller gastrointestinalen Blutungen kommen aus dem **oberen** Gastrointestinaltrakt (Ösophagus, Magen, Duodenum). In 40–50% der Fälle sind es Ulcera duodeni/ventriculi, wobei die Duodenalulzera häufiger als Blutungsursache vorkommen.
Zum Vergleich:

- Ösophagusvarizen 8–20%
- erosive Gastritis 9–20%
- Blutungen aus Divertikeln und Karzinomen sind seltener.

F98

Frage 20.31: Lösung A

Nach **Forrest** werden 3 Stadien der Ulkusblutung unterschieden:

Forrest Ia: arterielle (spritzende) Blutung
Forrest Ib: Sickerblutung
Forrest II: abgelaufene Blutung mit sichtbarem Gefäßstumpf, Läsion mit Koagel abgedeckt
Forrest III: Läsion ohne Blutungszeichen.

21 Dünndarm

H95

Frage 21.1: Lösung C

Bei der **Darmatresie** kommt es zu einem **Obturationsileus** des Neugeborenen. Meist sind das Duodenum und Ileum betroffen. Im Vordergrund stehen galliges Erbrechen am ersten Lebenstag, abdominelle Distension und fehlende Mekoniumentleerung.

H95

Frage 21.2: Lösung A

Bei der **hypertrophen Pylorusstenose** handelt es sich um eine ätiologisch ungeklärte Hypertrophie der Pylorusmuskulatur. Die Symptome beginnen meist zwischen der 2. und 3. Lebenswoche mit rezidivierendem, explosionsartigem, nicht galligem Erbrechen nach der Nahrungsaufnahme. Die **Pyloromyotomie nach Weber-Ramstedt** führt über eine Längsspaltung der Pylorusmuskulatur bis auf die Mukosa zu sofortiger Besserung. Bei einem sehr geringen Operationsrisiko ist die Prognose gut. Eine **endoskopische** Myotomie ist ebenfalls im Rahmen der minimalen invasiven Chirurgie möglich.
Zu **(B):** Bei der **Pyloroplastik** wird der Pylorus längs eröffnet und quer vernäht. Nur bei Stenosen und trunkulärer Vagotomie erforderlich.
Zu **(D):** Die Seit-zu-Seit-**Duodenojejunostomie** wird z.B. als palliative Umgehungsanastomose durchgeführt. Ferner beim **Pancreas anulare**, bei dem jedoch häufiger eine Roux-Y-Schlinge als End-zu-Seit-Duodenojejunostomie angelegt wird. Im Säuglingsalter meist Duodeno-Duodenostomie.
Zu **(E):** Die **Gastroduodenostomie** wird terminoterminal bei der **Billroth I-Resektion** durchgeführt (z.B. beim Ulcus ventriculi).

F02 H97 F96

Frage 21.3: Lösung E

Beim **Meckel-Divertikel** handelt es sich um einen Überrest des embryonalen Ductus omphaloentericus (Dottersackgang) (C). Der Dottersackgang bildet sich normalerweise in der 6.–7. Fetalwoche vollständig zurück, Reste bleiben in 1–3% der Bevölkerung zurück (B). Nachweisen lässt es sich im terminalen Ileum, bis zu 100 cm proximal der Ileozökalklappe (A). Im Divertikel findet sich teilweise heterotope Magenschleimhaut und es kann zu Ulzera, Blutungen und Entzündungen kommen. Der Patient klagt über Beschwerden, wie bei einer akuten Appendizitis: Schmerzen rechter Unterbauch, Übelkeit und Erbrechen. Aus diesem Grund sollte bei einem unklaren intraoperativen Befund bei einer Appendektomie immer nach einem Meckel-Divertikel gesucht werden. In seltenen Fällen kann es zu **einer** Invagination des Divertikels mit Ileus kommen (D).
Zu **(E):** Beim **Meckel-Divertikel** handelt es sich um ein echtes Divertikel mit Ausstülpung aller Wandschichten. Bei der Divertikulose des Dickdarms kommt es aufgrund des erhöhten intraluminalen Drucks zur Ausstülpung von Mukosa und Submukosa durch die Muskularis (falsche Divertikel). Eine erhöhte Assoziation dieser beiden Krankheitsbilder besteht nicht.

F96 F90

Frage 21.4: Lösung D

Zu **(4):** Bei einer **Malabsorption** handelt es sich um eine unzureichende Aufnahme von Nahrungsbestandteilen aus dem Verdauungstrakt. Es betrifft in erster Linie den Dünndarm infolge Störung der Verdauung oder der Resorption. Am häufigsten kommen angeborene Defekte des Biomechanismus vor (z.B. Enzymopathien).

H00 !!

Frage 21.5: Lösung A

Wegen des **transmuralen** Befalls der Darmwände kommt es beim **M. Crohn** häufig zu inneren und äußeren **Fistelbildungen**.

H97 !!

Frage 21.6: Lösung D

Der **Morbus Crohn** kann im gesamten Verdauungstrakt auftreten. Am häufigsten ist das terminale Ileum unter Beteiligung des Kolons befallen. Das Rektum ist in ca. 50% betroffen (siehe auch Lerntext „Morbus Crohn“ XXI.1).

H99 !!

Frage 21.7: Lösung B

Beim **Morbus Crohn** handelt es sich um eine diskontinuierliche, segmentale Entzündung bis in die tiefen Wandschichten des Gastrointestinaltraktes mit bevorzugter Lokalisation im terminalen Ileum und proximalen Kolon. Es können Fisteln zur Harnblase (enterovesikal), zu anderen Abschnitten des Darmes (enterokolisch) oder zur Haut (enterokutan) auftreten.
Intestinale Blutungen sind selten beim Morbus Crohn, sie treten typischerweise bei der **Colitis ulcerosa** auf.

H97 !!

Frage 21.8: Lösung B

Beim **Morbus Crohn** kommt es vor allem bei länger bestehender Erkrankung häufig zur **Hypoproteinämie** infolge exsudativer Enteropathie.

F98 !!

Frage 21.9: Lösung D

Beim **Morbus Crohn** kommt es wegen des transmuralen Befalls des Darmes häufig zu inneren und äußeren **Fistelbildungen**.

H01 !!

Frage 21.10: Lösung C

Zu **(C):** Typisch für den **M. Crohn**, auch **Ileitis terminalis**, ist eine transmurale Entzündung der Darmwand, die im **terminalen Ileum** beginnt und diskontinuierlich den gesamten Magen-Darm-Trakt befallen kann. Klinisch äußert er sich v.a. durch krampfartige intermittierende Schmerzen im rechten Unterbauch und Diarrhoen. Fisteln und Abszesse treten häufig auf. Bei der klinischen Untersuchung ist evtl. ein Konglomerattumor im rechten Unterbauch durch entzündlich verbackene Darmschlingen tastbar. (Siehe Lerntext „Morbus Crohn" XXI.1.)
Zu **(A):** Eine **Gastroenteritis** kann auch mit Diarrhöen und Schmerzen im rechten Unterbauch einhergehen, zieht sich aber normalerweise nicht über mehrere Monate hin und führt auch nicht zu Konglomerattumoren oder Analfisteln.
Zu **(B):** Auch eine **akute Appendizitis** führt zu Schmerzen im rechten Unterbauch, ist jedoch aufgrund der in der Aufgabe beschriebenen weiteren Beschwerden des Patienten unwahrscheinlicher als ein M. Crohn.
Zu **(D): Dünndarmtumoren** machen nur 1% aller Tumoren des Gastrointestinaltraktes aus und sind zu 75% benigne. Altersgipfel bei Karzinomen ist das 60.–70. Lebensjahr, Sarkome können schon im 30.–50. Lebensjahr auftreten. Die Patienten haben meist eine lange Anamnese, da typische Symptome wie Ileus oder Blutung erst sehr spät auftreten. Hinweise sind auch eine chronische Obstipation, krampfartige Schmerzen, Erbrechen und Gewichtsverlust.
Zu **(E):** Die **Colitis ulcerosa** kann, vom Rektum ausgehend, kontinuierlich aufsteigend das gesamte Kolon befallen. Ein Befall des Ileums (sog. „Backwash-Ileitis") ist selten. Die Erkrankung befällt nur die Mukosa und Submukosa. Charakteristisch sind blutig-schleimige Diarrhöen bis zu 30x pro Tag. Eine **Fistelbildung ist sehr selten.**
(Siehe Lerntext „Colitis ulcerosa" XXII.2.)

H94

Frage 21.11: Lösung C

Auf dem Röntgenbild ist eine ausgeprägte Stenosierung im Bereich des terminalen Ileums zu erkennen. Die letzten Zentimeter des Ileums zeigen eine nahezu fadenförmige Stenose, wie sie für den **Morbus Crohn** typisch ist. Die krampfartigen Schmerzen mit tastbarer Resistenz im rechten Unterbauch sowie Gewichtsabnahme gehören zum klinischen Bild des M. Crohn.

H93

Frage 21.12: Lösung B

Fisteln, Abszesse und Darmverschlüsse sind die Hauptkomplikationen beim **Morbus Crohn**, die eine chirurgische Behandlung erfordern.

F95

Frage 21.13: Lösung D

Die Abbildung zeigt das terminale Ileum mit hochroter und ödematös geschwollener Darmwand. Die mesenterialen Lymphknoten sind verdickt. Das Mesenterium selbst ist teilweise geschrumpft und ebenfalls partiell ödematös verändert. Es handelt sich um den typischen Befund eines **Morbus Crohn** im akuten Stadium.

H97

Frage 21.14: Lösung A

Das Operationspräparat (Ileozäkalresektat) zeigt entzündliche Veränderungen mit Zerstörung der Darmschleimhaut im Bereich des terminalen Ileums, Ulzerationen und Stenosierungen. Das Zäkum weist nur geringgradige Schleimhautrötungen bei erhaltenem Schleimhautrelief auf. Es ist der typische Befund eines **Morbus Crohn**, der in der akuten Form häufig wie eine akute Appendizitis verläuft (entsprechend der Anamnese).
Zu **(B):** Die **Colitis ulcerosa** beginnt zu 90% im Rektum und greift später ganz oder teilweise auf das Kolon über. Nur gelegentlich werden angrenzende Dünndarmabschnitte mitbefallen („Backwash-Ileitis").

Zu **(C):** Bei einem **perityphlitischen Abszess** handelt es sich um die Folge einer perforierten Appendizitis mit lokalisierter Abszedierung bei freier Lage der Appendix vor dem Zäkum. Der perityphlitische Abszess wird zunächst durch Drainagen entlastet, wenn die Appendektomie problematisch ist. Später kann die Appendix entfernt werden (Intervallappendektomie).

Zu **(D):** Die seltene **Darmtuberkulose** entsteht meist auf enterogenem Weg, weniger häufig hämatogen-lymphogen. Am häufigsten ist die **Ileozäkalregion** befallen. Klinisch stehen Durchfälle, Darmblutungen und abdominale Schmerzen im Vordergrund. Es entwickeln sich typische Tuberkel in der Submukosa. Die Verkäsung führt zur Schleimhautnekrose mit anschließender Verflüssigung und Entstehung von Geschwüren. Am Rand der Geschwüre schreitet die Entzündung mit Entwicklung neuer Tuberkel fort. Die tuberkulösen Geschwüre sind – entsprechend der zirkulär angeordneten Lymphbahnen – quer zur Längsachse des Darms gestellt. Bei narbiger Ausheilung kann es zu Stenosen kommen.

Zu **(E):** Das infiltrierend wachsende **Zäkumkarzinom** zeigt sich als solider Tumor mit unterschiedlichem Aussehen (ringförmig stenosierend, polypös etc.).

Morbus Crohn — **XXI.1**

Beim **Morbus Crohn** (Enteritis regionalis, Ileitis terminalis) handelt es sich um eine unspezifische entzündliche Erkrankung, die im gesamten Verdauungstrakt auftreten kann. Am häufigsten ist das terminale Ileum unter Beteiligung des Kolons betroffen. Die Krankheit kann akut, subakut oder chronisch verlaufen. Der Beginn ist in jedem Alter möglich, bevorzugt erkranken jedoch junge Menschen zwischen dem 20. und 30. Lebensjahr. Die Ätiologie ist unbekannt (Immunologische Faktoren?). Die häufigsten Symptome sind Schmerzen, Diarrhö, Fieber sowie anale und perianale Läsionen. Die breiigen Durchfälle gehören zu den Frühsymptomen und zeigen im Gegensatz zur Colitis ulcerosa selten Blut- oder Schleimbeimengungen.

Die akute Form verläuft wie eine akute Appendizitis mit krampfartigen Schmerzen im rechten Unterbauch.

Bei der chronischen Form können zwischen Beschwerdebeginn und Diagnosestellung unter Umständen Wochen bis Jahre vergehen, da die Patienten den Arzt erst nach auftretenden Komplikationen konsultieren. Aufgrund des transmuralen Befalls des Darms kommt es häufig zu inneren und äußeren Fistelbildungen.

Weitere Komplikationen sind Stenosen, Subileus, Ileus, Abszesse, Perforationen, Blutungen, etwas häufiger maligne Dünn- und Dickdarmtumoren. Bei der Colitis ulcerosa wird ein 6- bis 20-mal höheres Risiko bei der Entstehung eines Kolonkarzinoms im Vergleich zu Gesunden angenommen.

Diagnose: In der Röntgenkontrastdarstellung (alle Darmabschnitte untersuchen!) sieht man ein zerstörtes Schleimhautrelief, polypöse Füllungsdefekte (Pflastersteinrelief) und starre Wandungen. Ein fortgeschrittenes Stadium ist durch Stenosen, Fisteln und Abszesse gekennzeichnet. Die Sicherung der Diagnose erfolgt durch die Endoskopie mit Schleimhautbiopsien. Differenzialdiagnostisch sind akute Appendizitis, Colitis ulcerosa, Darmtuberkulose und andere lokale Entzündungen zu berücksichtigen.

Therapie: Die Behandlung ist primär konservativ und erfolgt durch Diät und Gabe von Salazosulfapyridin (Azulfidine).

In schweren Fällen und bei Therapieresistenz werden Steroide (Prednison) und ACTH verabreicht. Eine zusätzliche immunsuppressive Therapie (Imurek®) ist möglich.

Bei **Komplikationen** (Fisteln, Abszess, Ileus usw.) ist eine chirurgische Behandlung erforderlich. Üblich ist heute die sparsame Resektion des befallenen Dünndarms mit einer End-zu-End-Anastomose zur Verhinderung einer Blindsackbildung. Bei Befall des Zökums muss dieses mitreseziert werden. Nach Resektionen kommt es häufig zu Rezidiven an den Resektionsstellen. Die Prognose ist daher vorsichtig zu stellen, da noch nach Jahren Rezidivfälle auftreten können.

F00 **!!**

Frage 21.15: Lösung A

Diffuse Peritonitis und **blutiger Stuhl** kommen beide im Stadium **3** des **akuten Mesenterialarterienverschlusses** vor, sodass die Frage nicht exakt beantwortet werden kann. Plötzliche Schmerzen im Abdomen bei Herzrhythmusstörungen (meist **Arrhythmia absoluta**) müssen den Verdacht auf einen **Mesenterialarterienverschluss** lenken. Ursache ist meist eine arterielle Embolie, die überwiegend aus dem linken Herzen stammt (z.B. Thromben im linken Vorhof). Der akute Mesenterialarterienverschluss verläuft dramatisch und zeigt häufig eine **Dreistufenentwicklung**:

1. Heftige Schmerzen im Abdomen in den ersten 6 Stunden. Die durch Schmerzmittel kaum zu beherrschenden Schmerzen können anfangs kolikartig sein. Druckschmerz und Abwehrspannung sind nur gering ausgeprägt.
2. Schmerzfreies Intervall von ca. 7 – 12 Stunden (Stadium des **faulen Friedens**).
3. Stadium der Peritonitis infolge Darmgangrän mit blutigen Durchfällen.

Wenn die chirurgische Intervention bei der schweren Erkrankung Erfolg haben soll, muss die Diagnose frühzeitig gestellt werden (möglichst in den ersten Stunden). Bei Verdacht sofortige Angiographie.

H98 H95 H90 !

Frage 21.16: Lösung A

Das Initialstadium eines **akuten Mesenterialarterienverschlusses** ist durch heftige Schmerzen im Abdomen gekennzeichnet. Es dauert ca. 6 Stunden (Infarzierung).
Zu **(1):** Das bretthart gespannte Abdomen entsteht erst in der Spätphase des akuten Mesenterialarterienverschlusses als Ausdruck der diffusen Peritonitis.
Zu **(2):** Der **paralytische Ileus** kommt ebenfalls erst spät infolge der Durchwanderungsperitonitis vor.
Zu **(3):** Bei der **Obstipation** handelt es sich um eine meist chronische Stuhlverstopfung unterschiedlicher Ursache (funktionell, organisch, neuropathisch, endokrin, medikamentös).
Zu **(4):** **Kaffeesatzartiges Erbrechen** ist Symptom einer Magenblutung.

H97 !

Frage 21.17: Lösung B

Plötzliche Schmerzen im Abdomen bei einer **Arrhythmia absoluta** müssen den Verdacht auf einen **Mesenterialarterienverschluss** lenken (siehe Lerntext „Mesenterialinfakt" XXI.2). Ursache ist meist eine arterielle Embolie, die überwiegend aus dem linken Herzen stammt (z.B. Thromben im linken Vorhof). Der akute Mesenterialarterienverschluss verläuft dramatisch und zeigt häufig eine Dreistufenentwicklung:

1. Heftige Schmerzen im Abdomen in den ersten 6 Stunden. Die durch Schmerzmittel kaum zu beherrschenden Schmerzen können anfangs kolikartig (wie in der Anamnese angegeben) sein.
2. Schmerzfreies Intervall von ca. 7–12 Stunden (Stadium des **faulen Friedens**).
3. Stadium der Peritonitis infolge Darmgangrän.

Wenn die chirurgische Intervention bei der schweren Erkrankung Erfolg haben soll, muss die Diagnose frühzeitig gestellt werden (möglichst in den ersten Stunden). Bei Verdacht Angiographie durchführen.
Zu **(A):** Die **Harnleiterkolik** imponiert als starker, wellenförmiger Flankenschmerz, der je nach Lage des Steins ausstrahlen kann in Mittelbauch und Hoden (oberer Harnleiter und Niere) bzw. in Mittel- und Unterbauch (mittleres Harnleiterdrittel). Tiefsitzende Konkremente führen zu erheblichen Miktionsbeschwerden in Form des häufigen Harndranges (Pollakisurie).
Zu **(C):** Aufgetriebenes Abdomen mit Stuhlverhaltung und **Meteorismus** sind Zeichen des **Dickdarmileus**, dem vor Beginn der akuten Beschwerden meist eine mehrtägige Verstopfung vorausgeht. Erst später kommt es zum Erbrechen.
Zu **(D):** Bei der **Cholezystitis** stehen Schmerzen im rechten Oberbauch (manchmal kolikartig) im Vordergrund der klinischen Symptomatik.
Zu **(E):** Die **Ulkusperforation** (Gastroduodenalulkus) führt ebenfalls zu einem plötzlichen beginnenden Schmerz, der jedoch stechenden Charakter hat und im Oberbauch lokalisiert ist. Es kommt zur diffusen Peritonitis mit „bretthartem Abdomen".

H97 !

Frage 21.18: Lösung D

Zu **(1):** Bei einem **akuten Abdomen** sollte immer eine **Abdomenübersichtsaufnahme** angefertigt werden (freie Luft? Spiegelbildungen? etc.). Initial ist der Darm bei der **Mesenterialarterienembolie** aufgrund der Hyperperistaltik eher „gasarm" oder „gasleer". Ansonsten kommt es erst im weiteren Verlauf der Erkrankung zu luftgefüllten Darmschlingen mit großen Zwischenräumen infolge Darmwandödem. Als Zeichen eines Ileus finden sich Flüssigkeitsspiegel. Luft in der Darmwand ist ein prognostisch ungünstiges Zeichen.
Zu **(3):** Die **Angiographie** der A. mesenterica superior beweist den Verschluss des Gefäßes. Eventuell ist eine **Doppler-Sonographie** der Abdominalgefäße hilfreich, da die Angiographie unter Umständen zu zeitaufwendig ist.

H92

Frage 21.19: Lösung B

Die Abbildung zeigt den typischen Befund einer Infarzierung des Dünndarms mit Nekrosen als Folge eines akuten Verschlusses der **A. mesenterica superior**.

F01 !

Frage 21.20: Lösung D

Nach unverzüglicher **Laparotomie** erfolgt im Frühstadium: **Embolektomie**, Desobliteration, Umleitung durch aorto-mesenteriales Interponat, Reinsertion der Arterie. Im 2. und 3. Stadium muss der infarzierte Darmabschnitt weit im Gesunden reseziert und anastomosiert werden. Die Letalität beträgt innerhalb der ersten 6 h ca. 30%, nach 12 h erreicht sie fast 100%.
Zu **(A):** Die **A. mesenterica superior** versorgt den Dünndarm und nicht die Nieren.
Zu **(B):** Nach Diagnosestellung zählt jede Minute. Je länger das Intervall bis zur Operation, desto höher ist die Letalität.
Zu **(C):** Die **Streptokinase-Therapie** (Fibrinolyse) wird vor allem bei peripheren arteriellen Embolien oder beim akuten Myocardinfarkt angewandt.
Zu **(E):** **Papaverin** ist ein Spasmolytikum, das bei **Gefäßspasmen** wirksam ist.

F89 H86

Frage 21.21: Lösung B

Stadieneinteilung der **Angina intestinalis**

Stadium I: Zufallsbefund bei Angiographie, symptomlos.

Stadium II: Intermittierende postprandiale Leibschmerzen.

Stadium III: Dauerschmerz wechselnder Intensität, Meteorismus, Hyperaktivität des Darmes, Gewichtsabnahme.

Stadium IV: Paralytischer Ileus, Darmgangrän, Durchwanderungsperitonitis.

Mesenterialinfarkt **XXI.2**

Plötzliche Schmerzen im Abdomen bei *Arrhythmia absoluta* müssen den Verdacht auf einen **Mesenterialinfarkt** lenken. Ursache ist meist eine arterielle Embolie, seltener kommt es zum thrombotischen Verschluss von Arterien oder Venen. Je nach Verschlusslokalisation kommt es zur mehr oder weniger schweren Infarzierung des Darmes. Die Embolie der A. mesenterica superior verläuft dramatisch und zeigt häufig eine Dreistufenentwicklung:

1. Heftige Schmerzen im Abdomen in den ersten 6 h
2. Schmerzfreies Intervall von 7 – 12 h
3. Peritonitis

Wenn die chirurgische Intervention Erfolg haben soll, muss die Diagnose in den ersten Stunden gestellt werden.

Eine kardiovaskuläre Erkrankung in der Anamnese kann ein Hinweis sein. Symptome wie **akuter Schmerz im Abdomen** (im unteren rechten Quadranten bei Verschluss der A. mesenterica superior) bei weichem Bauch, **Schock** sowie die blutige Stuhlentleerung beim Einlauf sollten an einen Mesenterialinfarkt denken lassen.

Im akuten Stadium ist das Abdomen diffus druckempfindlich. Das Röntgenbild zeigt erst im 2. Stadium luftgefüllte Darmschlingen mit großen Zwischenräumen, die aufgrund des Darmwandödems entstehen. Als Zeichen eines bestehenden Ileus finden sich Flüssigkeitsspiegel. Zur Früherkennung eignet sich die Katheterangiographie.

Therapie: Im 1. Stadium Embolektomie, Desobliteration, Umleitung durch aorto-mesenteriales Interponat, Reinsertion der Arterie. Im 2. und 3. Stadium muss der infarzierte Darmabschnitt weit im Gesunden reseziert und anastomosiert werden.

Die Letalität beträgt innerhalb der ersten 6 h ca. 30%, nach 12 h erreicht sie fast 100%.

Beim Verschluss der **A. mesenterica inferior** ist selten eine Laparotomie erforderlich, da eine Kompensation durch ausreichende Kollateralisierung möglich ist. Unter den Symptomen stehen temporärer Linksschmerz und einmaliges Absetzen von Blutstühlen im Vordergrund.

H96

Frage 21.22: Lösung B

Maligne Dünndarmtumoren sind mit weniger als 5% aller Malignome des Gastrointestinaltraktes selten. Am häufigsten sind Adenokarzinome. Aufgrund der oft zu spät gestellten Diagnose ist die Prognose schlecht. Die 5-Jahres-Überlebensrate beträgt ca. 20%.

F99 H98

Frage 21.23: Lösung D

Beim **Peutz-Jeghers-Syndrom** handelt es sich um eine gastrointestinale Polyposis mit typischen Melaninflecken der Haut. Am häufigsten ist der Dünndarm befallen. Die Dickdarmpolypen zeigen zwar in ca. 15% eine maligne Entartung. Die Erkrankung darf jedoch nicht mit der **familiären Adenomatosis coli** verwechselt werden, die eine nahezu obligate maligne Entartung aufweist.

H96

Frage 21.24: Lösung E

Das **Kurzdarmsyndrom** (Short-Bowel-Syndrom) entsteht nach erheblichem Verlust (mindestens 50 – 70% des ges. Dünndarms) resorbierender Mucosaoberfläche aufgrund ausgedehnter Dünndarmresektionen mit der Folge von schweren **Malabsorptionszuständen**. Die Therapie besteht in partieller oder häufig totaler parenteraler Ernährung über Venenverweilkatheter. Neben erheblichen psychischen Problemen kommt es langfristig zu Komplikationen wie Sepsis durch Katheterinfektionen, Leberschädigung, Pankreatitis und Osteomalazie. Die einzige Kausaltherapie ist die **Dünndarm-Transplantation**, die jedoch immer noch hohe septische und immunologische Komplikationen aufweist. In letzter Zeit werden bessere Ergebnisse durch die kombinierte Transplantation von **Leber** und **Dünndarm** erzielt. Zu einem entscheidenden klinischen Durchbruch ist es jedoch noch nicht gekommen.

22 Kolon

F99 F96 F85 !

Frage 22.1: Lösung C

Die **Aganglionose** des Dickdarms charakterisiert eine Fehlbildung, bei der die Ganglienzellen des Plexus myentericus und submucosus in unterschiedlicher Ausdehnung fehlen. Daraus resultiert eine erhebliche Störung der *geordneten Peristaltik*, sodass es zwangsläufig zur **Obstruktion** kommt.

Die häufigste Form der Aganglionose ist das **Megacolon congenitum** (Morbus Hirschsprung).

Es ist durch ein aganglionäres Segment charakterisiert, das immer am **Anus** beginnt und je nach Ausprägung oralwärts fortschreitet. Am häufigsten ist das **Rektosigmoid** betroffen. Die fehlenden Ganglienzellen führen zu einer spastischen Kontraktion der Ringmuskulatur des befallenen Darmabschnitts. Die funktionelle Stenose führt zur Obstipation mit Dilatation des gesunden Darmes.

Symptome:

Obstipation, Meteorismus, Ileus, allgemeine Entwicklungsstörungen. Je nach Länge des aganglionären Segments manifestiert sich die Erkrankung im Säuglingsalter (am häufigsten) oder seltener beim älteren Kind.

Diagnose:

Röntgenkontrasteinlauf (typisch ist ein enges Segment mit prästenotischer Dilatation), Elektromanometrie (Fehlen der Relaxation des M. sphincter ani internus), Koloskopie mit Biopsien zum Nachweis der typischen histologischen und histochemischen Veränderungen.

Therapie:

Resektion des aganglionären Segments bzw. großer Teile davon, ggf. unter Mitnahme des durch Dilatation geschädigten Kolonabschnittes. Wegen Gefahr einer Inkontinenz muss ein aganglionäres Restsegment von etwa 3 cm Länge belassen werden. Es kommen verschiedene Operationsverfahren zur Anwendung. Postoperativ werden Enkopresis, Obstipation und Enterokolitiden gehäuft beobachtet.

H96

Frage 22.2: Lösung B

Zu **(B):** Das **Megacolon congenitum** (Morbus Hirschsprung) ist durch ein aganglionäres Segment charakterisiert, das immer am Anus beginnt und je nach Ausprägung oralwärts fortschreitet. Am häufigsten ist das Rektosigmoid betroffen. Die fehlenden Ganglienzellen führen zu einer spastischen Kontraktion der Ringmuskulatur des befallenen Darmabschnitts. Die funktionelle Stenose führt zur Obstipation mit Dilatation des gesunden Darmes.
Zu **(C):** Das **sekundäre** (erworbene) **Megakolon** entsteht als Folge einer nicht durch Aganglionose bedingten Darmverengung. Die **Chagas-Krankheit** ist eine durch *Trypanosoma cruzi* verursachte Erkrankung, die vor allem in Mittel- und Südamerika vorkommt. Es kommt zu Hautreaktionen, Lymphknotenschwellungen, Fieber, Milz- und Lebervergrößerung, Herz-Kreislaufschwäche etc. Letalität bis zu 50%. Bei der chronischen Form können fast alle Organe befallen werden. Als Spätfolge kommt es zum **Chagas-Megaösophagus** infolge Schädigung des intramuralen Plexus durch **Neurotoxine**. Ein **Megakolon** kann ebenfalls auf diese Weise entstehen.
Zu **(E):** Das **toxische Megakolon** ist eine schwere Komplikation der **Colitis ulcerosa**. Es kommt zum **akuten** Abdomen mit schmerzhaft aufgetriebenem Leib, Erbrechen und allgemeiner Intoxikation. Es wird auch als **symptomatisches Megakolon** bezeichnet.
Zu **(A):** Die **laktovegetabile Kost** enthält neben Gemüse und Obst Milch und Milchprodukte.
Zu **(D):** Bei der **Mukoviszidose** handelt es sich um eine rezessiv autosomal vererbte Funktionsstörung der Schleim- und Schweißdrüsen. Die erhebliche Eindickung des Mekoniums führt in typischer Weise zu einem **Mekoniumileus**. Der Mekoniumileus tritt als Erstmanifestation der Mukoviszidose in Erscheinung.

H96

Frage 22.3: Lösung C

Siehe Kommentar zu Frage 22.2.

H96

Frage 22.4: Lösung E

Siehe Kommentar zu Frage 22.2.

H95 !

Frage 22.5: Lösung C

Der Röntgenkontrasteinlauf zeigt ein verengtes, glattwandiges Rektum bzw. Rektosigmoid mit gewaltiger Dilatation des vorgeschalteten Sigmas. Es ist ein typischer Befund des **Megacolon congenitum** (M. Hirschsprung) mit aganglionärem Segment. Die fehlenden Ganglienzellen führen zu einer spastischen Kontraktion der Ringmuskulatur des befallenen Darmabschnitts. Die funktionelle Stenose führt zur Obstipation mit Dilatation des gesunden Darmes.
Zu **(A):** Eine Tumorkompression zeigt eine umschriebene, meist einseitig lokalisierte Verengung mit oder ohne Schleimhautveränderungen.
Zu **(B):** Das **idiopathische Megakolon** (sog. Pseudo-Hirschsprung) ist durch eine Dilatation von Rektum, Sigma und Kolon bis kurz oberhalb des Afters charakterisiert, jedoch ohne Nachweis eines aganglionären Segments.
Zu **(D):** Beim **Dolichokolon** handelt es sich um eine **Verlängerung** des Kolons ohne Dilatation.
Zu **(E):** Das **symptomatische Megakolon** ist definiert als Begleitgeschehen einer anderen Erkrankung des Dickdarms, z.B. bei der Colitis ulcerosa mit toxischem Megakolon. Auch hier fehlt das aganglionäre Segment.

F99

Frage 22.6: Lösung E

Wasserlösliche Kontrastmittel werden bei Verdacht auf Perforationen im Gastrointestinaltrakt und zur postoperativen Anastomosenkontrolle angewandt.
Zu **(A):** Die Anwendung von **Bariumsulfat** ist bei Verdacht auf eine Perforation des Gastrointestinal-

traktes wegen der Gefahr einer **Bariumperitonitis** kontraindiziert.
Zu **(B):** Die selektive Angiographie der A. mesenterica superior ist bei Verdacht auf eine **Mesenterialarterienembolie** indiziert.
Zu **(C):** Die **Koloskopie** ist ebenfalls bei Verdacht auf Perforation wegen Gefahr der Keimverschleppung etc. kontraindiziert. Ansonsten Routineverfahren in der Kolondiagnostik.
Zu **(D):** Der **Doppelkontrasteinlauf** mit Luftinsufflation ist ein Standardverfahren zur Beurteilung des Gastrointestinums. Es wird jedoch auch mit **Bariumsulfat** durchgeführt.

H98 !!

Frage 22.7: Lösung E

Typisch für die **akute Appendizitis** – jedoch nicht obligat – ist der akut im Epigastrium einsetzende Schmerz mit allmählicher Verlagerung in den rechten Unterbauch. Übelkeit mit Erbrechen ist ebenfalls häufig.
Siehe auch Lerntext „Akute Appendizitis" XXII.1.
Zu **(A):** Die **akute Pankreatitis** kommt differenzialdiagnostisch in Betracht. Es steht der akut einsetzende heftige Oberbauchschmerz im Vordergrund, der gürtelförmig und in den Rücken sowie in die linke Schulter ausstrahlt. Die Darmperistaltik ist bis zum paralytischen Ileus vermindert. Übelkeit und Erbrechen sind weitere Symptome.
Siehe auch Lerntext „Akute Pankreatitis" XXVII.2.
Zu **(B):** Ein **Mesenterialinfarkt** ist differenzialdiagnostisch ebenfalls denkbar. Das Initialstadium ist durch heftigste Schmerzen im Abdomen gekennzeichnet. Es dauert ca. 6 Stunden (Infarzierung). Anschließend kommt es zum schmerzfreien Intervall, das ca. 7–12 Stunden anhält (Nekrose). Das dritte Stadium entspricht der **Peritonitis**. Häufig liegt eine **Arrhythmia absoluta** vor.
Siehe auch Lerntext „Mesenterialinfarkt" XXI.2.
Zu **(C):** Die Symptomatik des **hohen Dünndarmileus** verläuft dramatisch. Im Vordergrund stehen krampfartige Bauchschmerzen mit frühzeitigem Erbrechen (teilweise schwallartig).
Zu **(D):** Die Symptome des **tiefsitzenden Dünndarmileus** sind im Vergleich zum hohen Dünndarmileus geringer ausgeprägt. Das Erbrechen ist weniger schwallartig und anfangs seltener. Später kommt es zum Koterbrechen (3.–4. Tag).
Siehe auch Lerntext „Mechanischer Ileus" XXIV.2.

H01 !!

Frage 22.8: Lösung B

Zu **(B):** Klassisches **Frühsymptom der Appendizitis** ist der **epigastrische oder paraumbilikale Schmerz**, der innerhalb von wenigen Stunden in den **rechten Unterbauch wandert** (A). Dies lässt sich durch die zunehmende Reizung des parietalen Peritoneums über der entzündlich veränderten Appendix erklären.
Zu **(C):** **Fieber** bis 39 °C, bei Perforation auch darüber, ist bei der akuten Appendizitis zu beobachten. Häufig lässt sich eine Temperaturdifferenz zwischen axillär und rektal von über 1 °C feststellen.
Zu **(D)** und **(E):** **Obstipation** und **Erbrechen** sind uncharakteristische Zeichen einer Affektion des Gastrointestinaltraktes und können auch bei der Appendizitis auftreten.
Siehe Lerntext „Akute Appendizitis" XXII.1.

F90

Frage 22.9: Lösung E

McBurney- und **Lanz-Punkt** sind die typischen Druckpunkte bei der **akuten Appendizitis**. Ein weiteres wichtiges Merkmal ist das **Blumberg-Zeichen:** Bei Druck im linken Unterbauch mit plötzlichem Loslassen entstehen Schmerzen auf der rechten Seite (kontralateraler Loslassschmerz).

F90

Frage 22.10: Lösung A

Siehe Kommentar zu Frage 22.9.

H92

Frage 22.11: Lösung A

Die Leukozytenzahl ist für die Operationsindikation irrelevant.
Eine **Leukozytose** ist zwar häufig vorhanden; eine fehlende Leukozytose schließt jedoch die akute Appendizitis nicht aus. So ist z.B. eine **perforierte Appendizitis** auch **ohne Leukozytenanstieg** möglich. Insbesondere bei alten Patienten kann die Leukozytose fehlen.

H94

Frage 22.12: Lösung D

Bei einer chronischen Fistel nach Appendektomie sollte festgestellt werden, ob eine Verbindung zum Darm besteht (z.B. Kolonfistel). Es bietet sich die Röntgendarstellung des Fistelkanals an. Die Anamnese mit Durchfällen lässt an einen Morbus Crohn denken.
Zu **(E):** Eine Erhöhung der 5-Hydroxy-Indolessigsäure im Urin kommt beim **Karzinoid-Syndrom** vor, das heftige Durchfälle verursachen kann. Lokalisation des Karzinoids häufig in der Appendix.

Akute Appendizitis — XXII.1

Ursache: unklar. Begünstigend: Kotsteine, Abknickungen, Narben etc.
Typisch für die **akute Appendizitis** – jedoch nicht obligat – ist der im mittleren Oberbauch einsetzende Schmerz mit allmählicher Verlage-

rung in den rechten Unterbauch. Übelkeit, Brechreiz, ein- oder mehrmaliges Erbrechen können hinzukommen.
Druck- und Klopfschmerzhaftigkeit im rechten Unterbauch mit reflektorischer Muskelspannung sind weitere Kennzeichen.
Folgende Druckpunkte sind typisch:
1. McBurney: Schmerz in der Mitte zwischen Nabel und Spina iliaca ant. sup. rechts.
2. Lanz: Schmerz zwischen äußerem und mittlerem Drittel rechts zwischen beiden Spinae.
3. Blumberg: Bei Druck im linken Unterbrauch mit plötzlichem Loslassen entstehen Schmerzen auf der rechten Seite (kontralateraler Loslassschmerz).
Bei der rektalen Untersuchung (unbedingt durchführen) ist häufig ein Douglas-Schmerz zu finden.
Fieber mit einer Differenz zwischen rektaler und axillärer Temperatur von mehr als 1 °C und Leukozytose sind oft nachweisbar, treten aber in ihrer diagnostischen Bedeutung zurück.
Differenzialdiagnose der akuten Appendizitis: Probleme in der Diagnosestellung entstehen vor allem aus der unterschiedlichen Lage der Appendix und bei atypischen Verlaufsformen. Letztere findet man gehäuft bei Kindern (rasche Beeinträchtigung des Allgemeinbefindens, hohes Fieber, Diarrhö), bei älteren Menschen (geringe Symptomatik trotz fortgeschrittenem Entzündungsprozess) und bei Schwangeren (atypische Schmerzlokalisation, fehlende Abwehrspannung). Im Allgemeinen muss differenzialdiagnostisch eine Vielzahl von Erkrankungen Berücksichtigung finden.
Die **akute Gastroenteritis** kann mit einer Appendizitis verwechselt werden, geht aber regelmäßig mit Hyperperistaltik und Durchfällen einher. Entzündungen des **Meckel-Divertikels**, akute Formen des **Morbus Crohn**, **Netztorsionen** und **Lymphadenitis mesenterialis** werden oft erst intraoperativ festgestellt.
Nierenbecken- und Uretersteine verursachen Koliken und Mikrohämaturie; sie sind jedoch ggf. sonographisch, durch eine Nierenleeraufnahme oder ein i.v. Pyleogramm auszuschließen.
Die Abgrenzung gegenüber der **akuten Cholezystitis** kann insbesondere bei adipösen Patienten Schwierigkeiten bereiten.
Gynäkologische Erkrankungen wie Adnexitis, rupturierte Tubargravidität, Stieldrehung einer Ovarialzyste oder eines Tumors sowie Schmerzen beim Follikelsprung sind ebenfalls zu berücksichtigen (Anamnese und Genitalbefund).
Des Weiteren kommen infrage: Hodentorsion, Epididymitis, Ulkusperforation, Volvulus, Strangulationsileus, Hernieninkarzeration, Mesenterialverschlüsse u.a.

Bei Kindern können vor allem beginnende Infektionskrankheiten (Masern, Enteritis usw.), Pneumokokkenperitonitis und die basale Pneumonie mit einer akuten Appendizitis verwechselt werden.
Die **Hauptkomplikation** der akuten Appendizitis ist die Perforation mit diffuser Peritonitis oder Abkapselung (appendizitischer Abszess). Je nach Lage der Appendix werden verschiedene Abszesslokalisationen unterschieden:
1. Perityphlitischer Abszess bei freier Lage vor dem Zökum
2. Douglasabszess bei kaudaler Position im kleinen Becken
3. Lumbalabszess bei lateraler oder retrozökaler Lage
4. Subphrenischer Abszess bei kraniodorsaler Position oder beim angeborenen Zökumhochstand
5. Mesozöliakaler Abszess bei medialer Lage (selten)

Therapie: Bei jeder akuten Appendizitis besteht die Indikation zur **frühzeitigen Appendektomie**, da sich die Prognose bei verschleppten Fällen erheblich verschlechtert. Nur beim perityphlitischen Infiltrat ist zunächst eine konservative Therapie gerechtfertigt (Bettruhe, Eisblase, Nulldiät, parenterale Ernährung und bei hohem Fieber Antibiotika). Beim progredienten perityphlitischen Abszess erfolgt eine Drainage und nach Abklingen der Entzündungserscheinung (2–4 Monate später) eine Intervallappendektomie.
Die Letalität der akuten, nicht perforierten Appendizitis liegt unter 1%, die der Perforationen zwischen 3 und 4% und die der Peritonitiden zwischen 4 und 8%.

H93 !

Frage 22.13: Lösung E

Kommt es bei der **Colitis ulcerosa** trotz medikamentöser Therapie zu schweren Krankheitsschüben, muss in der Regel eine **Proktokolektomie** durchgeführt werden. Entweder mit endständigem Ileostoma (5) oder kontinenter ileoanaler Anastomose mit Pouch (4). Nur bei wenigen Ausnahmen kann das distale Rektum erhalten bleiben.

F00 !

Frage 22.14: Lösung E

Das **toxische Megakolon** ist eine schwere Komplikation der **Colitis ulcerosa**. Es kommt zum **akuten Abdomen** mit schmerzhaft aufgetriebenem Leib, Erbrechen und allgemeiner Intoxikation. Es wird auch als **symptomatisches Megakolon** bezeichnet.

Zu **(A):** Die **laktovegetabile Kost** enthält neben Gemüse und Obst Milch und Milchprodukte.
Zu **(B):** Die häufigste Form der **Aganglionose** ist das **Megacolon congenitum** (M. Hirschsprung). Es ist durch ein aganglionäres Segment charakterisiert, das immer am Anus beginnt und je nach Ausprägung oralwärts fortschreitet. Am häufigsten ist das Rektosigmoid betroffen. Die fehlenden Ganglienzellen führen zu einer spastischen Kontraktion der Ringmuskulatur des befallenen Darmabschnitts. Die funktionelle Stenose führt zur Obstipation mit Dilatation des gesunden Darmes.
Zu **(C):** Die **Chagas-Krankheit** ist eine durch Trypanosoma cruzi verursachte Erkrankung, die vor allem in Mittel- und Südamerika vorkommt. Es kommt zu Hautreaktionen, Lymphknotenschwellungen, Fieber, Milz- und Lebervergrößerung, Herz-Kreislaufschwäche etc. Letalität bis zu 50%. Bei der chronischen Form können fast alle Organe befallen werden. Als Spätfolge kommt es zum **Chagas-Megaösophagus** infolge Schädigung des intramuralen Plexus durch **Neurotoxine**. Ein **Megakolon** kann ebenfalls auf diese Weise entstehen.
Zu **(D):** Bei der **Mukoviszidose** handelt es sich um eine autosomal-rezessiv vererbte Funktionsstörung der Schleim- und Schweißdrüsen. Die erhebliche Eindickung des Mekoniums führt in typischer Weise zu einem **Mekoniumileus**. Der Mekoniumileus tritt als Erstmanifestation der Mukoviszidose in Erscheinung.

F02

Frage 22.15: Lösung A

Das **toxische Megacolon** ist eine Komplikation der **Colitis ulcerosa**. Es handelt sich um ein lebensbedrohliches Krankheitsbild (B), das durch einen akuten Beginn blutig-schleimiger Durchfälle gekennzeichnet ist (D). Es kommt zu Störungen des Wasser- und Elektrolythaushaltes und hohem Fieber mit septischem Krankheitsbild. Aufgrund der massiven Dilatation des Darms besteht eine erhöhte Perforationsgefahr (C). Sollte eine konservative Therapie mit hochdosierter Kortison- und Immunsuppressivagabe keine Besserung erzielen, kann eine Kolektomie indiziert sein (E).
Siehe auch Lerntext „Colitis ulcerosa“ XXII.2.

F01 **!!**

Frage 22.16: Lösung C

Der Röntgenkontrasteinlauf zeigt das gesamte Kolon stenosiert mit **Haustrenverlust** (*Fahrradschlauch-Phänomen*) wie es für das Spätstadium der **Colitis ulcerosa** („ausgebrannte“ Form) typisch ist. Im Frühstadium ist noch eine feingranulierte Schleimhautzeichnung mit **Spikulae** zu erkennen.

Zu **(A):** Differenzialdiagnostisch kommt ein **Morbus Crohn** in Betracht. Typisch sind teilweise fadenförmig ausgeprägte Stenosierungen sowie innere und äußere **Fistelbildungen**. Prinzipiell kann der gesamte Verdauungstrakt befallen werden. Am häufigsten ist das **terminale Ileum** unter Beteiligung des Kolons betroffen (Ileitis terminalis).
Zu **(B):** Bei der **Polyposis coli** (Adenomatosis coli) ist die gesamte Kolonschleimhaut von einem dichten Polypenrasen befallen. Die Polypen stellen sich vor allem als **Kontrastmittelaussparungen** dar.
Zu **(D): Kolonkarzinome** zeigen sich vor allem durch segmentale Füllungsdefekte bzw. Stenosierungen mit Zerstörung des Schleimhautreliefs.
Zu **(E):** Der **Morbus Hirschsprung** (*Megacolon congenitum*) ist charakterisiert durch eine meist filiforme Stenosierung am rekto-sigmoidalen Übergang mit ausgeprägter Dilatation des vorgeschalteten Dickdarms.

F02 **!!**

Frage 22.17: Lösung B

Zu **(B):** Eine entzündliche Infiltration von Mukosa und Submukosa ist typisch für die **Colitis ulcerosa**. Ebenso kommt es zu Kryptenabszessen. Auch die Anamnese gibt schon den richtigen Hinweis: blutig-schleimige Durchfälle, die bis zu 20 mal am Tag auftreten können.
Siehe auch Lerntext „Colitis ulcerosa“ XXII.2.

Colitis ulcerosa — **XXII.2**

Die **Colitis ulcerosa** ist eine unspezifische ulzerative Entzündung, die zu etwa 90% im Rektum beginnt und später ganz oder teilweise auf das Kolon übergreift. Gelegentlich werden angrenzende Dünndarmabschnitte mit befallen („Backwash-Ileitis“). Die Ursache der Erkrankung ist ungeklärt. Einiges spricht für ein immunologisches Geschehen, wobei vor allem die Koinzidenz mit verschiedenen Symptomen allergischer Genese (Erythema nodosum, Lupus erythematodes, Iridozyklitis u. a.) wichtig erscheint. Psychische Faktoren sind ebenfalls von Bedeutung.
Pathologisch anatomisch handelt es sich primär um eine Entzündung der Mukosa mit zahlreichen Ulzerationen, zwischen denen sich später Regenerationshyperplasien der Schleimhaut **(Pseudopolypen)** ausbilden. Ödematöse Veränderungen und Narbenbildungen mit Stenosierungen prägen das weitere Bild.
Die Colitis ulcerosa befällt vorwiegend junge Menschen zwischen dem 20. und 40. Lebensjahr. **Hauptsymptome** sind Durchfälle und blutigschleimige Stuhlbeimengungen. Je nach Schweregrad der Erkrankung variiert die Stuhlfrequenz

zwischen wenigen und 20–30 Entleerungen pro Tag, die oft mit Darmtenesmen einhergehen.
Klinisch werden **3 Verlaufsformen** unterschieden:
1. Die seltene **fulminant toxische Form** ist gekennzeichnet durch: hochakuten Beginn, wäßrig-blutig-schleimige Durchfälle, hohes Fieber mit septischem Krankheitsbild, schmerzhaft aufgetriebenes Abdomen und massive Wasser- und Elektrolytstörungen. Innerhalb kürzester Zeit kann das gesamte Rektokolon befallen sein (toxisches Megakolon), wobei aufgrund einer Dilatation eine hohe Perforationsgefahr besteht. Die Patienten sind bei diesem Verlauf hochgradig gefährdet.
2. Die **chronisch-intermittierende Form** ist mit ca. 90% aller Fälle am häufigsten. In Intervallen breitet sie sich über das gesamte Kolon aus und zeigt unterschiedlich schwere Durchfälle. Das Allgemeinbefinden ist in der Regel gestört.
3. Die ebenfalls seltene **chronisch-progrediente Form** ist durch die Diskrepanz zwischen geringen Beschwerden und deutlichen morphologischen Veränderungen gekennzeichnet. Die Diagnose wird röntgenologisch und endoskopisch mit Biopsien gestellt.
Die Colitis ulcerosa wird **konservativ** behandelt. Medikamentös kommen primär Salazosulfapyridin, Kortison (auch als Einlauf), Antibiotika und ggf. Immunsupressiva zur Anwendung.
Eine Operationsindikation ist gegeben bei Komplikationen (toxisches Megakolon, Perforation, schwere Blutung, maligne Degeneration), Therapieresistenz, rezidivierenden Schüben trotz konservativer Behandlung.
Beim Totalbefall des Kolons ist die **Proktokolektomie** mit konventioneller Ileostomie anzustreben. Bei schlechter Adaptation an die Ileostomie kann evtl. die Umwandlung in eine kontinente Ileostomie erfolgen. Nur bei einem segmentalen Befall (selten) kommen Segmentresektionen oder Hemikolektomie in Frage. Das toxische Megakolon sollte durch Ileostomie und 2 Kolostomien **(Turnbull-Op)** entlastet werden. Erst nach Beschwerdebesserung wird in einer 2. Sitzung die Proktokolektomie durchgeführt.
Die Operationsletalität beträgt als Elektiveingriff 3–5% und steigt im komplizierenden Stadium auf 15–30% an. Die Spätprognose ist gut.
Unterscheidungskriterien gegenüber dem Morbus Crohn:

Colitis ulcerosa	**Morbus Crohn**
diffuser Befall	segmentaler Befall
Ulzerationen	Fissuren
Pseudopolypen	Pflastersteinrelief
terminales Ileum selten beteiligt	terminales Ileum meist beteiligt
Rektum oft betroffen	Rektum meist frei
keine Fistelbildung	häufige Fistelbildung
blutige Stühle häufig	selten Blutungen
Stenosen selten	Stenosen häufig
bei längerem Bestehen Karzinomdisposition	seltener Karzinomentstehung

F94 !

Frage 22.18: Lösung C

Die **Divertikulose** ist gewöhnlich symptomlos und ein Zufallsbefund. Außer einer Stuhlregulierung durch schlackenreiche Kost bedarf es keiner Behandlung. Kommt es jedoch zur **Divertikulitis** ist in der Regel nach konservativer Vorbehandlung ein operativer Eingriff erforderlich.

H91 !

Frage 22.19: Lösung D

Nur ca. 10% aller **gastrointestinaler (GI) Blutungen** sind sog. untere GI-Blutungen (aboral des Treitz-Bandes). Davon sind 90% im Dickdarm lokalisiert. Die häufigste untere GI-Blutung stammt aus Hämorrhoiden. Weitere Ursachen der Dickdarmblutungen sind Divertikel, Angiodysplasie, Colitis ulcerosa, Polypen, maligne Tumoren und die verschiedenen Formen der Kolitis.

Im Dünndarm kommen folgende Blutungsquellen in Betracht: Meckel-Divertikel, Tumoren, Invaginationen (häufigste Ursache der GI-Blutung im Kindesalter), Teleangiektasien, Mesenterialinfarkt, Ulzera, Enteritiden, Polyposis intestini etc.

F93 !

Frage 22.20: Lösung B

Die **akute Divertikulitis** ohne Komplikationen wird zunächst konservativ behandelt (Bettruhe, Nahrungskarenz, milde Laxanzien, Antibiotika). Bei persistierenden Beschwerden oder Rezidiven: Elektivoperation (Sigmaresektion). Die Frühoperation zeigt gute Ergebnisse. Bei Komplikationen (Fisteln, Stenose): wenn möglich Langzeitvorbereitung (parenterale Ernährung) und **einzeitige Resektion**.
Bei akuten Komplikationen mit Peritonitis **sofortige Laparotomie** mit Resektion des befallenen Darmteils und getrennte Ausleitung der Darmenden als Kolostomie und Schleimfistel (ggf. kann das Rektum blind verschlossen werden = *Hartmann-Stumpf*).

H94 !

Frage 22.21: Lösung E

Ca. 80% der Kolondivertikel sind im **Colon sigmoideum** lokalisiert. Charakteristisch ist der linksseitige Unterbauchschmerz (sog. **Linksappendizitis**). Bei fortgeschrittener Divertikulitis kann es zur typischen **Sigma-Blasen-Fistel** kommen.

F97 H89

Frage 22.22: Lösung E

Eine maligne Entartung ist bei der **Divertikulitis** nicht bekannt.

H98 F91 !!

Frage 22.23: Lösung D

Der Kolonkontrasteinlauf zeigt Divertikel im Bereich des Colon sigmoideum mit einem Kontrastmittelaustritt (Bild unten rechts) als Ausdruck einer **perforierten Sigmadivertikulitis**. Die Schmerzen im linken Unterbauch sind für eine Divertikulitis typisch.

F96

Frage 22.24: Lösung C

Die persistierenden Schmerzen im linken Unterbauch (**sog. Linksappendizitis**) mit tastbarer walzenförmiger Resistenz sind typisch für die **Sigmadivertikulitis**.

Zu **(A):** Die Hauptsymptome bei der **Colitis ulcerosa** sind blutig-schleimige Durchfälle.

Zu **(B):** Beim **Typhus abdominalis** handelt es sich um eine Infektionskrankheit, die durch *Salmonella typhi* übertragen wird. Der Verlauf ist durch typische Stadien gekennzeichnet. Beginn mit treppenförmigem Fieberanstieg und uncharakteristischen allgemeinen Beschwerden. Nach 1 Woche Fieberkontinua zwischen 39 und 40 °C mit Bewusstseinstrübung, Milzschwellung etc. Nach insgesamt 3–4 Wochen kommt es zu breiartigen Diarrhöen, Entfieberung. Im weiteren Verlauf können Komplikationen auftreten (Darmperforation mit Peritonitis, Darmblutungen, Cholezystitis, Leberabszesse, Pneumonie, Meningitis etc.).

Zu **(D):** Ein **Ileus** infolge eines stenosierenden Karzinoms des Colon descendens führt zu Meteorismus, Schmerzen im gesamten Abdomen, Stuhl- und Windverhaltung und Erbrechen.

Zu **(E):** Das **irritable Kolon** ist eine funktionelle Störung des Dickdarms mit Schmerzen, Völlegefühl, Meteorismus, unregelmäßigem Stuhlgang im Sinne eines Wechsels zwischen Durchfällen und Obstipation etc.

Divertikulose, Divertikulitis — XXII.3

Etwa 80% aller **Kolondivertikel** sind im Sigma lokalisiert. Es handelt sich um transmurale Schleimhautausstülpungen an Gefäßdurchtrittsstellen (falsche Divertikel). Die selteneren echten Divertikel betreffen die gesamte Darmwand und kommen vereinzelt im Coecum-ascendens-Bereich vor. Die Ätiologie ist multifaktoriell, wobei eine genetische Disposition wahrscheinlich ist. Da insbesondere ältere Menschen betroffen sind, spielt bei der Entstehung von Kolondivertikeln die physiologische Altersatrophie der Darmwandmuskulatur sicherlich eine Rolle. Ein bedeutender pathogenetischer Faktor ist die intraluminale Druckerhöhung infolge funktioneller oder organischer Obstipation.

Die unkomplizierte **Divertikulose** ist symptomlos und gewöhnlich ein Zufallsbefund. Außer einer Stuhlregulierung unter schlackenreicher Kost bedarf es keiner Behandlung. Kommt es jedoch zur **Divertikulitis** (Gefahr der Perforation und Fistelbildung) ist in der Regel nach konservativer Vorbehandlung ein operativer Eingriff erforderlich.

Eine **Divertikulitis** kann akut, subakut oder chronisch verlaufen. Neben allgemeinen Entzündungszeichen wie subfebrilen Temperaturen (Fieber bei der progredienten Form), Leukozytose und erhöhter BSG sind Schmerzen im linken Unterbauch (sog. **Linksappendizitis**) typisch.

Bei einer gedeckten Divertikelperforation ist häufig der Divertikulitistumor in Form einer Walze vor dem linken Beckenkamm zu tasten. Die abgekapselten Abszesse führen nicht selten zu Fistelbildungen in benachbarte Darmabschnitte, Blase (Luft- und Kotabgang beim Wasserlassen!) und Vagina (Stuhlabgang über die Scheide). Auch Haut und Ureter können beteiligt sein. Freie Perforationen mit diffuser Peritonitis bilden die Ausnahme.

Therapie: Die akute Divertikulitis ohne Komplikationen wird zunächst konservativ behandelt (Bettruhe, Nahrungskarenz, milde Laxanzien, Antibiotika).

Bei persistierenden Beschwerden oder Rezidiven: Elektivoperation (Sigmaresektion). Die Frühoperation zeigt gute Ergebnisse. Bei Komplikationen (Fisteln, Stenose): wenn möglich Langzeitvorbereitung (parenterale Ernährung) und **einzeitige Resektion**.

Bei akuten Komplikationen mit Peritonitis **sofortige Laparotomie** mit Resektion des befallenen Darmteils und getrennte Ausleitung der Darmenden als Kolostomie und Schleimfistel (ggf. kann das Rektum blind verschlossen werden = *Hartmannstumpf*).

Die Wiederanschlussoperation kann nach 3–6 Monaten erfolgen **(zweizeitige Operation)**. Wenn möglich sollte primär die Resektion des erkrankten Darms durchgeführt werden. Ansonsten ist eine **dreizeitige Operation** nötig: 1. Abszessdrainage und Anlage eines doppelläufigen Transversum-Anus. 2. Resektion nach Abklingen der akuten Entzündung. 3. Wiederanschlussoperation (End-zu-End-Anastomose). Aufgrund der hohen Letalität nach Eintritt von Komplikationen gegenüber Elektiveingriffen ist die Frühoperation bei der Divertikulitis anzustreben.

F95

Frage 22.25: Lösung A

Zu **(1)**: Je größer das Adenom im Kolon, desto höher ist die Karzinominzidenz.
Zu **(2)**: Bei der **familiären Polyposis** ist das Karzinomrisiko obligat und unvermeidlich.
Zu **(3)**: Die obere Grenze der endoskopischen Abtragbarkeit liegt für breitbasige Adenome bei ca. 3 cm. Im Rahmen der **minimal invasiven Chirurgie** lassen sich jedoch auch größere Polypen mit Hilfe der **endoskopischen Mikrochirurgie** entfernen.

F97

Frage 22.26: Lösung A

Beim **Gardner-Syndrom** handelt es sich um eine familiäre Adenomatose des gesamten Intestinaltrakts assoziiert mit Weichteiltumoren und Osteomen, vor allem im Kopfbereich.
Zu **(C)**: Das **Peutz-Jeghers-Syndrom** ist ebenfalls eine autosomal-dominante Erbkrankheit, die mit gastrointestinaler Polyposis und Melaninflecken, vor allem im Mundbereich, einhergeht. Eine operative Therapie ist nur bei Komplikationen (Blutungen, Ileus) erforderlich.

Dickdarmadenome — **XXII.4**

Adenome (Polypen) sind die häufigsten benignen Tumoren im Dickdarm. Es handelt sich um unterschiedlich große Geschwülste, die von der Schleimhaut ausgehen, verschieden geformt, und solitär oder multipel auftreten. Sie kommen bei ca. 7–10% aller Menschen vor und neigen in Abhängigkeit von Größe und Morphologie zur malignen Degeneration.
Histologisch unterscheidet man:
1. Tubuläre Adenome: gestielt oder breitbasig, häufigste Form, Malignitätsrate je nach Größe zwischen 1 und 10%.
2. Villöse Adenome: makroskopisch weicher, **zottiger**, meist flächiger Tumor. Die besonders hohe Entartungsquote (je nach Größe 40–70%) macht sie zu einer **Präkanzerose**.
3. Tubulovillöses Adenom: Mischform.
Die überwiegende Zahl der **Kolonpolypen** ist klinisch stumm. Treten die ersten Symptome auf, so stehen rektale Blut- und Schleimabgänge im Vordergrund. Seltener kommt es zum Prolaps oder zu Invaginationserscheinungen. Die **villösen Adenome** können über eine Mukodiarrhö zu schweren Wasser-, Elektrolyt- und Eiweißverlusten führen.
Diagnostisch wird neben der Doppelkontrastdarstellung die Rekto- bzw. Koloskopie durchgeführt.
Therapie: Gestielte Polypen werden endoskopisch abgetragen. Villöse und breitbasige Adenome sowie Adenome mit Malignitätsverdacht müssen je nach Lokalisation transanal, sakral oder transperitoneal aus der Kolonwand exzidiert werden (ggf. kleine Segmentresektion).
In letzter Zeit werden auch breitbasige Rektumadenome zunehmend mit Hilfe der endoskopischen Mikrochirurgie im Rahmen der *minimal invasiven Chirurgie* entfernt.

F93 !

Frage 22.27: Lösung E

Kolonkarzinome metastasieren hämatogen über die **V. portae** (Pfortader) vor allem in die **Leber** (ca. 75%), von dort in die Lunge und in die Knochen.
Zu **(B)**: Lymphogene Metastasen siedeln sich beim Kolonkarzinom entlang der versorgenden Blutgefäße in den regionalen und peripheren Lymphknoten ab.
Zu **(C)**: Über die **V. cava** metastasieren **tief sitzende Rektumkarzinome** vor allem in die Lunge.

H97

Frage 22.28: Lösung B

Der Kolonkontrasteinlauf zeigt eine breitbasige Kontrastmittelaussparung im Colon sigmoideum (Bauchlage) mit exzentrischer Destruktion der Schleimhaut (Bild des „abgegessenen Apfels"). Dieser Befund ist am ehesten auf ein **stenosierendes Karzinom** zurückzuführen. Die septischen Temperaturen mit Leukozytose und Resistenz im linken Unterbauch sprechen für eine lokale Peritonitis aufgrund einer (gedeckten) Perforation. In Kenntnis dieses Befundes ist bei genauer Betrachtung ein diskreter Kontrastmittelaustritt im kaudalen aboralen Stenosebereich (bescheidene Bildqualität) als Hinweis auf eine Tumor- bzw. Darmperforation zu erkennen.
Zu **(A)**: Die **Divertikulose** ist durch multiple kontrastmittelgefüllte Aussackungen der Darmwand charakterisiert. Diese sind glatt begrenzt und zeigen einen schmalen Hals. Es handelt sich um Schleimhautausstülpungen an Gefäßdurchtrittsstellen (fal-

sche Divertikel), die gewöhnlich keine Beschwerden verursachen. Erst die **Divertikulitis** führt zu Beschwerden, die mit dem Befund des Patienten übereinstimmen (Zeichen der sog. **Linksappendizitis**).
Zu **(C):** Eine **Invagination** am Rektosigmoid kommt praktisch nicht vor. 90% aller Invaginationen sind **ileozökal** bzw. **ileokolisch**. Es ist eine typische Erkrankung im Kindesalter. Im Kolonkontrasteinlauf ist ein Kontrastmittelstop an der Spitze des Invaginats nachweisbar (Becher- oder Zapfenform, Kokarde).
Zu **(D): Polypen** können zwar auch eine Kontrastmittelaussparung verursachen (insbesondere die breitbasigen Polypen). Sie zeigen jedoch im Gegensatz zum Karzinom in der Regel keine wesentliche Einziehung und Verziehung der Darmwand. Eine deutliche Stenosierung wie durch das o.g. Sigmakarzinom ist daher sehr unwahrscheinlich.
Zu **(E):** Eine **Infiltration des Colon sigmoideum von außen** ist zwar theoretisch denkbar, jedoch äußerst unwahrscheinlich. Bei Frauen kommen Sigmaverlagerungen bzw. -infiltrationen durch Uterus- oder Ovarialtumoren vor.

H99 **!!**

Frage 22.29: Lösung D

Die Doppelkontrastdarstellung der rechten Kolonflexur zeigt einen großen Füllungsdefekt mit erheblicher Stenosierung und Zerstörung des Schleimhautreliefs. Es liegt mit großer Wahrscheinlichkeit ein **Kolonkarzinom** vor. Verstopfungen im Wechsel mit Durchfällen und Gewichtsabnahme sind häufige Symptome beim Kolonkarzinom.

H99 **!!**

Frage 22.30: Lösung D

Beim Kolonkarzinom der rechten Flexur ist eine **erweiterte Hemikolektomie rechts** erforderlich.

H99 **!**

Frage 22.31: Lösung B

Die Röntgenaufnahme des Abdomens im Stehen zeigt geblähte Dickdarmschlingen und Spiegelbildungen (waagerechte Linie zwischen Gas und Flüssigkeit) im Bereich des Colon ascendens und der linken Kolonflexur als Hinweis auf einen **mechanischen Dickdarmileus**. Da das Colon descendens weitgehend luftfrei ist, besteht hier der Verdacht auf einen stenosierenden Prozess.
Zu **(A):** Bei einem **paralytischen Ileus** infolge Mesenterialinfarkt sind die überblähten Darmschlingen gewöhnlich gleichmäßig im Dünn- und Dickdarmbereich festzustellen. Außerdem ist das Allgemeinbefinden erheblich beeinträchtigt bis hin zum Schockzustand.
Zu **(C):** Das **toxische Megakolon** ist eine schwere Komplikation der **Colitis ulcerosa**. Es kommt zum **akuten Abdomen** mit schmerzhaft aufgetriebenem Leib, Erbrechen und allgemeiner Intoxikation mit Fieber. Im Röntgenbild ist ein maximal dilatierter Kolonrahmen zu erkennen.
Zu **(D):** Die **perforierte Appendizitis** führt rasch zur Verschlechterung des Allgemeinzustandes mit Fieber und Zeichen des akuten Abdomens. Es besteht ein konstanter Schmerz im Unterbauch oder generalisiert infolge Peritonitis. Radiologisch kommt es bei ausgeprägter Peritonitis zum **paralytischen Ileus**.
Zu **(E):** Bei einem **tiefen Dünndarmileus** sind die Dünndarmspiegel vor allem im Unterbauch lokalisiert. Der **Gallensteinileus** zeigt typischerweise Luft in den Gallenwegen **(Aerocholie)**.

F02 F96 **!**

Frage 22.32: Lösung B

Die Einteilung der Karzinome erfolgt nach dem **TNM-System**, wobei **T** für Tumor, **N** für Noduli (Lymphknoten) und **M** für Metastasen steht.
Für das Kolonkarzinom gilt folgende Einteilung:

T-Primärtumor
- **T_x** Primärtumor kann nicht beurteilt werden
- **T_0** kein Anhalt für Primärtumor
- **T_{is}** Karzinoma in situ
- **T_1** Tumor infiltriert Submukosa
- **T_2** Tumor infiltriert Muskularis propria
- **T_3** Tumor infiltriert bis in die Subserosa bzw. in nicht peritonealisiertes perikolisches oder perirektales Fettgewebe
- **T_4** Tumor hat das viszerale Peritoneum durchbrochen oder infiltriert direkt benachbarte Organe (B)

N-Noduli
- **N_x** regionäre Lymphknoten können nicht beurteilt werden
- **N_0** keine regionäre Lymphknotenmetastase
- **N_1** Metastasen in 1–3 regionären Lk
- **N_2** Metastasen in 4 oder mehr regionären Lk

M-Metastasen
- **M_x** das Vorliegen von Fernmetastasen kann nicht beurteilt werden
- **M_0** keine Fernmetastasen
- **M_1** Fernmetasen (meist in Leber, gefolgt von Lunge und Peritoneum)

Über den Differenzierungsgrad eines Tumors gibt das **histopathologische Grading (G)** Auskunft:

G_1 gut differenziert
G_2 mäßig differenziert
G_3 schlecht differenziert
G_4 undifferenziert

In die Beurteilung des Primärtumors geht also nur die Infiltrationstiefe der Schichten der Darmwand ein und nicht die Größe des Tumors ((A) und (C) sind falsch). Aus der Einteilung wird auch ersichtlich, dass ein T_4-Stadium kein Frühkarzinom mehr darstellt ((D) ist falsch). Der Differenzierungsgrad eines Tumors wird durch das Grading beschrieben und nicht durch das TNM-Stadium ((E) ist falsch).

F00 **!**

Frage 22.33: Lösung C

Siehe Kommentar zu Frage 22.34.

F00 **!**

Frage 22.34: Lösung D

Zu **(A):** Bei der **Proktokolektomie** handelt es sich um eine Totalentfernung des Dickdarms entweder mit **Pouch-analer** Anastomose (z.B. Ileum-Pouch als Reservoir aus der unteren Ileumschlinge) oder mit Exstirpation des Anus und endständiger Ileostomie; Operationsverfahren bei der familiären **Adenomatosis coli** und bei schweren Formen der **Colitis ulcerosa** mit Totalbefall des Kolons.

Zu **(B):** Bei der doppelläufigen **Kolostomie** (Anus praeter) werden der orale und aborale Schenkel des Dickdarms zur Stuhlableitung durch die Haut nach außen geleitet. Dies geschieht z.B. als Palliation oder als passagere Ableitung zum Schutz von Anastomosen.

Zu **(E):** Die **Ileozäkalresektion** wird am häufigsten beim **Morbus Crohn** angewandt. Nach Entfernung des terminalen Ileums und des Zäkums wird die Darmkontinuität durch eine Ileo-Aszendostomie wieder hergestellt.

F00 **!**

Frage 22.35: Lösung E

Ein Skelettszintigramm wird bei der Nachsorge zum Nachweis oder Ausschluss von Knochenmetastasen durchgeführt. Kolonkarzinome metastasieren jedoch vor allem in Leber und Lunge und sehr selten in das Skelett. Karzinome der Mamma, Prostata, Lungen und Schilddrüse metastasieren bevorzugt in die Knochen.

Kolonkarzinom — **XXII.5**

Etwa 75% aller **Dickdarmkarzinome** sind im Rektosigmoid lokalisiert. In über 80% der Fälle handelt es sich um Adenokarzinome. In der Häufigkeitsskala stehen sie an 2. Stelle aller Organkrebse. Für die zunehmende Häufigkeit werden unter anderem Umweltfaktoren und Ernährungsgewohnheiten verantwortlich gemacht. Prädisponierende Faktoren sind familiäre Disposition, Colitis ulcerosa, familiäre Polyposis, adenomatöse Polypen (insbesondere villöse Adenome), Strahlenkolitis, Ruhr und Morbus Crohn. Der Häufigkeitsgipfel liegt zwischen dem 50. und 60. Lebensjahr.

Die Angabe der Tumorausbreitung erfolgt oft noch durch die **Stadieneinteilung nach Dukes:**

Stadium A: Tumor auf Kolon-Rektumwand begrenzt
Stadium B: Infiltration in das umliegende Gewebe
Stadium C: Metastasierung der regionalen Lymphknoten
Stadium D: Fernmetastasen vorhanden.

Eine genauere Beurteilung erlaubt die Klassifizierung nach dem TNM-System.

Diagnostik:
Beim **Kolonkarzinom** steht die retrograde Kontrastmitteluntersuchung – insbesondere das Doppelkontrastverfahren – im Vordergrund der Diagnostik. Es finden sich umschriebene Faltenabbrüche, wandständige Füllungsdefekte, Wandstarre und Stenosen. Die Koloskopie mit Biopsien erlaubt die histologische Diagnose.

Die Bestimmung des karzinoembryonalen Antigens **(CEA)** ist für die Frühdiagnose kolorektaler Karzinome ungeeignet, jedoch für deren spätere Verlaufskontrolle nützlich.

Der **Haemoccult-Test** (Stuhluntersuchung auf okkultes Blut) hat sich im Rahmen der Krebsvorsorgeuntersuchung bewährt.

Ein negativer Test schließt selbstverständlich ein Karzinom **nicht** aus.

Therapie: Resektion.

Je nach Tumorlokalisation im Kolon ergeben sich aufgrund der Gefäßversorgung und entsprechender Lymphbahnen unterschiedliche Resektionsgrenzen. Bei Ascendens-Tumoren erfolgt die Resektion der rechten Kolonhälfte mit End-zu-End-Ileotransversostomie **(Hemikolektomie rechts)**, die außerdem bei Karzinomen am Zökum und an der Flexura coli dextra indiziert ist. Weitere Operationsverfahren bei Kolon- und Rektumtumoren sind: **Ileozökale Resektion** beim kleinen Zökumpolkarzinom, **Transversumresektion, Hemikolektomie links, Sigmaresektion, Rektosigmoidresektion** beim tiefen Sigma- oder hohen Rektumkarzinom (Tumor nicht tiefer als 8 bis 10 cm ab ano) und **abdomi-**

no-perineale Rektumexstirpation, beim tiefer als 8 cm ab ano lokalisierten Rektumkarzinom (Eingriff von perineal und abdominal mit endständigem Anus praeter sigmoidalis).
Solitäre Leber- und Lungenmetastasen können ebenfalls operativ entfernt werden. Des Weiteren stehen Palliativmaßnahmen (Kolostomie, Umgehungsanastomosen) zur Verfügung. Die **Radiatio** kann beim Rektumkarzinom adjuvant (Vor- oder Nachbestrahlung) oder palliativ angewandt werden. Eine adjuvante **Chemotherapie** wird entweder lokal über einen **A. hepatica-Katheter** bei Lebermetastasen oder systemisch durchgeführt.
Die 5-Jahres-Überlebensrate für **kolorektale Karzinome** hängt entscheidend vom Tumorstadium ab:

Stadium I	($T_{1,2}$ N_0 M_0): 85%
Stadium II	($T_{3,4}$ N_0 M_0): 50 bis 60%
Stadium III	(jedes T N_1 M_0): 25 bis 35%
Stadium IV	(jedes T jedes N M_1): ca. 5%

F01 H98 H90 F90 !

Frage 22.36: Lösung C

Karzinoide können im gesamten Magen-Darmtrakt und in der Lunge vorkommen. 40% aller Karzinoide sind in der Appendix, 15% im Rektum und nur ca. 5% im sonstigen Kolon lokalisiert. Im Dünndarm ist hauptsächlich das terminale Ileum befallen. Die Tumoren können maligne entarten und metastasieren.
Das **Karzinoidsyndrom** entsteht aufgrund einer vermehrten Ausschüttung von *Serotonin* (5-Hydroxytryptamin) in den Blutkreislauf.
Zeichen des **Karzinoidsyndroms:**
- anfallsweise Hautrötung („Flush"), Schwitzen, Teleangiektasien,
- Herzklopfen, Endokardfibrose, Blutdruckabfall,
- Asthma bronchiale,
- Erbrechen, Ileus, Koliken, Diarrhöen.

Liegt das primäre Karzinoid im Dünndarm, können erst dann ausgeprägte Symptome auftreten, wenn Lebermetastasen vorliegen, denn die Leber baut das aus dem portalen Kreislauf stammende Serotonin ab. Laborchemisch ist der Serotoninspiegel im Blut und Urin erhöht. Im Urin lässt sich vermehrt das Abbauprodukt von Serotonin, die **5-Hydroxyindolessigsäure**, nachweisen.
Die **Therapie** besteht in operativer Entfernung des Primärtumors und seiner Metastasen. Konservativ kann man Serotoninantagonisten geben.

H91

Frage 22.37: Lösung D

Die erhöhte Ausscheidung der Substanzen im Urin erlaubt die folgende Zuordnung:
Zu **(A): 17-Ketosteroide:** Erkrankungen der Nebennierenrinde (Cushing-Syndrom, Karzinom, adrenogenitales Syndrom), der Gonaden, der Hypophyse und/oder des Hypothalamus, Gravidität.
Zu **(B): Gonadotropine:** Tumoren, Gravidität.
Zu **(C): Vanillinmandelsäure:** Phäochromozytom, andere Tumoren des sympathischen Nervensystems.
Zu **(E): 17-Hydroxykortikosteroide:** Cushing-Syndrom, Hyperthyreose, Adipositas, Fieber.

H97

Frage 22.38: Lösung E

Neben Serotoninantagonisten und Kallikreininhibitoren sind **Zytostatika** beim metastasierten **Karzinoid** wirksam. Die operative Tumor- und Metastasenentfernung steht im Vordergrund.

H01 H91 H90 !

Frage 22.39: Lösung E

Bei der **familiären Adenomatosis coli** handelt es sich um eine autosomal (nicht geschlechtsgebunden) dominant vererbte Erkrankung, bei der die gesamte Kolonschleimhaut von einem dichten Polypenrasen befallen ist. Die maligne Entartung kann bereits in der Pubertät beginnen und ist nach 15–20 Jahren nahezu obligat. Die **Symptomatik** beginnt meist während der Kindheit mit Blut- und Schleimstühlen, Diarrhöen, Tenesmen und krampfartigen Schmerzen im Abdomen.
Therapie: Proktokolektomie mit endständigem Ileostoma oder kontinenter Ileostomie (**Kock-Ileostomie**). Alternativ **ileorektaler Durchzug** nach Mukosektomie des Rektums mit Anlage eines Ileumpouches.

23 Rektum und Anus

H85

Frage 23.1: Lösung D

Die **Analatresie** gehört zu den anorektalen Missbildungen. Es handelt sich um Entwicklungsstörungen, die sowohl den Enddarm als auch den Urogenitaltrakt betreffen.
Je nach Höhe der Atresie und unterschiedlicher Fistelung (zum Perineum, Skrotum, Vagina) werden verschiedene Formen unterschieden.
Diagnose: Fehlende oder hypoplastische Afteröffnung. Differenzialdiagnose zwischen hoher und tiefer Atresieform ist oft schwierig. Nach 24 Stunden gewöhnlich Fistelgang nachweisbar, der Mekonium enthalten kann.
Untersuchungen: Röntgenaufnahme im Hängen, Punktion des Blindsackes und Darstellung mit Kontrastmittel möglich. Wichtig zur Untersuchung zwischen hoher und tiefer Atresieform (Bezugspunkt: *pubococcygeale Linie*).
Lässt sich äußerlich keine Fistel nachweisen, ist eine Miktionszystourethrographie (MCU) angezeigt.
Therapie: Je nach Form verschiedene Erweiterungsplastiken, Durchzugsoperationen u. a.
Prognose: Abhängig von verschiedenen Begleitmissbildungen, Gestationsalter und Höhe der Atresie.
Fehlbildungen des Urogenitaltrakts sind in 60–70% der Fälle zusätzlich nachweisbar.
Letalität zwischen 5 und 45%. Die Kontinenz ist bei den tiefen Formen gut, bei hohen Atresieformen 25–30% schlechte Stuhlkontinenz.

H99 H92 !!

Frage 23.2: Lösung E

Hämorrhoiden können in **4** Schweregrade eingeteilt werden:

- **I.** Oberhalb der *Linea dentata* gelegene Knoten, die nur proktoskopisch zu sehen sind.
- **II.** Beim Pressen prolabieren die Knoten und rutschen nach der Defäkation spontan in den Analkanal zurück.
- **III.** Permanent prolabierte Knoten ohne spontane Reposition.
- **IV.** Irreponible Knoten.

H01 !

Frage 23.3: Lösung B

Zu **(B):** Bei **Hämorrhoiden 2. Grades** prolabieren die Knoten beim Pressen und rutschen nach der Defäkation spontan in den Analkanal zurück. Therapeutisch kann eine **Sklerosierung** oder Gummibandligatur durchgeführt.
Siehe Lerntext „Hämorrhoiden“ XXIII.1.

H01 !

Frage 23.4: Lösung D

Zu **(D):** Eine **chronische Analfissur** entsteht durch einen erhöhten Tonus des M. sphincter ani. Es kommt zu einer Fibrosierung des Muskels mit Einrissen der darüberliegenden Haut. Therapeutisch sollte die Fissur und das Narbengewebes exzidiert und zur histologischen Untersuchung eingeschickt werden. Zusätzlich wird zur Senkung des Sphinktertonus eine **laterale submuköse Sphinkterotomie** durchgeführt.
Siehe Lerntext „Analfissur“ XXIII.2.

F02 !!

Frage 23.5: Lösung C

Zu **(C):** Bei **Hämorrhoiden II. Grades** prolabieren die Knoten beim Pressen und rutschen nach der Defäkation spontan wieder in den Analkanal zurück. Die Therapie besteht in einer **Sklerosierungsbehandlung** (C) oder einer Gummibandligatur. Wichtig ist hier auch, dass die Patientin bereits koloskopiert wurde, da bei jedem peranalen Blutabgang ein Malignom ausgeschlossen werden muss!
Siehe auch Lerntext „Hämorrhoiden“ XXIII.1.

Hämorrhoiden — **XXIII.1**

Hämorrhoiden sind knotenförmige Erweiterungen der arteriell und venös versorgten Corpora cavernosa recti (Schwellkörper).
Ursachen: Chronische Obstipation, überwiegend sitzende Tätigkeit, Funktionsstörungen des Kontinenzorgans, Sphinkterhyperplasie/-hypertrophie und -sklerose. Es werden **4 Schweregrade** unterschieden:

- **I.** Oberhalb der *Linea dentata* gelegene Knoten, die nur proktoskopisch zu sehen sind, Entsprechend den Ästen der *A. rectalis superior* sind die Primärknoten bei 3, 7 und 11 Uhr in Steinschnittlage lokalisiert.
- **II.** Beim Pressen prolabierende die Knoten, die nach der Defäkation spontan in den Analkanal zurückrutschen.
- **III.** Permanent prolabierte Knoten ohne spontane Reposition.
- **IV.** Irreponible Knoten

Symptome:

Stadium I:	Beschwerdefreiheit, blutbenetzte Stühle und Juckreiz.
Stadium II:	Schmerzen beim Prolabieren, gelegentlich Blutungen.
Stadium III:	starke Schmerzen, Schleimsekretion, mögliches Analekzem, Pruritus, seltener Blutungen.
Stadium IV:	starke Schmerzen, z. T. Knoten ulzeriert.

Therapie:

Stadium I:	Gewichtsreduktion, Meiden von Alkoholexzessen, Stuhlregulation durch Diät und milde Laxanzien, ausgiebige Analhygiene, Hämorrhoidalsuppositorien, ggf. Sklerosierungsbehandlung.
Stadium II:	Barron-Gummiband-Hämorrhoidalligatur, Sklerosierung, elektrochirurgische Verödung.
Stadium III:	Operative Behandlung (z. B. Hämorrhoidenexstirpation nach *Milligan-Morgan* oder *Parks*).
Stadium IV:	wie Stadium III.

! **Merke:** Höher lokalisierte Ursachen von Blutauflagerungen (kolorektales Karzinom und Hämorrhoiden gleichzeitig möglich) durch Kolonkontrasteinlauf (KE) und Rektoskopie ausschließen.

F97

Frage 23.6: Lösung D

Der **Rektumprolaps** ist an der typischen **zirkulären** Schleimhautfältelung zu erkennen.
Zu **(A):** Die prolabierten Knoten bei Hämorrhoiden Grad III zeigen eine glatte Schleimhaut.
Zu **(B):** Der **Analprolaps** hat ein **radiäres** Faltenmuster und kommt vor allem bei Hämorrhoiden Grad III vor.
Zu **(C):** Beim **Vaginalprolaps** ist die Vagina aus der Vulva hervorgetreten.
Zu **(E):** Bei einer **Invagination** handelt es sich um eine Einstülpung eines Darmanteils in einen anderen. Es ist eine typische Erkrankung des Kindesalters und kommt am häufigsten als ileokolische und ileozökale Invagination vor.

H95

Frage 23.7: Lösung B

Der **Analprolaps** tritt vor allem bei **drittgradigen Hämorrhoiden** auf. Auch bei Analsphinkterschwäche sowie mangelnder Fixation der Analhaut auf dem Muskel.
Zu **(A)** und **(D):** Die **Beckenbodenschwäche** wird als mögliche Ursache des **Rektumprolapses** angesehen. Der M. levator ani ist Teil des Beckenbodens.

F01 H93

Frage 23.8: Lösung C

Chronische Analfissuren werden operativ durch laterale submuköse **Sphinkterotomie** behandelt. Bei der **akuten Fissur** kommt zunächst eine konservative Therapie mit Salben, Suppositorien, Sitzbädern etc. zur Anwendung.

Analfissur — **XXIII.2**

Bei der **Analfissur** kann eine akute von einer chronischen Form unterschieden werden. Die akuten Fissuren gehen häufig von Analrhagaden bzw. von Epithelläsionen aus. Der Übergang in die chronische Form zeigt sich durch unterschiedlich starke Ulzerationen mit entzündlicher Infiltration der Umgebung.
Ursache:
Sphinktersklerose, chronische Kryptitis, bevorzugt betroffen sind Frauen mit chronischer Obstipation.
Symptome:
Schmerzen bei der Defäkation mit starkem Nachschmerz. Die Folge ist ein reflektorischer Sphinkterkrampf mit Zunahme der Obstipation. Die Angst vor dem nächsten Stuhlgang kann zu erheblichen psychischen Veränderungen führen. Blutungen kommen ebenfalls vor.
Diagnose:
Bei der Inspektion des Analkanals ist meist an der hinteren Kommissur die gerötete und/oder ulzerierte Fissur zu erkennen.
Therapie:
Bei akuten Fissuren zunächst Salben, Suppositorien und Sitzbäder. Bei der chronischen Form: **laterale submuköse Sphinkterotomie.**

F98

Frage 23.9: Lösung E

Die Abbildung zeigt multiple sezernierende **perianale Fistelöffnungen**, die am ehesten auf einen **Morbus Crohn** zurückzuführen sind. Die Bildung von inneren und äußeren Fisteln ist für den M. Crohn typisch. Die übrigen genannten Erkrankungen gehen gewöhnlich nicht mit Fistelbildungen einher.
Zu **(A): Hämorrhoiden** sind im **Stadium III** als permanent prolabierte Knoten am Anus zu erkennen.
Zu **(B):** Das **Analkarzinom** imponiert als Tumor entweder am Analrand oder im Analkanal.
Zu **(C): Condylomata acuminata** (spitze Feigwarzen) sind meist beetartig angeordnete derbe Warzen in Analbereich und Geschlechtsgegend. Es handelt sich um eine sexuell übertragbare Virusinfektion.

Zu **(D):** Die **Colitis ulcerosa** ist eine unspezifische ulzerative Entzündung, die zu etwa 90% im Rektum beginnt und später ganz oder teilweise auf das Kolon übergreift. Hauptsymptome sind Durchfälle und blutig schleimige Stuhlbeimengungen. Im Gegensatz zum M. Crohn kommt es nicht zur Fistelbildung.

F98

Frage 23.10: Lösung D

Zu **(1):** Die **selektive Angiographie** ist bei bestimmten Tumoren (Leber, Pankreas etc.) vor allem zur Operabilitätsbeurteilung indiziert.
Zu **(5):** Die **Perkussion** des Abdomens ist zur Klärung der Diagnose ungeeignet. Ein hypersonorer Klopfschall zeigt z.B. nur allgemein ein geblähtes Intestinum an.

Analfisteln — **XXIII.3**

Anorektale Fisteln entstehen durch **kryptoglanduläre Infektionen**, selten durch Morbus Crohn oder Colitis ulcerosa.
Bei einer **kompletten Fistel** besteht ein durchgehender Fistelgang vom Darmlumen zur Haut. Die **inkomplette innere Fistel** hat nur eine Fistelöffnung in der Darmschleimhaut und endet blind. Bei der **inkompletten äußeren Fistel** liegt eine Hautöffnung ohne Verbindung zum Darm vor.
Nach der topographischen Beziehung zum Sphinkter unterscheidet man 4 Hauptformen:

I. **Intersphinktere Fistel:** Sie kommt am häufigsten vor und mündet am äußeren Analrand. Seltener reicht sie bis in das Rektum oder verläuft als inkomplette Fistel nach kranial.
II. **Transsphinktere Fistel:** Ausgehend von den Morgan-Krypten verläuft sie in unterschiedlicher Höhe durch den inneren und äußeren Schließmuskel in die Fossa ischiorectalis bzw. bis zur Haut. Der Fistelgang kann die Levatorplatte durchbohren und bis in den pelvirektalen Raum hineinreichen.
III. **Suprasphinktere Fistel:** Diese verläuft im intersphinkteren Spaltraum nach kranial, umläuft den M. puborectalis, durchbohrt den M. levator und zieht nach kaudal in die Fossa ischiorectalis zur Haut.
IV. **Extrasphinktere Fistel:** Die innere Fistelöffnung liegt in der Rektumampulle oder in höher gelegenen Darmabschnitten. Der Fistelgang durchsetzt die Levatorplatte und verläuft durch die Fossa ischiorectalis außerhalb der Sphinktermuskeln zur perinealen Haut. Ursächlich kommt vor allem die Enteritis regionalis Crohn infrage. Weitere Ursachen sind Colitis ulcerosa, Karzinom, Divertikulitis, Pfählungsverletzungen u.a.

Symptome: Bei äußeren Fisteln besteht Juckreiz und Nässen, welches zu paraanalen Ekzemen führt. Komplette Fisteln können Stuhlabsonderungen aufweisen. Bei den inneren Fisteln stehen Tenesmen und Schmerzen im Vordergrund.
Diagnose: behutsames Sondieren des Fistelgangs bei gleichzeitiger rektaler Untersuchung, Methylenblauinjektion unter obligater Rektoskopie.
Therapie: Bei allen sphinkteren (Typ I) und den meisten transsphinkteren Fisteln (Typ II) ist eine **Fistelspaltung** (operative Entdachung) ohne Kontinenzverlust möglich. Suprasphinktere (Typ III) und extrasphinktere Fisteln (Typ IV) dürfen nicht radikal gespalten werden, da aufgrund der Höhe und Lokalisation zum M. puborectalis dieser zwangsläufig durchtrennt und eine irreversible Inkontinenz entstehen würde. Sie erfordern spezielle Behandlungsmethoden, wie:

1. Protektive Kolostomie zur Ausheilung der hohen inneren Fistelöffnung.
2. Spaltung des Fistelgangs und primären Ausgangsorts durch den M. sphincter int. und ext. von perineal.

Das Hauptziel einer Fisteloperation muss die Sanierung des Ausgangspunkts, also der Proktodealdrüsen-(Analkrypten-)Infektion sein, da es sonst unweigerlich zu Rezidiven kommt. Mit einem spontanen Ausheilen ohne operative Revision ist bei einer Analfistel nicht zu rechnen.

H00 **!**

Frage 23.11: Lösung C

Bei der akuten Infektion der **Proktodealdrüsen** kommt es zu einer Keiminvasion in die bindegewebigen Regionen des Anorektums. Folgende Lokalisationen werden unterschieden: *intermuskulär, ischiorektal, submukös* und *pelvirektal.*
Symptome: Schmerzen, oft Fieber und Schüttelfrost, lokal: Vorwölbung mit Fluktuation.
Therapie: chirurgische Abszesseröffnung, ausreichende Drainage der Abszesshöhle, ggf. Fistelspaltung.

H98 F91

Frage 23.12: Lösung E

Druckschmerz mit Rötung, Flukuation und ödematöser Induration 2 cm neben dem Analrand sind typische Zeichen des **periproktitischen Abszesses**. Meist begründet dieser sich auf einer Rückstauentzündung in einer analen Krypte oder in einer hier mündenden Proktodealdrüse. Auch kann man ferner als Ursache an Colitis ulcerosa, Morbus Crohn und Tuberkulose denken. Die Kryptitis kann die

Wand durchbrechen und auf die Umgebung übergreifen.
Therapie der Wahl ist die **Inzision**.
Cave: Perianale Abszesse sind Vorläufer perianaler Fisteln. Oft werden sie zu spät erkannt und nur unzureichend chirurgisch saniert!

F97

Frage 23.13: Lösung C

Auf der Abbildung ist eine erhebliche ödematöse Schwellung des Skrotums einschließlich des Penis zu erkennen. Außerdem ist das Skrotum teilweise nekrotisch-gangränös verändert. Des Weiteren ist ein perianaler Haut-Weichteildefekt (Zustand nach perianaler Inzision) sichtbar. Es handelt sich um das typische Bild einer **Fournier-Gangrän**. Diese gangränös verlaufende Entzündung des männlichen Genitales und des Dammbereichs geht oft von einer harmlosen oberflächlichen Läsion des Skrotums aus. Die progrediente Nekrose kann sich über den gesamten Skrotal-, Penis- und Perinealbereich bis in die Bauchdecke ausbreiten. Erreger sind Streptokokken und Mischinfektionen. Betroffen sind überwiegend Patienten mit erheblich reduziertem Allgemeinzustand (Diabetes mellitus, Kachexie, Drogen- und Alkoholabusus etc.).
Therapie: Sofortige Gabe eines Antibiotikums, Bettruhe, Kühlung und Applikation von Antiphlogistika. Ggf. müssen die betroffenen Hautregionen abgetragen und später plastisch gedeckt werden. Verlust der gesamten Skrotal- und Penishaut möglich. Evtl. vorübergehende Verlagerung der Hoden in die Leisten notwendig. Bei frühzeitiger Antibiose und chirurgischer Therapie ist die Prognose relativ gut.
Zu **(A):** Eine **perianale Phlegmone** zeigt eine Rötung und Schwellung ausschließlich im Perianalbereich.
Zu **(B):** **Konfluierende Abszesse** sind eher durch Vorwölbung mit Hautrötung zu erkennen. Es kommt nicht zwangsläufig zu gangränösen Veränderungen.
Zu **(D):** Ein **Erysipeloid** (Schweinerotlauf) ist eine Hautinfektion vor allem im Hand- und Fingerbereich mit Schwellung und scharf begrenzter blaurötlicher Verfärbung. Gehäuftes Vorkommen bei Landwirten, Metzgern, Tierärzten etc.
Zu **(E):** Bei der **Aktinomykose** handelt es sich um eine seltene chronische Infektionskrankheit, die durch Aktinomyzeten hervorgerufen wird. Die endogene Infektion (nach dentogenen oder tonsillären Infektionen) ist in 60–70% der Fälle im zervikofazialen Bereich lokalisiert. Die thorakale bzw. abdominale Form ist seltener. Im Vordergrund steht die brettharte Schwellung mit bläulich-livider Hautverfärbung. Später kommt es zur eitrigen Einschmelzung mit Fistelbildungen.

F98

Frage 23.14: Lösung B

Der **Pilonidalsinus** (Steißbeinfistel, -zyste) ist ein epithelialisierter Gang, der einzelne oder mehrere Haare enthält. Betroffen sind meist junge, stark behaarte Männer. Prädisponierend ist eine überwiegend sitzende Tätigkeit.

H92

Frage 23.15: Lösung A

Es werden **Analrand-** von **Analkanalkarzinomen** unterschieden. Das Analrandkarzinom entsteht an der Haut-Schleimhaut-Grenze als **Plattenepithelkarzinom**. Das Analkanalkarzinom wächst im Bereich des Übergangsepithels der Linea dentata.
Symptome:
Blutungen, Schmerzen, Fremdkörpergefühl, Pruritus, später Stuhlunregelmäßigkeiten.
Diagnose:
Rektale Untersuchung, Proktorektoskopie mit Biopsie, Leistenlymphknoten?
Zu **(2):** Unter Analkarzinomen kommt das Adenokarzinom selten vor.
Zu **(3):** Die hämatogene Metastasierung ist beim Analkarzinom mit weniger als 10% selten.
Zu **(5):** Beim Analkarzinom wird heute ein multimodales Vorgehen bevorzugt: **präoperative Chemotherapie, präoperative Radiatio** und Operation. Kleine Tumoren werden nach o.g. Therapie biopsiert, um vitale Tumorreste zu erkennen, die lokal exzidiert werden. Bei größeren Tumoren > 5 cm ist eine abdominoperineale Rektumexstirpation erforderlich.

H01

Frage 23.16: Lösung B

Zu **(B):** Bei einem **Analrandkarzinom** im Stadium T_2 (2–5 cm) wird primär eine Radiochemotherapie durchgeführt. Anschließend wird eine Probebiopsie aus dem ehemaligen Tumorgebiet entnommen. Bei einem positiven Befund wird eine abdominoperineale Rektumexstirpation (C) mit Anlage eines Anus praeter (E) durchgeführt.
Zu **(A):** Nur Analrandkarzinome im Stadium T_1 (< 2 cm) können in kurativer Absicht lokal exzidiert werden.
Zu **(D):** Die Kontinenz erhaltende anteriore Rektumexstirpation oder besser anteriore Rektumresektion kann bei Rektumkarzinomen durchgeführt werden, die mindestens einen Abstand von 8 cm von der Anokutanlinie einhalten. Hier ist eine Erhaltung des Sphinkterapparates möglich und es wird durch eine End-zu-End-Anastomosierung die Kontinuität wieder hergestellt.

F00

Frage 23.17: Lösung D

Die Abbildung zeigt einen massiven Tumorbefall im Analbereich. Die Geschwulst hat eine höckrige Oberfläche und unregelmäßige Strukturen. Der Befund spricht mit größter Wahrscheinlichkeit für ein weit fortgeschrittenes **Analkarzinom** (D).
Zu **(A):** Thrombosierte **Hämorrhoidalknoten** sind glatt begrenzt und nehmen nicht derartige Dimensionen ein.
Zu **(B):** Beim **Analprolaps** ist – auch bei beginnender Nekrose – ein **radiäres** Faltenmuster der Schleimhaut zu erkennen.
Zu **(C): Condylomata acuminata** (spitze Feigwarzen) sind meist beetartig angeordnete derbe Warzen in Analbereich und Geschlechtsgegend. Es handelt sich um eine sexuell übertragbare Virusinfektion.
Zu **(E):** Beim **Lymphogranuloma inguinale** handelt es sich um eine Geschlechtskrankheit, die durch **Chlamydien** verursacht wird. Typisch sind Erosionen mit Lymphknotenschwellungen in der Leiste. Voraus gehen Primärläsionen (Papeln, Erosionen) im Bereich der Genitalregion.

F00

Frage 23.18: Lösung E

Vor dem multimodalen Vorgehen mit **präoperativer Chemotherapie** und **Radiatio** sowie **chirurgischer Behandlung** ist eine histologische Sicherung der Diagnose erforderlich.

F91

Frage 23.19: Lösung B

Zu **(A)** und **(D):** Röntgenaufnahmen der Lunge und Sonographie der Leber gehören bei Tumorerkrankungen zum **Staging** (Ausschluss von Metastasen).
Zu **(C):** Der Kontrasteinlauf wird zum Ausschluss eines Zweitkarzinoms durchgeführt. Eine Koloskopie ist ebenfalls möglich.
Zu **(E):** Die Sonographie der Nieren ist zur Beurteilung der ableitenden Harnwege erforderlich, da eine Tumorinfiltration des Ureters zu einem Harnstau führen würde.

F02 **!**

Frage 23.20: Lösung E

Zu **(E):** Jeder rektoskopisch oder koloskopisch gefundene **Polyp** muss in toto abgetragen und histologisch aufgearbeitet werden. Nur so ist eine eindeutige Klärung der Dignität möglich.
Zu **(A)** und **(B):** Auch bei mehrfachen Biopsien des Polypen und des Polypenstiels ist eine eindeutige Bestimmung der Dignität nicht möglich, da jeweils gerade Bereiche biopsiert worden sein könnten, die nicht maligne entartet sind.
Zu **(C)** und **(D):** Sowohl die Computertomographie als auch die Endosonographie kann die Dignität eines Polypen nicht klären.
Siehe auch Lerntext „Dickdarmadenome" XXII.4.

F01 **!**

Frage 23.21: Lösung C

Rektumkarzinome im mittleren Drittel (8 – 12 cm) werden durch eine anteriore (vom Bauchraum) Rektumresektion entfernt. Es handelt sich um eine Kontinenz erhaltende Operation, die häufig als tiefe anteriore Resektion nach Entfernung des gesamten Mesorektums, Rektums und Colon sigmoideums durchgeführt wird. Nach Mobilisierung der linken Kolonflexur erfolgt die Anastomose zwischen Colon descendens und Rektum (mindestens 5 cm distal des Tumors), entweder mit Hilfe eines Nahtapparates (Stapler) oder durch Handnaht. Bei tiefer sitzenden Rektumkarzinomen kommt im Einzelfall eine ultratiefe anteriore Rektumresektion bis 1 – 2 cm vom Schließmuskel entfernt in Betracht. Es wird eine vorübergehende Ileostomie angelegt. Der Patient muss außerdem über eine gute Sphinkterleistung verfügen.
Zu **(A):** Es gibt eine kryochirurgische Tumorbehandlung zur Verkleinerung des Tumors bzw. Verbesserung der lokalen Operabilität.
Zu **(B):** Die transanale chirurgische Abtragung ist prinzipiell möglich, insbesondere mit Hilfe eines speziellen Endoskopes, ist aber in erster Linie für breitbasige Adenome und ggf. T_1-Karzinome gedacht.
Zu **(D):** Die **Rektumexstirpation** ist bei Tumoren des unteren Rektumdrittels und beim Analkarzinom die Regeloperation. Es erfolgt die vollständige Entfernung von Colon sigmoideum, Rektum und Anus einschließlich des Sphinkterapparates. Da die Kontinenz nicht erhalten ist, muss ein Anus praeter naturalis (Deszendostomie) angelegt werden. Die Operation erfolgt gewöhnlich als **abdomino-perineale Rektumexstirpation** mit posteriorer (hinterer) Entfernung des Mastdarmes von perineal. Bei der **abdomino-sakralen Rektumexstirpation** wird zusätzlich das Steißbein mitentfernt.
Zu **(E):** Die **elektrochirurgische Abtragung** kommt für gestielte Polypen in Betracht.

H00 F95

Frage 23.22: Lösung C

Blut im Stuhl, sog. **Bleistiftstühle** und Windabgänge mit Schleimentleerung (Symptom des **„falschen Freundes"**) sind typische Zeichen des **Rektumkarzinoms** bzw. des distalen Kolonkarzinoms.

Zu **(A):** Bei der **Analfissur** stehen **Schmerzen** bei der Defäkation mit starken **Nachschmerzen** im Vordergrund der Symptomatik.
Zu **(B):** **Hämorrhoiden** äußern sich vor allem im Stadium II–IV durch **Schmerzen**. Im Stadium I kommt es oft zu **Blutungen**.
Zu **(D):** Symptome des **Morbus Crohn:**
Akute Form: Unterbauchschmerzen rechts, Fieber, Diarrhö etc.
Chronische Form: Subileus, Ileus, Fistelbildungen etc.
Zu **(E):** Das metastasierte **Prostatakarzinom** führt einerseits zu obstruktiven Miktionsstörungen. Andererseits verursachen **Knochenmetastasen** Rückenschmerzen, Schmerzen im Beckenbereich oder Ischialgien.

H00 F95

Frage 23.23: Lösung E

Zu **(1):** Mit Hilfe der **Endosonographie** kann über eine Bestimmung der Tiefeninfiltration von Rektumtumoren ein **Tumor-Staging** vorgenommen werden.
Zu **(2):** Durch die **Koloskopie** kann die Diagnose bioptisch gesichert und ein Zweittumor ausgeschlossen werden.
Zu **(3):** Der **Kolon-Doppelkontrasteinlauf** (Doppel-KE) gehört ebenfalls zur Standarddiagnostik bei Verdacht auf ein Kolonkarzinom. Wenn die Diagnosesicherung bereits durch eine Koloskopie erfolgte und ein **Zweitkarzinom** mit diesem Verfahren sicher ausgeschlossen wurde, kann diskutiert werden, ob unbedingt ein Doppel-KE zusätzlich erforderlich ist.

H97

Frage 23.24: Lösung A

Das Röntgenbild zeigt einen deutlichen Füllungsdefekt mit Schleimhautdestruktion.
Zu **(A):** Rektumkarzinome im mittleren Drittel (8–12 cm) werden durch eine **anteriore** (vom Bauchraum) **Rektumresektion** entfernt. Es handelt sich um eine Kontinenz erhaltende Operation, die häufig als **tiefe** anteriore Resektion nach Entfernung des gesamten Mesorektums, Rektums und Colon sigmoideums durchgeführt wird. Nach Mobilisierung der linken Kolonflexur erfolgt die Anastomose zwischen Colon descendens und Rektum (mindestens 5 cm distal des Tumors), entweder mithilfe eines Nahtapparates (Stapler) oder durch Handnaht. Bei tiefer sitzenden Rektumkarzinomen kommt im Einzelfall eine **ultratiefe anteriore Rektumresektion** bis 1–2 cm vom Schließmuskel entfernt in Betracht. Es wird eine vorübergehende Ileostomie angelegt. Der Patient muss außerdem über eine gute Sphinkterleistung verfügen.
Zu **(B):** Bei der **Diskontinuitätsresektion** des Rektums nach **Hartmann** handelt es sich um eine Resektion von Rektum und Colon sigmoideum mit Anus praeter naturalis (Deszendostomie). Es ist ein Notfalleingriff, bei dem eine primäre Anastomose nicht möglich ist (z. B. bei perforierter Divertikulitis mit Peritonitis).
Zu **(C):** Die **Rektumexstirpation** ist bei Tumoren des unteren Rektumdrittels und beim Analkarzinom die Regeloperation. Es erfolgt die vollständige Entfernung von Colon sigmoideum, Rektum und Anus einschließlich des Sphinkterapparates. Da die Kontinenz nicht erhalten ist, muss ein Anus praeter naturalis (Deszendostomie) angelegt werden. Die Operation erfolgt gewöhnlich als **abdomino-perineale Rektumexstirpation** mit posteriorer (hinterer) Entfernung des Mastdarms von perineal. Bei der **abdomino-sakralen Rektumexstirpation** (wie in der Frage genannt) wird zusätzlich das Steißbein mit entfernt.
Zu **(D):** Die Bezeichnung „posteriore Rektumresektion" ist keinem gängigen Operationsverfahren zuzuordnen.
Zu **(E):** Bei der **laparoskopischen Rektumresektion** handelt es sich um eine videoassistierte Operation, bei der über mehrere kleine Inzisionen Trokare intraabdominal platziert werden, um Kamera, Instrumente etc. vorzuschieben. Die videoassistierten laparoskopischen Eingriffe – Darmresektionen betreffend – sind noch speziellen Zentren vorbehalten und können noch nicht als allgemein anerkannte Verfahren angesehen werden.

H96

Frage 23.25: Lösung C

Die seitliche Abbildung des Kniegelenks zeigt eine **suprakondyläre Femurfraktur** infolge einer Osteolyse. Das distale Fragment ist abgekippt und weist eine deutliche dorsale Stufenbildung auf. Die Osteolyse erscheint als Strukturdefekt (Aufhellung) mit unscharfer Begrenzung ohne Randsklerose bzw. periostale Reaktion. Anterior ist die Kortikalis bereits teilweise destruiert. Die Befunde deuten auf eine osteolytische Metastase hin. Die massive Erhöhung des Tumormarkers CEA auf 135 ng/ml (obere Normgrenze 5 ng/ml) bei vorausgegangener Entfernung eines Rektumkarzinoms zeigt ein Rezidiv bzw. eine Metastasierung an. Osteolytische Metastasen kommen bevorzugt vor beim Karzinom der Bronchien, des Kolon und der Schilddrüse.
Zu **(A):** Bei der **Osteoporose** besteht eine diffuse Transparenzminderung des Knochens mit Rarefizierung der Spongiosa.
Zu **(B):** Die **Osteodystrophie** bei primärem Hyperparathyreoidismus führt ebenfalls zu einer allgemeinen Transparenzminderung der Knochen. Außerdem zu subperiostalen Resorptionen (frühzeitig

am Handgelenk sichtbar), gelenknahen Erosionen und Akroosteolysen. Im fortgeschrittenen Stadium treten jedoch osteolytische Aufhellungsareale auf, die als sog. „braune Tumoren" bezeichnet werden. Sie sind bevorzugt in der Meta- und Diaphyse der Röhrenknochen lokalisiert. Spontanfrakturen kommen vor, differenzialdiagnostisch grundsätzlich denkbar.

Zu **(D):** Das **osteogene Sarkom** kommt röntgenologisch am ehesten als Differenzialdiagnose in Frage. Etwa 50% sind in der Umgebung des Kniegelenks lokalisiert. Der Häufigkeitsgipfel liegt jedoch in der 2. Lebensdekade. Die Zeichen im Röntgenbild sind unterschiedlich und abhängig von Typ und Lokalisation. Der **osteolytische Typ** zeigt einen inhomogenen Strukturdefekt mit unscharfen Konturen zum gesunden Knochen. Die Kortikalis ist ebenfalls destruiert.

Zu **(E):** Das **Chondrom** ist ein Knorpel bildender gutartiger Tumor, der nach innen (Enchodrom) oder nach außen (Ekchondrom) wachsen kann. Im Röntgenbild sind seifenblasenähnliche Strukturen zu erkennen, die eine scharfe Begrenzung aufweisen. Die Kortikalis ist verdünnt. Zentral können schollige Verkalkungen nachweisbar sein.

24 Akutes Abdomen, Peritonitis und Ileus

Akutes Abdomen — **XXIV.1**

Das **akute Abdomen** bezeichnet eine akut einsetzende oder rasch progrediente, meist bedrohliche, diagnostisch noch nicht geklärte Erkrankung der Bauchhöhle. Zusammengefasst sind die **wichtigsten Ursachen:**

Infektionen, Organperforationen (meist Hohlorgan), Ileus, Blutungen und Stoffwechselentgleisungen.

Neben Erkrankungen und Verletzungen intraabdomineller Organe können auch extraabdominelle Erkrankungen zum klinischen Bild eines akuten Abdomens führen (Herzinfarkt, basale Pleuritis, Stoffwechselstörung u.a.). Aufgrund der häufig schwierigen Differenzialdiagnose ist eine sorgfältige Erhebung der Anamnese ggf. Fremdanamnese wichtig.

Das erste diagnostische Vorgehen zielt auf die Erfassung und Differenzierung der Leitsymptome des akuten Abdomens wie Schmerzen, Erbrechen, schlechter Allgemeinzustand ggf. mit Schocksymptomatik, Meteorismus und Änderung der Darmperistaltik. Umfang und zeitlicher Ablauf der diagnostischen Schritte sind in erster Linie vom Zustand des Patienten abhängig. Entscheidend ist die Beurteilung der Indikation und der Dringlichkeit eines chirurgischen Eingriffs. Nicht selten muss die Indikation zur unverzüglichen Laparotomie ohne sichere Diagnose gestellt werden (z.B. diffuse Peritonitis bei Verdacht auf Perforation eines Hohlorgans).

H97

Frage 24.1: Lösung C

Die **sekundäre (diffuse) Peritonitis** ist mit ca. 80% die häufigste Form der Bauchfellentzündung. Gewöhnlich kommt es zur **bakteriellen** Besiedelung des Peritoneums infolge Perforation eines Hohlorgans, postoperativer Nahtinsuffizienz sowie nach intraabdominellen Infektionen. Weitere Formen sind Durchwanderungsperitonitis bei Darmwandischämie und chemisch-toxische Peritonitis z.B. bei Pankreatitis. Die primäre Peritonitis aufgrund einer hämatogenen Streuung (z.B. Streptokokken- oder Pneumokokkenperitonitis beim Kind) kommt seltener vor.

Je nach Ursache ist der Verlauf dramatisch (Perforation, Mesenterialinfarkt, Pankreasnekrose u.a.) oder progredient (Appendizitis, Pankreatitis, Cholezystitis u.a.).

Außer den gen. Symptomen kommen vor: Abwehrspannung, Schonhaltung, Erbrechen, Leukozytose, Exsikkose und Tachykardie. Im fortgeschrittenen Stadium kommt es infolge von Hypovolämie, Elektrolytstörungen, Hypoxie und myokardialer Insuffizienz zum peritonealen Schock mit Azidose, Hypotonie, Anurie, Hepatopathie und psychischer Beeinträchtigung.

Therapie: Volumen- und Elektrolytsubstitution (Plasmaexpander, Kalium u.a.), Korrektur der Azidose, Antibiotika, Magensonde sowie weitere Maßnahmen zur Verhinderung bzw. Bekämpfung des peritonealen Schocks. Obligat ist die operative Revision mit Beseitigung der Ursache.

Ausnahmen: Gesicherte Peritonitis tuberkulosa, Unterbauchperitonitis bei Adnexitis, moribunder Patient mit progredientem peritonealem Schock trotz maximaler Therapie. Therapeutisch ist die Ausschaltung der Ursache entscheidend (z.B. Ulkusübernähung, Darmresektion bei Ischämie etc.). Es folgt eine Dekompression des überblähten Darms mit Hilfe einer Sonde. Außerdem sorgfältige Peritonealspülung. Bei einer eitrigen diffusen Peritonitis wird eine offene Bauchbehandlung mit geplanten Relaparotomien (Etappenlavage) durchgeführt.

H96

Frage 24.2: Lösung D

Zu **(1):** Bei der **Peritonitis** kommt es zur **Oligurie** bzw. **Anurie** infolge Nierenversagens.

F00 H94

Frage 24.3: Lösung B

Abdominelle Schmerzen mit Erbrechen sowie Druckschmerz im gesamten Abdomen bei spärlicher Peristaltik und Leukozytose deuten bereits auf eine **diffuse Peritonitis** hin. Die freie Luft unter den Zwerchfellkuppeln beweist die Perforation eines lufthaltigen Organs.
Zu **(A):** Bei der **Nierenkolik** besteht ein starker, wellenförmiger Schmerz vor allem im Bereich der Flanken.
Zu **(C):** Eine **intraabdominale Blutung** verläuft dramatischer mit Zeichen der Hypovolämie bis hin zum Schock.
Zu **(D):** Die 4 Hauptsymptome des **mechanischen Ileus** sind *Meteorismus, Schmerzen, Erbrechen* sowie *Stuhl- und Windverhaltung.*
Zu **(E):** Vor allem die **akute intermittierende Porphyrie** führt zu schweren kolikartigen Schmerzen mit Übelkeit und Erbrechen. Häufig bestehen Fieber und Leukozytose.

F00 H94

Frage 24.4: Lösung D

Bei der Perforation eines lufthaltigen Organs muss sofort laparotomiert werden.

F02 !

Frage 24.5: Lösung B

Zu **(B):** Auf der Abdomenübersicht im Stehen sind multiple Spiegel im Bereich des Dünndarms zu sehen. Im Kolonrahmen ist keine Luft sichtbar. Es liegt also ein **Dünndarmileus** vor. Die Patientin klagt seit 4 Stunden über krampfartige Bauchschmerzen und Erbrechen. Aus der Anamnese ist zusätzlich zu erfahren, dass die Patientin bereits appendektomiert ist. Die häufigste Ursache für einen Dünndarmileus ist mit 50% eine Bride durch eine Voroperation. Therapeutisch sollte eine stationäre Aufnahme erfolgen mit Nahrungskarenz und parenteraler Ernährung. Zusätzlich muss bei Erbrechen eine Magensonde gelegt werden. In Abhängigkeit vom klinischen Befund sollte entweder eine sofortige operative Revision mit Lösung von Briden und Adhäsionen erfolgen oder es kann zunächst ein konservativer Therapieversuch unternommen werden.

F00 !

Frage 24.6: Lösung D

Erhöhter pH-Wert und erhöhtes pCO_{2art} zeigen eine **dekompensierte metabolische Alkalose** an. Das erhöhte pCO_{2art} spricht für eine Teilkompensation durch **Hypoventilation**.

F00 !

Frage 24.7: Lösung D

Neben Verlust von **HCl** (saure Valenzen) über die Magensonde gehen auch Kalium- und Chloridionen verloren, sodass gewöhnlich eine **hypochlorämische Alkalose** vorliegt.

F00 !

Frage 24.8: Lösung D

Zur Substitution der Chloridionen hat sich die Infusion von **Arginin-Hydrochlorid** bewährt. Eventuell muss der Kaliummangel zusätzlich durch Gabe von Kaliumionen ausgeglichen werden.

F93

Frage 24.9: Lösung B

Heftige Schmerzen im Epigastrium, bretthaarte Bauchdecke und subphrenische Luftsichel sind Zeichen der Peritonitis infolge einer Perforation eines lufthaltigen Organs in die freie Bauchhöhle. Am ehesten handelt es sich um ein perforiertes Gastro-Duodenalulkus. Nur die unverzügliche Operation kann das Leben des Patienten retten.

H01

Frage 24.10: Lösung B

Zu **(B):** Typisch für die **Angina intestinalis** ist zunächst der **postprandiale Bauchschmerz**. Die Symptomatik entsteht durch den **erhöhten Blutbedarf** nach dem Essen. Hierdurch hat der Patient zunehmend Angst vor der Nahrungsaufnahme und es kommt zur Gewichtsabnahme.
Im fortgeschrittenen Stadium bestehen abdominelle Dauerschmerzen bis zum paralytischen Ileus mit Darmgangrän.
Zu **(A):** Die **Abwehrspannung** ist das **Leitsymptom des akuten Abdomens**. Unter diesem Begriff werden Erkrankungen zusammengefasst, die einer sofortigen Diagnostik und Therapie bedürfen. Im Oberbauch kommen Erkrankungen von Magen, Leber, Gallenblase, Pankreas, Milz oder Nieren in Frage.
Zu **(C): Postprandiales Erbrechen** ist ein unspezifisches Symptom für Erkrankungen im Bereich des oberen Gastrointestinaltraktes und seiner Anhangsorgane. In Frage kommen z.B. Tumoren von Ösophagus oder Magen mit Stenosierung des Lumens.
Zu **(D):** Bei **Stenosen im distalen Kolon** (meist Karzinome, evtl. auch Divertikulitis) kommt es im Wechsel mit Obstipation zu bakterieller Verflüssigung des Stuhls, der dann in kleinen Portionen abgesetzt wird.
Zu **(E): Rückenschmerzen** können durch Erkrankungen der Wirbelsäule oder thorakale und abdominelle Ursachen ausgelöst werden.

H94

Frage 24.11: Lösung D

Die postprandialen Bauchschmerzen sind typisch für eine **Angina intestinalis**. In Verbindung mit den plötzlich beginnenden, heftigsten und diffusen Bauchschmerzen bei schmerzhaftem aber weichem Abdomen, ist die Diagnose des **akuten Mesenterialarterienverschlusses** wahrscheinlich.
Zu **(A):** Bei einer **Ulkusperforation** ist die Bauchdecke **bretthart**.
Zu **(B):** Differenzialdiagnostisch kommt eine **akute Pankreatitis** in Betracht. Es besteht jedoch ein akut einsetzender Schmerz im Bereich des **Oberbauches**, der häufig gürtelförmig ausstrahlt.
Zu **(C):** Bei einem **Invaginationsileus** handelt es sich um eine typische Erkrankung des Kindesalters. Plötzlicher Beginn mit kolikartigen Schmerzen und Erbrechen stehen im Vordergrund der klinischen Symptomatik. Typisch sind Darmsteifungen, evtl. tastbarer walzenförmiger Tumor im Unterbauch.
Zu **(E):** Die **akute Enteritis** ist vor allem durch wässrige Durchfälle charakterisiert. Fakultativ kommt es zu Erbrechen und Fieber.

F00 F93 **!!**

Frage 24.12: Lösung A

Der hoch sitzende **mechanische Dünndarmileus** ist durch krampfartige Schmerzen mit frühzeitigem Erbrechen charakterisiert. Auskultierbar ist die **Hyperperistaltik**.
Zu **(B):** Fäkulentes Erbrechen **(Miserere)** ist Ausdruck eines **tiefen Dünndarmileus** oder **Dickdarmileus**.
Zu **(C): „Totenstille"** im Abdomen ist typisch für den **paralytischen Ileus**.
Zu **(D)** und **(E):** Stuhl und Winde gehen beim hoch sitzenden Dünndarmileus noch ab. **Stuhl- und Windverhaltung** sind beim tiefen Ileus (z. B. **Dickdarmileus**) die Anfangsbeschwerden.

F98 **!**

Frage 24.13: Lösung D

Die **kolikartigen Schmerzen** stehen beim **mechanischen Dünndarmileus** am Anfang im Vordergrund der klinischen Symptomatik.
Zu **(A):** Durchfall im Wechsel mit Verstopfung können Symptome eines Kolonkarzinoms sein.
Zu **(B):** Stuhl- und Windverhaltung sind Leitsymptome des Dickdarmileus. Beim Dünndarmileus gehen Stuhl und Winde anfangs noch ab.
Zu **(C):** Fäkulentes Erbrechen ist Spätsymptom des tief sitzenden Dünndarmileus und Dickdarmileus.
Zu **(E):** Die **Totenstille** ist typisch für den **paralytischen Ileus**.

H93 **!**

Frage 24.14: Lösung C

Bei einem **Strangulationsileus** handelt es sich um einen Darmverschluss, der primär mit einer Durchblutungsstörung der Darmwand bzw. des Mesenteriums einhergeht (Inkarzeration, Invagination, Volvulus u. a.).
Zu **(3):** Allenfalls kann für die Differenzialdiagnose ein **wasserlösliches** Kontrastmittel (Gastrografin) per os bzw. über eine Magensonde verabreicht werden. Ein Barium-Breischluck würde die Ileus-Symptomatik erheblich verstärken und ist deshalb kontraindiziert.

H95 H90 **!**

Frage 24.15: Lösung A

Hauptursache des **mechanischen Dünndarmileus** sind **Briden** und **Adhäsionen** (ca. 50%), gefolgt von Hernien (ca. 25%), Tumoren (ca. 10%). Die übrigen Ursachen sind seltener (Gallenstein, Invagination, Morbus Crohn, Bezoare, Volvulus).

H01 F95 **!**

Frage 24.16: Lösung A

Bei einer 77-jährigen Patientin, die seit Monaten an zunehmender Obstipation leidet, sollte in jedem Fall ein Karzinom im Bereich des Magen-Darm-Traktes ausgeschlossen werden.
Als erste Maßnahme wird eine **Abdomenübersicht im Stehen oder Linksseitenlage** durchgeführt (C). Hierbei kann man eine Spiegelbildung oder Luft proximal der Obstruktion erkennen, distal davon bleiben die Darmabschnitte luftleer.
Zusätzlich ist evtl. freie Luft unter dem Zwerchfell oder in Linksseitenlage zwischen Leber und Bauchwand, als Hinweis auf eine Perforation, zu erkennen. Da jedoch bei dieser Patientin keine Peritonitiszeichen vorliegen, ist dies hier eher unwahrscheinlich.
Zu **(E):** Ergänzend kann eine **Sonographie** durchgeführt werden. Aufgrund der zu erwartenden Verstuhlung und Überblähung ist die Ursache für die Obstipation mit dieser Methode wahrscheinlich nicht nachzuweisen. Metastasenverdächtige Läsionen in der Leber können einen Hinweis auf ein malignes Geschehen geben.
Zu **(B):** Mit einem **Kolonkontrasteinlauf** kann der Grad und die Lokalisation einer evtl. Obstruktion nachgewiesen werden.
Zu **(D):** Da ca. 60% der kolorektalen Tumoren im Rektum liegen, können diese durch eine **Rektoskopie** nachgewiesen werden.
Zu **(A):** Durch einen **Bariumbreischluck** lässt sich v. a. der obere Gastrointestinaltrakt darstellen.

Da die Patientin seit längerem über eine Obstipation klagt, wird über eine orale Kontrastmittelgabe der Ort der Obstruktion wahrscheinlich nicht erreicht werden, da sich entsprechend Stuhl davor aufgestaut hat. Zusätzlich sollte Barium nur nach **sicherem Ausschluss einer Perforation** verwendet werden, da es sonst zu einer **Bariumperitonitis** kommen kann.
Insgesamt die Maßnahme, die hier am wenigsten in Betracht kommt.

H00 !!

Frage 24.17: Lösung B

Zu **(B):** Krampfartige Bauchschmerzen mit geblähtem Abdomen und Erbrechen nach abdomineller Voroperation (Z.n. Appendektomie) sind am ehesten Zeichen eines **Brideileus**. Die lebhafte, plätschernde Peristaltik ist ebenfalls typisch. Die Röntgenübersichtsaufnahme zeigt die dazu passende **Spiegelbildung** (waagerechte Linie zwischen Flüssigkeit und Gas) im Dünndarm.
Zu **(A):** Bei einem **perforierten Ulcus duodeni** ist das Abdomen **bretthart**. Röntgenologisch ist in den meisten Fällen freie Luft im Abdomen nachweisbar.
Zu **(C):** Bei der **Obturatoriushernie** handelt es sich um eine seltene Form der Beckenbodenhernie mit Bruchaustritt in das **Foramen obturatum**. Tritt bevorzugt bei älteren Frauen auf.
Symptome: Schmerzen im Unterbauch mit Ausstrahlung zur Innenseite des Oberschenkels.
Therapie: Laparotomie und Reposition mit Verschluss der Bruchlücke.
Zu **(D):** Die **paraösophageale Hernie** ist durch den Eintritt des Magens bzw. eines Magenanteiles in das Mediastinum bei fixierter Kardia gekennzeichnet. Im Vordergrund stehen Verdrängungserscheinungen mit kardiorespiratorischen Symptomen, Völlegefühl, bei Inkarzeration (große Gefahr), Schmerzen im Oberbauch, Ileus. Das Röntgenbild zeigt den prolabierten Magen im Thoraxraum.
Zu **(E):** Der **akute Mesenterialinfarkt** verläuft dramatisch und zeigt häufig eine Dreistufenentwicklung:
Heftige Schmerzen im Abdomen in den ersten 6 Stunden. Die durch Schmerzmittel kaum zu beherrschenden Schmerzen können anfangs kolikartig sein.
Schmerzfreies Intervall von ca. 7 – 12 Stunden (Stadium des **faulen Friedens**).
Stadium der Peritonitis infolge Darmgangrän.
Ursache ist meist eine arterielle Embolie, die überwiegend aus dem linken Herzen stammt (z.B. Thromben im linken Vorhof). Wenn die chirurgische Intervention bei der schweren Erkrankung Erfolg haben soll, muss die Diagnose frühzeitig gestellt werden (möglichst in den ersten Stunden). Bei Verdacht Angiographie durchführen.

H00 !!

Frage 24.18: Lösung D

Bei einem **Brideileus** besteht eine Operationsindikation.

F97

Frage 24.19: Lösung B

Erbrechen mit krampfartigen Bauchschmerzen und auskultierbarer Hyperperistaltik sind Symptome eines **mechanischen Ileus**. In der Anamnese gibt es zwar keine Hinweise auf den Beginn der Beschwerden, das seit 8 Stunden bestehende mehrfache Erbrechen deutet jedoch auf einen für den **mechanischen Dünndarmileus** typisch dramatischen Verlauf hin. Insbesondere der hoch sitzende Dünndarmileus ist durch frühzeitiges Erbrechen charakterisiert. Stuhl und Winde gehen noch ab.

F97

Frage 24.20: Lösung E

Aufgetriebenes Abdomen mit Stuhlverhaltung und Meteorismus sind Zeichen des **Dickdarmileus**, dem vor Beginn der akuten Beschwerden, meist eine mehrtägige Verstopfung vorausgeht. Erst später kommt es zum Erbrechen.
Zu **(A):** Das **Ulcus duodeni** führt zum umschriebenen Schmerz oberhalb des Nabels, der vor allem nüchtern auftritt (einige Stunden nach dem Essen und nachts). Bei einer **Ulkuspenetration** kommt es zum Dauerschmerz.
Zu **(C):** Bei der **akuten Pankreatitis** steht der akut einsetzende heftige Oberbauchschmerz im Vordergrund, der gürtelförmig und in den Rücken sowie in die linke Schulter ausstrahlt. Die Darmperistaltik ist bis zum paralytischen Ileus vermindert. Übelkeit und Erbrechen sind weitere Symptome.
Zu **(D):** Die **Uretersteinkolik** imponiert als starker, wellenförmiger Flankenschmerz, der je nach Lage des Steins ausstrahlen kann in Mittelbauch und Hoden (oberer Harnleiter und Niere), in Mittel- und Unterbauch (mittleres Harnleiterdrittel). Tiefsitzende Konkremente führen zu erheblichen Miktionsbeschwerden in Form des häufigen Harndranges (Pollakisurie).

H00 !

Frage 24.21: Lösung B

Die Abdomenübersichtsaufnahmen (in Seitenlage) zeigen einen massiv geblähten Dickdarm mit ausgeprägten Spiegelbildungen, die einem **Dickdarmileus** entsprechen. Der Dünndarm weist keine röntgenologischen Veränderungen auf, sodass ein isolierter Dünndarmileus ausgeschlossen ist. (Die Abbildung des IMPP müsste eigentlich um 180° gedreht werden.)

Mechanischer Ileus XXIV.2

Unter **Ileus** versteht man Behinderungen der Darmpassage jeglicher Genese (Darmverschluss). Man unterscheidet den **mechanischen** vom **paralytischen Ileus**. Auch Mischformen kommen häufig vor, wobei z. B. eine mechanische Passagebehinderung bei längerem Bestehen einen paralytischen Ileus auslösen kann.

Ätiologie des mechanischen Ileus

1. Okklusionsileus: Mechanische Verlegung des Darmlumens (ohne primäre Gefäßabschnürung und Zirkulationsstörung) durch Briden (Verwachsungsstränge) und Adhäsionen (häufigste Ursache des Dünndarmverschlusses), Entzündungen, Missbildungen, Tumoren (stenosierendes Karzinom ist häufigste Ursache des Dickdarmileus) u. a.

2. Obturations- oder Obstruktionsileus: Darmverlegung von innen durch Gallensteine, Fremdkörper, Kotsteine, Würmer u. a.

3. Strangulationsileus: Behinderung der Darmpassage mit primärer Gefäßabschnürung und konsekutiver Zirkulationsstörung durch Hernieninkarzeration, Invagination, Volvulus u. a. Die Invagination tritt hauptsächlich im Kindesalter auf. Dabei kommt es zur Einschiebung eines proximalen Darmabschnitts in einen distalen (typischerweise: **ileozökale Invagination)**.

Durch die Drosselung der ebenfalls invaginierten Mesenterialgefäße kommt es zum Stauungsödem mit rascher Ausfüllung des gesamten Darmlumens. Beim **Volvulus** handelt es sich um eine Darmtorsion um die Mesenterialachse. Je nach Ausmaß der Verdrehung treten Zirkulationsstörungen auf.

Pathophysiologie der Ileuskrankheit

Die Passagebehinderung im Darm hat eine Reihe von örtlichen und allgemeinen Funktionsstörungen zur Folge, die sich gegenseitig im Sinne eines Circulus vitiosus verstärken. Der prästenotische Dehnungsreiz führt zu einer Hyperperistaltik mit Verstärkung durch eine vagotone Gegenregulation. Ohne therapeutische Maßnahmen kommt es schließlich durch den Transport des Darminhalts vor das Hindernis zu einer Überdehnung der Darmwand und infolge des mittlerweile erhöhten Sympathikotonus zu einer reflektorischen Darmlähmung. Vermehrte Sekret- und Gasansammlung verstärken die Dilatation der Darmwand sowie die Abnahme der Resorptionsfähigkeit. Venen- und Lymphstauung begünstigen den weiter fortschreitenden Einstrom von Plasma und Flüssigkeit in die Bauchhöhle und in das Darmlumen. 6–8 l elektrolyt- und eiweißhaltiger Flüssigkeit können dem Organismus auf diese Weise verloren gehen. Die Folgen sind Hypovolämie und Exsikkose sowie Verlust von K, Na und Cl (Erbrechen beim hoch sitzenden Ileus verstärkt die Dehydratation). Die Bilanzstörungen führen dann zur metabolischen Azidose, Hypotonie, Oligurie und schließlich zum Kreislaufschock.

Die Zirkulationsstörungen der Darmwand mit konsekutiver Hypoxie, Durchwanderungsperitonitis bis zur Nekrose und Perforation können zu einer erheblichen Verstärkung des Schockgeschehens beitragen.

Die **4 Hauptsymptome** des mechanischen Ileus wie: *Meteorismus, Schmerz, Erbrechen* sowie *Stuhl- und Windverhalten,* treten je nach Sitz mehr oder weniger deutlich in Erscheinung.

Beim **Dickdarmileus** findet man vor Beginn der akuten Beschwerden meist eine mehrtätige Verstopfung. Erst nach zunehmendem Stau des Darminhalts entwickeln sich Meteorismus, kolikartige Schmerzen, Völlegefühl, Übelkeit, Brechreiz. Erst später kommt es zum Erbrechen (Koterbrechen bei tiefem Sitz nach ca. 6–8 Tagen).

Die Symptomatik des **hochsitzenden Dünndarmileus** verläuft dramatischer: frühzeitiges Erbrechen mit großem Flüssigkeits- und Chloridverlust, krampfartige Schmerzen. Stuhl und Winde gehen noch ab. Die genannten Reaktionen sind beim **tiefen Dünndarmverschluss** geringer ausgeprägt. Das Erbrechen ist weniger schwallartig und seltener. Stuhl kann noch abgesetzt werden. Später kommt es zum Koterbrechen (3.–4. Tag) und zur Ausbildung einer Durchwanderungsperitonitis.

Der **Strangulationsileus** entsteht plötzlich und führt rascher zum Vollbild des Darmverschlusses als durch Obturation oder Okklusion. Aufgrund der schweren ischämischen Darmwandschädigung kommt es frühzeitig zur Peritonitis oder Perforation des nekrotischen Darms.

Diagnose beim Ileus: Zunächst sind die anamnestischen Angaben – ggf. von Angehörigen – wichtig. Zurückliegende abdominale Operationen (Operationsnarben?) lassen an Adhäsionen oder Briden denken. Bei der klinischen Untersuchung kann man gelegentlich die gesteigerte Darmperistaltik sehen **(Darmsteifungen)**. Die Palpation lässt eine geringe bis mäßige Abwehrspannung erkennen. Je nach Lokalisierung und Dauer des Verschlusses ist ein mehr oder minder stark ausgeprägter **Meteorismus** über dem Abdomen nachweisbar.

Die digitale Rektumuntersuchung zeigt beim Kleinkind mit Invagination häufiger rosa gefärbten Schleim, beim älteren Erwachsenen nicht selten ein stenosierendes Rektumkarzinom. Auskultatorisch hört man beim mechanischen Ileus **klingende, metallische Geräusche**. Der paralytische Ileus ist durch **„Totenstille"** charakterisiert. Bei Erschütterungen des Abdomens kann man ein Plätschern in den paralytischen Darmschlingen

nachweisen. Die Röntgenuntersuchung ist eine unerlässliche diagnostische Maßnahme beim Ileusverdacht, die auch in der Regel eine Diagnosestellung erlaubt. Die Röntgenleeraufnahme wird am stehenden oder sitzenden Patienten durchgeführt. Bei Schwerkranken können die Aufnahmen auch in Rückenlage mit horizontalem Strahlengang, in rechter oder linker Seitenlage mit v.-d. oder d.-v. Strahlengang angefertigt werden. In typischer Weise sind geblähte Dünndarmschlingen und **Flüssigkeitsspiegel** zu erkennen. Zur Abklärung eines Dickdarmprozesses kann ggf. ein probatorischer Kolonkontrasteinlauf durchgeführt werden.
Bei unklaren klinischen oder radiologischen Befunden ist jedoch auch eine genaue Lokalisation und Klärung der Ursache durch eine orale Gastrografindarstellung des Dünndarmes möglich.

Therapie:
Der **mechanische Ileus** kann nur operativ behandelt werden. Je nach Ursache kommen folgende Verfahren zur Anwendung: Durchtrennung von Briden, Lösen von Adhäsionen, Entfernen von Fremdkörpern, Beseitigung von Invaginationen, Lösen von eingeklemmten Hernien etc. Das Ziel ist die Wiederherstellung der Passage und evtl. der Blutzirkulation.
In Abhängigkeit von der Dringlichkeit des Eingriffs sind allgemeine präoperative Maßnahmen erforderlich:
Magensonde, Blasenkatheter, zentralvenöser Zugang, Wasser- und Elektrolytsubstitution, Schwenkeinläufe etc.

F01 !

Frage 24.22: Lösung B

Dünndarmileus in Verbindung mit **Aerocholie** (Luft in den Gallenwegen) sind typische Zeichen des **Gallensteinileus**. Es kommt zu einer Steinwanderung durch eine entzündlich bedingte cholezystointestinale Fistel. In erster Linie ist das **Duodenum** betroffen, seltener Kolon oder Magen. Durch Einklemmung des Steins im Dünndarm kommt es zum Ileus.

F96 !

Frage 24.23: Lösung C

Bei einem **Dünndarmileus mit Aerobilie** (Luft in den Gallenwegen) besteht kaum Zweifel an der Diagnose **Gallensteinileus**.
Zu **(A):** Die Perforation eines Duodenalulkus führt infolge der Peritonitis zur brettharten Bauchdecke mit gewöhnlich freier Luft im Abdomen.
Zu **(B):** Bei der **Peritonealkarzinose** handelt es sich um eine diffuse Metastasierung des Bauchfells v.a. ausgehend von Tumoren des Magen-Darm-Traktes, Pankreas oder der Ovarien. Es kommt zu diffusen Bauchbeschwerden, Ileus, Perforation etc. In der Regel gehen primäre Störungen des betroffenen Organs voraus.
Zu **(D):** Die **Altersappendizitis** verläuft oft schleichend mit entsprechend hoher Perforationsrate zwischen 30 und 50%. Die gedeckte Perforation führt zur lokalen Peritonitis mit Abwehrspannung im rechten Unterbauch.
Zu **(E):** Der **Morbus Crohn** mit Perforation des Dünndarms hat eine **Peritonitis** zur Folge.

F98 !

Frage 24.24: Lösung E

Die Abdomenübersichtsaufnahme zeigt luftgefüllte Gallenwege **(Aerocholie, Aerobilie)**, die unter dem rechten Rippenbogen erkennbar sind. Da es keine Hinweise auf Voroperationen (z. B. biliodigestive Anastomose) oder Zustand nach Papillotomie gibt, ist die **Gallenblasenperforation** in den Gastrointestinaltrakt am wahrscheinlichsten. Meist handelt es sich um eine **Gallensteinperforation** in das Duodenum mit Ausbildung einer inneren Fistel und Gefahr des **Gallensteinileus**.
Zu **(A):** Eine Infektion mit Gas bildenden Bakterien im Gallengangssystem ist zwar denkbar, jedoch selten.
Zu **(B):** Die **akute Pankreatitis** führt nicht zur Aerocholie.
Zu **(C):** Die **Echinokokkose** der Leber ist durch Zystenbildungen und Ikterus charakterisiert.
Zu **(D):** Bei einer **Hämobilie** handelt es sich um eine **Blutung** in die Gallenwege (z. B. traumatisch). Typisch sind Blutungen über die Papille, Gallenkoliken und intermittierender Ikterus.

Gallensteinileus — **XXIV.3**

Ursache: Steinwanderung durch entzündlich bedingte cholezystointestinale Fisteln. In erster Linie ist das Duodenum betroffen, seltener Kolon oder Magen. Durch Einklemmung des Steins im Dünndarm kommt es zum Ileus.
Klinik: Obstruktionsileus mit Phasen der Beschwerdefreiheit, da sich der Stein zwischenzeitlich löst und weitertransportiert wird.
Diagnose: Röntgen-Abdomen-Übersicht: Aerobilie, ggf. Steinschatten in Projektion auf den Darm, Dünndarmspiegel.

Therapie: Enterotomie mit Steinentfernung, Cholezystektomie und Aufhebung der Fistel später, da sich die Patienten meist in einem schlechten Allgemeinzustand befinden (hohes Alter). Die Letalität des Gallensteinileus liegt bei 30–50%.

F94 **!**

Frage 24.25: Lösung A

Die **ileozökale** und **ileokolische Invagination** (90% aller Invaginationen) ist eine typische Erkrankung des Kindesalters. Ca. 75% kommen im 1. Lebensjahr vor.

H94

Frage 24.26: Lösung A

Neben plötzlich beginnenden krampfartigen Bauchschmerzen und Blutspuren bei der rektalen Untersuchung ist die **walzenförmige Resistenz** im Mittelbauch charakteristisch für die **ileozökale Invagination**.
Es handelt sich um eine typische Erkrankung des Kindesalters, bei der sich das Ileum in das Zökum einstülpt.

H87

Frage 24.27: Lösung D

Die Abbildung zeigt eine partielle Dünndarmgangrän im Bereich des terminalen Ileums. Die Umgebung ist ödematös. Alter des Säuglings, Symptomatik und Lokalisation sprechen für eine vorausgegangene **Invagination.** Therapeutisch ist die Resektion des befallenen Darmabschnitts erforderlich.

Invagination — **XXIV.4**

Bei der **Invagination** handelt es sich um eine Einstülpung eines Darmanteils in einen anderen. Der eingestülpte Darmabschnitt heißt Invaginat, der aufnehmende Invaginans. Es handelt sich um eine typische Erkrankung des Kindesalters (ca. 75% im 1. Lebensjahr). Am häufigsten sind die ileokolische und ileozökale Invagination. Infolge Abschnürung der Mesenterialgefäße entsteht ein Venenstau mit Stauungsödem, -blutung und Gefahr der Darmnekrose. Die Ursache ist gewöhnlich nicht bekannt. Als Auslöser kommen in Betracht: *Meckel-Divertikel, Polypen, Tumoren, vergrößerte Peyer-Plaques* (z.B. bei einer Enteritis) u. a.

Symptome:
Plötzlicher Beginn aus voller Gesundheit oder nach Diarrhö, kolikartige Schmerzen, Erbrechen, Darmsteifungen, evtl. walzenförmiger Tumor im Bereich des rechten Unter- oder Mittelbauchs, **später:** Blut am Finger nach rektaler Untersuchung, blutige Stühle bzw. Blutabgang.
Diagnose:
Im Kolonkontrasteinlauf Stop im Bereich der Spitze des Invaginats nachweisbar (Becherform, Kokarde, Zapfenform).
Therapie:
Konservative Behandlung im Frühstadium (nicht älter als 24 h) bei gutem Allgemeinzustand möglich. Mit Hilfe des Konstrasteinlaufs wird versucht, das Invaginat unter vorsichtiger Anwendung des hydrostatischen Drucks zurückzuschieben.
Gelingt die vollständige Reposition nicht, muss unverzüglich operiert werden. Eine Operationsindikation besteht außerdem bei länger als 24 h zurückliegender Invagination und bei peritonitischen Zeichen.
Operative Technik:
Desinvagination durch Ausstreifen des Invaginats aus dem distalen Darmabschnitt *(Hutchinson-Handgriff).* Bei nicht reponierbarer Invagination oder Darmnekrose ist die Resektion mit End-zu-End-Anastomose erforderlich.

F95

Frage 24.28: Lösung D

Zu **(1):** Der **Mekoniumileus** ist in ca. 95% der Fälle Ausdruck einer **Mukoviszidose**. Bei Kindern mit M. Hirschsprung wird zwar das erste Mekonium verspätet abgesetzt, die typische Komplikation ist jedoch der Dickdarmileus infolge des aganglionären Segments.
Zu **(2):** Am häufigsten ist das **terminale Ileum** betroffen.
Zu **(3):** Beim unkomplizierten **Mekoniumileus** kann zunächst ein konservativer Therapieversuch mit Einläufen einer mukolytischen Lösung bzw. mit *Gastrografin* (wasserlösliches Kontrastmittel) versucht werden. Erfolgsrate ca. 50%. Ein ausgeprägter Ileus sowie alle komplizierten Formen erfordern ein operatives Vorgehen. Meist wird ein **temporäres Enterostoma** angelegt, über das der distale Darm freigespült werden kann (siehe auch Lerntext „Mekoniumileus“ XXIV.5).

Mekoniumileus **XXIV.5**

Der **Mekoniumileus** ist in ca. 95% der Fälle Ausdruck einer **Mukoviszidose**. Es handelt sich hierbei um eine autosomal-rezessive Erbkrankheit. Aufgrund einer hohen Viskosität der Sekrete exokriner Drüsen kommt es zur Obstruktion der Drüsenausführungsgänge mit zystisch-fibrösen Organveränderungen.
In 15–20% der Fälle manifestiert sich die Mukoviszidose durch einen Mekoniumileus kurz nach der Geburt. Das zähe und kittartige Mekonium haftet fest an der Darmwand und führt zum Verschluss. **Symptome:** aufgetriebenes Abdomen, galliges Erbrechen, Entleerung von grünlich tingiertem Schleim aus dem Anus. Liegt bereits eine Darmperforation vor, so ist die Bauchdecke gespannt, ödematös und durch feine Venenzeichnungen charakterisiert.
Auf der Abdomenübersichtsaufnahme erkennt man die geblähten Dünndarmschlingen und feine fleckige Verschattungen im rechten Unterbauch.
Leichtere Ileusformen können konservativ behandelt werden (z.B. orale Verabreichung von Pankreasfermenten und rektale Einläufe einer mukolytischen Lösung). Ein ausgeprägter Ileus muss operativ beseitigt werden. Therapie der Wahl ist die Anlage **einer Anastomose nach Bishop und Koop:** Resektion des maximal dilatierten und mekoniumhaltigen Ileumabschnitts (meist terminales Ileum); endständiges Einnähen des abführenden Ileumschenkels in die Bauchdecke; End-zu-Seit-Anastomose des zuführenden Dünndarms mit dem terminalen Ileum. Über die Enteroanastomose werden täglich mehrere Spülungen mit NaCl sowie die Instillation von Pankreasenzymen vorgenommen. Bei durchgängiger Darmpassage kann die Enterostomie 10–14 Tage später verschlossen werden. Im weiteren Verlauf wird das klinische Bild durch schwere pulmonale und intestinale Komplikationen geprägt.
Eine Früherkennung der Mukoviszidose erfolgt durch den **Albumintest**, der einen erhöhten Proteingehalt im Mekonium anzeigt (Bestandteil der Vorsorgeuntersuchung U2). Diagnostisch beweisend ist der Nachweis eines erhöhten Kochsalzgehalts im Schweiß (Schweißtest!).

H00 F99 H94 !

Frage 24.29: Lösung B

Schmerzen gehören in der Regel nicht zum klinischen Bild des **paralytischen Ileus** ohne Peritonitis. Im Vordergrund stehen **Völlegefühl, Meteorismus** und **Erbrechen**.
Typisch ist die fehlende Peristaltik (**„Totenstille“**).

Paralytischer Ileus **XXIV.6**

Beim **paralytischen Ileus** handelt es sich um eine unspezifische Darmreaktion auf verschiedene lokale oder systemische Schädigungen.
Zu den häufigsten Ursachen des **primären paralytischen Ileus** zählen bakterielle oder chemische Peritonitis, intraabdominale Abszesse und die Sepsis.
Weitere Ursachen sind: Mesenterialgefäßthrombose bzw. -embolie, Gallenstein- oder Nierensteinkolik, metabolische Störungen (Diabetes, Urämie, Hypokaliämie), Pankreatitis, stumpfes Bauchtrauma, Wirbelfrakturen, retroperitoneales Hämatom, Pneumonie, Myokardinfarkt u.a.
Ein **sekundärer paralytischer Ileus** entsteht infolge Durchwanderungsperitonitis nach Strangulationsileus.
Beim paralytischen Ileus ist im Gegensatz zum mechanischen Verschluss **kein Kolikschmerz** vorhanden. Der Meteorismus ist in der Regel stark ausgeprägt (Trommelbauch). Die fehlende Peristaltik zeigt sich auskultatorisch als **„Totenstille“**. Weitere Symptome sind: Stuhl- und Windverhaltung, Erbrechen, evtl. Dyspnoe durch Zwerchfellhochstand und hochgradige Beeinträchtigung des Allgemeinbefindens (häufig Schockzustand).
Eine ernstzunehmende Komplikation in der Bauchchirurgie ist der **postoperative Ileus**. Die frühe Form (3.–6. postoperativer Tag) ist häufig nur Ausdruck einer länger bestehenden Darmatonie. War die Darmfunktion jedoch zunächst intakt und zeigt erst später (5.–7. postoperativer Tag) Störungen evtl. mit Erbrechen und Schmerzen im Abdomen, so muss eine mechanische Passagebehinderung in Betracht gezogen werden, die ggf. eine frühzeitige Relaparotomie erfordert. Längeres Zuwarten wirkt sich oft sehr nachteilig auf das Krankheitsbild aus.
Die Behandlung des funktionellen Ileus und der postoperativen Darmatonie sollte durch eine **Sympathikolyse** erfolgen.

25 Leber

H96

Frage 25.1: Lösung C

Bei der **Gallengangsatresie** handelt es sich um ein Fehlen bzw. um eine Obstruktion der intra- und/ oder extrahepatischen Gallenwege. Je nach Lokalisation und Ausmaß des Befalls werden verschiedene Formen unterschieden. Die Ätiologie ist nicht bekannt. Am wahrscheinlichsten ist eine intrauterine virale oder immunologische Entzündung der Gallenwege mit nachfolgender Obliteration des Lumens.
Klinik: Die meisten Neugeborenen entwickeln sich zunächst völlig normal. Sie setzen Mekonium und regelrecht gefärbten Stuhl ab. Nur ca. 3 kommen mit einem Ikterus auf die Welt. Erst nach 2–3 Wochen werden die Stühle heller (acholischer Stuhl) und der Urin dunkler. Es entwickelt sich ein **Verdin-Ikterus** (grünliche Hautfarbe). Infolge eines Vitamin K-Mangels kann es zu Gerinnungsstörungen mit Spontanblutungen kommen. Laborchemisch zeigt sich eine Cholestase.
Therapie: Ein operativer Eingriff sollte vor der 6. Lebenswoche erfolgen, da es frühzeitig zu einer irreversiblen biliären Leberzirrhose kommt. Beim Vorhandensein extrahepatischer Gallenwege kann eine **Hepato-Jejunostomie** mit einer nach **Y-Roux** ausgeschalteten Jejunumschlinge durchgeführt werden. Bei den meisten Kindern liegt allerdings eine sog. „nicht korrigierbare" Form vor, bei der eine Operation nach **Kasai** notwendig ist. Hierbei wird der Leberhilus freipräpariert und mit einer nach Y-Roux ausgeschalteten Jejunumschlinge anastomosiert **(Hepatoportojejunostomie)**.
Zu **(1):** Beim **Icterus praecox** handelt es sich um einen schweren, bereits am ersten Lebenstag vorhandenen Ikterus, der am ehesten Folge des Morbus haemolyticus neonatorum bei Blutgruppen-Inkompatibilität ist.

F01

Frage 25.2: Lösung C

Das **primäre hepatozelluläre Karzinom** ist in 60–80% mit einer **Leberzirrhose** verbunden.
Zu **(A):** Das **primäre hepatozelluläre Karzinom** ist der häufigste maligne Tumor der Leber.
Zu **(B):** Die **Flush-Symptomatik** ist typisch für das **Karzinoidsyndrom**.
Zu **(D):** Sonographie, Computertomographie und Magnetresonanztomographie (MRT) sind die wichtigsten Untersuchungsverfahren. Angiographie und Biopsie zur Bestimmung der Dignität sind zusätzliche Methoden.
Zu **(E):** Das **primäre hepatozelluläre Karzinom** ist heute zu ca. 25% resektabel.

Hepatozelluläres Karzinom — XXV.1

Das **primäre hepatozelluläre Karzinom** ist in 60–80% mit einer Leberzirrhose verbunden. Prädisponierende Faktoren sind außerdem chronische HBV-/HCV-Infektion, Aflatoxin und Torotrast. Charakteristisch ist die **intrahepatische Metastasierung**.
Die Hälfte der Patienten hat bei Diagnosestellung bereits eine extrahepatische Metastasierung in Lymphknoten, Lunge oder Knochen.
Symptomatik: häufig symptomlos, bei entsprechender Größe unspezifische Beschwerden: Druck- und Völlegefühl, Oberbauchschmerzen, allgemeine Zeichen der malignen Erkrankung. Später Zeichen der Leberinsuffizienz.
Diagnose: Sonographie, Computertomographie, Biopsie, Angiographie. Erhöhung des α-1-Fetoproteins.
Therapie: wenn möglich Resektion (Hemihepatektomie etc.) ggf. Lebertransplantation, palliative Chemotherapie und Radiatio.
Prognose: 5-Jahre-Überlebensrate nach radikaler Resektion ca. 20%.

F97

Frage 25.3: Lösung B

Die Hauptindikation einer **portokavalen Anastomose** ist die Verhinderung weiterer Blutungen aus Ösophagusvarizen durch Druckentlastung des portalen Kreislaufs. Grundsätzlich ist die Indikation zum porto-systemischen Shunt streng zu stellen, da die Verringerung der Leber-Gesamtperfusion zu einer höheren Enzephalopathierate und zu einer Verminderung der Leber-RES-Funktion führt.
Zu **(A):** Die Behandlung des **Aszites** bei Leberzirrhose erfolgt vorwiegend konservativ durch Diuretika und Aldosteron-Antagonisten. Bei Therapieresistenz kann ein **peritoneo-venöser-Shunt** angelegt werden. Hierbei wird das Bauchwasser über einen subkutan liegenden Kunststoffkatheter in die Vena cava (V. jugularis oder V. femoralis) geleitet. Bewährt hat sich das **Denver-Ventil**, das vom Patienten durch zusätzliche manuelle Betätigung offen gehalten werden kann.
Zu **(C):** Die Enzephalopathie wird durch die portokavale Anastomose verstärkt.
Zu **(D):** Der **Hypersplenismus** (Hyperspleniesyndrom) führt aufgrund der funktionellen Überaktivität der meist vergrößerten Milz zur Anämie, Leukozytopenie und Thrombozytopenie. Falls eine Operationsindikation vorliegt, wird ein **proximaler splenorenaler Shunt** (Linton) angelegt. Technische Voraussetzung ist die **Splenektomie** und ein Mindestdurchmesser der V. lienalis von ca. 1 cm.

Zu **(E):** Eine Verbesserung der Langzeitergebnisse durch portokavale Shunts in Kombination mit Dauersklerosierung ist nicht gesichert. Die 5-Jahres-Überlebensrate nach Anlage eines solchen Shunts beträgt ca. 50%. Die Erfolge der endoskopischen Sklerosierung von Ösophagusvarizen relativieren eher die Indikation zur portokavalen Anastomose.

H99 H89

Frage 25.4: Lösung D

Shunt-Operationen bei der **portalen Hypertension** haben das Ziel, durch Druckentlastung des portalen Kreislaufs erneute Ösophagusvarizenblutungen zu verhindern. Durch verschiedene Methoden kann das gestaute portale Gefäßsystem in das Niederdrucksystem der V. cava umgeleitet werden. Die **Pfortader** entsteht aus dem Zusammenfluss von V. mesenterica und V. lienalis. Ein mesenterikosplenaler Shunt – wie in (D) angegeben – entspricht einer Umleitung innerhalb des portalen Kreislaufs und ist folglich sinnlos.
Bei entsprechender Indikation kommen folgende Hauptverfahren von **portosystemischen Shunts** bei der portalen Hypertension infolge Leberzirrhose in Betracht:
Totale Shunts (Druckminderung der gesamten Pfortader):
1. *Portokaval* End-zu-Seit
2. *Portokaval* Seit-zu-Seit

Selektive Shunts (Druckminderung von Anteilen der Pfortader):
3. *Proximaler splenorenaler Shunt* **(Linton)**, z.B. wenn ein portokavaler Shunt technisch nicht möglich ist oder bei schlechterer Leberfunktion. Voraussetzung ist die **Splenektomie** und Mindestdurchmesser der Vena lienalis von ca. 1 cm.
4. *Distaler splenorenaler Shunt* **(Warren)** Durchtrennung der V. lienalis vor Einmündung in die V. cava und End-zu-Seit-Anastomose mit V. renalis sinistra. Obligatorisch ist die Unterbindung der V. coronaria ventriculi und der V. gastrica sinistra.

Sonderformen:
5. *Mesenteriko-kavaler Shunt* **(H-Shunt)** Umleitung mittels Kunststoffprothese zwischen V. mesenterica superior und V. cava inferior.
6. *Kavo-mesenterialer Seit-zu-End-Shunt* wird vor allem bei Kindern angewendet, deren Gefäße dünne Kaliber aufweisen. Durchtrennung der V. cava inferior und Anastomosierung des proximalen Anteils. End-zu-Seit mit der V. mesenterica superior.
7. *Portokavaler Shunt mit Arterialisation der Leber* Neben der portokavalen End-zu-Seit-Anastomose wird eine Verbindung (V. saphena magna) zwischen A. iliaca inferior und Pfortaderstumpf zur Verbesserung der Leberdurchblutung hergestellt. Hierdurch soll die Leberfunktion gebessert und die **Enzephalopathierate** vermindert werden.

F96

Frage 25.5: Lösung B

Zu **(B):** Bei der **chronischen Pericarditis constrictiva** führt eine Verschwielung und häufig auch Verkalkung des Perikards zu einer Behinderung der diastolischen Ventrikelfüllung mit konsekutiver Einschränkung des Herzzeitvolumens. Neben den genannten Symptomen der allgemeinen Leistungsschwäche, Einflussstauung, Lebervergrößerung und Aszites kommt es zur Dyspnoe.
Zu **(A):** Beim **Budd-Chiari-Syndrom** handelt es sich um einen Verschluss der Lebervenen infolge eines intra- oder extrahepatisch ablaufenden Krankheitsgeschehens (Thrombose, Tumor, Infektion etc.): Die chronische Form ist charakterisiert durch eine ausgeprägte Leberschwellung mit starken Venenerweiterungen im Bereich des seitlichen Thorax und Abdomens, Aszites und Leberfunktionsstörungen (evtl. Subikterus, hepato-renales Syndrom) sowie portale Hypertension. Die in der vorliegenden Anamnese angegebenen gestauten Halsvenen kommen beim Budd-Chiari-Syndrom nicht vor, da die Vena cava superior offen ist und dadurch der venöse Abfluss der oberen Körperhälfte gewährleistet ist.
Zu **(C):** Die **Echinokokkose** hat ebenfalls eine Leberschwellung mit Druckgefühl im rechten Oberbauch zur Folge, jedoch mit Subikterus oder Ikterus.
Zu **(D):** Bei einem **Wilms-Tumor** (Nephroblastom) handelt es sich um einen hochmalignen embryonalen Nierentumor im Kindesalter. Die Beschwerden sind uncharakteristisch und treten erst im fortgeschrittenen Tumorstadium auf. Oft werden die Tumoren erst als schmerzlose Schwellungen im Abdomen sichtbar und/oder tastbar. Obstipation, Makrohämaturie und rezidivierende Harnwegsinfektionen sind gelegentlich die ersten Symptome. Manche Tumoren werden bei einer Routine-Ultraschalluntersuchung entdeckt.
Zu **(E):** Die **anikterische Hepatitis B** befällt vor allem Kinder. Der Verlauf entspricht ansonsten etwa der ikterischen Form. Symptome sind: Appetitlosigkeit, Widerwillen gegen Fett, allgemeine Abgeschlagenheit, Übelkeit, Brechreiz, Meteorismus, Schmerzen im rechten Oberbauch infolge Überdehnung der Leberkapsel etc.

H97

Frage 25.6: Lösung A

Durch die **Sonographie** können intrahepatische und subkapsuläre Hämatome festgestellt und deren Verlauf beurteilt werden. Außerdem gelingt der Nachweis intraabdominaler Flüssigkeits- und Blutansammlungen.
Zu **(B):** Bei der **hepatobiliären Sequenzszintigraphie** handelt es sich um ein Funktionsszintigramm zur Differenzierung zwischen einer fokalen nodulären Hyperplasie und anderen Tumoren sowie zwischen intra- und extrahepatischem Ikterus. Die Methode erlaubt auch den Nachweis eines Gallenlecks.
Zu **(C):** Die **indirekte Portographie** erfolgt meist als Splenoportographie durch Kontrastmittelinjektion in die A. lienalis mit Darstellung der V. portae und V. lienalis. Sie dient dem Nachweis der regelrechten Perfusion des portalvenösen Systems, vor allem bei der Frage nach venösen Kollateralen infolge portaler Hypertension.
Zu **(D):** Die **intravenöse Cholangiographie** dient in erster Linie der exakten Darstellung des Ductus hepaticus und D. choledochus.
Zu **(E):** Bei der **Leberblindpunktion** handelt es sich um eine perkutane Punktion der Leber zur Gewinnung von Gewebe. Die mikroskopische Untersuchung gibt Aufschluss bei Zirrhose, Hepatitis und Tumoren.

F95

Frage 25.7: Lösung D

Eine typische Komplikation bei der **zentralen Leberruptur** ist die **bilio-vaskuläre Fistel** mit folgender **Hämobilie** (Blutung in die Gallenwege) nach einem freien Intervall von Tagen bis Wochen. Bei einem Anschluss an Lebervenen kann es auch zu einer **Bilhämie** (Übertritt von Galle in die Blutbahn) kommen.
Diagnose: CT, Angiographie, Endoskopie.
Therapie: Angiographische Embolisation, Leberteilresektion.
Zu **(A)**, **(B)** und **(C):** Typische Symptome der oberen **gastrointestinalen Blutung** sind **Hämatemesis** (Bluterbrechen) und **Meläna** (Teerstuhl).
Zu **(E):** Hauptsymptome bei der **Colitis ulcerosa** sind Durchfälle und blutig-schleimige Stuhlbeimengungen.

H00 F98

Frage 25.8: Lösung E

Pyogene Leberabszesse können heute in den meisten Fällen durch eine **perkutane transhepatische Drainage** behandelt werden. Diese wird unter sonographischer oder computertomographischer Kontrolle gelegt. Bei Nichtgelingen erfolgt die chirurgische Ausräumung mit Drainage. Die zusätzliche systemische antibiotische Therapie nach Antibiogramm ist selbstverständlich.
Der **Amöbenabszess** wird im Gegensatz zum pyogenen Leberabszess in der Regel **medikamentös** behandelt (z.B. durch Metronidazol).

Leberabszesse — **XXV.2**

Leberabszesse sind eitrige Parenchymeinschmelzungen auf dem Boden von Infektionen mit Staphylokokken, Streptokokken, Kolibakterien, Pneumokokken oder Amöben. Ursächlich kommen infrage: Durchwanderungsabszesse (Gallenblasenempyem, entzündlicher Prozess der rechten Kolonflexur), über den Ductus choledochus aufsteigende septische Cholangitis, septische Pfortaderthrombose infolge Appendizitis, Divertikulitis, Typhus oder Enterokolititis, allgemeine Sepsis mit Fortleitung über die A. hepatica z.B. bei Tonsillitis, Furunkulose oder Osteomyelitis.
Symptome: Fieber, Schüttelfrost, Leukozytose, Schmerzen im rechten Oberbauch, insbesondere bei der Palpation, peritoneale Zeichen, geringgradiger Ikterus, Erbrechen, Anämie.
Die **Diagnose** wird mittels Sonographie und Computertomographie im Zusammenhang mit dem klinischen Bild gestellt. Auf der Thoraxaufnahme ist häufig ein Zwerchfellhochstand mit sympathischem Pleuraerguss zu erkennen.
Therapie: Perkutane Punktion und Drainage unter sonographischer oder computertomographischer Sicht. Bei ausbleibendem Therapieerfolg und multiplen Abszessen chirurgische Ausräumung und Drainage erforderlich.

H92

Frage 25.9: Lösung D

Das Computertomogramm zeigt einen unregelmäßig begrenzten, zentral hypodensen Bezirk im rechten Leberlappen. Aufgrund der Tumoranamnese mit Anstieg des CEA-Wertes ist die Diagnose einer Lebermetastase sicher.
Zu **(1):** Ein Leberabszess kommt zwar differenzialdiagnostisch in Betracht, zeigt jedoch in der Regel ein homogenes hypodenses Areal.

H98 H91 **!**

Frage 25.10: Lösung D

Die Computertomographie zeigt ein großes, unregelmäßig begrenztes hypodenses Areal in der Leber. Aufgrund der Anamnese mit R_0-Resektion (R_0 = kein Residualtumor) eines **Sigmakarzinoms** handelt es sich am ehesten um eine **Lebermetas-**

tase. Therapie der Wahl ist die **Resektion** der Metastase, da die Entfernung solitärer Lebermetastasen beim kolorektalen Karzinom zu einer längeren Überlebenszeit führt.
Zu **(B):** Bei **multiplen Metastasen** kann ggf. eine **regionale Chemotherapie** über einen A. hepatica-Katheter durchgeführt werden, der mit einer subkutan liegenden Pumpe verbunden ist. Die Infusionspumpe wird in regelmäßigen Abständen mit einem Zytostatikum transkutan aufgefüllt.

F96

Frage 25.11: Lösung D

Therapie der Wahl beim **hepatozellulären Karzinom** ist die radikale Resektion (Hemihepatektomie, Trisegmentektomie). Bei nicht resektablen Tumoren kommt nur noch die Lebertransplantation in Betracht, die jedoch eine hohe Rezidivrate aufweist.

F00

Frage 25.12: Lösung E

Siehe Kommentar zu Frage 25.13.

F00

Frage 25.13: Lösung A

Zu **(A):** Neben dem **Ca 19–9** ist das **CEA** zur Verlaufskontrolle nach chirurgischer Therapie des **Kolonkarzinoms** geeignet. Zur Rezidivfrüherkennung haben sich jedoch beide Tumormarker nicht bewährt. Das **Ca 19–9** wird als Tumormarker auch bei folgenden Karzinomen empfohlen: Leber, Gallenwege, Pankreas und Ovar.
Zu **(B):** Das **Calcitonin** ist als Tumormarker bei **medullären Schilddrüsenkarzinomen** erhöht. Für differenzierte Karzinome der Schilddrüse wird das **Thyreoglobulin** bestimmt.
Zu **(C):** Das **PSA** (prostataspezifisches Antigen) eignet sich zur Verlaufskontrolle beim **Prostatakarzinom.**
Zu **(D):** Die **NSE (neuronenspezifische Enolase)** ist bei 70% aller **kleinzelligen Bronchialkarzinome** erhöht. Außerdem bei **neuroendokrinen** Tumoren.
Zu **(E):** Beim **AFP** (α-Fetoprotein) handelt es sich um einen Tumormarker für das **hepatozelluläre Karzinom** und für **Keimzelltumoren**.

26 Gallenblase und Gallenwege

H87

Frage 26.1: Lösung E

Zu **(1):** Die **chronische Cholezystitis** entsteht durch ständige mechanische Reizung der Gallenblasenwand als Folge der **Cholezystolithiasis**. Typisch ist die **„Schrumpfgallenblase"** bei chronischem Verlauf. Eine akute Exazerbation ist jedoch möglich.
Zu **(2): Gallenblasenkarzinome** sind überwiegend im Gallenblasenfundus lokalisiert. Es handelt sich meist um Adenokarzinome. Frauen sind wesentlich häufiger betroffen als Männer. Aufgrund der häufigen Kombination von Gallensteinen und Karzinom wird als ursächlicher Faktor der chronische Reiz durch Gallensteine angenommen. Die Erkrankung wird gewöhnlich durch **Spätsymptome** oder seltener als Zufallsbefund entdeckt. Progredienter Ikterus, Leistungsknick und uncharakteristische, der Cholelithiasis ähnliche Beschwerden stehen im Vordergrund.
Zu **(3):** Der **Gallenblasenhydrops** entsteht durch ein Konkrement im Ductus cysticus. Chronische Folgen sind Kalkeinlagerungen in die Wand **(Porzellangallenblase)** und Rückresorption der Gallenpigmente **(„weiße Galle")**.
Klinik: tastbarer Tumor unter dem rechten Rippenbogen.
Zu **(4):** In ca. 50% entsteht die **akute Pankreatitis** infolge von Gallenwegserkrankungen, die wiederum durch Gallensteine verursacht werden.
Zu **(5):** Bei der **aszendierenden Cholangitis** handelt es sich um eine bakterielle Entzündung der Gallengänge infolge einer Abflussbehinderung durch Steine, Stenosen etc.
Symptome: typische Trias: Ikterus, Fieber mit Schüttelfrost, rechtsseitige Oberbauchschmerzen.

H94

Frage 26.2: Lösung B

Es handelt sich am ehesten um eine gestaute Gallenblase. Zur weiteren Abklärung ist die nicht invasive **Sonographie** indiziert.

H91

Frage 26.3: Lösung E

Bei einem symptomatischen, kalkhaltigen Gallenstein besteht eine Indikation zur Choleszystektomie. Als Alternative zur konventionellen Entfernung der Gallenblase besteht heute die Möglichkeit der **laparoskopischen Cholezystektomie**. Hierzu wird nach Erzeugung eines Pneumoperitoneums, unter Sicht eines Laparoskops sowie mithilfe verschiedener laparoskopischer Instrumente die Gallenblase entfernt. Bei größeren Steinen (z.B. 3,5 cm Durchmesser im vorliegenden Fall) ist für die Bergung eine vorherige Zertrümmerung (mechanisch oder durch Ultraschallwellen) erforderlich. Die **laparoskopische Cholezystektomie** ist der unkomplizierten Cholezystolithiasis vorbehalten. Kontraindikationen sind z.B. akute Cholezystitis oder Choledocholithiasis. Vorteil des Verfahrens ist vor allem die deutlich geringere Belastung des Patienten mit folglich kürzerer Rekonvaleszenz und kürzerem Krankenhausaufenthalt.

Zu **(A):** Die **Stoßwellenlithotripsie** kommt nur bei reinen Cholesterinsteinen in Betracht, die kleiner als 3 cm im Durchmesser sind, da eine medikamentöse Steinauflösung im Anschluss erfolgen muss.

Zu **(B):** Die **Chemolitholyse** ist ebenfalls nur bei reinen Cholesterinsteinen möglich.

Zu **(C):** Eine **Ätherinstillation** kann über eine Gallengangsdrainage erfolgen, die nach einer Gallengangsrevision wegen Choledocholithiasis eingelegt wurde. Zurückgelassene Steine können evtl. auf diese Weise herausgespült werden.

Zu **(D):** Über eine alleinige **endoskopische Steinextraktion** via Cholezystotomie wird in der Literatur berichtet. Wegen Gallensteinrezidiven wird diese Methode nicht routinemäßig durchgeführt.

Siehe Lerntext „Gallensteinleiden“ XXVI.1.

F91

Frage 26.4: Lösung C

Man erkennt den großen Solitärstein in der Gallenblase als echoreiche, homogene Struktur mit dorsal gelegenem Schallschatten.

Gallensteinleiden — **XXVI.1**

Gallensteine **entstehen** am häufigsten in der Gallenblase, seltener in den Gallengängen. 32% der Frauen und 16% der Männer über 40 Jahre sind Gallensteinträger.

Prädisponierende Faktoren: Adipositas, Diabetes mellitus, Hyperbilirubinämie, Stase und Entzündungen der Gallenwege und Gallenblase, Gravidität, genetische Disposition.

Steinzusammensetzung: 80% sind gemischte Cholesterinsteine, wobei insbesondere der Anteil des Kalziumgehalts die Röntgendichte bestimmt. 10% reine Cholesterinsteine, 10% Pigmentsteine (Bilirubin). Die Bildung cholesterinhaltiger Steine wird dann begünstigt, wenn sich das Verhältnis:

$$\frac{\text{Gallensäuren} + \text{Phospholipide}}{\text{Cholesterin}}$$

zugunsten des Cholesterins verschiebt.

Symptome: Etwa 65% der Gallensteinträger sind symptomlos. Die übrigen zeigen entweder uncharakteristische Beschwerden (Druckgefühl im Oberbauch, Übelkeit, Brechreiz, vor allem nach fettreichen Mahlzeiten) oder Koliken im rechten Oberbauch mit Ausstrahlung in die rechte Schulter.

Komplikationen: Cholezystitis, Verschlussikterus bei Choledocholithiasis, Hydrops der Gallenblase, Empyem, Gallenblasenperforation mit Peritonitis, Gallensteinileus, Pankreatitis, Cholangitis, cholangitische Leberabszesse, biliäre Leberzirrhose.

Diagnose: Sonographie (Treffsicherheit über 90%). Mithilfe der Abdomenleeraufnahme können röntgendichte Steine nachgewiesen werden. Die perorale oder i.v. Cholangiographie zeigt die Steine als Kontrastmittelaussparung oder ergibt bei Nichtdarstellung der Gallenblase indirekte Hinweise auf einen Zystikusstein. Bei entsprechender Indikation kommen ERCP und PTC in Betracht.

Therapie: Bei symptomatischen Gallensteinen und bei Komplikationen ist die **Cholezystektomie** indiziert. Besteht eine Operationskontraindikation, so kann bei reinen Cholesterinsteinen (< 1 cm) die **medikamentöse Auflösung** mit Chenodesoxycholsäure versucht werden. Kontraindikationen sind: Gravidität, Verschlussikterus und Gallensäuremalabsorptions-Syndrom.

Unter bestimmten Voraussetzungen (keine akute Cholezystitis oder Cholangitis etc.) kann auch eine extrakorporale **Stoßwellenlithotripsie** zur Anwendung kommen.

Als Alternative zur konventionellen Entfernung der Gallenblase besteht heute die Möglichkeit der **laparoskopischen Cholezystektomie**. Hierzu wird nach Erzeugung eines Pneumoperitoneums unter Sicht eines Laparoskops sowie mit Hilfe verschiedener laparoskopischer Instrumente die Gallenblase entfernt.

Bei größeren Steinen ist für die Bergung eine vorherige Zertrümmerung (mechanisch oder durch Ultraschallwellen) erforderlich. Die **laparoskopische Cholezystektomie** ist der unkomplizierten Cholezystolithiasis vorbehalten. Kontraindikationen sind z.B. akute Cholezystitis oder Choledocholithiasis. Vorteil des Verfahrens ist vor allem die deutlich geringere Belastung des Patienten mit folglich kürzerer Rekonvaleszenz und kürzerem Krankenhausaufenthalt.

H97

Frage 26.5: Lösung A

Bei der **Stoßwellenlithotripsie** handelt es sich um eine Steinzertrümmerung durch Ultraschallwellen. Sie kann indiziert sein bei der unkomplizierten symptomatischen Cholezystolithiasis und Choledo-

cholithiasis. Das Verfahren wird jedoch insbesondere bei Risikopatienten und vorausgegangenen Gallenwegoperationen angewandt. Voraussetzungen: nicht mehr als 3 Röntgen-negative (reine Cholesterinsteine) Steine, Größe der Steine (bzw. des Steines) < 3 cm, funktionsfähige Gallenblase. Die Lithotripsie erfolgt nur in Verbindung mit einer medikamentösen Litholyse.
Zu **(A):** Der reine Cholesterin-Solitärstein von 28 mm Durchmesser könnte durch eine Stoßwellenlithotripsie behandelt werden.
Zu **(B):** Aufgrund der Kalkanteile kommt eine Lithotripsie nicht in Betracht.
Zu **(C):** Bei der akuten Cholezystitis mit eingeklemmtem Cholesterinstein ist die Lithotripsie kontraindiziert.
Zu **(D):** Bei mehr als 3 Gallensteinen besteht ebenfalls eine Kontraindikation hinsichtlich der Lithotripsie.
Zu **(E):** Das erbsgroße verkalkte Konkrement im Ductus choledochus erfordert die Cholezystektomie mit Gallengangsrevision. Insbesondere bei älteren Patienten kann zuvor eine endoskopische Papillotomie erfolgen.

H90

Frage 26.6: Lösung D

Die häufigste Ursache eines **negativen Cholezystogramms** bei positiver Gallengangsdarstellung ist der Zystikusverschluss. Verantwortliche Faktoren sind Steine, entzündliche Veränderungen u.a. Um eine verzögerte Darstellung nicht zu übersehen, sollten einige Stunden später (ggf. nach 24 h) nochmals Aufnahmen gemacht werden. Die Verlegung des Ductus cysticus führt zur allmählichen Vergrößerung der Gallenblase und ggf. zur Ausbildung eines Gallenblasenhydrops oder eines Empyems.

H94

Frage 26.7: Lösung E

Freie Luft in den Gallenwegen **(Aerocholie)** kommt vor nach Gallensteinperforation in luftgefüllte Hohlorgane (innere Fistel), Anlage einer biliodigestiven Fistel sowie nach Papillotomie und Röntgenkontrolle einer T-Drainage.

F00

Frage 26.8: Lösung A

Die Verdickung der Gallenblasenwand mit schmalem Flüssigkeitssaum (perivesikales Ödem) ist typisches Zeichen der **akuten Cholezystitis.**
Zu **(B):** Größere Mengen freier intraabdomineller Flüssigkeit kommen vor infolge Leberzirrhose oder venöser Stauung **(Aszites)**, sowie nach stumpfer Bauchverletzung **(Blut)** etc.
Zu **(C):** Gallenblasensteine zeigen sonographisch typischerweise **Schallschatten** und intraluminal echogene Reflexe.
Zu **(D):** Eine deutlich mindergefüllte Gallenblase kann Ausdruck einer Exsikkose bzw. einer Nahrungskarenz sein.
Zu **(E):** Eine umschriebene unregelmäßige Auflockerung und Verbreiterung der Gallenblasenwand, die bei Umlagerung ihre Position nicht verändert, kann Hinweis auf einen tumorösen Prozess sein.

H00 H93

Frage 26.9: Lösung E

Bei der **biliären Pankreatitis** handelt es sich um eine Entzündung durch Reflux von Galle in das Pankreasgangsystem. Häufige Ursache ist die Steineinklemmung im Bereich der **Papille**. Ein Zystikusverschluss führt nicht zu einer biliären Pankreatitis.

F96

Frage 26.10: Lösung B

Die **Cholezystographie** zeigt eine kontrastmittelgefüllte Gallenblase mit einer durchgehenden, bandförmigen Aufhellungszone. Es handelt sich um multiple kleine Konkremente, die aufgrund ihres spezifischen Gewichts auf der Kontrastmittelgalle schweben (Bild der **schwebenden Gallenblasensteine**). Auf der Abbildung nach Reizmahlzeit stellt sich die Gallenblase verkleinert dar. Die multiplen Konkremente sind als Kontrastmittelaussparungen deutlich zu erkennen. Bei schlechter Bildqualität scheint auch der Ductus cysticus bereits Kontrastmittelaussparungen als Hinweis für **Gallengangsteine** aufzuweisen. Da die Patientin Beschwerden hat, besteht die Indikation zur **Cholezystektomie** mit intraoperativer **Cholangiographie**. Falls Gallengangsteine zurückbleiben, sollten diese über eine **Choledochotomie** entfernt werden.
Zu **(A):** Konkremente sind eindeutig nachgewiesen.
Zu **(C):** Eine **septierte Gallenblase** stellt sich als „Einschnürung“ dar.
Zu **(D):** Bei nicht organisch bedingten Verdauungsstörungen, insbesondere bei verminderter Gallensekretion ist eine fettarme Diät in Verbindung mit „galletreibenden“ Medikamenten (Cholagoga) hilfreich.
Zu **(E):** Nur **reine Cholesterinsteine** geringer Größe können evtl. durch Gabe von **Chenodesoxycholsäure** medikamentös aufgelöst werden. Die Behandlung dauert mindestens 2 Jahre und wird selten angewandt (z.B. bei Kontraindikation einer Operation).

F95

Frage 26.11: Lösung E

Krampfartige Schmerzen im rechten Oberbauch mit deutlichem Druckschmerz und geringer Abwehrspannung sind typische Zeichen der **akuten Cholezystitis**.
Zu **(A):** Bei der **akuten Pankreatitis** kommt es zu einem akut einsetzenden Oberbauchschmerz, oft mit gürtelförmiger Ausstrahlung und Ausstrahlung in die linke Schulter sowie in den Rücken.
Zu **(B):** Symptome der **akuten Appendizitis:** Schmerzen im rechten Unterbauch (oft im mittleren Oberbauch beginnend) mit Druck- und Klopfschmerz.
Zu **(C):** Bei der **Ulkusperforation** ist das **brettharte Abdomen** typisch.
Zu **(D):** Die **Divertikulitis** ist durch Schmerzen im linken Unterbauch charakterisiert (sog. **Linksappendizitis)**.

Akute Cholezystitis — **XXVI.2**

Die **akute Cholezystitis** entsteht meist durch einen Steinverschluss des Ductus cysticus. Andere Ursachen: Begleiterkrankung bei akuter Cholangitis, metastatische Infekte, akute Entwicklung bei chronischer Cholezystitis.
Klinik: Spontan- und Druckschmerz im rechten Oberbauch (manchmal kolikartig), Fieber, Leukozytose, evtl. leichter Ikterus, Übelkeit, Erbrechen, beim Gallenblasenempyem tritt Schüttelfrost hinzu.
Diagnose: Aus Anamnese und Befund lässt sich die Diagnose gewöhnlich relativ einfach stellen. Oberbauchsonographie!
Differenzialdiagnostisch kommen insbesondere in Betracht: Appendizitis, Pankreatitis, Perforation bzw. Penetration eines Gastroduodenalulkus, rechtsseitiger Ureterstein.
Therapie: Bettruhe, Nahrungskarenz, Infusionen, Gabe eines Antibiotikums und Spasmoanalgetika, evtl. Eisblase.
In ca. 90% der Fälle kommt es unter der konservativen Therapie zum Abklingen der entzündlichen Erscheinungen, sodass nach 48–72 h die Cholezystektomie durchgeführt werden sollte.
Verschlimmert sich jedoch das klinische Bild, so muss mit der gefährlichen Gallenblasenperforation gerechnet werden. In solchen Fällen wird selbstverständlich sofort operiert. Eine strenge klinische Verlaufskontrolle muss deshalb gewährleistet sein.

H92

Frage 26.12: Lösung C

Die Röntgenleeraufnahme zeigt einen großen kalkdichten Gallenblasenstein.
Eine Perforation der Gallenblase in das Ileum ist aufgrund der anatomischen Verhältnisse sehr unwahrscheinlich. Durch eine entzündliche Verklebung mit der Umgebung kann es bei fortschreitender Entzündung zu einer cholezystointestinalen Fistel mit Steinwanderung und Gallensteinileus kommen. Am häufigsten ist das Duodenum betroffen, seltener Magen oder Kolon.

F97

Frage 26.13: Lösung A

Eine frühzeitige starke Erhöhung der GOT kommt z.B. bei einer primären Leberschädigung vor (akute Hepatitis etc.).

F01

Frage 26.14: Lösung D

Die **Cholangiographie** zeigt ein gestautes Gallengangssystem, insbesondere einen Stau des Ductus choledochus, der im distalen Bereich einen Abbruch (Kontrastmittelstop) mit glatter Begrenzung aufweist. Aufgrund der Anamnese mit Koliken und Ikterus könnte es sich um eine **Choledocholithiasis** mit kompletter Gallenabflussstörung handeln.
Zu **(A):** Bei einem Normalbefund nach Billroth II-Resektion muss die Gallenflüssigkeit ohne Stauung in das Duodenum abfließen.
Zu **(B):** Da sich die Gallenblase darstellt, kann kein **Zystikusverschlussstein** vorliegen.
Zu **(C):** Bei einer **choledochoduodenalen Fistel** kommt es zur Kontrastmittelanfärbung des Duodenums.
Zu **(E):** Bei einer **intrahepatischen Cholestase** ist der Ductus choledochus nicht gestaut.

H99 **!**

Frage 26.15: Lösung B

Zu **(B):** Die Methode der Wahl zur Diagnose eines Verschlusses der Gallenwege ist die nicht invasive **Sonographie**. Hierbei können z.B. eine Dilatation des Ductus choledochus oder Steine in der Gallenblase dargestellt werden.
Zu **(A):** Eine **Angiographie** ist zum Nachweis eines Gefäßverschlusses geeignet. Die ableitenden Gallenwege können damit nicht beurteilt werden.

Zu **(C)** und **(D):** Beide Verfahren dienen der Kontrastierung der Gallenwege durch über die Leber ausgeschiedenes KM. Bei der **oralen Darstellung** muss der Patient am Vorabend der Untersuchungen enteral rückresorbierbares gallegängiges Kontrastmittel einnehmen, während es bei der **intravenösen Cholangiographie** direkt i.v. gegeben wird. Diese Untersuchungen sind indiziert, wenn die Sonographie kein eindeutiges Ergebnis ergibt.
Zu **(E):** Die **Leberszintigraphie** kann zur Diagnostik von benignen bzw. malignen Prozessen des Leberparenchyms eingesetzt werden.

F02 H96

Frage 26.16: Lösung E

Die endoskopische Röntgendarstellung der Gallenwege zeigt einen erheblich gestauten Ductus choledochus und Ductus hepaticus infolge multipler Gallengangsteine **(Cholangiolithiasis)**. Da bereits ein zunehmender Verschlussikterus als häufigste Komplikation der Choledocholithiasis vorliegt, besteht eine absolute Indikation zur sofortigen Gallenwegentlastung. Weitere Komplikationen sind biliäre Zirrhose, eitrige Cholangitis, hepatische Gerinnungsstörungen und akute Pankreatitis. Es handelt sich um multiple, teilweise große Steine, sodass eine **operative Choledochusrevision** und Cholezystektomie angezeigt ist. Insbesondere der Hinweis auf einen rüstigen Patienten rechtfertigt dieses Vorgehen. Über eine Längseröffnung des Ductus choledochus werden die Steine mit Fasszange, Fogarty- bzw. Spülkatheter, Löffel etc. entfernt. Ggf. erfolgt eine Steinentfernung unter Sicht mithilfe der intraoperativen Choledochoskopie. Anschließend wird mit Hegar-Stiften oder Olivenbougies vorsichtig die Papille sondiert. Nach Cholangiographie und Manometrie (nicht unbedingt nötig bei definitiver Steinfreiheit durch endoskopische Kontrolle) erfolgt der Verschluss der Choledochotomie. Zuvor wird eine T-Drainage zur Druckentlastung des Gallenganges eingelegt. Postoperativ können ggf. Residualsteine über die T-Drainage entfernt werden (Verfahren nach *Burhenne*).
Zu **(A):** Prinzipiell besteht die Möglichkeit der Steinextraktion über eine **endoskopische Papillotomie** (EPT). Dieses Verfahren ist bei den meisten Choledochussteinen erfolgreich. Es wird vor allem bei älteren Patienten mit kleineren Steinen favorisiert. Größere Steine können retrograd mithilfe eines **Lithotriptors** zertrümmert und die Fragmente mit einem Dormia-Körbchen entfernt werden. Auch eine medikamentöse lokale Auflösung von Cholesterinsteinen ist prinzipiell möglich. Nach endoskopischer Sanierung der Gallenwege sollte zu einem späteren Zeitpunkt die elektive Cholezystektomie (ggf. endoskopisch) durchgeführt werden. Im vorliegenden Fall ist jedoch primär die operative Revision bei einem rüstigen Patienten mit multiplen, großen Gallengangssteinen vorzuziehen.
Zu **(B):** Bei einer **Cholezystostomie** wird eine äußere Gallenfistel durch Einnähen der eröffneten Gallenblase in die Bauchwand angelegt. Wird heute praktisch nicht mehr angewandt. Allenfalls als Notoperation, z.B. bei schwerem Gallenblasenempyem.
Zu **(C):** Im Rahmen der operativen Choledochusrevision (steht im Vordergrund) erfolgt in der Regel auch die Cholezystektomie.
Zu **(D):** Eine biliodigestive Anastomose in Form einer **Choledocho-Duodenostomie** wird wegen der Gefahr einer aszendierenden Cholangitis grundsätzlich nur noch selten durchgeführt. Ist die Anlage einer biliodigestiven Anastomose indiziert (z.B. bei intraoperativer Gallengangsverletzung mit Substanzdefekt oder inoperablem Pankreaskarzinom), erfolgt sie gewöhnlich als **Choledocho-** bzw. **Hepatico-Jejunostomie** mit einer nach **Roux** ausgeschalteten Jejunumschlinge.

F94

Frage 26.17: Lösung D

Die klassische Indikation zur **endoskopischen Papillotomie (EPT)** und Steinextraktion ist die Choledocholithiasis nach Cholezystektomie.
Zu **(C):** Eine Steinentfernung kann auch durch Spülung über die T-Drainage mit Natriumcholatlösungen versucht werden.

Verschlussikterus — **XXVI.3**

Ursachen des **Verschlussikterus** (mechanischer Ikterus): Choledocholithiasis, Strikturen, entzündliche Stenosen, Tumoren der ableitenden Gallenwege, Papillenkarzinom, Pankreaskopfkarzinom, Tumorkompression von außen, chronische Pankreatitis u.a.
Symptome: Die Gelbfärbung der Skleren wird erkennbar, wenn das Gesamtbilirubin i.S. 2 mg/100 ml überschreitet. Der schmerzlose, progrediente Ikterus ist verdächtig auf einen Tumor in den ableitenden Gallenwegen oder in ihrer Umgebung. Ein intermittierender Stauungsikterus mit Koliken oder dumpfen Schmerzen evtl. mit Fieber spricht für eine Choledocholithiasis. Vom Erscheinungsbild her imponiert ein Verdinikterus. Pruritus, bierbrauner Urin und acholischer Stuhl sind weitere Kennzeichen.
Labor: Bilirubin im Serum und Urin erhöht; Urobilinogen im Urin fehlend, Transaminasen normal oder gering erhöht, alkalische Phosphatase und LAP stark erhöht, Serum-Fe erniedrigt, Serum-Cu erhöht.
Differenzialdiagnose: Parenchymatöser Ikterus (z.B. bei Hepatitis): Rubinikterus deutet auf Hepatitis, Bilirubin im Serum und Urin erhöht,

Urobilinogen positiv, Transaminasen stark erhöht, alkalische Phosphatase und LAP normal, Serum-Fe erhöht, Serum-Cu normal.
Hämolytischer Ikterus: Vor allem indirektes Bilirubin im Serum stark erhöht, Bilirubin im Urin negativ, Urobilinogen im Urin stark erhöht.
Therapie: Nach Klärung der Verschlussursache erfolgt die operative Beseitigung oder Umgehung des mechanischen Hindernisses. Bei der Choledocholithiasis ggf. durch endoskopische Papillotomie (EPT). Ansonsten erfolgt die Entfernung durch Choledochotomie. Bei narbiger Papillenstenose: transduodenale Papillotomie; bei operablem Pankreaskopf- oder Papillenkarzinom: Duodenopankreatektomie; bei inoperablem Tumor: biliodigestive Anastomose (Hepatico-Jejunostomie).

H98

Frage 26.18: Lösung A

Methode der Wahl sowohl bei benigner Abflussbehinderung im Gallenwegssystem als auch bei Tumorverschluss ist die **Choledocho-** oder **Hepatico-Jejunostomie**. Die Anastomose wird gewöhnlich mit einer nach **Roux** ausgeschalteten Jejunumschlinge durchgeführt. Eine doppelte Jejunumschlinge mit Braun-Fußpunktanastomose (E) wird seltener verwendet. Eine **Choledochoduodenostomie** (B) wird heute wegen der Gefahr einer aszendierenden Cholangitis nur noch selten als palliatives Verfahren angewandt.

H00 !

Frage 26.19: Lösung A

Die **Aerobilie** (Luft in den Gallenwegen) ist ein regelmäßiger Befund nach Anlage einer **biliodigestiven Anastomose** (z.B. Choledochojejunostomie). Weiteres Vorkommen nach Papillotomie, Gallensteinperforation (innere Fistel) und Röntgenkontrolle einer T-Drainage der Gallenwege. Eine luftgefüllte Gallenblase bei akuter Cholezystitis ist Ausdruck einer Gas bildenden Infektion bei Gallenblasengangrän (*Pneumocholezystitis*).

F94 F85

Frage 26.20: Lösung E

Gallenblasenkarzinome sind überwiegend im Gallenblasenfundus lokalisiert. Es handelt sich meist um Adenokarzinome. Frauen sind wesentlich häufiger betroffen als Männer. Aufgrund der häufigen Kombination von Gallensteinen und Karzinom wird als ursächlicher Faktor der chronische Reiz durch Gallensteine angenommen. Die Erkrankung wird gewöhnlich durch **Spätsymptome** oder seltener als Zufallsbefund entdeckt. Progredienter Ikterus, Leistungsknick und uncharakteristische, der Cholelithiasis ähnliche Beschwerden stehen im Vordergrund.
Diagnose:
Palpabler Tumor, Sonographie, Computertomographie, pathologische Leberwerte.
Therapie:
Cholezystektomie ggf. mit Leberteilresektion, wegen der Spätsymptomatik ist eine Radikaloperation nur in wenigen Fällen möglich. Die Prognose ist daher schlecht.
Zu **(E):** Die chronische kalzifizierende Pankreatitis ist meist Folge eines chronischen Alkoholabusus. Eine Beziehung zum Gallenblasenkarzinom besteht nicht.

H93

Frage 26.21: Lösung D

Die Prognose des **Gallenblasenkarzinoms** ist wesentlich schlechter. Die Mehrzahl der Patienten stirbt in den ersten 6 Monaten nach Diagnosestellung. Nach älteren Untersuchungen liegt die 5-Jahres-Überlebensrate unter 5%.

F01 !

Frage 26.22: Lösung D

Beim **Gallenblasenkarzinom** handelt es sich meist um **Adenokarzinome**.

H01

Frage 26.23: Lösung C

Zu **(C):** Ein schmerzloser Ikterus mit Vergrößerung der Gallenblase wird als **Courvoisier-Zeichen** bezeichnet und ist typisch für einen Tumor der ableitenden Gallenwege, z.B. der Papillenregion. Aufgrund des langsamen Verschlusses der Gallenwege kommt es hier nicht zu kolikartigen Beschwerden.
Zu **(A)** und **(E):** Bei einem plötzlichen Verschluss der Gallenwege durch einen Stein kann es zwar auch zu einem **Ikterus** kommen, dieser geht aber mit **Koliken** einher.
Zu **(B):** Eine **Leberzirrhose** kann in seltenen Fällen auch biliär bedingt sein. Man unterscheidet die primär biliäre Zirrhose von sekundären Formen.
Zu **(D):** Typische Symptome fehlen in der Frühphase beim Gallenblasenkarzinom. Erst bei entsprechender Raumforderung treten in der Spätphase Druckschmerz unter dem rechten Rippenbogen sowie Gewichtsverlust und zunehmender Ikterus auf.

H92

Frage 26.24: Lösung E

Die ERCP zeigt gestaute, jedoch glattwandige intrahepatische Gallenwege und einen massiv gestauten Ductus choledochus, der im mittleren Bereich einen sog. Kontrastmittelabbruch aufweist und sich weiter distal bis zur Papille normkalibrig darstellt. Die Befundkonstellation ist am ehesten auf ein Ductus choledochus- oder Pankreaskopfkarzinom zurückzuführen.
Zu **(A):** Bei einem Papillenkarzinom ist der gesamte Gallengang gestaut.
Zu **(B):** Ein Konkrement vor der Papilla Vateri führt ebenfalls zu einer Stauung des Gallengangs in seiner vollständigen Länge.
Zu **(C):** Ein primäres hepatozelluläres Karzinom führt unter anderem zu Veränderungen der intrahepatischen Gallenwege.
Zu **(D):** Bei der sklerosierenden Cholangitis zeigen die intrahepatischen Gallenwege Wandveränderungen.

H98 H89 **!**

Frage 26.25: Lösung A

Therapie der Wahl beim **periampullären Karzinom** (Papille, peripapillär, distaler Choledochus) und **Pankreaskopfkarzinom** ist die **partielle Duodenopankreatektomie** (Operation nach Whipple). Hierbei werden Pankreaskopf, Gallenblase und distaler Choledochus sowie $^2/_3$ des Magens und Duodenum entfernt. Bei der Anastomosierung sind verschiedene Modifikationen möglich.
Siehe auch den Lerntext „Pankreaskarzinom" XXVII.5.
Zu **(B):** Die **Hepatiko-Jejunostomie** (biliodigestive Anastomose) ist eine palliative Maßnahme beim lokal inoperablen Karzinom.
Zu **(C):** Die **Gastroenterostomie** (GE) ist ein Palliativeingriff bei nicht resektabler Magenausgangsstenose.
Zu **(D)** und **(E):** Chemo- und Strahlentherapie zeigen beim periampullären Karzinom bisher keine wesentlichen Wirkungen.

27 Pankreas

F97

Frage 27.1: Lösung E

Die einfache Durchtrennung des einschnürenden Pankreasringes ist zwar theoretisch naheliegend, sollte jedoch wegen der Gefahr von Fistelbildungen und Narbenschrumpfungen vermieden werden. Im Säuglingsalter wird häufig die Duodeno-Duodenostomie durchgeführt. Es stehen weitere Operationsverfahren zur Verfügung. Duodeno-Jejunostomie, laterale Antero-Pyloro-Duodenostomie, selten ist die Magenteilresektion nach Billroth II erforderlich.

H95

Frage 27.2: Lösung E

Pankreasverletzungen zeigen am Anfang häufig keine Symptome. Später uncharakteristische Oberbauchschmerzen, Oberbauchperitonitis, Darmparalyse, Volumenmangelschock. Oft Überlagerung durch Verletzung anderer Organe. Durch **Computertomographie** (1) und **Sonographie** (2) können Hämatome oder parapankreatische Flüssigkeitsansammlungen diagnostiziert werden. Die endoskopische retrograde Cholangiopankreatographie **(ERCP)** zeigt ggf. Gangverletzungen. Außerdem sollten die Serumenzyme (Amylase und Lipase) bestimmt werden, auch in der Spülflüssigkeit bei einer evtl. **Peritoneallavage**. Bei nachgewiesener Pankreasverletzung besteht eine Indikation zur Laparotomie mit breiter Freilegung der Pankreasloge. Je nach Ausmaß der Verletzung erfolgt die Schwanzresektion bei kompletter Ruptur oder die Organerhaltung mit Gangrekonstruktion, Drainage in eine ausgeschaltete Dünndarmschlinge. Auf jeden Fall ausgiebige parapankreatische Drainage.

Pankreasverletzungen — **XXVII.1**

Pankreasverletzungen entstehen gewöhnlich durch stumpfe Gewalteinwirkung, wobei die retroperitoneal fixierte Drüse gegen die Wirbelsäule gepresst wird.
Verletzungsarten nach *Kümmerle* und *Hess:*

1. **Commotio:** umschriebene Gewebsnekrose und Gefäßzerreißung.
2. **Contusio:** schwere Gewebszerreißungen, Hämatome, evtl. Einrisse kleiner Pankreasgänge.
3. **Subkapsuläre Ruptur:** weitgehende Kontinuitätsdurchtrennung bei intakter Kapsel.
4. **Inkomplette Ruptur:** Parenchymzerreißung bei unverletztem Ductus Wirsungianus.
5. **Komplette Ruptur:** Vollständige Querschnittdurchtrennung.

Symptome: Zunächst fehlen typische Symptome, häufig Überlagerung durch Begleitverletzungen (Milz, Darm u. a.), Oberbauchschmerzen, Erbrechen, spärliche Darmgeräusche, fortschreitende Abwehrspannung können auf eine Pankreasverletzung hinweisen.
Diagnose: Wiederholte Bestimmungen der Serumamylase, bei Peritoneallavage Amylase in Spülflüssigkeit bestimmen. Oberbauchsonographie und Computertomographie können ebenfalls wertvolle Hinweise geben.
Therapie: Bei Verdacht auf Pankreasverletzungen sollte eine breite Freilegung der Pankreaslo-

H97 !

Frage 27.11: Lösung E

Vergrößerung und Konsistenzvermehrung des Pankreaskopfes in Verbindung mit weißen Stippchen als Ausdruck von Fettgewebsnekrosen (oft kalkspritzerartig) sprechen für eine **akute Pankreatitis**. Gallenwegserkrankungen sind ursächlich am häufigsten, gefolgt von chronischem Alkoholabusus. Nach Sanierung der Gallenwege bestehen gute Chancen der Rückbildung der Pankreatitis.
Zu **(A):** Die Pankreaskopfvergrößerung kann auch durch ein Karzinom verursacht werden. Auch hinter einer Pankreatitis kann ein Pankreaskarzinom versteckt sein. Zur Sicherheit sollte eine Feinnadelbiopsie zum Ausschluss eines Karzinoms erfolgen.
Zu **(B):** Die **chronisch kalzifizierende Pankreatitis** ist die häufigste Form der chronischen Pankreatitis. Es kommt neben Verkalkungen der Drüse ggf. mit intraduktalen Steinen zur irregulären Sklerose. Haupt- und/oder Nebengänge sind unterschiedlich erweitert. Fokale Nekrosen und Pseudozysten kommen vor. Hauptursache ist chronischer Alkoholkonsum.
Zu **(C): Pseudozysten** entstehen in ca. 20% bei chronischer Pankreatitis. Sie enthalten neben Flüssigkeit auch nekrotisches Material. Der Tastbefund entspricht eher einer Fluktuation als einer o.g. Konsistenzvermehrung.
Zu **(D):** Bei einer **totalen Pankreasnekrose** sind praktisch keine Organstrukturen mehr erkennbar. Die Nekrosen und Sequester müssen ausgeräumt werden.

F93

Frage 27.12: Lösung D

Segmentale Stenosen und Gangektasien des Ductus pancreaticus sind Zeichen der chronischen Pankreatitis. Die echoarme Struktur im Pankreaskopfbereich ist am ehesten eine Pseudozyste.
Zu **(C):** Das **Caroli-Syndrom** bezeichnet mehrere angeborene, segmentale Erweiterungen intrahepatischer Gallenwege mit Ikterus und Hepatomegalie sowie multiplen Nierenzysten.

F95

Frage 27.13: Lösung E

Neben den genannten Symptomen bzw. Komplikationen kommen bei der **chronischen Pankreatitis** vor: häufig Defektbildungen in Form von Pseudozysten, seltener gastro-intestinale Blutungen aufgrund einer portalen Hypertension, Ulcera ventriculi et duodeni, Aszites, Perikard- und Pleuraergüsse.

F02 !

Frage 27.14: Lösung D

Bei einer **chronischen Pankreatitis** kommt es durch eine zunehmende Destruktion und Fibrosierung des Organs zu einer Einschränkung zunächst der exokrinen, im Spätstadium auch der endokrinen Funktion. Zu den Komplikationen zählen z.B. **Duodenal-** (A) und **Choledochusstenosen** (E) durch eine Ummauerung durch das fibrotisch umgewandelte Pankreas. Ebenso kann es hierdurch zu einer Stenosierung der V. lienalis und V. portae mit der Folge einer **Milzvenen- oder Pfortaderthrombose** kommen (C). Als Nachfolgekomplikation entsteht ein Umgehungskreislauf mit Fundusvarizen und erhöhter Gefahr einer oberen gastrointestinalen Blutung.
Pankreaspseudozysten entstehen bei wiederholten akuten Schüben einer Pankreatitis durch Einschmelzung des Parenchyms. In der Umgebung kommt es zur entzündlichen Mitreaktion und Ausbildung von Pseudozystenwänden (B). Eine **Fistelbildung** zu Nachbarorganen, insbesondere zum Magen, gehört zu den selteneren Komplikationen (D).
Siehe auch Lerntext „Chronische Pankreatitis" XXVII.3.

F95

Frage 27.15: Lösung B

Die Aufnahme zeigt eine Kontrastmittelfüllung des Magens, Duodenums und oberen Dünndarms (**MDP**). Es ist eine ausgeprägte glattwandige, großbogige Impression der großen Kurvatur des Magens einschließlich des Antrums zu erkennen. Der Magen selbst ist nach oben-rechts verlagert. Magenschleimhautunregelmäßigkeiten sind nicht zu erkennen. Ursache einer derartigen Impression ist am ehesten eine große Raumforderung des Pankreas. Am wahrscheinlichsten kommt daher eine große **Pankreaspseudozyste** (B) in Betracht.
Zu **(A):** Ein **Magenkarzinom** zeigt in der **MDP** je nach Wachtumsform unregelmäßig konfigurierte Füllungsdefekte, Plateaubildung, Schleimhauteinziehungen etc.
Zu **(C):** Ein **Zystadenom** des Pankreas ist ein seltener Tumor, der theoretisch auch ähnliche Organverdrängungen verursachen kann.
Zu **(D):** Die vergrößerten paraaortalen Lymphknoten beim **M. Hodgkin** nehmen in der Regel nicht die Ausmaße an, die zu derartigen Verdrängungserscheinungen führen. Differenzialdiagnostisch kommen eher andere Tumoren des Retroperitoneums infrage.
Zu **(E):** Die solitäre nichtparasitäre **Leberzyste** wächst meist langsam und führt gewöhlich nicht zu Verdrängungen des Magens.

F01 !!

Frage 27.16: Lösung B

Die **Pseudo-Zystojejunostomie** mit ausgeschalteter Schlinge nach Roux ist Therapie der Wahl von größeren Pankreaspseudozysten (ab 5 cm Durchmesser).

Zu **(A):** Die **partielle Duodenopankreatektomie** (Whipple-Kausch-Operation) ist beim Karzinom des Pankreaskopfes indiziert. Reseziert werden: Pankreaskopf, Duodenum, distale Magenhälfte und Gallenblase mit distalem Ductus choledochus.

Zu **(C):** Bei frischen oder **infizierten Pseodozysten** kann eine äußere Drainage **(Marsupialisation)** durch Einnähen der Zystenwand in die Bauchdecke erfolgen. Nachteile sind die Mazeration der Haut und die persistierende Pankreasfistel.

Zu **(D):** Die ultraschallgesteuerte Punktion ist bei Pankreaspseudozysten ineffektiv und deshalb nicht indiziert.

Zu **(E): Kleinere Pankreaspseudozysten** können in regelmäßigen Abständen sonografisch kontrolliert werden, da sie sich gelegentlich zurückbilden.

H01 H90

Frage 27.17: Lösung A

Zu **(A):** Eine chirurgische Therapie bei chronischer Pankreatitis ist am wenigsten bei einer Pfortaderthrombose angezeigt. Die Patienten haben zumeist keine Beschwerden und die therapeutischen Möglichkeiten sind begrenzt. Es kann versucht werden, die Pfortader von dem Thrombus zu befreien, meist kommt es aber schnell zur erneuten Thrombosierung.

Zu **(B):** Bei einem **Pankreaskopfkarzinom** kann eine **partielle Duodenopankreatektomie** (Op nach Whipple-Kausch) durchgefürt werden. Bei inoperablen Tumoren kann bei progredientem Ikterus eine biliodigestive Anastomose sowie eine Gastroenterostomie bei Duodenalstenose (E) angelegt werden. Siehe Lerntext „Pankreaskarzinom" XXVII.5.

Zu **(C):** Bei ausgeprägten medikamentös nicht beeinflussbaren Schmerzen können als ultima ratio pankreasresezierende Eingriffe durchgeführt werden. Die Indikation ist jedoch streng zu stellen, da es zu einem weiteren Parenchymverlust und einer weiteren Verschlechterung der endokrinen und exokrinen Funktion kommt.

Zu **(D):** Bei kleineren **Pseudozysten** sind zunächst sonografische Kontrollen ausreichend. Kommt es zu einer Größenprogredienz oder Beschwerden, kann eine innere Drainage in Form einer **Zystojejunostomie** angelegt werden.

Chronische Pankreatitis — **XXVII.3**

Bei der **chronischen Pankreatitis** handelt es sich um ein progredientes, zirrhoseähnliches Leiden, das im Endstadium zu einer völligen Vernarbung der Drüse führen kann („*ausgebrannte Pankreatitis*"). Der wichtigste pathogenetische Faktor ist der **chronische Alkoholabusus**.

Symptome: Häufigstes Symptom ist der Oberbauchschmerz, der schubweise oder als Dauerschmerz imponiert. Er kann links- oder rechtsseitig betont oder auch gürtelförmig und in den Rücken ausstrahlend auftreten. Völlegefühl, Übelkeit, Meteorismus und gelegentliches Erbrechen sind weitere Symptome. Aufgrund der exokrinen Pankreasinsuffizienz treten Dyspepsie, Diarrhö und später Steatorrhö im Rahmen eines Malabsorptionssyndroms mit Gewichtsabnahme auf. Im fortgeschrittenen Stadium fehlt ein Diabetes mellitus praktisch nie. Durch entzündliche Schwellungen des Pankreaskopfes kann ein intermittierender Ikterus auftreten.

Diagnose: Neben Anamnese und klinischem Befund sind **Sonographie** und **Computertomographie** wichtig. Diagnostisch wertvoll ist die **ERCP**. Praktisch beweisend für eine chronische Pankreatitis sind unregelmäßige Erweiterungen des Ductus pancreaticus mit zahlreichen Einschnürungen. Wichtig ist die oft schwierige differenzialdiagnostische Abgrenzung vom Pankreaskarzinom. Die Röntgenuntersuchung zeigt bei der chronischen Pankreatitis neben *Kalkansammlungen* häufig auch eine Erweiterung des duodenalen C in der Magen-Darm-Passage (**MDP**) sowie in der hypotonen Duodenographie eine verstrichene und starre mediale Duodenalwand evtl. mit Lumeneinengung. Die **Stuhlanalyse** zeigt eine Erniedrigung von Trypsin und Chymotrypsin und eine Erhöhung der Neutralfette. Die Prüfung der exokrinen Pankreasfunktion durch den Pankreozymin-Sekretin-Test nach Duodenalsondierung lässt Normalabweichungen erkennen (z.B. verminderte Enzymsekretion). Fortgeschrittene Pankreatitiden zeichnen sich im Glukosetoleranztest häufig durch diabetische Belastungskurven aus. Erhöhung der Amylase- und Lipasekonzentration im Serum findet man im akuten Schub.

Therapie: Entscheidend ist die Beseitigung des auslösenden Faktors (absolute Alkoholabstinenz, Behandlung einer Hyperlipidämie, Beendigung einer Kortisonbehandlung u.a.). Die Schmerzen werden mit Spasmolytika bekämpft. Die exokrine Insuffizienz bedarf einer Fermentsubstitution. Die Kost soll eiweißreich, vitaminreich und fettarm sein.

Eine **Operationsindikation** besteht bei **Komplikationen** wie großen Pseudozysten, Choledochus- oder Duodenalstenose, segmentärer por-

taler Hypertension, Abszedierung, pankretogenem Aszites oder rezidivierenden Pleuraergüssen; bei **therapierefraktären Formen** (Schmerzsyndrom, rezidivierende Pankreatitisschübe); bei der **biliären chronischen Pankreatitis** sowie bei **Karzinomverdacht.**
Je nach Befund werden Drainageverfahren und Resektionen angewendet.

H89

Frage 27.18: Lösung B

Zu **(B): Zystojejunostomie** mit ausgeschalteter Schlinge nach Roux ist Therapie der Wahl von größeren (ab 5 cm Durchmesser) Pankreaspseudozysten.
Zu **(A):** Eine Enukleation von Pankreaspseudozysten ist praktisch nicht möglich.
Zu **(C):** Bei frischen oder infizierten Pseudozysten wird gelegentlich eine Ableitung nach außen vorgenommen.
Zu **(D):** Die **latero-laterale Wirsungo-(Pankreatiko-)Jejunostomie** (*Puestow*) ist die typische Drainageoperation bei **chronischer Pankreatitis** mit stark erweitertem Pankreasgang (mindestens 1 cm). Die Länge des gestauten Ganges sollte mindestens 5 cm betragen.
Zu **(E):** Die **termino-terminale Pankreatiko-Jejunostomie** (*Du-Val*) ist ebenfalls eine Drainageoperation, z. B. nach Pankreasschwanzresektion.

Pankreaszysten/Pseudozysten — XXVII.4

Pankreaszysten liegen in ca. 80% als erworbene **Pseudozysten** ohne Epithelauskleidung vor. In ca. 20% der Fälle handelt es sich um echte Pankreaszysten mit einer Epithelinnenschicht. Am häufigsten entstehen sie nach akuten und chronischen Pankreatitiden sowie posttraumatisch. Die Ausbreitung erfolgt hauptsächlich in der Bursa omentalis nach verschiedenen Richtungen.
Symptome:
Bei entsprechender Größe Druckgefühl, Schmerzen (bei retroperitonealer Ausdehnung v. a. Rückenschmerzen), evtl. Aszites und Pleuraergüsse (unklarer Genese).
Komplikationen:
Ruptur, Verschlussikterus, Infektion, Organverdrängung mit sekundären Veränderungen.
Diagnose:
Sonographie, Computertomographie. Die *MDP* (Magen-Darm-Passage) ermöglicht den Nachweis der Zystenausdehnung durch Organverdrängung, insbesondere im seitlichen Strahlengang.
Therapie:
Kleinere Pseudozysten können in regelmäßigen Abständen sonographisch kontrolliert werden. Bei Beschwerden oder Größenzunahme (ab 5 cm Durchmesser) ist die Operationsindikation gegeben.
Therapie der Wahl ist die innere Drainage als **Zystojejunostomie.** Infizierte und frische Pseudozysten (jünger als 3 bis 4 Wochen) können nach außen drainiert werden.

F99 !

Frage 27.19: Lösung C

Bei einem **Courvoisier-Zeichen** handelt es sich um eine palpable Gallenblase bei schmerzlosem Ikterus. Nach Häring/Zilch tritt das Courvoisier-Zeichen in 9–14% bei einem **Pankreaskopfkarzinom** auf. Häufiger noch ist sein Auftreten beim distalen **Gallengangkarzinom.**
Zu **(A):** Bei der **akuten Pankreatitis** kommt es zwar in ca. 25% zu einem **Ikterus**, jedoch selten zu einem Courvoisier-Zeichen, da die Stauung Folge eines chronischen Prozesses ist. Am ehesten wird es noch bei **chronischer Kopfpankreatitis** beobachtet.
Zu **(B):** Leitsymptom des **Choledochussteins** ist der **Ikterus** mit **Gallenkoliken.**
Zu **(D):** Die Symptome des **Gallenblasenkarzinoms** sind zunächst unspezifisch. Oft bestehen chronische Oberbauchschmerzen rechts. Ausdruck eines infiltrativen Wachstums in die Leber ist die palpable derbe **Resistenz** (Spätsymptom) unter dem Rippenbogen.
Zu **(E):** Das **Courvoisier-Zeichen** ist häufig bei Tumoren des **Ductus choledochus** und bei **Papillenkarzinomen.** Beim Karzinom des Ductus hepaticus communis ist der Abfluss der Gallenblase nicht gestört (Tumor vor dem Ductus cysticus), sodass keine Stauung vorliegt.

H01 !

Frage 27.20: Lösung C

Zu **(C): Rezidivierende kolikartige Schmerzen** sind typisch für einen akuten Verschluss der Gallenwege durch einen Stein. Bei einem Pankreaskopfkarzinom mit Verschluss des Ductus choledochus kommt es in charakteristischer Weise zu einem schmerzlosen Ikterus mit **Vergrößerung der Gallenblase** (E). Dies wird auch als **Courvoisier- Zeichen** bezeichnet.
Zu **(A)** und **(D):** Bei einer Störung des Galleabflusses tritt vermehrt Bilirubin in den Blutkreislauf über und wird durch die Nieren ausgeschieden. Es kommt zu einem Ikterus, **Juckreiz** und **dunklem Urin.** Der Stuhl ist hingegen entfärbt (acholisch).

Zu **(B):** Durch ein Karzinom im Bereich der Papille kommt es zu einem Aufstau sowohl des Ductus pancreaticus als auch des Ductus choledochus. Hierdurch werden diese beiden Strukturen z. B. im CT sichtbar.

H94

Frage 27.21: Lösung B

Die Symptome bohrender Oberbauchschmerz und Rückenschmerzen in Verbindung mit Appetitlosigkeit und Gewichtsabnahme sind unter den angegebenen Möglichkeiten am ehesten auf ein **Pankreaskopfkarzinom** zurückzuführen. Die Diagnose ist schwierig, weil das häufig vorhandene Leitsymptom des schmerzlosen Ikterus nicht vorliegt, und starke Rückenschmerzen häufiger beim Karzinom der Pankreaskörper- und Schwanzregion vorkommen. Bei einigen Patienten kommt es zu einer Besserung der Beschwerden beim Zusammenkrümmen bzw. im Sitzen mit nach vorn gelehntem Oberkörper (position pancréatique), wie bei einer chronischen Pankreatitis.
Zu **(A):** Bei der **Cholelithiasis** ist der Schmerz eher kolikartig im rechten Oberbauch lokalisiert.
Zu **(C):** Ein eingeklemmter Stein im Pankreasausführungsgang **(Pankreatikolithiasis)** führt zur **akuten Pankreatitis** oder zu einem akuten Schub einer chronische Pankreatitis.
Zu **(D):** Das **Prostatakarzinom** kann früh in die untere Lendenwirbelsäule metastasieren und entsprechende Rückenschmerzen hervorrufen. Miktionsbeschwerden unterschiedlicher Stärke gehören jedoch zur Symptomatik.
Zu **(E):** Der **Herzhinterwandinfarkt** führt nicht selten zu Schmerzen im Bereich des Oberbauchs. Gelegentlich mit Erbrechen, sodass zunächst an eine abdominelle Erkrankung gedacht wird. Die Symptomatik ist jedoch akut.

H91

Frage 27.22: Lösung C

Zu **(B):** Die totale **Duodenopankreatektomie** wird heute nicht mehr durchgeführt, da obligatorisch ein Diabetes entsteht und keine längere Überlebenszeiten im Vergleich zur partiellen Resektion bestehen.
Zu **(D):** Die **Seit-zu-Seit-Pankreatiko-Jejunostomie** (nach Puestow-Mercadier I) ist eine typische Drainage-Operation bei der **chronischen Pankreatitis**.
Zu **(E):** Die **termino-terminale Pankreatiko-Jejunostomie** (*Du-Val*) ist ebenfalls eine Drainageoperation z. B. nach Pankreasschwanzresektion.

H91

Frage 27.23: Lösung A

Siehe Kommentar zu Frage 27.22 und 27.24.

F87

Frage 27.24: Lösung B

Bei der totalen und partiellen **Duodenopankreatektomie** wird zur Verhinderung eines Ulcus pepticum jejuni eine $^2/_3$-Resektion des Magens durchgeführt.
Therapie der Wahl beim resektablen Pankreaskopfkarzinom ist die **partielle Duodenopankreatektomie** (**Whipple**-Operation). Hierbei werden Pankreaskopf, Gallenblase und distaler Choledochus sowie $^2/_3$ des Magens und Duodenum entfernt. Bei der Anastomosierung sind verschiedene Modifikationen möglich.

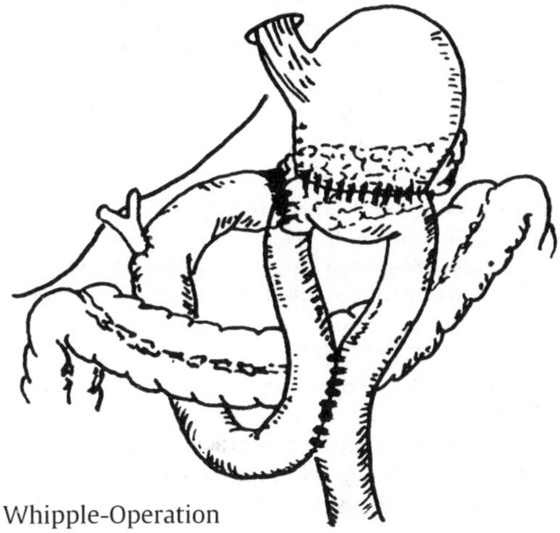

Whipple-Operation

F02 !

Frage 27.25: Lösung A

Zu **(A):** Bei einem **lokal irresektablen Pankreaskopfkarzinom mit Cholestase** sollte unter palliativer Zielsetzung ein erneuter freier Galleabfluss geschaffen werden. Resezierende Verfahren kommen nicht mehr in Frage. Operativ wird eine **biliodigestive Anastomose** angelegt, d. h. eine Jejunalschlinge wird an den dilatierten Choledochus genäht **(Choledochojejunostomie)**. Oft muss in derselben Sitzung noch eine Gastroenterostomie angelegt werden, um eine begleitende Duodenalstenose zu umgehen.
Zu **(B):** Die **partielle Duodenopankreatektomie** ist die Standardoperation zur Therapie resektabler Pankreaskopfkarzinome. Da Kausch bereits 30 Jahre vor Whipple eine solche Operation beschrieben hatte, wird sie heute auch vielfach als Kausch-Whipple-Operation bezeichnet. Hierbei wird der Pankreaskopf mit Duodenum unter Mitnahme der distalen Gallenwege und der Gallenblase entfernt. Zusätzlich wird der distale Magenanteil zur Vermeidung peptischer Ulzera reseziert.

Zu **(C):** Bei Tumoren im Korpus- und Schwanzbereich wird eine **Pankreaslinksresektion mit Splenektomie** durchgeführt.
Zu **(D):** Die **totale Pankreatektomie** kann entweder bei Tumoren des Pankreas oder bei anderweitig nicht beherrschbaren Schmerzzuständen bei chronischer Pankreatitis durchgeführt werden. Es resultiert ein kompletter Ausfall der exokrinen und endokrinen Funktion der Bauchspeicheldrüse.
Zu **(E):** Bei chronischen Entzündungen, die vorwiegend im Pankreaskopf lokalisiert sind, kann eine **Duodenum erhaltende Operation** durchgeführt werden. Korpus und Schwanz verbleiben und werden über eine Y-Roux-Schlinge drainiert.
Siehe auch Lerntexte „Chronische Pankreatitis" XXVII.3 und „Pankreaskarzinom" XXVII.5.

F97 F93

Frage 27.26: Lösung A

Das Papillenkarzinom hat wegen frühzeitiger Symptomatik mit einer 5-Jahres-Überlebensrate von ca. 25% (nach partieller Duodenopankreatektomie) eine bessere Prognose als das Pankreaskopfkarzinom (unter 5%).

H00

Frage 27.27: Lösung E

Bei der **Whipple-Kausch**-Operation handelt es sich um eine **partielle Duodenopankreatektomie**, die beim Karzinom des Pankreaskopfes indiziert ist. Reseziert werden: **Pankreaskopf** (C), **Duodenum** (B), **distale Magenhälfte** (A) und **Gallenblase** (D) mit **distalem Ductus choledochus.**

Pankreaskarzinom **XXVII.5**

Die Ursache des **Pankreaskarzinoms** ist unbekannt. 70–80% sind im Kopfbereich lokalisiert. Das 1. Symptom der Pankreaskopfkarzinome ist in der Regel der **progrediente Ikterus** infolge Choledochuskompression. In diesem Stadium sind die meisten Tumoren bereits inoperabel. Passagebehinderung infolge Infiltration in das Duodenum und Milzvenenthrombose kommen ebenfalls als Erstsymptome vor. Leistungsknick, Appetitlosigkeit und Gewichtsabnahme sind uncharakteristische Zeichen. Pankreaskorpus- und -schwanzkarzinome bleiben zunächst ebenfalls klinisch stumm und manifestieren sich dann durch Schmerzen (evtl. in den Rücken ausstrahlend) ohne Ikterus. Tritt letzterer jedoch auf, so leitet er das Finalstadium ein.

Diagnose:
Häufig ist die vergrößerte Gallenblase unter dem rechten Rippenbogen palpabel **(Courvoisier-Zeichen)**, Computertomographie und Sonographie lassen Pankreasvergrößerungen erkennen. MDP: oft Erweiterung des duodenalen C erkennbar.
Die endoskopische retrograde Cholangiopankreatikographie (ERCP) zeigt Verschlüsse und Stenosen im Gangsystem (Biopsie von Papillentumor möglich). Die perkutane transhepatische Cholangiographie (PTC) beim Ikterus ist in der diagnostischen Aussagekraft der ERCP gleichwertig. Eine Arteriographie (Zöliakographie, Mesenterikographie) ist ebenfalls bei jedem Verdacht auf einen Pankreastumor durchzuführen. Gefäßabbrüche und -verlagerungen sowie pathologische Gefäße sind auf diese Weise nachweisbar.

Therapie:
Erfolgversprechend kann nur die Operation sein, doch sind zum Zeitpunkt der Diagnosestellung lediglich 20% der Pankreaskarzinome operabel. Ein kuratives Vorgehen scheitert meist an der Infiltration der Pfortaderstämme und an der ausgedehnten Leber- und Lymphknotenmetastasierung.
Die Standardtherapie des Pankreaskopfkarzinoms ist die **partielle Duodenopankreatektomie**. Korpus- und Schwanzkarzinome sind selten resektabel. Beim inoperablen Kopf- oder Papillenkarzinom kann eine biliodigestive Anastomose evtl. mit Gastroenterostomie durchgeführt werden.

Prognose:
Die Operationsletalität wird zwischen 5 und 25% angegeben. Die durchschnittliche 5-Jahres-Überlebensrate aller Patienten mit Pankreaskarzinomen beträgt ca. 1%. Nach Resektion ca. 5–10%. Das **periampulläre Karzinom** (Papille, peripapillär, distaler Choledochus) hat wegen frühzeitiger Symptomatik mit einer 5-Jahres-Überlebensrate von ca. 25% eine bessere Prognose.

F98

Frage 27.28: Lösung D

Im **Tolbutamid-Test** (Sulfonylharnstoff-Test) kommt es beim **Insulinom** zu einem wesentlich stärkeren **Anstieg** des Insulins als beim Normalen. Wegen ausgeprägter **Hypoglykämien** mit Schockgefahr wird der Test nur noch selten angewandt.

H99

Frage 27.29: Lösung C

Zu **(C):** Die **Duodenojejunostomie** ist die Methode der Wahl beim Pancreas anulare. Hierbei umschließt das Pankreas die Pars descendens des Duodenums und führt zu einer Stenose.
Zu **(A)**, **(B)**, **(D)** und **(E):** Beim **Pancreas divisum** kommt es zu einer fehlenden Verschmelzung von

dorsaler und ventraler Pankreasanlage. Der Ductus wirsungianus (Ausführungsgang der ventralen Anlage) mündet zusammen mit dem Ductus choledochus an der Papilla major in das Duodenum. Der Ductus santorini mündet unabhängig davon an der Papilla minor kranial davon. Durch eine relative Enge dieses Ganges kann es zu einem Sekretstau und **schmerzhaften Pankreatitiden** kommen. Die Diagnose kann mittels einer **ERCP** gestellt werden.

28 Nebenniere

H00 !

Frage 28.1: Lösung A

Zu **(A):** Das **Conn-Syndrom** (primärer Hyperaldosteronismus) wird durch ein **Adenom** (75%) oder durch eine bilaterale **Nebennierenhyperplasie** (25%) verursacht. Die gesteigerte Aldosteron-Produktion findet in der **Zona glomerulosa** der Nebenniere statt. Es sind vor allem Frauen zwischen 30 und 50 Jahren betroffen. **Hypernatriämie** und **Hypokaliämie** mit Alkalose stehen laborchemisch im Vordergrund. Es kommt zu Kopfschmerzen, Muskelschwäche, Parästhesien, **Hypertonie** und Müdigkeit. Die Hypokaliämie führt zu einer verminderten renalen Sensitivität gegenüber dem antidiuretischen Hormon (ADH) mit daraus folgender Polyurie und Polydipsie.
Therapie: Beim Adenom unilaterale **Adrenalektomie**. Wichtig ist die präoperative Vorbehandlung mit Aldosteron-Antagonisten (Spironolacton), die auch bei der Hyperplasie das Mittel der Wahl darstellen. Bei Versagen der medikamentösen Therapie oder bei zu starken Nebenwirkungen (Impotenz, Gynäkomastie) wird die beidseitige **Exstirpation** mit **Autotransplantation** von Nebennierenrinden-Gewebe in die Muskulatur des Unterarms empfohlen.
Zu **(B)**, **(C)** und **(D):** Siehe Kommentar zu Frage 28.2.

H00 !

Frage 28.2: Lösung B

Zu **(B):** Die Überfunktion der **Zona fasciculata** führt zu einer vermehrten Ausschüttung von **Glucocorticoiden** (*Cushing-Syndrom*).
Symptome: Stammfettsucht, Vollmondgesicht, Striae rubrae, Hypertonie, Plethora, Osteoporose.
Zu **(C):** In der **Zona reticularis** werden **Sexualsteroide** gebildet. Überfunktionen führen zum **adrenogenitalen Syndrom** (AGS).
Zu **(D):** Im **Nebennierenmark** entsteht das Katecholamin produzierende **Phäochromozytom**.

H00 F97

Frage 28.3: Lösung B

Der **Hyperaldosteronismus** wird unterteilt in:
- eine **primäre Form** (Conn-Syndrom), ausgelöst durch einen Aldosteron produzierenden **Tumor der NNR** (80% der Fälle) oder idiopathisch durch eine Hyperplasie der Zona glomerulosa (20% der Fälle)
- **sekundäre Formen** (durch chronische Stimulation des Renin-Angiotensin-Systems oder Störungen im Aldosteronmetabolismus)

Das **Conn-Syndrom** (primärer Hyperaldosteronismus) äußert sich vor allem in Form einer Hypertonie (A) (Leitsymptom) mit Kopfschmerzen (C). Des Weiteren beherrschen die Auswirkungen der durch die Aldosteronwirkung (verstärkte K^+-Exkretion im distalen Tubulus) hervorgerufenen **Hypokaliämie** das klinische Bild:
- Muskelschwäche (D), Adynamie bis hin zu Paresen
- Obstipation
- EKG-Veränderungen (ST-Senkung, U-Welle)
- Polyurie mit Polydipsie (E) und Hyposthenurie
- metabolische Alkalose mit Parästhesien

Zu **(B): Striae rubrae distensae** gehören zum Symptomkomplex des **Cushing-Syndroms** (Hyperkortizismus).

H01

Frage 28.4: Lösung D

Zu **(D):** Beim **primären Hyperaldosteronismus (Conn-Syndrom)** kommt es, meist durch ein **NNR-Adenom** (80% der Fälle), zu einer vermehrten Aldosteronproduktion. Die Folge sind Hypertonie, Hypokaliämie und Hypernatriämie. Über den Renin-Angiotensin-Aldosteron-Regelkreis kommt es konsekutiv zu einer **erniedrigten Renin-Ausschüttung**.
Zu **(A):** Zu einer **erhöhten ACTH-Produktion** kann es im Rahmen eines **Hypophysen-Adenoms** oder paraneoplastisch durch ektope ACTH Bildung kommen. Auch eine NNR-Unterfunktion bei einem **Morbus Addison** kann zu einer erhöhten ACTH-Produktion durch die Hypophyse führen.
Zu **(B):** Ein **somatotropes Adenom des Hypophysenvorderlappens** kann zu einer **erhöhten Plasma-STH-Konzentration** führen. Klinisch kommt es zu einer **Akromegalie**.
Zu **(C):** Ein **erhöhter Vanillinmandelsäurespiegel** im Urin ist bei einem **Phäochromozytom** zu finden. (Siehe Lerntext „Nebennierentumoren" XXVIII.1.)
Zu **(E):** Eine Überproduktion von 5-Hydroxytryptamin und eine vermehrte Ausscheidung des Abbauproduktes 5-Hydroxyindolessigsäure im Urin ist kennzeichnend für **Karzinoide**. Diese können im gesamten Magen-Darm-Trakt und der Lunge vorkommen. Die Tumoren können maligne entarten und

metastasieren. Die Therapie besteht in der Resektion des Primärtumors und der Metastasen.

F02 H99 !

Frage 28.5: Lösung D

Phäochromozytome sind **endokrin aktive Tumoren des Nebennierenmarks** oder der **sympathischen Ganglien**. Sie sind in ca. 80% einseitig, in 5–10% beidseitig im Nebennierenmark lokalisiert (B). Eine maligne Entartung ist nur in 5–10% beschrieben, diese tritt v.a. im Rahmen einer **multiplen endokrinen Neoplasie (MEN)** auf.
Eine MEN IIa besteht aus C-Zell-Karzinom **(medulläres Schilddrüsenkarzinom** (C)**)**, Phäochromozytom und Hyperparathyreoidismus. Beim Typ IIb kommen noch Neurofibrome hinzu. Das Phäochromozytom entsteht aus den chromaffinen Zellen des Nebennierenmarks oder der sympathischen Ganglien. Einer Regelung durch die Hypophyse unterliegt nicht das Nebennierenmark, sondern die Nebennierenrinde.
Die Klinik ist durch die vermehrte Ausschüttung von Adrenalin und Noradrenalin gekennzeichnet: **Arterieller Hypertonus**, **Tachykardien**, **Schweißausbrüche**, **Herzrhythmusstörungen** und eine katabole Stoffwechsellage können auftreten. Die Therapie besteht in der operativen Entfernung. Da es bei Manipulation am Tumor zu einer verstärkten Ausschüttung von Adrenalin und Noradrenalin kommen kann, ist eine Vorbehandlung mit Alpha- und Betablockern indiziert (E).
Siehe auch Lerntext „Nebennierentumoren" XXVIII.1.

F01 F99 F93

Frage 28.6: Lösung B

Der überwiegende Teil der **Phäochromozytome** ist gutartig (80–90%).
Zu **(A):** Sie sind zu 80% im **Nebennierenmark**, zu 20% in den lumbalen oder thorakalen Sympathikusparaganglien lokalisiert.
Zu **(C):** Neben Kopfschmerzen und gesteigerter Schweißsekretion kommt es durch den Katecholamin produzierenden Tumor zu **hypertonen Krisen**, Tachykardien, Herzrhythmusstörungen, Übelkeit, Erbrechen, Sehstörungen etc.
Zu **(D)** und **(E):** Bei der operativen Entfernung eines **Phäochromozytoms** kommt es ohne Vorbehandlung zu extremen **Blutdruckkrisen** infolge erheblicher Ausschüttung von **Katecholaminen**. Eine Vorbehandlung mit α- und β-Blockern ist deshalb unbedingt erforderlich.

H98 H93

Frage 28.7: Lösung A

Eine **Plethora** (Vermehrung des Blut- oder Wasservolumens) kommt beim **Cushing-Syndrom** vor.

Nebennierentumoren — **XXVIII.1**

Je nach Hormonproduktion führen die **Nebennierenrinden-Tumoren** zu unterschiedlichen Erkrankungen:
Glucocorticoide: Cushing-Syndrom
Mineralcorticoide: Primärer Hyperaldosteronismus (Conn-Syndrom)
Androgene: Adrenogenitales Syndrom.
Es handelt sich meistens um Adenome. Karzinome sind selten. Metastasen findet man in der Nebenniere in ungefähr 10% aller metastasierenden Karzinome. Am häufigsten sind Bronchialkarzinome.
Im **Nebennierenmark** kommen neben dem Phäochromozytom Neuroblastome (bei Kleinkindern) und Ganglioneurome vor.
Zu 80% wird das **Phäochromozytom** im Nebennierenmark gefunden. Die chromaffinen Zellen produzieren vermehrt Adrenalin und Noradrenalin, wodurch das Herzminutenvolumen, die Pulsfrequenz und der periphere Gefäßwiderstand ansteigen. Die Folge ist entweder ein permanenter Blutdruckanstieg oder die typischen paroxysmalen Hypertoniekrisen. Zur Diagnose wird über 24 h Urin gesammelt und darin die Katecholamine oder das Abbauprodukt Vanillin-Mandelsäure bestimmt. Die Lokalisation des Tumors gelingt mit der Sonographie, der Computertomographie und der Angiographie. Im Falle eines dystopen Tumorsitzes wird etagenweise aus der V. cava Blut auf die Katecholaminkonzentration hin untersucht. Die Therapie besteht in der operativen Entfernung des Tumors. Da durch die Operation Hochdruckkrisen ausgelöst werden können, müssen prophylaktisch α- und β-Blocker verabreicht werden.
Das **Cushing-Syndrom** tritt bei einer vermehrten Zona fasciculata der Nebennierenrinde auf. Entweder handelt es sich um eine bilaterale Hyperplasie durch einen gestörten Regelkreis oder aber um ein Adenom oder Karzinom der Nebennierenrinde. Die Symptome sind: Stammfettsucht, Vollmondgesicht, Striae rubrae, Hypertonie, Plethora, Osteoporose.
Beim **primären Hyperaldosteronismus (Conn-Syndrom)** findet man eine gesteigerte Aldosteronproduktion der Zona glomerulosa der Nebennierenrinde. Ursachen sind entweder eine bilaterale Hpyerplasie, ein Adenom oder Karzinom. Hypertonie, erhöhte Natrium und ein erniedrigtes Kalium im Serum sind charakteristisch.

Das **adrenogenitale Syndrom** ist entweder angeboren (Enzymdefekt) oder erworben. Im letzteren Fall liegt meist ein hormonaktiver Tumor der Zona reticularis der Nebennierenrinde zugrunde. Im Kindesalter tritt eine Pubertas praecox bzw. eine intersexuelle Entwicklung und im Erwachsenenalter ein Hirsutismus und Virilismus der Frau bzw. gleichgeschlechtliche Veränderungen beim Mann auf.

29 Milz

H96 H91

Frage 29.1: Lösung D

Bei einer **Milzruptur** kommt es zur **Leukozytose.**

H95

Frage 29.2: Lösung D

Das **Kehr-Zeichen** ist typisch für die **Milzruptur.** Es besteht außerdem eine **Hauthyperästhesie.**

F92

Frage 29.3: Lösung C

Stumpfes Oberbauchtrauma, druckschmerzhafter linker Oberbauch und linke Lendengegend sowie progrediente Schocksymptomatik sprechen am ehesten für eine **Milzruptur**. Der typische Schulterschmerz kann auch fehlen.

H01 **!!**

Frage 29.4: Lösung A

Zu **(A):** Bei einem **Milztrauma** kann es zur ein- oder **zweizeitigen Milzruptur** kommen. Kommt es zunächst nur zu einer Parenchymzerreißung, bildet sich ein subkapsuläres Hämatom. Wird der Druck schließlich zu groß, rupturiert die Kapsel nach einem Intervall von einigen Stunden oder Tage nach dem Trauma.

F01 **!!**

Frage 29.5: Lösung A

Ein interventioneller Verschluss des **Truncus coeliacus** hätte katastrophale Folgen, da er sich in 3 wichtige Äste aufteilt: 1. *A. gastrica sinistra*, 2. *A. hepatica communis* und 3. *A. lienalis*. Bei einer traumatischen Milzverletzung sollte eine Milzerhaltung oder Teilerhaltung (ggf. Autotransplantation) aus immunologischen Gründen angestrebt werden, da es nach Milzentfernung vor allem bei Kindern zu schweren Infektionen kommen kann. Besonders gefährlich ist das **OPSI-Syndrom** (overwhelming postsplenectomy infection-syndrome), ein foudroyant verlaufendes, septisches Krankheitsbild, das meistens durch **Pneumokokken** oder **Haemophilus influenzae** verursacht wird. Sehr gefährdet sind Kleinkinder. Die Letalität beträgt ca. 50%. Falls die **Splenektomie** nicht zu umgehen ist, sollte postoperativ eine mehrwöchige Antibiotikaprophylaxe mit Penicillin durchgeführt werden. Eine Impfung mit **Pneumokokkenvakzinen** ist ebenfalls notwendig (bei Elektivoperation präoperativ).

F00 H99 **!!**

Frage 29.6: Lösung A

Eine nach **Splenektomie** häufig nachgewiesene Thrombozytose hat eine erhöhte Anfälligkeit für thromboembolische Komplikationen zur Folge. Erwachsene sollten deshalb bei ausgeprägten Formen **Thrombozytenaggregationshemmer** einnehmen.
Zu **(B):** Das **OPSI-Syndrom** (overwhelming postsplenectomy infection) ist ein foudroyant verlaufendes, septisches Krankheitsbild, das meistens durch **Pneumokokken** oder **Haemophilus influenzae** verursacht wird. Besonders gefährdet sind Kleinkinder. Vorkommen: in **4–5%** bei Kindern und 2,5% bei Erwachsenen. Die Letalität beträgt ca. 50%. Deshalb sollten insbesondere bei Kindern traumatische Milzverletzungen wenn möglich Organ erhaltend versorgt werden (ggf. Autotransplantation). Präventiv sollte postoperativ eine mehrwöchige Antibiotikaprophylaxe mit Penicillin durchgeführt werden. Eine Impfung mit **Pneumokokkenvakzine** ist ebenfalls notwendig.
Zu **(C): Milzverletzungen** können in 5 verschiedene Schweregrade eingeteilt werden. Bei einem **Grad I** (subkapsuläres Hämatom < 10% der Organoberfläche, nicht blutende Kapseleinrisse < 1 cm in das Parenchym) ist eine engmaschige Beobachtung auf einer chirurgischen Intensivstation gerechtfertigt. Voraussetzung ist jedoch die strenge Überwachung von Kreislauf, Laborwerten und sonographischen Befunden. Bei ersten Zeichen einer Dekompensation ist die sofortige Laparotomie erforderlich.
Zu **(D):** Im Gegensatz zur **Leber** hat die **Milz** keinen Einfluss auf den Vitamin-K-Stoffwechsel.
Zu **(E):** Die Impfung gegen Pneumokokkeninfektionen sollte bei elektiven Operationen **präoperativ** erfolgen.

H00 **!**

Frage 29.7: Lösung E

Wegen Gefahr einer **Pneumokokkensepsis** nach **Splenektomie** muss bei Kindern eine Impfung mit **Pneumokokkenvakzine** durchgeführt werden (bei Elektivoperation präoperativ).

Milzruptur XXIX.1

Man unterscheidet die einzeitige von der zweizeitigen Milzruptur.
Bei der **einzeitigen Milzruptur** liegt ein kompletter Parenchymkapselriss vor. Je nach Ausmaß der Organverletzung prägen folgende **Symptome** das klinische Bild:
Schmerzen im linken Oberbauch, Zeichen des Volumenmangels, Schulterschmerzen, Leukozytose, Schonatmung, positive Peritoneallavage in 98% der Fälle.
Bei subkapsulären Hämatomen kann es nach einem Intervall von Stunden bis Tagen zur **zweizeitigen Milzruptur** kommen.
Therapie:
Splenektomie bei ausgedehnten Verletzungen. Insbesondere bei kleineren Rupturen bzw. Kapseleinrissen sollte aus immunologischen Gründen die Milzerhaltung oder -teilerhaltung angestrebt werden (Infrarotkoagulation, Fibrinklebung, Teilresektion, gewebsschonende Nahttechnik u.a.). Einige Autoren führen nach Splenektomie die heterotope autologe Milzreplantation durch. Wegen Gefahr der Pneumokokkensepsis v.a. bei Kindern Impfung mit **Pneumovax**® anschließen (bei Elektivoperationen präoperativ).

H94

Frage 29.8: Lösung E

Die **Splenomegalie** (Milzvergrößerung) kommt bei verschiedenen Erkrankungen vor: Blut- und Lymphdrüsenerkrankungen, Infektionskrankheiten, hepatolienale Erkrankungen, Kollagenosen, mechanisch bedingt (Pfortaderhochdruck), Speicherkrankheiten. **Isolierte Splenomegalie** bei Tumoren, Zysten, Echinokokkose, Abszess u.a.

F98 F94

Frage 29.9: Lösung E

Weitere Indikationen zur **Splenektomie** können sein: Hyperspleniesyndrom, hämolytische Anämie, Morbus Hodgkin (Staging-Laparotomie), Haarzell-Leukämie, Tumoren, Zysten und bei Zusatzeingriffen (Gastrektomie, portale Hypertension) (siehe auch Lerntext „Indikation zur Splenektomie" XXIX.2).

F01 **!**

Frage 29.10: Lösung A

Nach einer **Splenektomie** kommt es zur **Leukozytose**, die jedoch nur bei ca. 25% der Patienten persistiert.

Zu **(B): Howell-Jolly-Körperchen** sind speziell anfärbbare **Chromatinreste** in Erythrozyten.
Zu **(C):** Es kommt zur **Thrombozytose**, da die Milz als Thrombozytenspeicher ausfällt.
Zu **(D):** Bei **Target-Zellen** handelt es sich um Erythrozyten mit abnormer Farbstoffverteilung und erhöhter osmotischer Resistenz.
Zu **(E): Siderozyten** sind reifende Erythrozyten, die **Siderosomen** (eisenhaltige Granula) enthalten.

Indikation zur Splenektomie XXIX.2

Neben dem **Hyperspleniesyndrom** (funktionelle Überaktivität der meist vergrößerten Milz mit konsekutiver Anämie, Leukozytopenie oder Thrombozytopenie) und der **Milzvergrößerung mit mechanischer Alteration** der Umgebung kommen folgende wichtige Indikationen für die Splenektomie in Betracht:

- Idiopathische Thrombozytopenie (Morbus Werlhof)
- Hämolytische Anämien
- Morbus Hodgkin (Staging Laparotomie)
- Haarzell-Leukämie
- Milzvenenthrombose
- Maligne oder benigne Tumoren, Zysten u.a.
- Traumen, Spontanrupturen
- Zusatzeingriffe (Gastrektomie, portale Hypertension) u.a.

Die Splenektomie beim Kind stellt einen erheblichen Eingriff in das Immunsystem dar. Die Letalität von bakteriellen Infektionen, insbesondere durch Pneumokokken, ist stark erhöht. Eine strenge Indikationsstellung ist deshalb erforderlich.
Zur Prophylaxe der gefürchteten **Pneumokokkensepsis**, vor allem bei splenektomierten Kindern, sollte auf jeden Fall präoperativ eine Impfung mit **Pneumovax**® durchgeführt werden.

30 Hernien, Hydrozelen

H00 H93 **!!**

Frage 30.1: Lösung B

Zu **(B)** und **(C):** Die **Schenkelhernie** tritt unterhalb des Leistenbandes durch die **Lacuna vasorum medial** der Vena femoralis aus. Sie ist viel seltener als die Leistenhernie und kommt vor allem bei Frauen vor. Es kommt häufig zur Inkarzeration.
Zu **(A):** Entlang des Samenstranges zieht die **indirekte Leistenhernie**.

Zu **(D):** Die **Lacuna musculorum** liegt lateral der Lacuna vasorum und dient als Durchlass für den **M. iliopsoas**, den **N. femoralis** und den **N. cutaneus femoris lateralis**. Hernien kommen hier praktisch nicht vor.

F95

Frage 30.2: Lösung A

Zu **(1):** Im Gegensatz zur indirekten Leistenhernie ist die direkte Hernie immer erworben.
Zu **(2)** und **(3):** Die **direkte Leistenhernie** tritt **medial** durch den inneren Leistenring. Die **indirekte Leistenhernie** tritt **lateral** durch den inneren Leistenring.
Direkte und indirekte Hernien treten **vor** dem äußeren Leistenring unter die Haut.

H98 !!

Frage 30.3: Lösung B

Angeborene Leistenhernien sind immer **indirekte** Hernien; der Bruchsack wird hierbei vom Processus vaginalis peritonei gebildet. Indirekte Leistenhernien kommen jedoch sowohl angeboren als auch erworben vor. Die direkte Hernie ist immer erworben.
Therapie: Operation, eventuell auch laparoskopischer Eingriff.

H99 !!

Frage 30.4: Lösung A

Siehe Kommentar zu Frage 30.5.

H99 !!

Frage 30.5: Lösung D

Die **Hernia femoralis** (Schenkelhernie) ist viel seltener als die Leistenhernie und tritt bevorzugt bei Frauen auf. Häufiger kommt es zur Inkarzeration.
Zu **(B): Medial** der epigastrischen Gefäße liegt die Bruchpforte der **direkten Hernie**.
Zu **(C):** Im Bereich des **Foramen obturatum** kann es zur seltenen **Hernia obturatoria** kommen, einer Beckenbodenhernie, die vor allem bei älteren Frauen auftritt.
Zu **(E):** Der Raum unterhalb des Lig. inguinale wird durch den bindegewebigen **Arcus iliopectineus** in 2 Abschnitte unterteilt. Lateral liegt die **Lacuna musculorum** mit Durchtritt für den **M. iliopsoas**, den **N. femoralis** und den **N. cutaneus femoris lateralis**. Hernien kommen hier praktisch nicht vor. Medial ist die **Lacuna vasorum** lokalisiert (D).

F99 !!

Frage 30.6: Lösung E

Mit der Diagnose **„Leistenhernie"** ist die Operationsindikation unabhängig vom Alter gegeben, da jederzeit eine **Inkarzeration** droht. Eine spontane Rückbildung ist nicht möglich. Kongenitale Hernien sind immer indirekt und werden bei ca. 3% aller Kinder nachgewiesen. In 60% sind sie rechts, in 25% links und in 15% beidseits lokalisiert.

F98 H94 !!

Frage 30.7: Lösung A

Bei der **Skrotalhernie** zieht der Bruchsack entlang des Samenstranges bis in das Skrotum. Es handelt sich demnach um eine **indirekte Hernie.**

F00 !!

Frage 30.8: Lösung B

Bei der **indirekten Leistenhernie** wird der Bruchsack vom Processus vaginalis gebildet, der entlang des Samenstranges bis in das Skrotum reicht **(Skrotalhernie)**.
Zu **(A):** Bei der **direkten Leistenhernie** erfolgt die peritoneale Ausstülpung auf kürzestem Wege, d.h. „direkt" auf den äußeren Leistenring zu.
Zu **(C):** Die **Hernia femoralis** (Schenkelhernie) tritt unterhalb des Leistenbandes hervor. Sie kommt vorwiegend bei Frauen vor.
Zu **(D):** Bei der **Hernia obturatoria** handelt es sich um eine seltene Form der **Beckenbodenhernie**.
Zu **(E):** Ein **Senkungsabszess** (oft tuberkulös) verläuft in vorbestehenden Bahnen, z.B. Muskellogen (entlang der Psoasfaszie etc.).

H92

Frage 30.9: Lösung A

Die anamnestischen Angaben der Mutter sind typisch für eine **angeborene (indirekte) Leistenhernie** aufgrund eines offenen Processus vaginalis peritonei. Durch Erhöhung des intraabdominalen Drucks infolge des Schreiens kommt es zum Austritt von Baucheingeweiden. Wegen der Gefahr der Inkarzeration besteht eine Indikation zur Operation.
Zu **(B):** Eine erworbene Leistenhernie kommt im Säuglingsalter praktisch nicht vor.
Zu **(C):** Bei der **Hydrocele testis** handelt es sich um eine Wasseransammlung im Bereich des Skrotums aufgrund einer unvollständigen Obliteration des Processus vaginalis peritonei. Es besteht praktisch eine feine Verbindung zwischen Bauchhöhle und Hydrozelensack. In der Regel kommt es zur spontanen Rückbildung der prall elastischen Schwellung.
Zu **(D):** Bei der **Hydrocele funiculi spermatici** ist die Wasseransammlung im Bereich des Samenstranges lokalisiert.

Zu **(E):** Ein Hodentumor zeigt sich durch eine schmerzlose Hodenvergrößerung, die bei der **Transillumination** (Diaphanoskopie) im Gegensatz zur Hydrozele als nicht „durchscheinbar" imponiert.

H01 H95

Frage 30.10: Lösung A

Zu **(A):** Auf der Abbildung ist eine **Schwellung in der linken Leiste** zu sehen. Laut Angabe in der Aufgabe ist die **Diaphanie positiv**, d.h. es muss sich um Flüssigkeit handeln. Damit handelt es sich am ehesten um eine **Hydrocele funiculi spermatici**.
Zu **(B):** Eine Schwellung im Bereich des Hodens ist nicht zu erkennen.
Zu **(C):** Eine **eingeklemmte Leistenhernie** kann ähnlich imponieren. Allerdings ist diese sehr schmerzhaft, laut Aufgabe lässt sich beim Abtasten jedoch kein Schmerz auslösen.
Zu **(D):** Ein **Leistenhoden** kann ebenfalls durch eine Schwellung in der Leiste auffallen, die jedoch normalerweise nicht so ausgeprägt ist. Zusätzlich ist in diesem Fall auch die Diaphanie negativ.
Zu **(E):** Die Schwellung findet sich eindeutig im Bereich der Leiste, der Hoden ist unauffällig. Lt. Aussage des Vaters besteht die Schwellung auch erst seit kurzem, bei einem Tumor wäre eine langsame Größenzunahme zu erwarten.

H96

Frage 30.11: Lösung E

Die nach 2–3 Stunden spontan gelöste Darmeinklemmung bei einer Leistenhernie führt erfahrungsgemäß nicht zu einer irreversiblen Darmschädigung. Zur Sicherheit wird der Patient jedoch stationär aufgenommen, um eventuelle Komplikationen (unvollständige Reposition, Peritonitis etc.) frühzeitig erkennen zu können. In den folgenden Tagen erfolgt eine elektive Herniotomie. Bei erfolgloser Reposition und bei länger bestehender Einklemmung (4–6 Stunden) muss notfallmäßig operiert werden.
Zu **(A):** In letzter Zeit wird zunehmend über eine endoskopische Versorgung einer Leistenhernie im Rahmen der sog. minimal invasiven Chirurgie berichtet.
Zu **(B):** Bei einer ambulanten Weiterbehandlung besteht die Gefahr, mögliche Komplikationen nach einer Darmeinklemmung zu übersehen. Außerdem besteht grundsätzlich eine Operationsindikation.
Zu **(C):** Die sofortige Laparotomie ist bei einer peritonealen Symptomatik nach Reposition erforderlich.
Zu **(D):** Eine Peritoneallavage wird bei einem stumpfen Bauchtrauma durchgeführt, falls die Sonographie keine eindeutige Aussage erlaubt.

F97

Frage 30.12: Lösung E

Auch nach einer Leistenhernien-Operation ist die Frühmobilisation zur Thromboseprophylaxe angezeigt. Diese beginnt bereits am Operationstag oder spätestens am 1. Tag.

F93

Frage 30.13: Lösung B

Bei einem **Gleitbruch** handelt es sich um eine Sonderform der Leistenhernien, bei der der Bruchsackinhalt gleichzeitig einen Teil der Bruchsackwand bildet. Es betrifft nur Organe, die einseitig von Peritoneum überzogen sind (Harnblase, Zökum, Colon ascendens etc.)
Zu **(A):** Bei einem **Morbus Ormond** handelt es sich um eine retroperitoneale Fibrose mit progredienter ein- oder beidseitiger Ureterstenose.

F94

Frage 30.14: Lösung B

Zu **(1):** Beim Darmwandbruch **(Richter-Littré-Hernie)** ist nur ein Teil der Darmwand eingeklemmt, sodass die Darmpassage mehrere Tage erhalten bleibt. Die Gefahr der **Darmnekrose** ist folglich besonders groß.
Zu **(2):** Eine **inkarzerierte Darmschlinge** führt unbehandelt über eine venöse Stauung, Darmwandödem und Drosselung der arteriellen Blutzufuhr zur **Darmnekrose** und konsekutiver Perforation mit **Peritonitis**.
Zu **(3):** **Skrotalhernien** sind praktisch immer **indirekte Hernien**.
Zu **(4):** **Schenkelhernien** kommen überwiegend bei Frauen vor.

H99

Frage 30.15: Lösung B

Zu **(B):** Schmerzen im Bereich der Oberschenkelinnenseite mit Verstärkung beim Niesen und Husten finden sich typischerweise bei einer **Hernia obturatoria**. Es kommt hierbei zu einem Austritt von Baucheingeweiden durch das Foramen obturatum mit Irritation des N. obturatorius. Betroffen sind meist ältere Frauen.
Zu **(A):** Bei der **direkten Hernie** treten meist Schmerzen in der Leiste auf, die typischerweise nicht in den Oberschenkel ausstrahlen. Die Bruchpforte liegt medial der Vasa epigastrica (Fossa inguinalis med.) und der Bruchsack durchläuft die Bauchdecke auf direktem Wege. Er wölbt sich dann durch den äußeren Leistenring vor.
Zu **(C)**, **(D)** und **(E):** Auch bei diesen Erkrankungen kann es zu Schmerzen im Bereich der Leiste, jedoch ohne Schmerzausstrahlung bis zum Knie oder -verstärkung beim Niesen oder Husten kommen.

Hernien XXX.1

Unter einer **Hernie** versteht man eine abnormale Ausstülpung des Peritoneums mit Vorfall von Organteilen der Bauchhöhle (meist Darm oder Netz). Beim Eingeweideprolaps, z.B. nach Verletzungen, fehlt eine peritoneale Auskleidung.
Etwa 80% aller Hernien sind Leistenbrüche, 10% Schenkelbrüche, 5% Nabelbrüche, die übrigen 5% verteilen sich auf epigastrische und andere Hernien.
Die **erworbene Hernie** (Hernia acquisita) entsteht in der Regel durch Erhöhung des intraabdominellen Drucks: chronische Obstipation, schwere körperliche Arbeit, Gravidität, Miktionsstörungen, chronischer Husten u.a. Häufig besteht eine Disposition aufgrund einer ausgeprägten Bindegewebsschwäche.
Der erworbenen Hernie steht die **angeborene Hernie** (Hernia congenita) gegenüber, z.B. indirekter Leistenbruch bei offenem Processus vaginalis peritonei, Nabelschnurbruch u.a.
Pathologisch-anatomisch unterscheidet man bei der Hernie Bruchpforte, Bruchsack und Bruchsackinhalt. Die **Bruchpforte** besteht aus Peritoneum parietale und bildet die Umhüllung der ausgetretenen Eingeweide. Eine Sonderform bildet der *Gleitbruch*, bei dem ein peritonealer Bruchsack ganz oder teilweise fehlt. Organteile, die nur auf einer Seite mit Peritoneum überzogen sind (Coecum, Colon ascendens, Colon descendens, Blase u.a.), gleiten in den Bruchsack hinein, sodass die Darmwand selbst einen Teil des Bruchsacks bildet. Bei der Herniotomie besteht folglich die Gefahr der Dickdarm- bzw. Blaseneröffnung. Der **Bruchsackinhalt** besteht am häufigsten aus großem Netz und/oder Dünndarm (insbesondere unteres Ileum). Prinzipiell kann fast jedes Organ der Bauchhöhle in einer Hernie vorkommen.
Die **indirekte Leistenhernie** kommt angeboren und erworben überwiegend beim männlichen Geschlecht (Männer zu Frauen wie 4:1), besonders bei Säuglingen und asthenischen Männern über 40 Jahre vor.
Die innere Bruchpforte liegt lateral der A. epigastrica. Bei der **angeborenen Leistenhernie** (immer indirekt) ist der Verschluss des Processus vaginalis nach dem Hodendeszensus ausgeblieben. Dieser bildet die Peritonealausstülpung, welche in den Leistenkanal oder bis in das Skrotum hinunterreichen kann.
Beim **direkten Leistenbruch (Hernia directa)** liegt die innere Bruchpforte medial der A. epigastrica. Die peritoneale Ausstülpung erfolgt im Gegensatz zur indirekten Hernie „direkt", d.h. auf dem kürzesten Weg auf den äußeren Leistenring zu. Der Bruchsack liegt medial vom Samenstrang. Am häufigsten treten direkte Hernien bei pyknischen Männern in der 2. Lebenshälfte auf. Bei Frauen werden sie kaum beobachtet. Insgesamt sind die direkten Leistenbrüche wesentlich seltener als die indirekten.
Bei der digitalen Untersuchung durch die eingestülpte Skrotalhaut ist die Abgrenzung vom Samenstrang typisch.
Symptome und Diagnose der Inguinalhernien: Als 1. Symptom tritt gewöhnlich ein leicht ziehender Schmerz im Bereich der späteren Bruchpforte auf. Kommt es zur kompletten Ausbildung mit Vorfall von Darmanteilen, nehmen die Beschwerden zu. Typischerweise führen Husten und Niesen sowie Anspannen der Bauchdecke zu lokalen Schmerzsensationen. Die Patienten sind beschwerdefrei, sobald es zur Reposition (spontan oder mit Unterstützung) der Eingeweide gekommen ist. Es muss jedoch ständig mit einer Einklemmung gerechnet werden. Ausgeprägte Hernien zeigen sich durch Inspektion und Palpation der „Bauchwandschwellung", die bei Husten und Pressen an Größe zunimmt. Bei kleineren Brüchen adipöser Patienten sowie Patienten mit straffen Bauchdecken ist häufig die Diagnose erschwert. Wenn keine spontan austretende Schwellung auftritt, kann durch Palpation des äußeren Leistenrings (bei der Frau transkutan, beim Mann durch Einstülpung der Skrotalhaut) beim Husten ein Anprallen der Eingeweide festgestellt werden.
Komplikationen: Eine klinisch wichtige Komplikation der Hernien ist die Brucheinklemmung **(Inkarzeration)**. Infolge einer Erhöhung des intraabdominellen Drucks (Husten, Defäkation, Heben schwerer Lasten) kommt es zur Ausdehnung von Darmanteilen in den Bruchsack. Zieht sich anschließend die Bruchpforte auf ihren usprünglichen Umfang zurück, so ist der Darm elastisch eingeklemmt. Die sofortige Stauung des venösen Rückflusses führt zur ödematösen Schwellung und Transsudation von Bruchwasser.
Die konsekutive Drosselung der arteriellen Blutzufuhr begünstigt die bakterielle Durchwanderung. In weiterer Folge können Darmnekrose, Perforation und Peritonitis auftreten. Klinisch imponieren zunehmende Entzündungserscheinungen: Schwellung, Rötung, Schmerzen, Überwärmung. Die Darmpassagestörung zeigt sich durch Stuhl- und Windverhalten, kolikartige Schmerzen, Hyperperistaltik, Meteorismus und Erbrechen.
Ein Sonderfall liegt bei der **retrograden Inkarzeration** vor. Hierbei kommt es zur Zirkulationsstörung intraabdomineller Darmschlingen, ohne dass die im Bruchsack gelegenen Darmabschnitte Einklemmungszeichen aufweisen.
Therapie: Die Rückbildung einer Leistenhernie ist eher die Ausnahme, sodass wegen ständiger Ge-

fahr der Inkarzeration (Einklemmung) praktisch immer eine **Operationsindikation** sowohl bei Kindern als auch bei Erwachsenen gegeben ist. Die konservative Behandlung mit einem Bruchband ist obsolet. Bruchbänder verursachen Druckatrophien, die später – falls operiert werden muss – zu einer erheblichen Erschwerung der chirurgischen Versorgung führen. Außerdem kann auch ein gut angepasstes Bruchband eine Inkarzeration nicht sicher verhindern. Hautulzerationen, Ekzeme und Pyodermien sind weitere Komplikationen bei Bruchbandträgern.

Die **Schenkelhernie (Hernia femoralis)** tritt unterhalb des Leistenbands hervor und ist bei schlanken Patienten als halbkugelige Vorwölbung sichtbar. Sie kommt vorwiegend bei Frauen vor und zeigt gegenüber der Leistenhernie häufiger Einklemmungen. Die Schmerzen werden dabei nicht selten in das Abdomen lokalisiert, sodass Fehldiagnosen vorkommen.

31 Unfallheilkunde

H98

Frage 31.1: Lösung D

Ein **Epiduralhämatom** entsteht durch Einrisse von Ästen der A. meningea media. Aufgrund der **arteriellen** Blutung ist höchste Eile geboten, sodass unverzüglich eine **Trepanation** über dem Hämatom durchgeführt werden muss.

Als nächstes erfolgt die **Faszienspaltung** der betroffenen Muskellogen des **Kompartmentsyndroms**.

Die **Zwerchfellruptur** wird über einen abdominalen Zugang (Inspektion der Bauchorgane) versorgt.

H93

Frage 31.2: Lösung B

Auf der Abbildung ist eine massive Verletzung des Gesichtsschädels zu erkennen. Eine **Aspiration** ist bei dem offensichtlich bewusstseinsgetrübten Patienten zumindest wahrscheinlich und muss v.a. durch Lagerung in die **stabile Seitenlage** und ggf. zügige Intubation behandelt bzw. vermieden werden. Eine Säuberung der Mund- und Rachenhöhle ist ebenfalls durchzuführen.

H99

Frage 31.3: Lösung C

Zu **(C):** Bei einer Beckenfraktur kann es zu einem Blutverlust von ca. **500 ml bis 4000 ml** kommen.

Zu **(A)**, **(B)**, **(D)** und **(E):** Die Angaben entsprechen den Blutverlusten bei den jeweiligen Frakturlokalisationen.

H99 **!**

Frage 31.4: Lösung C

Zu **(C):** Fibrinklebung und das Aufbringen von Kollagenflies kann zur Stillung von oberflächlichen kapillären Blutungen benutzt werden. Eine Ösophagusvarizenblutung kann damit nicht gestoppt werden!

Bei der akuten Varizenblutung wird entweder eine primäre endoskopische Sklerosierung oder Laserkoagulation angewendet. Ist dies nicht möglich, sollte zunächst eine Blutstillung durch eine Sengstaken-Blakemore-Sonde (Ösophagus- und Magenballon) oder bei Fundusvarizen mittels einer Linton-Nachlas-Sonde verursacht werden.

Zu **(A):** Bei einer Arterienverletzung kann zunächst eine Blutstillung durch digitale Kompression erreicht werden. Anschließend sollte eine gefäßchirurgische Versorgung mit direkter Naht oder mittels eines Venen- bzw. Kunststoffpatches erfolgen.

Zu **(B):** Gerade im Rahmen der minimal-invasiven Chirurgie werden kleinere Gefäße zunehmend mit kleinen Metallclips verschlossen.

Zu **(D):** Bei einer Abszessblutung handelt es sich meist um eine diffuse Blutung, ohne dass ein einzelnes Gefäß als Quelle identifiziert werden kann. Es wird dann versucht, durch eine Austamponierung des Bereiches die Blutung zum Stehen zu bringen.

Zu **(E):** Blutungen aus dem Leberparenchym können z.B. durch Infrarot- oder Elektrokoagulation gestoppt werden.

H01 **!!**

Frage 31.5: Lösung D

Zu **(D):** Bei einer **Verbrennung vom Grad IIb** kommt es zu einer Zerstörung der Hautanhangsgebilde. Damit ist eine Reepithelialisierung nicht mehr möglich und es kommt zur ausgeprägten Narbenbildung.

Zu **(A):** In die Abschätzung des Ausmaßes der verbrannten Körperoberfläche gehen auch die Areale mit **Verbrennungen I. Grades (– Rötung und Schwellung)** mit ein.

Zu **(B):** Eine Handfläche entspricht ca. 1% der Körperoberfläche.

Zu **(C):** Da es im Rahmen des sog. „Nachbrennens“, durch in der Haut gespeicherter Wärme noch zu einer weiteren Zunahme des verbrannten Areals kommen kann, ist eine endgültige Abschätzung erst nach einigen Tagen möglich.

Zu **(E):** Die Oberfläche eines Beines entspricht beim Erwachsenen 18% der Gesamtoberfläche (Neunerregel nach Wallace).
Siehe Lerntext „Verbrennung" XXXI.1.

F98 F95 H85 !

Frage 31.6: Lösung B

Die Begriffe der Liste 1 beziehen sich auf die Tiefenausdehnung einer Verbrennung.
Zu **(A)** und **(C):** Bei einer **Analgesie** besteht eine Verbrennung **3. Grades**.
Zu **(B):** Eine **Hautrötung** entspricht einer Verbrennung **1. Grades**.
Zu **(D)** und **(E):** Die Fläche einer Verbrennung wird nach der **Neunerregel von Wallace** berechnet (siehe auch Lerntext „Verbrennung" XXXI.1).

F98 F95 H85 !

Frage 31.7: Lösung A

Siehe Kommentar zu Frage 31.6.

H93 !

Frage 31.8: Lösung B

Bei der oberflächlichen zweitgradigen **(IIa)** Verbrennung besteht eine Verletzung der Epidermis und **obersten** Koriumschichten. Eine Regeneration ist ohne Narbenbildung möglich.
Bei der zweitgradig tiefen dermalen **(IIb)** Verbrennung sind neben der Zerstörung der Epidermis auch tiefere Koriumschichten befallen. Die Heilung geht mit erheblicher Narbenbildung einher. Reepithelialisierung über Hautanhangsgebilde möglich.
Die drittgradige **(III)** Verbrennung ist durch vollständige Zerstörung der Haut einschließlich ihrer Anhangsgebilde gekennzeichnet. Eine Heilung ist nur durch frühzeitige Exzision und Spalthautdeckung (1) möglich. Eine Sensibilität besteht nicht mehr (3).

F96 F93

Frage 31.9: Lösung A

Die wirksame lokale Maßnahme bei Verbrennungen und Verbrühungen ist die sofortige Kühlung mit kaltem Wasser (ca. 15 °C – 15 Min.).
Hierdurch können mögliche Hautschäden in der Tiefe durch „Nachbrennen" vermieden werden.

Verbrennung **XXXI.1**

Je nach Ausmaß der Verbrennung unterscheidet man verschiedene Grade.
Bei der **Verbrennung I. Grades** findet sich ein Erythem der Haut; das Stratum corneum ist denaturiert, die übrige Epidermis und das Corium sind ödematös. Die Heilung erfolgt durch Abschuppung des Stratum corneum.

Bei der **Verbrennung II. Grades** bestehen Brandblasen mit gerötetem Untergrund, die Durchblutung ist nicht gestört. Die gesamte Epidermis und ein Teil des Coriums ist entzündlich infiltriert und hyperämisch. Die Wundheilung erfolgt durch Epithelisation von noch erhaltenen Hautanhangsgebilden. Die **Verbrennung III. Grades** ist durch schwarzen Schorf und trockenes weißliches und rotes lederartiges Gewebe gekennzeichnet. Die Durchblutung ist gestört. Es besteht eine Nekrose der Epidermis, des Coriums und der epithelialen Hautanhangsgebilde und Nerven, sodass die Wunde schmerzlos ist. Die Gefäße sind thrombosiert, die Durchblutung der Subkutis stagniert. Die Nekrosen stoßen sich langsam spontan ab, vom Wundrand her findet eine Epithelwanderung statt. Bei großen Flächen muss man die Nekrosen abtragen und die offene Wunde plastisch decken. Dies geschieht durch Transplantation von Eigenhaut in Form von Spalthaut, die von Oberschenkeln, Gesäß etc. entnommen wird. Anhand der **Neunerregel nach Wallace** lässt sich die Größe der geschädigten Fläche abschätzen.
Die Körperoberfläche wird in mehrere Abschnitte unterteilt:

Kopf	9% der Gesamtkörperoberfläche
Rumpf vorne	18% der Gesamtkörperoberfläche
Rumpf hinten	18% der Gesamtkörperoberfläche
Arm	je 9% der Gesamtkörperoberfläche
Bein vorne	je 9% der Gesamtkörperoberfläche
Bein hinten	je 9% der Gesamtkörperoberfläche
Dammgegend	1% der Gesamtkörperoberfläche

F02

Frage 31.10: Lösung C

Die Flusssäure ist die wässrige Lösung des Gases Fluor. Sie findet Verwendung in der Metall- und Glassindustrie, beim Galvanisieren sowie in der Petroleum- und Farbenindustrie. **Flusssäure wirkt ätzend auf die Haut und Schleimhäute**. Sie durchdringt die Haut und führt zu tiefen und starken Gewebszerstörungen, die unter Umständen erst nach einigen Stunden auftreten. Die **Therapie** bei akuter Verätzung besteht in der örtlichen Behandlung mit Natriumbikarbonat und einer Umspritzung mit 10%igem Kalziumglukonat (C).

F99

Frage 31.11: Lösung C

Erfrierungen werden in 3 Schweregrade eingeteilt:

Grad I: blasse Haut, später Rötung, Sensibilität intakt.

Grad II: tiefrote Haut mit Ödem- und Blasenbildung, Sensibilität gestört.

Grad III: fortgeschrittene Blasenbildung mit deutlichen Nekrosen, beginnende Gangrän.

Allgemeine therapeutische Maßnahmen: stufenweise Erwärmung im Wasserbad, Infusion körperwarmer Glucoselösungen (zentrale Erwärmung erfolgt **vor** jeder lokalen Maßnahme), Sympathikusblockade zur Durchbrechung des Gefäßspasmus, Gabe von gefäßerweiternden Medikamenten, Infektionsprophylaxe etc.

Lokale Maßnahmen: Vermeidung von Druckschäden, antiseptische Verbände, nach Demarkierung der trockenen Gangrän (III.gradig) **„Grenzzonenamputation"**.

H96 F96

Frage 31.12: Lösung C

Eine **pathologische Fraktur** entsteht ohne adäquates Trauma am pathologisch veränderten Knochen.

Ursachen: Primäre Knochentumoren, Metastasen, Knochenzysten, Osteoporose, Osteomalazie, Plasmozytom.

Folgende Tumoren metastasieren bevorzugt in die Knochen: Karzinome von Schilddrüse, Mamma, Bronchialsystem, Prostata und Niere.

Zu **(3):** Das **Analkarzinom** metastasiert bevorzugt lymphogen. Die hämatogene Metastasierung ist selten.

F95

Frage 31.13: Lösung E

Das Röntgenbild zeigt zentral gelegene scharf begrenzte Zysten ohne Randsklerose. Die Kortikalis ist dünn und teilweise aufgetrieben. Es handelt sich um den tpyischen Befund einer Spontanfraktur bei **multiplen Enchondromen**.

Zu **(A):** Bei einer chronischen Osteomyelitis mit **Brodie-Abszess** ist die zystische Struktur von einem Sklerosesaum umgeben und zumeist randständig lokalisiert.

Zu **(B):** Bei einer **Knochentuberkulose** der Finger kommt es zu einer spindelförmigen Auftreibung der Diaphyse **(Spina ventosa)**.

Zu **(C):** Der **primäre Hyperparathyreoidismus** ist an der Hand durch subperiostale Knochenresorptionszonen vor allem an den Endphalangen gekennzeichnet. Bei weiterem Fortschreiten der Erkrankung kommt es zur selten gewordenen Osteodystrophia fibrosa cystica generalisata (v. Recklinghausen).

Zu **(D):** Der **Morbus Paget** befällt vorwiegend Schädel, Becken, Wirbelsäule, Femur und Tibia. Typisch für die ätiologisch ungeklärte Erkrankung ist die grobsträhnig-wabige Knochenzeichnung mit Verbreiterung der Kortikalis bis hin zur vollständigen Sklerosierung.

F00

Frage 31.14: Lösung A

Es handelt sich am ehesten um ein **Enchondrom**, dem häufigsten Tumor des Handskeletts. Er ist benigne, meist in den kurzen Röhrenknochen lokalisiert und kommt vor allem bei aktiven Kindern, Jugendlichen und jungen Erwachsenen vor.

Zu **(A):** Die zystische Struktur ist zentral im Grundglied lokalisiert. Die Epiphysen (Endstrecken) sind nicht betroffen.

F97

Frage 31.15: Lösung A

Bei einer **Osteochondrose** handelt es sich um eine degenerative Erkrankung mit Knochen-Knorpelveränderungen im Gelenk- oder Epiphysenbereich.

Zu **(D):** Die **Schipper-Krankheit** entsteht durch ungewohnte Überlastung der an den Dornfortsätzen ansetzenden Rückenmuskulatur. Es kommt zur Ermüdungsfraktur der Dornfortsätze, z. B. bei Erdarbeiten.

H97 H94 H93 !

Frage 31.16: Lösung C

Im Gegensatz zur sekundären Knochenbruchheilung erfolgte die **primäre Frakturheilung** ohne Kallusbildung.

Zu **(A):** Fibroblasten sind bei der sekundären Knochenbruchheilung beteiligt.

Zu **(B):** Der Zeitraum spielt beim Modus der Frakturheilung nur insofern eine Rolle, als die sekundäre Knochenbruchheilung in der Regel deutlich länger dauert.

Zu **(D):** Ohne mechanische Ruhigstellung kommt es zur sekundären Frakturheilung.

Zu **(E):** Die **Spaltheilung** ist eine Form der **primären** (angiogenen) Knochenbruchheilung. Auch bei optimaler Adaption und stabilen mechanischen Bedingungen sind an umschriebenen Stellen oft geringfügige Spalträume (bis 0,4 mm) vorhanden, die von Gefäßsprossen mit Osteoblasten aufgefüllt werden. Die Osteoblasten bilden einen Geflechtknochen, der in einen Lamellenknochen umgebaut wird. Nach Monaten ist die ursprüngliche lamelläre Architektur der Kompakta wiederhergestellt. Bei der **Kontaktheilung** überqueren Osteoklasten nach einer Aktiverungsphase **direkt** die Bruchenden und bilden durch Resorption Kanäle, die wiederum durch Osteoblasten mit Lamellenknochen aufgefüllt werden. Bei dieser Form der primären Knochenbruchheilung erfolgt eine zusätzliche Knochenneubildung.

F01 F00 F94

Frage 31.17: Lösung A

Bei der **Dislocatio ad latus** liegt eine Verschiebung der Bruchstücke in seitlicher Richtung vor.
Zu **(B)** und **(E):** Es handelt sich um eine **Dislocatio ad longitudinem cum contractione**: Verschiebung der Bruchstücke in Längsrichtung und unter Verkürzung.
Zu **(C): Dislocatio ad longitudinem cum distractione:** Verschiebung in Längsrichtung und unter Verlängerung.
Zu **(D): Dislocatio ad axim:** Verschiebung im Sinne eines Achsenknickes.

F99

Frage 31.18: Lösung D

Dislocation ad peripheriam: Verschiebung im Sinne eines Drehfehlers. Selten radiologisch feststellbar.
Siehe auch Kommentar zu Frage 31.17.

F95

Frage 31.19: Lösung C

Schussbrüche gehören zu den **offenen** Frakturen. Diese werden unterteilt in:
Grad I: Fragmentdurchspießung, mit kleiner Hautwunde.
Grad II: Größere Hautwunden durch Trauma von außen. Keine wesentliche Wundverschmutzung oder Quetschung der Weichteile.
Grad III: Weit offene Fraktur mit ausgeprägter Zerstörung der Weichteile. Oft bestehen zusätzliche Gefäß-, Nerven- und Sehnenverletzungen.
Grad IV: Subtotale Amputation.

H99 !

Frage 31.20: Lösung D

Eine **Torsionsfraktur** (Spiral- oder Drehbruch) entsteht durch schraubenförmige Zugspannungen bei einseitig fixiertem Knochen. Die Frakturlinie verläuft spiralförmig. Bei einer Kombination von Torsion, Stauchung und Biegung kommt es zur Aussprengung eines Drehkeils.

H99 !

Frage 31.21: Lösung C

Bei einer **Parierfraktur** handelt es sich um eine direkte Fraktur der **Ulna**, die durch einen Schlag auf den zur Abwehr erhobenen Arm entsteht (beim Fechten „Parieren").

F94

Frage 31.22: Lösung E

Zu **(1):** Nach einer Reposition sind **Röntgenkontrollaufnahmen** im Gips durchzuführen, um mögliche Dislokationen zu erkennen und um das Repositionsergebnis zu dokumentieren.
Zu **(2):** Die Prüfung der Zehen bzw. der Finger auf Durchblutung, Sensibilität und Beweglichkeit ist nach Anlegen eines Gipsverbandes unerlässlich, da es bei einem frischen Trauma rasch zu Durchblutungsstörungen, Druckschäden der Haut, Nerven und Weichteile kommen kann.
Zu **(3):** Der nach einem frischen Trauma angelegte Gipsverband muss bis auf den letzten Faden gespalten werden, um Durchblutungsstörungen (Kompartmentsyndrom) etc. zu vermeiden.

F89

Frage 31.23: Lösung C

Beim Anlegen eines Gipsverbandes darf der feuchte Gips nur mit der flachen Hand angefasst werden, um Fingerabdrücke mit Gefahr der Drucknekrose zu vermeiden.
Schmerzen nach Anlage eines Gipsverbandes müssen grundsätzlich sofort abgeklärt werden. Die Ferse gehört mit einigen anderen Knochenvorsprüngen zu den druckgefährdeten Bezirken, die einer besonderen Polsterung bedürfen. Treten trotzdem Schmerzen auf, muss eine Inspektion bzw. Entlastung erfolgen.
Ein Patient im Gips hat immer Recht! In Zweifelsfällen Gipsabnahme.

Gipsverband — **XXXI.2**

Folgende allgemeine Regeln sind beim Anlegen eines **Gipsverbandes** zu beachten:

1. Bei einer Fraktur sollen immer die dem frakturierten Knochen benachbarten Gelenke mit in den Gipsverband einbezogen werden, und zwar in Funktionsstellung (Ausnahmen: distale Radiusfraktur, obere Sprunggelenksfraktur, Patella- und Ellenbogenfraktur.
2. Durch Druck gefährdete Knochenvorsprünge müssen mit Watte gepolstert werden.
3. Zur Reduktion des die Fraktur umgebenen Ödems wird das Bein anfänglich hochgelagert.
4. Der zirkuläre Gipsverband muss bis auf den letzten Faden gespalten werden, um Durchblutungsstörungen zu vermeiden (bei frischem Trauma).
5. Regelmäßig sind Motorik, Sensibilität und Durchblutung zu prüfen.

6. Nach Anlegen des Gipsverbandes erfolgt immer eine Röntgenkontrolle.
7. Bei ambulanten Patienten Gipskontrolle am nächsten Tag.

H87

Frage 31.24: Lösung D

Die frühzeitige Erlangung einer Übungsstabilität ist der größte **Vorteil der Osteosynthese**. Früher häufig unumgängliche Immobilisationsschäden können auf diese Weise verhindert werden.
Weitere Vorteile sind: Anatomisch exakte Reposition, Verminderung der Thromboembolien durch rasche Mobilisation. Erleichterung in der Pflege von Intensivpatienten bei bestimmten Frakturtypen, Verkürzung des Klinikaufenthalts, Reduktion der Infektionsrate bei drittgradig offenen Frakturen durch frühzeitige Stabilität.
Nachteile der Osteosynthese: Infektionsgefahr nach Versorgung geschlossener Frakturen, Gefahr von Begleitverletzungen durch unzweckmäßige Zugänge, durch Präparation bedingte Minderung der Gefäßversorgung einzelner Bruchstücke.

F94

Frage 31.25: Lösung B

Osteosynthesen werden je nach Belastbarkeit unterteilt in: lagerungs-/adaptationsstabil (z. B. Spickdrahtosteosynthese), übungsstabil (z. B. Plattenosteosynthese einer Unterschenkelfraktur) und belastungsstabil (z. B. Marknagelosteosynthese).

H00

Frage 31.26: Lösung D

Drahtextensionen werden zur temporären Reposition und Retention von Frakturen der unteren Extremität angelegt. Die Extension erfolgt über einen transossär eingebrachten **Kirschner**-Draht oder **Steinmann**-Nagel. Eine Übungsstabilität besteht selbstverständlich nicht.

H99 !

Frage 31.27: Lösung A

Ein **Fixateur interne** gehört zu den **extramedullären** Kraftträgern und wird zur Versorgung instabiler Frakturen der unteren BWS und LWS eingesetzt. Hierbei werden Schanzschrauben in die intakten Nachbarwirbel eingebracht und mit einer Längsstange verbunden. Der Hebelmechanismus führt zur Aufrichtung der Fraktur, die ggf. mit Spongiosa aufgefüllt werden kann. Nachdem die Schanzschrauben abgezwickt werden, ist eine normale Weichteildeckung ohne Hautdurchtritt möglich.

F00 H96

Frage 31.28: Lösung A

Bei der **Verbundosteosynthese** werden Metallimplantate in Verbindung mit **Knochenzement** eingesetzt. Hauptanwendung beim pathologisch veränderten Knochen durch Metastasen, massive Osteoporose, anderen Knochensystemerkrankungen etc.

F97 !!

Frage 31.29: Lösung B

Bei einem **Kompartmentsyndrom** kommt es vorwiegend posttraumatisch und postoperativ zu einem Druckanstieg in den unnachgiebigen Muskellogen durch Hämatombildung und Ödemschwellung (Circulus vitiosus). Die Minderdurchblutung führt zu Störungen der neuromuskulären Funktion. Sämtliche Strukturen der betroffenen Muskelloge sind gefährdet und können bei Nichtbehandlung nekrotisch werden. Zu der **tiefen Beugerloge** des Unterschenkes gehören neben der A. tibialis posterior (1) der M. flexor digitorum longus sowie die A. und Vv. Peroneae (= fibularis).
Die häufigste Form des Kompartmentsyndroms ist das **Tibialis-anterior-Syndrom**. Nicht selten sind mehrere Kompartments betroffen. Therapeutisch ist die **sofortige** ausgedehnte **Faszienspaltung** erforderlich.
Zu **(3):** Beim **N. suralis** handelt es sich um einen Hautast, der unter der Fascia cruris zwischen beiden Köpfen des M. gastrocnemius nach distal verläuft. Er gehört mit dem M. triceps surae (M. gastrocnemius und M. soleus) zum **oberflächlichen dorsalen** Kompartment.
Zu **(4):** Der **N. peronaeus profundus** gehört mit der A. tibialis anterior, dem M. tibialis anterior und den Extensoren zum **ventralen Kompartment** und ist mit den genannten Muskeln beim **Tibialis-anterior-Syndrom** gefährdet.

F99 H98 H90 !!

Frage 31.30: Lösung A

Die äußerste schmerzhafte Anschwellung des Unterschenkels mit Gefühlsstörungen und eingeschränkter Beweglichkeit der Zehen sind Zeichen des **Kompartmentsyndroms**. Am häufigsten ist das **Tibialis-anterior-Syndrom** mit Großzehenheberschwäche und Sensibilitätsstörung im 1. Interdigitalraum. Vorwiegend postraumatisch und postoperativ kommt es zu einem Druckanstieg in den unnachgiebigen Muskellogen durch Hämatombildung und Ödemschwellung (Circulus vitiosus). Die Minderdurchblutung führt zu Störungen der neuromuskulären Funktion. Sämtliche Strukturen der betroffenen Muskelloge sind gefährdet und können

bei Nichtbehandlung nekrotisch werden. Therapeutisch ist die **sofortige** ausgedehnte **Faszienspaltung** erforderlich.
Merke: Auch beim Vollbild eines **Kompartmentsyndroms** bleiben die peripheren Pulse erhalten.
Zu **(B):** Eine lagerungsbedingte Schädigung des **N. fibularis (peronaeus) profundus** führt zu einem Ausfall der Unterschenkel-Streckmuskulatur. Der Fuß kann nicht mehr dorsalflektiert werden. Es resultiert ein Lähmungsspitzfuß bzw. Steppergang. Kommt als Differenzialdiagnose in Betracht, insbesondere weil der Nerv zum ventralen Kompartment gehört und folglich beim **Tibialis-anterior-Syndrom** beteiligt ist. Es fehlt jedoch die äußerst schmerzhafte Anschwellung des Unterschenkels.
Zu **(C):** Die **akute Phlebothrombose** kommt differenzialdiagnostisch am ehesten in Betracht. Sie ist posttraumatisch noch häufiger als das **Kompartmentsyndrom**. Typisch ist die Schwellung des Beines bzw. Unterschenkels mit Schwere- und Spannungsgefühl, Schmerzen in der Wade bei Bewegungen sowie Druckschmerz an der Wade, im Adduktorenkanal bzw. an der Fußsohle. Bei der Dorsalflexion häufig Dehnungsschmerz im Bereich der Wade **(Homans-Zeichen)**. Parästhesien kommen ebenfalls vor. Gegen akute Phlebothrombose spricht die eingeschränkte Beweglichkeit der Zehen. Auch die **äußerst** schmerzhafte Schwellung deutet eher auf ein **Kompartmentsyndrom** hin.
Zu **(D):** Ein **akuter Frühinfekt** ist 24 Stunden postoperativ unwahrscheinlich. Frühe Infektionszeichen treten in der Regel zwischen dem 2. und 4. postop. Tag auf. Fieber, Rötung, Schwellung und Druckschmerzhaftigkeit der Wunde (ggf. Fluktuation) sind tpyische Zeichen.
Zu **(E):** Bei der **Sudeck-Erkrankung** handelt es sich um eine posttraumatische Dystrophie, die insbesondere bei gelenknahen Frakturen (bevorzugt distaler Radius) vorkommt. Vor allem nach wiederholten, schmerzhaften Repositionsversuchen und früh einsetzender Nachbehandlung kommt es zu folgenden Veränderungen:
1. Stadium: Überwärmung der glänzenden Haut mit rötlich-livider Verfärbung, Weichteilschwellung, Ruhe- und Bewegungsschmerz. Röntgenologisch bereits Rarefizierung der subchondralen Spongiosa zu erkennen.
2. Stadium: Nachlassende Schmerzen, kühle Haut, Schrumpfung der Weichteile mit Muskelatrophie. Röntgenologisch Zunahme des Knochenabbaus (fleckige Entkalkung).
3. Stadium: Endstadium mit erheblicher Atrophie von Haut, Knochen, Subkutis und Muskulatur. Die Gelenke sind weitgehend versteift bis hin zur Gebrauchsunfähigkeit der Extremität. Es besteht röntgenologisch eine ausgeprägte diffuse Osteoporose.
Therapie: Im ersten Stadium Ausschalten der Schmerzen durch Ruhigstellung im Gipsverband. Gabe von Schmerzmitteln, Psychopharmaka, Antiphlogistika, Steroide, Sympathikolytika. Später Krankengymnastik mit physikalischen Maßnahmen. Eine Rückbildung der pathologischen Veränderungen ist nur im Stadium I und II zu erwarten.

F99 H98 H90 **!!**

Frage 31.31: Lösung A

Falls die klinische Symptomatik nicht ausreicht, kann die Diagnose des **Kompartmentsyndroms** durch die Messung des **subfaszialen Druckes** gesichert werden. Die Mikrozirkulation in der Muskulatur sistiert, wenn die Druckdifferenzierung zwischen Subfaszialdruck und diastolischem Blutdruck **30 mmHg** unterschreitet oder die Erhöhung des Druckes zwischen 40 und 50 mmHg anhält. Ggf. können kontinuierliche Messungen durchgeführt werden.
Zu **(B):** Bei einer **Peronaeus-Läsion** ist eine fachneurologische Untersuchung notwendig.
Zu **(C)** und **(E):** Dopplersonographie und intravenöse Phlebographie sind bei Verdacht auf eine Phlebothrombose indiziert.
Zu **(D):** Neben der entscheidenden Inspektion der Wunde sollten bei Verdacht auf eine Infektion die Entzündungsparameter bestimmt werden.

H01 H94 **!!**

Frage 31.32: Lösung D

Zu **(D):** Die **Volkmann-Kontraktur** ist die **Folge eines Kompartment-Syndroms** am Arm. Am häufigsten ist es auf enge, zirkuläre Verbände oder nicht gespaltene Gipse zurückzuführen. Aufgrund der Kompression kommt es zu einem zunehmenden Druckanstieg in den Muskellogen und einer Behinderung des venösen und kapillären Blutflusses. Die Folge ist eine Ischämie sowie eine Permeabilitätserhöhung der Kapillaren. Im Sinne eines Circulus vitiosus kommt es zur weiteren Druckerhöhung mit Muskelnekrosen und Nervenschäden. Im Endzustand treten narbige Kontrakturen der Muskulatur auf. Klinisch äußert sich ein Kompartment-Syndrom durch Schmerzen, Spannungsgefühl und Sensibilitätsstörungen. Da ein manifestes Kompartment-Syndrom bereits ab 40 mm Hg vorliegt, sind die peripheren Pulse in der Regel erhalten.

H97 **!**

Frage 31.33: Lösung E

Ist ein Knochenbruch nach 20 Wochen nicht knöchern verheilt, spricht man von **verzögerter Heilung**. Wenn nach 6–8 Monaten eine Fraktur nur eine fibröse Verbindung ohne knöchernen Durchbau aufweist, liegt eine **Pseudarthrose (PA)** vor. Folgende Formen werden unterschieden: **hypertrophe, hypothrophe, atrophe** und **Defektpseudarthrose**. Bei der **hypertrophen** Form besteht eine unzureichende Stabilität bei guter Durchblutung. Die Frakturenden haben eine überschüssige Kallusbildung **(Elefantenfußpseudarthrose)**, meist bei konservativer Therapie oder zu dünnen Marknägeln. Die **hypotrophe PA** weist nur eine **pferdefußartige** Kallusbildung auf (meist bei instabiler Plattenosteosynthese). Bei der **atrophen (avitalen)** Form liegt zusätzlich eine Durchblutungsstörung der Fragmente vor. Bei fehlender osteogener Potenz ist keinerlei Kallus vorhanden (gehäuft bei Trümmerfrakturen). Die **Defektpseudarthrose** zeigt sich durch fehlende Knochenanteile, entweder primär durch das Trauma oder sekundär, z.B. infolge einer Infektion. Bei der **infizierten Defektpseudarthrose** handelt es sich um den schwerwiegendsten Typ der Pseudarthrosen.

H98 !

Frage 31.34: Lösung D

Auf der Röntgenaufnahme ist eine nicht verheilte **Fibulafraktur** mit überschüssiger Kallusbildung der Frakturenden zu erkennen. Der Befund entspricht einer **hypertrophen Pseudarthrose** mit guter Durchblutung.
Zu **(C)**: Eine **atrophische Pseudarthrose** zeigt aufgrund einer zusätzlichen Durchblutungsstörung der Frakturenden keine Kallusformationen.

H92 !

Frage 31.35: Lösung B

Bei der **hypertrophen Pseudarthrose** reicht in der Regel eine stabile Osteosynthese aus.
Bei der **atrophen (avitalen) Pseudarthrose** muss zusätzlich zur stabilen Osteosynthese (Plattenosteosynthese oder Fixateur externe) eine Dekortikation (2) und eine Spongiosaplastik durchgeführt werden. Eine **Sequestrotomie** ist ggf. zusätzlich bei einer **infizierten Defektpseudarthrose** erforderlich.

F95 !

Frage 31.36: Lösung D

Die Abbildung zeigt eine ausgeprägte fleckige Entkalkung des gesamten Handskeletts. Außerdem besteht ein Zustand nach Radiusfraktur mit Verkürzung gegenüber der osteosynthetisch versorgten Ulna. **Radiusfrakturen** neigen besonders zur **Sudeck-Dystrophie**, die hier zu den typischen Entkalkungen geführt hat.

F02 H99 !

Frage 31.37: Lösung B

Bei der **Sudeck-Dystrophie**, neuerdings auch als komplexes regionales Schmerzsyndrom (CRPS) bezeichnet, handelt es sich um eine neurovaskuläre Fehlregulation, die insbesondere nach gelenknahen Frakturen vorkommt. Ursächlich sind meist wiederholte Repositionsmanöver, einschnürende Verbände oder lang andauernder Frakturschmerz. Es kommt aufgrund einer überschießenden vasomotorischen Reflexantwort zu einer lokalen Perfusions- und Stoffwechselstörung und nachfolgenden Entzündungsreaktion von Weichteilen und Knochen. Im Sinne eines Circulus vitiosus kommt es zu einer erneuten Reizung von Schmerzrezeptoren und Verstärkung der Reflexantwort. Die Krankheit verläuft typischerweise in 3 Stadien:

Stadium I	**Entzündungsstadium** Ruhe- und Bewegungsschmerz, Schwellung, bläulich livide, glänzende und überwärmte Haut (B), im Röntgen ist bereits eine Rarefizierung der subchondralen Spongiosa sichtbar.
Stadium II	**Dystrophie** beginnende Fibrosierung und Weichteilschrumpfung, nachlassende Schmerzen, blasse, kühle Haut, röntgenologisch fleckige Entkalkung der Knochen
Stadium III	**Atrophie** Atrophie von Haut, Bindegewebe und Muskulatur, Versteifung der Gelenke (C), Schmerzlosigkeit, ausgeprägte diffuse Osteoporose im Röntgenbild.

Therapeutisch sollte im Stadium I eine Ruhigstellung zur Schmerzausschaltung und Durchbrechung des Circulus vitiosus erfolgen. In den Stadien II und III sind Bewegungsübungen zur Erhaltung der Gelenkbeweglichkeit indiziert. Medikamentös können nichtsteroidale Antiphlogistika, Analgetika und Calcitonin verabreicht werden.
Eine Rückbildung der Veränderungen ist nur in den ersten beiden Stadien zu erwarten.

F02 H99 !

Frage 31.38: Lösung C

Siehe Kommentar zu Frage 31.37.

H00 !

Frage 31.39: Lösung B

Bei **Epiphysenverletzungen** ist entscheidend, ob die eigentliche Wachstumszone (*Stratum germinativum*) betroffen ist oder nicht. Eine Epiphysenfraktur mit disloziertem epiphysären Fragment (**Aitken II-**

Fraktur) führt zu Wachstumsstörungen, sodass eine Operationsindikation vorliegt. Das abgerissene Fragment wird exakt reponiert und fixiert.
Zu **(A):** Bei der **Epiphysenlösung** ist die Wachstumszone intakt. Die Verletzung kann folglich konservativ durch Reposition und Ruhigstellung im Gips behandelt werden.

Epiphysenverletzungen — **XXXI.3**

Bei **Epiphysenverletzungen** ist entscheidend, ob die eigentliche Wachstumszone (*Stratum germinativum*) betroffen ist oder nicht. Liegt der Verletzung ausschließlich ein Schermechanismus zugrunde, kommt es zur **Epiphyseolyse.** Bei zusätzlichen Dreh- oder Biegekräften wird außerdem ein metaphysäres Fragment herausgebrochen. In beiden Fällen ist das Stratum germinativum erhalten, sodass bei exakter Reposition Spätschäden in der Regel ausbleiben.
Kreuzt eine Fraktur die Wachstumszone **(Epiphysenfraktur)**, besteht die Gefahr von Wachstumsstörungen infolge partiellen Fugenverschlusses (*Epiphyseodese*). Insbesondere aus axialer Stauchung mit Abscherung resultieren Epiphysenfrakturen mit *epiphysärem* oder *epimetaphysärem* Fragment.
Die Verletzungen von Epiphysenfugen können modifiziert nach **Aitken** eingeteilt werden:

- **Aitken 0:** reine Epiphysenlösung,
- **Aitken I:** Epiphysenlösung mit metaphysärem Fragment,
- **Aitken II:** Epiphysenfraktur mit Verletzung der Wachstumszone (epiphysäres Fragment),
- **Aitken III:** epimetaphysäre Fraktur mit Epiphysenfugenverletzung.

Eine Operationsindikation besteht bei Aitken II- und III-Frakturen.

H01 **!**

Frage 31.40: Lösung E

Zu **(E):** Die typische Fraktur des Kindesalters ist die **suprakondyläre Humerusfraktur**. Die Therapie erfolgt bei nicht-dislozierten Frakturen durch Ruhigstellung in einem Oberarmgips. Bei Dislokation wird eine geschlossene Reposition und Spickung mit Kirschnerdrähten durchgeführt.
Zu **(A):** Die **Inzidenz der Humeruskopffrakturen steigt mit zunehmendem Alter** an. Es kommt bei älteren Menschen aber zumeist zu einfachen Frakturen. Bei jungen Patienten, bei denen eine größere Krafteinwirkung vorliegen muss, überwiegen schwerere Verletzungsformen mit mehreren Fragmenten. Bei alten Menschen wird eine konservative Behandlung mit kurzzeitiger Ruhigstellung im Gilchrist- oder Desaultverband und anschließender frühfunktioneller Behandlung eingeleitet. In schweren Fällen kann auch eine Endoprothese implantiert werden. Bei jüngeren Patienten wird zumeist eine osteosynthetische Versorgung durchgeführt.
Zu **(B):** Die **subkapitale Humerusfraktur** ist die typische Fraktur des alten Menschen, die konservativ mit einem Gilchrist- oder Desaultverband behandelt wird.
Zu **(C):** Eine Humerusschaftfraktur kann in jedem Lebensalter auftreten.
Zu **(D):** Die **Abrissfraktur des Tuberculum majus** kann im Rahmen einer Schulterluxation auftreten. Die Therapie ist bei undisloziertem Fragment konservativ, bei Dislokation muss das Tuberculum operativ refixiert werden.

H95

Frage 31.41: Lösung C

Die **suprakondyläre Humerusfraktur** entsteht beim Kind typischerweise durch Sturz auf die abfangende Hand bei gestrecktem Arm. Am häufigsten sind **Extensionsfrakturen.**
Zu **(A):** Frakturen des Radius bzw. des Unterarmschaftes entstehen vornehmlich durch direkte Gewalteinwirkung.
Zu **(B):** Frakturen des Radiusköpfchens entstehen häufig durch Sturz auf die Hand bei gestrecktem Ellenbogen und proniertem Unterarm. Beim Kind kommen jedoch praktisch nur **Radiushalsfrakturen** vor. Es besteht eine erheblich schmerzhaft eingeschränkte Pronation und Supination.
Zu **(D):** Die **subkapitale Humerusfraktur** ist eine typische Verletzung des älteren Menschen. Unfallmechanismus: Sturz auf die ausgestreckte Hand oder Ellenbogen.
Zu **(E):** Bei der **Monteggia-Fraktur** handelt es sich um die Kombination einer Ulnaschaftfraktur mit Luxation des Radiusköpfchens. Entsteht gewöhnlich durch Sturz auf den gebeugten Unterarm oder durch direkte Gewalt.

F99 F96 **!**

Frage 31.42: Lösung C

Der Unfallmechanismus für die perianuläre Subluxation des Radiusköpfchens **(Chassaignac)** ist tpyisch: rasches Hochziehen am gestreckten Ellenbogengelenk bei proniertem Unterarm. Häufige Verletzung zwischen dem 2. und 6. Lebensjahr. Die Diagnose wird klinisch und anamnestisch gestellt. Das Kind hält den Arm in einer Beuge-Schonhaltung. Das Ellenbogengelenk ist praktisch in Pronation fixiert mit Sperre der Supination. Im Röntgenbild ist die Subluxation nicht zu erkennen. Die Reposition geschieht durch Längszug und Supination. Eine Weiterbehandlung ist in der Regel nicht nötig.

Zu **(A):** Bei der **Monteggia-Fraktur** handelt es sich um die Kombination einer **Ulnaschaftfraktur mit Luxation des Radiusköpfchens**. Entsteht gewöhnlich durch Sturz auf den gebeugten Unterarm oder durch direkte Gewalt.
Zu **(B):** Frakturen des Radiusköpfchens entstehen häufig durch Sturz auf die Hand bei gestrecktem Ellbogen und proniertem Unterarm. Beim Kind kommen jedoch praktisch nur **Radiushalsfrakturen** vor. Es besteht eine erheblich schmerzhaft eingeschränkte Pronation und Supination.
Zu **(D):** Eine Distorsion des Humeroulnargelenks ist ebenfalls Folge einer indirekten Gewalteinwirkung. Es besteht ein diffuser Druckschmerz über dem Gelenkanteil mit Weichteilschwellung. Die Bewegung ist schmerzhaft eingeschränkt.
Zu **(E): Olekranonfrakturen** entstehen gewöhnlich durch direkte Gewalteinwirkung. Im Kindesalter selten.

H01

Frage 31.43: Lösung E

Zu **(E):** Bei der sog. **Madelung-Deformität** handelt es sich um eine erbliche **Wachstumsstörung der distalen Radiusepiphyse.** Es kommt zu einer nach speichen- und hohlhandwärts gerichteten Abweichung der Hand. Die Erkrankung kann ein-, meist jedoch doppelseitig auftreten und bewirkt eine Minderbeweglichkeit des Handgelenkes. Bei ausgeprägter Deformität kann nach Wachstumsabschluss eine Korrektur- und Verlängerungsosteotomie des Radius durchgeführt werden.
Zu **(A):** Zu einer **Ruptur der Membrana interossea** zwischen Radius und Ulna kann es bei Frakturen oder Luxation im Bereich des Unterarms kommen.
Zu **(B):** Als **Radiusfraktur loco typico** wird die distale Radiusextensionsfraktur, auch Colles-Fraktur genannt, bezeichnet. Hierbei kommt es zu einer Fehlstellung der Hand nach dorsal und radial.
Zu **(C):** Die **Galeazzi-Fraktur** ist eine **distale Ulnaluxation** und **distale Radiusfraktur**.
Zu **(D):** Die **Luxatio antebrachii** ist die Luxation des Unterarmes. Im Bereich des Ellenbogens kann es zu einer Luxation im humero-ulnar sowie im radio-ulnar-humeral Gelenk kommen. Eine Luxation des Radiusköpfchen wird in Kombination mit einer proximalen Ulnafraktur auch als **Monteggiafraktur** bezeichnet. Ebenso kann es am Handgelenk zu einer Luxation von Radius oder Ulna kommen.

F86

Frage 31.44: Lösung D

Oberschenkelschaftfrakturen entstehen durch direkte Gewalteinwirkung.
Therapie:
Bis zum 2. Lebensjahr durch *„Overhead"-Extension* mit Heftpflasterverbänden (4 des Körpergewichts an jedem Bein):
Ab 3. Lebensjahr Behandlung am **„Weber-Tisch"** mit suprakondylärer Steinmann-Nagelextension. Neben guter Stellungskontrolle (Rotation!) sind pflegerische Vorteile erwähnenswert, da das Gesäß frei über der Unterlage „schwebt". Verkürzungen von 10 – 15 mm sind erwünscht, um den posttraumatischen Wachstumsschub auszugleichen.

F93

Frage 31.45: Lösung B

Die geschlossene dislozierte Unterschenkelfraktur im Kindesalter wird konservativ behandelt. Handelt es sich um eine stabile Fraktur, ist der gespaltene Oberschenkelgips Therapie der Wahl. Achsenfehlstellungen werden durch weiteres Wachstum korrigiert. Auf keinen Fall dürfen Rotationsfehler toleriert werden, da diese kein Korrekturpotenzial haben (3). Instabile Frakturen erfordern primär eine Extensionsbehandlung.

H92

Frage 31.46: Lösung D

Kindliche Schenkelhalsfrakturen treten in der Regel bei schweren Traumen auf (Polytrauma etc.). Typisch sind **laterale Adduktionsfrakturen. Mediale** Schenkelhalsfrakturen sind bei Kindern selten. Um eine Hüftkopfnekrose infolge Durchblutungsstörungen zu vermeiden, ist eine sofortige Osteosynthese mit **Zugschrauben** notwendig. Um das intrakapsuläre Hämatom zusätzlich zu entlasten, muss die Gelenkkapsel gefenstert werden. Anschließend 12 – 16 Wochen Entlastung des operierten Beines.

F02 H95 H93 !

Frage 31.47: Lösung C

Der Verlust eines Zeigefingers kann ausreichend durch die noch vorhandenen Langfinger der Hand ausgeglichen werden. Es handelt sich um eine **relative Indikation** zur Replantation. Eine Ausnahme stellen Amputationen bei Kindern dar, hier sollte auch bei Verlust eines einzelnen Langfingers eine Replantation angestrebt werden. Die anderen aufgeführten Amputationsformen stellen absolute Indikationen dar. Kontraindikationen einer Replantation sind ausgedehnte Zerstörung oder unsachgemäße Lagerung des Amputates.

F97

Frage 31.48: Lösung C

Das **Décollement** (Hautablösung) gehört mit zu den schwersten Weichteilverletzungen. Die zumeist großflächig vom Unterhautgewebe getrennte Haut ist höchstgradig nekrosegefährdet. Nach Entfernung des noch teilweise anhängenden subkutanen Fettgewebes, kann die abgelöste, noch intakte Haut als Vollhautlappen zur Defektdeckung genommen werden.

F98

Frage 31.49: Lösung D

Bei einer akuten postoperativen **Osteitis** gilt die Grundregel: Ein stabiles Implantat bleibt, ein instabiles wird entfernt und durch ein neues ersetzt (z. B. Fixateur externe).

Hämatogene Osteomyelitis — XXXI.4

Es werden 3 Typen der **hämatogenen Osteomyelitis** unterschieden:

1. **Säuglingsosteomyelitis**
   bis in das 2. Lebensjahr
2. **Juvenile Osteomyelitis**
   vom 2. Lebensjahr bis zum Epiphysenschluss
3. **Osteomyelitis des Erwachsenen**
   nach dem Epiphysenschluss

Erreger ist zu etwa 80% **Staphylococcus aureus**.
Bei der **Säuglingsosteomyelitis** gehen in der Regel Infektionen der Nabelschnur, der Luftwege u. a. voraus. Lokalisation ist meist die Metaphyse mit möglicher Gelenkbeteiligung. Komplikationen sind Epiphysenlösungen und Wachstumsstörungen.
Die **juvenile Osteomyelitis** ist primär metaphysär lokalisiert, wobei die Epiphysenfuge eine Barriere zwischen Metaphyse und Epiphyse bildet. Es kann zur Ausbildung einer Markphlegmone kommen. Wachstumsstörungen entstehen erst im Spätstadium bei Therapieresistenz.

Lokalsymptome:
Dauerschmerz, Schwellung, Rötung, starke Bewegungseinschränkung. Im Erwachsenenalter ist die hämatogene, nicht spezifische Osteomyelitis äußerst selten.

Therapie:
Nach Abnahme von Blutkulturen sofortiger Beginn der systemischen Antibiotikatherapie (Penicillin G), Ruhigstellung.
Bei eitrigen Einschmelzungen radikale chirurgische Eröffnung mit Débridement, ggf. Sequestrotomie, Gentamicin-Ketten, Spül-Saug-Drainage etc.

H01 H92 !

Frage 31.50: Lösung B

Zu **(B):** Die konventionelle Tomographie zeigt eine **Densfraktur** mit dorsaler Luxation. Therapeutisch kann konservativ mittels einer Reposition durch **Crutchfield-Extension** und nachfolgender Ruhigstellung durch einen **Halo-Fixateur** für 6–8 Wochen behandelt werden. Gerade bei Frakturen im mittleren Bereich besteht jedoch eine Pseudarthrosenrate von bis zu 60%, sodass hier oft auch eine operative Versorgung mittels Schraubenosteosynthese durchgeführt wird.

H93

Frage 31.51: Lösung C

Die Abbildungen zeigen eine suprabasale leicht schräg verlaufende Fraktur des **Dens axis**. Es handelt sich demnach um eine Fraktur des 2. Halswirbels.

H00 !

Frage 31.52: Lösung D

Die transorale Röntgenaufnahme zeigt die Verschraubung der **Densfraktur** mit noch erkennbarer Frakturlinie.

F97 !

Frage 31.53: Lösung B

Die Röntgenaufnahme der Halswirbelsäule im seitlichen Strahlengang zeigt eine Verschiebung des 1. Halswirbelkörpers (Atlas) nach vorne bzw. nach ventral im Vergleich zur anterioren Wirbelkörperbegrenzung der anderen Halswirbelkörper. Der vergrößerte Abstand zwischen hinterem Atlasbogen und Dornfortsatz des 2. Halswirbelkörpers (Axis) deutet auf ein zusätzliches Abkippen des Atlas nach vorne-unten. Die Instabilität hat bereits zu neurologischen Störungen geführt. Es handelt sich um eine **atlanto-axiale Luxation**, die verschiedene Ursachen haben kann. Da in der Anamnese kein Trauma erwähnt wird, ist eine Schädigung des Lig. transversum mit transligamentärer Luxation anzunehmen (z. B. Degeneration durch rheumatoide Arthritis). Dieses ist auch nach Bagatelltraumen möglich.
Zu **(A):** Die Randkanten der Halswirbelkörper sind glatt, ohne Zeichen der Osteochondrose, die durch Knochenrandwülste (Osteophyten) sowie Sklerosierungen der Grund- und Deckplatten auffallen würde.
Zu **(C):** Die Instabilität mit klinischer Symptomatik ist im atlanto-axialen Gelenk lokalisiert und nicht zwischen 3. und 4. Halswirbelkörper. Diese Region ist unauffällig.

Urethrographie, Zystographie: Ggf. bei Beckenfrakturen.
Angiographie und Computertomographie: Nur bei speziellen Fragestellungen, ausschließlich bei stabiler Kreislaufsituation.
Therapie:
Sofortige Operation beim Nachweis einer massiven intraabdominalen Blutung oder entsprechender klinischer Symptomatik, Zeichen der Peritonitis, Nachweis freier Luft im Abdomen.
Liegt keine Operationsindikation vor, ist zunächst eine engmaschige Überwachung unter intensivmedizinischen Bedingungen erforderlich.

H89

Frage 31.63: Lösung A

Bei einer **perforierenden Bauchverletzung** ist eine sofortige Laparotomie indiziert. Selbst eine oberflächlich erscheinende Wunde bei der Revision schließt eine intraabdominelle Verletzung nicht aus. Durch eine kulissenartige Verschiebung der Bauchwandschichten kann eine Perforation kaschiert werden.

H97

Frage 31.64: Lösung D

Um eine regelrechte Wundheilung nach der Darmnaht zu gewährleisten, ist die Anlage eines passageren Anus praeter als vorgeschaltete Kolostomie erforderlich. Auch bei alleiniger perinealer Verletzung ohne Eröffnung des Darmes ist eine temporäre Kolostomie sinnvoll.

H95

Frage 31.65: Lösung C

Das Urogramm zeigt eine regelrechte Kontrastmittelfüllung des linken Ureters. Der Nierenschatten erscheint links vergrößert. Die obere Kelchgruppe und ein Teil des Nierenbeckens stellen sich gut abgrenzbar dar, mittlere und untere Kelchgruppen fehlen jedoch. Ein Kontrastmittelextravasat ist nicht zu erkennen.
Zu **(C):** Es handelt sich um das typische Bild einer **Nierenruptur**. Mittlerer und unterer Nierenanteil zeigen keine Kontrastmittelausscheidung, am ehesten infolge einer unterbrochenen Gefäßversorgung bzw. durch Hämatomverdrängung.
Zu **(A):** Bei einem **Nierenstielabriss** ist die gesamte Gefäßversorgung der Niere unterbrochen. Beim Urogramm würde die betroffene Niere kein Kontrastmittel ausscheiden können.
Zu **(B):** Die normal konfigurierte obere Kelchgruppe schließt eine **Hydronephrose** (Harnstauungsniere) aus.
Zu **(D):** Der Ureter ist regelrecht in voller Länge dargestellt, sodass eine Verletzung ausgeschlossen ist.

H01 F96

Frage 31.66: Lösung C

In ca. 5% ist die Harnblase beim stumpfen Bauchtrauma mitbetroffen. Bei einem Verdacht auf **Blasenruptur** ist die **retrograde Zystographie** die sicherste diagnostische Maßnahme. Die retrograde Prallfüllung der Blase mit Kontrastmittel zeigt die Rupturstelle als **Extravasat**.
Zu **(A):** Die **Blasenpunktion** ist vor allem bei nicht prall gefüllter Blase wegen möglicher Darmverletzungen gefährlich. Außerdem kann durch Aspiration von Blut eine Ruptur vorgetäuscht werden (Punktion eines Blutgefäßes oder eines Hämatoms!).
Zu **(B):** Die **rektale digitale Untersuchung** kann Verletzungen des Rektums und der Prostata erfassen. Vorwölbungen im Douglas-Raum könnten auch durch Blut- oder Urinextravasate infolge Blasenruptur verursacht werden.
Zu **(D):** Bei der **Miktionszystourethrographie** werden Röntgenaufnahmen der Blase und Harnröhre während der Miktion angefertigt, um subvesikale Harnabflussstörungen zu erkennen (Harnröhrenstriktur, -tumor, -divertikel etc.).
Zu **(E):** Die **intravenöse Pyelographie** (besser Urographie) gehört zur Basisdiagnostik der Niere und der ableitenden Harnwege. Eine Blasenruptur ist jedoch nicht mit Sicherheit auszuschließen, da eine Prallfüllung der Harnblase ausbleibt.

F99 **!**

Frage 31.67: Lösung C

Der Patient zeigt eine Abwehrspannung mit starkem Druckschmerz im Mittel- und Unterbauch bei fehlender Peristaltik und septischen Zeichen (Fieber und Leukopenie), sodass offensichtlich eine **Peritonitis** vorliegt. Bei der Anamnese eines stumpfen Bauchtraumas vor 3 Tagen kommen verschiedene Verletzungen in Betracht: Mesenterialwurzelhämatom mit nachfolgender Darmnekrose, Dünndarmverletzung etc.
Zu **(1):** Diagnostisch steht die **abdominale Sonographie** zum Nachweis freier Luft, intraabdominaler Flüssigkeit oder eines Hämatoms bei stumpfem Bauchtrauma im Vordergrund.
Zu **(2):** Ein **intravenöses Urogramm** ist bei Verdacht auf Verletzung der ableitenden Harnwege indiziert. Das akute Nierenversagen ist jedoch am ehesten Folge der Peritonitis.
Zu **(3):** Eine **Hämodialyse** ist bei den vorliegenden Werten (erhöhtes Kreatinin, mäßig erhöhter Harnstoff, normales Kalium) nicht (oder noch nicht) indiziert.

Zu **(4):** Therapie der Wahl bei einer **Peritonitis** nach stumpfer Bauchverletzung ist die **Laparotomie**.

F98

Frage 31.68: Lösung D

Unbestimmte Bauchschmerzen 2 Tage nach einem Autounfall mit **Pneumo-Retroperitoneum** deuten auf eine **Duodenalruptur** im retroperitonealen Anteil hin. Der anamnestische Hinweis auf den vorschriftsmäßig angelegten Sicherheitsgurt spricht ebenfalls für eine Duodenalverletzung. Es kommt dabei zu einer Strangulationswirkung des Sicherheitsgurtes. Auch Dünndarmverletzungen entstehen auf diese Weise.
Zu **(A):** Eine Magenverletzung ist beim stumpfen Bauchtrauma selten. Die freie **Magenruptur** führt zum **akuten Abdomen** mit brettharter Bauchdecke. Wie bei allen anderen erwähnten Rupturen fehlt ein Pneumo-Retroperitoneum.
Zu **(B):** Bei der **Dünndarmruptur** kommt es nach einem freien Intervall von ca. 6–24 Stunden zur **Peritonitis**. Freie Luft im Abdomen nur in ca. 30% der Fälle nachweisbar.
Zu **(C):** Die **Zwerchfellruptur** führt zum sofortigen oder nicht selten späten Prolaps von Magen-Darm-Anteilen in die Brusthöhle mit uncharakteristischen abdominalen Beschwerden. Gelegentlich treten respiratorische und kardiovaskuläre Symptome auf. Über dem Thorax lassen sich Darmgeräusche auskultieren.
Zu **(E):** Eine **Nierenruptur** entsteht meist durch direkte Gewalteinwirkung in die Flanke. Mit Ausnahme des Nierenstiel- und Harnleiterabrisses kommt es zur **Hämaturie**. Flankentumor mit einseitiger Abwehrspannung der dorso-lateralen Bauchmuskulatur und Zunahme des Bauchumfanges sind weitere Symptome.

F02

Frage 31.69: Lösung C

Die **Klavikulafraktur** ist mit einem Anteil von 10–15% aller Frakturen beim Erwachsenen eine häufige Fraktur. Sie entsteht beim Sturz auf die Schulter oder tritt im Rahmen eines PKW-Unfalls als Gurtverletzung auf (A). Durch den Zug des M. sternocleidomastoideus disloziert das mediale Fragment typischerweise nach kranial (C). Da direkt unterhalb der Klavikula die Arteria und Vena subclavia sowie der Plexus brachialis verlaufen, sind hier Mitverletzungen möglich (B). Frakturen im medialen Drittel und gering dislozierte Frakturen im mittleren Drittel stellen eine Indikation zur konservativen Therapie mittels eines **Rucksackverbandes** dar (D). Dieser sollte für 3–6 Wochen belassen werden. Unter dieser Behandlung heilen 90% der Frakturen aus (E). Bei ausgeprägter Dislokation von Frakturen im mittleren sowie Frakturen im lateralen Drittel ist eine operative Stabilisierung mittels einer Plattenosteosynthese oder Zuggurtungsosteosynthese indiziert. Ebenso sollte bei Mitverletzungen des Gefäß-Nervenbündels sowie bei offenen Frakturen eine operative Revision erfolgen.

H93 F92 **!**

Frage 31.70: Lösung E

Verletzungen des **Akromioklavikulargelenks (AKG)** entstehen vor allem durch Sturz auf die Schulter.
Nach **Tossy** werden 3 Schweregrade unterschieden:
Tossy I: Überdehnung der Ligg. acromio- und coracoclaviculare.
Tossy II: Ruptur des Lig. acromioclaviculare mit Überdehnung des Lig. coracoclaviculare, Subluxation des Schultereckgelenks.
Tossy III: Ruptur der Ligg. acromio- und coracoclaviculare, Luxation des lateralen Klavikulaendes nach kranial (**„Klaviertastenphänomen"**).
Diagnose: Bewegungs- und Druckschmerz, Schwellung, „Klaviertastenphänomen" nur bei Tossy III.
Therapie: konservativ bei Tossy I + II.
Operativ bei Tossy III: Naht der zerrissenen Bänder mit Sicherung durch temporäre Arthrodese (z.B. Spickdraht). Bei älteren Verletzungen ggf. Bandplastik.

H96 F93 **!**

Frage 31.71: Lösung D

Zu **(1):** Das **Ligamentum sternoclaviculare** verstärkt das Sternoklavikulargelenk und nicht das bei Sturz auf die Schulter häufig verletzte **Akromioklavikulargelenk**.

H01 **!**

Frage 31.72: Lösung C

Auf dem Bild ist ein erheblicher Hochstand der lateralen Klavikula zu erkennen, es müssen das Lig. acromioclaviculare sowie das Lig. coracoclaviculare zerrissen sein. Damit liegt eine **Tossy-III-Verletzung** vor (C). Die Therapie besteht in einer Bandnaht sowie temporärer Arthrodese mittels Kirschnerdrähten oder PDS-Banding.
Zu **(B)** und **(E):** Eine Luxation des Oberarmkopfes nach dorsal ist auf dem Röntgenbild nicht zu erkennen, ebenso keine knöcherne Absprengung an der Oberarmkopfkalotte. Allerdings wäre zum sicheren Ausschluss eine zweite Ebene notwendig.
Zu **(D):** Die laterale Klavikula ist auf dem Bild intakt.

F00 F96 F95 H93

Frage 31.73: Lösung A

Desault-, **Gilchrist-** und der nicht genannte **Velpeau-Verband** dienen der Ruhigstellung des Schulter- und Ellenbogengelenks.
Zu **(B):** Der **Rucksackverband** kommt bei der **Klavikulafraktur** zur Anwendung.
Zu **(C):** Die **Charnley-Schlinge** dient der Ruhigstellung des Ellenbogengelenks bei der suprakondylären Humerusfraktur im Kindesalter. Nach Reposition der Fraktur erfolgt die Fixierung des Ellenbogengelenks in Spitzwinkelstellung. Hierzu wird zunächst eine Klettverschlussmanschette am Handgelenk angebracht. Ein um den Hals gelegter wattegefüllter Schlauch (1 Finger muss bequem zwischen Schlauch und Hals Platz haben) wird nun mithilfe einer Öse mit der Handgelenkmanschette verbunden. Die Prüfung des Radialispulses ist wichtig.
Zu **(D):** Beim **Dachziegelverband** werden Pflasterstreifen ziegelartig angeordnet um Zehenfrakturen ruhig zu stellen.
Zu **(E):** Der **Kornährenverband** dient der Ruhigstellung von Gelenken. Mit einer elastischen Binde wird von distal nach proximal so gewickelt, dass sich die Touren im spitzen Winkel überkreuzen.

H01 **!!**

Frage 31.74: Lösung D

Zu **(D):** Der **Gilchrist-Verband** wird, ebenso wie der Desault-Verband, zur Ruhigstellung von Schulter- und Ellenbogengelenk verwendet.
Zu **(A):** Die **HWS** wird mittels einer **Schanz'schen Krawatte** ruhig gestellt.
Zu **(B):** Die Ruhigstellung des oberen Sprunggelenkes kann durch einen Unterschenkelgips oder z. B. bei einer Bandruptur auch durch eine Aircast-Schiene erfolgen.
Zu **(C):** Auch beim Kniegelenk kann die Ruhigstellung durch eine Oberschenkelgipsschale erfolgen, in Abhängigkeit vom Befund auch durch spezielle Schienen.
Zu **(E):** Bei einer medialen Klavikulafraktur wird ein Rucksackverband verwendet.

H90 **!**

Frage 31.75: Lösung D

Die **habituelle Schulterluxation** entsteht hauptsächlich nach traumatischer Schulterluxation, insbesondere nach ungenügender Ruhigstellung. Ursächlich sind 3 Faktoren bedeutsam:

1. Pathologische Veränderung des vorderen Pfannenrandes, vor allem der Abriss des **Labrum glenoidale inferius** mit Abflachung des unteren Pfannenrandes **(Bankart-Läsion)**.
2. Typische Impressionsfraktur des Humeruskopfes mit Einkeilung am vorderen Pfannenrand **(Hill-Sachs-Defekt)**.
3. Gelenkkapselerweiterung
   Die habituelle Luxation wird durch bestimmte Bewegungsabläufe oder durch Bagatelltraumen ausgelöst.
   Therapeutisch kommen je nach Ursache unterschiedliche Operationsverfahren in Betracht (Kapselraffungen, Muskelverlagerungen, Rotationsosteotomien etc.).

F01 **!**

Frage 31.76: Lösung B

Bei der **Schulterverrenkung (Luxation)** handelt es sich um ein indirektes Trauma durch hebelnde Bewegung des Oberarms.
Die Luxation nach vorne unter den Rabenschnabelfortsatz **(Luxatio subcoracoidea)** ist mit ca. 80% die häufigste Form; **Luxatio axillaris** nach unten (15%) und **Luxatio infraspinata** nach hinten (5%).
Symptome:
Federnd fixierte Zwangshaltung des Armes, leere Gelenkpfanne.
Röntgen:
Schultergelenk in 2 Ebenen.
Begleitverletzungen:
Riss der Gelenkkapsel, Impressionen des Humeruskopfes, Absprengung des Labrum glenoidale, Schädigung des N. axillaris (Prüfung der Sensibilität!) etc.
Therapie:
Sofortige Reposition, schonendste Methode nach **Arlt**: Am sitzenden Patienten bildet die gepolsterte Stuhllehne ein Hypomochlion in der Axilla. Durch Zug am Oberarm kann die Schulter reponiert werden.

H97 **!**

Frage 31.77: Lösung D

Die **Innenrotationsstellung** mit schmerzhafter **Abduktionshemmung** ist typisch für die **hintere Schulterluxation**. Kann der Patient seinen Arm nach außen drehen, ist eine traumatische hintere Luxation ausgeschlossen. Es handelt sich um die seltenste Form der Schulterluxation.
Zu **(A):** Bei der häufigsten **vorderen Schulterluxation** besteht die typische Zwangshaltung des Armes in leicht abduzierter Form. Der Patient unterstützt mit seiner gesunden Hand den gebeugten Unterarm. Eine Innenrotation fehlt.
Zu **(B):** Die **Rotatorenmanschette** bildet das haubenförmige Dach des Schultergelenks aus folgenden Muskeln: Mm. supra- und infraspinatus, M. subscapularis und M. teres minor. Am häufigsten reißt die Sehne des M. supraspinatus. Im Vordergrund der

klinischen Symptomatik stehen heftige Schmerzen, insbesondere bei Abduktion. Bei Außenrotation nehmen die Schmerzen jedoch ab.
Zu **(C):** Bei einer dislozierten Abrissfraktur des **Tuberculum majus** kann durch Zug bis unter das Akromion die Abduktion mechanisch behindert sein. Es fehlt jedoch die Innenrotationsstellung.

H98 !
Frage 31.78: Lösung E

Nach Reposition einer **Schultergelenkluxation** wird die Schulter im **Desault-Verband** für 1 – 2 Wochen ruhig gestellt. Wegen Gefahr der Schultersteife sollte die Ruhigstellung nicht zu lange dauern.

H94
Frage 31.79: Lösung B

Es handelt sich um den **M. serratus anterior**, der vom N. thoracicus longus innerviert wird. Bei einer Lähmung kommt es zur **Scapula alata**, bei der das Schulterblatt flügelartig absteht.

F91 !
Frage 31.80: Lösung E

Verletzungen des **N. radialis** kommen als typische Komplikation relativ häufig bei **Humerusschaftfrakturen** vor, da sich der Nerv in einer langen Schraubentour um den Schaft herumwindet. Bei der Untersuchung muss deshalb eine exakte neurologische Prüfung aller Radialisqualitäten durchgeführt werden.
Zu **(A):** Der **N. ulnaris** ist bei der suprakondylären Humerusfraktur gefährdet.
Zu **(B):** Der **N. axillaris** kann z. B. bei Schulterluxationen und subkapitalen Humerusfrakturen verletzt werden.
Zu **(C):** Der **N. musculocutaneus** ist bei der Erb-Lähmung stets mitbefallen.
Zu **(D):** Der **N. medianus** kann auch bei der suprakondylären Humerusfraktur und bei der distalen Radiusfraktur verletzt werden.

H96 H94 F87 !
Frage 31.81: Lösung E

Die **Humerusschaftfraktur** wird wegen problemloser Frakturheilung in der Regel konservativ behandelt. Es werden zahlreiche Behandlungsmöglichkeiten in der Literatur angegeben: Reposition mit anschließender Ruhigstellung im Abduktionsverband bzw. -gips, U-Gips-Schiene, Oberarmgips mit Schulterkappe, Hanging-cast-Verband (schwerer Gips vom Oberarm bis Handgelenk zur Extension in der Längsachse). Letzterer beinhaltet die Gefahr einer Distraktion bis hin zur Pseudarthrose. Eine operative Versorgung kann auch durch **Bündelnagelung** erfolgen (insbesondere bei pathologischen Frakturen, Quer- und kurzen Schrägbrüchen).
Indikationen zur Plattenosteosynthese: Weit offene Frakturen, Defektbrüche, Gefäßverletzungen, primäre Radialisparesen ohne Rückbildungstendenz und sekundäre Paresen, Weichteilinterpositionen.

H99 H95
Frage 31.82: Lösung B

Bei der **Oberarmschaftfraktur** bestehen folgende Indikationen zur **Plattenosteosynthese:** weit offene Frakturen, Defektbrüche, Gefäßverletzungen, primäre Radialisparesen ohne Rückbildungstendenz und sekundäre Paresen, Weichteilinterposition.
Zu **(A):** Die Ruhigstellung im **Abduktionsgips** nach Reposition gehört zu den üblichen konservativen Behandlungsmethoden.
Zu **(C):** Die **Marknagelung** nach Küntscher ist aufgrund der anatomischen Verhältnisse des Oberarmschaftes nicht durchführbar.
Zu **(D):** Durch eine **Spickdrahtosteosynthese** lässt sich nur eine Adaptationsstabilität erreichen. Sie erfordert eine zusätzliche Fixation und kommt für die Behandlung der Humerusschaftfraktur nicht in Betracht.
Zu **(E):** Der **Hanging-cast-Verband** gehört ebenfalls zu den konservativen Therapiemöglichkeiten. Er beinhaltet jedoch die Gefahr der Distraktion bis hin zur Pseudarthrose.

F97
Frage 31.83: Lösung A

Es handelt sich um eine dislozierte, proximale **Humerusschaftfraktur** bei einem Kind. Die Behandlung ist konservativ mit Ruhigstellung im Desault-Verband und anschließender Bewegungstherapie.
Zu **(B):** Beim älteren Menschen kommt es typischerweise zur **subkapitalen Humerusfraktur**.
Zu **(C):** Bei der Humerusschaftfraktur ist die Lähmung des **N. radialis** eine typische Komplikation, da sich der Nerv in einer langen Schraubentour um den Schaft herumwindet. Die Radialisparese ohne Rückbildungstendenz stellt eine Operationsindikation dar.
Zu **(D):** Eine Ruhigstellung im Desault-Verband sollte für **3 Wochen** erfolgen. Eine Ruhigstellung für 3 Monate führt unweigerlich zur Schultersteife.
Zu **(E):** Bei einer **pathologischen Fraktur** handelt es sich um eine Fraktur ohne adäquates Trauma bei einem pathologisch veränderten Knochen (Zysten, Metastasen, Osteoporose etc.). Hierfür gibt es auf dem Röntgenbild keinen Anhalt.

H01 !

Frage 31.84: Lösung E

Zu **(E):** Die **subkapitale Humerusfraktur** durch ein indirektes Trauma (Sturz auf den ausgestreckten Arm) ist eine Fraktur des alten Menschen. Die Therapie erfolgt in der Regel konservativ, gerade bei eingestauchten, wenig dislozierten Frakturen mittels einer kurzen Ruhigstellung im Gilchrist- oder Desaultverband und nachfolgender frühfunktioneller Behandlung.
Zu **(A):** Im **Kleinkindesalter** kommt es typischerweise zu einer **suprakondylären Humerusfraktur**. Die Therapie erfolgt bei nicht-dislozierten Frakturen durch Ruhigstellung in einem Oberarmgips. Bei Dislokation wird eine geschlossene Reposition und Spickung mit Kirschnerdrähten durchgeführt.
Zu **(B)**, **(C)** und **(D):** Hier gibt es kein typisches Verletzungsmuster, es sind Frakturen im proximalen, mittleren und distalen Drittel des Humerus möglich. Die Versorgung kann konservativ oder operativ erfolgen.

H96

Frage 31.85: Lösung B

Die **subkapitale Humerusfraktur** ist eine typische Verletzung des alten Menschen. Es handelt sich meist um ein indirektes Trauma durch Sturz auf die ausgestreckte Hand oder den Ellenbogen.
Therapie: in der Regel konservativ. Bei eingestauchten Frakturen kurze Ruhigstellung im **Gilchrist**- oder **Desault**-Verband und anschließende frühfunktionelle Behandlung.
Zu **(A):** Eine **Operationsindikation** besteht bei dislozierter Abrissfraktur des Tuberculum majus, Nerven- und Gefäßverletzungen, irreponiblen Luxationsfrakturen und knöchernen Ausrissen der Rotatorenmanschette. Die Stabilisierung erfolgt je nach Ausmaß der Verletzung durch Kirschner-Drähte, Zugschraube, T- oder Kleeblattplatte etc.
Zu **(C): Dislozierte** subkapitale Humerusfrakturen werden geschlossen reponiert und das Repositionsergebnis ggf. durch Bohrdrähte stabilisiert. Das Schultergelenk wird anschließend für 3–4 Wochen entweder im Thoraxabduktionsgips oder mithilfe einer Throaxabduktionsschiene ruhig gestellt. Wichtig ist die nachfolgende krankengymnastische Behandlung. Nach kurzer Immobilisation ist auch eine funktionelle Behandlung nach **Poelchen** möglich: Oberarmgipsschale, Pendelübungen mit Gewicht in der Hand. Nach 2–3 Wochen geführte Abduktionsbewegungen.
Zu **(D):** Der **Hängegipsverband** kommt u. a. bei der konservativen Behandlung der **Humerusschaftfraktur** zur Anwendung.
Zu **(E):** Beim älteren Patienten kann der zertrümmerte und luxierte Oberarmkopf reseziert und durch eine **Humeruskopfprothese** ersetzt werden.

F91

Frage 31.86: Lösung D

Die Röntgenaufnahmen des rechten Schultergelenks zeigen eine winkelförmig verlaufende Frakturlinie im Bereich des **Collum chirurgicum** mit einer Frakturstufe im medialen Anteil der Kortikalis. Es handelt sich um eine nicht dislozierte **subkapitale Humerusfraktur**, die nach kurzer Ruhigstellung frühfunktionell behandelt werden kann.

F99 H98 H89 !

Frage 31.87: Lösung B

Auf dem Röntgenbild ist eine **Abrissfraktur** des **Condylus humeri radialis** zu erkennen. Diese Fraktur kommt häufig im Kindesalter vor und stellt eine absolute Operationsindikation dar.

F89

Frage 31.88: Lösung B

Die Abbildung zeigt den typischen Befund einer **Volkmann-Kontraktur** mit Atrophie der Unterarmmuskulatur, Beugestellung des Handgelenks und Krallenstellung der Finger.

F97 F93

Frage 31.89: Lösung D

Durch degenerative Veränderungen kann es bei Bagatelltraumen zur Ruptur der langen Bizepssehne kommen. Der Muskelbauch verrutscht nach distal und ist als sichtbare Muskeldelle zu erkennen. Plötzlicher Schmerz und minimaler Funktionsverlust sind typisch. Die meisten **Bizepssehnenrupturen** betreffen die lange Bizepssehne im Sulcus intertubercularis.
Therapie: Der proximale Riss wird bei jüngeren Sportlern operativ versorgt (Einflechten der langen Sehne in den Ansatz der kurzen Bizepssehne am Processus coracoideus). Ansonsten funktionelle Behandlung. Bei distalen Rupturen ist die operative Reinsertion grundsätzlich erforderlich.
Zu **(E):** Sehr selten kommt es zu einem distalen Ausriss, der mit einer erheblichen Einschränkung von Beugung und Supination im Ellenbogengelenk einhergeht. Eine operative Reinsertion ist bei dieser Form grundsätzlich erforderlich.
Zu **(A):** Bei der **Humerusfraktur** sind meistens sichere Frakturzeichen zu erkennen (Fehlstellung, abnorme Beweglichkeit, Krepitation).
Zu **(B):** Eine Ruptur der Vena cephalica ist ohne direktes Trauma nicht vorstellbar. Hauptsymptom ist ein ausgeprägtes diffuses Hämatom.
Zu **(C):** Bei der seltenen Ruptur des Musculus deltoideus ist eine mögliche Schwellung an der proximalen Außenseite des Oberarms lokalisiert.

Ellenbogenluxation **XXXI.6**

Durch Sturz oder abnorme Verdrehungen kann es zur **Luxation des Ellenbogengelenks** kommen. Bei Erwachsenen sind die Verrenkungen gewöhnlich mit Frakturen oder knöchernen Bandausrissen kombiniert. Kinder zeigen meist reine Luxationen.
Die häufige **hintere Ellenbogenluxation** ist oft mit einer Fraktur des Processus coronoideus kombiniert. Bei der *seitlichen* Luxation nach radial ist der ulnare Bandapparat zerrissen. Die seltene *vordere Verrenkung* zeigt häufig Begleitverletzungen (Ruptur beider Seitenbänder, Kondylenfrakturen, Riss der Trizepssehne).
Bei der als Sonderform geltenden *divergierenden Ellenbogengelenkluxation* kommt es durch Ruptur der Membrana interossea zur Luxation des Radius nach vorn und der Ulna nach hinten.
Therapie: Baldige geschlossene Reposition durch Zug am Unterarm in leichter Beugestellung oder durch behutsames Überstrecken im Ellenbogengelenk bei gleichzeitigem Zug am Unterarm. Nach Reposition Kontrolle der Stellung, Durchblutung, Motorik und Sensibilität. Anschließend Oberarmgips für 3 Wochen. Zeichen einer Bandinstabilität müssen durch gehaltene Aufnahmen abgeklärt werden. Bei Aufklappbarkeit ist eine Bandnaht indiziert. Luxationsfrakturen und geschlossene, nicht reponible Luxationen werden operativ behandelt. Ein Abriss des Processus coronoideus wird durch eine Zugschraubenosteosynthese versorgt.

F98 F91

Frage 31.90: Lösung C

Bei einer Fraktur des **Radiusköpfchens** kann es zu einer Verletzung des **Ramus profundus nervi radialis** kommen. Der Nerv wird jedoch häufiger iatrogen durch intraoperativen Druck eines Hakens geschädigt.

F92

Frage 31.91: Lösung E

Wegen unbefriedigender Ergebnisse in der konservativen Behandlung von Unterarmschaftfrakturen bei Erwachsenen ist die Indikation zur Plattenosteosynthese gegeben.

F01 F97 H93 !

Frage 31.92: Lösung D

Zu **(C):** Bei der Kombination einer Radiusschaftfraktur mit Luxation der distalen Ulna handelt es sich um eine **Galeazzi-Fraktur.**

H97 !

Frage 31.93: Lösung A

Das Röntgenbild zeigt eine Ulnarschaftfraktur mit einer Luxation des Radiusköpfchens. Bei dieser Kombinationsverletzung handelt es sich um eine **Monteggia-Fraktur**.
Zu **(B): Galeazzi-Fraktur:** Kombination einer Radiusschaftfraktur mit Luxation der distalen Ulna.
Zu **(C):** Bei einer **Smith-Fraktur** handelt es sich um eine **distale Radiusfraktur** vom Flexionstyp mit volarer Dislokation des distalen Fragments (umgekehrte **Colles-Fraktur**).
Zu **(D):** Die **Colles-Fraktur** entspricht einer typischen distalen Radiusfraktur **(loco typico)**. Sie wurde bereits 1814 von dem irischen Arzt *Colles* beschrieben.
Zu **(E):** Bei einer **Grünholzfraktur** (subperiostale Fraktur) des Kindes bleibt der stark entwickelte, elastische Periostschlauch erhalten und nur der Knochen bricht.

H90

Frage 31.94: Lösung E

Zu **(E):** Die **typische Radiusfraktur** (loco typico) ist der häufigste Knochenbruch. Frauen sind häufiger betroffen.
Zu **(A): Humerusschaftfrakturen** entstehen durch indirekte und direkte Gewalt. Verschiedene Altersgruppen betroffen.
Zu **(B):** Bei der **subkapitalen Humerusfraktur** handelt es sich um eine typische Verletzung des alten Menschen, meist durch indirekte Gewalteinwirkung (Sturz auf die Hand oder Ellenbogen).
Zu **(C):** Die **suprakondyläre Extensionsfraktur** ist eine der häufigsten kindlichen Frakturformen.
Zu **(D):** Frakturen des **Radiusköpfchens** kommen in allen Altersstufen vor. Beim Kind hauptsächlich Radiushalsfrakturen.

H97 H86 !

Frage 31.95: Lösung D

Zur Ruhigstellung einer **distalen Radiusfraktur an typischer Stelle** wird eine dorsale Unterarmgipsschiene verwendet, die von den Fingergrundgelenken (gering proximal davon) bis unterhalb des Ellenbogengelenks reicht. Freie Beweglichkeit des Ellenbogengelenks, Faustschluss und Spitzgriff aller Finger müssen gewährleistet sein. Nach einer Woche wird die Gipsschiene durch einen zirkulären Unterarmgips ersetzt und für ca. 4 Wochen belassen.
Die **distale Radiusfraktur (loco typico)**, der häufigste Knochenbruch, entsteht durch Sturz auf die ausgestreckte Hand. Das distale Fragment disloziert

nach dorsal und radial, sodass man von einer *„Gabel-" und „Bajonettstellung"* spricht.
Therapie: meist konservativ, Reposition in Bruchspaltanästhesie und Gipsbehandlung (s. o.).

F98

Frage 31.96: Lösung E

Zu **(1):** Parästhesien im Versorgungsbereich des **N. medianus** kommen gelegentlich bei der **perilunären Luxation des Handgelenks** vor. Es handelt sich um eine Verrenkung der Handwurzel gegenüber dem Mondbein.
Zu **(2):** Eine Beugehemmung im Daumenendgelenk kann Ursache einer Läsion des **N. medianus** sein. Dieser ist gelegentlich bei der **suprakondylären Humerusfraktur** (besonders bei Kindern) gefährdet.

H00 F97 !

Frage 31.97: Lösung A

Die Röntgenaufnahme zeigt eine nicht dislozierte Querfraktur des Os naviculare **(Kahnbeinfraktur)** Druck- und Stauchungsschmerz des Daumens sind typische Zeichen. Da das Kahnbein – erster Handwurzelknochen in der proximalen Reihe gegenüber dem Radius – nur von einer Stelle her mit Blut versorgt wird, gehen Frakturen oft in **Pseudarthrosen** über. Therapeutisch ist deshalb ein immobilisierender Gipsverband mit Daumeneinschluss für 8 – 12 Wochen erforderlich. Aufgrund der hohen Pseudarthroserate wird von manchen Unfallchirurgen primär ein operatives Vorgehen empfohlen (Verschraubung mit **Herbert-Schraube**).

H98 F98 !

Frage 31.98: Lösung C

Das **Os scaphoideum** (Kahnbein, Os naviculare) wird nur von dorsal über ein kleines Kortikalisareal mit einem Gefäß versorgt, sodass bei **Kahnbeinfrakturen** häufig **Pseudarthrosen** auftreten.

H00 !

Frage 31.99: Lösung B

Kahnbeinfrakturen werden häufig übersehen. Bei Verdacht muss nach 1 – 2 Wochen (nach Resorption des Hämatoms) eine erneute Röntgenkontrolle erfolgen. Ggf. **Computertomographie**.

H97 F91 !

Frage 31.100: Lösung D

Bereits der Unfallhergang mit Sturz auf die gestreckte Hand ist für eine Kahnbeinverletzung typisch. Das Röntgenbild zeigt eine **Kahnbeinpseudarthrose** im mittleren Drittel mit deutlicher Dehiszenz der Frakturränder. Da das Kahnbein – erster Handwurzelknochen in der proximalen Reihe gegenüber dem Radius – nur von einer Stelle her mit Blut versorgt wird, gehen Frakturen oft in Pseudarthrosen über. Therapeutisch wird entweder eine Spongiosaplastik oder eine Versorgung mit einem Beckenkammspan und **Herbert-Schraube** durchgeführt.
Zu **(B):** Bei einer **perilunären Luxation** handelt es sich um eine dorsale Verrenkung der Handwurzel gegenüber dem Mondbein, welches in der proximalen Reihe neben dem Kahnbein in Beziehung zum Radius regelrecht steht.

Kahnbeinfraktur — **XXXI.7**

Das **Os naviculare** ist von allen Handwurzelknochen am häufigsten frakturiert (Sturz auf überstreckte, nach radial gebogene Hand). Da das Kahnbein nur von einer Stelle her mit Blut versorgt wird, gehen Navikularfrakturen häufig in **Pseudarthrosen** über.
Diagnostisch liegt ein Druckschmerz in der Tabatière und ein Stauchungsschmerz von Daumen und Zeigefinger vor.
Kahnbeinbrüche werden häufig übersehen, da die Frakturen auf normalen Röntgenaufnahmen des Handgelenks in 2 Ebenen sehr oft nicht zu erkennen sind. Bei geringstem Verdacht müssen daher weitere Aufnahmen in verschiedenen Ebenen und ggf. eine Tomographie angefertigt werden.
Therapie:
Unterarmgips mit Einschluss des Daumens für mindestens 12 Wochen. Wegen der langen Immobilisation und hohen Rate an Pseudarthrosen empfehlen manche Autoren die primäre Verschraubung von Kahnbeinfrakturen.

F90

Frage 31.101: Lösung D

Sturz auf die Hand, schmerzhaft eingeschränkte Beweglichkeit im Handgelenk mit angedeuteter Bajonettstellung und Parästhesien im Ausbreitungsgebiet des N. medianus sind typisch für eine **perilunäre Luxation**. Es handelt sich um eine Verrenkung der Handwurzel gegenüber dem Mondbein.
In Abhängigkeit von Kombinationsverletzungen (z. B. Frakturen anderer Handwurzelknochen) und Luxationsrichtung unterscheidet man verschiedene Formen. Therapeutisch ist die **sofortige Reposition** in Leitungsanästhesie erforderlich. Ggf. offene Reposition mit Kirschner-Draht-Fixierung. Anschließend Ruhigstellung für 6 – 8 Wochen in Unterarmgipsschiene.

Der Hinweis auf nichtvorhandenen Druckschmerz in der Tabatière spricht gegen eine Navikularfraktur (C).

F91

Frage 31.102: Lösung C

Das Röntgenbild zeigt eine deutliche Abflachung und Zusammensinterung des Os lunatum als Zeichen einer fortgeschrittenen **Lunatum-Malazie**. Es handelt sich um eine aseptische Knochennekrose, die verschiedene Ursachen haben kann.
3 Hauptursachen werden diskutiert:
1. einmaliges Trauma
2. chronische Traumatisierung
3. Längenunterschiede der Unterarmknochen.

In jedem Fall kommt es zu einer Störung der arteriellen Gefäßversorgung. Die Krankheit beginnt schleichend und wird nicht selten zufällig entdeckt. Schmerzen treten gewöhnlich erst infolge sekundärarthrotischer Veränderungen auf.
Therapeutisch kommen je nach Stadium, Dauer der Beschwerden, Beruf und Alter der Patienten zahlreiche Operationsmethoden in Betracht.

F02 !

Frage 31.103: Lösung C

Zu **(C):** Eine **Bennett-Fraktur** ist eine **Luxationsfraktur an der Basis des Os metacarpale I**, wobei die Frakturlinie in den Gelenkspalt zieht. Durch den Zug der Daumenmuskulatur kommt es zu einer Dislokation nach proximal und radial. Es sollte eine Reposition mit anschließender Osteosynthese durch einen Kirschner-Draht oder eine Zugschraube zur Retention der Fraktur erfolgen.

H98 H96 !

Frage 31.104: Lösung A

Die Abbildung zeigt eine Luxationsfraktur an der Basis des 1. Mittelhandknochens **(Bennett-Fraktur)**, die durch perkutane Kirschner-Draht-Spickung oder intrafragmentäre Kompressionsverschraubung mit Mini-Implantat erfolgt. Die exakte Wiederherstellung der Gelenkfläche ist zur Vermeidung einer schmerzhaften Arthrose des Daumensattelgelenks erforderlich.

H94

Frage 31.105: Lösung B

Bei vollständiger Durchtrennung der oberflächlichen und tiefen Beugesehne eines Langfingers kann dieser im Mittel- und Endgelenk nicht aktiv gebeugt werden. Das Grundgelenk kann noch geringgradig durch die Mm. interossei und Mm. lumbricales gebeugt werden.

Zu **(A):** Bei aufgehobener aktiver Beugung im Grund- und Mittelgelenk eines Langfingers ist die oberflächliche Beugesehne durchtrennt und zusätzlich die Funktion der Mm. interossei und Mm. lumbricales gestört (fehlende Beugung im Grundgelenk (E)).
Zu **(C):** Eine aufgehobene Beugung im Grund- und Endgelenk ist auf eine Verletzung der tiefen Beugesehne (Endgelenk) und der Mm. interossei und Mm. lubricales zurückzuführen.
Zu **(D):** Ein Verlust der Beugung in allen 3 Fingergelenken ist durch den Ausfall sämtlicher o.g. Muskeln bedingt.

F02 F98 F97 !

Frage 31.106: Lösung A

Zu **(A):** Die **subkutane Ruptur der Strecksehne im Bereich des Fingerendgliedes** wird durch eine **Stack-Schiene** ruhig gestellt. Durch die Schiene kommt es zu einer leichten Überstreckung im Endgelenk und die Sehnenstümpfe werden einander angenähert. Dies ist möglich, da sich die Strecksehnen im Gegensatz zu den Beugesehnen nicht zurückziehen. Die Schiene sollte für ca. 5–6 Wochen belassen werden.

F02 F98 F97 !

Frage 31.107: Lösung E

Zu **(E):** Bei **Ausriss der Strecksehne mit einem größeren Knochenfragment** wird eine **transossäre Ausziehnaht** mit einem Draht durchgeführt. Ebenso kommt diese Technik zum Einsatz, wenn der distale Sehnenstumpf für eine Sehnennaht zu kurz ist.
Zu **(B):** Eine sekundäre Sehnennaht erfolgt bei starken Verschmutzungen der Wunde oder wenn ein Zeitraum von 6–8 Stunden nach der Verletzung verstrichen ist. In diesem Fall sollte zunächst die Wunde verheilen und anschließend in einigem zeitlichen Abstand die Rekonstruktion der Sehne erfolgen. Wann immer möglich, sollte jedoch eine primäre Sehnennaht durchgeführt werden.
Zu **(C):** Die **Rückstichnaht nach Donati** ist eine Einzelknopfnahttechnik zur **Adaptation von Hautwunden**. Es wird hierbei nach Ausstechen am gegenüberliegenden Wundrand nochmals zurückgestochen. Die beiden Fadenenden liegen nun auf einer Seite der Wunde und werden auch neben der Wunde geknotet. Hierdurch wird eine bessere Adaptation der Wunde erreicht.
Zu **(D):** Durch eine **Z-Plastik** kann Länge z.B. bei einem Sehnen- oder auch Hautdefekt gewonnen werden. Nach Z-förmiger Inzision werden die Enden in der Länge gegeneinander verschoben und erneut miteinander vernäht.

F01 **!**

Frage 31.108: Lösung E

Die **Knopflochdeformität** entsteht durch Riss des Tractus medialis (Mittelzügel) der Streckaponeurose über dem Mittelgelenk. Hierdurch gleiten die Seitenzügel über die quere Gelenkachse nach palmar und führen zur Unfähigkeit, den Finger im Mittelgelenk zu strecken, während das Endgelenk in Hyperextension steht.

H01

Frage 31.109: Lösung E

Bei einer Aufhebung der aktiven Beugung im Mittel- und Endgelenk muss es bei der Schnittverletzung zu einer Durchtrennung der oberflächlichen und tiefen Beugesehnen gekommen sein (E).
Zu **(A)** und **(B):** Die Musculi interossei et lumbricales beugen im Grundgelenk und strecken in den Mittel- und Endgelenken.
Zu **(C):** Die oberflächliche Beugesehne zieht bis zur Basis der Mittelphalanx und beugt in den Grund- und Mittelgelenken.
Zu **(D):** Die tiefe Beugesehne setzt an der Basis der Endphalanx an und führt zu einer Beugung in den Grund-, Mittel- und Endgelenken. Bei einer isolierten Durchtrennung der tiefen Beugesehne können die Finger durch die erhaltene oberflächliche Beugesehne noch aktiv flektiert werden.

F02

Frage 31.110: Lösung B

Zu **(B):** Auf der Abbildung ist am Zeigefinger eine Beugung im proximalen Interphalangealgelenk (PIP) und eine Überstreckung im distalen Interphalangealgelenk (DIP) zu sehen. Eine Streckung im PIP ist nicht mehr möglich. Bei der Schnittverletzung ist es zu einer **Durchtrennung des Mittelzügels der Streckaponeurose** gekommen. Dieser Mittelzügel besteht aus den Sehnen des M. extensor digitorum. Die Seitenzügel, die durch die Mm. interossei und lumbricales gebildet werden, sind intakt. Das Köpfchen der Grundphalanx ist, wie ein Knopf durch ein Knopfloch, durch die Seitenzügel hindurchgerutscht. Damit liegen die Seitenzügel nun ventral der Gelenkachse und werden zu funktionellen Beugern. Eine Streckung ist nun nicht mehr möglich und der Finger verbleibt in einer Beugestellung im PIP. Neben einer traumatischen Durchtrennung tritt die **Knopflochdeformität** auch bei der Rheumatoiden Arthritis auf, wobei der Mittelzügel durch die Entzündung langsam aufgelöst wird.

Die Therapie besteht in der primären Strecksehnennaht. Bei veralteten Rupturen, wie in diesem Fall, wird entweder konservativ mit einer Schiene behandelt oder bei ungenügendem Erfolg mit einer Ersatzplastik.
Siehe auch Lerntext „Sehnenverletzungen der Hand" XXXI.8.

Sehnenverletzungen der Hand — XXXI.8

An der Hand unterscheidet man **Streck- und Beugesehnenverletzungen**. Eine Verletzung der tiefen Beugesehne im Handbereich führt zur Aufhebung der aktiven Beugung im Endgelenk.
Funktionsprüfung des Flexor digitorum profundus:
Bei passivem Druck auf das Mittelglied ist die aktive Beugung des Endgelenks nur bei intakter tiefer Beugesehne möglich.
Funktionsprüfung des Flexor digitorum superficialis:
Bei passivem Strecken der übrigen Finger ist die aktive Beugung im Mittelgelenk nur bei intakter oberflächlicher Beugesehne möglich. Am häufigsten sind die Sehnen der langen **Fingerstreckmuskeln** betroffen, und hier vor allem über den Fingerendgelenken. Die subkutane Ruptur über dem Endglied, z.B. beim Einspannen des Bettlakens, wird durch das Bild des *„dropfingers"* diagnostiziert, wobei das Endglied nicht mehr gestreckt werden kann. Diese Ruptur wird konservativ mit der Stack-Schiene für 5 Wochen behandelt.
Reißt der Tractus medialis der Streckaponeurose über dem Fingermittelgelenk, führt dies zur *„Knopflochdeformität"*. Bei Unfähigkeit, den Finger im Mittelgelenk zu strecken, liegt eine Überstreckung im Endglied vor.
Diese Art der Sehnenruptur wird wie jede Strecksehnenverletzung an der Hand (Ausnahme: Ruptur über dem Endglied) grundsätzlich primär genäht.
Früher wurden Verletzungen der Beugesehnen nur außerhalb des sog. **„Niemandsland"** primär genäht. Lag eine Ruptur innerhalb der Niemandslandzone (zwischen distaler Hohlhandbeugefalte und Mittelgliedbasis), wurde nur die Wunde verschlossen und später eine Sehnentransplantation durchgeführt.
Erfahrene Handchirurgen haben jedoch auch gute Ergebnisse bei der Primärversorgung in der o.g. Problemzone erzielt, sodass heute der Begriff **„Nicht-Jedermannszone"** *(nach Verdan)* besser ist.

H89

Frage 31.111: Lösung D

Das Bild zeigt eine Beugekontraktur des V. Fingers im Grundgelenk infolge einer strangförmigen Schrumpfung der Palmaraponeurose. Es handelt sich um eine **Palmarfibromatose (Dupuytren-Kontraktur)** Grad II, die operiert werden sollte **(partielle Apnoeurektomie)** (siehe auch Lerntext „Dupuytren-Kontraktur" XXXI.9)

Dupuytren-Kontraktur — **XXXI.9**

Die **Dupuytren-Kontraktur** ist durch knötchen- und strangförmige Veränderungen der Palmaraponeurose und des fibrolipomatösen Unterhautgewebes charakterisiert. Infolge Schrumpfvorgängen mit Elastizitätsverlust kommt es im Laufe von Monaten oder Jahren zu einer fortschreitenden Beugekontraktur der Finger. Die Erkrankung wird auf eine *Bindegewebsmetaplasie* zurückgeführt. Betroffen sind hauptsächlich Männer zwischen dem 50. und 70. Lebensjahr. Gleichartige Veränderungen können auch an anderen Körperregionen auftreten: Fingerknöchelpolster, Plantaraponeurose (Ledderhose), Corpora cavernosa (Induratio penis plastica). Die Ätiologie ist ungeklärt. Ein gehäuftes Auftreten kommt bei folgenden Erkrankungen vor:
Diabetes mellitus, chronischer Alkoholabusus, Epilepsie, Leberzirrhose, generalisierte Arteriosklerose und Polyneuritis.
Es werden 4 Stadien unterschieden:
I. Stadium: Isolierte Strangbildung, Hauteinziehungen, Knötchenbildung im Bereich der Hohlhand, gewöhnlich im Verlauf des 4. und 5. Fingerstrahls. Keine Kontraktur.
II. Stadium: Beginnende Kontraktur mit Streckdefizit im Fingergrundgelenk. Fortschreitende Strangbildung.
III. Stadium: Beugekontraktur der Grund- und Mittelgelenke bei Überstreckung im Endgelenk mit narbiger Verkürzung der Haut.
Therapie:
Ab Stadium II partielle oder totale Aponeurektomie.

H98 H95 F95

Frage 31.112: Lösung A

Zu **(4):** Eine **Prostataruptur** ist bei Beckenringfrakturen selten. Dislokationen kommen vor. Neben den genannten häufigsten Komplikationen sind Begleitverletzungen von Vagina, Rektum und Plexus lumbosacralis bei schweren Beckenringfrakturen möglich.
Zu **(5):** Eine Verletzung des **N. femoralis** kommt bei der Hüftgelenkluxation vor.

H93 H88 !

Frage 31.113: Lösung E

Bei **Beckenringfrakturen** sind extraperitoneale Blasenrupturen häufiger als intraperitoneale. Letztere kommen vor allem beim stumpfen Bauchtrauma vor, wobei die Verletzlichkeit der Harnblase mit zunehmender Blasenfüllung ansteigt.
Symptome: Hämatom im Unterbauch, Mikro- bzw. Makrohämaturie, Druckschmerz, schmerzhafter Harndrang ohne Miktion bei palpablem Unterbauchtumor. Abwehrspannung mit akutem Abdomen bei intraperitonealer Ruptur. Bei Urinextravasat oder -phlegmone mögliches Auftreten einer schmerzhaften Schwellung im Inguinalbereich.
Diagnose: Transurethrale Zystographie nach Ausschluss einer Harnröhrenverletzung (Urethrogramm).
Therapie: Operative Versorgung der Ruptur, anschließend Ruhigstellung der Blase durch einen suprapubischen Blasenkatheter, ausgiebige Drainage.

F91

Frage 31.114: Lösung E

Ein **Mesenterialeinriss** entsteht vor allem beim **Dezelerationstrauma** durch Massenbeschleunigung des Dünndarmkonvoluts. Neben intra- und retroperitonealen Blutungen kann es zu Ischämien des entsprechenden Darmsegments mit konsekutiver Darmnekrose kommen.
Beckenringfrakturen können in 3 verschiedenen Frakturformen (Typ A, B, C) eingeteilt werden:
Typ A:
Beckenrand- und Sakrumfrakturen sowie vordere Beckenring- und Abrissfrakturen der Spina iliaca anterior. Es sind stabile Frakturen, die **konservativ** behandelt werden.
Typ B:
Durch schwere sagittale Kompression des Beckens kommt es zur Außenrotation der Beckenflügel (*„open book"*) mit simultaner zentraler Ruptur der sakroiliakalen Bänder und Symphysenruptur. Transversale, laterale Kompression führt zur Innenrotation der Beckenflügelanteile, bei Symphysenruptur simultane Ruptur des dorsalen sakroiliakalen Bandapparates. Es liegt eine **rotatorische Instabilität** vor, die **operativ** behandelt werden muss.
Typ C:
Durch vertikale Krafteinwirkung disloziert eine Beckenhälfte (*vertical shear*) bei Symphysen- und Iliosakralsprengung. Es kommt zur **rotatorischen** und **vertikalen Instabilität**, die ebenfalls **operativ** versorgt werden muss.

H89 !

Frage 31.115: Lösung E

Die Blutung aus der Harnröhre zeigt eine Urethraverletzung an. Auf keinen Fall darf eine Katheterisierung (1) oder Urethrozystoskopie (2) vorgenommen werden.
Zu **(3):** Die **Infusionsurographie** ist bei Beckenringfrakturen vor allem zur Beurteilung der Ureteren und der Harnblase wichtig.
Zu **(4):** Durch die **rektale Untersuchung** lassen sich eventuelle Verletzungen des Rektums und der Prostata erfassen.
Zu **(5):** Die **retrograde Urethrographie** ist die entscheidende diagnostische Maßnahme bei Verdacht auf eine **Harnröhrenruptur**.

F98 !

Frage 31.116: Lösung E

Harnröhrenverletzungen beim Mann kommen vor allem bei schweren Traumen der **Beckenregion** vor. Entweder als *direkte* Verletzung durch stumpfes Trauma auf den Damm, oder als *indirekte* Verletzung durch Scherkräfte bei instabilen Beckenringfrakturen. Isolierte Frakturen des **Os sacrum** (Kreuzbein) führen eher zu neurologischen Begleitverletzungen.

Harnröhrenrupturen — **XXXI.10**

Harnröhrenrupturen beim Mann sind in den meisten Fällen im Bereich der **Pars membranacea** lokalisiert. Verletzungen der weiblichen Urethra sind selten.
Symptome: Blutungen aus der Harnröhre, Harnverhaltung, Mikro- und Makrohämaturie.
Diagnose: Im Vordergrund steht die retrograde Urethrographie. Auf keinen Fall darf eine Katheterisierung vorgenommen werden. Neben der Gefahr einer Umwandlung in eine komplette Ruptur kann es dabei zu einer Infektion des periurethralen Gewebes kommen.
Therapie: Anlage einer suprapubischen Blasenfistel zur Urinableitung. Eine primäre Versorgung wird nicht angestrebt. Spätere Harnröhrenstrikturen können leicht durch Bougierung oder operativ (Urethraplastik, interne Urethrotomie) versorgt werden.
Die komplette Ruptur wird in Kliniken mit ausreichender Erfahrung primär versorgt.

H86

Frage 31.117: Lösung A

Bei einer **Hüftgelenkluxation** muss eine notfallmäßige Reposition in Narkose durchgeführt werden, da es über eine Schädigung der femurkopfernährenden Gefäße zu einer *Hüftkopfnekrose* kommen kann.
Neben der zentralen Hüftgelenksluxation unterscheidet man **4 Luxationsformen**, die je nach Stellung des Schenkelkopfes entstehen:

Hintere Luxation (häufig)

Luxatio iliaca (am häufigsten) — Luxatio ischiadica

= Bein innenrotiert

Vordere Luxation (seltener)

Luxatio obturatoria — Luxatio pubica

= Bein außenrotiert

H01 F97 !

Frage 31.118: Lösung B

Zu **(B):** Auf der Beckenübersichtsaufnahme ist ein aus der Pfanne nach oben luxierter Femurkopf zu erkennen. Da in der Aufgabe nach dem **häufigsten Luxationstyp** gefragt wird, muss es sich um eine **Luxatio iliaca (nach hinten oben)** handeln. Diese tritt in 60% aller Hüftluxationen auf.
Ergänzend sollte jedoch in jedem Fall eine Röntgenaufnahme in einer 2. Ebene angefertigt werden.
Zu **(A):** Bei einer **Luxatio obturatoria** kommt es zu einer **Luxation nach vorne unten**.
Zu **(C):** Hierbei kommt es zu einer **Luxation nach vorne oben**.
Zu **(D):** Kommt es zu einer **Luxation nach hinten unten,** bezeichnet man sie als **Luxatio ischiadica**.
Zu **(E):** Eine **vordere Luxation** tritt bei der **Luxatio obturatoria** und der **Luxatio pubica** auf.

F97

Frage 31.119: Lösung A

Das **Ligamentum iliofemorale** ist das vordere Kapselband des Hüftgelenks zwischen Spina iliaca anterior inferior und Crista femoris. Es handelt sich um das stärkste Band des Körpers. Es kommt bei Verletzungen eher zu knöchernen Ausrissen als zur Zerreißung des Ligaments. Unter den **Hüftpfannenfrakturen** ist die dorsale Luxationsfraktur am häufigsten.

H96

Frage 31.120: Lösung A

Anamnese und klinischer Befund erlauben die Verdachtsdiagnose einer **Epiphyseolysis capitis femoris**. Es handelt sich um eine Dislokation der proximalen Femurepiphyse. Vorwiegend sind Kinder bzw. Jugendliche in der präpubertären Wachstumsphase betroffen (Knaben : Mädchen = 3 : 1). Die meisten Kinder zeigen entweder einen eunuchoiden Hochwuchs oder eine Dystrophia adiposogenitalis, was auf die Bedeutung hormoneller Faktoren hinweist.
Klinik: Im Frühstadium rasches Ermüden eines oder beider Beine (doppelseitige Erkrankung ca. 50%), Schmerzen in der Leiste mit Ausstrahlung in Oberschenkel und Kniegelenk, leichtes Hinken. Ist bereits der Schenkelhals nach kranioventral abgeglitten, wird das Bein in Außenrotation gehalten. Es ist außerdem verkürzt mit Einschränkung der Innenrotation und Abduktion. Bei zunehmender Beugung im Hüftgelenk weicht sogar der Oberschenkel in die Außenrotation aus (positives **Drehmann-Zeichen**). Die akute Form gleicht im klinischen Befund einer Schenkelhalsfraktur.
Röntgen: Unbedingt Röntgenbilder in zwei Strahlengängen anfertigen, da anhand der Beckenübersichtsaufnahme a.-p. die Diagnose oft nicht gestellt werden kann. Entscheidend ist die orthograde Aufnahme des Schenkelhalses nach **Lauenstein** (Flexion 70°, Abduktion 50°), die erst die Dislokation des Schenkelhalses nach ventral zeigt bzw. das dorsale Abgleiten der Hüftkopfkappe (A).

H96

Frage 31.121: Lösung C

Infolge des Sturzes liegt offensichtlich eine **Epiphyseolysis capitis femoris acuta** vor, mit kompletter Lösung der Epiphysenfuge. Hierdurch kommt es zur Störung der Gefäßversorgung des Hüftkopfes mit großer Gefahr der **Hüftkopfnekrose** (bis zu 80%). Es ist deshalb die notfallmäßige Reposition mit Hämatomausräumung und **Fixation** (z. B. mit Kirschner-Drähten) der Epiphyse indiziert.
Bei der **Lenta**-Form richtet sich das operative Vorgehen nach dem Ausmaß der Dislokation (Spickung mit Kirschner-Drähten, Korrekturosteotomie etc.).

F02

Frage 31.122: Lösung E

Zu **(E):** Eine IMPP-typische Formulierung, die schon auf die richtige Antwort führt. Bei keiner Fraktur kann pauschal gesagt werden, dass sie immer operativ versorgt werden muss. Ob eine operative oder konservative Versorgung erfolgt, hängt einmal von der Frakturform, vom Gesundheitszustand und den Anforderungen des Patienten ab. Hier ist eine sorgfältige Risiko-Nutzen-Abwägung durchzuführen.
Die **Einteilung der Acetabulumfrakturen erfolgt nach Judet und Letournel** (B):

- Typ 1 dorsaler Pfannenrand frakturiert **(häufigste Form** (A)**)**
- Typ 2 dorsaler Pfeiler frakturiert
- Typ 3 Pfannenbodenquerfraktur (ventraler und dorsaler Pfeiler frakturiert)
- Typ 4 ventraler Pfeiler frakturiert

Klinisch äußert sich eine Acetabulumfraktur in Stauchungs- und Bewegungsschmerzen, bei Luxationsfrakturen auch durch eine Fehlstellung des Beines. Radiologisch wird die Diagnose durch eine Beckenübersicht, Ala- und Obturatoraufnahmen sowie eine CT des Beckens gesichert.
Nicht dislozierte und stabile Frakturen können unter Entlastung des Hüftgelenkes für 3–4 Monate funktionell behandelt werden. Andere Frakturformen sollten osteosynthetisch versorgt werden, um eine frühzeitige Arthrose zu verhindern (D).
An Komplikationen kann gerade bei Luxationsfrakturen eine Schädigung des N. ischiadicus (C) bzw. des N. peronaeus oder eine Hüftkopfnekrose auftreten.

F01 **!!**

Frage 31.123: Lösung A

Mediale Schenkelhalsfrakturen werden nach **Pauwels** in 3 Schweregrade unterteilt:
Pauwels I: Winkel zwischen Horizontaler und Frakturlinie unter 30° **(Abduktionsfraktur)**
Pauwels II: 30–70°
Pauwels III: über 70° **(Adduktionsfraktur)**.
Zu **(B):** Das Bein erscheint bei der medialen Schenkelhalsfraktur verkürzt.
Zu **(C):** Bei einem Neigungswinkel unter 50° handelt es sich um eine Fraktur vom Typ Pauwels II.
Zu **(D):** Schenkelhals und Hüftkopf werden von der A. circumflexa femoris lat. und med. und von der A. ligamenti capitis femoris versorgt. Die Gefahr der Gefäßzerreißung mit nachfolgender **Hüftkopfnekrose** ist besonders bei der **medialen Schenkelhalsfraktur** gegeben (20–30% der medialen Halsfrakturen). Insbesondere bei der **Adduktionsfraktur** vom Typ Pauwels III führt der steile Bruchlinienverlauf zu erheblichen Schub- und Scherkräften mit konsekutiver Instabilität. Bei den lateralen, pertrochantären und subtrochantären Schenkelhalsbrüchen ist die Gefahr einer Nekrose weitaus geringer.
Zu **(E):** Stabil sind die eingestauchten Frakturen **(Abduktionsfrakturen)**, die einen Winkel zwischen Horizontaler und Bruchlinie unter 30° aufweisen **(Pauwels I)**. Nach einer 2–4-wöchigen Bettruhe können diese Frakturen funktionell behandelt werden.

H97

Frage 31.124: Lösung B

Eingestauchte Frakturen sind **Abduktionsfrakturen**, die einen Winkel zwischen horizontaler und Bruchlinie unter 30° aufweisen **(Pauwels I)**. Nach einer 2- bis 4-wöchigen Bettruhe können diese Frakturen funktionell behandelt werden.
Zu **(A):** Alle nicht eingestauchten Schenkelhalsfrakturen werden operativ behandelt. Bei Patienten zwischen 65 und 70 Jahren wird das Einsetzen einer **Totalendoprothese** empfohlen.
Zu **(C):** Eine **Drahtextension** ist bei eingestauchten Abduktionsfrakturen nicht sinnvoll, da sich die Einstauchung lösen würde. Auch bei allen anderen Schenkelhalsfrakturen ist den meist älteren Patienten eine bis zu 12 Wochen dauernde Extensionsbehandlung nicht zuzumuten.
Zu **(D):** Ein **Beckenbeingips** wird z.B. nach Reposition einer Hüftgelenksluxation beim Kind angelegt.
Zu **(E):** Bei medialen Schenkelhalsfrakturen wird eine Schenkelhalsnagelung (z.B. mit 3-Lamellen-Nagel) praktisch nicht mehr durchgeführt. **Pertrochantäre Schenkelhalsfrakturen** können jedoch mit Rundnägeln nach *Ender* versorgt werden. Bei jüngeren Patienten erfolgt die Stabilisierung der medialen Schenkelhalsfrakturen durch Winkelplatte und kranial gelegter Zugschraube oder mit dynamischer Hüftschraube. Bei Patienten bis 45 Jahren ist eine Stabilisierung mit 3 Zugschrauben möglich.

F95 !

Frage 31.125: Lösung C

Die **Beckenübersichtsaufnahme** zeigt eine Konturunterbrechung der medialen Kortikalis (Adam-Bogen) des linken Schenkelhalses mit nicht sehr deutlich erkennbarer quer verlaufender Frakturlinie. Der Hüftkopf steht in Valgusstellung. Es handelt sich um eine gering dislozierte, eingestauchte **mediale Abduktionsfraktur** des linken Schenkelhalses. Die klinischen Angaben mit Schmerzen bei weitgehend erhaltener Gehfähigkeit passen zur Diagnose. Die Behandlung ist zumeist konservativ. Die Hüftkopfnekroserate ist wegen intraartikulär liegender Fraktur hoch. Am rechten Hüftgelenk sind typische Zeichen der **Coxarthrose** zu erkennen: Verschmälerung des Gelenkspaltes, Osteophyten (reaktive Knochenappositionen).
Zu **(A):** Die Fraktur ist links eindeutig zu erkennen.
Zu **(B):** Bei der selteneren **lateralen Schenkelhalsfraktur** verläuft die Bruchlinie etwa entlang der Linea intertrochanterica, d.h. vom proximalen Anteil des Trochanter minor zur Grenze Schenkelhals/Trochanter major. Die Fraktur liegt außerhalb der Gelenkkapsel und neigt deshalb weniger zur Hüftkopfnekrose. Es besteht jedoch eine Tendenz zur Dislokation, sodass eine operative Therapie notwendig ist.
Zu **(D):** Unfallmechanismus und Gehfähigkeit sprechen gegen eine **Hüftgelenkluxation**, bei der eine federnde Gelenkfixation vorliegt. Ein sicherer Ausschluss kann jedoch nur durch Röntgenaufnahmen in 2 Ebenen erfolgen.
Zu **(E):** Der **Abbruch** des **hinteren Pfannenrandes** ist häufig mit einer **Hüftgelenksluxation** verbunden. Es besteht starker Bewegungsschmerz im Hüftgelenk. In der Beckenübersichtsaufnahme ist die Fraktur nicht zu erkennen, sodass weitere 2 Ebenen erforderlich sind. Ggf. Computertomographie.

F97 !

Frage 31.126: Lösung E

Das Röntgenbild zeigt eine vor allem nach kranial dislozierte Oberschenkelhalsfraktur links mit steil verlaufender und direkt unterhalb des Femurkopfes beginnender (subkapitaler) Frakturlinie. Es handelt sich um eine **mediale Schenkelhalsfraktur** vom Adduktionstyp, da der Winkel zwischen horizontaler und Bruchlinienverlauf über 70° beträgt (**Pauwels III**). Bei diesem Frakturtyp wirken starke Schub- und Scherkräfte, die zu einer Instabilität der Fraktur führen und eine Heilung ohne Operation unmöglich machen. Eine Verkürzung und Außenrotationsstellung des verletzten Beins ist typisch. Im vorliegenden Fall ist die Operation bei der 78-jährigen Patientin lebensrettend zur Vermeidung einer Pseudarthrose und längerer Bettlägerigkeit mit Komplikationen (Pneumonie, Thrombembolie etc.).
Therapie: Implantation einer **Endoprothese** zur sofortigen Mobilisation. Im hohen Alter und bei bettlägerigen Patienten wird lediglich das Einsetzen einer **Kopfprothese** (Hemiprothese) empfohlen, wobei die Gefahr einer Protrusion des Metallkopfes in die Gelenkpfanne unter längerer Belastung besteht. Besser ist deshalb die Implantation einer sog. **Vario-** oder **Duokopfprothese**, bei der eine individuell der natürlichen Pfannengröße angepasste **Pfannenschale** zusätzlich eingesetzt wird.
Zu **(2):** Eingestauchte Frakturen sind **Abduktionsfrakturen**, die einen Winkel zwischen horizontaler und Bruchlinie unter 30° aufweisen **(Pauwels I)**. Bei jüngeren Patienten können diese Frakturen nach einer 2- bis 4-wöchigen Bettruhe funktionell behandelt werden.
Zu **(3):** Bei einer **pertrochantären Fraktur** verläuft die Bruchlinie zwischen Trochanter major und Trochanter minor. Letzterer ist häufig als dorsomedialer Defekt abgesprengt. Es besteht ebenfalls eine Beinverkürzung mit Außenrotation. Die pertrochantäre Fraktur wird in der Regel operiert.

H01 H91 F87 !

Frage 31.127: Lösung A

Zu **(A):** Femurkopf und -hals erfahren aufgrund ihrer intraartikulären Lage keine Blutversorgung aus den umliegenden Weichteilgeweben. Dies geschieht v.a. über die Aa. circumflexae femoris medialis et lateralis, welche von distal nach lateral ziehen und in Gefäßgeflechten entlang der Kapselstrukturen auslaufen. Diese Gefäßgeflechte sind bei intraartikulären (= medialen Schenkelhalsfrakturen) in Gefahr.
Die A. lig. capitis femoris trägt weniger als 20% zur Versorgung des Femurkopfes bei und kann die anderen beiden Arterien nicht ersetzen.
Zu **(B)**, **(C)**, **(D)** und **(E):** Die beschriebenen Frakturen liegen außerhalb der Gelenkkapsel und erhalten eine ausreichende Blutversorgung durch das umgebende Weichteilgewebe.

F02

Frage 31.128: Lösung A

Zu **(A):** Bei einer **dislozierten medialen Schenkelhalsfraktur** kommt es aufgrund des starken Muskelzuges zu einer **Verkürzung und Außenrotation** des verletzten Beines.

F00 !!

Frage 31.129: Lösung E

Mediale Schenkelhalsfrakturen werden nach **Pauwels** in 3 Schweregrade eingeteilt:
Pauwels I: Winkel zwischen Horizontale und Frakturlinie unter 30° **(Abduktionsfraktur)**.
Pauwels II: Winkel zwischen 30–70°.
Pauwels III: Winkel über 70° **(Adduktionsfraktur)**.
Je nach Frakturtyp und Alter kommen unterschiedliche Therapieverfahren in Betracht. Eine konservative Behandlung ist bei der **Abduktionsfraktur** indiziert. **Adduktionsfrakturen** müssen operiert werden: bei jüngeren Patienten **Schraubenosteosynthese**, bei älteren Patienten Implantation einer **Totalendoprothese** (TEP).

F98 H93 !!

Frage 31.130: Lösung A

Bei einer **medialen Schenkelhalsfraktur** vom Typ **Pauwels III** (Adduktionstyp) besteht ein steiler Bruchlinienverlauf mit erheblichen Schub- und Scherkräften, die zu einer Instabilität der Fraktur führen. Um eine Hüftkopfnekrose infolge Durchblutungsstörung zu vermeiden, ist die sofortige Operation erforderlich. In Anbetracht des Alters sollte eine Osteosynthese mit **Zugschrauben** oder **dynamischer Hüftschraube** durchgeführt werden.

Zu **(B):** Eine **bipolare Kopfprothese** kommt bei Patienten im hohen Alter in Betracht.
Zu **(C):** Eine **Nagelung** (z.B. mit Rundnägeln nach Ender oder mit dem Gamma-Nagel) wird ggf. bei der **pertrochantären Oberschenkelfraktur** angewandt.
Zu **(D):** Eine **konservative Behandlung** ist bei den biomechanisch günstigen **Pauwels I**-Frakturen (Abduktionstyp) möglich.
Zu **(E):** Eine **Endoprothese** des Hüftgelenks kommt ebenfalls bei älteren Patienten (ca. 65–70 Jahre) zur Anwendung.

Schenkelhalsfrakturen — **XXXI.11**

Schenkelhalsfrakturen entstehen durch Sturz auf das Hüftgelenk, meist mit Biege- und Abscherkräften. Insbesondere die **medialen** Frakturen kommen häufig bei alten Menschen vor, während **laterale** Frakturen auch bei Jüngeren vorkommen. Begünstigend wirkt die **Altersosteoporose**.
Formen: Nach Lokalisation der Fraktur werden **mediale** (immer intraartikulär gelegen) von **lateralen** (extraartikulär) Frakturen unterschieden. Laterale Frakturen liegen an der Basis des Schenkelhalses vor den Trochanteren. Bei medialen Frakturen beginnt die Bruchlinie dich unterhalb der Kopfkalotte und verläuft unterschiedlich steil nach kaudal in den Schenkelhals. Nach biomechanischen Gesichtspunkten ist die Lage der Frakturlinie zur Horizontalen wichtig. Diese Unterscheidung hat vor allem prognostische Bedeutung.
Einteilung der **medialen Schenkelhalsfrakturen** nach **Pauwels**:
Typ Pauwels I (Abduktionsfraktur): Winkel < 30°, gute Heilungschancen, da auf den Frakturspalt vor allem Druckkräfte wirken. Frakturen oft eingekeilt und stabil.
Typ Pauwels II: Winkel 30–70°, ungünstigere Prognose, da Zug- und Scherkräfte wirken.
Typ Pauwels III (Adduktionsfraktur): Winkel > 70°, schlechte Prognose ohne Operation, da nur noch Schub- und Scherkräfte sowie Kippmoment wirken. Instabile Frakturen.
Diagnose: Spontanschmerzen sowie bei Zug, Stauchung und Druck. Das Bein ist verkürzt (außer bei eingekeilten Abduktionsfrakturen), steht in Außenrotation und kann aktiv nicht mehr gehoben werden.
Röntgen: Beckenübersicht, verletzte Seite in 2. Ebene.
Therapie: 3 Therapieziele sind wichtig: 1. Biomechanisch günstige Frakturstellung erreichen. 2. Wiederherstellung der Blutversorgung vor allem bei der medialen Fraktur. 3. Rasche Mobilisation.

Konservativ werden heute nur noch eingekeilte **Abduktionsfrakturen** behandelt.
Funktionelle Behandlung nach 2–4 wöchiger Bettruhe.
Alle anderen müssen **operativ** behandelt werden. Insbesondere bei sehr alten Patienten ist die Operation lebensrettend, da eine längere Immobilisation extrem hohe allgemeine Komplikationsraten aufweist.
Je nach Alter und Knochenfestigkeit kommen verschiedene Operationsverfahren in Betracht: (Patienten unter 65 Jahre): **Dynamische Hüftschraube** (DHS), die aufgrund eines Teleskopeffektes bei Resorptionsvorgängen Knochenkontakt herstellt. Der mediale Defekt muss mit autologer Spongiosa aufgefüllt werden. **Winkelplattenosteosynthese**.
Bei jüngeren Patienten ist eine Stabilisierung durch **Zugschrauben** möglich.
Patienten über 65 Jahre bis ca. 70 Jahre erhalten eine **Totalendoprothese**, um eine schnelle Mobilisation zu gewährleisten.
Patienten im hohen Alter werden durch Einsetzen einer **Kopfprothese** behandelt. Wegen Gefahr der Protrusion des Metallkopfes in die natürliche Pfanne, ist die Implantation einer **Vario- oder Duokopfprothese** besser. Hierbei wird zusätzlich eine der Pfannengröße entsprechende **Pfannenschale** über den künstlichen Kopf gesetzt.
Verbundosteosynthese mit Knochenzement und Winkelplatte (im hohen Alter und bei ausgeprägter **Osteoporose**).
Prognose: Frakturen vom Typ **Pauwels III** weisen in ca. 50% Komplikationen auf (Kopfnekrosen, Pseudarthrose).

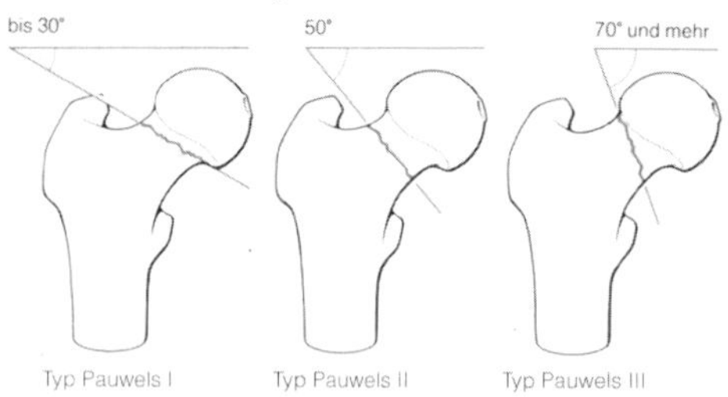

Abb. 31.1 Einteilung der Schenkelhalsfrakturen

Aus: Wiethard F., Pfeil I., Duale Reihe Orthopädie, 3. Auflage 1997, Georg Thieme Verlag, Stuttgart, New York.

H98 !

Frage 31.131: Lösung D

Wie bei der medialen Schenkelhalsfraktur kommt es auch bei der **pertrochantären Femurfraktur** durch den starken Muskelzug zur Beinverkürzung mit Außenrotation. Es ist eine Fraktur des höheren Alters.

H99 F96 H89

Frage 31.132: Lösung B

Das Röntgenbild zeigt eine breite Frakturlinie zwischen Troachanter major und Trochanter minor. Letzterer ist als kleiner dorsomedialer Defekt abgesprengt. Es handelt sich folglich um eine instabile **pertrochantäre Femurfraktur**. Bei intakter medialer Bruchfläche sind die Frakturen stabil.
Zu **(A):** Bei der **lateralen Schenkelhalsfraktur** verläuft die Bruchlinie etwa entlang der Linea intertrochanterica, d.h. vom proximalen Anteil des Trochanter minor zur Grenze Schenkelhals/Trochanter major.
Zu **(C):** Ein **Abriss** des **Trochanter minor** ist selten und meist Folge einer Sportverletzung im jugendlichen Alter. Es besteht ein lokaler Druckschmerz mit Schmerzen bei Bewegungen des Hüftgelenks. Im Röntgenbild ist der isolierte Abriss zu erkennen. Konservative Behandlung.
Zu **(D):** Eine **abgeheilte Fraktur** müsste eine **Kallusbildung** aufweisen.
Zu **(E):** Es ist keine Osteolyse zu erkennen, sondern ein frischer Frakturspalt.

H99 F96 H89

Frage 31.133: Lösung A

Bei der 55-jährigen Patientin bietet sich als extramedullärer Kraftträger die **dynamische Hüftschraube** (DHS) an, die aufgrund eines Teleskopeffektes bei Resorptionsvorgängen Knochenkontakt herstellt. Der mediale Defekt muss mit autologer Spongiosa aufgefüllt werden.
Alternativ kommen noch die **Winkelplatte** oder die **Nagelung** mit elastischen Federnägeln (intramedullärer Kraftträger) in Betracht. Eine **Verbundosteosynthese** mit Knochenzement und Winkelplatte kann im hohen Alter und bei ausgeprägter Osteoporose notwendig sein.
Zu **(B):** Die **Marknagelung** nach Küntscher eignet sich vor allem für Quer- und kurze Schrägfrakturen des mittleren Femurdrittels.
Zu **(C):** Der **Fixateur externe** eignet sich besonders für die Versorgung von Frakturen mit erheblichen Weichteilverletzungen (II- und III-gradig offene Frakturen, starke Kontusionsschäden, Infektionen).

Zu **(D):** Eine **Kopfendoprothese** wird z.B. bei Patienten über 65 Jahre mit einer medialen Schenkelhalsfraktur vom Adduktionstyp oder lateralen Schenkelhalsfraktur eingesetzt.
Zu **(E):** Bei einer **Zuggurtung** werden mittels einer Drahtschlinge Biegekräfte in axiale Druckkräfte umgewandelt. Typische Anwendung bei **Patella-** und **Olekranonfrakturen**.

H00 **!!**

Frage 31.134: Lösung D

Das Röntgenbild zeigt eine breite Frakturlinie zwischen Trochanter major und Trochanter minor. Letzterer ist als dorsomedialer Defekt abgesprengt. Es handelt sich folglich um eine instabile **pertrochantere Femurfraktur** (2).
Zu **(1):** Bei der **lateralen Schenkelhalsfraktur** verläuft die Bruchlinie etwa entlang der Linea intertrochanterica, d.h. vom proximalen Anteil des Trochanter minor zur Grenze Schenkelhals/Trochanter major.
Zu **(3):** Je nach Alter und Knochenfestigkeit kommen verschiedene Operationsverfahren in Betracht: **Dynamische Hüftschraube** (DHS), die aufgrund eines Teleskopeffektes bei Resorptionsvorgängen Knochenkontakt herstellt. Der mediale Defekt muss mit autologer Spongiosa aufgefüllt werden. **Winkelplattenosteosynthese**, **Nagelung** mit elastischen Federnägeln (intramedullärer Kraftträger), **Totalprothese** mit langem Schaft bei Koxarthrose, **Verbundosteosynthese** mit Knochenzement und Winkelplatte (im hohen Alter und bei ausgeprägter Osteoporose).
Zu **(4):** Eine längere Immobilisation ist bei alten Patienten lebensgefährlich. Die Operation muss deshalb eine schnellstmögliche Mobilisation ermöglichen.

F99

Frage 31.135: Lösung D

Femurkopffrakturen werden nach **Pipkin** in 4 Typen eingeteilt. Therapeutisch ist die sofortige notfallmäßige Reposition innerhalb von 6 Stunden erforderlich. Weiter erfolgt eine konservative Behandlung, ggf. Verschraubung der Fragmente bzw. Totalendoprothese bei älteren Patienten.
Zu **(D):** Nach **Pauwels** erfolgt die Einteilung der **Schenkelhalsfrakturen** (3 Typen).

F01 H94

Frage 31.136: Lösung C

Das Röntgenbild zeigt einen Bruch des Marknagels mit instabiler, hypertropher Pseudarthrose.

F02 H94

Frage 31.137: Lösung D

Zu **(D):** Der **N. obturatorius** geht aus dem Plexus lumbalis hervor. Er verläuft durch den Canalis obturatorius zur medialen Gruppe der Oberschenkelmuskeln. Sein Ramus anterior versorgt Teile der Adduktoren und sensibel die Haut an der Innenfläche des Oberschenkels und des Kniegelenkes. Der Ramus posterior versorgt den M. obturator externus und zusammen mit dem N. tibialis den M. adductor magnus. Bei Frakturen im Bereich des Femurschaftes besteht keine Gefahr für den N. obturatorius.
Zu **(A):** Bei einem nicht adäquaten Trauma sollte immer an eine **pathologische Fraktur** aufgrund eines Knochentumors oder einer Metastase gedacht werden. Auch bei einer Osteoporose kann es zu einer pathologischen Fraktur kommen.
Zu **(B):** Bei einer Femurschaftfraktur kann es zu einem **Blutverlust von 2000–3000 ml** kommen.
Zu **(C):** Eine **Fettembolie** tritt v.a. bei Frakturen großer Knochen in Zusammenhang mit einer Schocksituation auf. Es kommt dabei zu einer Verlegung von Blutgefäßen durch Fetttröpfchen, wobei noch diskutiert wird, ob es sich um Fettzellen aus dem Knochenmark handelt oder um Fettstoffwechselstörungen im Rahmen des Traumas. Betroffen sind v.a. die Lunge sowie Gehirn und Herz.
Symptome sind **Dyspnoe**, Tachykardie, **Verwirrtheitszustände**, in ernsten Fällen auch Somnolenz und Koma. Inspektorisch können Petechien an Haut und Konjunktiven beobachtet werden. Auf dem Röntgen-Thorax sind diffuse, kleinfleckige Verschattungen zu finden.
Siehe auch Lerntext „Fettembolie“ V.2.
Zu **(E):** An den großen Röhrenknochen der unteren Extremität stellt gerade bei Frakturen im Schaftbereich die **Marknagelung** das bevorzugte Verfahren dar.

F90

Frage 31.138: Lösung C

Auf der Abbildung ist eine **dislozierte Oberschenkelschaftfraktur** im distalen Drittel zu erkennen. Außerdem zeigt die Angiographie einen Kontrastmittelabbruch der distalen A. femoralis superficialis am Übergang zur A. poplitea im Frakturbereich als Beweis einer Arterienverletzung. Die A. poplitea füllt sich durch Kollateralen. Aufgrund der klinischen Befunde (kühl, blass und pulslos) bestand bereits der hochgradige Verdacht einer Arterienverletzung. Therapeutisch ist neben der Osteosynthese eine Gefäßrekonstruktion obligat.

F99 H94 !

Frage 31.139: Lösung C

Oberschenkelschaftfrakturen werden bis zum 2. Lebensjahr durch *Overhead*-Extension mit Heftpflasterverbänden behandelt.
Zu **(A):** Ab dem 3. Lebensjahr erfolgt die Therapie mit suprakondylärer Extension am **„Webertisch"**.
Zu **(B):** Die **Plattenosteosynthese** ist ein alternatives Verfahren zur operativen Behandlung von Femurfrakturen bei meist älteren Kindern.
Zu **(D):** Die **Marknagelung** kommt bei Kindern wegen der noch offenen Wachstumsfugen nicht in Betracht. Allenfalls kann eine intramedulläre Schienung (z. B. Bündelnagelung) erfolgen.
Zu **(E):** Ein **Oberschenkelliegegips** dient in erster Linie der Ruhigstellung des Kniegelenks. Zur Weiterbehandlung einer Femurfraktur (z. B. nach frühzeitigem Abbruch einer Extensionsbehandlung) wird ein **Becken-Bein-Gips** angelegt.

H98

Frage 31.140: Lösung D

Bei einer **Kettenfraktur** sind an einer Extremität verschiedene Knochen frakturiert. Die **Dashboard**-Verletzung (Armaturenbrettverletzung) führt typischerweise durch das Knieanpralltrauma zur Fraktur der Patella, des Femurs und des Azetabulums.
Zu **(A):** Ein Sturz aus großer Höhe führt ebenfalls häufig zu einer Kettenfraktur. Typisch sind **Kompressionsfrakturen** infolge axialer Gewalteinwirkung (Kalkaneus, Tibiakopf, Wirbelkörper).
Zu **(B):** Bei einer Stoßstangenverletzung kommt es durch breitflächige Gewalteinwirkung vor allem zu **Stück**- oder **Etagenfrakturen** im Unterschenkelbereich.
Zu **(C):** Torsionstraumen beim Skilauf betreffen besonders den Unterschenkel und das Kniegelenk. Neben schweren Verletzungen des Meniskus und Kapsel-Bandapparates sind Spiralfrakturen der Tibia typisch.
Zu **(E):** Beim Sturz vom Pferd kommt es häufig zu schweren Verletzungen des Kopfes, des Thorax und der oberen Extremität.

F01 F98 F94

Frage 31.141: Lösung C

Die **Quadrizepssehnenruptur** entsteht durch plötzliche passive Beugung (Sturz) bei degenerativer Vorschädigung. Typisch ist die tastbare Delle oberhalb der Patella, die einen Tiefstand aufweist. Das Bein kann im Kniegelenk nicht mehr aktiv gestreckt werden. Neben Gicht (erhöhte Harnsäure des Patienten) sind Niereninsuffizienz, Kollagenosen und häufige Kortikoidinjektionen begünstigende Erkrankungen.
Therapie: Naht der Sehnenanteile, ggf. transossäre Reinsertion.

Zu **(A):** Typisch für eine **Meniskuseinklemmung** ist die Beugehaltung mit federnder **Streckhemmung**.
Zu **(B):** Eine Ruptur des **vorderen Kreuzbandes** kommt meist in Kombination mit Verletzungen des Kapselbandapparates vor. Neben Schmerzen im Kniegelenk besteht eine Instabilität **(vorderes Schubladenphänomen)**.
Zu **(D):** Die **Ruptur des Lig. patellae** führt zu einem **Patellahochstand**.
Zu **(E):** Bei einer **Gonarthrose** handelt es sich um eine degenerative Erkrankung des Kniegelenks mit chronischen Schmerzen und zunehmender Funktionseinschränkung durch Knorpelschädigungen.

F01

Frage 31.142: Lösung A

Der **Patellahochstand** ist typisch für die Ruptur des Ligamentum patellae.
Ursache:
Extreme Zugbeanspruchung, degenerative Schäden, traumatisch als Abrissfrakturen.
Symptome:
Keine aktive Streckung im Kniegelenk möglich.
Therapie:
Operativ durch transossäre Naht, bei Ausrissen Osteosynthese.
Zu **(D):** Die **Quadrizepssehne** reißt typischerweise im Sehnenanteil oberhalb des Kniegelenks. Es resultiert ein **Patellatiefstand**.

F96 H91 F91 !

Frage 31.143: Lösung E

Eine **frische Meniskusverletzung** entsteht vor allem bei Torsionstraumen. Typisch ist ein akutes Schmerzereignis. Es besteht eine Schonhaltung des Kniegelenks in Beugestellung, außerdem Schwellung mit verstrichenen Gelenkkonturen, ggf. Gelenkerguss, Druckschmerz über dem betroffenen Gelenkanteil.
Weitere Meniskuszeichen:
Steinmann I-Zeichen: Schmerzen an der Innenseite des Kniegelenks bei Außenrotation sprechen für eine Innenmeniskusläsion; umgekehrt bei einer Schädigung des Außenmeniskus.
Steinmann II-Zeichen: Wandern des Druckschmerzes nach dorsal unter zunehmender Beugung des Kniegelenks gibt einen weniger sicheren Hinweis auf eine Meniskusverletzung.
Payr-Zeichen: Türkensitz nicht möglich. Die **Meniskuseinklemmung** zeigt sich durch eine **federnde Streckhemmung**.
Therapie: Zunächst diagnostische **Arthroskopie**, je nach Befund arthroskopische Teilentfernung, Meniskektomie, ggf. Reinsertion.

H99 F99 F92 !

Frage 31.144: Lösung C

Zu **(C):** Durch ein Trauma kann es zu einer federnden Gelenkblockade durch den verletzten, in das Gelenk eingeschlagenen Meniskus kommen. Typisch ist eine **Schonhaltung in leichter Beugestellung und eine nicht mögliche volle Streckung**.
Zu **(A):** Eine erhaltene aktive Streckfähigkeit bei passiver Streckhemmung ist nicht denkbar.
Zu **(B):** Eine aktive Streckhemmung bei erhaltener passiver Streckmöglichkeit ist bei Verletzungen des Streckapparates des Kniegelenkes anzutreffen. Differenzialdiagnostisch sind Schädigungen des M. quadriceps, seiner Sehne, der Patella, des Lig. patellae oder der Tuberositas tibiae zu erwägen.
Zu **(D)** und **(E):** Bei einer Kniegelenksperre muss eine Kniebinnenverletzung vorliegen. Die häufigste Ursache, der verletzte, eingeschlagene Meniskus führt dabei typischerweise zu einer federnden Streckhemmung. Weitere Ursachen können freie Gelenkkörper infolge einer Osteochondrosis dissecans, einer Gelenkchondromatose oder eine Fraktur sein. Eine Blockade des Gelenkes ist bei diesen Ursachen in jeder Gelenkstellung denkbar.

H01 F97 !

Frage 31.145: Lösung D

Die Kombination der Verletzungen des medialen Meniskus, medialen Seitenbandes und des vorderen Kreuzbandes wird als **„unhappy triad"** bezeichnet. Es handelt sich um die häufigste Komplexinstabilität des Kniegelenks **(antero-mediale Instabilität)**. Eine Kreuzbandverletzung ist in 50% der Fälle mit einem Meniskusschaden kombiniert.
Zu **(1)**, **(3)** und **(6):** Verletzungen des vorderen Kreuzbandes, lateralen Seitenbandes und fakultativ mit Läsion des lateralen Meniskus kennzeichnen die **antero-laterale Instabilität**.
Zu **(4)** und **(5):** Die Ruptur des hinteren Kreuzbandes mit Verletzung des medialen Seitenbandes wird als **postero-mediale Instabilität** bezeichnet.
Zu **(4)** und **(6):** Die Ruptur des hinteren Kreuzbandes mit Läsion des lateralen Seitenbandes wird **postero-laterale Instabilität** genannt.

F98

Frage 31.146: Lösung B

Der positive **Lachman-Test** zeigt eine isolierte Ruptur des vorderen Kreuzbandes an. Hierbei kann der Unterschenkel gegenüber dem fixiertem Oberschenkel (20° Beugung) nach ventral verschoben werden.
Zu **(C):** Der **Apley-Grinding-Test** gehört zu den Meniskuszeichen. In Bauchlage wird das rechtwinklig gebeugte Knie rotiert und gleichzeitig komprimiert. Schmerzen lassen eine Meniskusläsion vermuten.
Zu **(D):** Der **McMurray-Test** ist ebenfalls ein Meniskuszeichen. Es wird folgender Bewegungsablauf durchgeführt: Streckung des Kniegelenks aus maximaler Beugung mit rotiertem Unterschenkel. Kommt es zum Schnapphänomen, tast- oder hörbarem Klick bei Außenrotation, besteht der Verdacht auf einen Schaden am Außenmeniskus. Entsprechendes gilt bei Innenrotation für den Innenmeniskus. Bei einer Läsion des Hinterhorns ist allein die maximale Beugung schmerzhaft.
Zu **(E): Steinmann I-Test:** Schmerzen an der Innenseite des Kniegelenks bei Außenrotation sprechen für eine Innenmeniskusschädigung. Schmerzhafte Innenrotation deutet auf einen Außenmeniskusschaden hin.

F01

Frage 31.147: Lösung B

Bei einem **Pivot-shift-Test** wird mit einer Hand der Fuß des Patienten in Innenrotationsstellung gebracht und gleichzeitig Druck auf den lateralen Femurkondylus ausgeübt (Valgusstress). Unter langsamer Beugung kommt es bei 30–50° zu einem Zurückspringen des subluxierten Tibiakopfes. Der Test ist positiv bei **Ruptur des vorderen Kreuzbandes** bzw. bei anterolateraler Rotationsinstabilität.

F02

Frage 31.148: Lösung A

Zu **(A):** Die **Arthroskopie** ist bei einer Patellaluxation von den angegebenen Methoden die beste, um eine **chondrale Läsion** am Kniegelenk auszuschließen. Durch sie können auch kleinere Knorpeldefekte erkannt und weitere Verletzungen ausgeschlossen werden. Zusätzlich kann das Kniegelenk bei dem hier vorliegenden Hämarthros ausgiebig gespült werden. Alternativ kann auch eine **MRT** durchgeführt werden.

F02 !

Frage 31.149: Lösung E

Zu **(E):** Die **Kniegelenksluxation** tritt mit **2% aller Luxationen** eher selten auf.
Zu **(A):** Der **Pivot-Shift-Test** ist ebenso wie der Lachmann-Test und der vordere Schubladen-Test ein klinischer Test zur Überprüfung der Stabilität des vorderen Kreuzbandes.
Zu **(B):** Ein **Hämarthros** spricht für eine Verletzung von Kapsel oder Kreuzbändern. Bei einer reinen Verletzung des Meniskus kommt es eher zu einem serösen Reizerguss, da der Meniskus nicht durchblutet ist und nur über Diffusion versorgt wird.
Zu **(C):** Eine **„unhappy triad"** ist gekennzeichnet durch eine Verletzung des medialen Seitenbandes, medialen Meniskus und des vorderen Kreuzbandes. Sie tritt typischerweise bei Fußballern und Skifah-

rern auf durch eine Valgus-Flexions-Außenrotationsbewegung im Kniegelenk.
Zu **(D):** Beim Payr-Test setzt sich der Patient in den Schneidersitz. Durch die Kompression des medialen Gelenkspaltes kommt es bei Verletzung des Innenmeniskus zur Schmerzauslösung.

F00 !

Frage 31.150: Lösung D

Siehe Kommentar zu Frage 31.152.

F00 !

Frage 31.151: Lösung E

Siehe Kommentar zu Frage 31.152.

F00 !

Frage 31.152: Lösung C

Zu **(A):** Es muss wohl Zahlentest heißen, der zur Prüfung der Hautsensibilität in der Neurologie durchgeführt wird. Hierbei werden Zahlen mit der Spitze des Zeigefingers oder dem stumpfen Ende einer Nadel auf die zu prüfende Region des Körpers „geschrieben". Der Patient versucht, die Zahlen zu erkennen.
Zu **(B):** Bei einem positiven **Loose-bodies-Test** (freie Körper) handelt es sich um einen Nachweis von alterierten und z.T. phagozytierten Leukozytenkernresten in **Lupus-erythematodes**-Zellen.

H90

Frage 31.153: Lösung D

Bei der **Kniegelenkluxation** ist die sofortige Prüfung der peripheren Durchblutung, Sensiblität und Motorik erforderlich, da es häufig zu Gefäß- (A. poplitea) und Nervenverletzungen (N. peronaeus) kommt.
Therapie: Notfallmäßige Reposition, operative Versorgung des meist vollständig zerrissenen Kapsel-Band-Apparates, 6–8 Wochen Oberschenkelgips mit anschließender krankengymnastischer Behandlung.
Komplikationen: Akut einsetzende Ischämie mit Gefahr des Extremitätenverlustes, Peronaeusparesen, Schlottergelenk, Arthrose.

F00 F90

Frage 31.154: Lösung E

Auf dem seitlichen Röntgenbild erkennt man eine **hintere Kniegelenksluxation**. Die **habituelle Patellaluxation** (E) entsteht bei Abflachung des lateralen Femurkondylus oder der patellaren Gelenkfläche als rezidivierende Luxation nach lateral.

F00 F90

Frage 31.155: Lösung C

Therapie: Reposition und operative Versorgung der verletzten Strukturen.

H95

Frage 31.156: Lösung E

Schmerzen in der verletzten Extremität und Kältegefühl im Fuß deuten auf eine arterielle Durchblutungsstörung hin. Es handelt sich um eine typische Komplikation bei der **Kniegelenkluxation**. Es kommt entweder zu einer direkten Gefäßverletzung oder wie im vorliegenden Fall zu einer Thrombosierung am ehesten infolge einer **Intimaverletzung**.
Zu **(A):** Die Verordnung eines Schmerzmittels kann das klinische Bild verschleiern. Nach Diagnosestellung sollte selbstverständlich eine Schmerzbekämpfung erfolgen.
Zu **(B):** Beim **Kompartmentsyndrom** am Unterschenkel liegt in der Regel ein **Tibialis-anterior-Syndrom** vor. Symptome sind zunächst Sensibilitätsstörungen im ersten Interdigitalraum und Großzehenheberschwäche. Im Zweifelsfall kann eine Gewebedruckmessung durchgeführt werden.
Zu **(C):** Eine Reluxation nach Anlage eines Oberschenkel-Liegegipses ist sehr unwahrscheinlich.
Zu **(D):** Die **Nervus peronaeus-Läsion** ist ebenfalls eine typische Komplikation bei der Kniegelenksluxation. Gewöhnlich kommt es jedoch primär zu der Nervenschädigung. Es besteht eine Lähmung der Zehen- und Fußheber.

F97

Frage 31.157: Lösung C

Auf der Abbildung ist eine nach lateral (praktisch immer) luxierte Patella zu erkennen. Es werden die typischen Begleitverletzungen der zumeist **habituellen Luxation** genannt. Die disponierenden Faktoren sind Abflachung der patellaren Gelenkfläche, dysplastische laterale Femurkondyle, schlaffe Kapselstrukturen etc. Therapeutisch ist die Reposition bei gestrecktem Kniegelenk erforderlich. Bei Begleitverletzungen operative Versorgung erforderlich, ansonsten Ruhigstellung im Tutor für ca. 3 Wochen. Die Ruptur des Lig. patellae (Endsehen des M. quadriceps) ist selten. Es gibt Abrissfrakturen des unteren oder oberen Pols der Patella bei gebeugtem Kniegelenk und plötzlichem Anspannen des M. quadriceps.

F94

Frage 31.158: Lösung A

Durch die von lateral einwirkende Gewalt kommt es zu einem erheblichen sog. Valgusstress nach Ruptur der medialen Bandstrukturen. Die so entstandenen Druckkräfte im Bereich des **lateralen** Tibiakondylus führen meist zu einem **Kondylenabbruch**. Klinisch ist das **Genu valgum** typisch.

F02 **!**

Frage 31.159: Lösung D

Bei einer konventionellen Tomographie können einzelne Körperschichten überlagerungsfrei und scharf abgebildet werden. Die davor und dahinter liegenden Strukturen sind verwischt und unscharf. Auf dem seitlichen Bild ist eine **Absprengung eines knöchernen Fragmentes aus dem dorsalen Bereich der Tibia** zu sehen. Auf der frontalen Schicht sieht man, dass zwei knöcherne Fragmente aus dem Bereich der Area intercondylaris der Tibia herausgelöst sind. Es liegt also keine Tibiakopfimpressionsfraktur (B) vor.
Weitere Informationen erhält man aus dem Unfallmechanismus: Der Patient hat ein frontales Anpralltrauma des rechten Kniegelenkes erlitten, wobei es zu einer Verschiebung des Tibiakopfes im Kniegelenk nach dorsal kommt. Die Stabilisierung des Kniegelenkes nach dorsal wird durch das hintere Kreuzband gewährleistet, welches von der Innenseite des medialen Femurkondylus zur Area intercondylaris posterior der Tibia zieht. Es ist durch das Anpralltrauma also zu einem knöchernen tibialen Ausriss des hinteren Kreuzbandes gekommen (D).

H96

Frage 31.160: Lösung A

Zu **(1):** Bei einer Fraktur müssen Rotationsfehler ausgeglichen werden, da keine Korrektur durch Wachstum möglich ist.
Zu **(2):** Eine seitliche Fragmentverschiebung ist bei achsengerechter Stellung bis zu einer Schaftbreite tolerabel.
Zu **(3):** Wegen überschießenden Längenwachstums nach kindlichen Frakturen ist eine Verkürzung bis zu 1,5 cm wünschenswert.

H97

Frage 31.161: Lösung D

Um Sehnen- und Gelenkkapselschrumpfungen mit konsekutiven Kontrakturen (z.B. Spitzfußstellung) bei der konservativen Behandlung von Unterschenkelfrakturen zu vermeiden, muss das Kniegelenk in Beugestellung von ca. 20° und das obere Sprunggelenk in Neutralstellung ruhig gestellt werden.

F01

Frage 31.162: Lösung E

Bei **Pilon-tibiale-Frakturen** handelt es sich um Stauchungsfrakturen des distalen Unterschenkels, kombiniert mit einer **Impression** der distalen Gelenkfläche infolge der Einstauchung. Operativ muss nach anatomisch korrekter Wiederherstellung der Gelenkfläche das Repositionsergebnis durch Platten, Schrauben und Drähte gesichert bzw. fixiert werden. Ggf. Auffüllen der Knochendefekte mit autologer Spongiosa.

F93

Frage 31.163: Lösung D

Die Durchführung der **Tetanus-Prophylaxe** ist nicht Aufgabe des Notarztes. In der Klinik wird der Patient zu seinem Impfstatus befragt. Im Zweifelsfall muss auf jeden Fall zunächst eine passive Immunisierung erfolgen. Auch bei kleinsten Verletzungen muss – falls der Patient nicht ausreichend immunisiert ist – eine Tetanus-Simultanimpfung durchgeführt werden (aktive und passive Immunisierung).

H95

Frage 31.164: Lösung A

Bei offenen Frakturen erhöht das vorzeitige Entfernen eines sterilen Verbandes die Gefahr einer sekundären Infektion.

F98

Frage 31.165: Lösung B

Bei der Operation einer isolierten Tibiaschaftfraktur (Plattenosteosynthese oder Verriegelungsnagel) besteht das Risiko einer verzögerten Knochenbruchheilung sowie einer **Pseudarthrose**.
Zu **(A):** Die **Sudeck-Dystrophie** kommt besonders häufig nach wiederholten Repositionsversuchen gelenknaher Frakturen (z.B. bei distaler Radiusfraktur) vor.
Zu **(C):** Die Bildung von **Brückenkallus** entsteht bei der **konservativen** Frakturbehandlung.
Zu **(D):** Eine **Osteomyelitis** kann grundsätzlich nach operativer Frakturstabilisierung auftreten. Besonders gefährdet sind jedoch offene Frakturen und Frakturen mit ausgedehnten Weichteilkontusionen.
Zu **(E):** Bei der **Dupuytren-Kontraktur** handelt es sich um eine **Palmarfibromatose** mit knötchen- und strangförmiger Schrumpfung der Palmaraponeurose.

F99

Frage 31.166: Lösung D

Aufgrund der **Kallusbildung** handelt es sich wohl um eine **sekundäre Frakturheilung** nach konservativer Therapie. Außerdem wären kurz nach Entfernung von Osteosynthesematerial (Platte oder Marknagel) ehemalige Bohrkanäle sichtbar, die erst später knöchern durchbaut werden.

H88

Frage 31.167: Lösung A

Auf den Abbildungen ist eine laterale **Tibiakopfimpressionsfraktur** und eine **Fibulaköpfchenfraktur** zu erkennen.
Therapeutisch muss eine Anhebung der Tibiagelenkfläche mit „Unterfütterung" von autologer Spongiosa erfolgen. Zur Stabilisierung wird außerdem eine **Abstützplatte** angebracht.

H99

Frage 31.168: Lösung A

Zu **(A):** Bei einer isolierten Fibulafraktur in Unterschenkelschaftmitte ist eine **funktionelle Therapie** zusammen mit abschwellenden, antiphlogistischen Maßnahmen ausreichend. Eine operative Versorgung ist nicht erforderlich.
Differenzialdiagnostisch sollte eine Maisonneuve-Fraktur (hohe Weber C-Fraktur) ausgeschlossen werden.

F02 F95 H93 F91 !!

Frage 31.169: Lösung B

Die Einteilung der **Malleolarfrakturen** erfolgt nach **Danis** und **Weber**, wobei die Lage der Fibulafraktur maßgeblich ist:
Typ A: Fraktur unterhalb der intakten Syndesmose.
Typ B: Fraktur auf Höhe der Syndesmose, diese kann verletzt sein.
Typ C: Fraktur liegt oberhalb der rupturierten Syndesmose. Die Membrana interossea ist bis zur Höhe der Fibulafraktur rupturiert.
Typ B und insbesondere Typ C zeigen oft eine Aussprengung aus der hinteren Tibiagelenkfläche **(Volkmann-Dreieck)**. Eine Sonderform der Fraktur vom Typ **Danis-Weber C** ist die **Maisonneuve-Fraktur** mit hohem Fibularbruch.
Therapie: Frakturen vom **Typ A** werden konservativ behandelt, wenn eine millimetergenaue und stufenlose Reposition erreicht und für die Dauer der Heilung aufrechterhalten werden kann. Bruchformen **B und C** werden operativ versorgt.

H95 H94

Frage 31.170: Lösung A

Die Einteilung der Luxationsfrakturen des oberen Sprunggelenks nach *Lauge-Hansen* berücksichtigt den **Unfallmechanismus** (A–E). Diese Kenntnis war in der Ära der konservativen Frakturbehandlung besonders wichtig, um die Reposition exakt in umgekehrter Reihenfolge des Verletzungsmechanismus durchzuführen. Die Einteilung nach *Danis* und *Weber* orientiert sich an der Lage der **Außenknöchelfraktur zur Syndesmose**. Sie hat sich klinisch weitgehend durchgesetzt.
Zu **(A):** Bei der Fraktur des oberen Sprunggelenks Typ **Weber A** ist das **Supinations-Adduktionstrauma** typisch. Hierbei kommt es zum „Umknicken" des Fußes nach innen mit Außenknöchelfraktur **unterhalb** der Syndesmose und Abscherverletzungen am Innenknöchel.
Zu **(B):** Beim **Supinations-Eversionstrauma** knickt der Fuß nach innen bei gleichzeitiger Außendrehung. Führt häufig zur **Weber B**-Fraktur.
Zu **(C):** Das **Pronations-Abduktionstrauma** führt über eine Knickung des Fußes nach außen häufig zu Abscherfrakturen des Außenknöchels und Bandverletzungen oder knöchernen Bandausrissen des Innenknöchels (häufig **Weber C**-Frakturen).
Zu **(D):** Beim **Pronations-Eversionstrauma** knickt der Fuß nach außen mit gleichzeitiger Außendrehung. Kann auch zu **Weber C**-Frakturen führen.
Zu **(E):** Bei der **Supination-Abduktion** knickt der Fuß nach innen, was auch zu Frakturen vom Typ **Weber A** führt.

H00 !!

Frage 31.171: Lösung C

Zu **(C):** Bei der Fraktur des oberen Sprunggelenks Typ **Weber A** ist das **Supinations-Adduktionstrauma** typisch. Hierbei kommt es zum „Umknicken" des Fußes nach innen mit Abscherverletzungen am Innenknöchel und Bandrupturen bzw. ossären Bandausrissen am Außenknöchel.
Zu **(A):** Beim **Pronations-Eversionstrauma** „knickt" der Fuß nach außen mit Bandverletzungen oder knöchernen Bandausrissen am Innenknöchel sowie Schrägfrakturen am Wadenbein.
Zu **(B):** Bei einem **axialen Stauchungstrauma** kommt es zu einer Kompression des Knochens in Längsrichtung. Am jugendlichen Knochen entstehen **Wulstbrüche**. Typischer Verletzungsmechanismus beim Sturz aus großer Höhe mit Frakturen des Kalkaneus, Wirbelkörper etc.
Zu **(D):** Das **Hyperextensionstrauma** ist durch eine unfallbedingte Überstreckung eines oder mehrerer Gelenke gekennzeichnet. Es kann eine Hyperextensionsfraktur (z.B. Radius, Wirbelkörper) entstehen.

Zu **(E):** Beim **Hyperflexionstrauma** handelt es sich um eine extreme Beugung mit konsekutiver Abscherung oder Kompression (z.B. Radius, Hals-Brustwirbel).

F98

Frage 31.172: Lösung B

Die Röntgenaufnahme zeigt eine Außenknöchelfraktur **in Höhe der Syndesmose** und eine Innenknöchelfraktur mit Luxation des Sprunggelenks. Aufgrund der Lokalisation der Außenknöchelfraktur in Höhe der Syndesmose handelt es sich um eine Sprunggelenkfraktur vom **Typ B** nach *Danis* und *Weber.*
Zu **(A):** Die Dislokation ist an der seitlichen Verschiebung der Tibia und Fibula gegenüber dem Talus zu erkennen.
Zu **(C):** Die vordere Syndesmose ist in etwa 50% der Fälle mitverletzt.
Zu **(D):** Sprunggelenkfrakturen vom **Typ B** und **C** müssen operiert werden.
Zu **(E):** Frakturen vom **Typ A** können konservativ behandelt werden, wenn eine exakte und stufenlose Reposition möglich ist.

F99 **!**

Frage 31.173: Lösung C

Der Hinterkantenabbruch der Tibia **(Volkmann-Dreieck)** ist häufig bei der **Malleolarfraktur** vom Typ **Danis-Weber C** (Fibulafraktur liegt **oberhalb** der Syndesmose), seltener beim Typ **B** (Fibulafraktur **auf Höhe** der Syndesmose).

F00 **!!**

Frage 31.174: Lösung C

Ziel der operativen Versorgung einer **Sprunggelenkfraktur** ist die übungsstabile Osteosynthese mit anatomisch korrekten Gelenkverhältnissen. Postoperativ erfolgt zunächst die Ruhigstellung in der **Gips-U-Schale**. Es wird zwar nach 2 Tagen mit aktiver Übungsbehandlung begonnen (Dorsalflexion aus der Schale heraus), eine Teilbelastung (Abrollen) ist jedoch erst nach 3–6 Wochen je nach Frakturtyp erlaubt. Vollbelastung nach ca. 16 Wochen möglich.

F99

Frage 31.175: Lösung D

Die Schichtaufnahme zeigt ein **Knochenfragment** im Bereich des Innenknöchels mit **Pseudogelenkspalt**. Das Fragment ist „abgerundet“ und teilweise sklerosiert, sodass die Diagnose einer **Pseudarthrose** (Falschgelenk) nahe liegt.
Zu **(A)** und **(B):** Es fehlen die Zeichen einer **frischen Fraktur**, z.B. scharf begrenztes oder „ausgefranstes“ Knochenfragment.
Zu **(C):** Es sind keine Zeichen der Frakturheilung (knöcherne Durchbauung, Kallus) zu erkennen.
Zu **(E):** Bei einer **pathologischen Fraktur** handelt es sich um eine Fraktur ohne adäquates Trauma bei einem pathologisch veränderten Knochen (Zysten, Metastasen, Osteoporose etc.). Hierfür gibt es auf dem Röntgenbild keinen Anhalt.

F92

Frage 31.176: Lösung E

Zu **(E):** Die Ruptur des **Lig. talofibulare anterius** ist eine häufige Bandverletzung im Bereich des oberen Sprunggelenks. Als Unfallmechanismus ist das **Supinationstrauma** typisch. Oft ist zusätzlich das Lig. fibulocalcaneare mitbetroffen.
Zu **(A):** Ein Abriss der Sehne des M. tibialis anterior führt vor allem zur Einschränkung der Dorsalflexion und Supination des Fußes.
Zu **(C):** Eine Ruptur des Lig. talofibulare posterius kommt u.a. bei schweren Supinationstraumen vor. Es kann dadurch ein hinteres Schubladenphänomen im oberen Sprunggelenk ausgelöst werden.
Zu **(D):** Bei einer Ruptur des Lig. mediale (Lig. deltoideum) kommt es zu einer medialen Aufklappbarkeit.

F01

Frage 31.177: Lösung E

Gehaltene Röntgenaufnahmen werden bei Verdacht auf Bänderverletzungen vor allem im Bereich des **oberen Sprunggelenks** angefertigt. Der Unterschenkel wird mit Hilfe einer Spannvorrichtung fixiert und ein seitlicher Druck auf den Fuß ausgeübt. Hierdurch lässt sich der Grad der „Aufklappbarkeit“ des Gelenks bestimmen, wodurch Rückschlüsse auf das Ausmaß der Bandverletzung möglich sind.

F90

Frage 31.178: Lösung B

Fersenbeinfrakturen entstehen meist durch axiale Stauchung (Sturz aus großer Höhe). Gradmesser für die Schwere der Deformität ist der **Tubergelenkwinkel** (normal ca. 30°), der bei Kompressionstrümmerfrakturen negativ sein kann. Abrissfrakturen kommen ebenfalls vor (z.B. knöcherner Achillessehnenabriss = **Entenschnabelbruch**).
Therapie: Entenschnabelfraktur wird operativ refixiert.
Kompressionstrümmerfrakturen werden meistens konservativ behandelt (funktionell unter 12-wöchiger Entlastung mit Gehapparat), da eine Wiederherstellung der Gelenkfläche nicht möglich ist. Bei Trümmerfrakturen entsteht häufig ein **posttraumatischer Plattfuß**. Therapieresistente Schmerzen erfordern eine **subtalare Arthrodese**.

H01 F97

Frage 31.179: Lösung E

Zu **(E):** Bei einer **Kalkaneusfraktur** kann es durch Abflachung des Tubergelenkwinkels zu einem **posttraumatischen Plattfuß** kommen. Ein **Hackenfuß** kann als Folge einer unbehandelten Achillessehnenruptur auftreten.
Zu **(A):** Die häufigsten Unfallursachen sind Stürze aus großer Höhe sowie Verkehrsunfälle. Hierbei wird die gesamte Energie im Sinne eines **axialen Stauchungstraumas** über den Talus auf den Kalkaneus übertragen.
Zu **(B):** Die Klinik ist gekennzeichnet durch Fersenbeindruckschmerz, Schwellung, Hämatom und Deformierung des Rückfußes.
Zu **(C):** Nach den Nativröntgenaufnahmen mit Sprunggelenk in 2 Ebenen (anterior-posterior und seitlich) sowie Kalkaneus axial wird gerade bei intraartikulären Frakturen zur Op-Planung zusätzlich ein **CT des Rückfußes** angefertigt.
Zu **(D):** Bei einem knöchernen Abriss der Achillessehne am Kalkaneus wird das Fragment durch den Muskelzug nach proximal gezogen und der Frakturspalt wird wie ein **Entenschnabel** aufgeklappt. Dies ist in der seitlichen Röntgenaufnahme nachweisbar.

H01 F96 F88

Frage 31.180: Lösung E

Zu **(E):** Die **Plantarflexion** ist beim liegenden Patienten noch möglich, da die **Sehne des M. plantaris**, die ebenfalls am Kalkaneus ansetzt, typischerweise noch intakt ist.
Die **Ruptur der Achillessehne** betrifft meist Männer im 4. Dezennium. Es liegen fast immer **degenerative Vorschäden** vor (C). Die Ruptur geschieht meist bei **sportlicher Betätigung** (A), v.a. bei **schnellen Antritten (= indirektes Trauma** (B)**)** z.B. beim Squash oder Badminton. Ein direktes Trauma durch eine Schnittverletzung oder einen Schlag ist selten.
Die Patienten beschreiben einen peitschenartigen Schmerz mit nachfolgendem aufgehobenen Zehenspitzenstand auf der betroffenen Seite. Klinisch findet sich eine **tastbare Delle im Sehnenverlauf** (D).

H91

Frage 31.181: Lösung D

Nach Rupturen der Achillessehne ist ein Sportverbot für ca. 3 Monate erforderlich.

F98

Frage 31.182: Lösung E

Die Röntgenaufnahme zeigt eine vermehrte Sklerosierung im Bereich des distalen 2. Mittelfußknochens mit periostaler Verkalkung (Kallusbildung). Da es sich um einen Jogger handelt, ist die Diagnose einer **Ermüdungsfraktur** nahe liegend. Ursache ist eine chronische Überbeanspruchung des gesunden Knochens mit Mikrotraumen. Typisch ist die sog. **Marschfraktur** des 2. oder 3. Mittelfußknochens.
Zu **(A):** Ein Frakturspalt (Aufhellungslinie) als Kriterium für eine frische Fraktur ist nicht zu erkennen. Die Kallusbildung ist Zeichen einer älteren Fraktur.
Zu **(B):** Ein **Tumor** kommt grundsätzlich differenzialdiagnostisch in Betracht, ist jedoch aufgrund der Lokalisation (Hauptlokalisation beim Osteosarkom sind die Metaphysen langer Röhrenknochen) und der homogenen Sklerosierung eher unwahrscheinlich.
Zu **(C):** Die **Osteomyelitis** zeigt je nach Form inhomogene Sklerosierungen. Destruktionen der Kompakta, vergröberte Strukturen etc.
Zu **(D):** Die **Osteonekrose** *M. Köhler I* ist am **Os naviculare pedis** lokalisiert. Beim *M. Köhler II* ist meist das **Metatarsalköpfchen II** befallen. Anfangs sind subchondrale Aufhellungen zu erkennen, später fleckige Verdichtungen mit Abflachung und Fragmentation.

Examen
Herbst 2002

32 Fragen Examen Herbst 2002

Kapitel 1

H02

Ordnen Sie den in Abbildung Nr. 160 des Bildanhangs bezeichneten Strukturen (Liste 1) die richtigen Begriffe (Liste 2) zu!

Liste 1

32.1 Struktur 1

32.2 Struktur 2

32.3 Struktur 3

32.4 Struktur 4

32.5 Struktur 5

Liste 2

(A) Radix linguae
(B) Recessus piriformis
(C) Epiglottis
(D) Ösophagusmund
(E) Choana

Kapitel 3

H02

32.6 Eine perioperative Antibiotika-Prophylaxe wird in erster Linie durchgeführt zur/zum

(A) Verhinderung einer postoperativen Pneumonie
(B) Senkung der Wundinfektionsrate
(C) Reduktion hygienischer Maßnahmen
(D) Schutz für notwendige Katheter
(E) Vermeiden von postoperativen Harnwegsinfekten

Kapitel 4

H02

32.7 Bei welchem der folgenden Eingriffe wird in der Regel nicht resorbierbares Nahtmaterial eingesetzt?

(A) Gastroenterostomie
(B) Darmanastomose
(C) Gefäßnaht an der Aorta
(D) Subkutannaht
(E) Gallenwegsanastomose

Kapitel 7

H02

32.8 Was wird unter SIRS verstanden?

(A) ein anderer Ausdruck für Sepsis
(B) ein Multiorganversagen nach Polytrauma und großen chirurgischen Eingriffen
(C) eine „Ganzkörperentzündungsreaktion" auch ohne Nachweis einer Infektion
(D) eine schwere Sepsis durch MRSA (Methicillin-resistenter Staphylococcus aureus)
(E) das Syndrom des toxischen Schocks

H02 !

Ordnen Sie jeder Infektion in Liste 1 den typischen Befund bzw. eine typische Komplikation aus Liste 2 zu!

Liste 1

32.9 Aktinomykose

32.10 Rabies

32.11 Tetanus

Liste 2

(A) Hydrophobie
(B) Trismus
(C) thorakales Aortenaneurysma
(D) Drusen
(E) Senkungsabszess in der Leiste

32.1 (E) 32.2 (A) 32.3 (B) 32.4 (C) 32.5 (D) 32.6 (B) 32.7 (C) 32.8 (C) 32.9 (D) 32.10 (A) 32.11 (B)

H02 !

32.12 Eine V-Phlegmone an der Hand breitet sich im Regelfall aus

(A) nur in den radialen palmaren Sehnenscheiden
(B) nur in den karpalen Synovialsäcken
(C) als kombinierte Daumen-Kleinfinger-Sehnenscheidenphlegmone
(D) zwischen 2. und 3. Finger
(E) zwischen 2. und 4. Finger

H02 !

32.13 Bei einer 24-jährigen Patientin, die über seit 3 Tagen bestehendes Fieber klagt, findet sich im Nackenbereich die abgebildete Veränderung (siehe Abbildung Nr. 161 des Bildanhangs). Es ist ein Diabetes mellitus bekannt.

Welche der folgenden therapeutischen Maßnahmen ist am ehesten indiziert?

(A) feuchte Verbände
(B) Rotlicht
(C) Gabe von Antibiotika, bis eine Fluktuation auftritt, dann Inzision
(D) Stichinzision, zusätzlich Penicillin G
(E) Exzision des nekrotischen Gewebes

Kapitel 11

H02 !

32.14 Eine 30-jährige Frau klagt nach körperlicher Belastung über akut aufgetretene schwere Nackenhinterhauptkopfschmerzen. Sie erbricht in Ihrer Praxis und zeigt einen deutlichen Meningismus.

Das CT in Abbildung Nr. 162 des Bildanhangs ergibt folgenden Befund:

(A) Raum forderndes subdurales Hämatom
(B) Subarachnoidalblutung mit Ausfüllen der Zisternen
(C) keine Auffälligkeiten
(D) diffuse Entmarkungsherde
(E) akutes Raum forderndes epidurales Hämatom

H02 !

32.15 Ein 40-jähriger Patient klagt seit zwei Jahren über in der Intensität wechselnde, insgesamt zunehmende Kopfschmerzen. Bei der körperlichen Untersuchung finden sich leichte Gefühlsstörungen und eine Kraftminderung auf der linken Körperseite.

Die T1-gewichteten MRT-Bilder des Gehirns zeigen die Abbildungen Nr. 163 und Nr. 164 des Bildanhangs.

Welche Diagnose ist am wahrscheinlichsten?

(A) Glioblastom
(B) epidurales Hämatom
(C) Infarkt im Versorgungsgebiet der A. cerebri media
(D) Konvexitätsmeningeom
(E) Hirnabszess

H02 !

In der nachfolgenden Abbildung sind Schmerzausstrahlungen in den Fuß (1 – 2) bei Nervenwurzel-Kompressionen schematisch dargestellt.

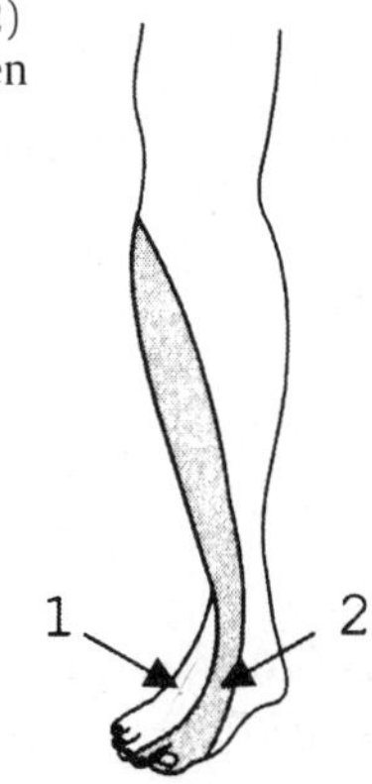

Ordnen Sie den dargestellten Schmerzausstrahlungen (Liste 1) die jeweils zugehörige Lokalisation der Nervenwurzelkompression (Liste 2) zu!

Liste 1

32.16 Schmerzausstrahlung 1

32.17 Schmerzausstrahlung 2

Liste 2

(A) Kompression der Nervenwurzel L2
(B) Kompression der Nervenwurzel L3
(C) Kompression der Nervenwurzel L4
(D) Kompression der Nervenwurzel L5
(E) Kompression der Nervenwurzel S1

32.12 (C) 32.13 (E) 32.14 (B) 32.15 (D) 32.16 (E) 32.17 (D)

H02

32.18 Ein Mann hat bei der Arbeit eine tiefe Schnittverletzung auf der Beugeseite des distalen Unterarmes mit Nervenverletzung erlitten.

Welcher der von Ihnen erhobenen Befunde spricht **am wenigsten** für eine Verletzung des N. ulnaris?

(A) Ausfall der Musculi interossei
(B) Sensibilitätsstörungen im Ring- und Kleinfingerbereich
(C) Ausfall des Caput profundum des M. flexor pollicis brevis
(D) Ausfall des M. adductor pollicis
(E) Ausfall des M. opponens pollicis

Kapitel 12

H02 !!

32.19 Welches der genannten Symptome trifft für einen geschlossenen Spannungspneumothorax **am wenigsten** zu?

(A) Dyspnoe
(B) Mediastinalflattern
(C) Einflussstauung
(D) Schock
(E) Zyanose

Kapitel 14

H02

32.20 Welches der folgenden Symptome wird **am wenigsten** bei einem Aneurysma der Aorta descendens (Abschnitt 3) beobachtet?

(A) Rückenschmerzen
(B) Horner-Symptomenkomplex
(C) anfallsweises Blasswerden einzelner Finger
(D) Heiserkeit
(E) Stridor

H02 !!

32.21 Zu den typischen Symptomen beim akuten arteriellen Extremitätengefäßverschluss (6 „P" nach Pratt) gehört **nicht**:

(A) Pain (Schmerz)
(B) Paleness (Blässe)
(C) Pulselessness (Pulslosigkeit)
(D) Protrusion (Vorwölbung)
(E) Paralysis (Bewegungsunfähigkeit)

H02

32.22 Bei einem Leriche-Syndrom handelt es sich um eine(n)

(A) subakute bis chronische Panaortitis
(B) akute Thrombose der V. axillaris oder der V. subclavia
(C) besondere Form eines Bauchaortenaneurysmas
(D) Aortenbifurkationsverschluss
(E) Thrombose der tiefen Bein- und Beckenvenen

H02

32.23 Ein 51-jähriger Patient klagt seit zwei Tagen über eine zunehmende Anschwellung und livide Verfärbung der rechten Hand und des rechten Armes verbunden mit Schwächegefühl. Die Angiographie (siehe Abbildung Nr. 165 des Bildanhangs) klärt die Diagnose.

Es handelt sich am ehesten um:

(A) einen zentralen Verschluss der A. subclavia
(B) eine Phlegmasia coerulea dolens
(C) eine spontane AV-Fistel
(D) ein Subclavian-Steal-Syndrom
(E) ein Paget-von-Schroetter-Syndrom

Kapitel 16

H02 !

32.24 Welche der genannten Aussagen trifft für laterale Halszysten und Halsfisteln **nicht** zu?

(A) Sie stellen ein Relikt des Ductus thyreoglossus dar.
(B) Die Behandlung erfolgt, wenn indiziert, operativ.
(C) Eine Fistelöffnung liegt am Vorderrand des M. sternocleidomastoideus.
(D) Der Fistelgang zieht durch die Karotisgabel.
(E) Maligne Entartung im Erwachsenenalter ist möglich.

32.18 (E) 32.19 (B) 32.20 (C) 32.21 (D) 32.22 (D) 32.23 (E) 32.24 (A)

Kapitel 17

H02

32.25 Welcher der folgenden Befunde im Mammogramm einer 49-jährigen Frau gilt am ehesten als krebsverdächtig?

(A) Verdickung der Haut
(B) runde solide Struktur
(C) vermehrte Gefäßzeichnungen
(D) zystische Strukturen
(E) gruppierte Mikroverkalkungen

Kapitel 18

H02 !!

32.26 Das Zenker-Divertikel entwickelt sich meistens nach

(A) ventral
(B) endoluminal
(C) dorsal
(D) rechts
(E) links

H02 !

32.27 Bei der Achalasie des Ösophagus findet sich

(A) ein Überschuss an sympathischen Ganglienzellen
(B) eine Degeneration intramuraler Ganglienzellen
(C) eine geordnete propulsive Peristaltik
(D) eine gestörte schluckreflektorische Erschlaffung des oberen Ösophagussphinkters
(E) ein Spasmus der Sphinktermuskulatur

H02

32.28 Welches diagnostische Verfahren gibt präoperativ die Infiltrationstiefe des Ösophaguskarzinoms am zuverlässigsten wieder?

(A) Sonographie des Abdomens
(B) Ösophagoskopie
(C) Positronenemissionstomographie (PET)
(D) Endosonographie
(E) Bronchoskopie

H02 !!

32.29 Bei einer 82-jährigen Frau, die nach dem Essen oft ein Druckgefühl in der Herzgegend verspürte, ergab die Röntgenuntersuchung des Magens den in den Abbildungen Nr. 166 und Nr. 167 des Bildanhangs gezeigten Befund.

Es handelt sich am ehesten um:

(A) Brachyösophagus
(B) Hiatushernie
(C) epiphrenisches Ösophagusdivertikel
(D) großes Magengeschwür
(E) ausgedehntes Korpuskarzinom

Kapitel 19

H02

32.30 Unter einer Relaxatio diaphragmatica versteht man

(A) die physiologische Entspannung der Zwerchfellmuskulatur bei der Exspiration
(B) eine bestimmte Form der Zwerchfellhernie (zentrale Hernie)
(C) die Erschlaffung einer Zwerchfellhälfte mit Zwerchfellhochstand
(D) eine Vergrößerung des Centrum tendineum zu Lasten der muskulären Zwerchfellanteile
(E) eine Verlagerung des Zwerchfells infolge ausgeprägter Hepatomegalie

Kapitel 20

H02

32.31 Welche Aussage zur Magensaftsekretion trifft **nicht** zu?

(A) Der Intrinsic-Faktor wird von den Belegzellen sezerniert.
(B) Die Menge der Säureproduktion korreliert mit der Belegzellzahl.
(C) Gallensäuren bewirken eine Sekretionssteigerung von Gastrin.
(D) Sekretin wirkt hemmend auf die Säuresekretion.
(E) Durch den sensorischen Nahrungskontakt erfolgt in der gastralen Phase eine Vagusreizung mit Stimulation der C-Zellen und Freisetzung von Gastrin.

32.25 (E) 32.26 (***) 32.27 (B) 32.28 (D) 32.29 (B) 32.30 (C) 32.31 (E)

Kapitel 21

H02 !

32.32 Ein 62-jähriger Patient klagt über postprandiale Schmerzen im Abdomen, Gewichtsverlust infolge Angst vor Schmerzen nach der Nahrungsaufnahme.

Welche der genannten Diagnosen kommt am ehesten in Betracht?

(A) Embolie der A. mesenterica superior
(B) retroperitoneale Fibrose (M. Ormond)
(C) Colitis ulcerosa
(D) chronische Durchblutungsstörung (Angina intestinalis)
(E) thrombotischer Verschluss der A. mesenterica inferior

H02 !!

32.33 Eine 28-jährige Patientin klagt über krampfartige Schmerzen im Abdomen. Palpatorisch ist eine Resistenz im rechten Unterbauch mit lokalen Peritonismus festzustellen. Es besteht eine Eisenmangelanämie. Auf Befragen gibt die Patientin an, sie habe in der letzten Zeit erheblich an Gewicht verloren.

Welche Diagnose ist unter Berücksichtigung des beigefügten Röntgenbildes (siehe Abbildung Nr. 168 des Bildanhangs) am ehesten wahrscheinlich?

(A) stielgedrehte Geschwulst des rechten Ovars
(B) chronische Appendizitis
(C) M. Crohn
(D) entzündetes Meckel-Divertikel
(E) Karzinom des Dickdarms

H02 !

32.34 Ein 24-jähriger Mann, blass und sehr schlank, wird mit hohen Temperaturen bis 39 °C und einer diffusen, z.T. krampfartigen abdominellen Schmerzsymptomatik, die sich auf den rechten Unterbauch konzentriert, stationär aufgenommen. Anamnestisch finden sich Durchfälle und Gewichtsabnahme. Auf Abbildung Nr. 169 des Bildanhangs erkennen Sie einen großen, überwärmten, schmerzhaften und z.T. fluktuierenden Tumor, der im rechten Unterbauch bis zur Leiste reicht. Im Blutbild findet sich eine Anämie.

Dieser Befund passt am ehesten zu folgendem Krankheitsbild:

(A) Aktinomykose
(B) Pyelonephritis
(C) M. Crohn
(D) Leistenabszess venerischer Genese
(E) infiziertes Atherom

Kapitel 22

H02 !

32.35 Bei einem 80-jährigen rüstigen Patienten liegt ein kleines Karzinom im mittleren Bereich des Sigmas vor, das die Darmpassage nicht behindert. Eine Metastasierung ist nicht nachweisbar.

Welche der genannten Maßnahmen ist am ehesten angezeigt?

(A) Röntgenbestrahlung (10 Gy)
(B) doppelläufige Kolostomie am Colon transversum
(C) Chemotherapie mit Methotrexat
(D) Sigmaresektion
(E) Hemikolektomie rechts

32.32 (D) 32.33 (C) 32.34 (C) 32.35 (D)

H02

Ordnen Sie den in Liste 1 aufgeführten Grading- und Staging-Bezeichnungen für Kolonkarzinome die am ehesten zutreffende Beschreibung aus Liste 2 zu!

Liste 1

32.36 G2

32.37 T4

Liste 2

(A) mäßig differenziert
(B) weitgehend entdifferenziert
(C) Tumor hat die Muscularis mucosae erreicht
(D) Tumor hat die Subserosa erreicht
(E) Tumor ist in Nachbarorgane eingebrochen

Kapitel 23

H02 !

32.38 Bei der abgebildeten Veränderung (siehe Abbildung Nr. 170 des Bildanhangs) handelt es sich am ehesten um:

(A) Hämorrhoiden III. Grades
(B) Analkarzinom
(C) Rektumprolaps
(D) inkarzerierte Hämorrhoiden
(E) Scheidenprolaps

H02 !

32.39 Was ist die häufigste Ursache für einen perianalen Abszess?

(A) Zustand nach Enteritis
(B) Entzündung der Proktodealdrüsen
(C) M. Crohn
(D) entzündete Hämorrhoiden
(E) Colitis ulcerosa

Kapitel 24

Folgende Angaben beziehen sich auf die Aufgaben Nr. 32.40, Nr. 32.41 und Nr. 32.42.

Ein 58-jähriger Patient hat seit dem Vortag krampfartige Schmerzen im gesamten Abdomen, anhaltende Übelkeit und zweimaliges Erbrechen. Der letzte Stuhlgang am Abend zuvor war unauffällig. Vor 30 Jahren war eine Appendektomie erfolgt. Bei der klinischen Untersuchung finden sich ein geblähtes Abdomen, diffuse Druckschmerzhaftigkeit vor allem im Mittelbauch und eine verstärkte Peristaltik. Eine Resistenz ist nicht zu tasten.

H02 !

32.40 Welche Diagnose ist aufgrund der Anamnese und des in Abbildung Nr. 171 des Bildanhangs dargestellten Befundes am wahrscheinlichsten?

(A) paralytischer Ileus
(B) Sigmadivertikulitis
(C) mechanischer Ileus
(D) perforiertes Magenulkus
(E) stenosierender Kolontumor

H02 !

32.41 Unter Berücksichtigung von geschilderter Anamnese, Symptomatik, klinischem Untersuchungsbefund und Röntgenbild ist als Nächstes präoperativ indiziert:

(A) Legen einer Magensonde und Infusionstherapie
(B) CT-Abdomen
(C) Therapie mit einem Spasmolytikum
(D) orale Gabe eines Parasympathomimetikums
(E) Angiographie der Mesenterialgefäße

H02 !

32.42 Welche Ursache für das akute Abdomen ist am wahrscheinlichsten?

(A) Bridenileus
(B) Dickdarmileus
(C) Mesenterialgefäßverschluss
(D) Gallensteinileus
(E) Sigmakarzinom

32.36 (A) 32.37 (E) 32.38 (C) 32.39 (B) 32.40 (C) 32.41 (A) 32.42 (A)

Kapitel 26

H02 !

32.43 Das bevorzugte Verfahren zum elektiven Eingriff bei einem symptomatischen Gallenblasensteinleiden ist die

(A) Cholezystotomie
(B) orale Litholyse
(C) laparoskopische Cholezystektomie
(D) offene Cholezystektomie
(E) extrakorporale Stoßwellenlithotripsie (ESWL)

H02 !

32.44 Der auf den Röntgenbildern einer 55-jährigen Patientin erkennbare Befund (siehe Abbildung Nr. 172 des Bildanhangs) spricht am ehesten für:

(A) Papillitis stenosans
(B) Choledochussteine
(C) Choledochuskarzinom
(D) Papillenkarzinom
(E) Blutkoagel (Hämobilie)

Kapitel 27

H02 !

32.45 Als Folge bzw. Komplikation einer akuten Pankreatitis findet/finden sich **am wenigsten** wahrscheinlich:

(A) peptische Ulzera
(B) Milzvenenthrombose
(C) Nekrosenbildung
(D) gastrointestinale Blutung
(E) Pseudozysten

Kapitel 28

H02 !

32.46 Welcher der genannten Befunde gehört **nicht** zur klinischen Symptomatik des primären Hyperaldosteronismus?

(A) erhöhter Blutdruck
(B) Striae rubrae distensae
(C) Kopfschmerzen
(D) Muskelschwäche
(E) Polydipsie

Kapitel 30

H02 !!

32.47 Welche Aussage zu Schenkelhernien trifft **nicht** zu?

(A) Sie treten überwiegend jenseits des 50. Lebensjahres auf.
(B) Bei Frauen kommen sie häufiger vor als bei Männern.
(C) Sie unterkreuzen das Leistenband medial der V. femoralis.
(D) Sie können in der Fossa ovalis in Erscheinung treten.
(E) Eine Inkarzeration ist selten ($< 10\%$).

Kapitel 31

H02 !

32.48 Als Verbundosteosynthese bezeichnet man die Kombination von

(A) Knochenzement mit Metallimplantaten
(B) Osteosynthese mit Spongiosaplastik
(C) Osteosynthese und Gipsverband
(D) mehreren Metallimplantaten an einem Knochen
(E) gelenkübergreifenden Metallimplantaten

H02 !

32.49 Welche Aussage zur Sudeck-Dystrophie trifft **nicht** zu?

Sie

(A) steht in Zusammenhang mit einer Durchblutungsstörung des Knochens
(B) wird wahrscheinlich durch eine neurovaskuläre Fehlregulation ausgelöst
(C) wird durch wiederholte Repositionsmanöver begünstigt
(D) tritt häufig bei Kindern auf
(E) führt im klinischen Stadium III zur Atrophie der betroffenen Strukturen

32.43 (C) 32.44 (B) 32.45 (A) 32.46 (B) 32.47 (E) 32.48 (A) 32.49 (D)

H02 **!**

32.50 Bei der Luxatio subcoracoidea ist der Humeruskopf disloziert nach

(A) vorne
(B) hinten
(C) kranial
(D) lateral
(E) unten in die Achselhöhle

H02

32.51 Ein 60-jähriger Landwirt bemerkt bei der Arbeit einen kurzen stechenden Schmerz in der rechten Schulter, arbeitet jedoch weiter. Am Folgetag fällt ihm bei geringen Beschwerden eine Vorwölbung am distalen Oberarm auf (siehe Abbildungen Nr. 173 und Nr. 174 des Bildanhangs).

Welche Aussage trifft **nicht** zu?

(A) Es liegt eine Ruptur der kurzen Bizepssehne vor.
(B) Der Kraftverlust bei Beugung im Ellenbogengelenk ist gering.
(C) Die Ruptur kann sonographisch nachgewiesen werden.
(D) Die Therapie kann konservativ durchgeführt werden.
(E) Die Ruptur kann sich auf dem Boden einer Sehnendegeneration ereignen.

H02

32.52 Komplette geschlossene Unterarmschaftfrakturen bei Erwachsenen werden in der Regel stabilisiert mittels

(A) Fixatur externe
(B) Plattenosteosynthese
(C) Zuggurtung
(D) Kirschner-Drahtspickung
(E) Verriegelungsnagel

H02

32.53 Der Lachman-Test wird durchgeführt zur Überprüfung

(A) der vorderen Stabilität des Schultergelenkes
(B) des Innenmeniskus
(C) des vorderen Kreuzbandes im Kniegelenk
(D) der vorderen Stabilität des Kniegelenkes in 90° Beugung
(E) der hinteren Stabilität des Schultergelenkes

H02 **!!**

32.54 Ein 45-jähriger Mann erleidet im Rahmen eines Verkehrsunfalls eine dislozierte mediale Schenkelhalsfraktur vom Typ Pauwels III.

Die Therapie der Wahl ist eine

(A) hüftkopferhaltende Operation durch Osteosynthese
(B) funktionelle Behandlung
(C) Hüftgelenkstotalendoprothese
(D) Hüftkopfprothese
(E) bipolare Prothese

H02 **!**

32.55 Ein $1^1/_2$-jähriges Kind wird mit einer geschlossenen Oberschenkelfraktur rechts in Schaftmitte aufgenommen.

Welche der folgenden Behandlungsformen ist am ehesten indiziert?

(A) Drahtextension
(B) Plattenosteosynthese
(C) Heftpflasterextensionsverband
(D) Marknagel
(E) Oberschenkelliegegips

H02 **!**

32.56 Welche der genannten Verletzungskombinationen des Kniegelenkes führt zur antero-medialen Instabilität („unhappy triad“)?

Verletzungen folgender Strukturen:

(A) mediales Seitenband, Kapselbänder und hinteres Kreuzband
(B) mediales Seitenband, vorderes Kreuzband und medialer Meniskus
(C) laterales Seitenband, vorderes Kreuzband und lateraler Meniskus
(D) laterales Seitenband, hinteres Kreuzband und Kapselbänder
(E) mediales Seitenband, vorderes und hinteres Kreuzband

32.50 (A) 32.51 (A) 32.52 (B) 32.53 (C) 32.54 (A) 32.55 (C) 32.56 (B)

H02

32.57 Ein Drachenflieger erleidet bei der Landung eine Kniegelenksluxation. Bei Klinikaufnahme wird die Luxation klinisch und röntgenologisch nachgewiesen. Durchblutung, Sensibilität und Motorik der Zehen sind vor und nach der erfolgreichen Reposition sowie der Anlage eines Oberschenkelliegegipses intakt. Mehrere Stunden nach der Klinikaufnahme klagt der Patient über heftige Schmerzen in der verletzten Extremität und über ein Kältegefühl des Fußes.

Für welche Komplikation spricht diese Symptomatik am ehesten?

(A) Thrombose der V. poplitea
(B) Entwicklung eines Kniegelenksergusses
(C) akute Meniskuseinklemmung
(D) arterielle Durchblutungsstörung
(E) hämatombedingte Kompression des N. peronaeus

H02

32.58 Um welches der genannten Krankheitsbilder handelt es sich am wahrscheinlichsten bei den in Abbildung Nr. 175 des Bildanhangs dargestellten Veränderungen der Tibia?

(A) osteolytischer Knochentumor
(B) aseptische Knochennekrose
(C) M. Paget
(D) hypotrophe (atrophe) Pseudarthrose
(E) hypertrophe Pseudarthrose

H02

32.59 Nach einem Pkw-Unfall mit u.a. Unterschenkelschaftfraktur links zeigt sich bei 90° Beugung beider Kniegelenke das in Abbildung Nr. 176 des Bildanhangs dargestellte klinische Bild 2 Wochen nach der Osteosynthese.

Welche Verdachtsdiagnose ergibt der „klinische Blick"?

(A) kein Hinweis auf eine Kniegelenksverletzung
(B) Ruptur des vorderen Kreuzbandes rechts
(C) Ruptur der dorsalen Kniegelenkskapsel und des hinteren Kreuzbandes links
(D) postthrombotisches Syndrom links
(E) Patellafraktur rechts

H02 **!!**

32.60 Welcher Verletzungsmechanismus ist für die Fraktur Typ A nach Weber des oberen Sprunggelenkes typisch?

(A) Pronations-Eversionstrauma
(B) axiales Stauchungstrauma
(C) Supinationstrauma
(D) Hyperextensionstrauma
(E) Hyperflexionstrauma

32.57 (D) 32.58 (D) 32.59 (C) 32.60 (C)

32 Kommentare Examen Herbst 2002

Kapitel 1

H02

Frage 32.1: Lösung E

Die Abbildung zeigt die Innenansicht der **Pharynxhöhle** von dorsal. Die Nr. 1 entspricht der linken **Choana**, der hinteren Nasenöffnung. Sie ist durch das sichtbare Septum nasi (Vomer) von der rechten Choana getrennt.

H02

Frage 32.2: Lösung A

Die Nr. 2 kennzeichnet die **Radix linguae** (Zungenwurzel), die als hinterer Zungenteil mit Kehldeckel (Epiglottis) und Zungenbein (Os hyoideum) verbunden ist.

H02

Frage 32.3: Lösung B

Die Struktur 3 entspricht dem **Recessus piriformis** rechts, einer tiefen Ausbuchtung des unteren Schlundes, getrennt durch die Plica aryepiglottica und Schildknorpelplatte von dem linken Recessus.

H02

Frage 32.4: Lösung C

Bei der mit 4 gekennzeichneten anatomischen Struktur handelt es sich um die **Epiglottis**, die hinter der Zungenwurzel (2) beim Schluckakt den Kehlkopfeingang abdeckt.

H02

Frage 32.5: Lösung D

Mit der Nr. 5 ist der **Ösophagusmund** abgebildet. Es handelt sich um die 1. physiologische Ösophagusenge, gebildet aus Ringknorpelplatte und M. constrictor pharyngis inferior.

Kapitel 3

H02

Frage 32.6: Lösung B

Bei Operationen mit erhöhtem Infektionsrisiko hat sich die **perioperative Antibiotika-Prophylaxe** zur Senkung der Wundinfektionsrate etabliert.
Zu **(A):** Eine **postoperative Pneumonie** wird verhindert durch angemessene Beatmungstherapie, frühzeitige Mobilisation mit Atemgymnastik etc.
Zu **(C):** Zur Prävention von Infektionen gelten primär die Regeln der **Asepsis** und **Antisepsis**.
Zu **(D)** und **(E):** Eine Antibiotika-Prophylaxe gegen **Katheterinfektionen** ist unmöglich, da eine Besiedelung mit Mikroorganismen nicht verhindert werden kann. Strikte Beachtung der Sterilitätsregeln sowie Hygienemaßnahmen sind selbstverständlich.

Kapitel 4

H02

Frage 32.7: Lösung C

Gefäßnähte werden in der Regel mit **nicht resorbierbaren**, atraumatischen, monofilen Fäden durchgeführt. Bei Kindern werden jedoch für zirkuläre Gefäßnähte (z. B. Resektion einer Isthmusstenose) oft **resorbierbare**, monofile Fäden verwendet, um ein Mitwachsen der Gefäßanastomosen zu gewährleisten.

Kapitel 7

H02

Frage 32.8: Lösung C

SIRS (**S**ystemic **i**nflammatory **r**esponse **s**yndrome) bezeichnet ein Syndrom der systemischen entzündlichen Antwort des Körpers auf unterschiedliche Schädigungen auch ohne Nachweis einer Infektion. Vorkommen z. B. bei nekrotisierender Pankreatitis, schweren Weichteilverletzungen, Blutungen, Verbrennungen und Operationen mit Herz-Lungen-Maschine. Bei einer **Sepsis** (A) und (D) handelt es sich um eine systemische, inflammatorische Antwort des Organismus auf eine **Infektion** durch Bakterien (meistens), Viren, Pilze oder Parasiten.

H02 !

Frage 32.9: Lösung D

Bei den **Drusen** handelt es sich um Vegetationsformen, die aus Fäden bestehen. Sie sind histologisch bei der **Aktinomykose** nachweisbar. Die **Aktinomykose** ist eine seltene, in der Regel lokal begrenzte chronische Infektionskrankheit, die durch Aktinomyzeten (anaerobe Bakterien) hervorgerufen wird. Es handelt sich um eine endogene Infektion vor allem durch dentogene und tonsilläre Entzündungen.
Klinisches Bild: In 60 – 70% der Fälle liegt eine zervikofaziale Infektion vor. Im Vordergrund steht eine bretthartе Schwellung mit bläulich-livider Hautverfärbung. Später kommt es zur eitrigen Einschmelzung und Fistelbildung.
Therapie: Hochdosierte Gabe von Penicillin. Später meist Abszess- und Fistelspaltung notwendig.

H02 !

Frage 32.10: Lösung A

Tollwut (Rabies, Lyssa) wird durch ein neurotropes RNA-**Virus** hervorgerufen. Die Viren werden vor allem durch den Biss eines tollwütigen Tieres (Hund, Katze, Fuchs etc.) auf den Menschen übertragen. Es besteht eine Affinität der Viren zum ZNS. Die Ausbreitung erfolgt über endoneuronale Lymphbahnen in die graue Substanz des Gehirns (Myeloenzephalitis). Typisches Symptom ist die **Hydrophobie** (Wasserscheu).

H02 !

Frage 32.11: Lösung B

Beim **Trismus** handelt es sich um einen tonischen Krampf der Kaumuskulatur mit **Kiefersperre** (erste Krämpfe beim **Tetanus**).
Zu **(C):** Ein **thorakales Aortenaneurysma** war in früheren Zeiten häufig Folge einer Mesaortitis im Stadium III der **Lues** (Syphilis).
Zu **(E):** Ein **Senkungsabszess** (entlang des M. psoas) in der Leiste kommt insbesondere bei einer **Tuberkulose** vor.

H02 !

Frage 32.12: Lösung C

Bei der **V-Phlegmone** handelt es sich um eine Sonderform der **Hohlhandphlegmone** mit Entzündung der Sehnenscheide des 1. und 5. Fingers. Sie entsteht durch Einschmelzung der radialen und ulnaren Trennwand zwischen beiden Sehnenscheidenbeuteln. Es kann auch eine offene Verbindung zwischen radialem und ulnarem Sehnenscheidensack vorbestehen.

H02 !

Frage 32.13: Lösung E

Die Abbildung zeigt eine hochrote Schwellung mit zentraler Nekrose. Es handelt sich um ein **Karbunkel**, das aus konfluierenden Furunkeln mit epifaszialer Nekrosebildung besteht. Furunkel sind meist durch Staphylococcus aureus verursachte eitrige Infektion eines Haarfollikels. Gehäuftes Auftreten bei Diabetikern im Nacken- und Rückenbereich. Therapeutisch kommt bei Karbunkeln nur die breite Eröffnung mit Exzision der Nekroseherde bis auf die Faszie in Betracht.
Zu **(A)**, **(B)** und **(D)**: **Furunkel** können zunächst konservativ mit Rotlicht und feuchten antiseptischen Verbänden behandelt werden. Bei Einschmelzung Inzision. Antibiotika sind außer im Gesichtsbereich gewöhnlich nicht erforderlich. **Kein Ausdrücken**, wegen Gefahr der Erregerverschleppung!
Zu **(C):** Oberlippen-, Wangen- und Nasenfurunkel müssen zunächst streng konservativ (Kau- und Sprechverbot) und mit Antibiotika behandelt werden. Gefahr des Übergreifens auf die V. angularis zum Sinus cavernosus **(Sinusthrombose)** mit folgender **Meningitis**. **Keine Inzision, kein Ausdrükken!** Erst nach Abgrenzung und Einschmelzung kann die zentrale Nekrose mit der Pinzette entfernt werden.

Kapitel 11

H02 !

Frage 32.14: Lösung B

Ein plötzlich einsetzender Nacken-Hinterhauptschmerz ist typisch für eine **Subarachnoidalblutung**, die fast immer durch Ruptur eines basalen Aneurysmas entsteht. In der Computertomographie ist die **Einblutung in die Zisternen** als Ausfüllung zu erkennen und damit die Diagnose gesichert. Nach angiographischer Darstellung besteht eine Operationsindikation. Aufgrund unbefriedigender Ergebnisse bei Spätoperationen im symptomfreien Intervall (8 – 14 Tage oder noch später) wird zunehmend die **Frühoperation** innerhalb der ersten 72 Stunden durchgeführt. Im vorliegenden Fall deuten Erbrechen und Meningismus auf eine beginnende Hirndrucksteigerung hin, so dass eine **Sofortoperation** indiziert ist.

H02 !

Frage 32.15: Lösung D

Die MRT-Abbildungen zeigen eine signalintensive (**hyperintense**), ausgedehnte Raumforderung im Bereich der Konvexität mit deutlicher Verlagerung der Mittellinie und Kompression des rechten Seitenventrikels. Typisch für ein **Meningeom** ist die homogene, glattrandige Struktur. Auch die relativ lange Anamnese mit zunehmenden Kopfschmerzen und Lokalsymptomen deuten auf ein Meningeom hin.

Zu **(A):** Das **Glioblastom** zeigt oft verschiedene Dichtequalitäten nebeneinander und ein ausgeprägtes perifokales Ödem. Im T1-Bild der MRT ist der Tumor signalarm. Das Glioblastom zeigt eine ringförmige Anreicherung von Kontrastmittel.

Zu **(B):** Ein **epidurales Hämatom** entsteht nahezu ausschließlich durch eine Verletzung der A. meningea media, so dass die Anamnese meistens kurz ist. Das Leitsymptom ist die Bewusstseinstrübung und zunehmende Hirndruckzeichen. Im CT (diagnostische Methode der Wahl) kommt es zu einem **hyperdensen** Areal. Ältere epidurale Hämatome können sich auch **isodens** oder **hypodens** darstellen.

Zu **(C):** Ein **Hirninfarkt** ist ein akutes Ereignis. Entsprechend dem Versorgungsgebiet der A. cerebri media zeigt das T1-Bild der MRT eine verminderte Signalintensität **(hypointens)**. Das T2-Bild ist durch eine signalintensive Läsion gekennzeichnet.

Zu **(E):** Bei einem **Hirnabszess** handelt es sich um eine eitrige intrazerebrale Gewebseinschmelzung, die keine Gefäßversorgung aufweist. Anamnestisch liegen Hinweise auf eine Lokal- oder Allgemeininfektion vor. Die Symptomatik ist rasch progredient: Fieber mit Kopfschmerzen, Erbrechen, Herd- und Hirndruckzeichen. Im CT zeigt sich ein **hypodenses Areal** mit randständiger bzw. ringförmiger Kontrastmittelanreicherung. In der MRT stellt sich der **Hirnabszess** als **hypointens** (T1) dar.

H02 **!**

Frage 32.16: Lösung E

Eine **Nervenwurzel-Kompression** entsteht hauptsächlich durch einen Bandscheibenvorfall **(Prolaps)** bzw. durch eine Vorwölbung **(Protrusio)**. Am häufigsten sind die Segmente L5/S1 betroffen. Bei Kompression der **Nervenwurzel S1** bestehen Schmerzen und Sensibilitätsausfälle in folgendem **Dermatom**: Hinterseite von Ober- und Unterschenkel zum Außenknöchel und Fußrand, Kleinzehenbereich und laterale Fußsohle.

H02 **!**

Frage 32.17: Lösung D

Bei Kompression der **Nervenwurzel L5** ist folgendes Dermatom betroffen: Oberschenkel bis laterales Kniegelenk, entlang der Schienbeinkante über den Fußrücken zur dorsalen Großzehe und folgende Zehe.

Zu **(A):** Eine Kompression der Nervenwurzel **L2** führt zu Schmerzen und Sensibilitätsausfällen an der proximalen Innenseite des Oberschenkels und zirkulär über die oberen Beckenanteile zum Rücken.

Zu **(B):** Kompression der **Nervenwurzel L3**: Trochanter major über den vorderen Oberschenkel nach medial bis zum lateralen Knie.

Zu **(C):** Kompression der **Nervenwurzel L4**: Von der Hüfte über den lateralen Oberschenkel zum medialen Knöchel.

H02

Frage 32.18: Lösung E

Der M. opponens pollicis wird vom **N. medianus** versorgt.

Kapitel 12

H02 **!!**

Frage 32.19: Lösung B

Mediastinalflattern bzw. -pendeln kommt beim **offenen Pneumothorax** vor, z.B. infolge einer penetrierenden Thoraxverletzung. Der geschlossene **Spannungspneumothorax** entsteht durch Einstrom von Luft in den Pleuraraum während der Inspiration, die bei der Expiration nicht mehr entweichen kann. Es kommt zur lebensbedrohlichen **Mediastinalverschiebung** zur gesunden Seite mit Behinderung des venösen Rückstroms und zunehmender Hypoxie wegen Lungenkompression. Dyspnoe, Zyanose und Tachykardie sind die Hauptsymptome. **Therapie:** sofortige Thoraxdrainage, im Notfall Entlastungspunktion mit dicker Kanüle (möglichst mit eingeschnittenem Gummifingerling) im 2. oder 3. ICR der Medioklavikularlinie.

Kapitel 14

H02

Frage 32.20: Lösung C

Eine intermittierende Ischämie der Peripherie kommt vor allem beim **dissezierten Aneurysma** der thorakalen Aorta vor.

Zu **(B):** Das **Horner-Syndrom** kommt durch Druck auf den N. sympathicus zustande.

Zu **(D):** **Heiserkeit** entsteht durch Druck auf den N. recurrens.

Zu **(E):** Der **Stridor** kommt durch Kompression der Trachea zustande.

H02 !!

Frage 32.21: Lösung D

Bei der **peripheren arteriellen Embolie** ist das führende Leitsymptom ein *peitschenartiger Extremitätenschmerz*. Die komplette Ischämie zeigt sich durch die sog. 6 P's:

- Pain: Schmerz
- Paleness: Blässe
- Paraesthesia: Gefühlsstörungen
- Pulselessness: Pulsverlust
- Paralysis: Bewegungsverlust
- Prostration: Schock, Erschöpfung

H02

Frage 32.22: Lösung D

Unter einem **Leriche-Syndrom** versteht man einen totalen Verschluß der distalen Aorta abdominalis im Bereich der Bifurkation mit Verschluß der Aa. iliacae communes. Entstehung gewöhnlich infolge Thrombose bei chronisch arterieller Verschlusskrankheit. Im Vordergrund stehen klammerartige Schmerzen in der Beckenmuskulatur mit Ausstrahlung in die Oberschenkel und Impotenz.

H02

Frage 32.23: Lösung E

Die Phlebographie zeigt eine fast vollständige Kontrastmittelaussparung im Bereich der V. axillaris rechts als Ausdruck einer Thrombosierung und einen weiter proximal gelegenen Kontrastmittelabbruch. Hand- und Armschwellung mit livider Verfärbung sowie Schwächegefühl sind Zeichen einer Thrombose der V. axillaris oder V. subclavia **(Paget-von-Schroetter-Syndrom)**. Die Thrombose entsteht häufig nach anstrengenden Armbewegungen (Tennisspiel, Kegeln) oder einer venösen Einflusstörung **(Thoracic-inlet-Syndrom)**.
Therapie: konservativ (Hochlagerung, Heparinisierung), bei ausgeprägter Symptomatik Thrombolyse.
Zu **(A):** Ein **arterieller Verschluss** führt zu akuten Schmerzen mit Kälte, Blässe, Sensibilitätsstörungen und Pulsverlust.
Zu **(B):** Bei der **Phlegmasia coerulea dolens** handelt es sich um eine schlagartig einsetzende Thrombosierung des gesamten Venensystems eines **Beines**. Infolge der massiven Schwellung steigt der Venendruck so stark an, dass es zu einer sekundären Blockierung des arteriellen Zustroms kommt. Die Haut ist **kalt** und livide verfärbt. Es besteht eine hohe Amputationsrate. Nur die frühzeitige venöse und arterielle **Thrombektomie** kann die schlechte Prognose verbessern.
Zu **(C): Spontane arteriovenöse Fisteln** sind im Bereich der oberen Extremität selten. Bei entsprechender Größe kann es akut zu einer raschen Verlagerung des Blutes in das venöse System mit Schocksymptomatik kommen.
Zu **(D):** Beim **Subclavian-steal-Syndrom** kommt es aufgrund eines zentralen Subklaviaverschlusses oder Stenose (proximal vom Abgang der A. vertebralis) zu einer Strömungsumkehr in der A. vertebralis zugunsten der gleichseitigen A. axillaris. In 70% der Fälle ist die linke Seite betroffen.
Symptome: Schwindel, Sehstörungen, Ataxie, Blutdruck- und Temperaturdifferenz. Die Symptome treten insbesondere bei Gebrauch des betroffenen Arms auf.

Kapitel 16

H02 !

Frage 32.24: Lösung A

Mediane Halszysten und **Halsfisteln** sind Relikte des Ductus thyreoglossus, sie verlaufen durch das Zungenbein und können unter der Zunge münden. **Laterale Halszysten** und **Halsfisteln** bilden sich aus der 2. Kiemenspalte.

Kapitel 17

H02

Frage 32.25: Lösung E

Krebsverdächtig sind vor allem **Mikroverkalkungen** von der Größe der Milchgänge, wie sie im Lumen duktaler Karzinome vorkommen. Weitere Zeichen eines **Mammakarzinoms** sind: **Kernschatten**, der bei einem fibrosierenden Karzinom besonders ausgeprägt ist und eine dichte, unregelmäßig begrenzte Verschattung aufweist. **Spikulae** sind strahlige Ausläufer um den Kernschatten herum.

Kapitel 18

H02 !!

Frage 32.26: Lösung *** Diese Frage wurde aus der Wertung genommen.

Die Frage wurde aus der Wertung genommen, da sich **Zenker-Divertikel** meistens nach **links** (E) paravertebral und **dorsal** (C) entwickeln. Es sind Pseudodivertikel, da sich nur die Mukosa und Submukosa aufgrund einer Wandschwäche ausstülpen. Dysphagie und Regurgitation unverdauter Speisen sind typische Symptome.

H02 !

Frage 32.27: Lösung B

Bei der **Achalasie** findet sich eine Degeneration des **Plexus myentericus Auerbach** der glatten Muskulatur des Ösophagus. Es kommt zur **ungeordneten** propulsiven Peristaltik der Ösophagusmuskulatur (C) und zu einer Öffnungslähmung des **unteren** Ösophagussphinkters (D). Es liegt kein Spasmus vor (E). Leitsymptom ist die Dysphagie mit retrosternalen Schmerzen. Regurgitationen-besonders nachts- sind häufig. Durch die oft lange bestehende Stase der Nahrung in der Speiseröhre kommt es zur **Ösophagitis** mit Erosionen, Ulzerationen und Dysplasien des Epithels. Die **Achalasie** ist deshalb mit einem erhöhten **Karzinomrisiko** verbunden.

H02

Frage 32.28: Lösung D

Durch die **Endosonographie** können sowohl die intra- und extramurale Tumorausdehnung sowie die paraösophagealen Lymphknoten beurteilt werden.
Zu **(A):** Die **Sonographie** des Abdomens und die **Computertomographie** dient dem Nachweis von Fernmetastasen.
Zu **(B):** Die **Ösophagoskopie** ist diagnostische Methode der Wahl bei Tumorverdacht.
Zu **(E):** Besteht der Verdacht auf eine Infiltration des Tracheobronchialsystems ist die Durchführung einer **Bronchoskopie** indiziert.

H02 !!

Frage 32.29: Lösung B

Auf den Röntgenaufnahmen ist eine Verlagerung eines Großteils des Magens nach intrathorakal (oberhalb des Zwerchfells) zu erkennen. Es handelt sich um den typischen Befund einer **Hiatushernie**.
Zu **(A):** Bei einem **Brachyösophagus** handelt es sich um eine Verkürzung der Speiseröhre mit allen Wandschichten. Hierdurch kommt es zur Verlagerung des gastroösophagealen Überganges von intraabdominell nach intrathorakal (ohne Magenanteile) mit Ausbildung einer **Kardiainsuffizienz**. Am häufigsten ist der **sekundäre** oder **erworbene Brachyösophagus**, meist im Rahmen rezidivierender **Refluxösophagitiden**. Der **primäre (endogene) Brachyösophagus** (Barrett-Ösophagus) ist durch eine normal lange Speiseröhre gekennzeichnet. In ihr finden sich metaplastisch in Drüsenepithel veränderte Schleimhautinseln. Die Diagnose wird endoskopisch gestellt.
Zu **(C): Epiphrenische Ösophagusdivertikel** sind seltene Pseudodivertikel, die sich im distalen Ösophagus als Kontrastmittelausstülpung darstellen.
Zu **(D):** Das typische **Magenulkus** zeigt ein **Kontrastmitteldepot** im Bereich des Ulkusgrundes.
Zu **(E):** Ein ausgedehntes **Magenkorpuskarzinom** weist in der Regel eine Verdrängung mit **Kontrastmittelaussparung** auf. **Randwallbildungen** kommen ebenfalls vor. Häufig sind auch Kontrastmittelnischen als Ausdruck der Ulzeration.

Kapitel 19

H02

Frage 32.30: Lösung C

Die **Relaxatio diaphragmatica** kommt angeboren als Defektmissbildung oder erworben z.B. infolge einer Phrenikusschädigung vor. Eine Raffung des Zwerchfells ist selten indiziert, zu 50% bleibt die Relaxation asymptomatisch. Die Differentialdiagnose zur Zwerchfellruptur ist oftmals schwierig, da auch bei der Relaxatio eine Mediastinalverdrängung mit einer Ausfüllung der Pleurahöhle resultieren kann.

Kapitel 20

H02

Frage 32.31: Lösung E

In der **gastralen Phase** kommt es durch den chemischen, mechanischen und thermischen Nahrungskontakt mit der antralen Schleimhaut zur **Gastrinfreisetzung**. Dies führt wiederum zur Stimulation von **Belegzellen** mit Steigerung der Säureproduktion. In der **zephalen Phase** führt der sensorische Nahrungskontakt (Sehen, Riechen, Schmecken) über eine Stimulation des Zwischenhirns zum **Vagusreiz** mit konsekutiver Stimulation der Belegzellen und **G**-Zellen. Diese löst mit einer Latenzzeit von ca. 5 Minuten eine Freisetzung von Wasserstoffionen und Gastrin aus.

Kapitel 21

H02 !

Frage 32.32: Lösung D

Postprandiale Schmerzen im Abdomen, Gewichtsabnahme und Scheu vor großen Mahlzeiten sind typische Zeichen der **Angina intestinalis**. Die Symptomatik entsteht aufgrund des postprandial erhöhten Blutbedarfs. Über dem Oberbauch sind gewöhnlich Stenosegeräusche auskultierbar. Die sichere Diagnose kann durch die Aortographie mit selektiver Darstellung der Viszeralarterien (Truncus

H02 !

Frage 32.41: Lösung A

Der Magen-Darmtrakt muss zunächst durch Legen einer Magensonde entlastet werden. Durch eine präoperative Infusionstherapie wird der Flüssigkeits- und Elektrolythaushalt ausgeglichen.

H02 !

Frage 32.42: Lösung A

Aufgrund der Voroperation (Appendektomie vor 30 Jahren) ist ein **Bridenileus** als Ursache des akuten Abdomens am wahrscheinlichsten.
Siehe Lerntext „Mechanischer Ileus" XXIV.2.

Kapitel 26

H02 !

Frage 32.43: Lösung C

Die **laparoskopische Cholezystektomie** ist heute Therapie der Wahl bei den meisten Patienten mit symptomatischem Gallenblasensteinleiden. Hierzu wird nach Erzeugung eines Pneumoperitoneums, unter Sicht eines Laparoskops sowie mit Hilfe verschiedener laparoskopischer Instrumente die Gallenblase entfernt. Vorteil des Verfahrens ist vor allem die deutlich geringere Belastung des Patienten mit folglich kürzerer Rekonvaleszenz und kürzerem Krankenhausaufenthalt. Ausgedehnte entzündliche Erkrankungen sind mit einer deutlich höheren Komplikationsrate bzw. höheren Umsteigerate zur Laparotomie verbunden. Es bestehen deshalb folgende absolute **Kontraindikationen**: gangränöse Cholezystitis, Gallenblasenperforation, Mirizzi-Syndrom, Gallenblasen- oder Gallengangskarzinom, Pankreatitis, narbige Verhältnisse im Bereich des Lig. hepatoduodenale, dekompensierte Herzinsuffizienz, Schockzustand und schwere chronisch obstruktive Lungenerkrankung. Das Gallenblasenempyem ist eine relative Kontraindikation.
Zu **(A):** Bei einer **Cholezystostomie** wird eine äußere Gallenfistel durch Einnähen der eröffneten Gallenblase in die Bauchwand angelegt. Wird heute praktisch nicht mehr angewandt. Allenfalls als Notoperation z.B. bei schwerem Gallenblasenempyem.
Zu **(B):** Nur **reine Cholesterinsteine** geringer Größe können durch orale Gabe von **Chenodesoxycholsäure** und **Ursodesoxycholsäure** medikamentös aufgelöst werden. Die Behandlung dauert länger als 1 Jahr, ist kostenintensiv und weist eine Erfolgsrate von 60–70% auf. Die Rezidivrate beträgt 40–60% nach 5 Jahren. Nicht selten treten Nebenwirkungen auf (Anstieg von LDL-Cholesterin, SGOT, SGPT etc.). Die Methode wird deshalb selten angewandt (z.B. bei Kontraindikation einer Operation).
Zu **(D):** Liegen Kontraindikationen zur laparoskopischen Cholezystektomie vor, besteht die Indikation zur **konventionellen Cholezystektomie**.
Zu **(E):** Die **Stoßwellenlithotripsie** kommt ebenfalls nur bei reinen Cholesterinsteinen (meist größere) in Betracht, um anschließend bessere Erfolgsaussichten für eine medikamentöse Steinauflösung zu bekommen.

H02 !

Frage 32.44: Lösung B

Die **Cholangiographie** zeigt runde Kontrastmittelaussparungen im **Ductus hepaticus** mit Gallengangsstauung. In der dargestellten Gallenblase ist bei schlechter Bildqualität ebenfalls eine Kontrastmittelaussparung zu erkennen. Es handelt sich am ehesten um eine **Cholangiolithiasis**.
Zu **(A):** Bei einer entzündlichen **Papillenstenose** sind keine Kontrastmittelaussparungen vorhanden. Nur in 15% der Fälle liegt eine Erweiterung des Gallen- und/oder Pankreasganges vor. Die Diagnose wird durch eine **ERCP** (endoskopisch retrograde Cholangiopankreatikographie) gestellt.
Zu **(C):** Ein **Choledochuskarzinom** führt zu einer erheblichen Stauung der glattwandigen Gallenwege meistens mit Kontrastmittelstopp oder deutlicher Einengung im Tumorbereich.
Zu **(D):** Bei einem **Papillenkarzinom** ist das gesamte Gallengangssystem meist erheblich und homogen gestaut.
Zu **(E):** Eine Blutung in die Gallenwege **(Hämobilie)** entsteht traumatisch oder spontan (Askariden, Schistosomiasis, Echinokokkus etc). Es kommt zur typischen *Trias*: **gastrointestinale Blutung** über die Papille. **Gallenkoliken** und **Verschlußikterus** durch Blutkoagel in den Gallenwegen. Die Diagnose wird durch **Endoskopie** und **selektive Angiographie** gesichert. Die Koagel können zu einer Verlegung von Gallengängen bzw. zu unregelmäßigen Kontrastmittelaussparungen führen.

Kapitel 27

H02 !

Frage 32.45: Lösung A

Peptische Ulzera kommen bei ca. 6–20% der Patienten mit **chronischer Pankreatitis** vor. Eine möglich Ursache könnte der erniedrigte Bicarbonatgehalt des Pankreassekrets sein.

Kapitel 28

H02 !

Frage 32.46: Lösung B

Striae rubrae distensae sind typisch für das **Cushing-Syndrom**.
Das **Conn-Syndrom** (primärer Hyperaldosteronismus) wird durch ein **Adenom** (75%) oder durch eine bilaterale **Nebennierenhyperplasie** (25%) verursacht. Die gesteigerte Aldosteron-Produktion findet in der **Zona glomerulosa** der Nebenniere statt. Es sind vor allem Frauen zwischen 30 und 50 Jahren betroffen. **Hypernatriämie** und **Hypokaliämie** mit Alkalose stehen laborchemisch im Vordergrund. Es kommt zu Kopfschmerzen, Muskelschwäche, Parästhesien, **Hypertonie** und Müdigkeit. Die Hypokaliämie führt zu einer verminderten renalen Sensitivität gegenüber dem antidiuretischen Hormon (ADH) mit daraus folgender **Polyurie** und **Polydipsie**.
Therapie: Beim Adenom unilaterale **Adrenalektomie**. Wichtig ist die präoperative Vorbehandlung mit Aldosteron-Antagonisten (Spironolacton), die auch bei der Hyperplasie das Mittel der Wahl darstellen. Bei Versagen der medikamentösen Therapie oder bei zu starken Nebenwirkungen (Impotenz, Gynäkomastie) wird die beidseitige **Exstirpation** mit **Autotransplantation** von Nebennierenrinden-Gewebe in die Muskulatur des Unterarms empfohlen.

Kapitel 30

H02 !!

Frage 32.47: Lösung E

Bei der **Schenkelhernie (Hernia femoralis)** kommt es wegen der engen Bruchpforte **häufig** zur **Inkarzeration**.

Kapitel 31

H02 !

Frage 32.48: Lösung A

Bei der **Verbundosteosynthese** werden Metallimplantate in Verbindung mit **Knochenzement** eingesetzt. Hauptanwendung: beim pathologisch veränderten Knochen durch Metastasen, massiver Osteoporose, anderen Knochensystemerkrankungen etc.

H02 !

Frage 32.49: Lösung D

Die **Sudeck-Dystrophie** kommt vor allem bei älteren Patienten vor. Es handelt sich um eine posttraumatische Dystrophie, insbesondere des Unterarmes und der Hand. Sie tritt bevorzugt nach gelenknahen Frakturen, wiederholten Repositionsmanövern und zu früher Nachbehandlung ein. Die Ursache ist nicht bekannt, es wird eine neurovaskuläre Fehlregulation (B) vermutet. Es lassen sich folgende Veränderungen beobachten:

- **Stadium I (akute Entzündung):** Stoffwechsel in Weichteilen und Knochen erhöht, teigige Weichteilschwellung, brennende Schmerzen, Überwärmung, livide Verfärbung der Haut. Im Röntgenbild lässt sich eine Rarefizierung der subchondralen Spongiosa erkennen.
- **Stadium II (Dystrophie):** Schmerzen und Schwellung gehen zurück, die Haut wird blass und glänzend, es kommt zur Weichteilschrumpfung. Das Röntgenbild zeigt eine diffuse, fleckige Entkalkung.
- **Stadium III (Atrophie):** Endstadium mit Atrophie von Knochen, Bindegewebe und Muskeln, Kontrakturen der Gelenke, diffuse Osteoporose im Röntgenbild.

Therapie: Eine Rückbildung der Veränderungen ist nur in den Stadien I und II zu erwarten. Im Stadium I wird die betroffene Extremität ruhiggestellt, es werden Antiphlogistika, Steroide, Calcitonin, Sympatholytika und Psychopharmaka verabreicht. Im Stadium II kommen Krankengymnastik und physikalische Maßnahmen zum Einsatz, um die Beweglichkeit zu erhalten.

H02 !

Frage 32.50: Lösung A

Bei der **Schulterverrenkung (Luxation)** handelt es sich um ein indirektes Trauma durch hebelnde Bewegung des Oberarms. Die Luxation nach **vorne** unter den Rabenschnabelfortsatz (**Luxatio subcoracoidea**) ist mit ca. 80% die häufigste Form; es folgen **Luxatio axillaris** nach unten (15%) und **Luxatio infraspinata** nach hinten (5%).
Symptome: Federnd fixierte Zwangshaltung des Armes, leere Gelenkpfanne.
Röntgen: Schultergelenk in 2 Ebenen.
Begleitverletzungen: Riss der Gelenkkapsel, Impressionen des Humeruskopfes, Absprengung des Labrum glenoidale, Schädigung des N. axillaris (Prüfung der Sensibilität!)
Therapie: Sofortige Reposition, schonendste Methode nach **Arlt**: Am sitzenden Patienten bildet die gepolsterte Stuhllehne ein Hypomochlion in der Axilla. Durch Zug am Oberarm kann die Schulter reponiert werden.

Abb.-Nr.	Diagnose
151	Hintere Kniegelenksluxation – Röntgen
152	Patellaluxation
153	Kreuzbandriss – Tomographie
154	Ausgeheilte Tibia- und Fibulafraktur mit Kallusbildung – Röntgen
155/156	Tibiakopfimpressionsfraktur und Fibulaköpfchenfraktur – Röntgen
157	Weber-B-Fraktur – Röntgen
158	Pseudarthrose am Innenknöchel – Röntgen
159	Ermüdungsfraktur (Marschfraktur) des 2. Mittelfußknochens mit Kallusbildung – Röntgen
160	Innenansicht der Pharynxhöhle von dorsal: 1 linke Choana 2 Radix linguae 3 Recessus piriformis rechts 4 Epiglottis 5 Ösophagusmund

Abb.-Nr.	Diagnose
161	Karbunkel
162	Subarachnoidalblutung – CT
163/164	Konvexitätsmeningeom – MRT
165	Paget-von-Schroetter-Syndrom (Thrombose der V. axillaris) – Angiographie
166/167	Hiatushernie – Röntgen
168	M. Crohn mit Stenose in terminalem Ileum – Röntgenkontrast
169	M. Crohn mit Abszess im Bereich des rechten Unterbauches
170	Rektumprolaps
171	mechanischer Ileus – Röntgen
172	Cholangiolithiasis – Cholangiographie
173/174	Ruptur der langen Bizepssehne
175	hypotrophe (atrophe) Pseudarthrose nach Unterschenkelschaftfraktur – Röntgen
176	Ruptur der dorsalen Kniegelenkskapsel und des hinteren Kreuzbandes links (Dorsalverschiebung der proximalen Tibia)

Bildanhang

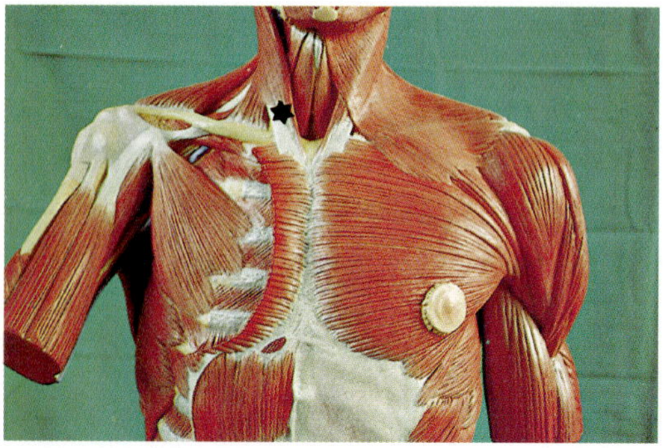

Abb. 1 zu Frage 1.10

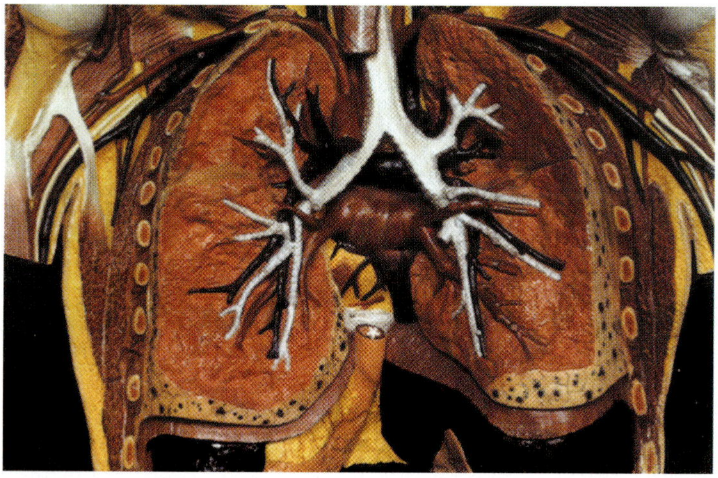

Abb. 2 zu Frage 1.21

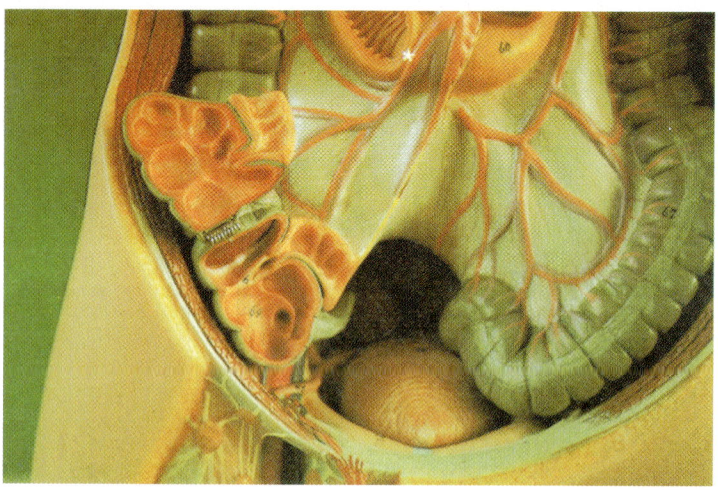

Abb. 3 zu Frage 1.24

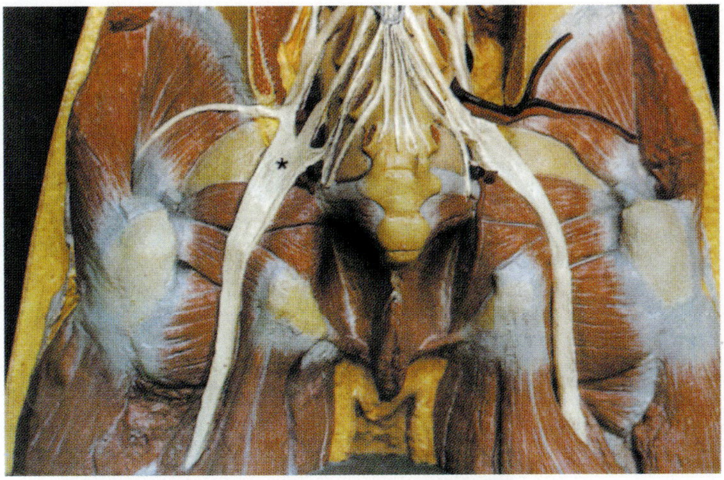

Abb. 4 zu Frage 1.27

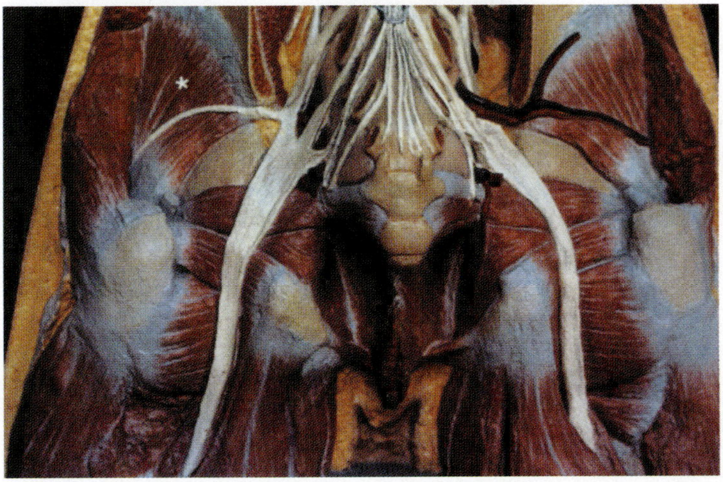

Abb. 5 zu Frage 1.33

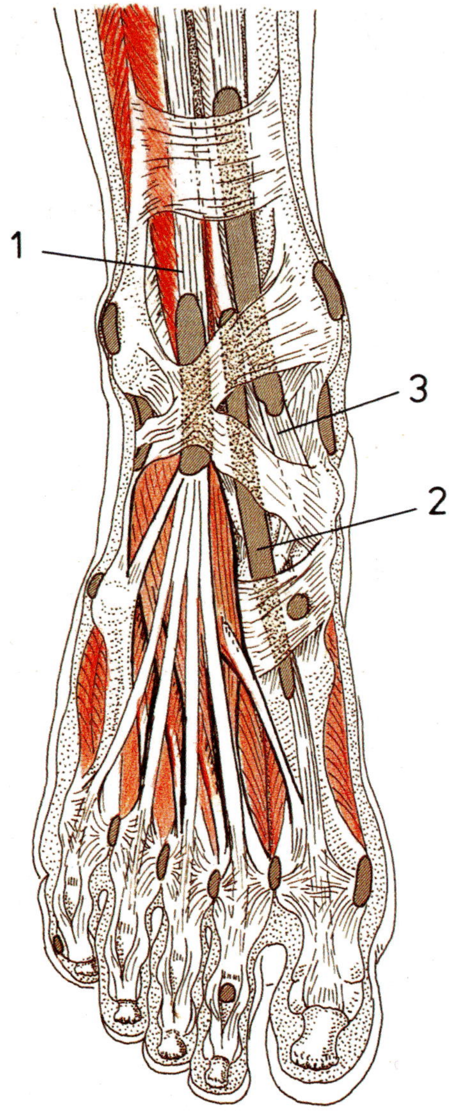

Abb. 6 zu Frage 1.37

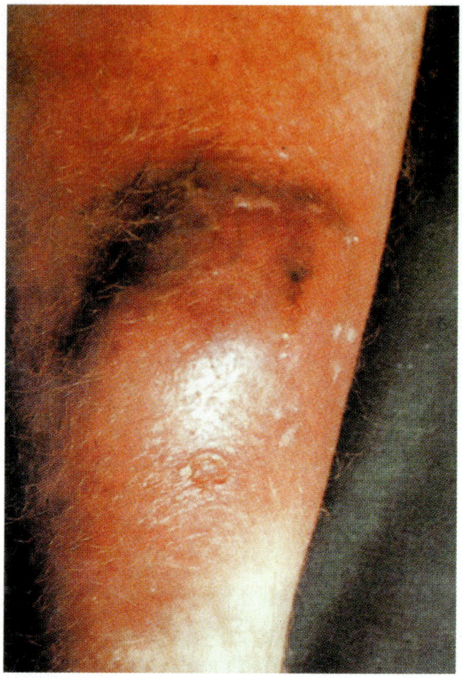

Abb. 7 zu Frage 7.23

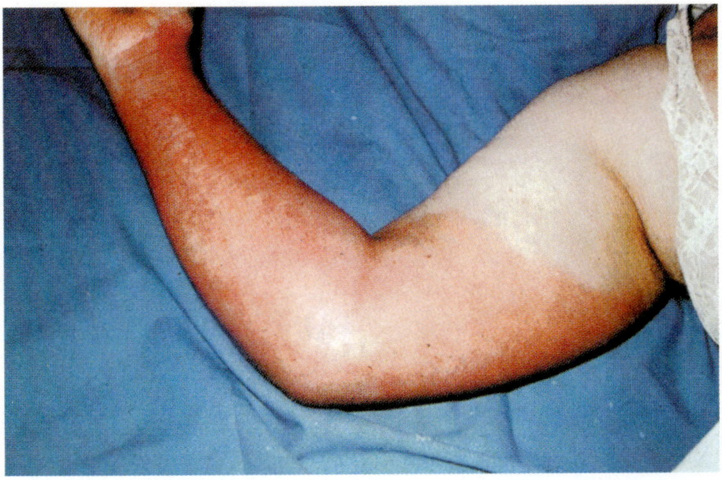

Abb. 8 zu Frage 7.26

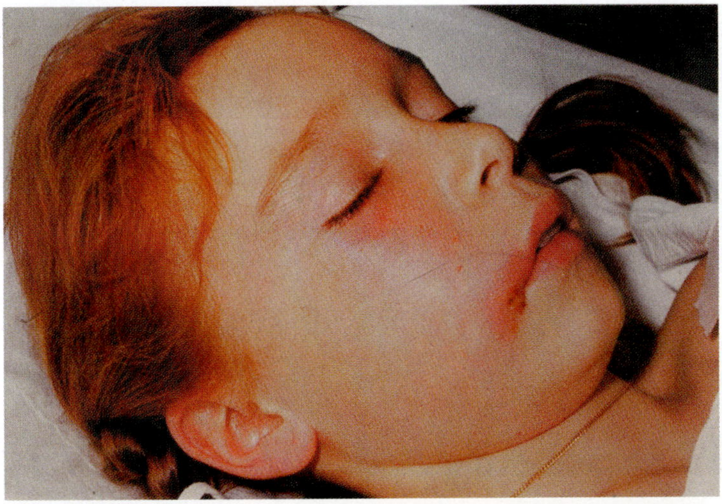

Abb. 9 zu Frage 7.27

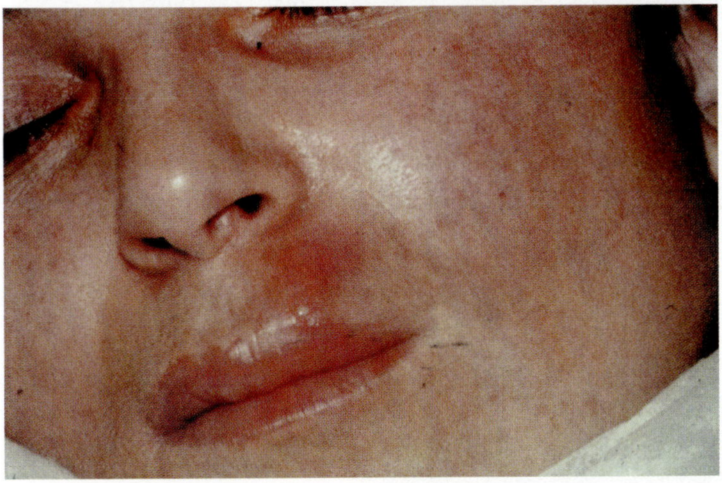

Abb. 10 zu Frage 7.28

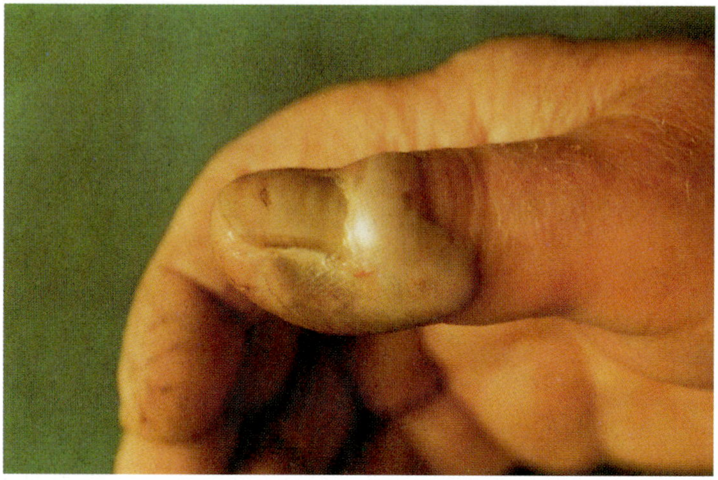

Abb. 11 zu Frage 7.33

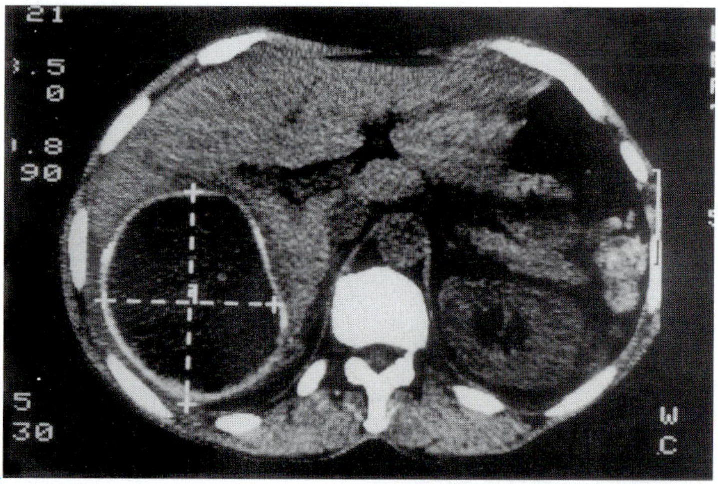

Abb. 12 zu Frage 7.42

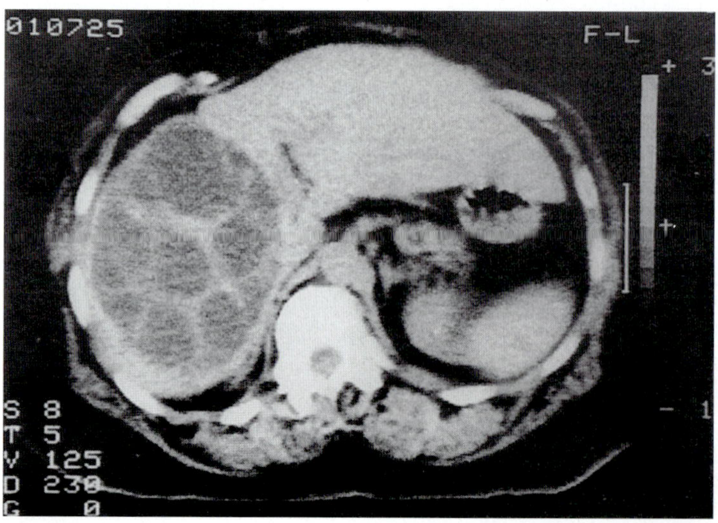

Abb. 13 zu Frage 7.43

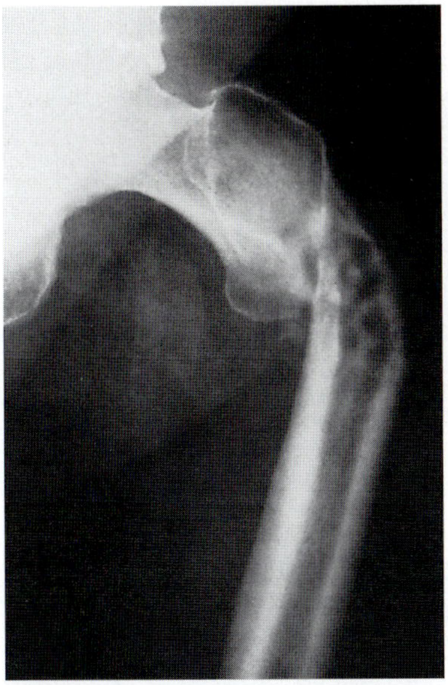

Abb. 14 zu Frage 9.12

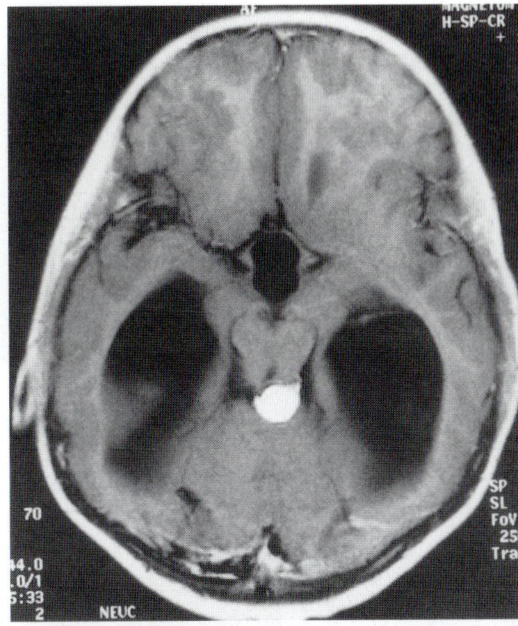

Abb. 15 zu Frage 11.3

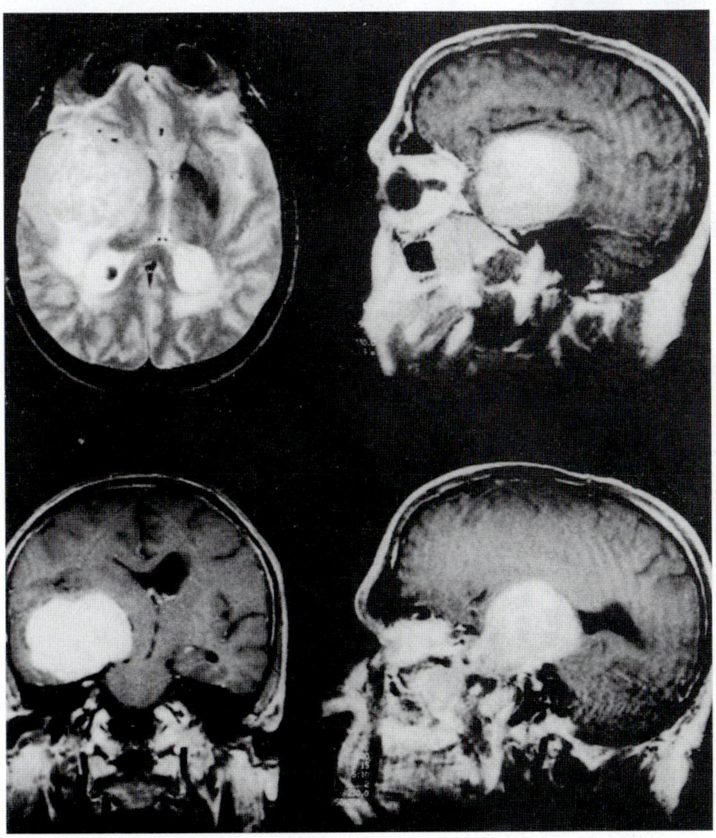

Abb. 16 zu Frage 11.7

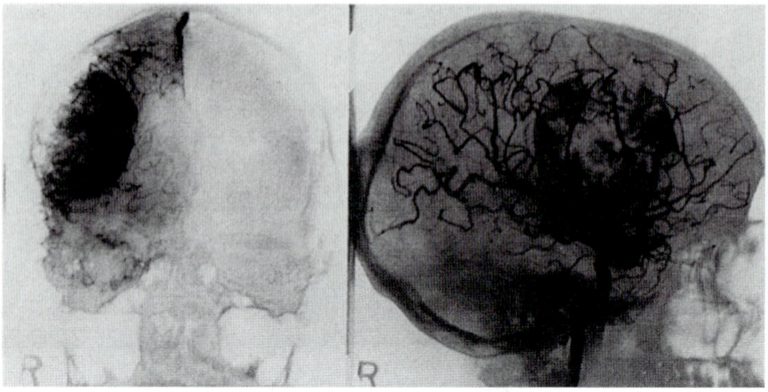

Abb. 17 zu Frage 11.8

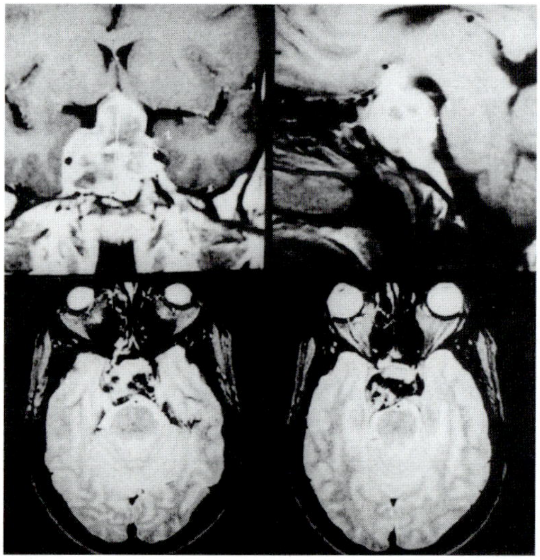

Abb. 18 zu Frage 11.9

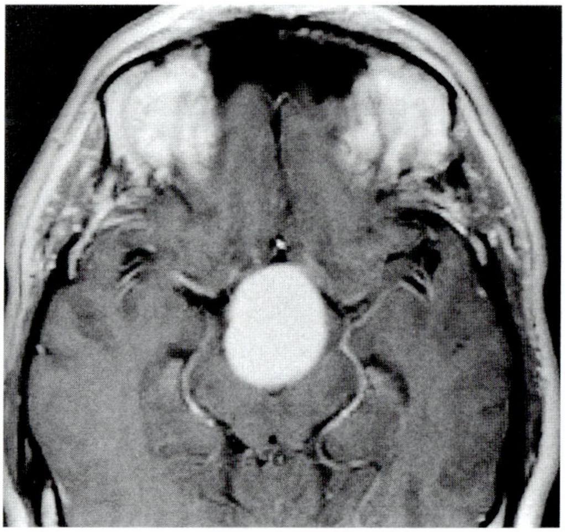

Abb. 19 zu Frage 11.10

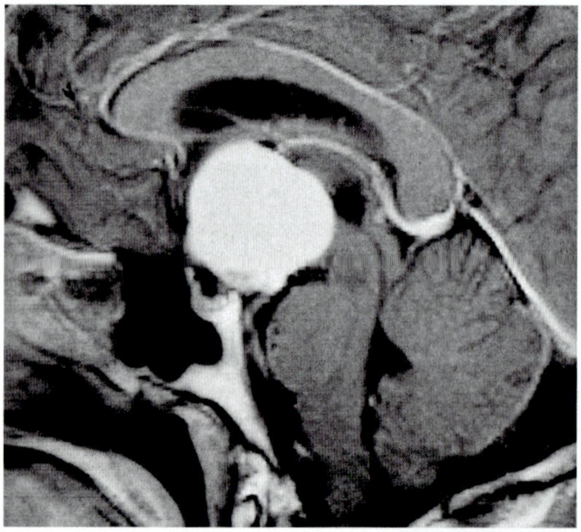

Abb. 20 zu Frage 11.10

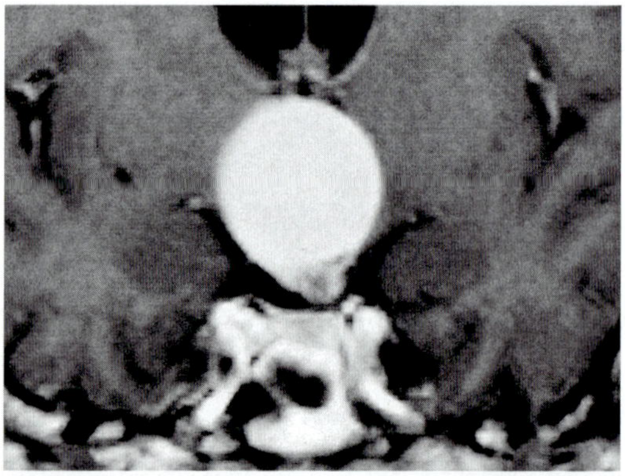

Abb. 21 zu Frage 11.10

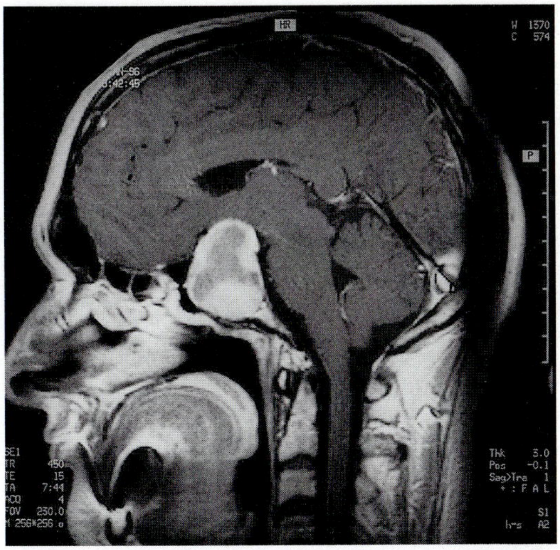

Abb. 22 zu Frage 11.12

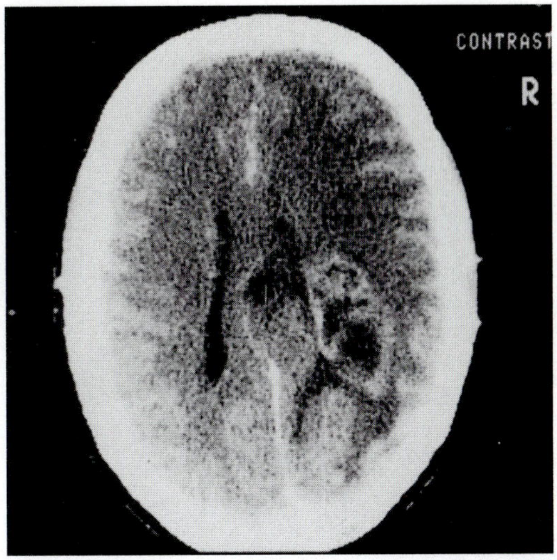

Abb. 23 zu Frage 11.16

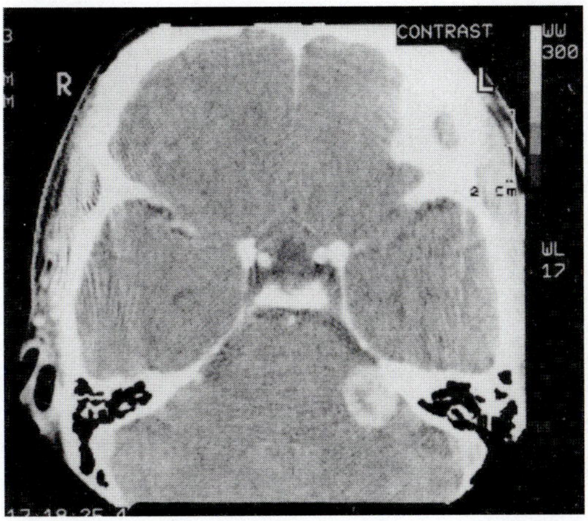

Abb. 24 zu Frage 11.17

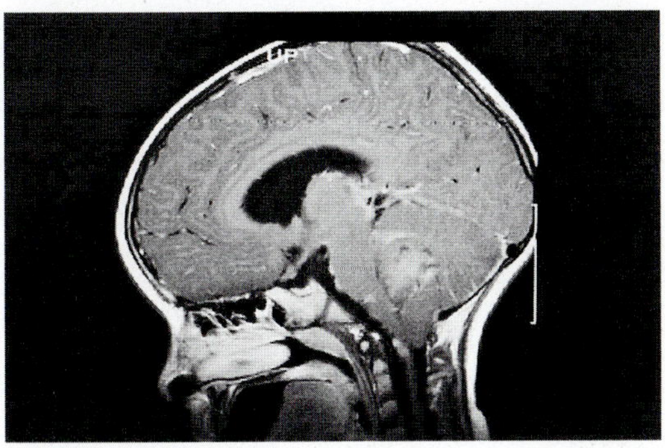

Abb. 25 zu Frage 11.19

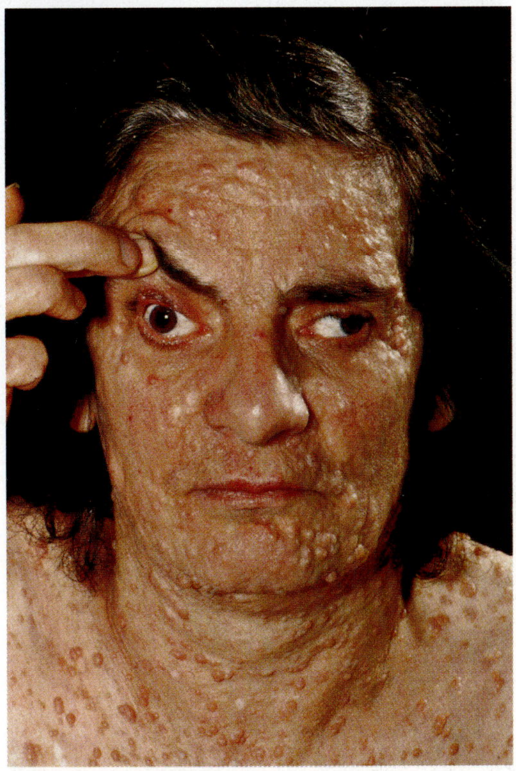

Abb. 26 zu Frage 11.20

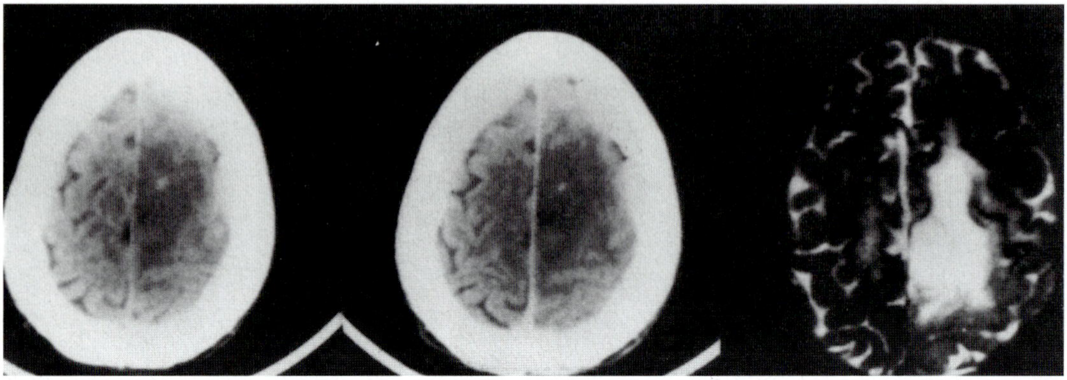

Abb. 27 zu Fragen 11.22 und 11.23

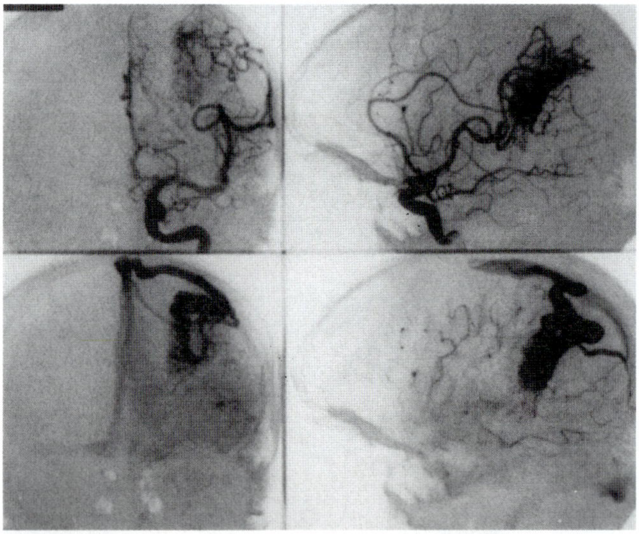

Abb. 28 zu Frage 11.24

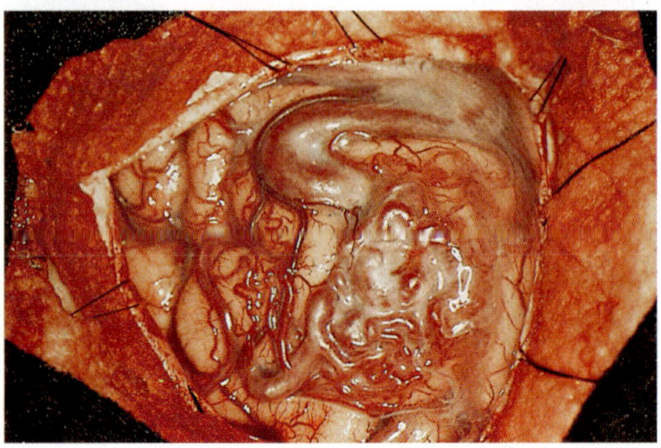

Abb. 29 zu Frage 11.27

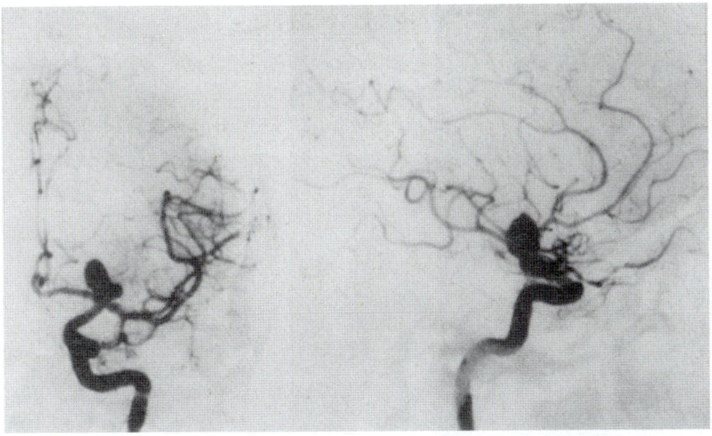

Abb. 30 zu Frage 11.28

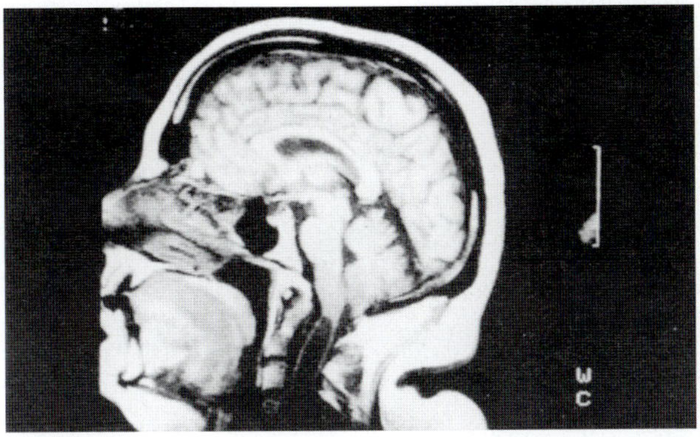

Abb. 31 zu Frage 11.29

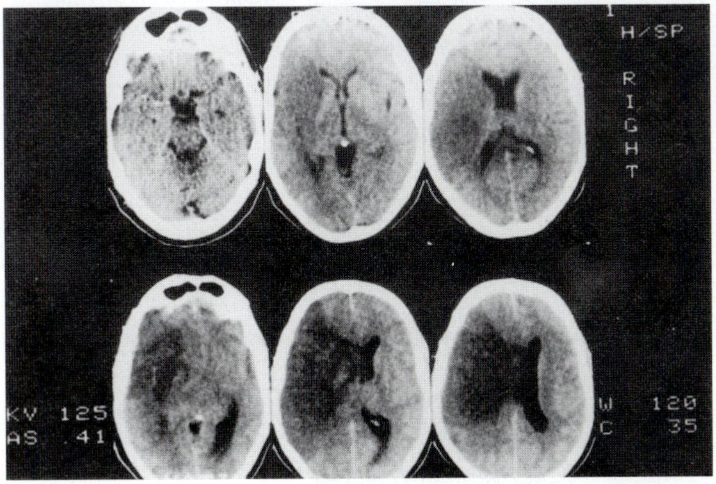

Abb. 32 zu Frage 11.31

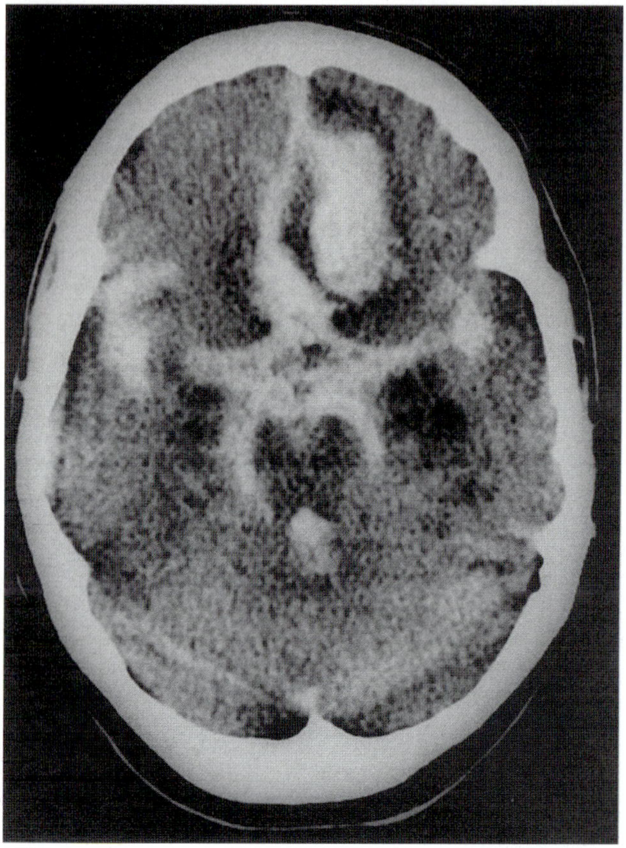

Abb. 33 zu Frage 11.33

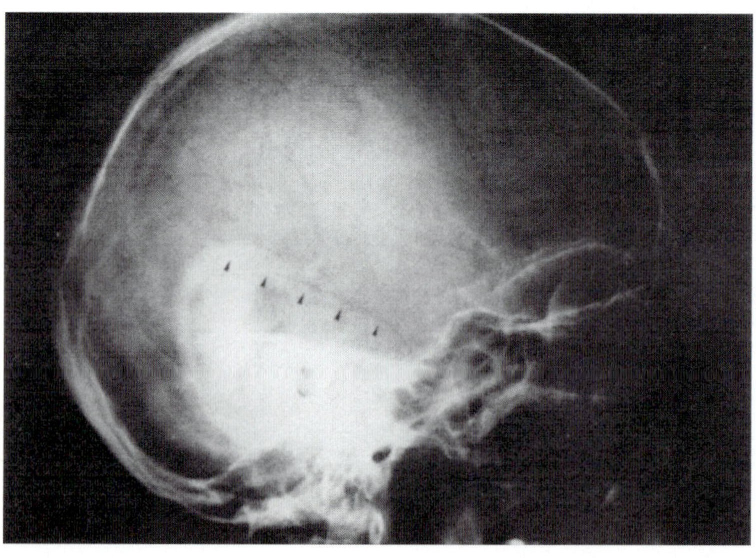

Abb. 34 zu Frage 11.36

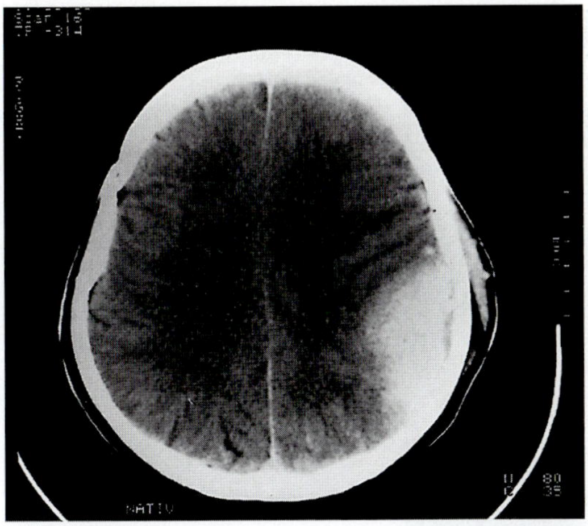

Abb. 35 zu Frage 11.37

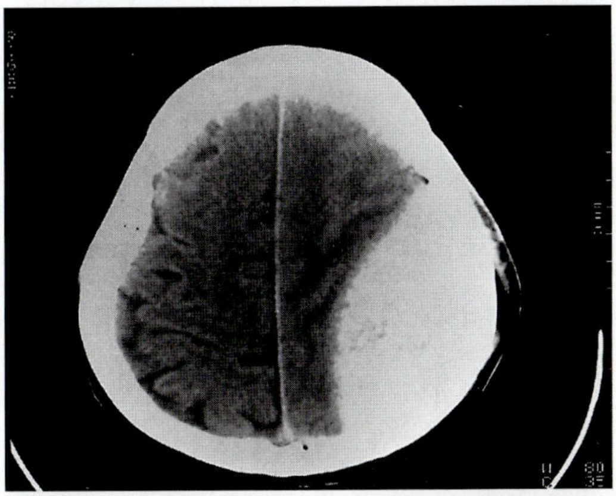

Abb. 36 zu Frage 11.37

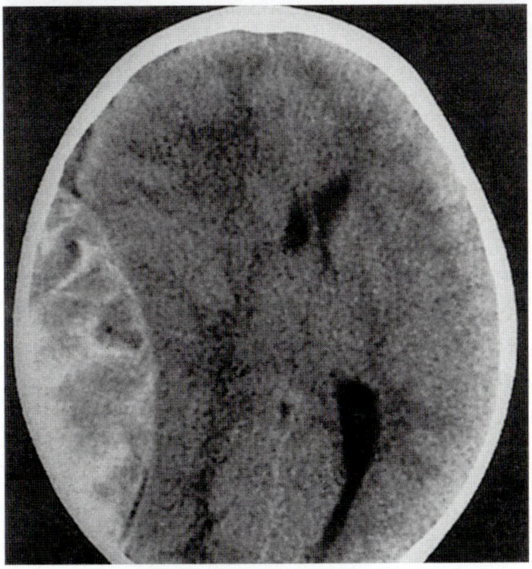

Abb. 37 zu Frage 11.38

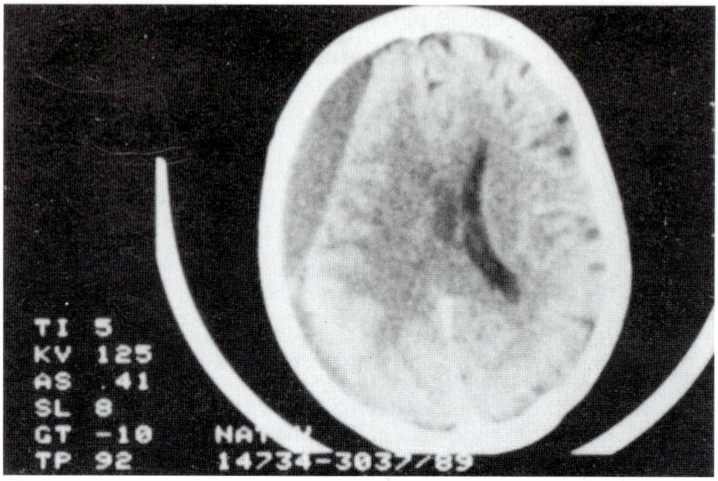

Abb. 38 zu Frage 11.39

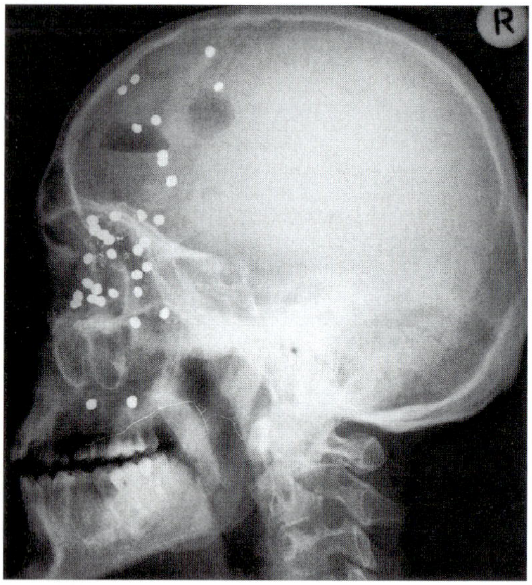

Abb. 39 zu Frage 11.42

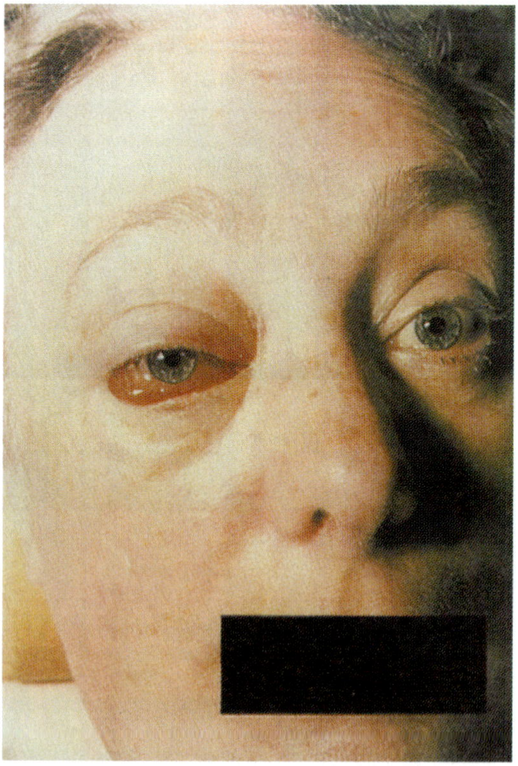

Abb. 40 zu Frage 11.45

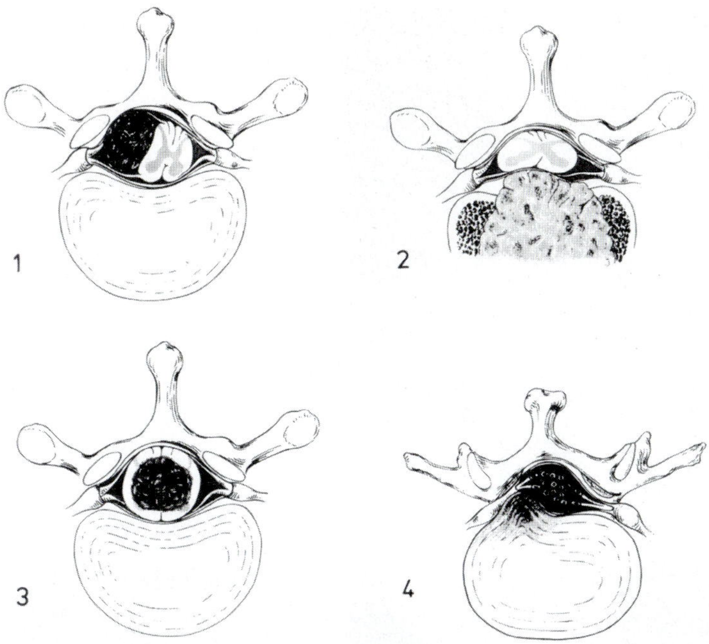

Abb. 41 zu Fragen 11.46, 11.47, 11.48 und 11.49

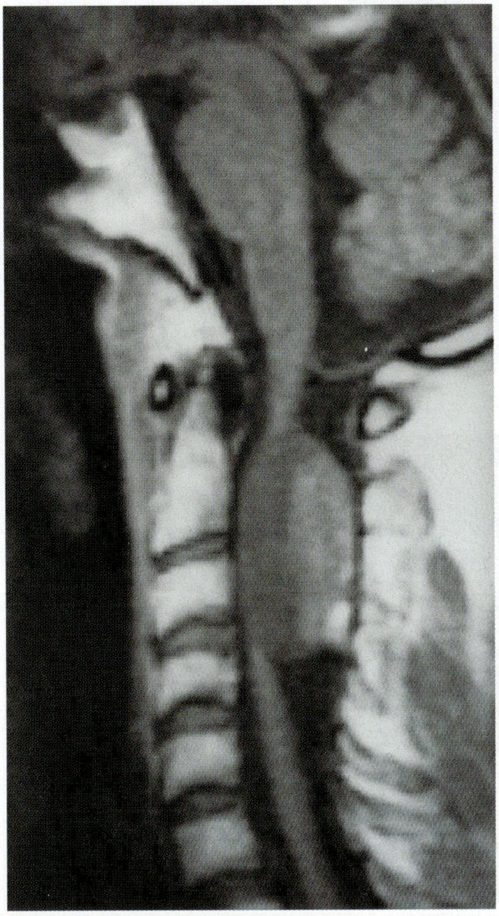

Abb. 42 zu Frage 11.50

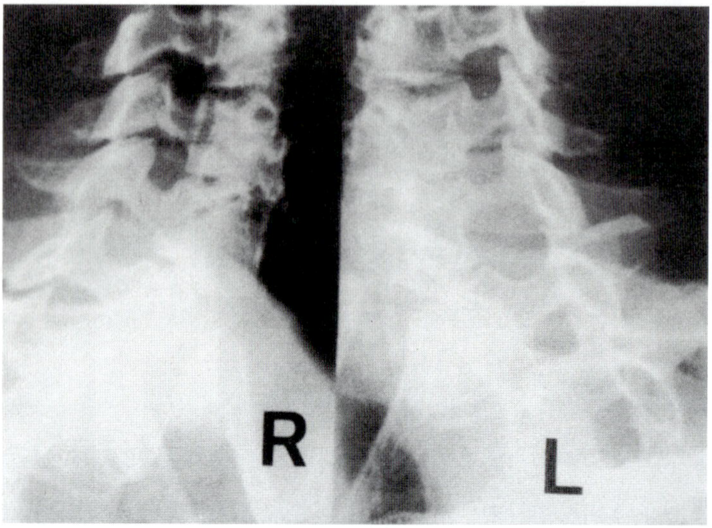

Abb. 43 zu Frage 11.62

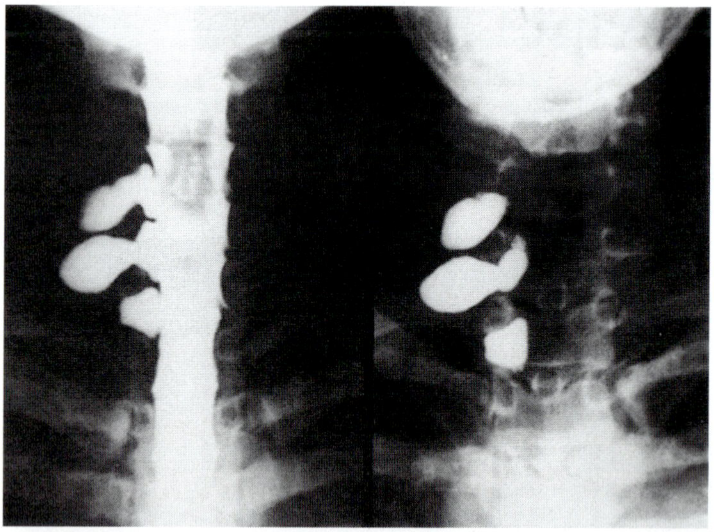

Abb. 44 zu Frage 11.63

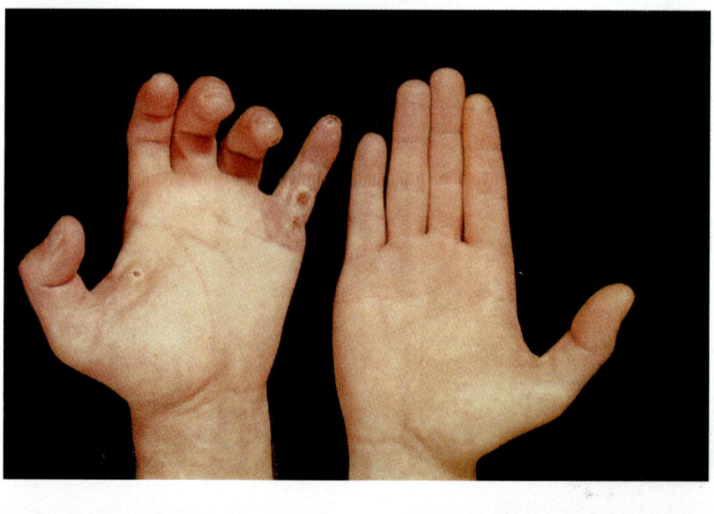

Abb. 45 zu Frage 11.69

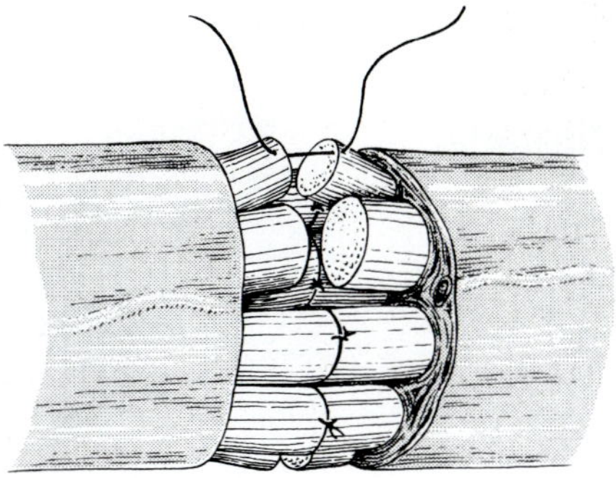

Abb. 46 zu Frage 11.71

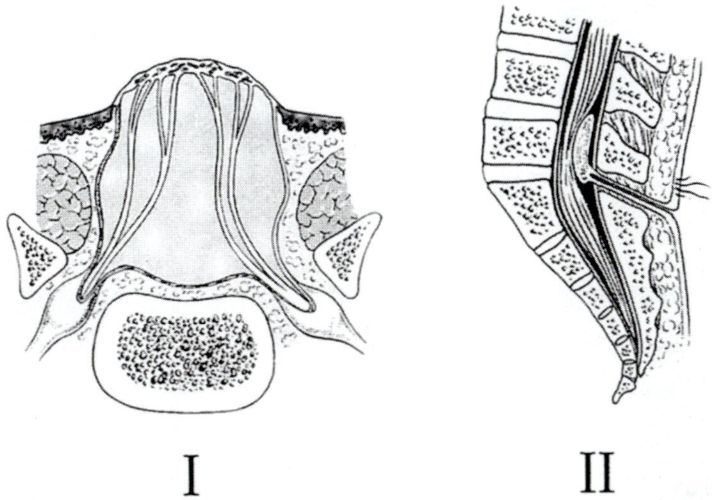

Abb. 47
zu Fragen 11.74 und 11.75

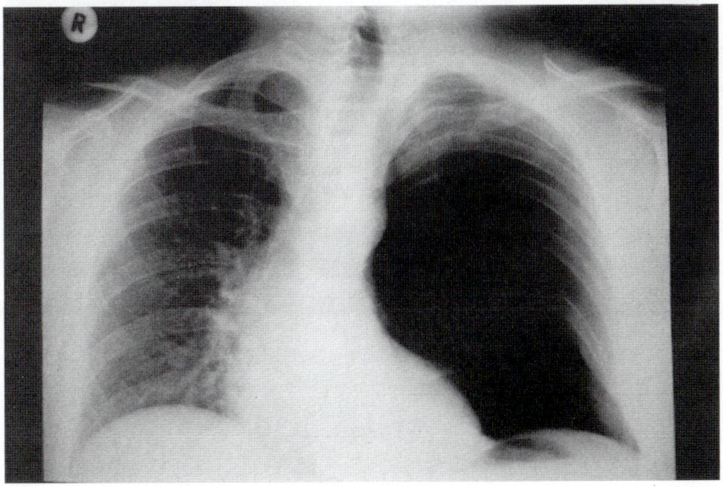

Abb. 48 zu Frage 12.5

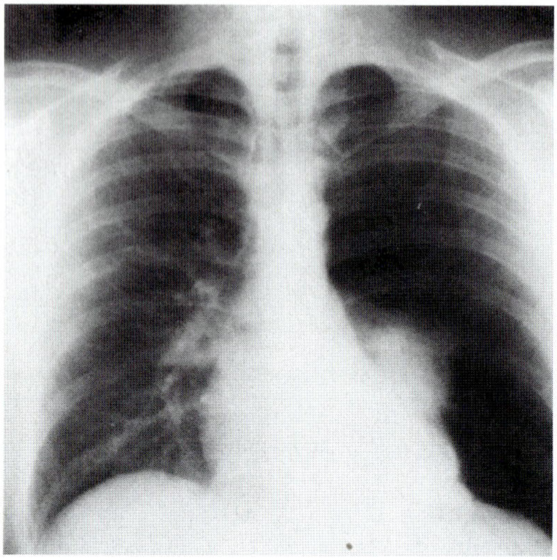

Abb. 49 zu Fragen 12.6 und 12.7

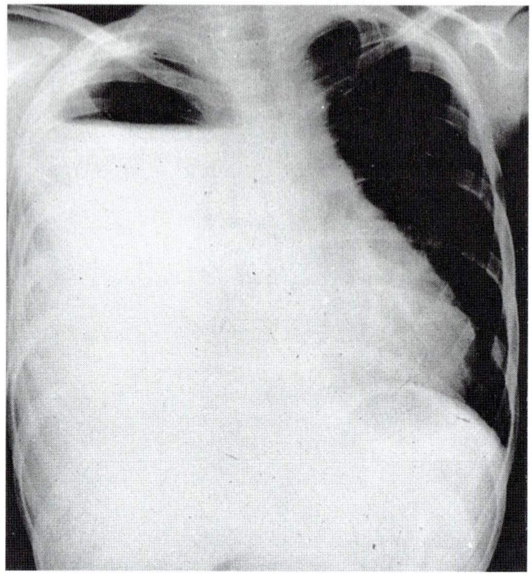

Abb. 50 zu Frage 12.20

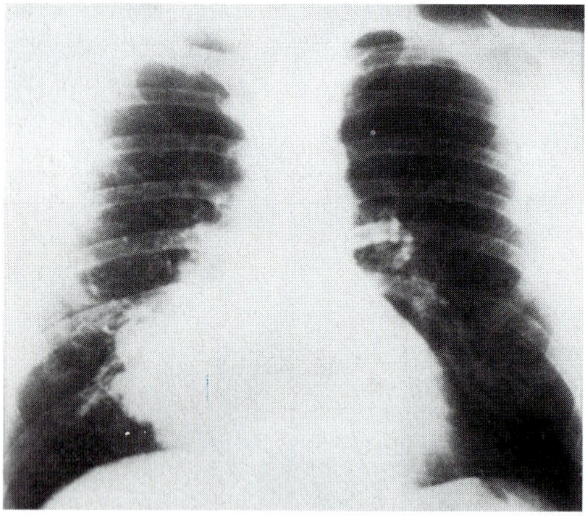

Abb. 51 zu Frage 12.24

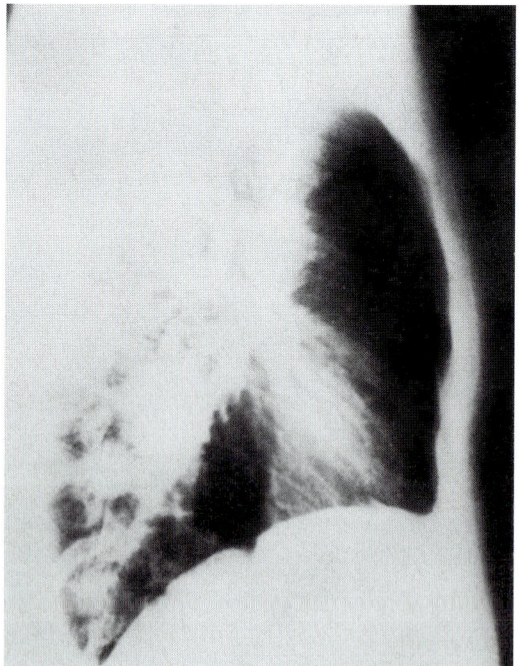

Abb. 52 zu Frage 12.24

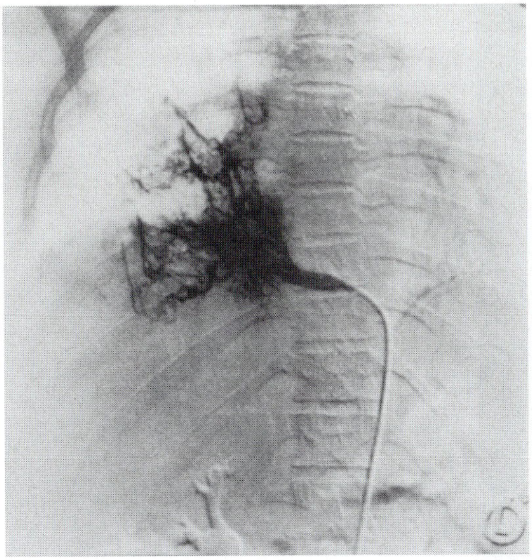

Abb. 53 zu Frage 12.24

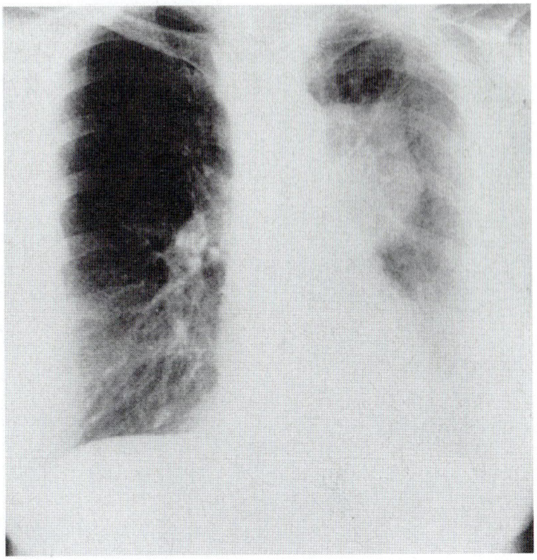

Abb. 54 zu Frage 12.29

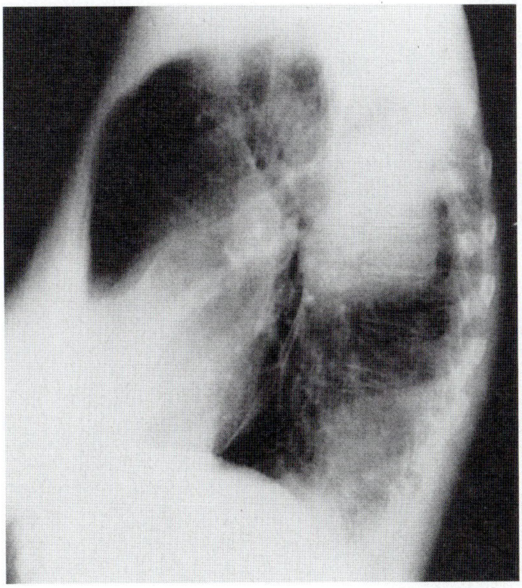

Abb. 55 zu Frage 12.29

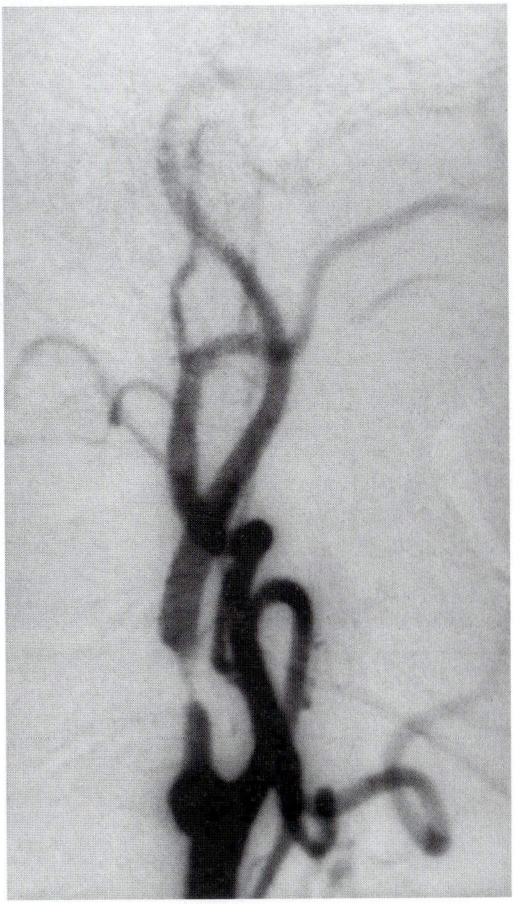

Abb. 56 zu Frage 14.18

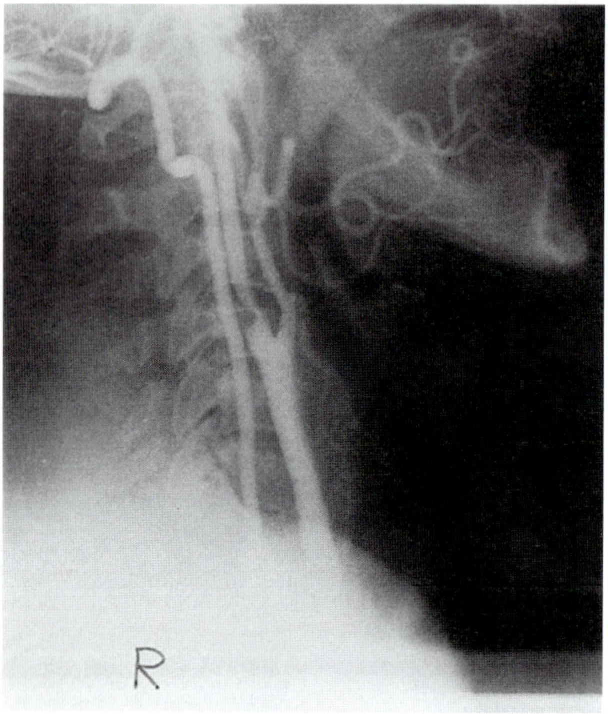

Abb. 57 zu Frage 14.19

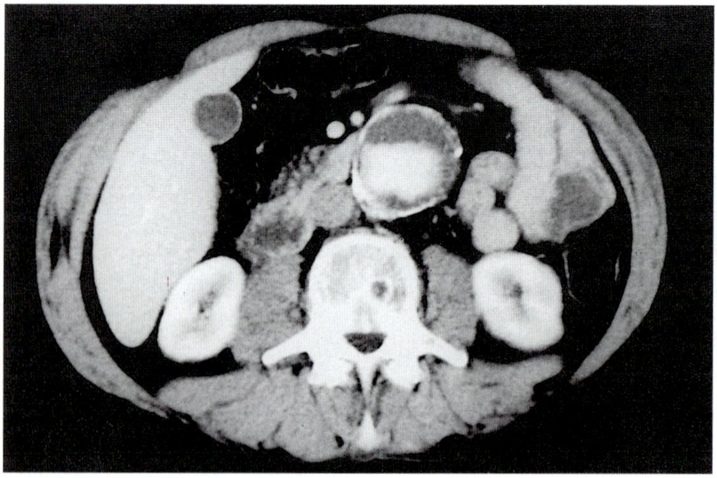

Abb. 58 zu Frage 14.26

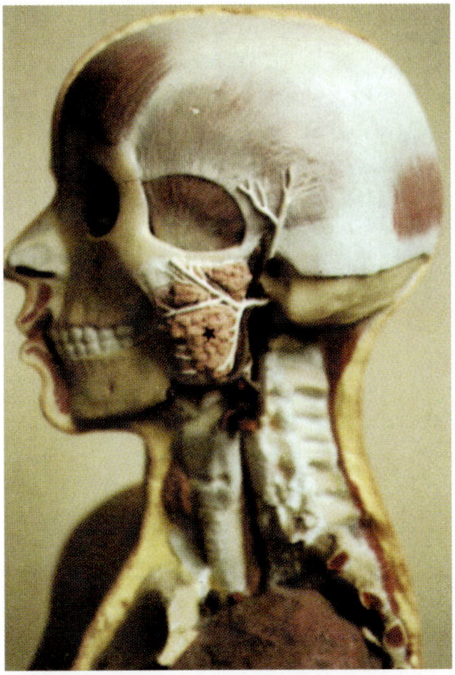

Abb. 59 zu Frage 15.7

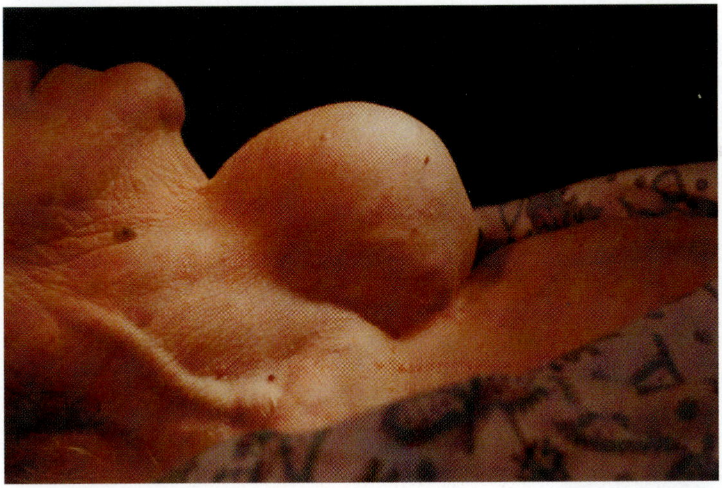

Abb. 60 zu Frage 16.4

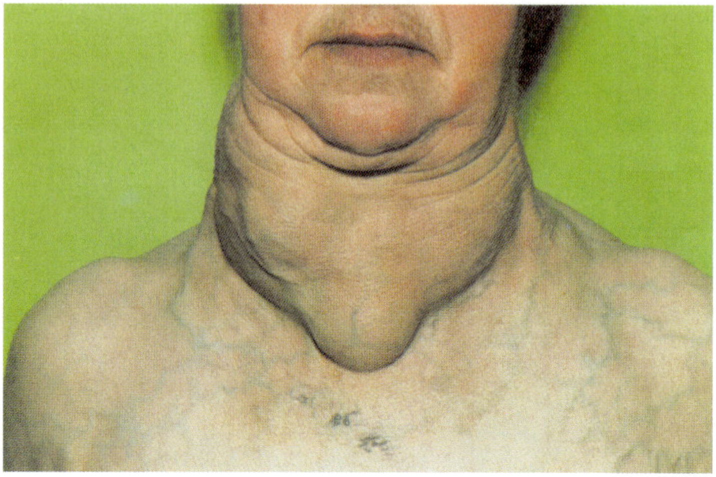

Abb. 61 zu Frage 16.12

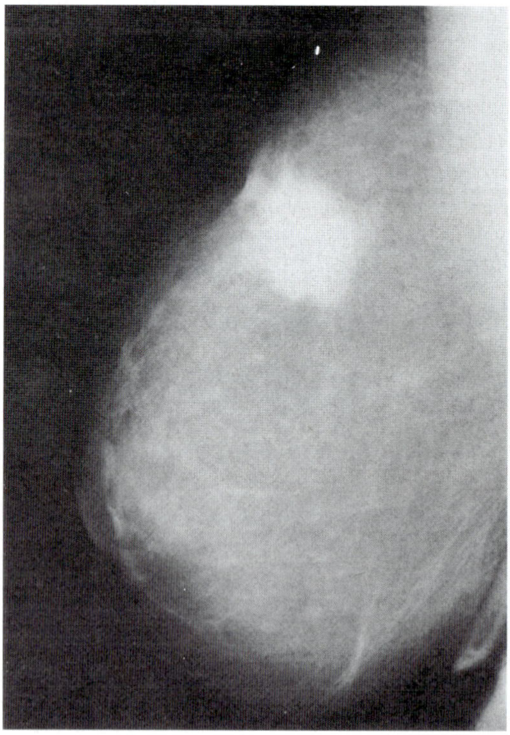

Abb. 62 zu Frage 17.19

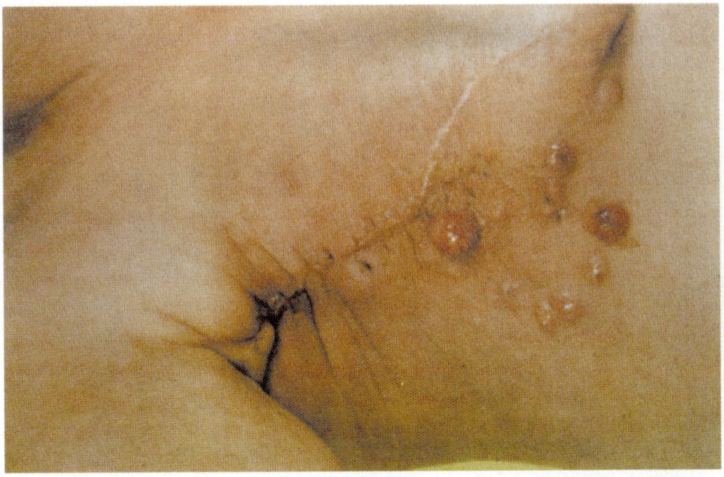

Abb. 63 zu Frage 17.22

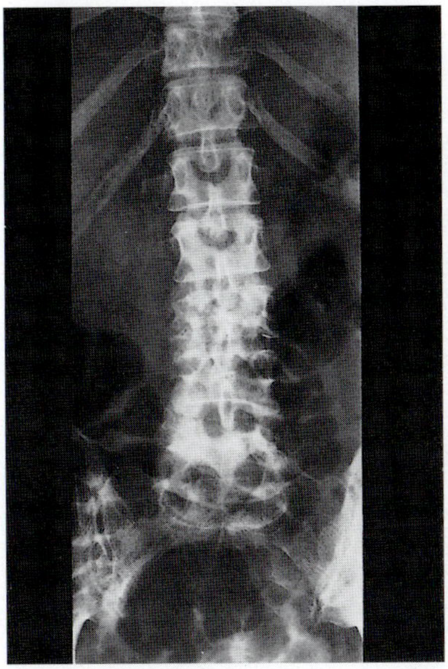

Abb. 64 zu Frage 17.23

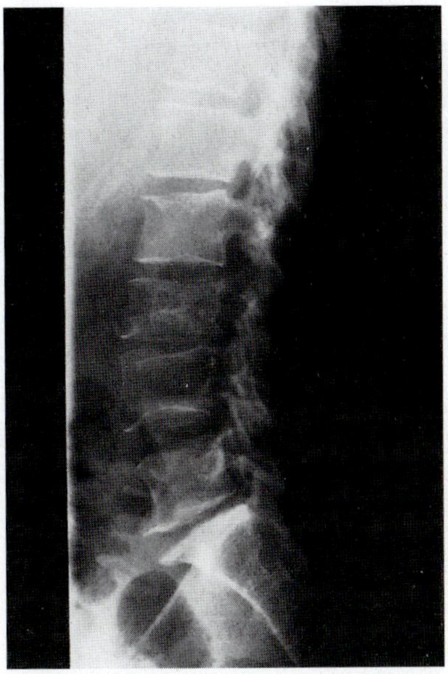

Abb. 65 zu Frage 17.23

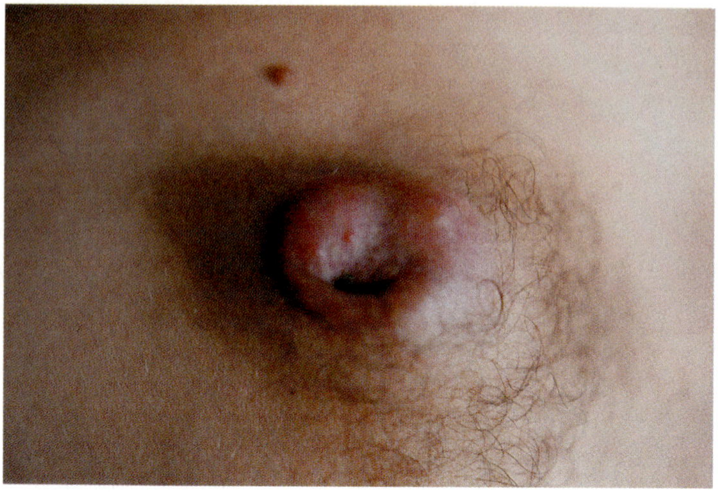

Abb. 66 zu Frage 17.25

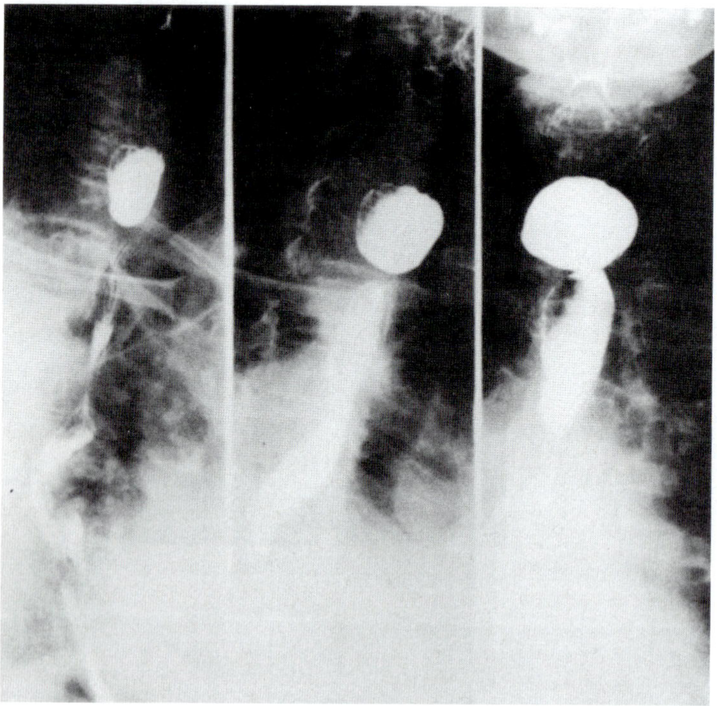

Abb. 67 zu Frage 18.7

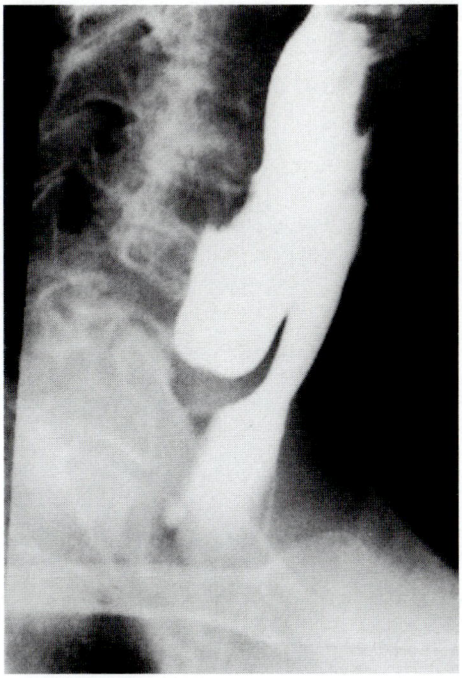

Abb. 68 zu Frage 18.8

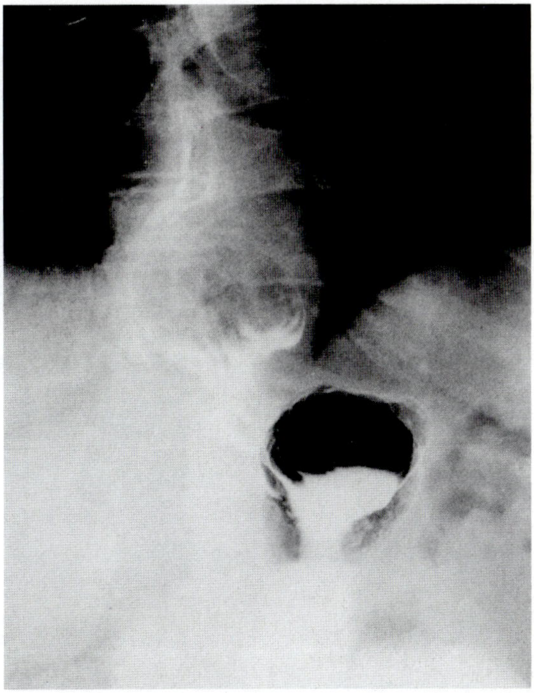

Abb. 69 zu Frage 18.20

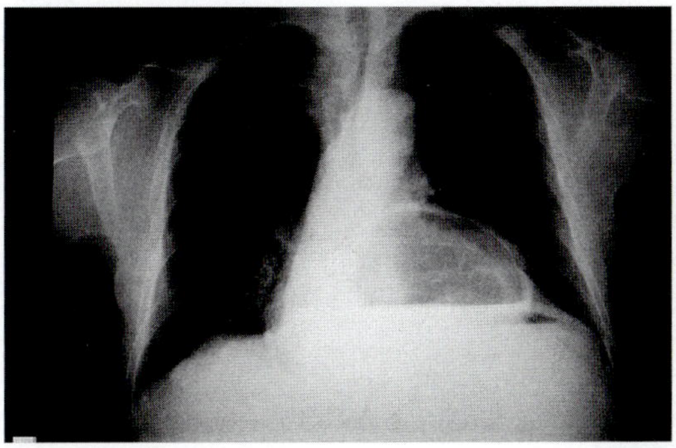

Abb. 70 zu Frage 18.23

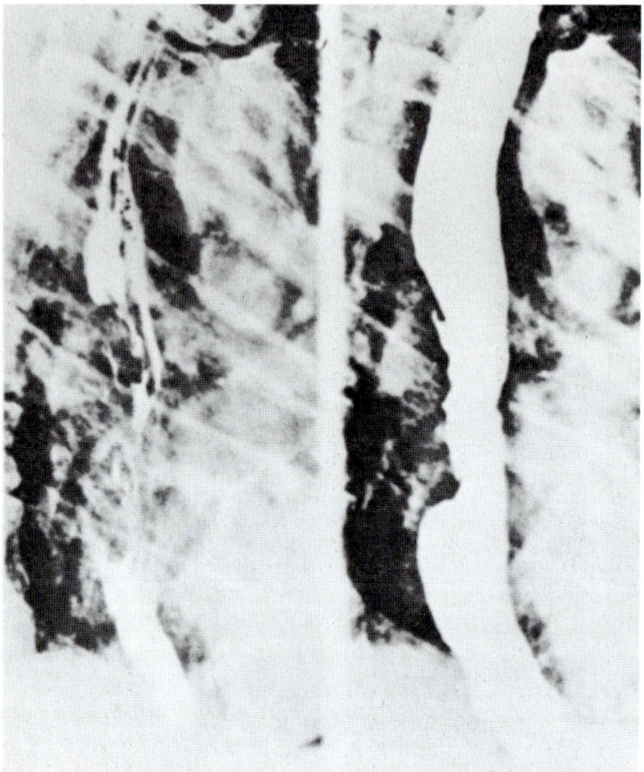

Abb. 71 zu Frage 18.26

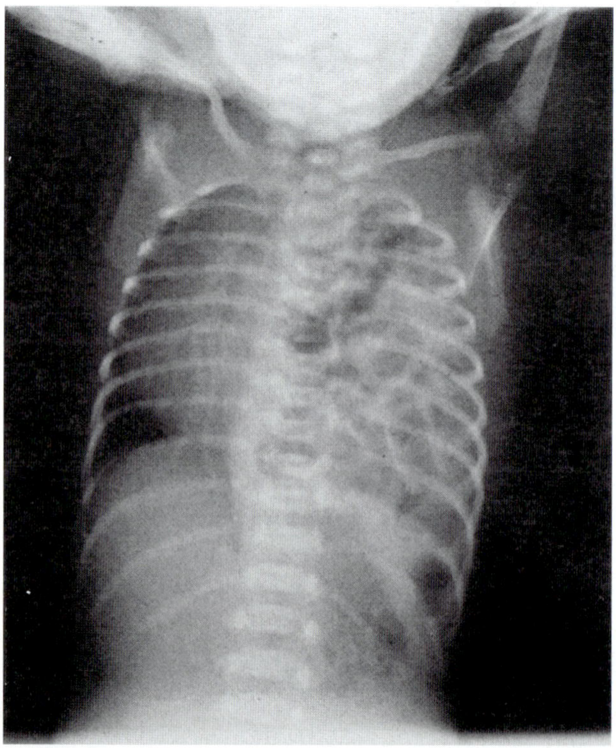

Abb. 72 zu Frage 19.6

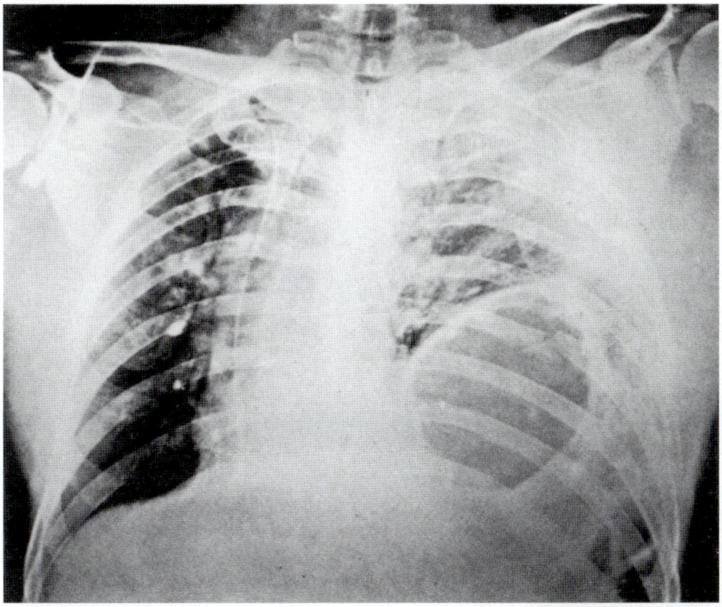

Abb. 73 zu Frage 19.12

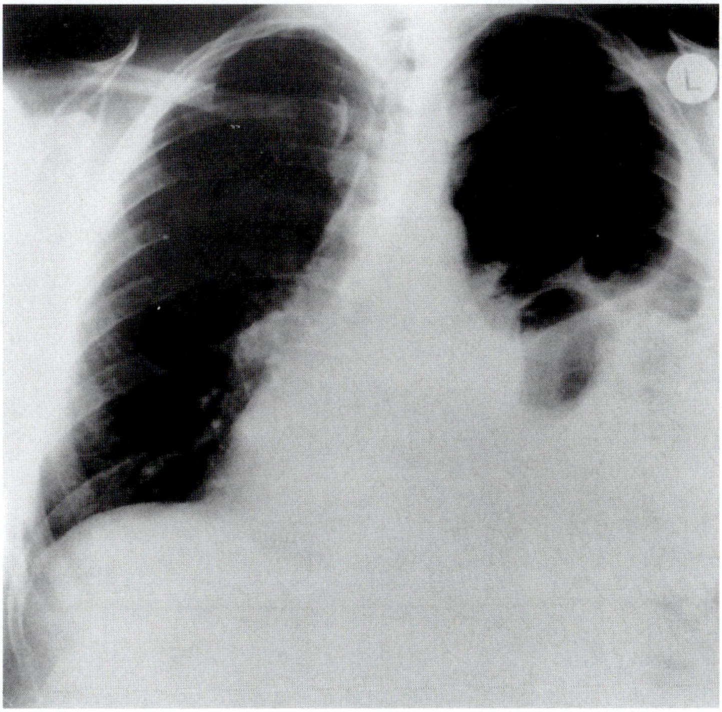

Abb. 74 zu Frage 19.13

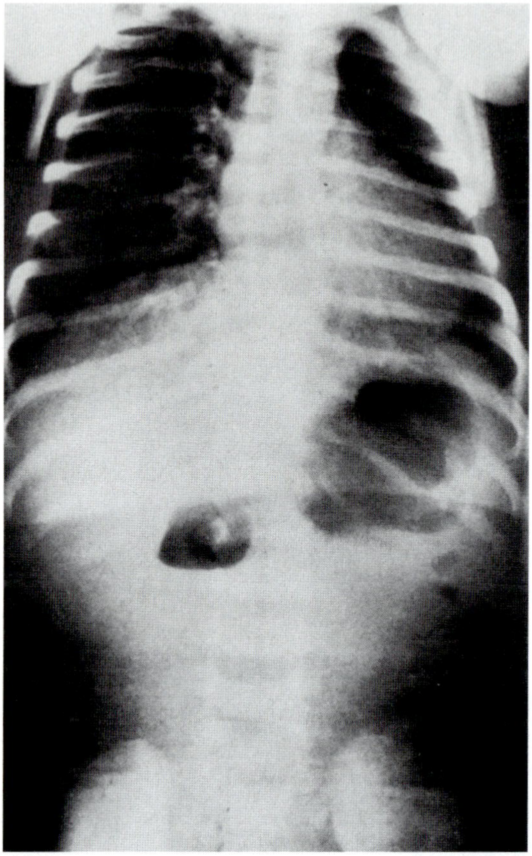

Abb. 75 zu Frage 20.5

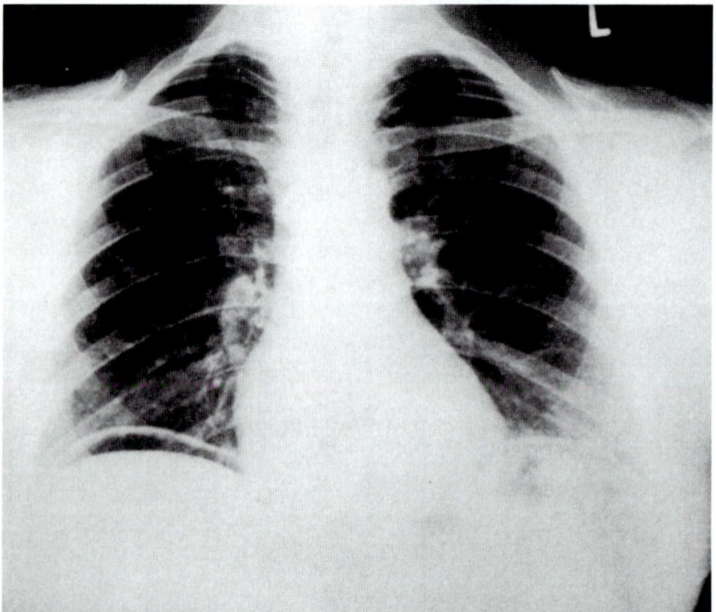

Abb. 76 zu Frage 20.15

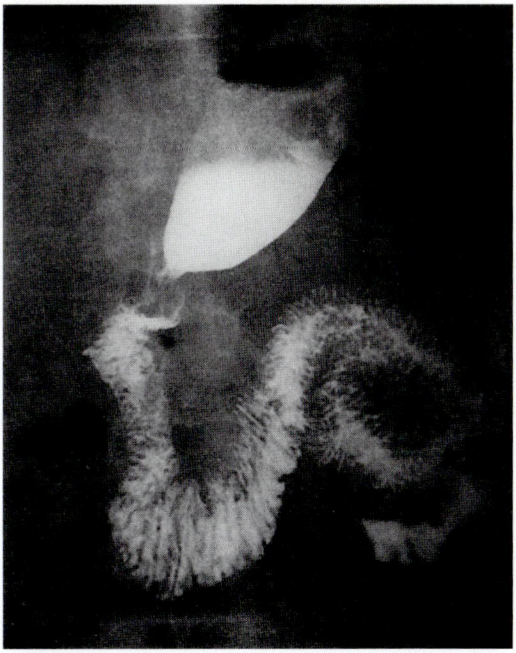

Abb. 77 zu Frage 20.16

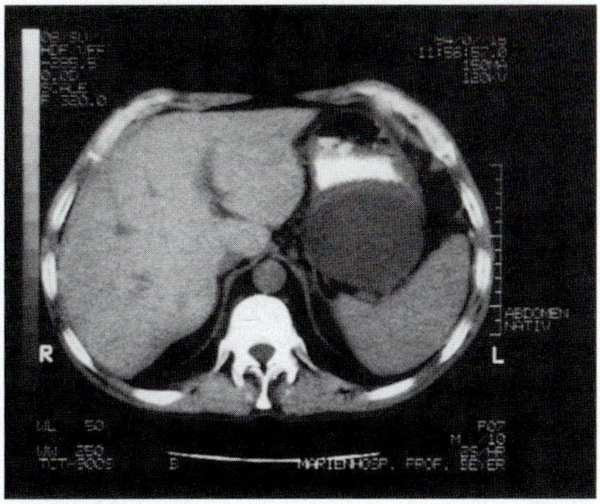

Abb. 78 zu Frage 20.18

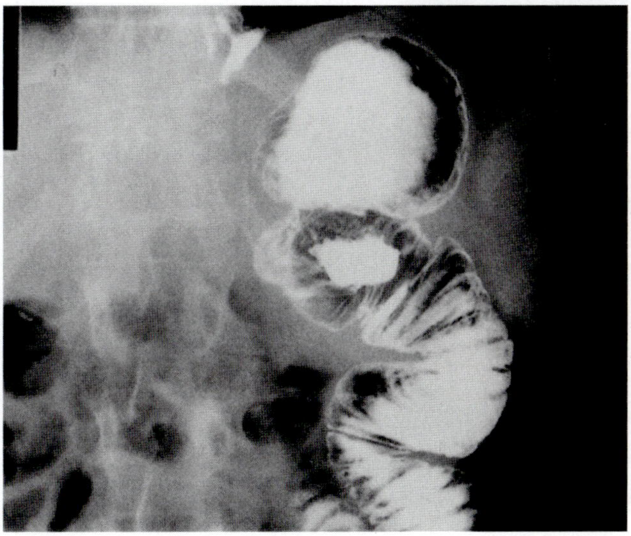

Abb. 79 zu Frage 20.22

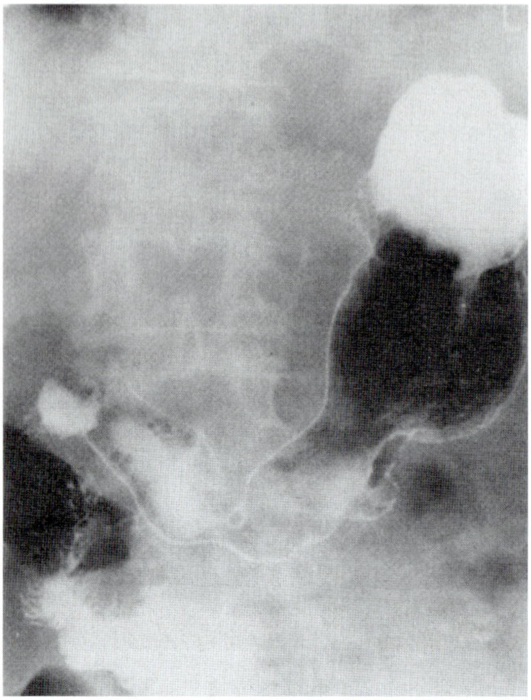

Abb. 80 zu Frage 20.27

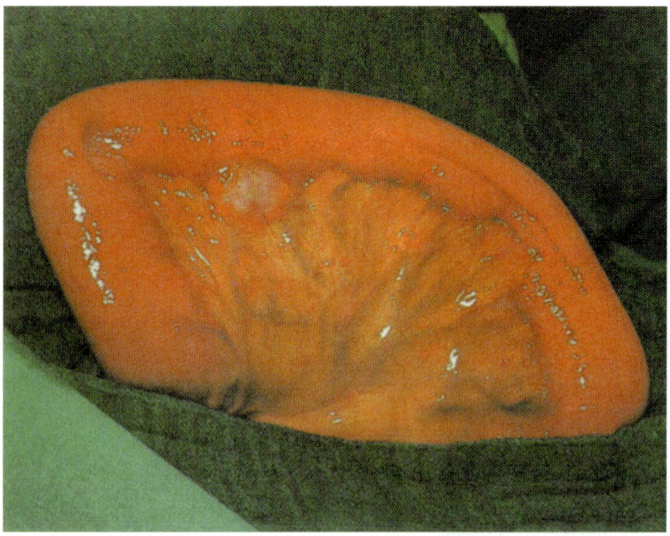

Abb. 81 zu Frage 20.28

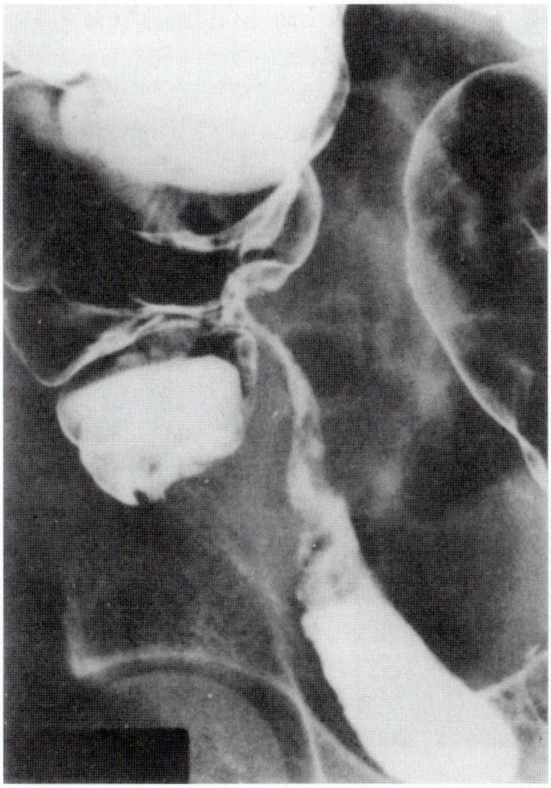

Abb. 82 zu Frage 21.11

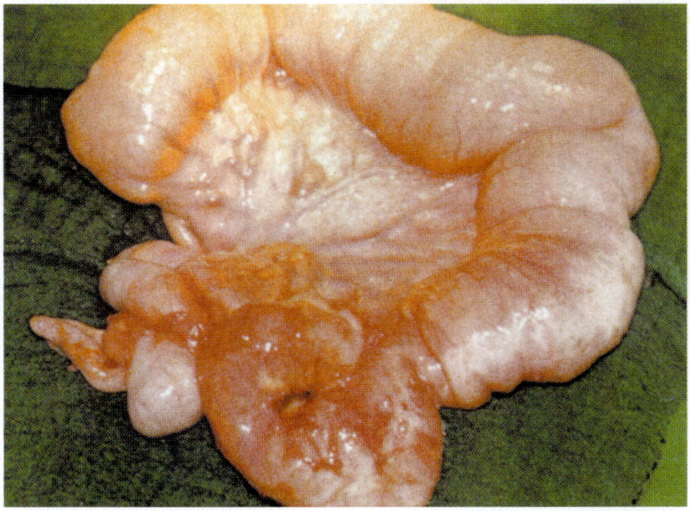

Abb. 83 zu Frage 21.13

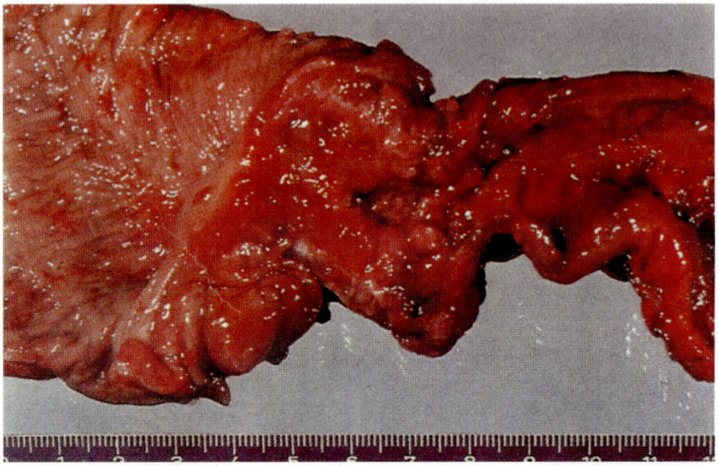

Abb. 84 zu Frage 21.14

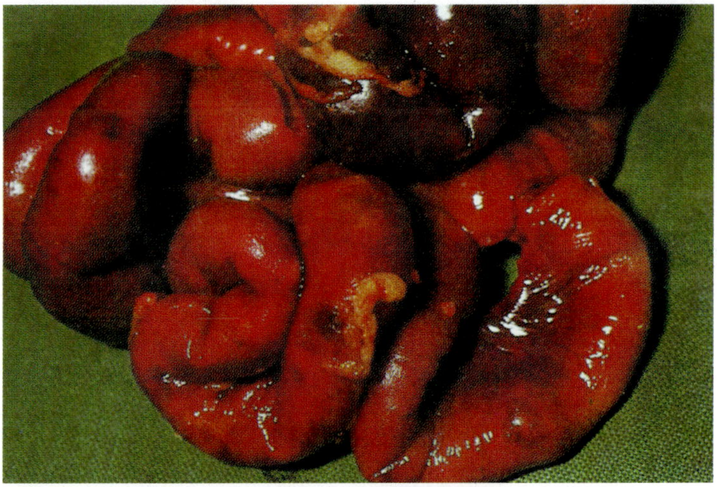

Abb. 85 zu Frage 21.19

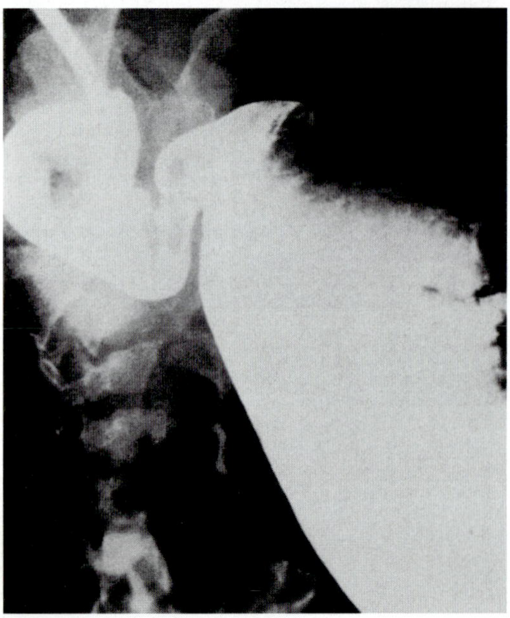

Abb. 86 zu Frage 22.5

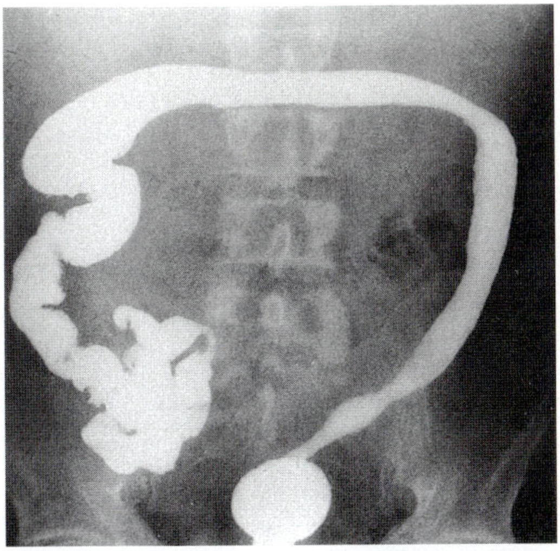

Abb. 87 zu Frage 22.16

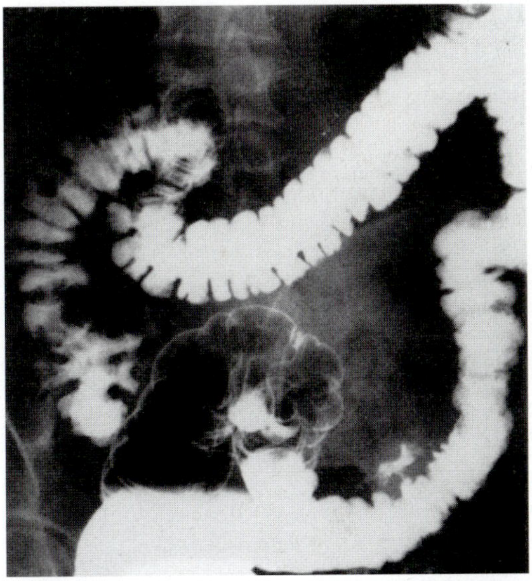

Abb. 88 zu Frage 22.23

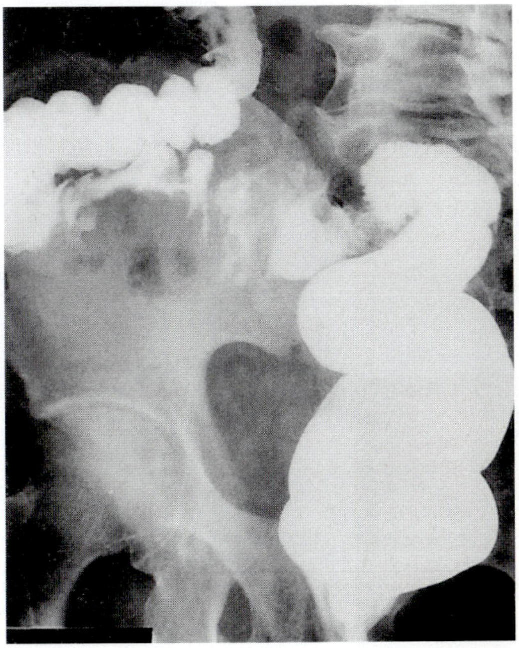

Abb. 89 zu Frage 22.28

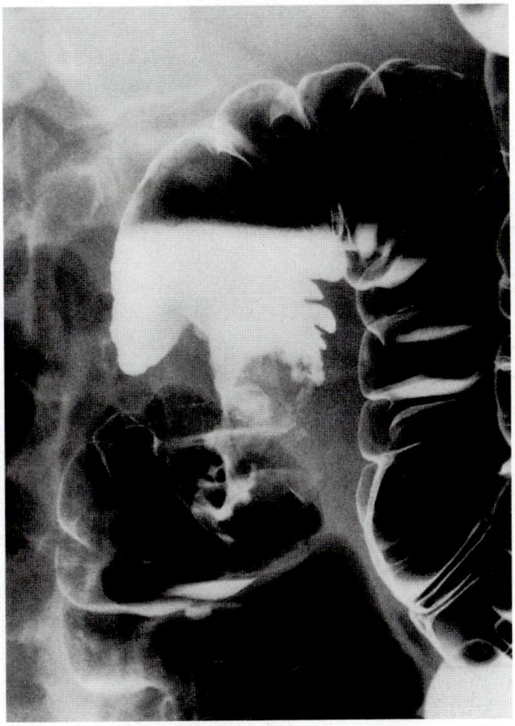

Abb. 90 zu Fragen 22.29 und 22.30

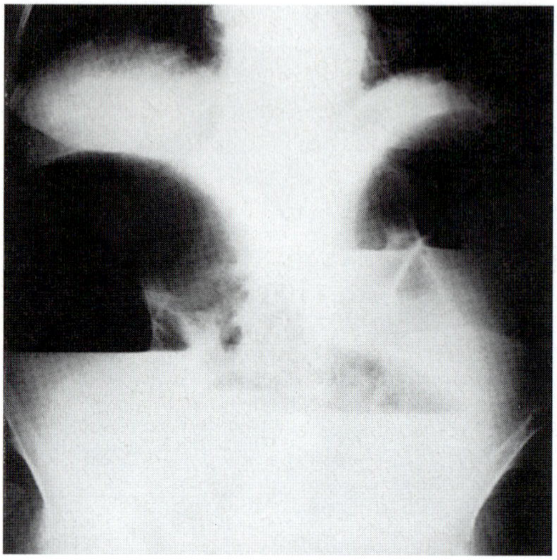

Abb. 91 zu Frage 22.31

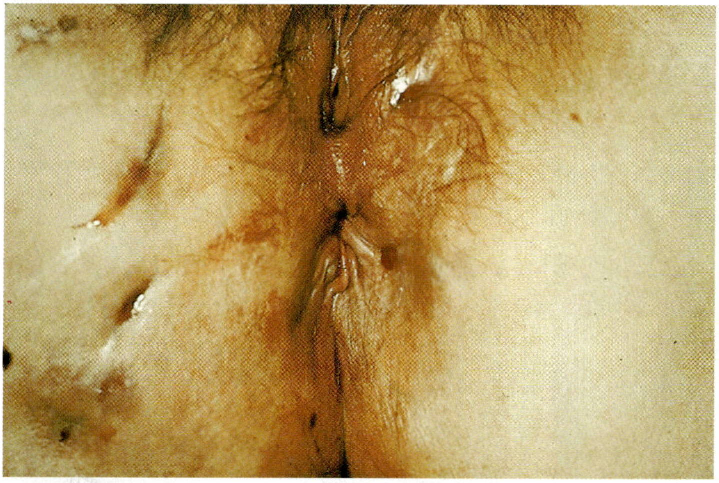

Abb. 92
zu Fragen 23.9 und 23.10

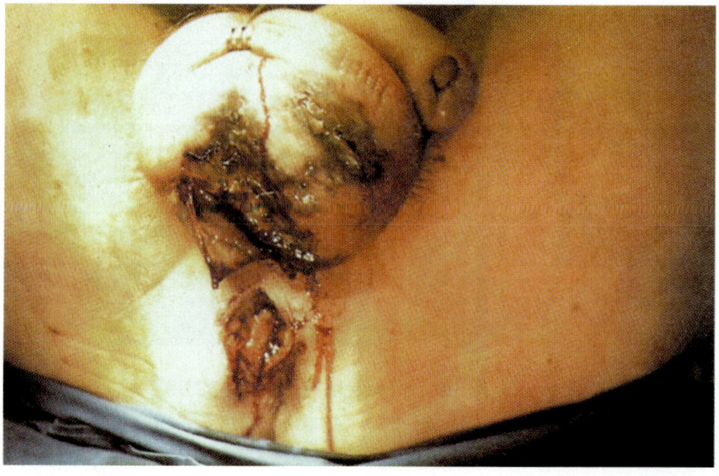

Abb. 93 zu Frage 23.13

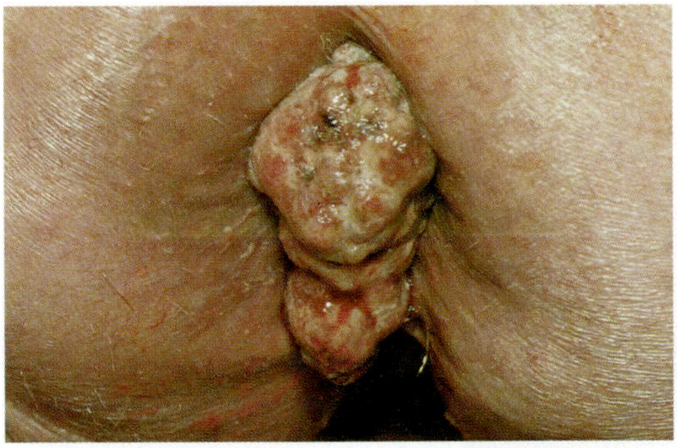

Abb. 94 zu Fragen 23.17 und 23.18

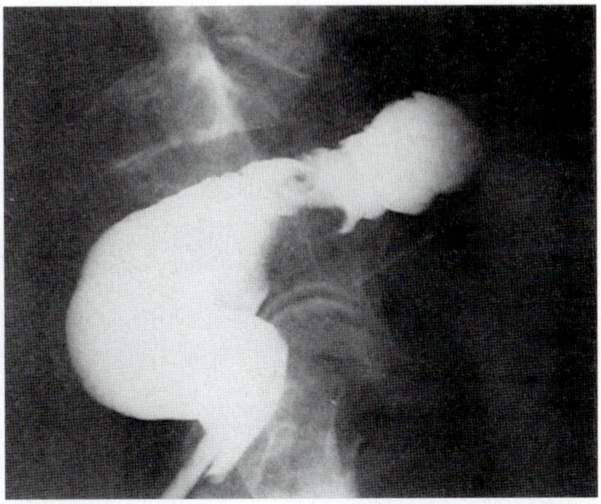

Abb. 95 zu Frage 23.24

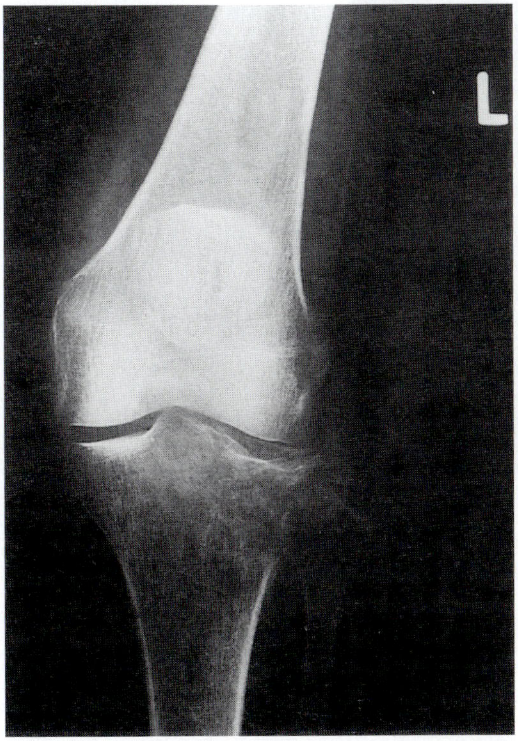

Abb. 96 zu Frage 23.25

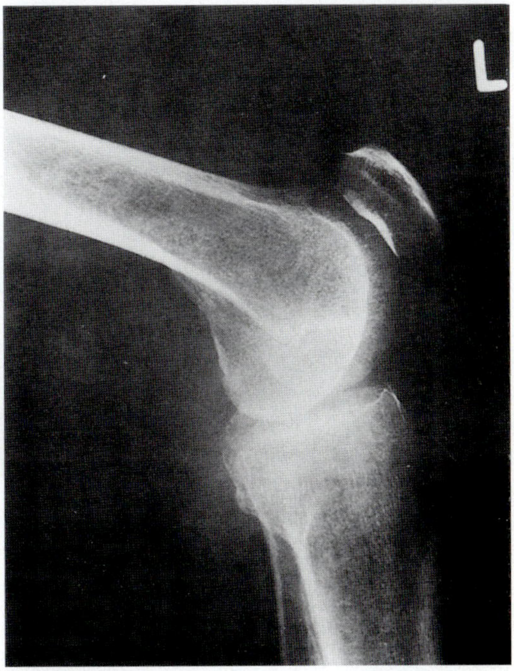

Abb. 97 zu Frage 23.25

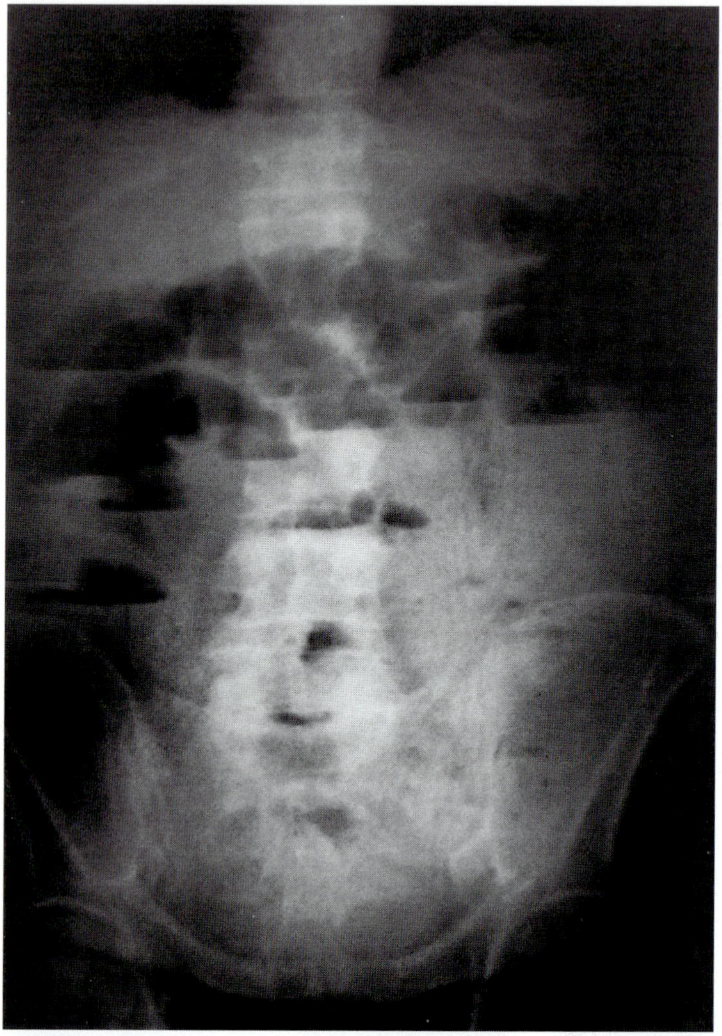

Abb. 98 zu Frage 24.5

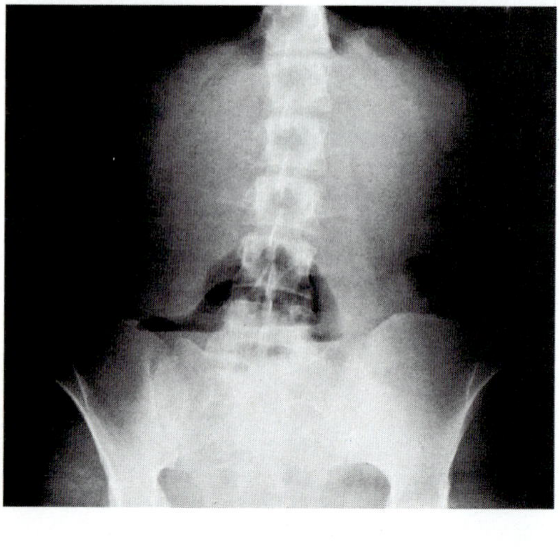

Abb. 99 zu Fragen 24.17 und 24.18

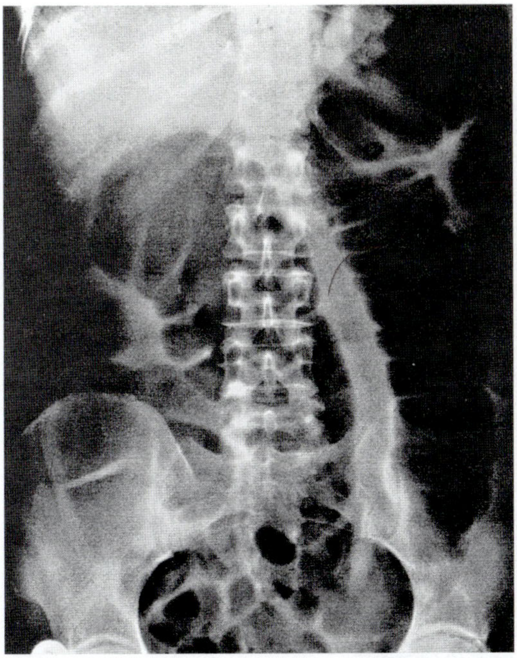

Abb. 100 zu Frage 24.21

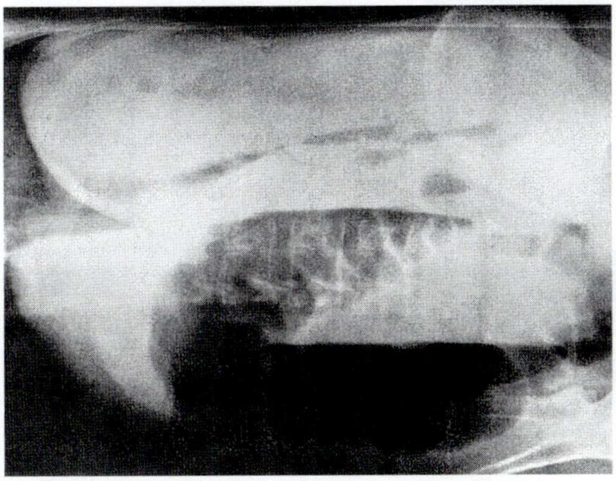

Abb. 101 zu Frage 24.21

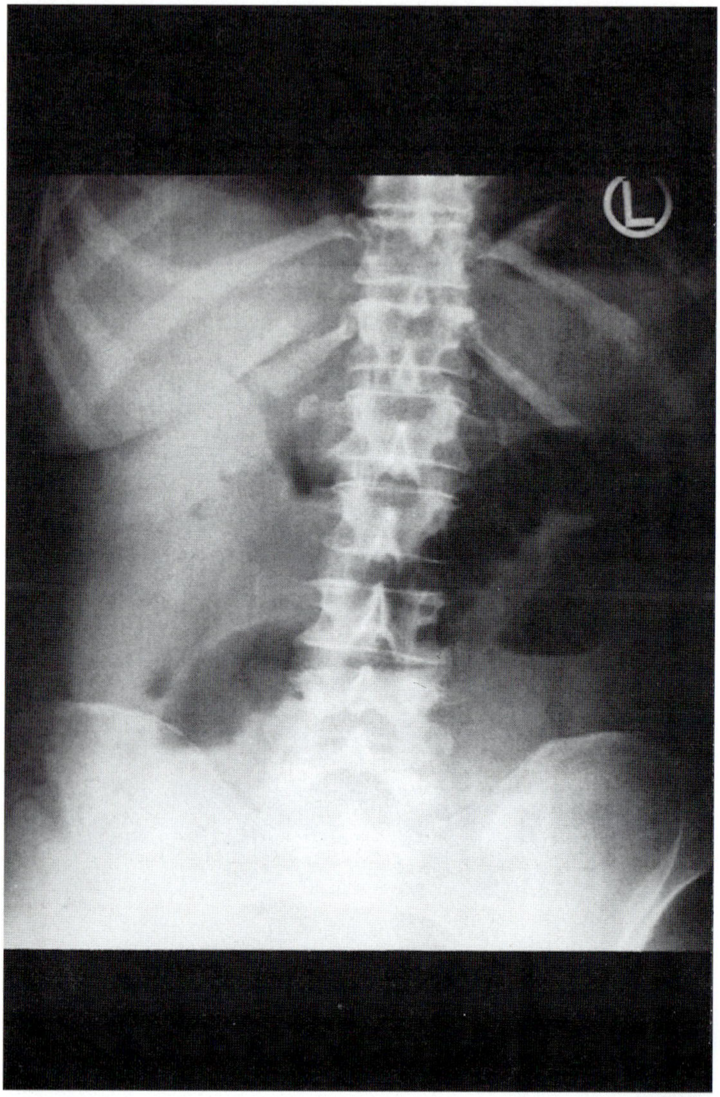

Abb. 102 zu Frage 24.24

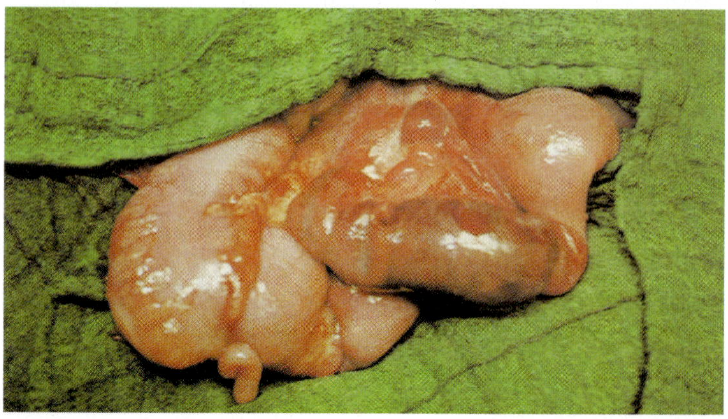

Abb. 103 zu Frage 24.27

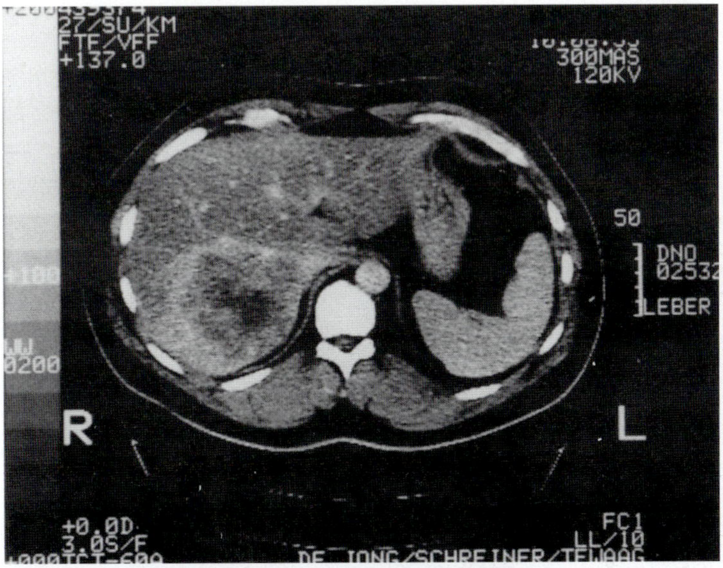

Abb. 104 zu Frage 25.9

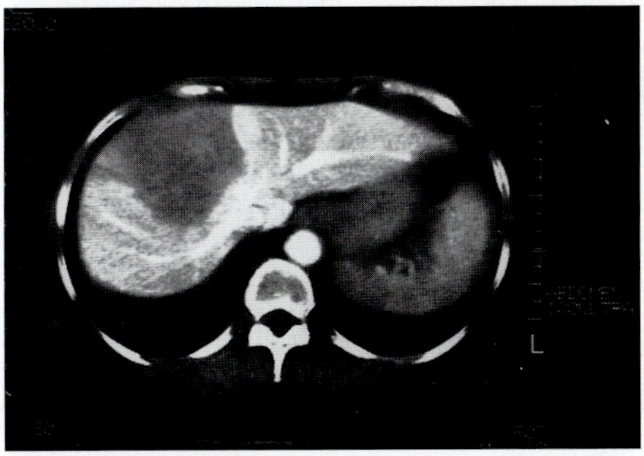

Abb. 105 zu Frage 25.10

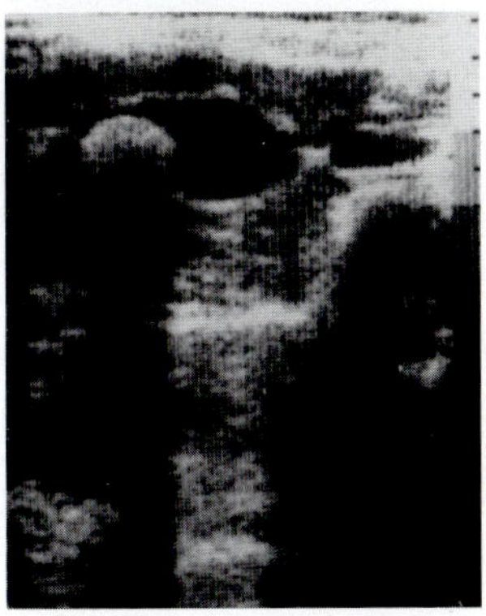

Abb. 106 zu Frage 26.4

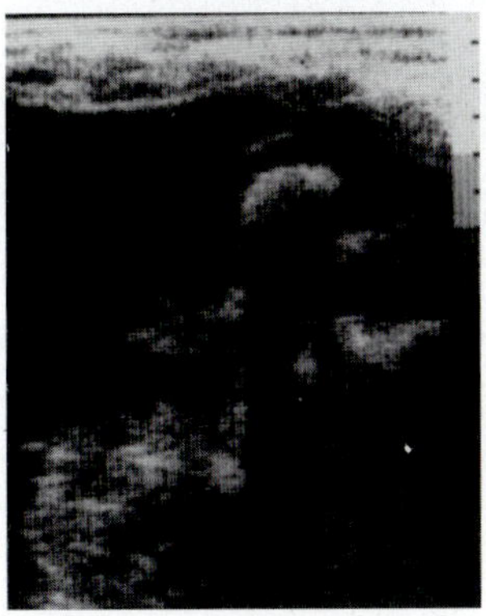

Abb. 107 zu Frage 26.4

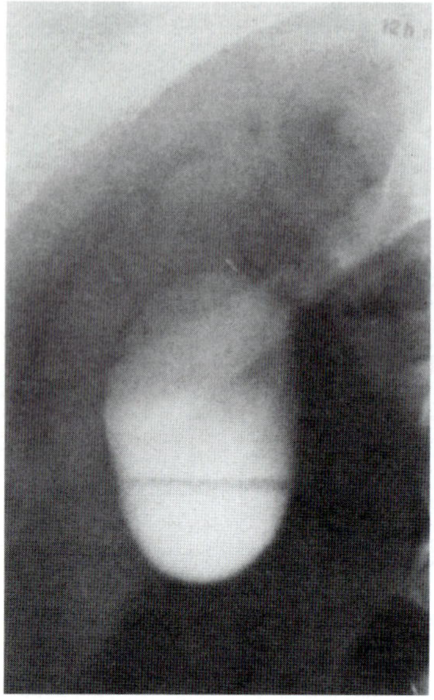

Abb. 108 zu Frage 26.10

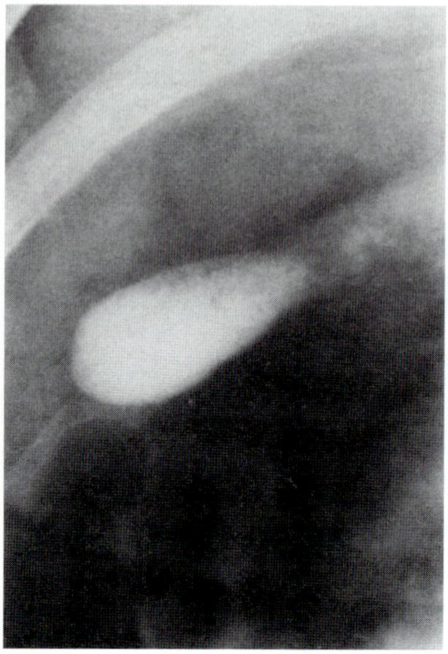

Abb. 109 zu Frage 26.10

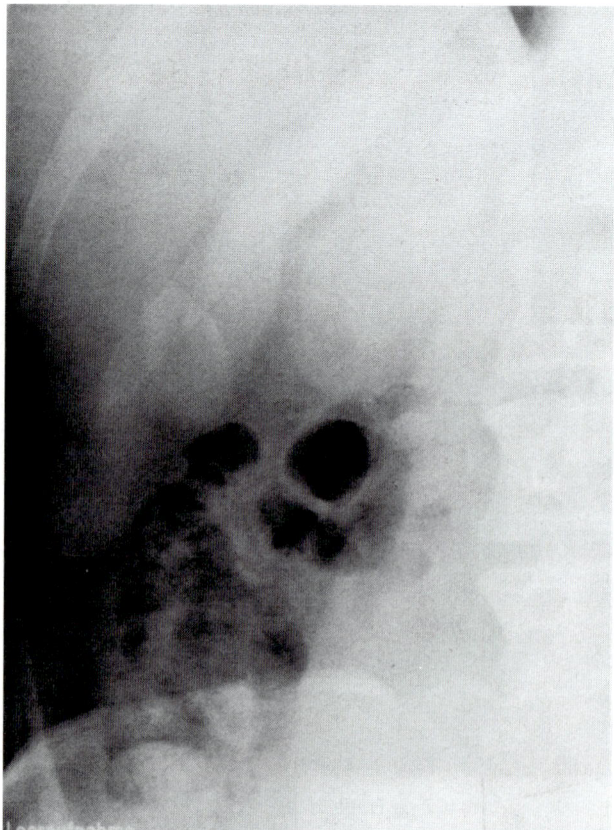

Abb. 110 zu Frage 26.12

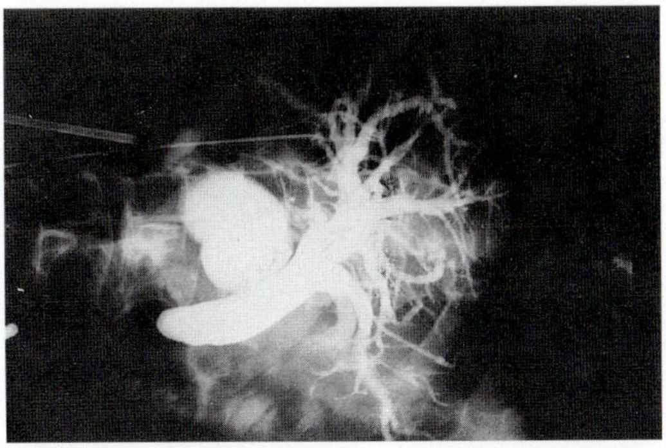

Abb. 111 zu Frage 26.14

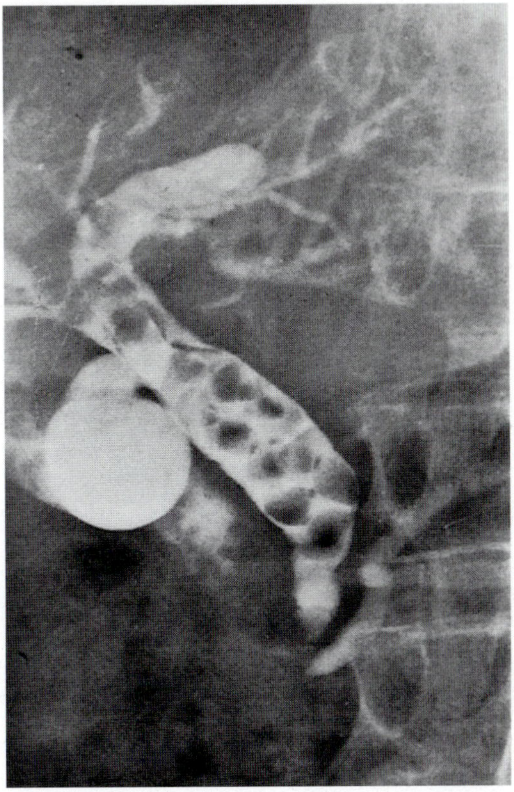

Abb. 112 zu Frage 26.16

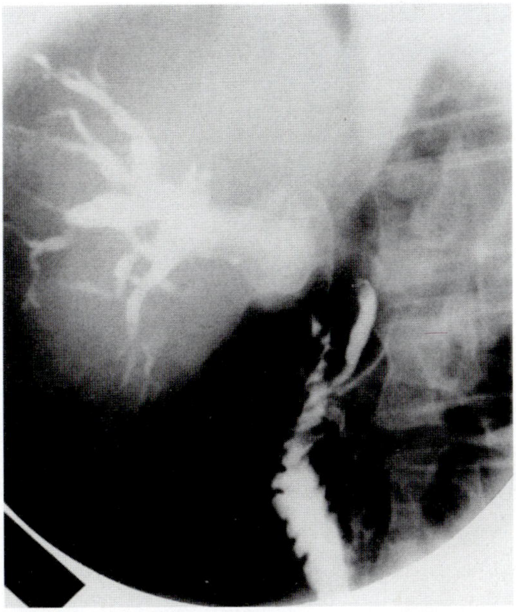

Abb. 113 zu Frage 26.24

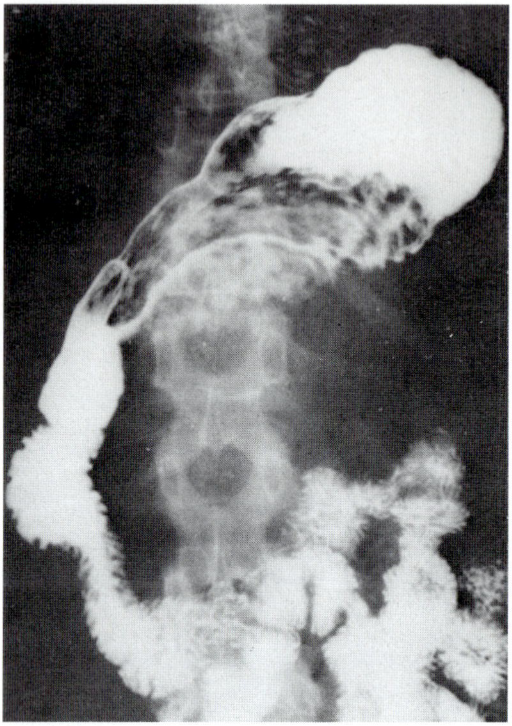

Abb. 114 zu Frage 27.15

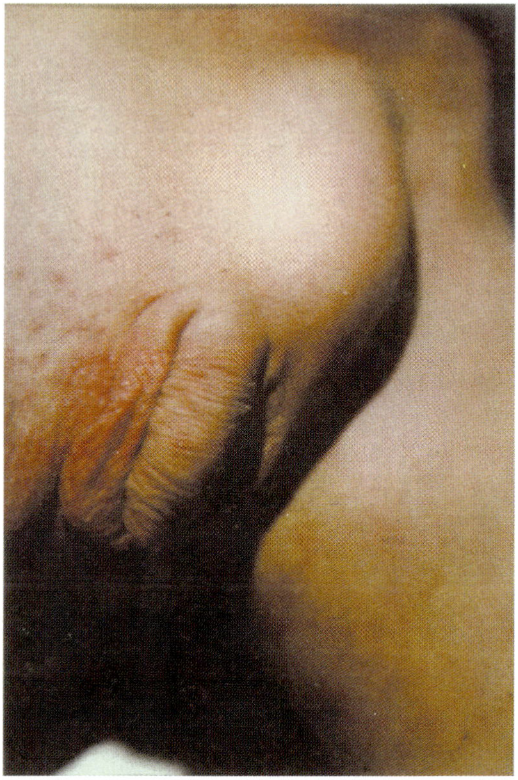

Abb. 115 zu Frage 30.10

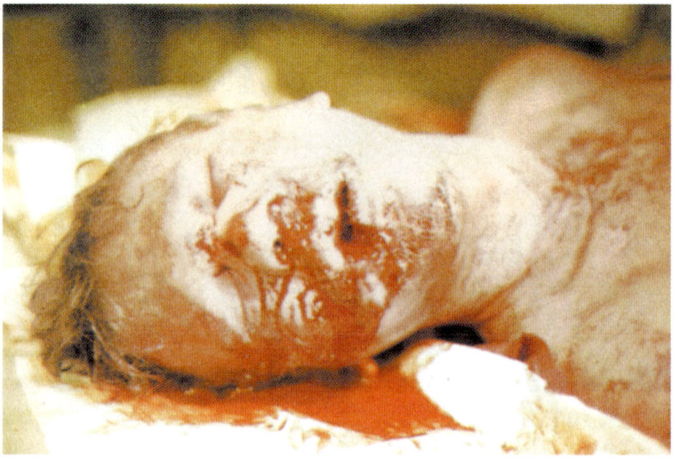

Abb. 116 zu Frage 31.2

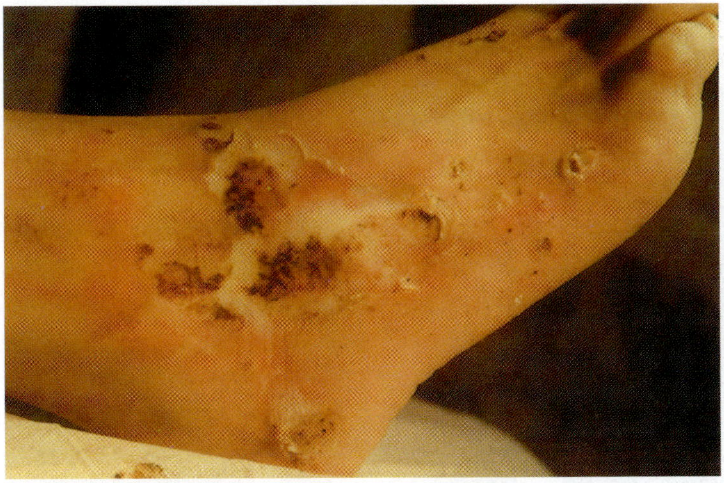

Abb. 117 zu Frage 31.10

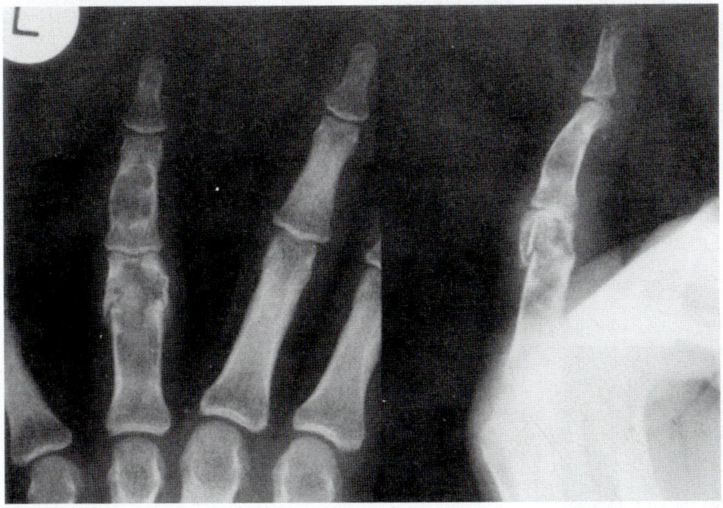

Abb. 118 zu Frage 31.13

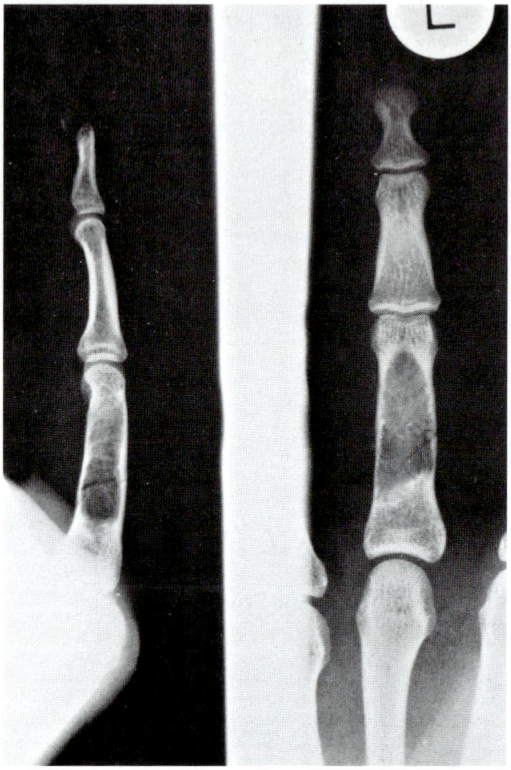

Abb. 119 zu Frage 31.14

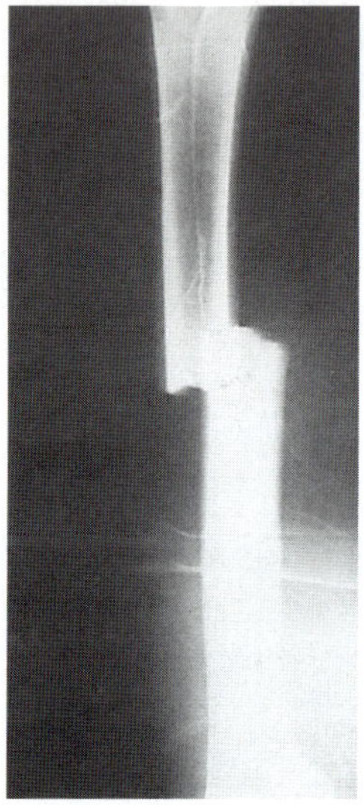

Abb. 120 zu Frage 31.18

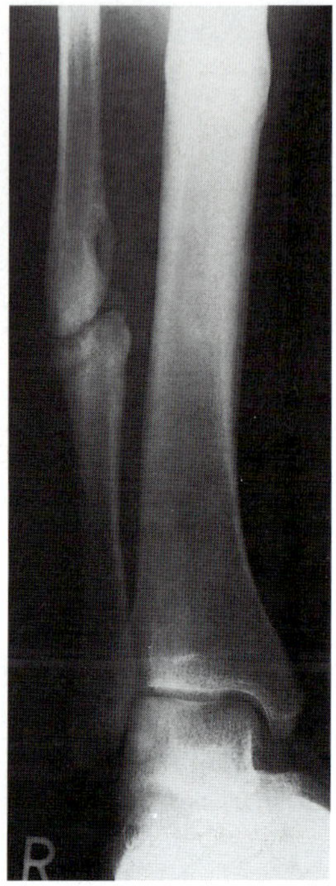

Abb. 121 zu Frage 31.34

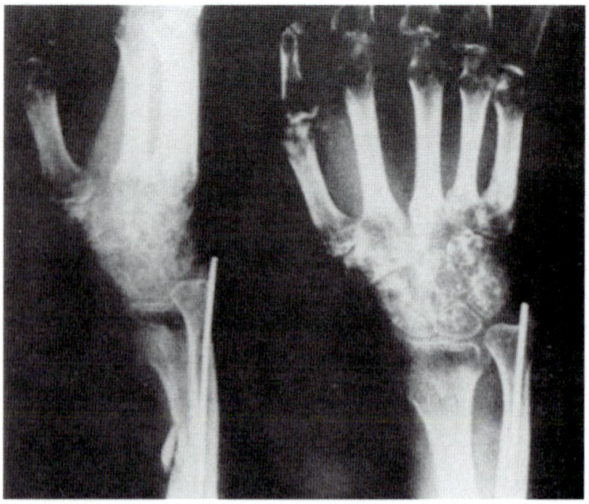

Abb. 122 zu Frage 31.36

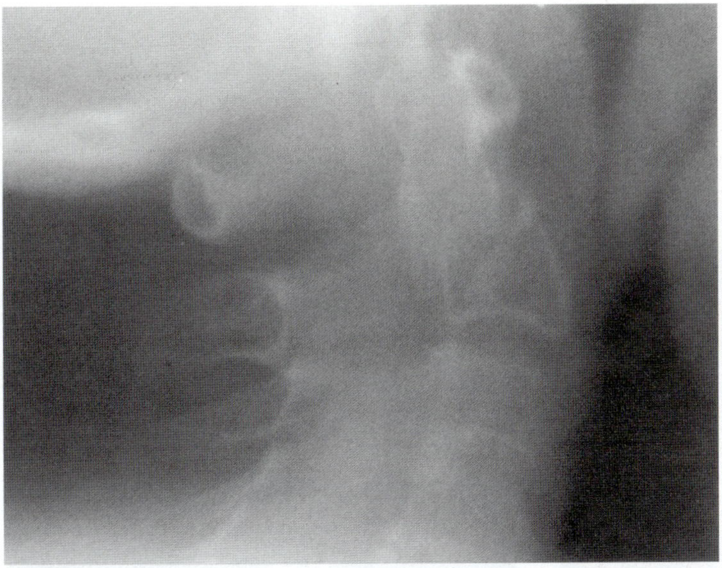

Abb. 123 zu Frage 31.50

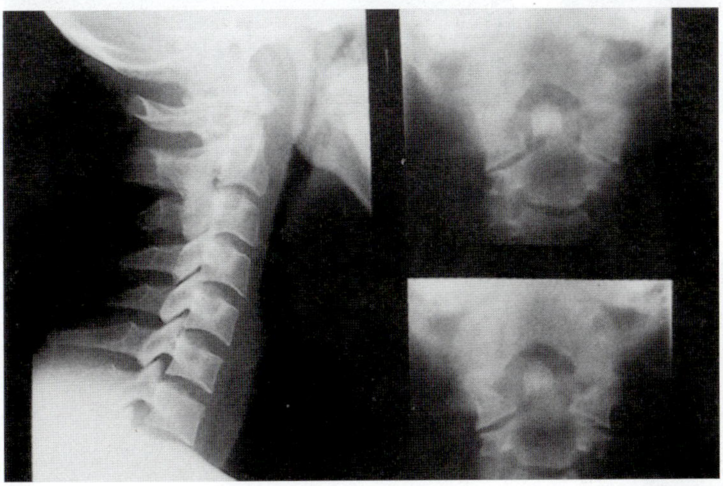

Abb. 124 zu Frage 31.51

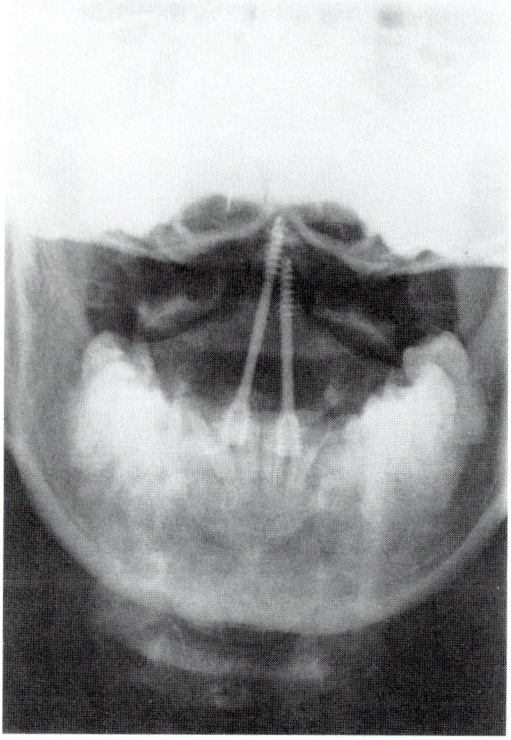

Abb. 125 zu Frage 31.52

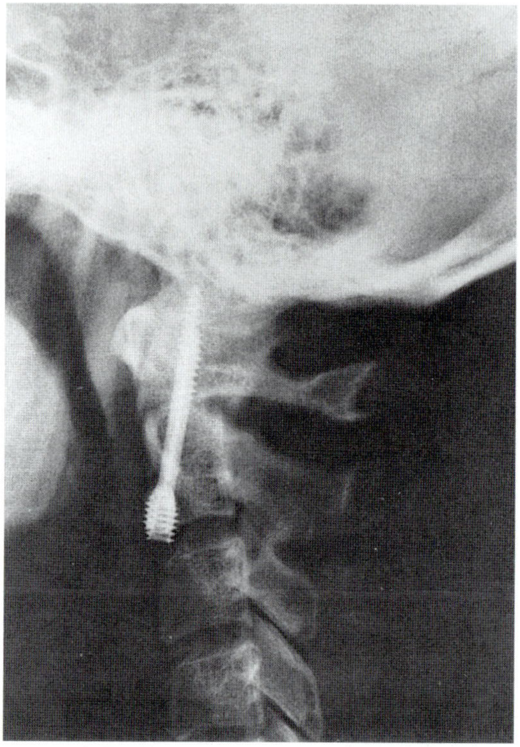

Abb. 126 zu Frage 31.52

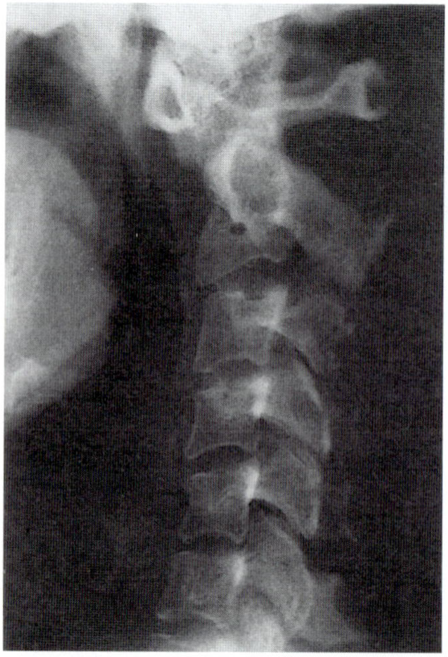

Abb. 127 zu Frage 31.53

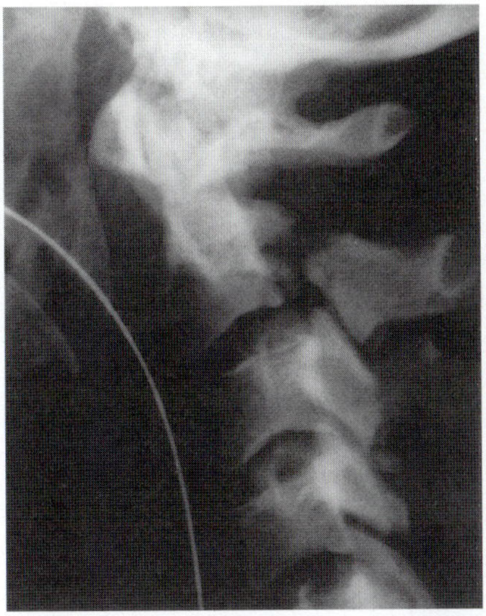

Abb. 128 zu Frage 31.54

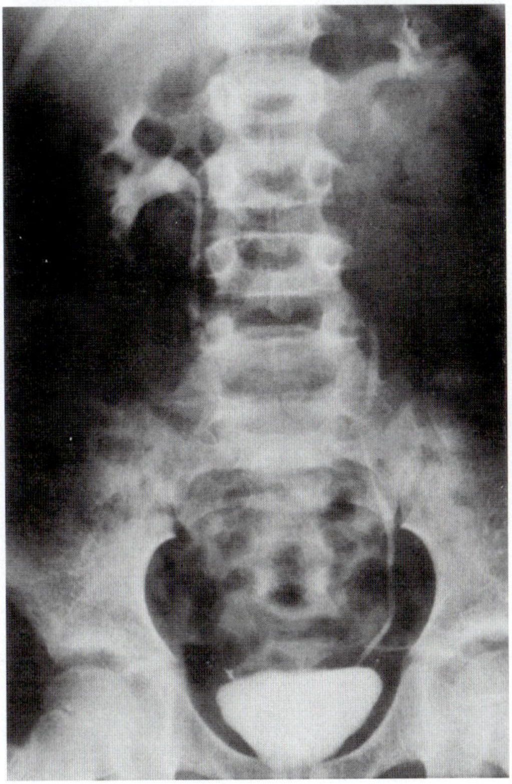

Abb. 129 zu Frage 31.65

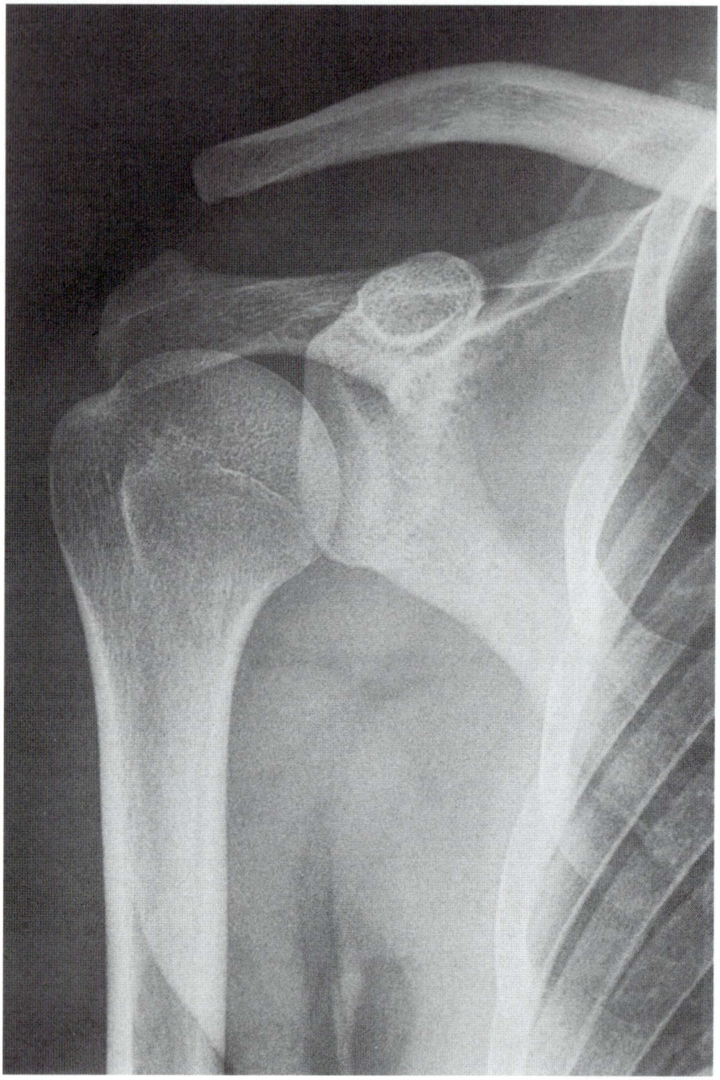

Abb. 130 zu Frage 31.72

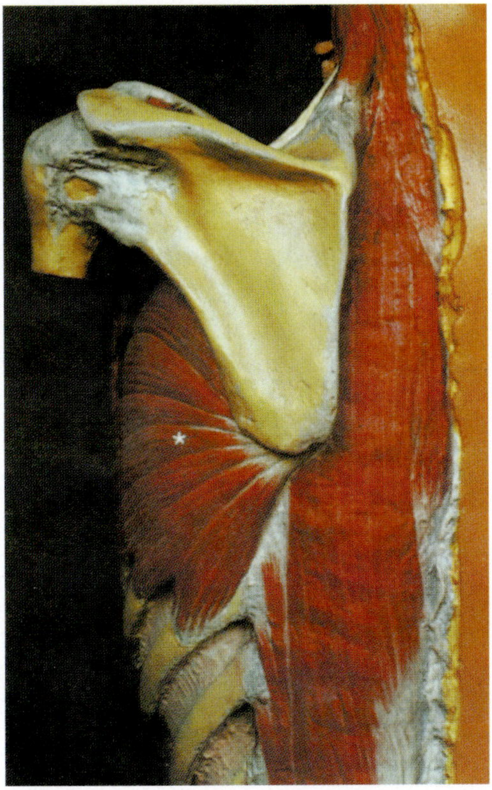

Abb. 131 zu Frage 31.79

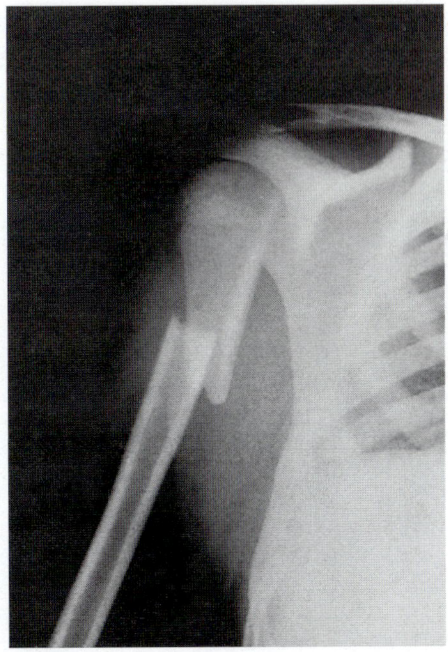

Abb. 132 zu Frage 31.83

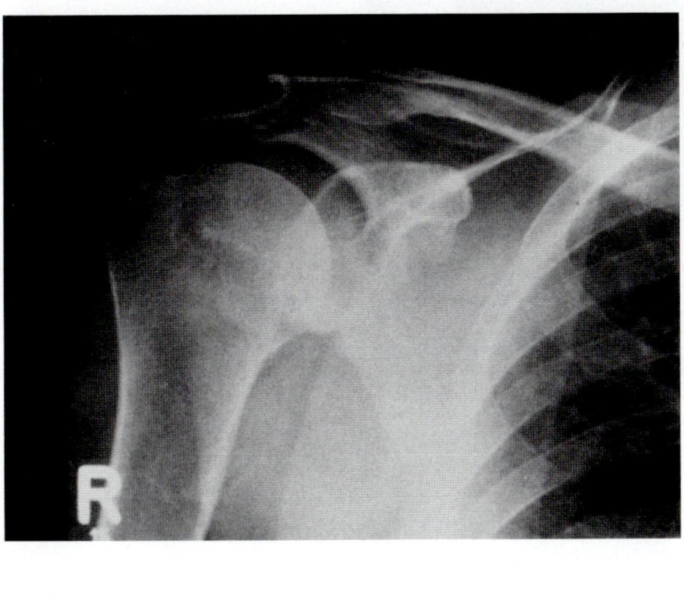

Abb. 133 zu Frage 31.86

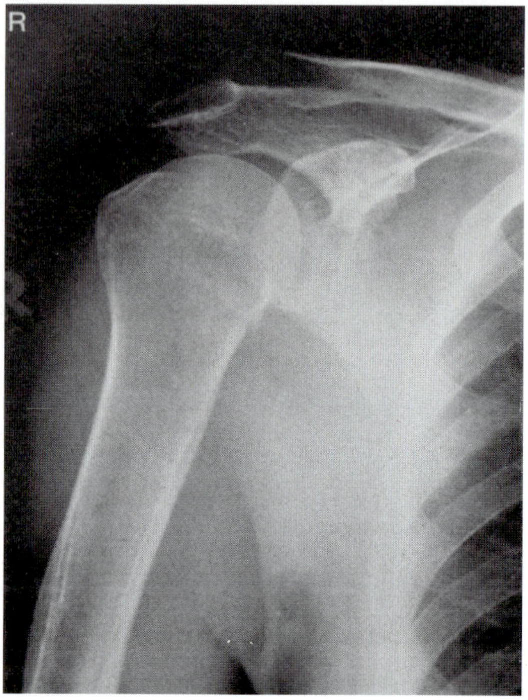

Abb. 134 zu Frage 31.86

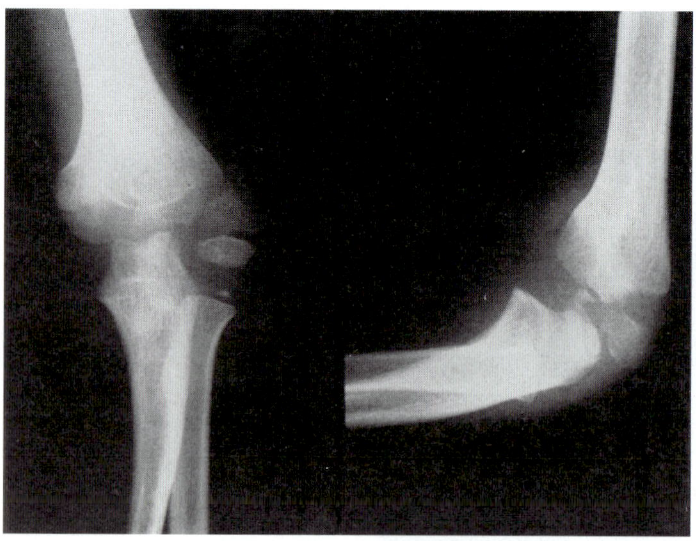

Abb. 135 zu Frage 31.87

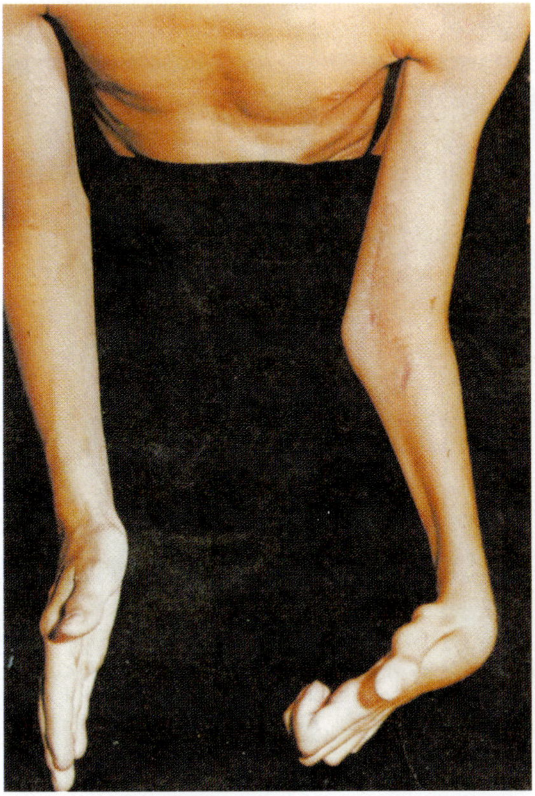

Abb. 136 zu Frage 31.88

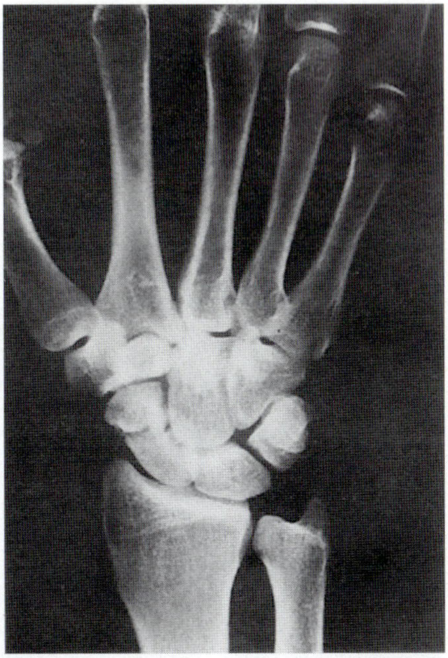

Abb. 138 zu Frage 31.97

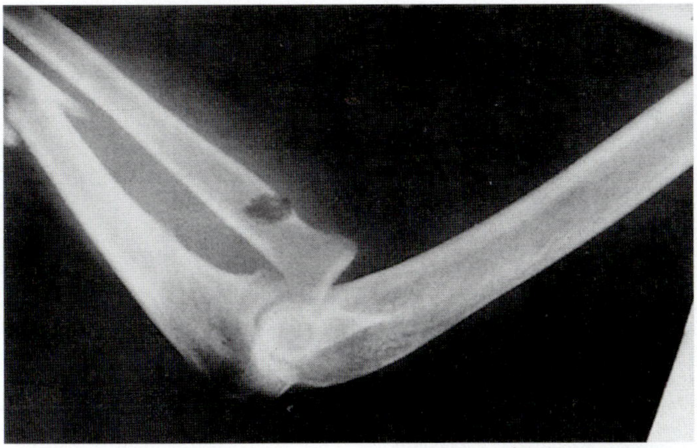

Abb. 137 zu Frage 31.93

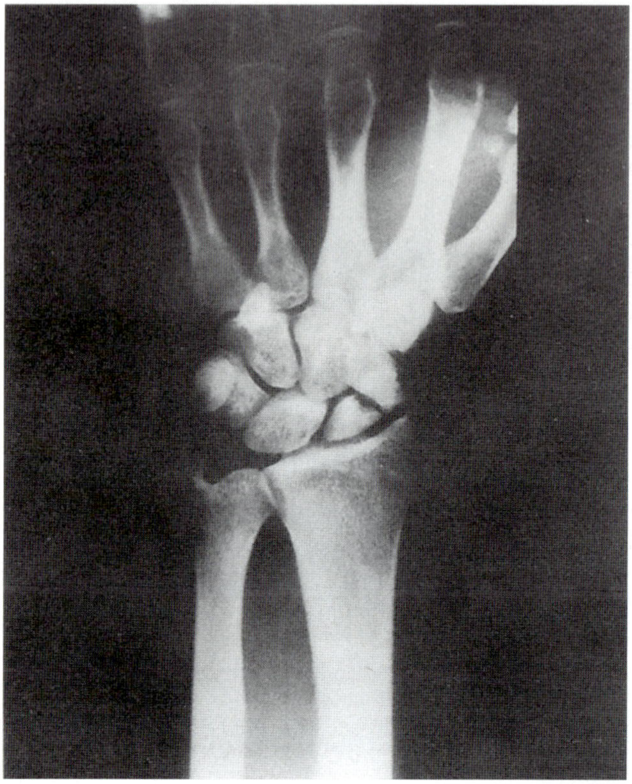

Abb. 139 zu Frage 31.100

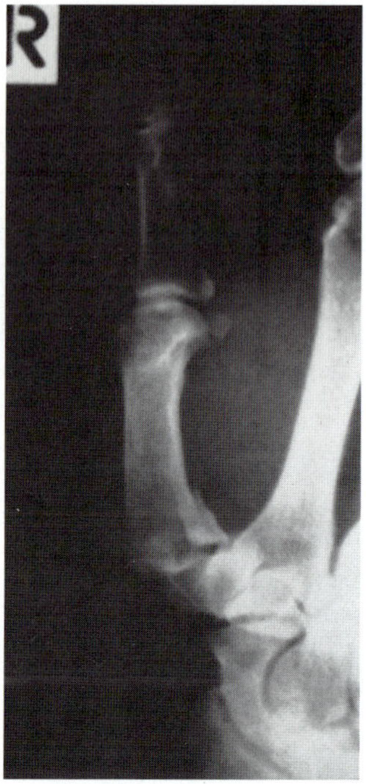

Abb. 141 zu Frage 31.104

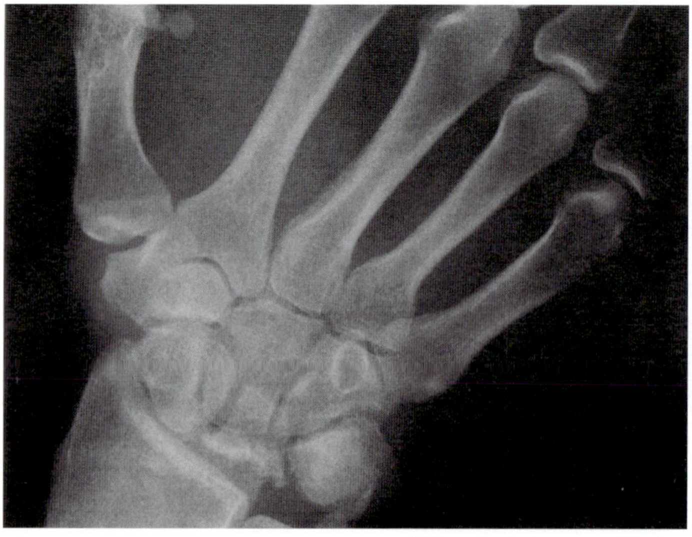

Abb. 140 zu Frage 31.102

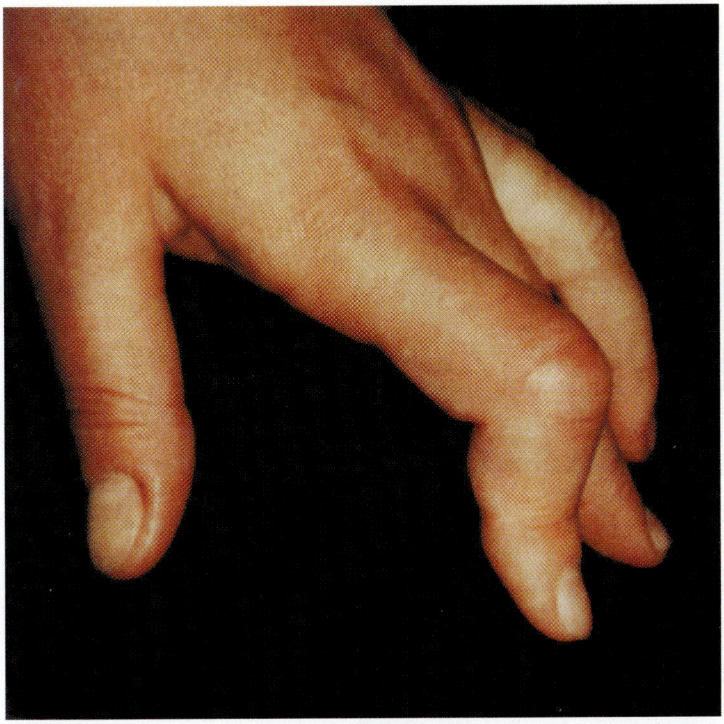

Abb. 142 zu Frage 31.110

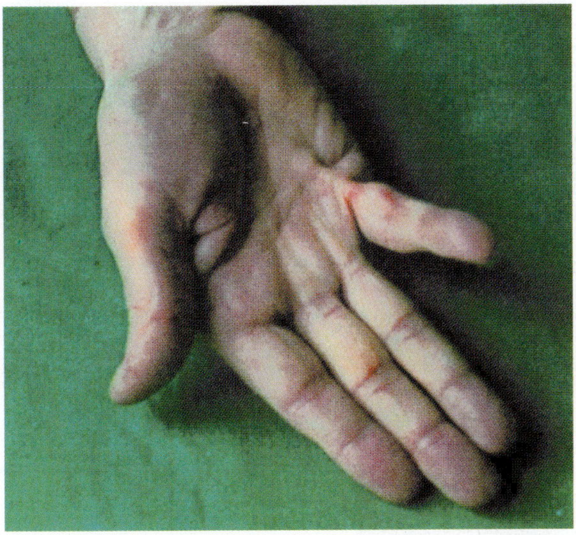

Abb. 143 zu Frage 31.111

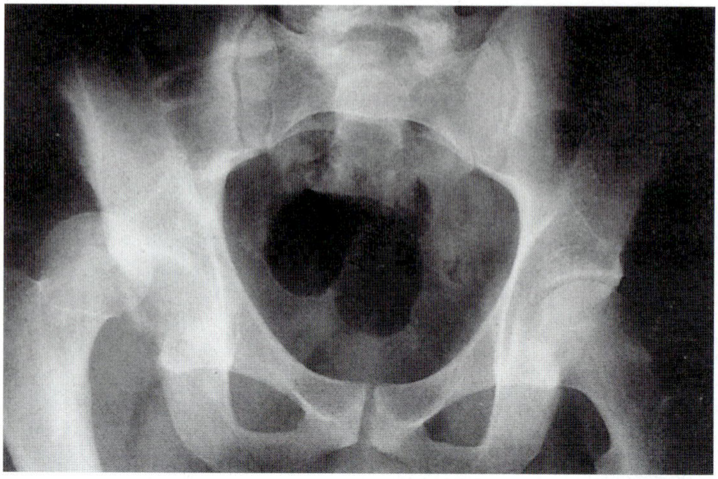

Abb. 144 zu Frage 31.118

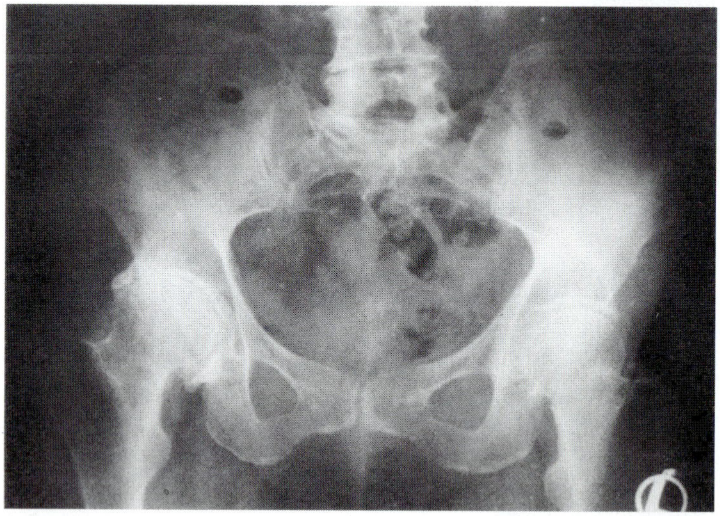

Abb. 145 zu Frage 31.125

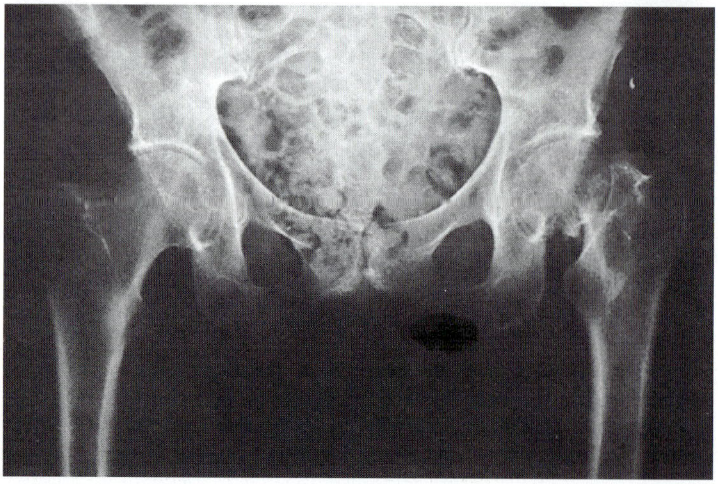

Abb. 146 zu Frage 31.126

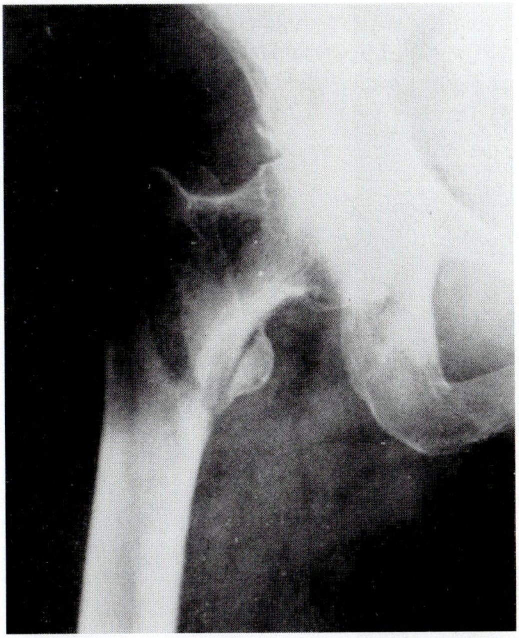

Abb. 147 zu Fragen 31.132 und 31.133

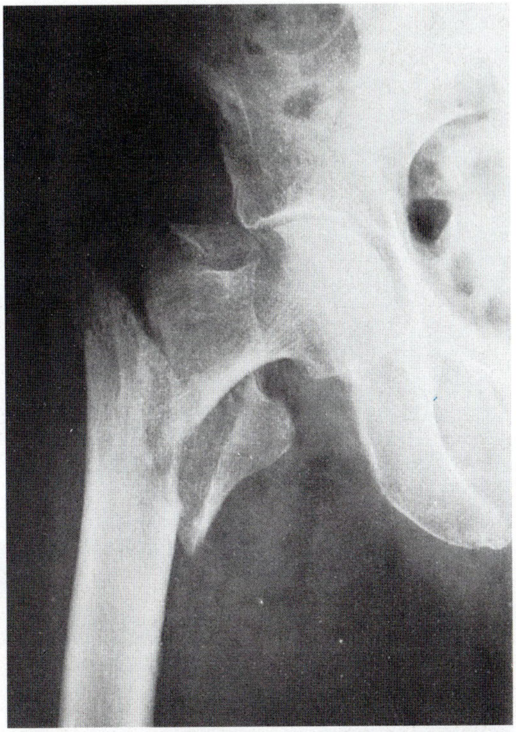

Abb. 148 zu Frage 31.134

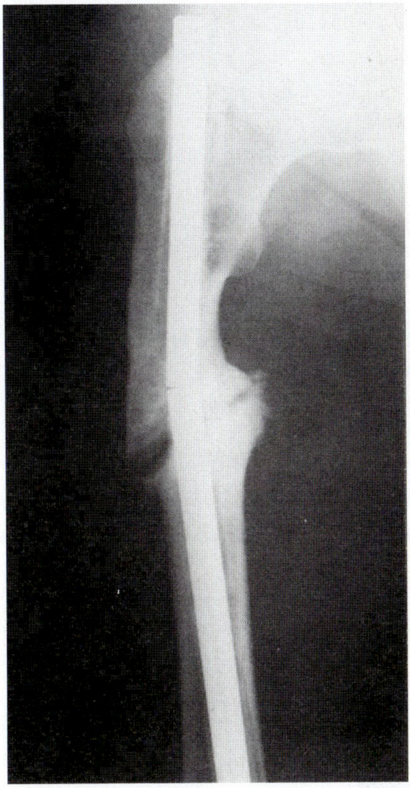

Abb. 149 zu Frage 31.136

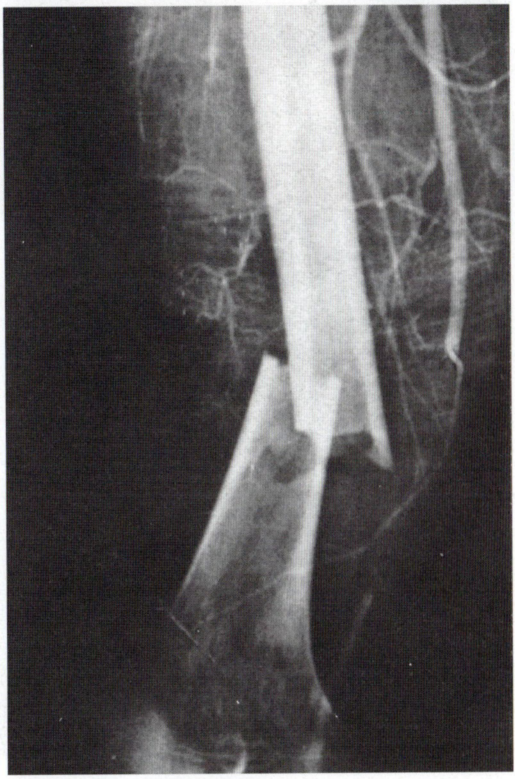

Abb. 150 zu Frage 31.138

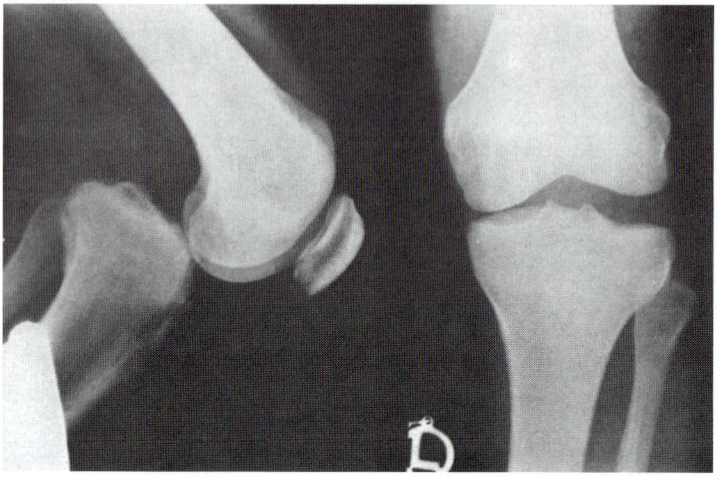

Abb. 151
zu Fragen 31.154 und 31.155

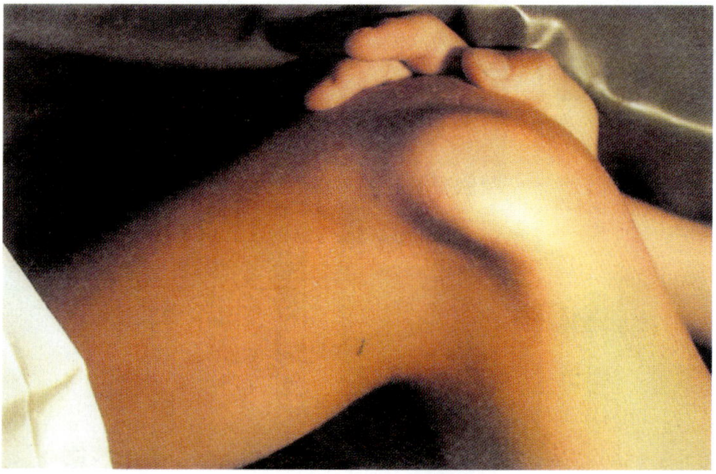

Abb. 152 zu Frage 31.157

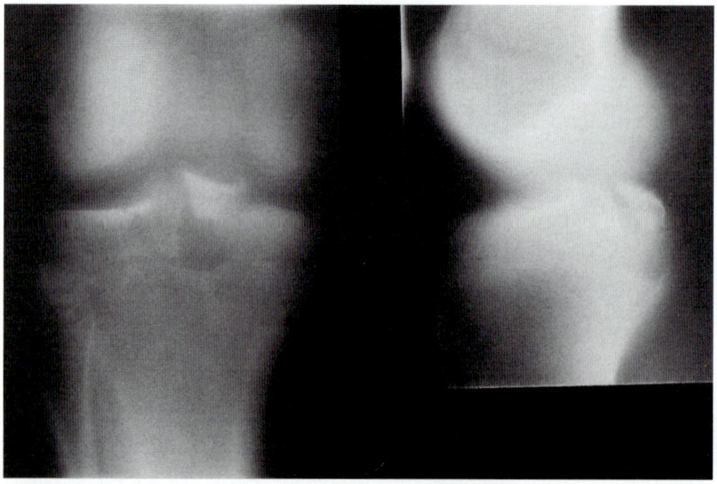

Abb. 153 zu Frage 31.159

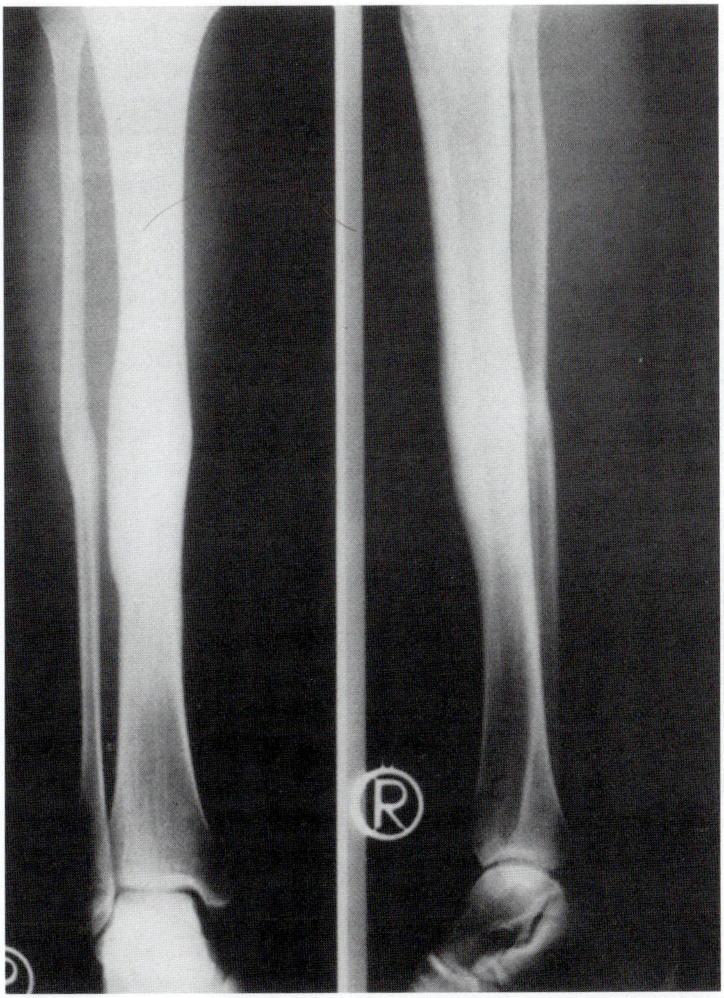

Abb. 154 zu Frage 31.166

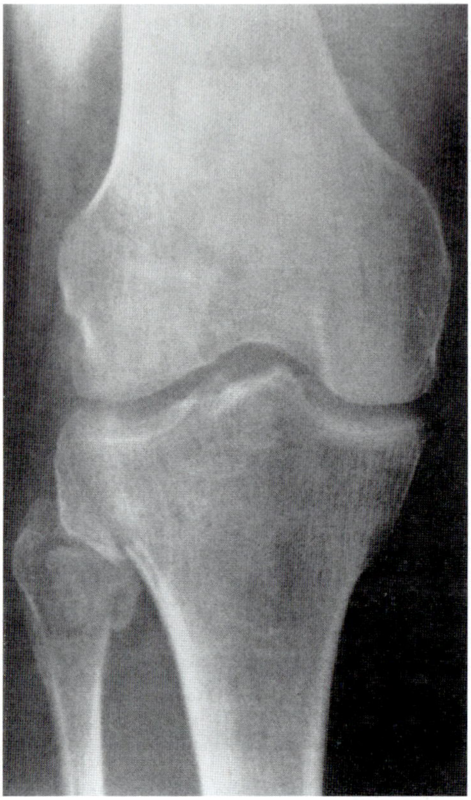

Abb. 155 zu Frage 31.167

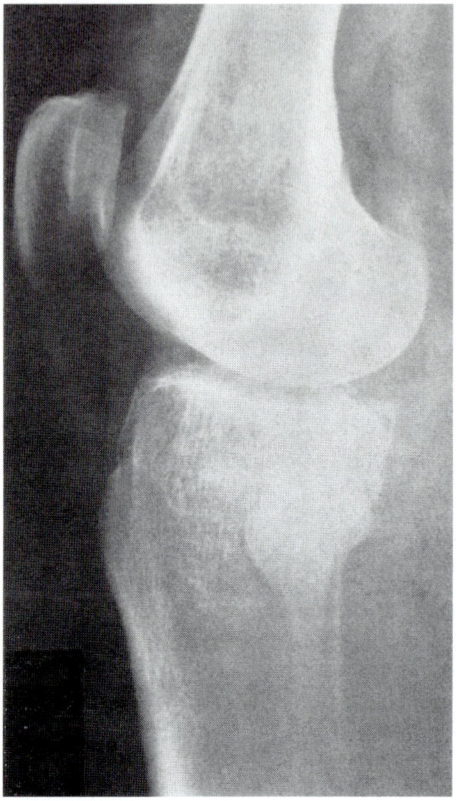

Abb. 156 zu Frage 31.167

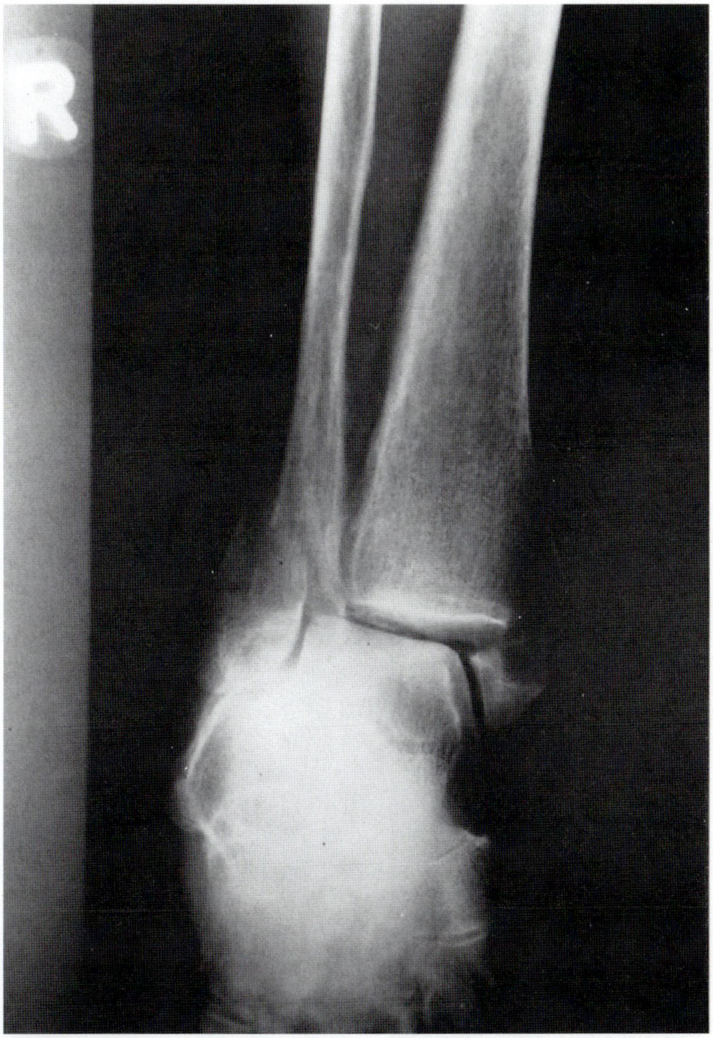

Abb. 157 zu Frage 31.172

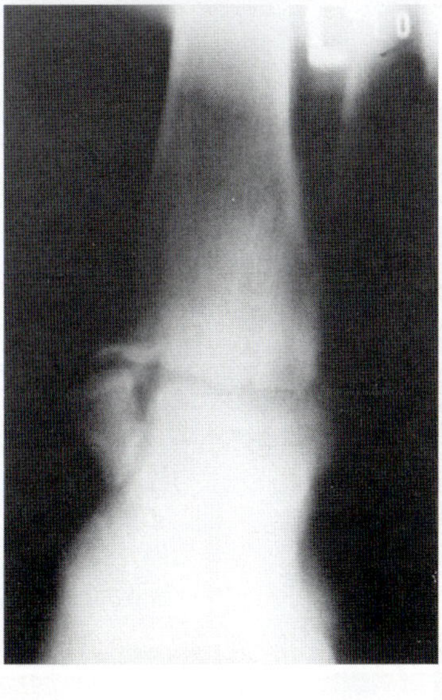

Abb. 158 zu Frage 31.175

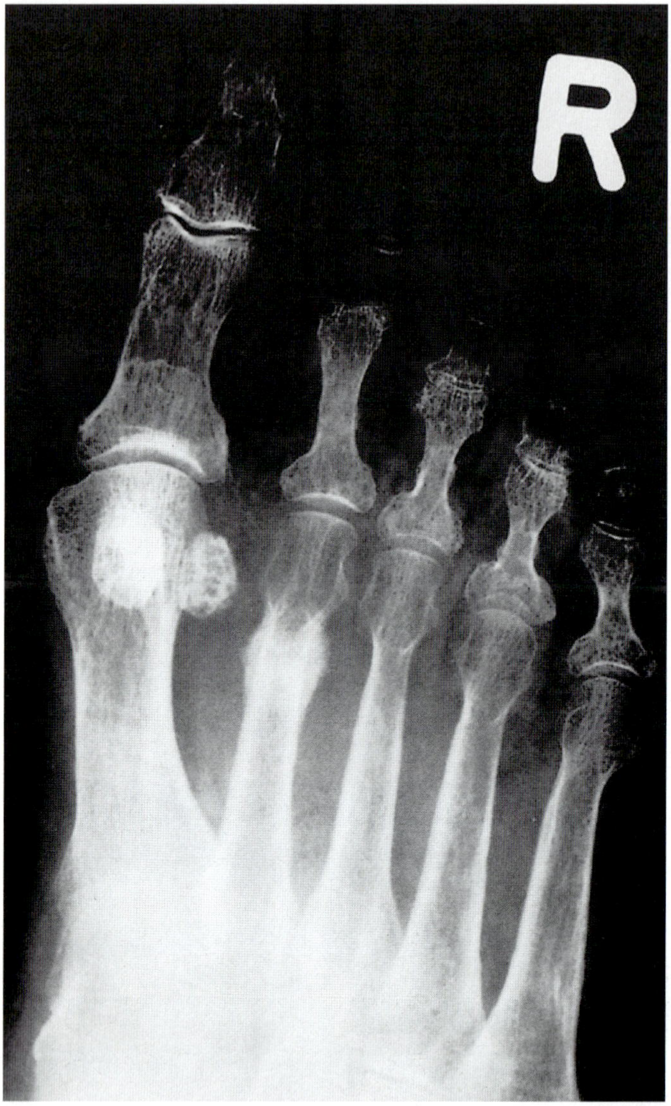

Abb. 159 zu Frage 31.182

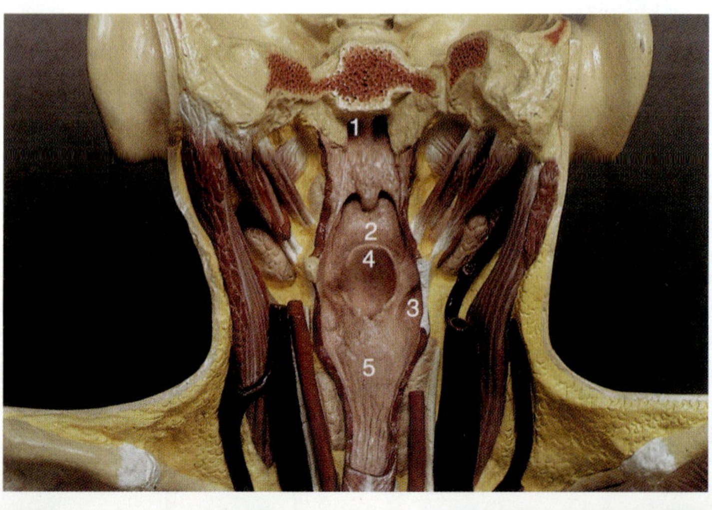

Abb. 160 zu Frage 32.1

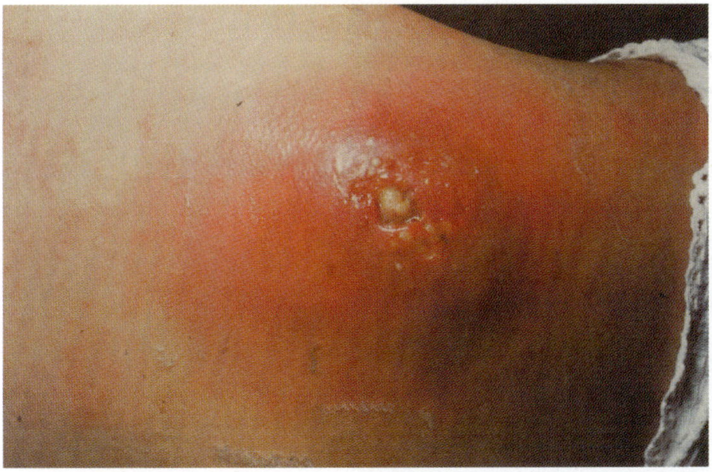

Abb. 161 zu Frage 32.13

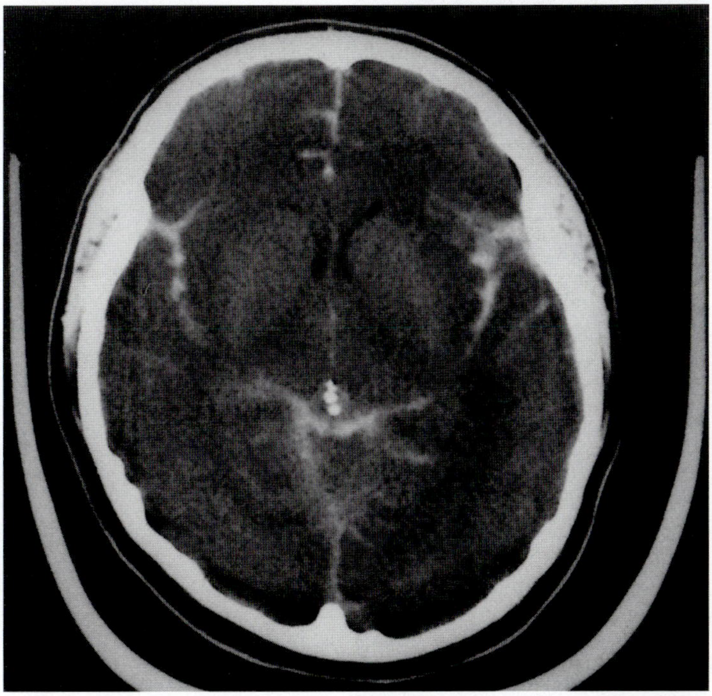

Abb. 162 zu Frage 32.14

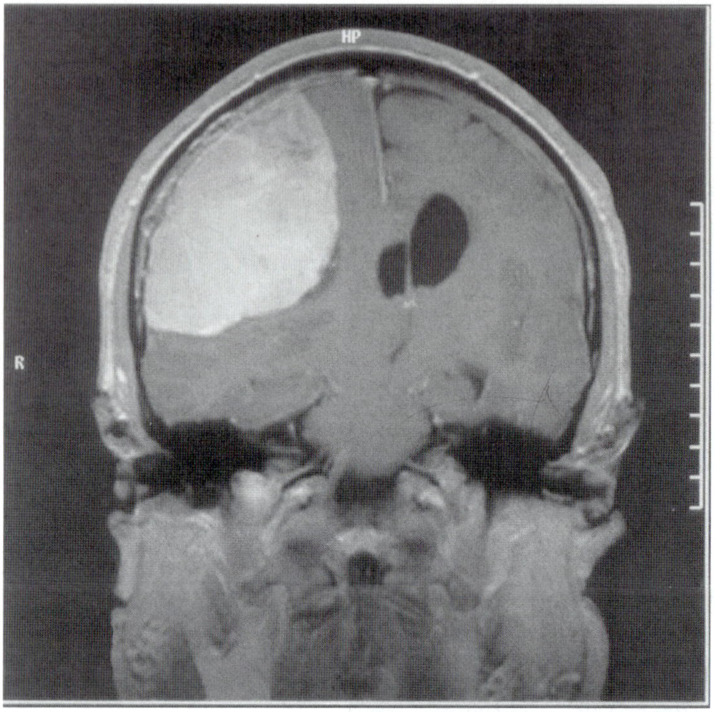

Abb. 163 zu Frage 32.15

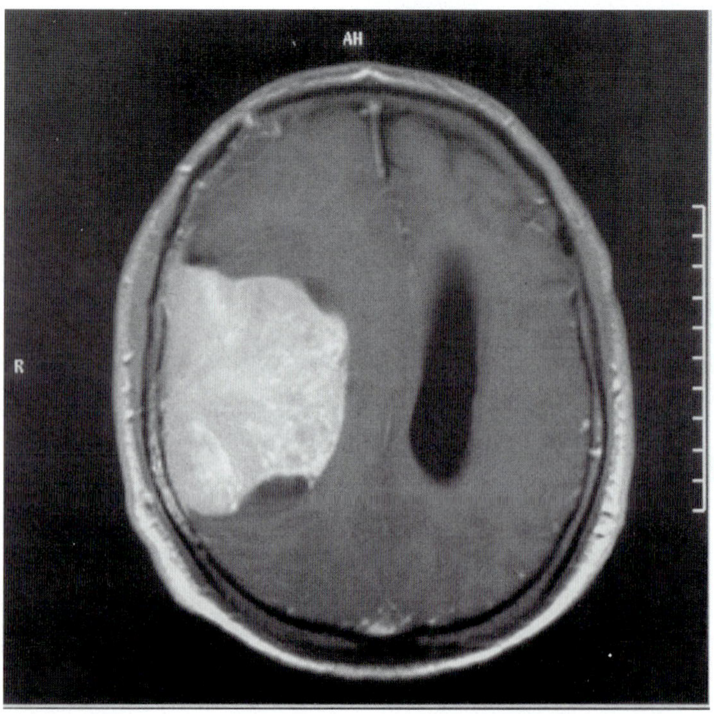

Abb. 164 zu Frage 32.15

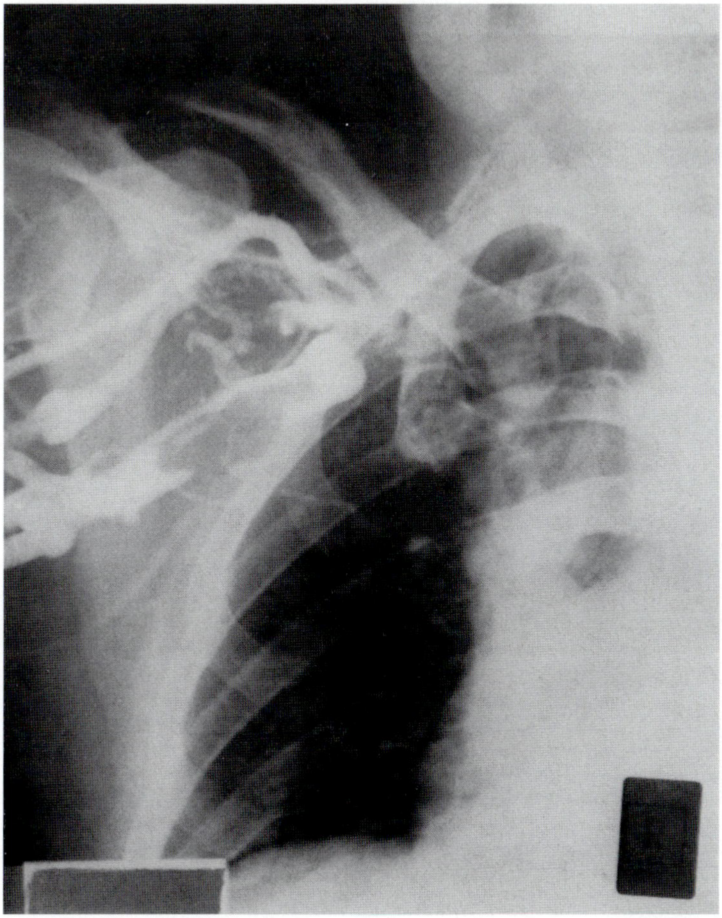

Abb. 165 zu Frage 32.23

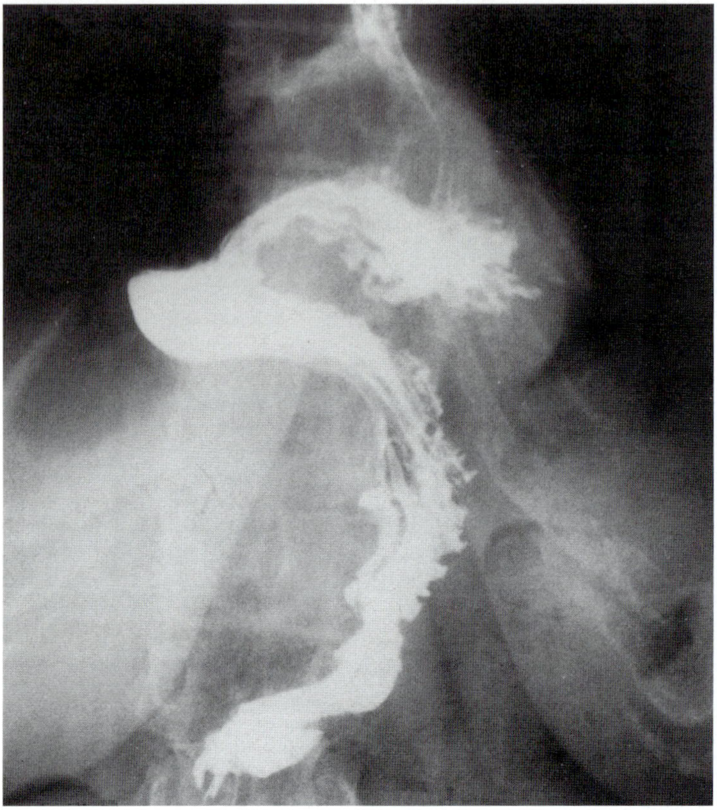

Abb. 166 zu Frage 32.29

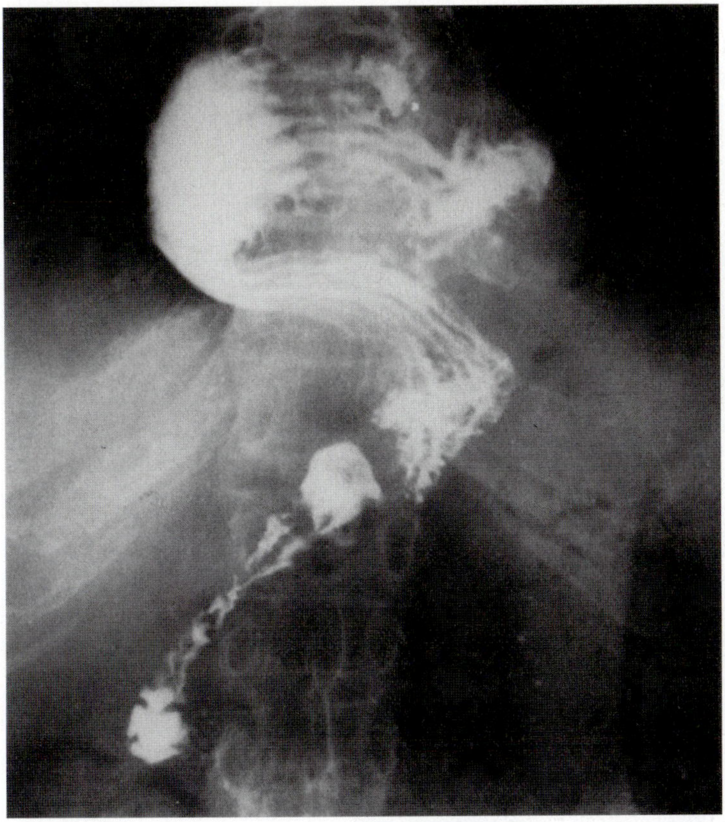

Abb. 167 zu Frage 32.29

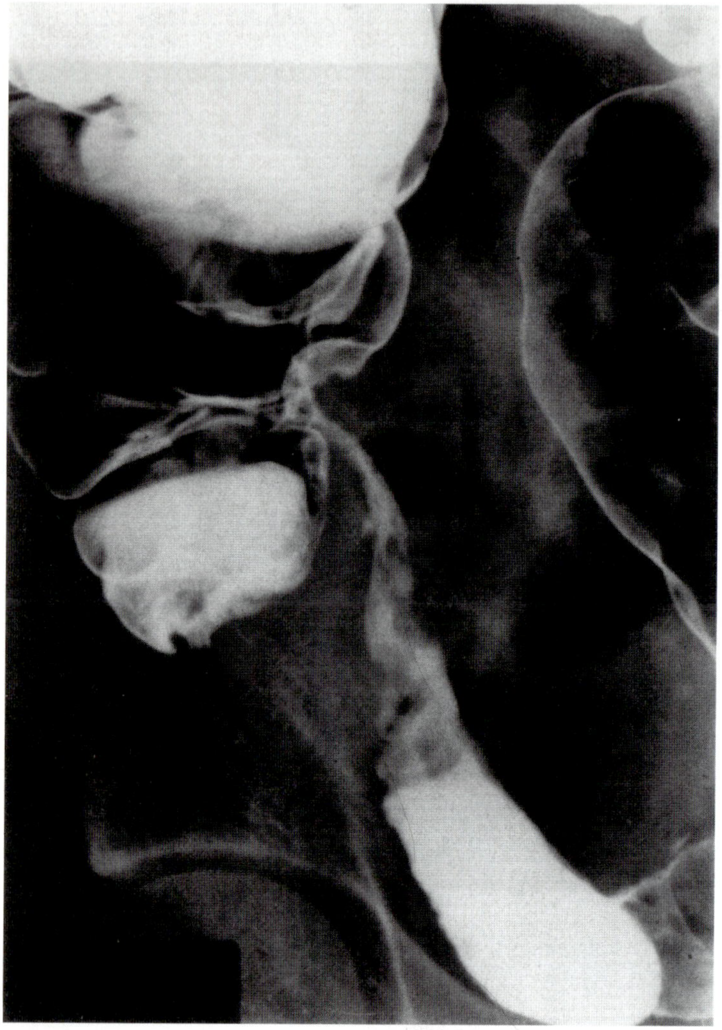

Abb. 168 zu Frage 32.33

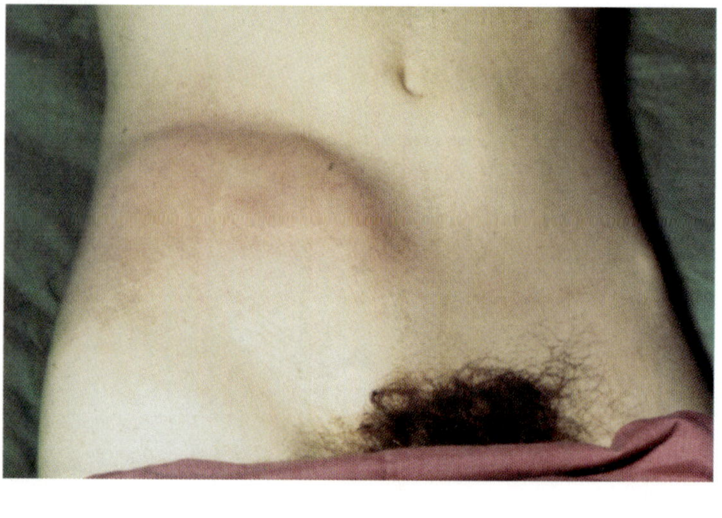

Abb. 169 zu Frage 32.34

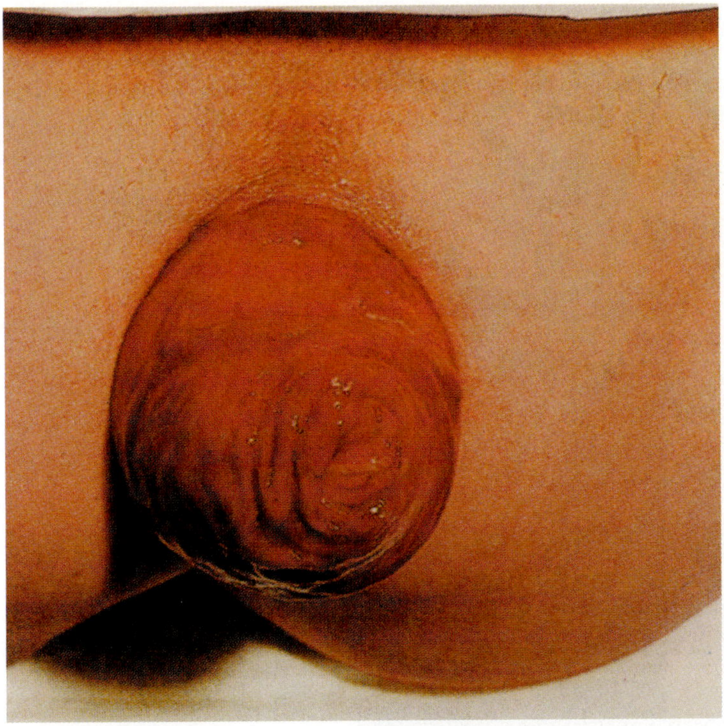

Abb. 170 zu Frage 32.38

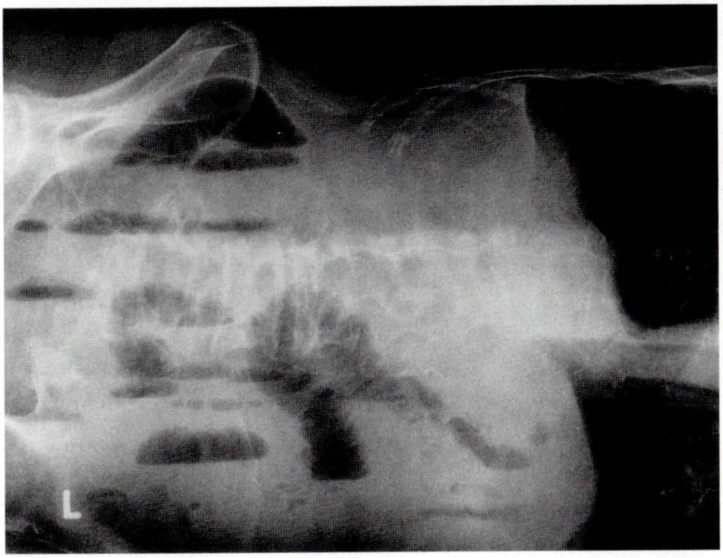

Abb. 171 zu Frage 32.40

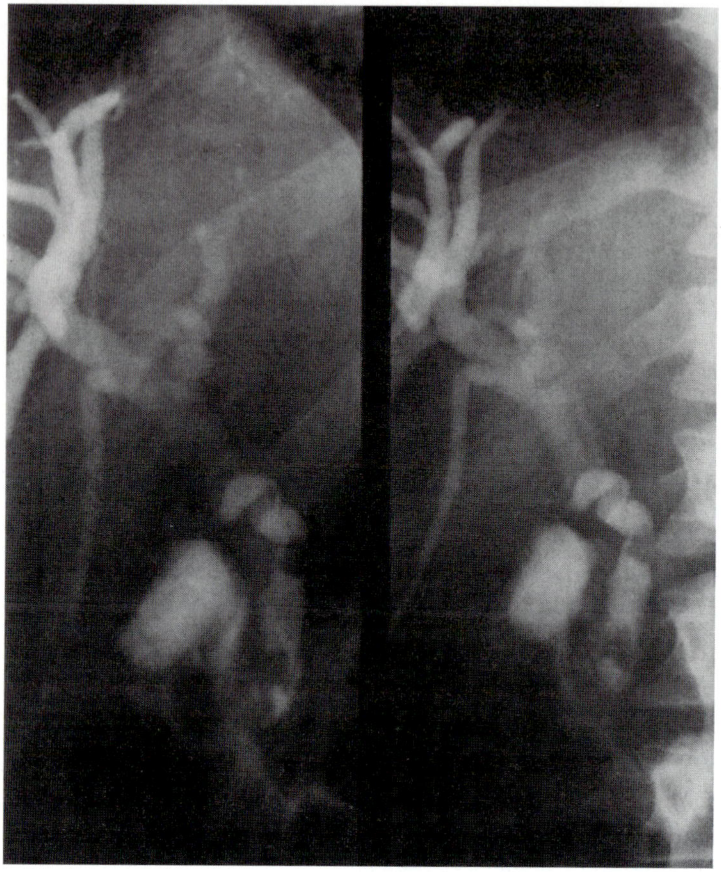

Abb. 172 zu Frage 32.44

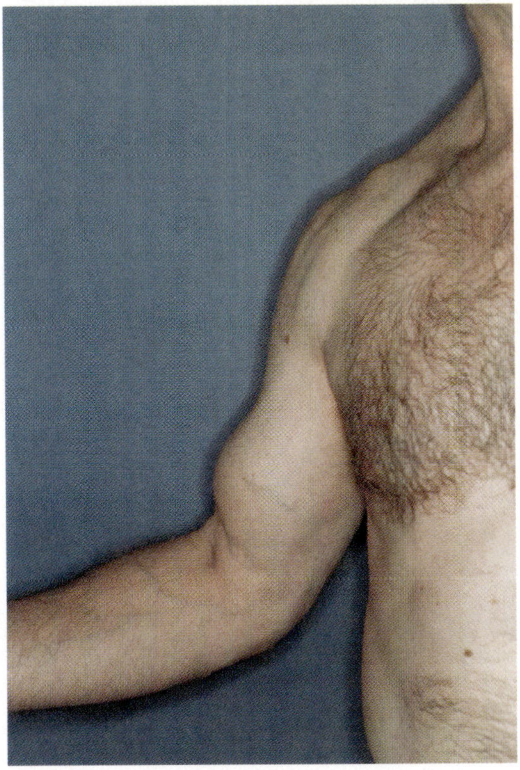

Abb. 173 zu Frage 32.51

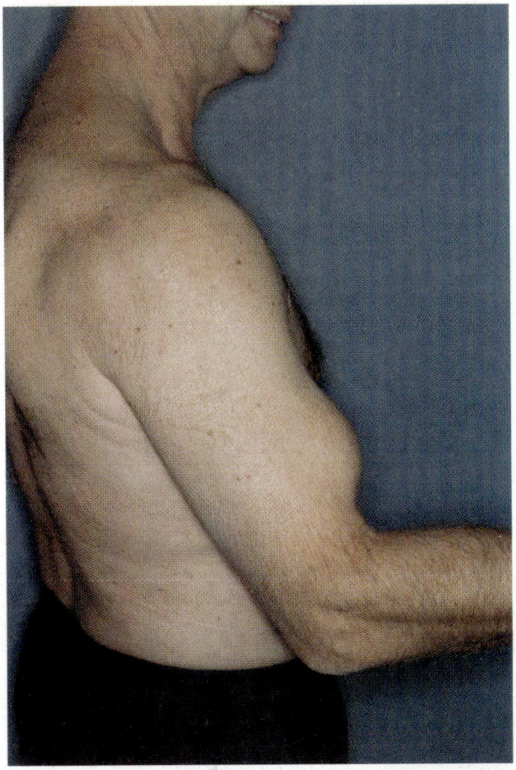

Abb. 174 zu Frage 32.51

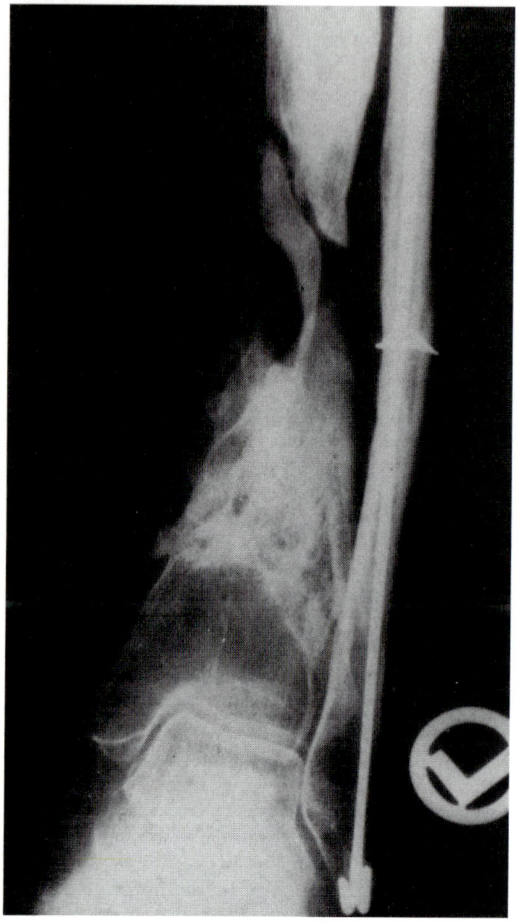

Abb. 175 zu Frage 32.58

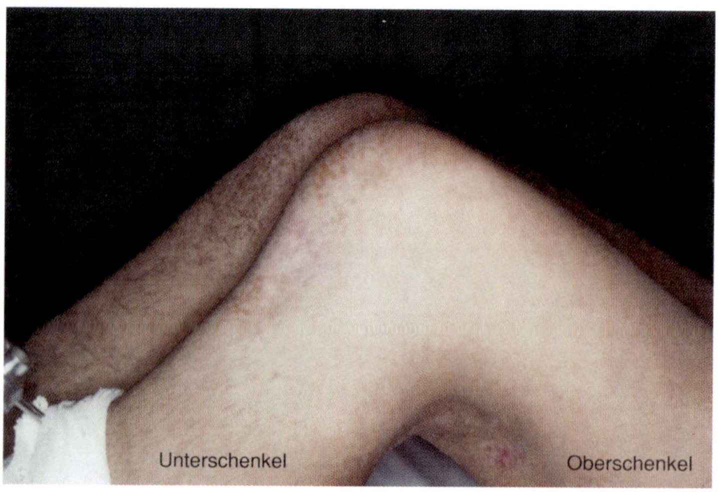

Abb. 176 zu Frage 32.59

Sachverzeichnis

I

J

K

L

M

N

O

P

Ihre Meinung ist gefragt!

Sehr geehrte Leserin, sehr geehrter Leser,

ein gutes Buch sollte auch über mehrere Auflagen in Inhalt und Gestaltung den Bedürfnissen seiner Leser gerecht werden. Um dies zu erreichen, sind wir auf Ihre Hilfe angewiesen. Deshalb: Schreiben Sie uns, was Ihnen an diesem Buch gefällt, vor allem aber, was wir daran ändern sollen.
Für Ihre Mühe möchten wir uns mit einer **Verlosung** bedanken, an der jeder Fragebogen teilnimmt. Die Verlosung findet 1 × jährlich statt. Zu gewinnen sind 10 Büchergutscheine à € 50,–. Der Rechtsweg ist ausgeschlossen. Wir freuen uns auf Ihre Antwort, die wir selbstverständlich vertraulich behandeln.

Bitte schicken Sie diesen Fragebogen an:

Georg Thieme Verlag
Programmplanung Medizin
Dr. med. P. Fode
Postfach 30 11 20
70451 Stuttgart

Wie beurteilen Sie diesen Band:

Anzahl der Schemata ausreichend	ja ❑	nein ❑
Anzahl der Tabellen ausreichend	ja ❑	nein ❑
Anzahl der Lerntexte ausreichend	ja ❑	nein ❑

Wie beurteilen Sie die inhaltliche Qualität der Kommentare? Welche Kommentare sind besonders gut, welche Kommentare sind nicht ausreichend?

___

___

___

___

___

Wie beurteilen Sie die Lerntexte bzw. das Kurzlehrbuch?

___

___

___

___

___

Zu folgenden Themen wünsche ich mir einen Lerntext/ausführlichere Erklärungen:

___

___

___

___

___

Wie beurteilen Sie den Schreibstil und die Lesbarkeit des Bandes?

Ist die Schwarze Reihe für dieses Prüfungsfach als Vorbereitung ausreichend? Haben Sie noch andere Lehrbücher benutzt? Welche?

Besonders gefallen hat mir an diesem Band:

Weitere Vorschläge und Verbesserungsmöglichkeiten?

Absender (bitte unbedingt ausfüllen)

Examen Frühjahr 2003

33 Fragen Examen Frühjahr 2003

Kapitel 1

F03

33.1 In der Abbildung Nr. 177 des Bildanhangs ist mit x markiert:

(A) die Austrittsstelle des N. facialis
(B) die äußere Öffnung des Canalis caroticus
(C) das Foramen lacerum
(D) die Austrittsstelle des N. mandibularis
(E) die Pars vasculosa des Foramen jugulare

F03

Ordnen Sie den Arterien der Schilddrüse (Liste 1) den im Regelfall zugehörigen direkten Ursprung bzw. den häufigsten direkten Ursprung (Liste 2) zu!

Liste 1

33.2 A. thyroidea superior

33.3 A. thyroidea inferior

Liste 2

(A) aus der A. vertebralis
(B) aus der A. carotis communis
(C) aus der A. subclavia
(D) aus der A. carotis externa
(E) aus dem Truncus thyrocervicalis

Kapitel 4

F03

33.4 Zu den nicht-resorbierbaren Nahtmaterialien gehört:

(A) Catgut
(B) Chromcatgut
(C) Seide
(D) Polydioxanon
(E) Polyglykolsäure

F03

33.5 Welche Schnittführung ist als Zugangsweg für das angegebene Organ **am wenigsten** geeignet?

(A) Kocher-Kragenschnitt – Schilddrüse
(B) Wechselschnitt – Appendix vermiformis
(C) Rippenbogenrandschnitt rechts – Gallenblase
(D) Pfannenstielschnitt – Magen
(E) Oberbauchquerschnitt – Leber

Kapitel 6

F03 **!**

33.6 Welche der nachfolgenden Aussagen charakterisiert am ehesten die sekundäre Wundheilung (per secundam intentionem)?

(A) verzögerte Heilung von infizierten Wunden ohne Narbenbildung
(B) Heilung von klaffenden Wunden durch Auffüllen mit Granulationsgewebe und Narbenbildung
(C) Heilung von infizierten oder von nichtinfizierten Wunden mit Ablösen des Wundschorfs am 7.–8. Tag
(D) Heilung von Wunden mit geschlossenem Wundspalt oder von Wunden mit geringem Gewebsdefekt unter starker Keloidbildung mit Ablösen des Wundschorfs am 6.–7. Tag
(E) Wundheilung im Bereich einer vorbestehenden Narbe

Kapitel 7

F03 **!**

33.7 Ein 44-jähriger Patient hat bei einem Sturz durch eine Glastür multiple Schnittwunden im Gesicht erlitten. Vor einem halben Jahr war eine komplette Tetanusimmunisierung abgeschlossen worden.

Der Patient erhält jetzt

(A) keine Impfung gegen Tetanus
(B) 0,5 ml Tetagam®
(C) 0,5 ml Tetanol® sofort und nach 6 Monaten
(D) 250 E Tetagam® + 0,5 ml Tetanol®
(E) 2,0 ml Tetanol® sofort

33.1 (D) 33.2 (D) 33.3 (E) 33.4 (C) 33.5 (D) 33.6 (B) 33.7 (A)

F03 !!

33.8 Welche Aussage zur Gasbrandinfektion trifft am ehesten zu?

(A) Es kommt zu einer raschen systemischen Intoxikation.
(B) Eine erhöhte Muskelrigidität und eine Bradykardie sind im akuten Stadium pathognomonisch.
(C) Bacillus anthracis ist der häufigste Erreger.
(D) Die hyperbare Oxygenation kann einen chirurgischen Eingriff ersetzen.
(E) Die Gabe von Mebendazol ist indiziert.

F03

33.9 Welche Aussage zur Tollwut trifft **am wenigsten** zu?

(A) Die Erreger sind Rhabdoviren.
(B) Die Letalität bei manifester Erkrankung beträgt 100%.
(C) Die Inkubationszeit kann 3 Monate betragen.
(D) Die postexpositionelle Impfung besteht aus einer alleinigen aktiven Impfung mit Tollwut-Immunglobulin.
(E) Das Tollwut-Immunglobulin soll um die Wunde herum infiltriert werden.

F03 !

33.10 Eine 24-jährige Frau kommt wegen starker Schmerzen in der rechten Hand in die Poliklinik. Sie gibt an, sie habe sich vor 3 Tagen mit einer Sicherheitsnadel in den Daumen gestochen. Die Verletzungsstelle an der Daumenbeugeseite im Endgelenkbereich ist eben noch sichtbar. Der Daumen ist diffus geschwollen, druckschmerzhaft und wird in Beugestellung gehalten.

Es handelt sich am ehesten um

(A) eine Paronychie
(B) einen Kragenknopfabszess
(C) ein Panaritium subunguale
(D) eine Sehnenscheidenphlegmone
(E) ein Erysipeloid

Kapitel 8

F03 !

33.11 Die hyperdyname Verlaufsform des Schocks findet man am ehesten beim

(A) Volumenmangelschock
(B) kardiogenen Schock
(C) septischen Schock
(D) anaphylaktischen Schock
(E) psychogenen Schock

Kapitel 11

F03 !

33.12 Die Kontinuität eines traumatisch durchtrennten Nerven wird mikrochirurgisch wiederhergestellt.

Die Geschwindigkeit der axonalen Regeneration beträgt etwa

(A) 1 mm täglich
(B) 2 mm wöchentlich
(C) 2 cm wöchentlich
(D) 2 mm monatlich
(E) 4 mm monatlich

F03

33.13 Was weist am ehesten auf einen Kleinhirnbrückenwinkeltumor (z.B. Neurinom) hin?

(A) Hypoglossusparese
(B) Hyperostose
(C) positives Recruitment
(D) Eiweißerhöhung im Liquor
(E) progrediente Hörminderung

F03

33.14 Bei einer 30-jährigen Patientin mit Kopfschmerzen und rechtsseitiger Störung der Hirnnerven III und IV zeigt Ihnen die Karotisangiographie rechts das Bild in Abbildung Nr. 178 des Bildanhangs.

Sie diagnostizieren ein Aneurysma der

(A) A. carotis interna
(B) A. cerebri media an der Teilungsstelle
(C) A. carotis externa
(D) A. communicans anterior
(E) A. cerebelli inferior posterior

33.8 (A) 33.9 (D) 33.10 (D) 33.11 (C) 33.12 (A) 33.13 (***) 33.14 (A)

F03 !!

33.29 Welche Aussage zu Hiatushernien trifft am ehesten zu?

(A) Paraösophageale Hernien sind häufiger als axiale Gleithernien.
(B) Der „upside-down-stomach" ist eine Extremform der axialen Hernie.
(C) Bei der axialen Gleithernie wird die Kardia in den Thorax verlagert.
(D) Leitsymptom der paraöosphagealen Hernie ist die Refluxösophagitis.
(E) Die axiale Gleithernie kommt im Adoleszentenalter häufiger vor als beim alten Menschen.

F03 !

33.30 Welche der folgenden Maßnahmen ist bei der Achalasie der Kardia **am wenigsten** indiziert?

(A) Therapieversuch mit Nifedipin
(B) Botulinumtoxin-Injektion
(C) pneumatische Dilatation
(D) Bougierungsdauerbehandlung
(E) extramuköse Kardiomyotomie des unteren Ösophagussphinkters

Kapitel 20

F03 !

33.31 Welche Aussage über das Magenfrühkarzinom trifft am ehesten zu?

(A) Eine lymphogene Metastasierung wird nicht beobachtet.
(B) Es infiltriert die Mukosa und/oder Submukosa des Magens.
(C) Es tritt zumeist bei Männern in der 3. Lebensdekade auf.
(D) Es entsteht fast ausschließlich aus kallösen Magenulzera.
(E) Eine partielle Exzision der Magenwand mit Entfernung der Läsion ist die Therapie der Wahl.

F03 !

33.32 Ein junger Patient kommt mit einer akuten oberen gastrointestinalen Blutung in die Klinik. Die Notfallendoskopie zeigt eine spritzende Blutung an der Vorderwand des Bulbus duodeni.

Um welchen Blutungstyp nach der Klassifikation von Forrest handelt es sich?

(A) 1 a
(B) 1 b
(C) 2 a
(D) 2 b
(E) 3

Kapitel 22

F03

33.33 Ein 20-jähriger Mann mit einem M. Hirschsprung bietet bei stark überblähtem und druckdolentem Abdomen den Röntgenbefund in Abbildung Nr. 182 des Bildanhangs.

Es handelt sich hier am ehesten um folgende Diagnose:

(A) zwei intestinale Perforationen
(B) Chilaiditi-Syndrom
(C) Situs inversus
(D) Zwerchfellruptur
(E) subphrenischer Abszess

F03 !

33.34 Ein 45-jähriger Patient hat seit 2 Jahren rezidivierende blutig-schleimige Durchfälle bis zu 10-mal am Tag. Es bestehen Abdominalschmerzen mit Tenesmen.

Welche der genannten Untersuchungen ist zur Sicherung der Diagnose am ehesten indiziert?

(A) Koloskopie
(B) Angiographie
(C) Magendarmpassage nach Bariumbreischluck
(D) Sonographie
(E) Gastroskopie

F03 !

33.35 Die Abbildung Nr. 183 des Bildanhangs zeigt das Kolonresektionspräparat (Ausschnitt) einer 27-jährigen Patientin, die anamnestisch angibt, in ihrer Familie seien gehäuft und bereits im frühen Erwachsenenalter Kolonkarzinome aufgetreten.

Welche Aussage trifft für diese Erkrankung am ehesten zu?

(A) Die Erkrankung ist x-chromosomal gebunden.
(B) Es handelt sich um ein Carcinoma in situ.
(C) Anamnestisch sind Windverhaltungen typisch.
(D) Der Altersgipfel bei Erkrankungen dieser Art liegt bei 70 Jahren.
(E) Eine Proktokolektomie ist angezeigt.

Kapitel 23

F03 !

33.36 Welche der folgenden Aussagen zu Karzinoiden (neuroendokrine Tumoren) trifft am ehesten zu?

(A) Sie entstammen enterochromaffinen Zellen.
(B) Das Karzinoid-Syndrom wird meist nach Ausfall der Serotonin-Produktion in der Leber beobachtet.
(C) Das Haupterkrankungsalter liegt bei 20 Jahren.
(D) Extraintestinal finden sie sich meistens in den Ovarien und Hoden.
(E) Die Diagnose wird mittels Nachweis von 5-Hydroxytryptamin im 24-Stunden-Urin gestellt.

F03 !

33.37 Analfisteln finden sich als typische Komplikation am ehesten bei einer/einem

(A) Sigmadivertikulose
(B) M. Hirschsprung
(C) Rektumkarzinom
(D) M. Crohn
(E) Typhus abdominalis

Kapitel 24

F03 !

33.38 Ein 59-jähriger Patient wird in schlechtem Allgemeinzustand aufgenommen. Er klagt über heftigste diffuse Bauchschmerzen, die plötzlich vor einer halben Stunde einsetzten.

Befunde: Abdomen diffus schmerzhaft bei unauffälligem Tastbefund; rektale Untersuchung unauffällig; Temperatur 36,4 °C axillär, 37,0 °C rektal; RR 130/80 mmHg, Puls 108/min; Leukozyten: $18\,000 \cdot 10^6$/L im Blut;

Laktat im Serum: 0,39 mmol/L (35 mg/L);

Abdomenleeraufnahme: o.B.

Welche Diagnose kommt am ehesten in Betracht?

(A) Ulkusperforation
(B) akute Pankreatitis
(C) Invaginationsileus
(D) akuter Mesenterialarterienverschluss
(E) akute infektiöse Enteritis

F03 !

33.39 Der Nachweis von Luft in den Gallenwegen weist am ehesten hin auf ein/eine/einen

(A) freie Gallenblasenperforation
(B) Cholecystitis emphysematosa
(C) Gallensteinileus
(D) Mirizzi-Syndrom
(E) Leberabszess

Kapitel 25

F03

33.40 Welche der nachfolgenden Aussagen zum hepatozellulären Karzinom trifft **am wenigsten** zu?

(A) Es entsteht auf dem Boden einer Leberzirrhose.
(B) Das α-Fetoprotein dient als Tumormarker.
(C) Es metastasiert in die Lunge.
(D) Therapie der Wahl ist die systemische Chemotherapie.
(E) Es kommt in Asien und Afrika häufiger als in Europa vor.

33.35 (E) 33.36 (A) 33.37 (D) 33.38 (D) 33.39 (C) 33.40 (D)

Kapitel 26

F03

33.41 Die Abbildung Nr. 184 des Bildanhangs zeigt zwei Gallenblasen-Sonogramme einer 64-jährigen Frau, die seit 3 Wochen über einen Druckschmerz im rechten Oberbauch klagt.

Es handelt sich um

(A) eine normale Gallenblase
(B) multiple Steine in der Gallenblase
(C) ein großes Solitärkonkrement in der Gallenblase
(D) eine Porzellangallenblase
(E) ein Gallenblasenkarzinom

Kapitel 27

F03 !

33.42 Ein 60-jähriger Patient mit seit 36 Stunden bestehenden, plötzlich aufgetretenen Oberbauchschmerzen kommt zur stationären Aufnahme. Es findet sich ein Druckschmerz im Oberbauch mit gespannten Bauchdecken. Eine Ausstrahlung der Schmerzen in den Rücken wird angegeben.

Welche der folgenden diagnostischen Maßnahmen kommt am sinnvollsten zur Anwendung?

(A) abdominelle Angiographie
(B) CEA-Bestimmung
(C) Laparoskopie
(D) Bestimmung der Rheumafaktoren
(E) Sonographie des Oberbauchs

F03

33.43 Bei einer akuten Pankreatitis ist eine chirurgische Therapie am ehesten indiziert bei

(A) einer milden Form der Pankreatitis
(B) infizierten Pankreasnekrosen
(C) einer diabetischen Stoffwechsellage
(D) einem Pleuraerguss
(E) erhöhten Serumaktivitäten von Amylase und Lipase

Kapitel 28

F03 !

33.44 Welcher der folgenden Befunde ist für ein Conn-Syndrom am ehesten typisch?

(A) Hypokaliämie
(B) Hyperkaliämie
(C) Hyperkalzämie
(D) Hypokalzämie
(E) Hämaturie

Kapitel 29

F03

33.45 Bei welcher der aufgeführten Erkrankungen ist eine Splenektomie **am wenigsten** indiziert?

(A) hereditäre Sphärozytose (Kugelzellanämie)
(B) chronische idiopathische thrombozytopenische Purpura (M. Werlhof)
(C) Milzbrand
(D) Haarzell-Leukämie
(E) Milzvenenthrombose mit Ösophagusvarizenblutung

Kapitel 30

F03 !!

Ordnen Sie den in Liste 1 aufgeführten Hernien die zugehörige Lokalisation der Bruchpforte (Liste 2) zu!

Liste 1

33.46 Hernia inguinalis indirecta

33.47 Hernia femoralis

Liste 2

(A) Bruchpforte oberhalb des Ligamentum inguinale, lateral der epigastrischen Gefäße
(B) Bruchpforte oberhalb des Ligamentum inguinale, medial der epigastrischen Gefäße
(C) Bruchpforte unterhalb des Ligamentum inguinale, im Bereich des Foramen obturatum
(D) Bruchpforte im Bereich der Lacuna vasorum
(E) Bruchpforte unterhalb des Ligamentum inguinale, lateral des Arcus iliopectineus

33.41 (C) 33.42 (E) 33.43 (B) 33.44 (A) 33.45 (C) 33.46 (A) 33.47 (D)

F03

33.48 Welche Aussage zur Hydrocele testis im Säuglingsalter trifft am ehesten zu?

(A) Ursache ist zumeist ein zurückliegendes Trauma.
(B) Leitsymptom ist die schmerzhafte Hodenschwellung.
(C) Zur Differentialdiagnose kann eine Diaphanoskopie vorgenommen werden.
(D) Sie findet sich bei 90% der Fälle im linken Hoden.
(E) Sie ist eine eitrige Entzündung der Hodenhülle.

Kapitel 31

F03

33.49 Welche Aussage zum Brodie-Abszess ist am ehesten richtig?

(A) Bevorzugt werden die Metaphalangen befallen.
(B) Es handelt sich um eine abgeschwächte Form der hämatogenen Osteomyelitis.
(C) Der klinische Verlauf ist in der Mehrzahl der Fälle hochfieberhaft.
(D) Die Primärbehandlung erfolgt mittels Saug-Spül-Drainage.
(E) Röntgenologisch finden sich in den befallenen Knochen multiple Fistelbildungen.

F03

33.50 Typische Folge nach einer ersten traumatischen Schultergelenkluxation ist eine/ein

(A) proximale Bizepssehnenruptur
(B) Paget-von-Schroetter-Syndrom
(C) rezidivierende Schultergelenkluxation
(D) schwere Arthrose des Humeroskapulargelenkes
(E) Supraspinatus-Syndrom

F03

33.51 Eine 18-jährige Frau ist vom Fahrrad gefallen und auf den ausgestreckten Arm gestürzt. Die Beweglichkeit im linken Ellenbogengelenk ist in allen Ebenen endgradig schmerzhaft eingeschränkt bei klinisch nachweisbarer druckschmerzhafter Schwellung im Bereich des Ellenbogengelenkes.

Die Röntgenaufnahmen des linken Ellenbogengelenkes in 2 Ebenen (siehe Abbildung Nr. 185 des Bildanhangs) lassen welche der genannten Verletzungen erkennen?

(A) Monteggia-Fraktur
(B) Radiusköpfchenfraktur
(C) Subluxatio capituli radii („Chassaignac")
(D) Ellenbogenluxation
(E) Galeazzi-Fraktur

F03 !

33.52 Bei einer 57-jährigen Patientin findet sich 3 Monate nach einer Radiusfraktur loco typico der folgende klinische Befund: Muskelatrophie, glänzende, zyanotische und trockene Haut an Unterarm und Hand und zunehmende Bewegungseinschränkung der Fingergelenke.

Es handelt sich am ehesten um eine

(A) Algodystrophie
(B) Folge konsequenter psychogener Schonhaltung
(C) Thrombose der A. radialis
(D) Parese des N. medianus
(E) Thrombose der A. ulnaris

F03 !

33.53 Ein 20-jähriger Sportler ist beim Handballspiel auf die ausgestreckte linke Hand gestürzt. Klinisch bestehen eine druckschmerzhafte Weichteilschwellung im Bereich des radialen Handgelenkes, ein Druckschmerz in der Tabatière und eine endgradige Bewegungseinschränkung im Handgelenk.

Die klinischen Befunde und das Röntgenbild Nr. 186 des Bildanhangs ergeben die Diagnose:

(A) Distorsion des Handgelenkes ohne Frakturnachweis
(B) beginnende Algodystrophie
(C) Fraktur des Os scaphoideum
(D) Distorsion mit skapholunärer Dissoziation
(E) Luxation des Os lunatum

33.48 (C) 33.49 (B) 33.50 (C) 33.51 (B) 33.52 (A) 33.53 (C)

F03

33.54 Welche der nachstehend aufgeführten Spätfolgen kommt auch bei korrekt reponierter Hüftgelenkluxation typischerweise vor?

(A) Hüftkopfnekrose
(B) posttraumatische Leistenhernie
(C) Läsion des N. ilioinguinalis
(D) Adduktionskontraktur
(E) Beinverlängerung

F03

33.55 Bei einer 50-jährigen Patientin wurde vor 2 Jahren eine mediale Schenkelhalsfraktur links kopferhaltend versorgt. Nach komplikationslosem Verlauf kam es in den letzten Wochen zu zunehmenden Belastungsbeschwerden des Hüftgelenkes.

Das Kernspintomogramm (siehe Abbildung Nr. 187 des Bildanhangs) zeigt eine/einen

(A) Schenkelhalspseudoarthrose links
(B) posttraumatische Koxarthrose
(C) Normalbefund
(D) Femurkopfnekrose
(E) Re-Fraktur

F03

33.56 Ein 65-jähriger adipöser Patient stürzt beim Treppensteigen infolge eines plötzlichen Kraftverlustes im linken Bein. Es kann nicht mehr aktiv gestreckt werden. Oberhalb der Patella ist eine Delle zu tasten. Röntgenologisch besteht links ein Patellatiefstand. Der Wert der Harnsäure im Serum ist erhöht.

Es handelt sich am ehesten um die Folge einer

(A) Quadrizepssehnenruptur
(B) Arthritis urica
(C) Innenmeniskuseinklemmung
(D) Ruptur des Ligamentum patellae
(E) Ruptur des vorderen Kreuzbandes

F03 **!**

33.57 Bei Meniskuseinklemmung kommt es am häufigsten

(A) zu einer federnden Streckhemmung im Kniegelenk
(B) zur aktiven Streckhemmung im Kniegelenk bei erhaltener passiver Streckmöglichkeit
(C) zur passiven Streckhemmung im Kniegelenk bei erhaltener aktiver Streckmöglichkeit
(D) zur aktiven und passiven Beugehemmung im Kniegelenk
(E) zur aktiven Beugehemmung im Kniegelenk bei erhaltener passiver Beugemöglichkeit

F03

33.58 Welche der Aussagen zu Pilon-tibial-Frakturen trifft am ehesten zu?

(A) Es handelt sich um Stauchungsfrakturen der proximalen Tibia.
(B) Die Stauchung erfolgt horizontal.
(C) Der begleitende Weichteilschaden ist meist unerheblich.
(D) Die definitive Versorgung erfolgt mittels Fixateur externe.
(E) Die Arthrose ist eine wichtige Komplikation.

F03 **!!**

33.59 Die Therapie des manifesten Kompartment-Syndroms bei einer Unterschenkelfraktur besteht am ehesten in einer

(A) Hochlagerung der betroffenen Extremität
(B) Analgetikagabe
(C) Dermatofasziotomie und Frakturstabilisierung
(D) umgehenden Stabilisierung durch Fixateur externe
(E) Diuretikagabe unter kontinuierlicher Logendruckmessung

33.54 (A) 33.55 (D) 33.56 (A) 33.57 (A) 33.58 (E) 33.59 (C)

F03

33.60 Die Röntgenaufnahmen (siehe Abbildungen Nr. 188 und Nr. 189 des Bildanhangs) lassen eine Verletzung des oberen Sprunggelenkes vom Typ Aitken bzw. Salter Harris erkennen.

Welche Verletzung liegt vor?

(A) Epiphysenfraktur mit metaphysärem Fragment Aitken 1
(B) reine Epiphysiolyse Salter Harris 1
(C) Epiphysenfraktur mit metaphysärem Fragment Salter Harris 3
(D) Epiphysenfragment mit meta- und epiphysärem Fragment Aitken 3
(E) Crush-Verletzung der Epiphyse ohne Fraktur Salter Harris 5

33.60 (A)

F03

Frage 33.26: Lösung C

Überzählige Brustwarzen (**Polythelie**) kommen sowohl bei Frauen als auch bei Männern vor. Sie sind entlang der embryonalen Milchleisten lokalisiert, die sich von der Axilla über die reguläre Brust bis in die Leistenregion erstrecken.
Zu **(D)**: Bei der starken Brustvergrößerung handelt es sich um eine **Mammahyperplasie** oder **Makromastie**.

Kapitel 18

F03 !!

Frage 33.27: Lösung D

Die Thoraxaufnahme zeigt eine umschriebene Luftansammlung mit Flüssigkeitsspiegel im Thoraxraum (oberhalb des Zwerchfells). Es handelt sich am ehesten um den Befund einer **paraösophagealen Hernie**, bei der ein Teil des Magens in die Brusthöhle prolabiert ist. Die Kardia ist in regelrechter Position unterhalb des Zwerchfells.
Zu **(A)**: Beim **Mediastinalemphysem** tritt Luft in das Mediastinum meist infolge einer Tracheobronchialverletzung oder einer Ösophagusperforation. Die Luft verteilt sich dabei diffus im gesamten Mediastinum.
Zu **(B)**: Das **bullöse Emphysem** zeigt neben einer Rarifizierung der peripheren Gefäßzeichnung vor allem strukturlose periphere **Ringschatten**.
Zu **(C)**: Beim **Pneumoperikard** handelt es sich um eine Luftansammlung im **Herzbeutel** (Perikard). Diese ist sichelförmig um das Herz herum lokalisiert (nach Herzoperationen, Punktionen etc.).
Zu **(E)**: **Epiphrenische Divertikel** sind seltene Pseudodivertikel, die im distalen Ösophagus lokalisiert sind. Sie stellen sich nur nach Kontrastmittelgabe dar.

F03 !!

Frage 33.28: Lösung D

Beim **Zenker-Divertikel** handelt es sich um ein falsches zervikales Pulsionsdivertikel. Es entsteht durch eine Funktionsstörung des oberen Ösophagussphinkters im Sinne einer unvollständigen Erschlaffung mit intraluminaler Druckerhöhung im Hypopharynx. Dieser Mechanismus ist ätiologisch von Bedeutung. Hierdurch kommt es zu einer Ausstülpung der Mukosa und Submukosa durch eine muskuläre Schwachstelle im Bereich der Pars horizontalis des M. cricopharyngeus (**Killian-Muskellücke**) am Übergang von willkürlicher Pharynxmuskulatur zur unwillkürlichen Ösophagusmuskulatur. Diese Ausstülpung ist jedoch Folge der Druckerhöhung.

Zu **(E)**: Eine irreführende Antwortmöglichkeit! Es liegt keine muskuläre Fehlanlage am pharyngo-ösophagealen Übergang vor, sondern nur eine muskuläre Schwachstelle.

F03 !!

Frage 33.29: Lösung C

Bei der **axialen Gleithernie** ist im Gegensatz zur paraösophagealen Hernie die Kardia mit in den Thorax verlagert.
Zu **(A)**: 80% aller Hiatushernien sind **axiale Gleithernien**.
Zu **(B)**: Der **„Upside-down-stomach"** ist eine Extremform der **paraösophagealen Hernie**.
Zu **(D)**: Typische Symptome der **paraösophagealen Hernie** sind retrosternales Druckgefühl, Herzbeschwerden, Dysphagiesymptome und häufiges Aufstoßen. Die Refluxösophagitis kommt bei der axialen Gleithernie vor.
Zu **(E)**: Die meisten Patienten mit **axialer Gleithernie** sind älter als 50 Jahre. Bevorzugt sind Frauen betroffen. Begünstigend wirken Adipositas und Emphysemerkrankungen.

F03 !

Frage 33.30: Lösung D

Bei der **Achalasie** handelt es sich um eine Öffnungslähmung des **unteren** Ösophagussphinkters. Leitsymptom ist die **Dysphagie** mit retrosternalen Schmerzen. Regurgitationen – besonders nachts – sind häufig. Durch die oft lange bestehende Stase der Nahrung in der Speiseröhre kommt es zur **Ösophagitis** mit Erosionen, Ulzerationen und Dysplasien des Epithels. Die **Achalasie** ist deshalb mit einem erhöhten **Karzinomrisiko** verbunden. Manometrisch wird eine **hyper-**, **hypo-** und eine **amotile** Form unterschieden. Eine Sondenbougierung wird heute wie die mechanische Dilatation (*Starck*-Dilatator) wegen der Perforationsgefahr nicht mehr angewandt.
Zu **(A)**: Die medikamentöse Therapie ist häufig unbefriedigend. Bei der **hypermotilen Achalasie** kann der Kalziumantagonist **Nifedipin** (Adalat) helfen.
Zu **(B)**: **Botulinumtoxin-Injektionen** wirken ebenfalls muskelrelaxierend und können die Dysphagie-Beschwerden lindern.
Zu **(C)**: Therapeutisch steht bei der **hypo- und amotilen** Form der Achalasie zunächst die **pneumatische Dilatation** im Vordergrund.
Zu **(E)**: Tritt nach mehrmaliger pneumatischer Dilatation kein Erfolg ein, so ist die **Ösophagokardiomyotomie** nach *Gottstein-Heller* indiziert. Es wird die im Bereich des unteren Ösophagussphinkters verdickte Muskulatur bis auf die Mukosa gespalten. Zusätzlich sollte eine **Antirefluxplastik** (z. B. Fundoplikatio) durchgeführt werden.

Kapitel 20

F03 !

Frage 33.31: Lösung B

Das Magenfrühkarzinom ist auf die Mukosa und Submukosa begrenzt.
Zu **(A)**: Beim Magenfrühkarzinom kommt es je nach Typ in bis zu 15% der Fälle zu Lymphknotenmetastasen.
Zu **(C)**: Es ist keine Beziehung zum Alter der Patienten bekannt.
Zu **(D)**: Beim **kallösen** Magenulkus handelt es sich um ein chronisches Ulkus mit Beteiligung aller Wandschichten und fibrinösem Randwall. Es handelt sich **nicht** um eine Präkanzerose.
Zu **(E)**: Auch beim Magenfrühkarzinom besteht die Indikation zur **Gastrektomie** mit Lymphknotendissektion.

F03 !

Frage 33.32: Lösung A

Nach **Forrest** werden folgende Stadien der Ulkusblutung unterschieden:

Forrest Ia:	arterielle (spritzende) Blutung
Forrest Ib:	Sickerblutung
Forrest IIa:	inaktive Blutung mit sichtbarem Gefäßstumpf
Forrest IIb:	Läsion mit Koagel abgedeckt
Forrest IIc:	hämatinbelegte Läsion
Forrest III:	Läsion ohne Blutungszeichen

Kapitel 22

F03

Frage 33.33: Lösung B

Die Röntgenaufnahme zeigt eine massive Luftansammlung unterhalb des rechten Zwerchfells mit Zwerchfellhochstand und leichter Mediastinalverschiebung nach links. Da bei dem Patienten ein **Morbus Hirschsprung** (Megacolon congenitum) vorliegt, handelt es sich am ehesten um ein **Chilaiditi-Syndrom**, das durch eine Interposition von Kolon zwischen Leber und Zwerchfell gekennzeichnet ist. Seltener ist der Dünndarm betroffen. Das **Chilaiditi-Syndrom** ist selten und tritt vor allem bei Anomalien der Leber, des Zwerchfells oder des Kolons auf (Dolichokolon, starker Dickdarmmeteorismus). Röntgenologisch sind oft die Haustren zu erkennen, nicht jedoch im vorliegenden Fall.
Zu **(A)**: Bei einer intestinalen Perforation sammelt sich die freie Luft **sichelförmig** zwischen Leber und Zwerchfell.
Zu **(C)**: Bei einem **Situs inversus** (abdominalis) besteht eine spiegelbildliche Verlagerung der Bauchorgane. Die Magenblase ist rechts gelegen. Im vorliegenden Bild ist die Magenblase regelrecht auf der linken Seite zu erkennen.
Zu **(D)**: Die **Zwerchfellruptur** ist insbesondere durch Verdrängungserscheinungen der in den Thorax prolabierten Eingeweide gekennzeichnet (Arrhythmie, Atemnot). Nicht selten wird der Prolaps übersehen. Typisch sind Darmgeräusche über dem Thorax. Im Röntgenbild kann man einen Hämatothorax und/oder Luft im Thorax nachweisen.
Zu **(E)**: Beim **subphrenischen Abszess** kommt es zu Allgemeinsymptomen wie Fieber, Müdigkeit und reduziertem Allgemeinzustand. Lokale Symptome sind Zwerchfellreizung mit Singultus, sympathischer Pleuraerguss, basale Begleitpneumonie und Schulterschmerz (N. phrenicus). In seltenen Fällen können gasbildende Bakterien zu kleinen Lufteinschlüssen führen.

F03 !

Frage 33.34: Lösung A

Chronisch rezidivierende blutig-schleimige Durchfälle bis zu 10-mal am Tag deuten bereits auf eine **Colitis ulcerosa** hin. Abdominalschmerzen mit Tenesmen sind weitere Symptome. Zur Sicherung der Diagnose ist deshalb die **Koloskopie** mit Biopsien (Cave: Perforationsgefahr) der verschiedenen Kolonabschnitte angebracht.
Zu **(B)**: Die **Angiographie** ist bei Verdacht auf **Mesenterialarterieninfarkt** indiziert.
Zu **(C)**: Die **Magendarmpassage** nach Bariumbreischluck ist vor allem zur Diagnostik von unklaren Magen-und Dünndarmbefunden geeignet.
Zu **(D)**: Die **Sonographie** wird insbesondere zur Beurteilung der Oberbauchorgane und zum Nachweis freier Flüssigkeit durchgeführt.
Zu **(E)**: Die **Gastroskopie** dient vor allem der Diagnostik von Magen- und Duodenalulzera sowie von Tumoren.

F03 !

Frage 33.35: Lösung E

Die Abbildung zeigt ein Kolonresektat mit einem dichten Polypenrasen, wie er für die **familiäre Adenomatosis coli** typisch ist. Die gesamte Kolonschleimhaut ist betroffen. Therapie: **Proktokolektomie** mit endständigem Ileostoma oder kontinenter Ileostomie (Kock-Ileostomie). Alternativ ileorektaler Durchzug nach Mukosektomie des Rektums mit Anlage eines Ileumpouches.
Zu **(A)**: Es handelt sich um eine autosomal (nicht geschlechtsgebunden) dominant vererbte Erkrankung.

Zu **(B)**: Die **familiäre Adenomatosis coli** ist eine obligate **Präkanzerose**.
Zu **(C)**: Die Symptomatik beginnt meist während der Kindheit mit Blut- und Schleimstühlen, Diarrhöen, Tenesmen und krampfartigen Schmerzen im Abdomen. Die maligne Entartung kann bereits in der Pubertät beginnen und ist nach 15–20 Jahren nahezu obligat.
Zu **(D)**: Ca. 75% der Patienten weisen bereits vor dem 35. Lebensjahr ein Karzinom auf.

Kapitel 23

F03 **!**

Frage 33.36: Lösung A

Karzinoide entstammen den enterochromaffinen Zellen des APUD-Systems (**A**min **P**recursor **U**ptake and **D**ecarboxylation). Sie kommen im gesamten Magen-Darmtrakt und in der Lunge vor. Die Tumoren können maligne entarten und metastasieren.
Zu **(B)**: Das **Karzinoidsyndrom** entsteht aufgrund einer vermehrten Ausschüttung von Serotonin (5-Hydroxytryptamin) in den Blutkreislauf. Symptome: anfallsweise Hautrötung („**Flush**"), Schwitzen, Teleangiektasien, Herzklopfen, Endokardfibrose, Blutdruckabfall, **Asthma bronchiale**, Erbrechen, Ileus, Koliken, **Diarrhö.**
Liegt das primäre Karzinoid im Dünndarm, können ausgeprägte Symptome erst dann auftreten, wenn Lebermetastasen vorliegen, da die Leber das aus dem portalen Kreislauf stammende Serotonin abbaut. Therapie: operative Entfernung des Primärtumors und seiner Metastasen. Konservativ kann man Serotoninantagonisten geben.
Zu **(C)**: **Karzinoide** werden hauptsächlich im 5. Lebensjahrzehnt beobachtet.
Zu **(D)**: Extraintestinal sind Karzinoide vor allem im **Bronchialsystem** lokalisiert.
Zu **(E)**: Im Urin lässt sich vermehrt das Abbauprodukt von Serotonin, die **5-Hydroxyindolessigsäure**, nachweisen.

F03 **!**

Frage 33.37: Lösung D

Beim **Morbus Crohn** kommt es wegen des transmuralen Befalls des Darmes häufig zu inneren und äußeren **Fistelbildungen**.

Kapitel 24

F03 **!**

Frage 33.38: Lösung D

Plötzlich beginnende, heftigste und diffuse Bauchschmerzen bei schmerzhaftem Abdomen mit unauffälligem Tastbefund sprechen am ehesten für einen **akuten Mesenterialarterienverschluss**.
Zu **(A)**: Bei einer **Ulkusperforation** ist die Bauchdecke **bretthart**.
Zu **(B)**: Differenzialdiagnostisch kommt eine **akute Pankreatitis** in Betracht. Es besteht jedoch ein akut einsetzender Schmerz im Bereich des **Oberbauches**, der häufig gürtelförmig ausstrahlt.
Zu **(C)**: Bei einem **Invaginationsileus** handelt es sich um eine typische Erkrankung des Kindesalters. Plötzlicher Beginn mit kolikartigen Schmerzen und Erbrechen kennzeichnen die klinische Symptomatik. Typisch sind Darmsteifungen und ein evtl. tastbarer walzenförmiger Tumor im Unterbauch.
Zu **(E)**: Die **akute infektiöse Enteritis** ist vor allem durch wässrige Durchfälle charakterisiert. Fakultativ kommt es zum Erbrechen und Fieber.

F03 **!**

Frage 33.39: Lösung C

Luft in den Gallenwegen (**Aerocholie**) ist ein typischer Befund beim **Gallensteinileus**. Meist kommt es zur Gallensteinperforation in den Dünndarm mit Ausbildung einer inneren Fistel und nachfolgendem Gallensteinileus. Die **Aerocholie** ist außerdem ein regelmäßiger Befund nach Anlage einer biliodigestiven Anastomose (z.B. Choledochojejunostomie). Weiteres Vorkommen nach Papillotomie und Röntgenkontrolle einer T-Drainage.
Zu **(A)**: Eine freie Gallenblasenperforation führt zur **Peritonitis**.
Zu **(B)**: Bei der **Cholecystitis emphysematosa** handelt es sich um eine seltene Form der akuten Cholezystitis, bei der die Gallenblase, gelegentlich auch die Gallengänge, Luft enthalten. Sie tritt als Folge einer Anaerobierinfektion auf.
Zu **(D)**: Beim **Mirizzi-Syndrom** handelt es sich um eine gutartige, mechanische Stenose des Ductus hepaticus oder Ductus choledochus mit Verschlussikterus. Die Stenose wird durch Einklemmung eines Steines im Ductus cysticus oder Gallenblaseninfundibulum verursacht.
Zu **(E)**: **Leberabszesse** werden im Ultraschall (Hypoechogenität in der Initialphase) und im CT (nativ hypodens) bzw. MRT nachgewiesen. Bei gasbildenden Keimen können Lufteinschlüsse im Abszess gesehen werden.

Kapitel 25

F03

Frage 33.40: Lösung D

Therapie der Wahl beim **hepatozellulären Karzinom** ist die **Resektion** (Hemihepatektomie etc.). Eventuell kommen auch Lebertransplantation, palliative Chemotherapie und Radiatio in Betracht.

Kapitel 26

F03

Frage 33.41: Lösung C

Man erkennt den großen Solitärstein in der Gallenblase als echoreiche, homogene Struktur mit deutlichem, dorsal gelegenen Schallschatten.

Kapitel 27

F03 **!**

Frage 33.42: Lösung E

Plötzlich auftretende Oberbauchschmerzen mit Ausstrahlung in den Rücken und Druckschmerz im Oberbauch bei gespannten Bauchdecken sind am ehesten auf eine **akute Pankreatitis** zurückzuführen. Neben einer laborchemischen Analyse steht die abdominelle **Sonographie** im Vordergrund der Diagnostik. Ergänzend ist ggf. eine Computertomographie bzw. eine Kernspintomographie erforderlich.

Zu **(A)**: Eine abdominelle **Angiographie** ist vor allem beim Verdacht auf einen **Mesenterialarterienverschluss** indiziert. Diese sollte jedoch frühzeitig durchgeführt werden, wenn z.B. eine **absolute Arrhythmie** mit Bauchschmerzen vorliegt. Bei vorliegender Anamnese (36 Stunden lang Bauchschmerzen) würde bereits eine massive diffuse Peritonitis infolge Dünndarmnekrose vorliegen.

Zu **(B)**: Das **CEA** ist ein Tumormarker und wird vor allem beim Kolonkarzinom in der postoperativen Nachsorge zur Rezidiverkennung bestimmt.

Zu **(C)**: Die **Laparoskopie** kann bei Verdacht auf Perforation, Peritonitis oder intraabdominale Blutung als letzter Schritt in der Diagnostik durchgeführt werden.

Zu **(D)**: Die Bestimmung der Rheumafaktoren hat in der Notfalldiagnostik keine Bedeutung.

F03

Frage 33.43: Lösung B

Bei infizierten Pankreasnekrosen müssen diese operativ ausgeräumt werden. Außerdem erfolgt eine ausgiebige Reinigung und Spülung. Je nach Ausdehnung der Nekrosen und Größe der Abszedierungen kommen sog. **offene** oder **geschlossene** Verfahren in Betracht. Beim **offenen Verfahren** wird das Abdomen nach der ersten Operation lediglich mit sterilem Material abgedeckt (Folien etc.), um tägliche Spülungen (**Etappenlavage**) ohne größeren Aufwand durchführen zu können. Wenn saubere Wundverhältnisse vorliegen, wird die Bauchdecke verschlossen. Beim **geschlossenen Verfahren** werden nach einmaliger Ausräumung der Nekrosen mit Spülung anschließend Spül- und Ableitungsdrainagen eingebracht und das Abdomen verschlossen. Die lokale Spülbehandlung kann über die Drainagen fortgeführt werden.

Zu **(A)**: Eine milde Form der Pankreatitis wird konservativ behandelt.

Kapitel 28

F03 **!**

Frage 33.44: Lösung A

Das **Conn-Syndrom** (primärer Hyperaldosteronismus) wird durch ein **Adenom** (75%) oder durch eine bilaterale **Nebennierenhyperplasie** (25%) verursacht. Die gesteigerte Aldosteron-Produktion findet in der **Zona glomerulosa** der Nebenniere statt. Es sind vor allem Frauen zwischen 30 und 50 Jahren betroffen. **Hypernatriämie** und **Hypokaliämie** mit Alkalose stehen laborchemisch im Vordergrund. Es kommt zu Kopfschmerzen, Muskelschwäche, Parästhesien, **Hypertonie** und Müdigkeit. Die Hypokaliämie führt zu einer verminderten renalen Sensitivität gegenüber dem antidiuretischen Hormon (ADH) mit daraus folgender Polyurie und Polydipsie. **Therapie:** Beim Adenom unilaterale **Adrenalektomie.** Wichtig ist die präoperative Vorbehandlung mit Aldosteron-Antagonisten (Spironolacton), die auch bei der Hyperplasie das Mittel der Wahl darstellen. Bei Versagen der medikamentösen Therapie oder bei zu starken Nebenwirkungen (Impotenz, Gynäkomastie) wird die beidseitige **Exstirpation** mit **Autotransplantation** von Nebennierenrinden-Gewebe in die Muskulatur des Unterarms empfohlen.

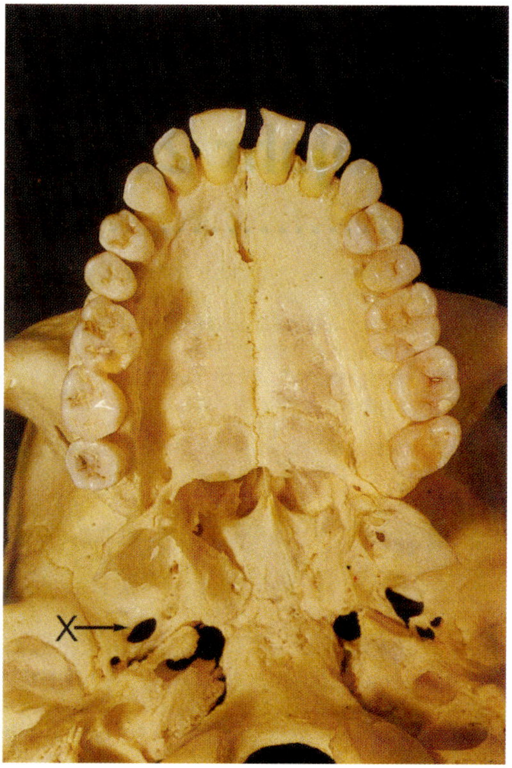

Abb. 177 zu Frage 33.1

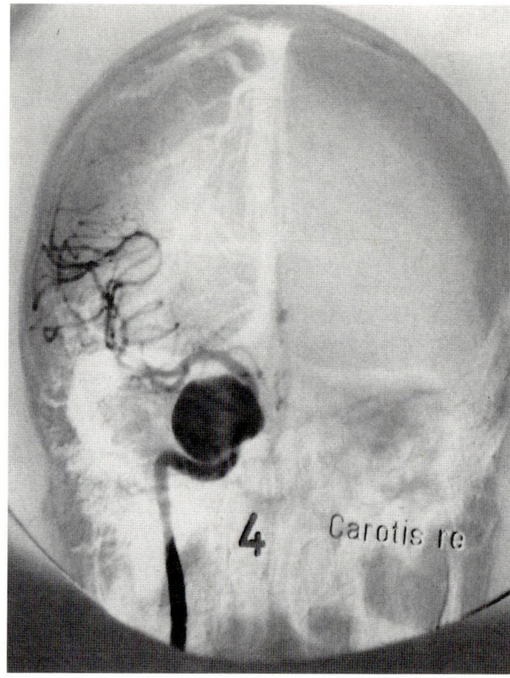

Abb. 178 zu Frage 33.14

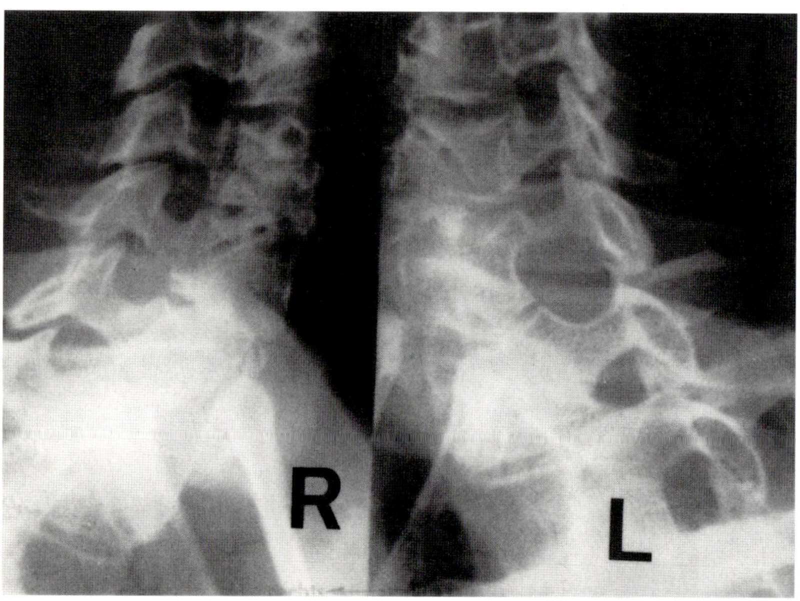

Abb. 179 zu Frage 33.15

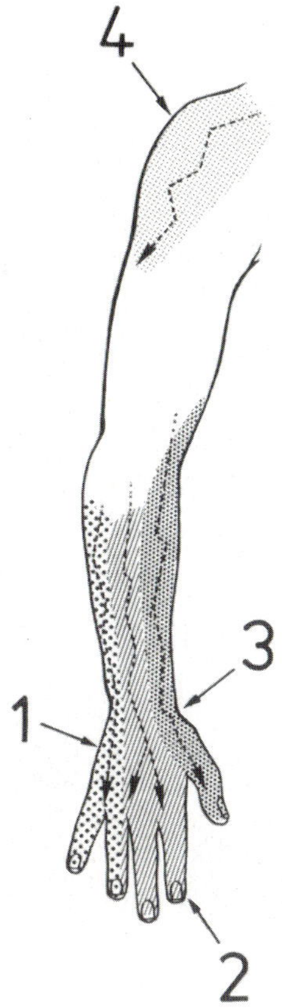

Abb. 180 zu den Fragen 33.16 und 33.17

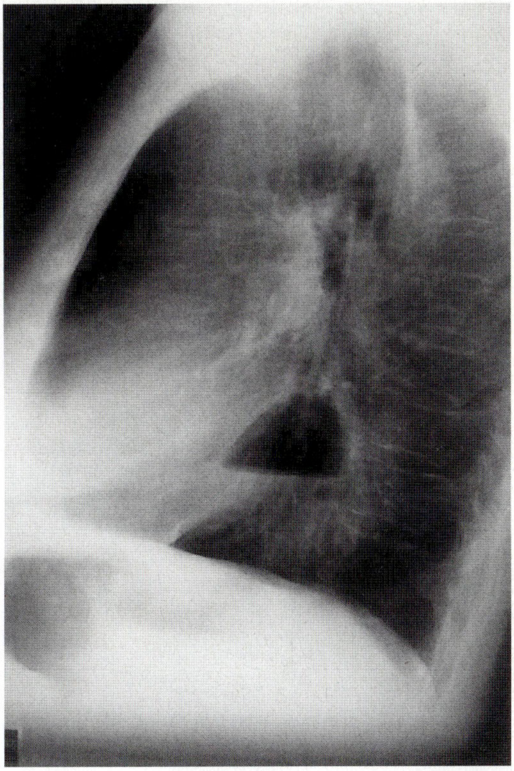

Abb. 181 zu Frage 33.27

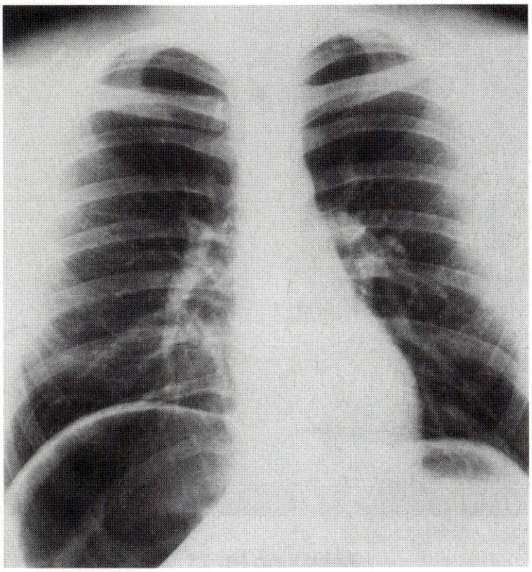

Abb. 182 zu Frage 33.33

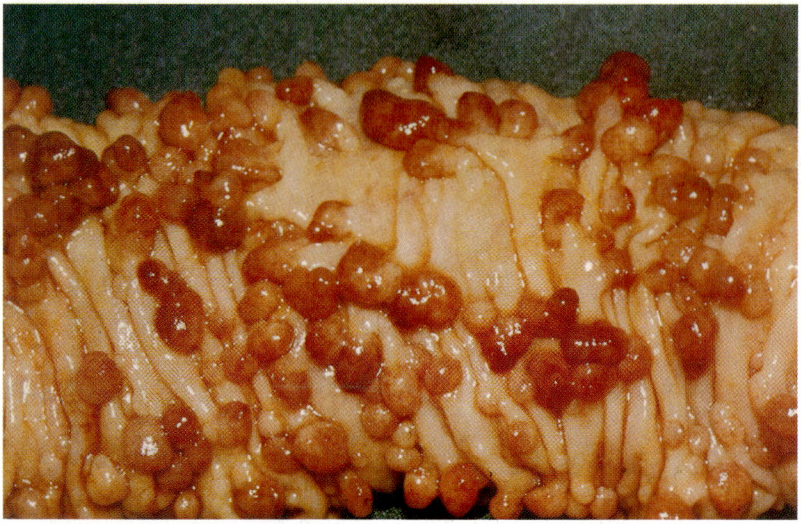

Abb. 183 zu Frage 33.35

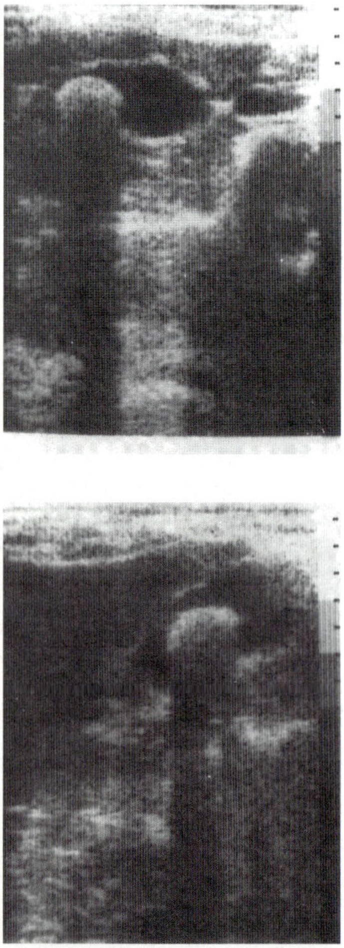

Abb. 184 zu Frage 33.41